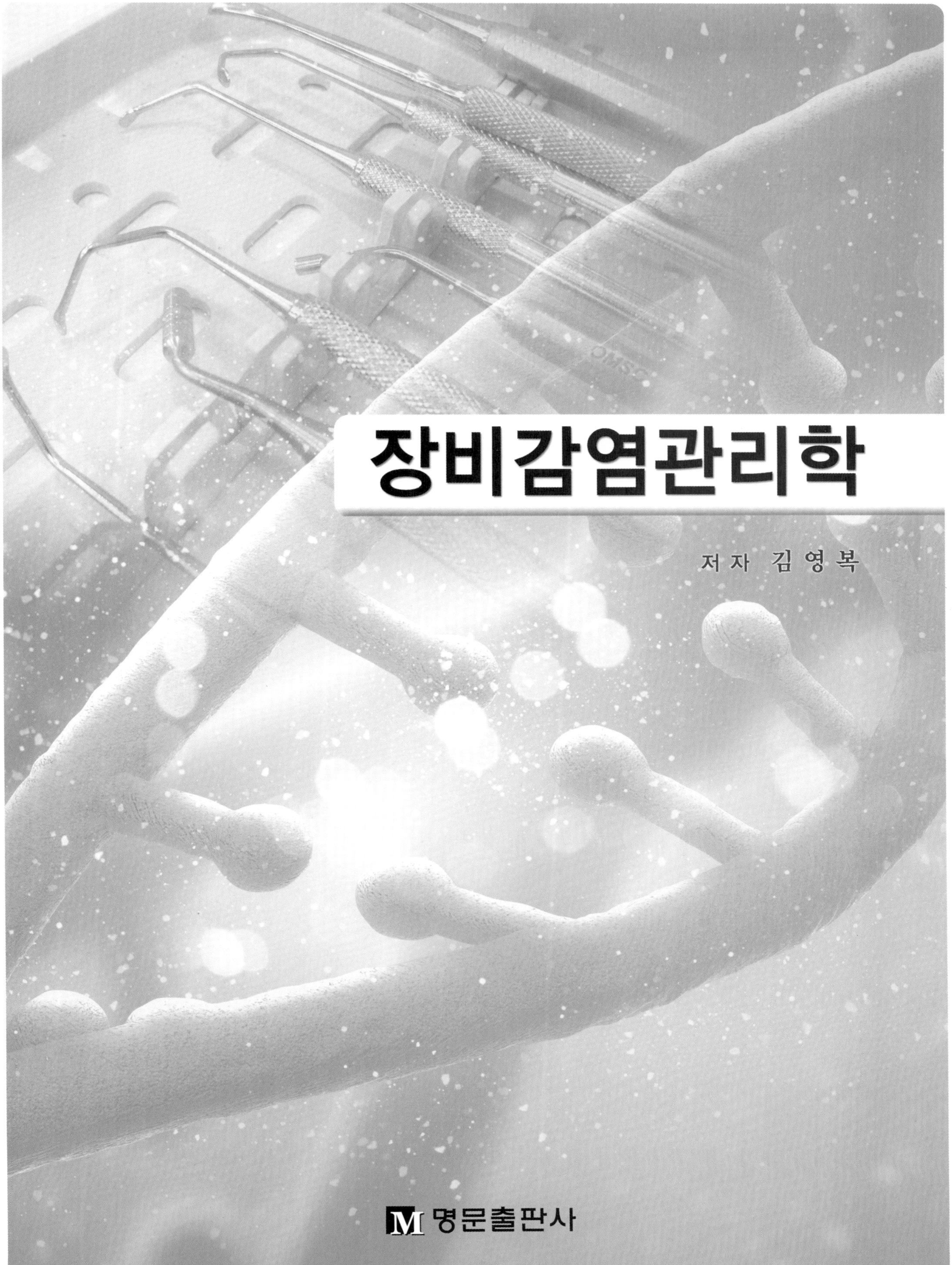

장비감염관리학

저자 김 영 복

M 명문출판사

I 머리말 I

치과계 첨단의료기술의 도입은 눈부실 정도로 빠르며, 장비의 도입과 활용에 있어서 세계 어느 나라에 뒤지지 않을 만큼 높은 수준의 위치까지 왔다. 그러나 이러한 첨단의료에 필연적으로 따르는 병원감염의 중요성과 가치전달 체계는 사회 일반은 물론 의료계에서도 충분히 인식되지 못하고 있다.

내과적 질병으로 내원하는 환자에게도 병원감염에 노출되어 있으나 더욱 심각하게 지적할 수 있는 부분은 외과적 시술에 의해 감염의 경로가 감수성이 민감한 환자에게 다양한 경로로 전파되어 발생되고, 병원 내 감염은 곧 병원운영의 경제적 손실과 내원 기간의 연장을 초래하며 의료비용 지출의 상승뿐 만 아니라 환자의 경제적 손실과 정신적 육체적 건강에 심각한 영향을 미치게 된다.

이러한 병원에서 종사하는 의료진의 건강관리는 병원환경의 개선을 통해서만 이상적인 감염관리 효과를 얻을 수 있으며 이를 위해선 장비의 잠재적 오염의 경로진단과 환경관리대책과 생물학적, 화학적 오염원의 개선이 요구되어야 가능해진다.

그동안 간과해왔던 수술실관리와 세부업무 분장, 중앙공급실의 이상적인 설계와 인체공학적인 환경관리를 구축하는데 미흡하고 치과만의 자료는 부재하였다.

중앙공급실 및 수술실에서의 감염관리대책은 장비의 설치와 능숙한 활용도가 요구되지만 우선적으로 종사자 모두가 감염원이 될 수 있다는 사실을 인식하고 환자에게 병원체의 전달이나 전파가 억제되도록 노력하고 설비보완으로 예방하는 것이 기본 원칙이다.

이에 통합적인 자료를 경험과 고찰, 문헌 및 연구, 견학을 통해 추론하였고 기초학문을 마련하게 된 동기다.

동시에 포괄적인 병원감염관리 구축이며 새로운 법정 전염병 감염질환 대책, 전염병 환자의 대한 경리지침과 의료폐기물 관리, 효과적인 소독제 선택과 활용, 손 씻기의 중요성을 본 도서에서 강조했다.

또한 병원 운영과 관리에 필요한 현실적인 학습도구로 감염관리와 밀접한 "5S운동"(정리, 정돈, 청소, 청결, 습관화)의 팁을 권장한다. 이는 전 세계 제조업의 경영이념이며 내면에 자리 잡고 있는 철학적 심지와 같다.

오늘날 우리 의료 환경에 처해있는 다양한 병원운영에 탁월한 관리가 요구되는 시기에 매우 효과적이고 수준 높은 경영기법의 도구로 활용되길 희망한다.

탈고와 교정을 반복했음에도 미흡한 부분이 있음을 인정하며 이는 꾸준한 연구와 견학을 통해 수정, 보완할 것이며, 치과 장비보존의 새로운 설계개념과 성숙한 감염관리 구축에 자리매김 하기를 희망한다.

끝으로 치과 병(의)원 임상가분들과 감염관리자분들께 본서가 도움이 된다면 더 없는 기쁨이고 영광일 것이다.

본서가 출간되기까지 집필에 도움을 주신 네오치과 신정제 원장님과 모든 스탭분들, 중국 백합구강병원 왕리츄안 원장님께 감사드리며 모델이 되어 주신 양만세 부장님과 아낌없이 지원해 주신 김태희 여사님께 깊은 감사의 말씀을 전하며 밤늦은 시간까지 교정과 출간에 경주하며 큰 도움을 주신 명문출판사 안영택 대표님과 편집부 임직원분들께 감사 말씀 전한다.

또한 본서를 출간할 수 있도록 용기와 격려를 해준 딸 김도이에게 이 영광을 같이한다.

2014년 8월 22일

장비감염관리학 저자 김 영 복 배상

CONTENTS

PART 1 (수술실 감염관리)

CONTENTS

PART 2 (메커니즘 구조)

CONTENTS

PART 3 (매니저 커뮤니케이션)

PART 4 (부록)

PART 1
수술실 감염관리

1장. 현대 수술의 발전과 감염예방의 역사

수술이 의학의 역사에서 고찰할 때 내과 및 한방의 진단의학 분야와 확연히 다른 역사적인 뿌리를 가지고 있다.

13세기 유럽의 몽펠리어(montpelier), 파두아(padua), 볼로냐(bologna)대학에서 종교적 의미와 학문적인 접근으로 시작했다고 볼 수 있다.

본격적인 외과적 수술의 발전과 역사의 시기는 1846년 10월 16일, 미국의 치과의사 인 W.T.G(william thomas green morton)웰리엄 모턴이 매사추세츠 제너럴병원에서 환자에게 흡입마취법으로 "에테르"를 흡입시킨 후 무통수술에 성공하게 되는 시점부터 해석할 수 있다.

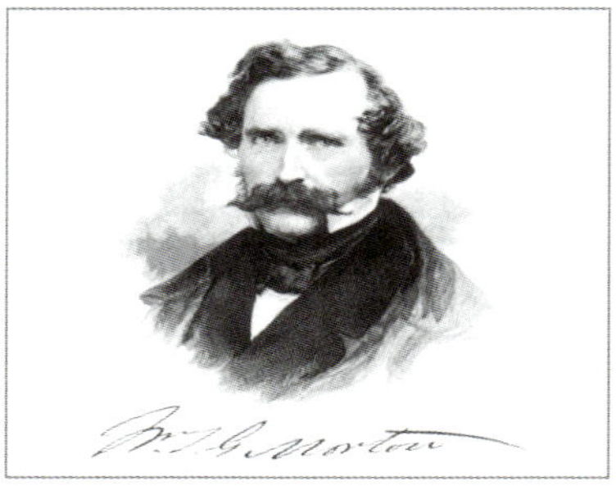

W.T.G 모턴

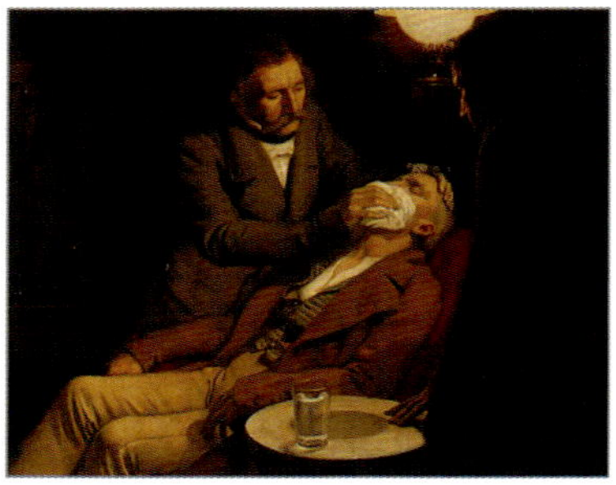

흡입마취과정

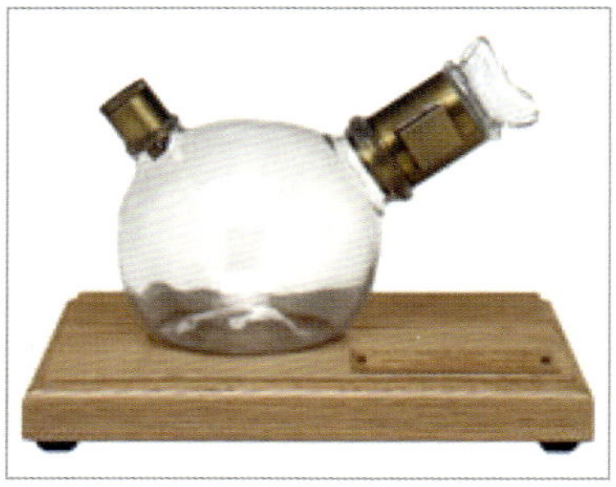

흡입기

시연회에서 수술은 목 종양 제거술(excision of neck tumor)을 하였고, 집도의는 존 콜린스 워렌(john collins warren)과 참가한 외과 의사들에게 공개적으로 무통마취의 성공을 알리게 되었다.

물론 모턴은 그 전부터 수차례 "에테르"를 흡입시켜 무통발치를 성공적으로 시행하였기에 외과적 수술에도 효과가 입증하게 된 계기가 된다.

이러한 획기적인 발전을 시작으로 고통에서 벗어나 보다 안전한 외과적 수술과 연장된 수술시간을 확보하게 된다.

1847년, 오스트리아의 산부인과 의사 인 I.P 이그나츠 필립 제멜바이스(Ignaz philipp semmelweis)가 조산원의 손가락을 염화칼슘액(표백분)으로 손 소독을 실천하여 산욕열(puerperal fever:출산이나 유산 뒤 여성 생식기관의 감염으로 인해 생기는 열)로 인해 사망하는 원인으로 인식하고 손 씻기 예방에 성공했다.

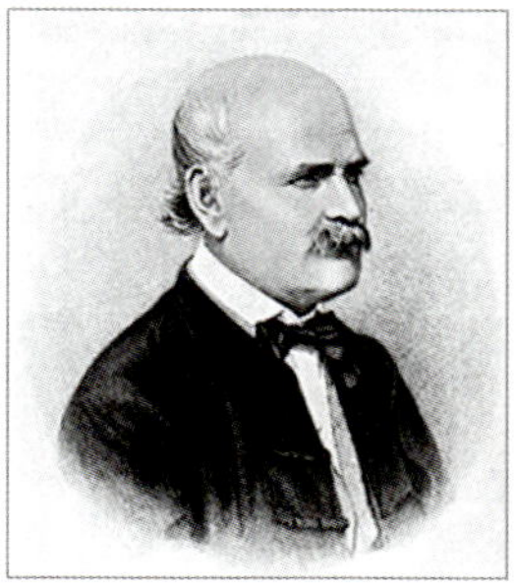
제멜바이스

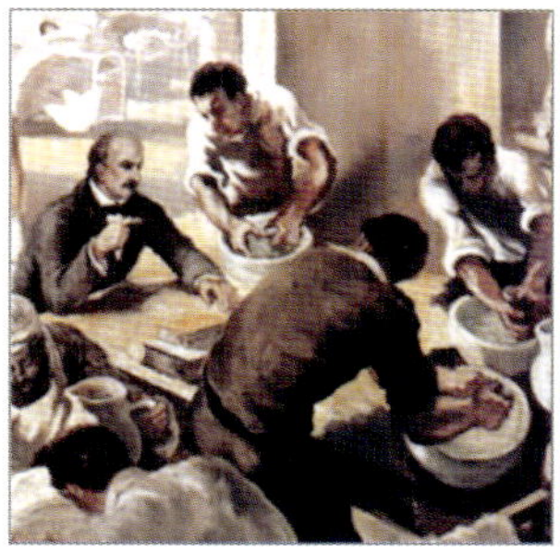
손 씻기를 지도하는 제멜바이스

1847년 11월 4일. 스코틀랜드의 산부인과 의사 인 J.Y.심프슨(james young simpson)에 의해 의학계 최초로 "클로로포름"을 개발하여 "전신마취법"에 적용되는 역사적 주인공이 된다.

미국의 W.모턴이 발명한 에테르 마취를 분만에 응용하였으나, 그 불쾌한 성질 때문에 다른 약품으로 대체할 것을 연구하여 클로로포름 마취에 관한 논문을 발표하였다.

이에 대하여 당시 종교계와 의학계에서는 "사탄의 발명"이란 비판을 받을 만큼 상당한 반대가 있었으나, 1853년 빅토리아 여왕이 8번째 왕자 인 레오폴드를 분만함에 있어 클로로포름 마취를 적용하여 성공함으로써 이 마취법이 공인되게 된다.

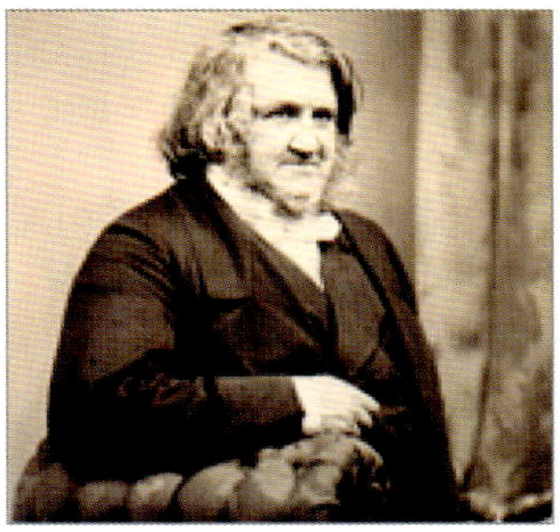
심프슨

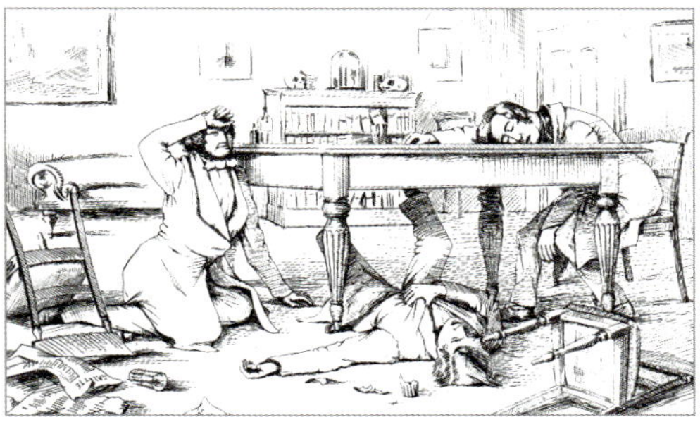
클로로포름 마취에 참여한 연구진

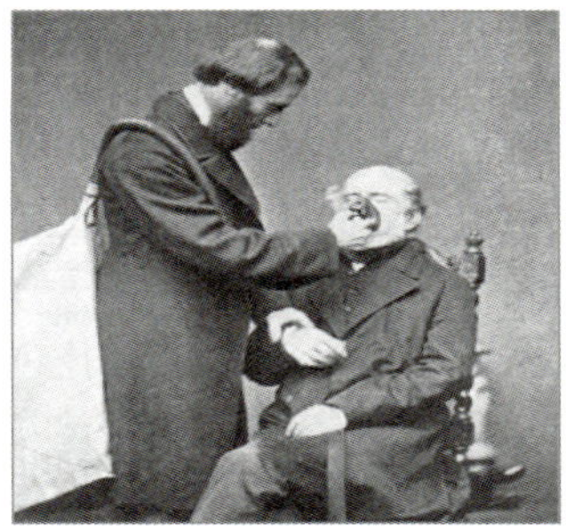
클로로포름 흡입 과정

피부를 자극하고, 국소를 마비시키는 작용을 하며, 증기를 흡입하면 대뇌를 마비시키는 작용이 있어 큰 수술을 할 때 사용되었다.

1840년 29세의 젊은 나이로 에든버러대학 산부인과학 교수로 임명된 심프슨은 클로로 포름의 발견 이외에도 산과겸자(産科鉗子)를 고안하는 등 최고의 산부인과 의사로서 수많은 연구 성과를 이루며 역설하였다.

이러한 공로로 1866년 스코틀랜드 의사로서는 처음으로 경의 칭호와 영국의 옥스퍼드대학의 명예 법학박사 학위를 받았고 1869년 에든버러시의 명예시민이 된다.

1867년 영국의 외과의사 인 조셉 리스터(joseph lister)는 페놀에 방부성이 있음을 발견하고 이것에 의해 "콜타르"(석탄산)성분의 유도체를 사용하게 되어 멸균법을 수술방법에 적용하면서 이루어졌다.

손

일상적인 생활에서 손은 미생물에 가장 많이 노출되고 따뜻한 체온의 온도와 습기로 인해 증식된 미생물들은 늘 존재하여 건강상의 문제를 초래할 잠재적 가능성을 가지고 있다.

신종플루와 사스(SARS · 중증 급성 호흡기 증후군)와 조류 독감까지 출현하자 전 세계는 물론이고 국내는 걷잡을 수 없을 정도로 확산되면서 사회 전체가 공포에 바짝 긴장하던 때가 있었다.

예방백신의 수요를 예측하지 못해 보건당국은 원조를 요청하는 해프닝이 벌어지고 자고나면 매스컴에서는 백신의 효과에 대해 떠들어대고 지역에 따라 초등학교와 유치원은 한시적으로 휴교령이 내려질 정도로 긴장상태였다.

마스크와 항균 비누 및 항균 소독제는 재고가 없어 못 팔정도로 풍기현상이 발생했다.

신종플루 예방 대처 뉴스를 접해도 "사람이 많이 모인 곳에 가능한 가지마라"는 것과 "손을 열심히 씻어라"는 것만 예방법으로 제시되는 것이 고작이었다.

그저 손을 일상에서 자주 씻는 것 외에는 특별한 대책이 없는 상황이었다.

지금이야 사회전반의 대 홍역을 몇 차례 치르고서야 거의 모든 사람들이 손을 씻는 것이 위생의 기본이라는 것을 이제는 너무도 잘 알고 있다.

또한 보건복지의 제도적 뒷받침으로 다중시설과 공공기관 및 의료기관에는 손 씻는 장비와 소독제 비치가 정립되었다.

치료보다 보건위생의 예방이 훨씬 중요한 변종호기성 질환에 대해 손을 깨끗이 씻는 습관이 중요하다는 것은 이제 상식이 되었지만 인류사회가 이 중요성을 인식하게 된 것은 그리 오래 되지 않는다.

1847년, 오스트리아의 산부인과 의사 인 I.P 이그나츠 필립 제멜바이스는 인류최초로 정신병자 소리를 들어가면서까지 "손 씻기"를 주장한 위대한 인물을 소개한다.

그는 너무나도 간단명료한 처방책을 제시했다.

의사가 손만 제대로 씻어도 임산부가 산욕열(産褥熱 · 출산이나 분만 뒤 여성 생식기관의 감염으로 인해 생기는 질환)로 사망하는 것을 예방할 수 있다며 주장한다.

또한 산부인과 병동 창문 넘어로 모두 손을 깨끗이 씻어야 합니다. 라고 외치며 알리고자 노력하였으나, 주변 동료들과 의사들의 반응은 오히려 그를 미친 사람으로 간주했다.

훗날 그들로 하여금 정신병원에 가쳐 생애를 마감하게 된다.

이그나츠 필립 제멜바이스는 1818년 부다페스트에서 태어났다.

페슈트 대학교와 빈대학교에서 공부하고 1844년 빈에서 의사가 된 제멜바이스는 빈의 조산원에서 조수가 되었다.

그는 그곳에서 가난한 산모들의 출산을 돕는 일을 하고 있었는데, 매년 분만을 하러 왔다가 혹은 분만 후 감염으로 사망한 불운한 산모들의 사체를 600~800구씩 부검하는 일을 맡아서 하게 되었다.

이런 사체부검을 반복하다 보니, 자연적으로 산욕열에 대해서도 관심을 갖게 되었다.
당시 유럽 전역의 산부인과병원에서 가장 큰 문제이자 골치 꺼리였던 산욕열의 감염 문제에 몰두하게 되었다.
우스운 얘기지만 필자의 아내가 딸을 분만하러 잠시 입원해 있었던 산부인과 병원에서 출산이 임박하던 무렵 그 의사양반 자궁의 개방상태를 확인할 때면 의래 폴리비닐 장갑을 착용하고 진찰하던 모습이 떠오른다.

19세기 무료출산 의료기관을 설치하여 사생아의 영아사망을 억제하기위해 유럽 전역에 설치되었고, 사회 빈곤층과 매춘여성 등의 취약계층 여성의 자립도를 높이는데 일조하였다.
이 당시 대부분의 산모는 집에서 분만했지만 가난이나 집시, 사생아 출산, 초기 수유의 부작용과 합병증 때문에 입원해야 했던 사람들의 사망률은 평균 25~30%나 될 정도로 비율이 높았다.
당시 사망의 원인을 일부에서는 여타 질병으로 인한 감염의 복잡성, 불량한 환기상태와 수유 및 '미아즈마' (miasma 토양이나 대지에서 발산된다고 가상되었던 유독기체)로 인한 것이라고 추정했다.
제멜바이스는 유럽 전역의 다른 의사들과 마찬가지로 산욕열은 예방할 수 없다고 생각하고 있던 주변 의사들과 상관의 강력한 반대를 무릅쓰고 질병의 원인을 조사해 나갔다.
이러한 문제에 경주하게 된 결정적인 이유로는 1847년 그의 절친한 친구 병리학자 야곱 콜레치카 (kolletschka1803~1847)가 불운하게도 사체 부검 중 학생의 실수로 부검한 칼에 손가락을 베어 감염되고 목숨을 잃었던 비극적 사고와 연계성을 두고 원인을 규명하고자 노력하고 수년간의 사망원인의 데이터를 정리하고 관찰하는데 이른다.
그 교수는 산욕열로 사망한 여느 산모들의 원인인 늑막염, 심낭염, 복막염, 뇌막염 등 증상이 같다는 결론에 다다르고 이에 조금씩 원인을 찾는데 접근하게 된다.

19세기 중반 세계 최고의 설비를 갖췄다는 빈의 종합병원인 '알게마이네 크랑켄하우스(allgemeines krankenhaus)산부인과 진료는 제1병동과 제2병동 두 곳에서 나눠져 진행됐다.

제1병동은 의사와 남자의과대학 학생들이 진찰과 진료를 맡았고, 다른 하나는 여성 조산원들이 진료와 진찰보조를 하던 제2병동 이었다.
두 병동은 동일한 치료법을 사용했는데 제1병동의 사망률(13.10%)이 제2병동(2.03%)에 비해 수배나 높았다.
두병동간 산욕열 발병율의 차이가 비정상적으로 커서 산모와 신생아들의 생존율이 극명하게 갈린 것이다.

제2병동을 배정받은 산모들은 대부분 병원으로 이송과정에서 출산하거나 도착하여도 병실 배정을 받지 못해 대기하던 중에 운동장이나 병원 복도 등 환경이 열악한 공간에서 의사나 남자 의대생들의 도움없이 자연분만으로 출산하게 되는 사례가 빈번했다는 점.
당시만 해도 출산은 목숨 건 도박이나 마찬가지였으며 제1병동을 배정받은 산모들은 무릎을 꿇고 손을 모아 쥔 채 2병동으로 보내달라고 애원했다고 한다.
아이를 낳다 산욕열로 감염되어 사망하는 산모가 5명 중 1명꼴이었다.

제멜바이스는 의대생들의 하루 일과를 유심히 지켜보고 관찰하기로 하였다.

당시 빈의 종합병원의 산부인과는 사망한 산모의 사체를 부검하는 학습을 병행하였다.

더욱이 제멜바이스는 산부인과 전문의가 사체 부검을 하지 않는 병동의 경우 가정에서 출산하는 수준으로 산욕열 발생건수가 적다는 사실을 발견하게 된다.

제멜바이스는 단순히 사체 부검을 하는 수준에서 벗어나 사체보관소에서 바로 분만실로 향하는 의사들이 사체로부터 무언가를 산모에게 전파해 사망에 이르게 하고 있다"고 이상적 추론에 이른다.

1847년 5월, 제멜바이스는 학생들에게 산부인과 병실에 들어가기 전에 반드시 소독제로 손을 철저하게 씻으라고 권고하게 된다.

염화석회(칼슘차아염소산)의 용액을 첨가한 석회수에 무조건 손과 장비를 깨끗하게 씻도록 한 것이다.

1848년 입실 전 손과 장비를 깨끗이 씻고 노력한 덕분에 제1병동의 산욕열로 사망한 발병율은 12.24%에서 2.38%로 줄어들게 된다.

1841년의 통계의 경우 입원환자 3,036명 중 사망자 237명으로 7.8% 시작으로 1846년의 통계 입원환자 1,010명 중 사망자 459명으로 11.4%에 비하면 상당한 변화를 가져왔다.

그러나 어처구니없게도 손 씻기 위생관리는 당시 의사들에게 좀스럽고 귀찮은 일로 철저하게 무시당했다.

1850년대 까지도 의사와 간호사들은 제멜바이스의 충고를 공개적으로 무시했고, 산모들은 끊임없이 사망하게 된다.

19세기 초 의사들은 피가 튀고 고름 등이 가운에 묻어 지저분할수록 명인으로써 인정받았고 가운의 오염 그 자체는 명예로운 상징쯤으로 여겨졌던 시대였으니 진찰이나 부검 중에 자신의 손에 묻어있는 피를 더럽다고 생각하지 않는 것은 오히려 당연한 일로 여겼던 무지막지한 무지 그 자체의 행위였다.

비엔나 종합 병원 1841년~ 1846년 1병동과 2병동의 산욕열 사망률

	First clinic(1 병동)			Second clinic(2 병동)		
Year	Births	Deaths	Rate(%)	Births	Deaths	Rate(%)
1841	3,036	237	7.8	2,442	86	3.5
1842	3,287	518	15.8	2,659	202	7.6
1843	3,060	274	9.0	2,739	164	6.0
1844	3,157	260	8.2	2,956	68	2.3
1845	3,492	241	6.9	3,241	66	2.0
1846	4,010	459	11.4	3,754	105	2.8

비엔나 종합 병원 1841년~ 1846년 1병동과 2병동의 산욕열 사망률

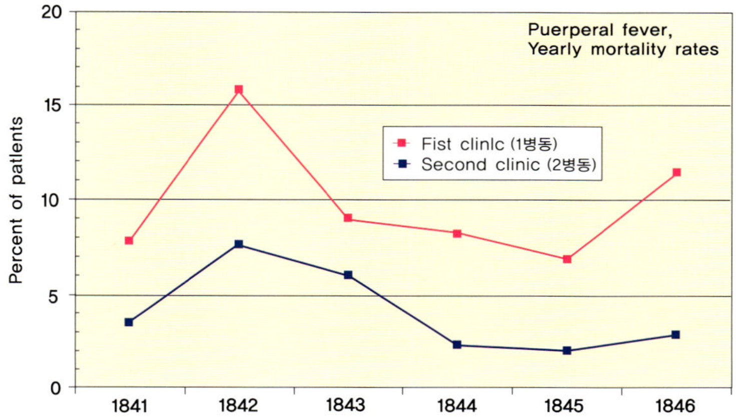

비엔나 출산 기관 1841년~ 1849년 1병동과 2병동의 출산 발열 월별 사망률.

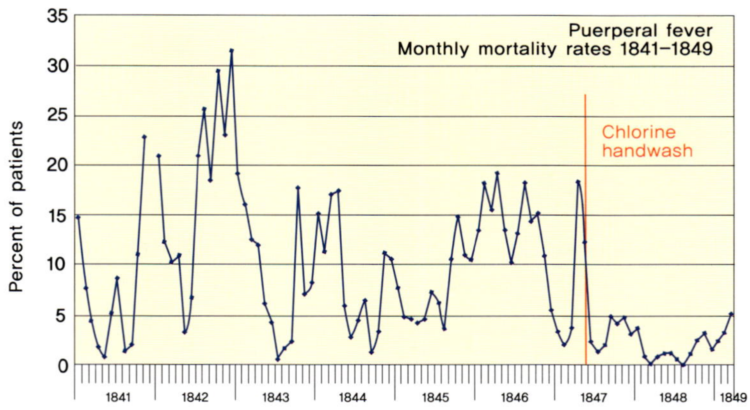

1847년 염소 손 씻기의 통계

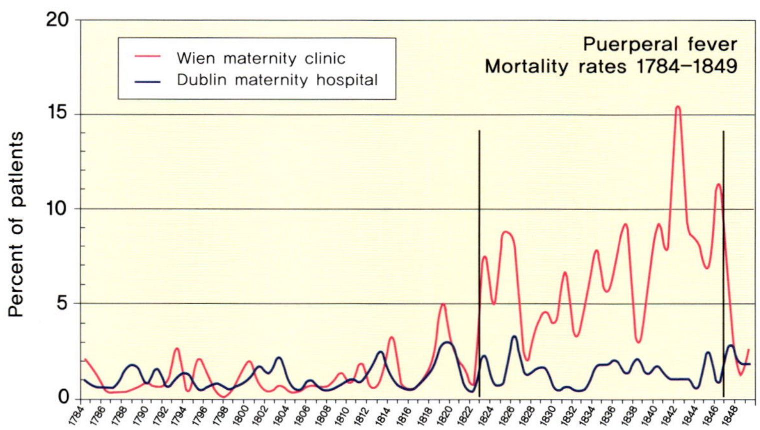

병원 수술실의 경우는 어떠했을까

환기 시설이라곤 작은 창문과 출입문이 고작이고 조명은 형편없었다.

신체의 일부가 찢기고 적출되어 피가 수술실 바닥으로 줄줄 흘러도 일상적인 일로 여겼다.

상상을 해보자

피가 바닥으로 떨어지면서 주변 의사들의 신발과 바지 및 가운을 오염시키고 그 상태로 병동을 돌아다니며 교차 오염시키고 전파하고 다녔다.

바쁜 의사들의 일면이었다.

이러한 당시 사항이 의료인의 오염된 손이 산욕열을 전염시켰다고는 누구도 생각하지 못했고, 따라서 산욕열 환자를 진료하는 의사나 간호사들 중에 자신의 몸과 옷을 청결하고 위생적으로 깨끗이 세탁해야 한다고 생각하는 사람은 아무도 없었다.

오만의 극치다.

전공분야에 자신이 최고라고 여겼던 의료인들이 바로 자신 스스로가 질병을 전파시키는 모체라는 것을 인정할 수 없었던 것이고 몰랐다.

프랑스의 학자 인 L.파스퇴르(louis pasteur)가 사체의 부패로 세균이 발생한다는 이론이 10여년 먼저 발표되었더라면 이보다 더 많은 산모를 산욕열의 사망으로부터 구원했을 것이다.

당시 세균감염을 알지 못했던 시대여서 그저 병은 자연적으로 땅이나 다른 기운에서 스며나 오는 독기로 치부되거나 사체액설(humorism)의 네 가지 요인으로 흑담즙, 황담즙, 점액, 혈액으로 인한 불균형으로 생긴다는 지배적인 이론이 반증되었다.

1848년 3월부터 8월 사이에는 그의 병실에서 분만 도중에 사망하는 산모가 1명도 없었다.

빈의 젊은 의사와 학생들은 제멜바이스가 발견한 사실과 현상을 인식하고, 그를 가능한한 도와주려고 했다.

반면에 그의 상관은 비판적이었는데 그것은 손 씻기를 부정하려고 해서라기보다 지금 것 진찰의 전통과 학문적 관습의 질서를 스스로 변화시키려는 노력이나, 손 씻기의 중요성에 대해 이해를 하지 못했기 때문이었다.

제멜바이스의 권고가 이처럼 의사세계에서 설득력이 통하지 못했던 것은 난해한 의학적 철학과 전통적 권위 아니면 아집 때문이었다.

시대적으로 암울했던 시기였다.

1848년에는 진보적인 정치혁명이 유럽을 휩쓸었고, 제멜바이스도 군중집회에 참여했다.

혁명이 제압된 뒤 그는 정치적 참여로 인해 의사활동에 있어 많은 제약과 어려움을 겪는다.

이 일로 1849년, 병원에서 해고당했고, 후임자는 손 씻기 규정을 폐지해버린다.

그 후 본대학교의 산부인과학 교수직에 지원했으나 거절당했다.

이에 굴하지 않고 생리학자 에른스트와 함께 자신의 임상결론을 증명하기위해 동물실험을 수행하기도 한다.

또한 1850년 5월, 빈 의학학회에서 '산욕열의 원인' 이라는 제목으로 성공적인 강연을 했으며, 이와 동시에 한 번 더 교수직에 응시하였으나 정상적인 교수의 대접이 아닌 제한적인 권한을 부여한다는 단서들이 붙어 교수직을 포기할 수 밖게 없었다.

1851년 빈을 떠나 고향 인 페슈트로 돌아왔다.

그 후 1857년까지 페슈트의 장크트로후스 병원에서 일했다.

이곳의 병원도 여느 산부인과와 마찬가지로 산욕열이 유행하고 있었고, 제멜바이스는 스스로 원해서 산부인과 책임자가 되었다.

그가 사용한 방법으로 사망률은 급속하게 감소하여, 그가 재임하는 동안에는 사망률은 평균 0.85%에 불과했다.

그럼에도 불구하고 프라하와 빈에서는 여전히 사망률이 10~15%에 달했다.

재임기간 중에 헝가리정부는 그의 연구업적과 임상결과를 지방자치단체에 권장하도록 회람하여 산욕열 예방을 도입한다.

산욕열의 원인과 손 씻기에 관해 끝임 없이 알리고 대학 교수와 저명 의사들에게 편지를 보내는 등 학회지에 수차례 게제를 신청하였으나 돌아오는 반응은 냉담하였다.

논쟁은 수년간 계속되면서 점차 그의 정신력에 손상을 입혔다.

결국 1865년 그는 신경쇠약과 우울증 등에 이유로 정신병원에 입원했고 2주 후 그곳에서 사망하였다.

그의 사망원인은 오른손 상처의 감염에 의한 것이었는데 그가 병에 걸리기 전에 시술했던 수술로 인해 사망했다는 설이 있으나 최근에 밝혀진 자료에 의하면 정신병원 관리자에게 구타를 당해 사망한 것으로 사인이 밝혀졌다.

1861년 자신이 연구한 산욕열의 이해와 예방에 관한 도서를 집필하였으나 거의 알려지지 않았으며 그가 사망하고 100여년이 지나고 나서야 그 도서는 영문 활자로 인쇄되어 빛을 보게 되고 오늘날 후학의 정본으로 자리를 잡게 된다.

그는 질병의 존재론적 개념을 모든 임상과 병리학적 상관관계가 작용하여 특정질병의 실체에 대해 주장한 인물이다.

2010년 미국 자료에 의하면 의료기관내 교차 감염사례 중 수술부위감염(SSI)이 가장 흔하며 입원환자에 31%를 차지한다고 밝혔다.

NHSN(National Healthcare-associated Infection Surveillance Network)자료 중 2006~2008년 전체 수술부위 감염률은 1.9%를 차지하는 것으로 밝혀졌다.

최근 감염관리의 체계적인 발전과 감염감시 및 소독방법의 개량과 멸균기 관리 등 유효 적절성에 많은 개선이 있었지만 수술부위 교차 감염의 수술관련 사망률은 3%의 일부 원인이 되고 있다.

국내의 경우 질병관리본부에서는 '병원감염실태' 에 따르면 병원 감염율은 중환자실 재원 수 1000일당

7.43건으로 발표하였고, 폐렴에 걸릴 확률은 1000일당 3.14건이었다.

질병관리본부가 가장 우려하는 것은 병원 내에서 살고 있는 '내성이 강한 변종 바이러스' 다.

세균 중 페니실린계 항생제도 말을 안 듣는 '황색포도상구균' 이 있다.

'메티실린 내성황색포도상구균(MRSA)' 이다.

MRSA 치료는 '반코마이신(1965년)' 이라는 항생제로 치료를 하였으나 이제는 항생제조차 듣지 않는 장구균(VRE)까지 등장했다.

전문가들은 의료 시설(환경)과 의료인의 손을 통해 이 두 가지 균이 전파된다고 지적한다.

진료 후 손 씻기도 모자라 이제는 환자를 접하기 전에도 손을 세정하도록 권고하고 있다.

의료인 손에 묻어 있을 수 있는 내성균 전파 및 교차 감염을 예방하기 위해서다.

감염성 질환의 70%가 손을 통해 전염될 만큼 각종 병원체와 가장 많이 접촉하는 손은 그야말로 병균의 창고이자 질병의 온상이다.

이는 대기환경에 노출된 환자나 감수성 있는 환자로의 병원성 세균의 전파를 차단하기 위해 환자에게 묻어 있을지도 모를 내성균을 환자 밖으로 전하지 말라는 의미다.

따라서 '철저한 손 씻기' 를 통해 감염 균의 전파경로를 차단하고 예방할 수 있도록 습관화 문화를 정착시켜야 한다.

소독법을 인류최초로 개발 한 조셉 리스터(joseph lister)는 제멜바이스가 감염에 대한 지식의 확대와 감염 억제에 끼친 영향에 다음과 같이 찬사를 보냈다.

"나는 그와 그의 업적에 커다란 찬사를 보내며, 그가 마땅히 받아야 할 존경을 마침내 받게 되어 너무나 기쁘게 생각한다."

필자는 수년전만 해도 제멜바이스에 대해 그저 손 씻기를 주장한 의료계의 포괄적 인물정도로 치부했으나 방대한 량의 조사와 일대기를 알고 보니 세삼 이분의 짧은 생애에 큰 아쉬움이 가슴이 쓰리고, 그동안 나 자신의 색다른 열정의 무지에 대해 큰 반성을 하게 된다.

3장. 수술실 환경관리와 감시체계

수술실 감염관리

치과 수술실 감염관리의 포괄적인 업무를 세분화, 전문화, 해석 하므로써 효율적인 수술지원 업무의 수행과 표준화 된 프로세스를 제공하는 데 목적이 있다.

수술실은 영역을 한정하여 엄격한 감염관리와 무균영역에서 집중도가 높은 수술이 진행되므로 병원에서는 가장 대표할만한 설비와 유지비가 소요될 뿐만 아니라 경험이 풍부하고 노련한 인적자원이 집중적으로 요구되고 있는 영역이다.

수술실 감염관리와 업무분석이 시대적으로 요구되는 과제 중 하나이다.

더불어 의료 환경이 급격하게 변화하고 있는 현 상항에서 기존의 진료실 내 임상지원과 구강보건의 인적재원의 업무와 전문화 된 수술실 전담업무의 난이도 및 중요도가 요구된다.

또한 역량강화를 확대하기위해 수술실 감염관리와 전문가의 역할에 대해 더욱 공고히 확립하고 중요한 업무에 시간을 투자하는 인적관리 차원의 효율적인 감염관리 경영을 이루는데 필요한 자료를 제공하고자 한다.

수술실 관리의 포괄적 업무를 보다 전문화하고 효율적 관리가 매우 중요한 사항에서 비전문 인적수행을 보다 정확하고 상세한 정보를 통해 표준화된 도구를 이용하여 수술실 관리를 전개하고 엄격한 감염관리 체계의 확립과 병원환경관리의 의식을 높이는데 있다.

또한 수술실 관리업무를 통한 전문적 성취감과 병원경영상 질적인 감염관리 비용을 절감하고 비전문 인적수행으로 인한 의료품질의 손실과 낭비를 절감해 서비스 제공을 실현하고 근로의 연장과 병원의 브랜드 가치상승에 기여하는데 있다.

이를 위해서는 지금까지 수술실 업무에 포괄적으로 임해온 업무들을 세부적으로 해석하고 구체화하여 전문적인 임무와 수행업무를 도출하여야 하며, 무엇 때문에 수술준비 시간이 부족하고 지연되는지, 어느 부분이 취약한지, 열심히 했는데 수술구성원 팀이 불만족을 느끼는 이유와 무심코 지나칠 수 있는 행동습관과 정체구간을 파악할 수 있다.

수술실 수행업무의 구체적 분석

NO	수술실 핵심 업무	수행 세부업무	비고
1	수술실 감염관리	• 멸균 영역 침해 감시하기 • 멸균 수술가운 준비 • 외과적 손 씻기 • 멸균 수술가운 입기 • 멸균 수술 장갑 끼기(회전법) • 멸균 수술 장갑 끼기(밀폐형 장갑) • 멸균 수술 장갑 끼기(개방형 장갑) • 수술실 표면관리 준수하기 (메이요 스탠드 커버정리) (메이요 스탠드 활용하기) • 멸균 수술가운 입히기 • 멸균 린넨용 수술가운 입기 • 멸균수술 장갑 끼우기 • 멸균 영역 유지하기 1 • 멸균 영역 유지하기 2 • 멸균 영역 유지하기 3 • 수술실 표면관리 준수하기 1 • 수술실 표면관리 준수하기 2 • 수술실 표준 업무 준수하기 • 감염성 수술물품 처리하기 1 • 감염성 수술물품 처리하기 2 • 수술모자, 마스크, 보안경, 덧신 착용하기 • 멸균기 신뢰성검사 확인하기 1. 생물학적 검사방법(Biological test) 2. 화학적 검사방법(Chemical test) 3. 기계적(물리적)검사방법(Mechanical test) • 멸균물품 유효기간 검사하기 • 액세서리 경리 • 수술실 출입자 복장 확인하기 (반팔, 신발덧신, 모자, 마스크, 보안경 등)	28
2	수술 장비 및 기구관리	• 일반 기본기구 나열 준비하기 • 수술실 장비관리 1 (임플란트용 감속(20:1) 핸드피스) • 수술실 장비관리 2(생리 식염수 연결) • 수술실 장비관리 3(마이크로모터 연결하기) • 수술실 장비관리 4(보비 팁 연결하기) • 수술실 장비관리 5(인푸션모터 설치하기)	16

NO	수술실 핵심 업무	수행 세부업무	비고
		• 수술실 장비관리 6(아산화질소 노즐 연결하기) • 수술실 장비관리 7(심전도 모니터링) • 유니트, 체어 작동상태 확인하기(풋 페달 포함) • 석션모터 작동 상태 확인하기 • 수술기구 계수 확인하기(필수) • 임플란트 서지컬Kit 준비 및 기구준비 • 수술기구 멸균적용에 따라 분류하기 • 임플란트 엔진 기능 별 작동확인 • 오염기구 계수파악 및 세척준비 • 감속 핸드피스 조립 및 급수확인하기	
3	수술실 환경관리	• 수술실 공기 질 관리하기 • 수술실 정리, 정돈, 청소 상태 파악하기 • 수술실 청결상태 유지확인 • 수술실 온도 습도 확인하기 • 의료폐기물, 적출물 분류하기	6
4	수술실 행정업무	• 수술 동의서 및 챠트 정리하기 • 수술실 사용(중복)일정 확인하기 • 환자 내원 일정 정기적 확인하기 • 처방전 및 투약 부작용 확인하기 • 소모품재료 발주 및 입고확인하기 • 수술 전 자체 모니터링(토의)하기 • 기존 기구재료 및 비품 확인하기	7
5	수술환자관리	• 타임아웃 실시하기 • 수술 전 환자 확인하기 • 환자 낙상예방하기 • X-ray촬영 협조 의뢰하기 • 수술 전 환자상태 파악하기 • 수술부위 재확인하기 • 환자 및 보호자에게 수술일정고지하기 • 환자 보호자 불안감 완화시키기 • 환자 수술 전, 후 비교하기 • 추가 국소마취 고지하기 • 국소마취 후 안정 및 상태 파악하기 • 환자 인수인계하기(회복실 안내까지) • 수술 후 낙상 및 미끄럼 예방하기 • 기후 및 날씨관계 확인하기 • 수술 일정 확인하기	15

NO	수술실 핵심 업무	수행 세부업무	비고
6	수술보조업무	• 환자 흔들리는 두상 잡아주기 • 환자 턱 인장하기 • 환자 볼 견인하기 • 라이트 조명 맞추기 • 석션 하기 • 임플란트 엔진 기능별 작동조절하기 • 셀라인 분사하기 • CT 및 파노라마 영상 출력하기 • 봉합사(실크)절단하기 • 진통제 및 항생제 주사주입하기 • 치주포대 마감하기 • X-ray 촬영 및 입력하기 • 타임아웃 종료 선언하기	13
7	수술실약제 및 자재관리	• 소독재의 유효기간 파악하기 • 식염수 팩 및 약제 재고 파악하기 • 픽스쳐 및 드릴, 임플란트 재고 파악하기 • 특수재료(본 파우더, 맨브레인) 재고 파악하기	4
8	수술실 지원업무	• 감염감시 및 무균영역 알리기 • 미 작동장비 응급점검 및 원인파악하기 • 추가 인원 투입 조절하기 • 추가 수술 장비 입고 및 조달하기 • 추가 수술 재료 입고 및 조달하기 • 임플란트 사이즈 구분하여 불출 및 제시하기	6
9	수술실 안전관리	• 유니트, 체어 미 작동 시 응급대응 관리하기 • 석션 미 작동 시 응급대응 관리하기 • 안구 세척기 작동상태 파악하기 • 수술실 기타 장비들과 환자충돌의 예방책 관리하기 • 수술실 전기차단 시 응급대응 관리하기 • 수술실 화재예방 시 응급대응 관리하기 • 수술실 응급환자 시 응급대응 관리하기 • 수술실 방사선 보호 차폐막 관리하기 • 수술실 방사선 보호 납복 관리하기 • 수술실 급기 배기 관리하기 • 수술실 장비 작동 시 소음발생 관리하기 • 수술실 출입문 미개방 시 대응 관리하기 • 미 영상출력 및 소프트웨어 진단하기 • 수술실 바닥 미끄럼방지책 관리하기	14

NO	수술실 핵심 업무	수행 세부업무	비고
10	수술실기구 및 자원관리	• 멸균기 신뢰성 검사 파악하기 • 수술기구 세척 및 멸균 포장관리하기 • 회복실 관리 • 멸균기 작동상태 파악하기 • 기구 별 멸균방법 분류하기 • 수술기구 재조립하기 • 수술 장비 A/S망 구축하기 • 감속 핸드피스 여분 준비하기 • 감속 핸드피스 분해 청소관리하기 • 수술 장비 청결유지하기 • 수술실 바닥패드 교체하기 • 석션모터 여분 준비하기(휴대용) • 멸균관련 소모품 관리하기 (멸균 복, 고글, 글러브, 마스크, 덧신, 그레이프 기타)	13
11	수술실 역량강화를 위한 교육제도	• 전 직원대상 수술실 직무순환 교육실시 (Cross training) • 신규 치과위생사 및 간호조무사 직무교육 실시 • 수술실 및 감염관리 학습향상 점검지표 만들기 • 수술실 문화 콘텐츠화 하기 • 실습생 직무교육 모의실습 실시 • 일반 및 간호조무사 직무 교육하기 • 장비 및 재료업체 직원 교육하기	7
12	수술실 감염관리지침서 개발	• 임플란트 수술 별 사항에 따른 수술 지침서 개발 (Operation procedure book) • 장비 및 핸드피스 관리방법 지침서 개발 • 감염관리 지침서 개발 • 표준 수술업무 지침서 개발 • 일반 및 간호조무사(지원업무) 지침서 개발	5
13	자기 개발	• 감염관리 우수병원 탐방하기 • 감염관리 및 의료 품질관리(TQC) 전개하기 • 수술 기구장비 관리 및 응급사항 법 교육받기 (동종 업체의뢰) • 수술관련 정보 수집하기 • 관련학회와 의료기전시회 및 보수교육 참석하기 • 감염관리 세미나 참석하기 • 인터넷 국 · 내외 사이트 검색하기 • 감염관련 수료증(인증서, 자격증) 취득하기 • 건강관리	9

1. 수술실 감염관리

외과적 손 씻기, 내과적 손 씻기, 두발정리 및 손질, 액세서리 착탈 및 경리, 수술모자(마스크, 보안경, 덧신)착용하기, 멸균기 신뢰성검사 확인하기, 멸균 수술복 준비, 멸균물품 유효기간 검사하기, 멸균물품 포장상태 검사하기, 멸균 수술가운 입기, 멸균 수술가운 입히기, 멸균 수술 장갑 끼우기, 멸균 수술 장갑 끼기, 멸균 영역 유지하기, 수술실 표준 업무 준수하기, 수술실 표면관리 준수하기, 수술실 공기 질 관리하기, 수술실 출입자 복장 검사하기(반팔, 신발덧신, 모자, 마스크, 보안경 등), 멸균 영역 침해 감시하기, 감염성 수술물품 처리하기, 수술실 장비관리

1) 멸균 영역 침해 감시하기

수술실 영역에서 습관적 또는 무심코 행해지는 업무를 분석하여 철저한 무균영역에서의 수술진행이 이루어져야 한다.

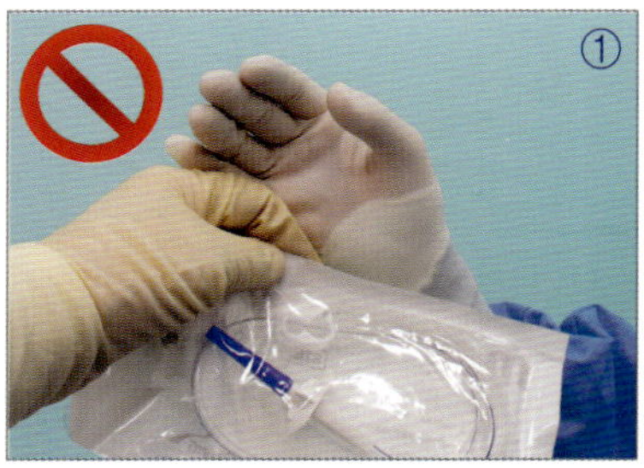

접촉금지

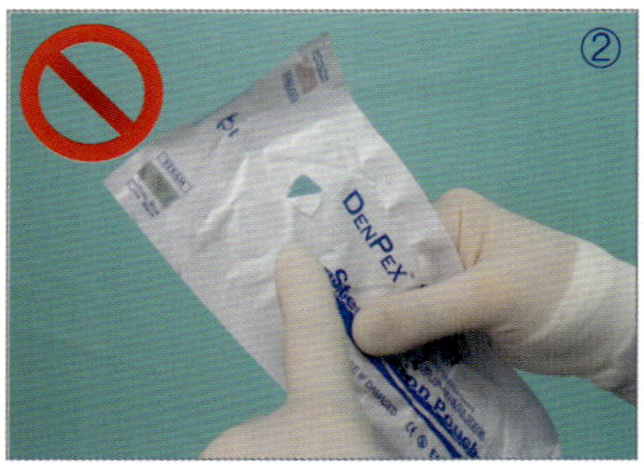

팩포장 불량상태 확인

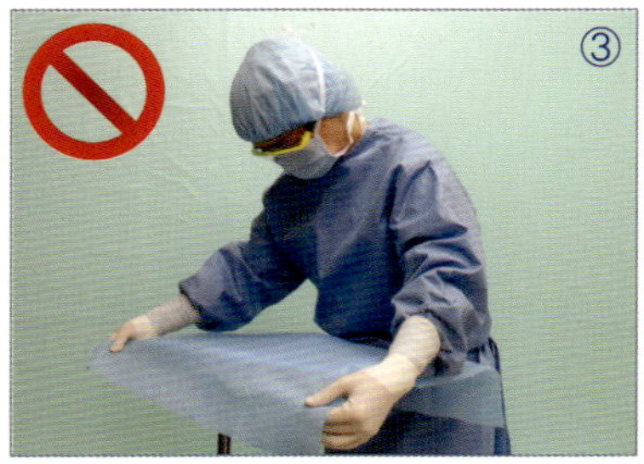

무균구역 침범 금지

① 수술 보조자(치과위생사)는 수술지원자와 어떠한 경우라도 접촉을 금지한다.
② 멸균 된 파우치 개봉 전 앞, 뒤를 살펴 보존 상태를 확인하고 구멍이 났는지, 물기에 젖어있는지, 내부 기구에 물방울 매침이나 안개 현상이 있는지 확인한다.
③ 수술 지원자는 수술테이블 및 메이요 스탠드 상공영역을 가능한 침범하지 말아야 한다.

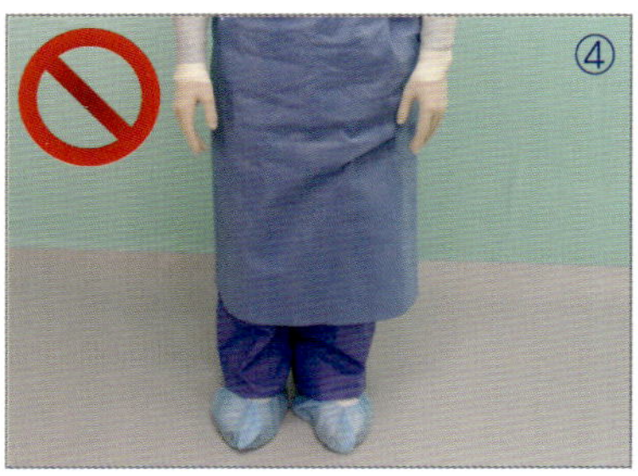

불량 자세 1

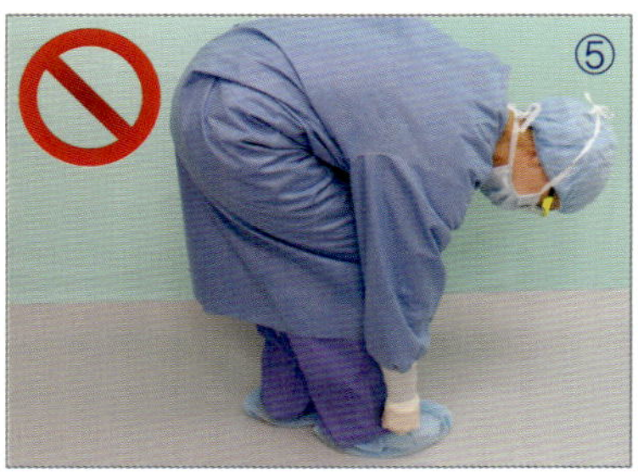

불량 자세 2

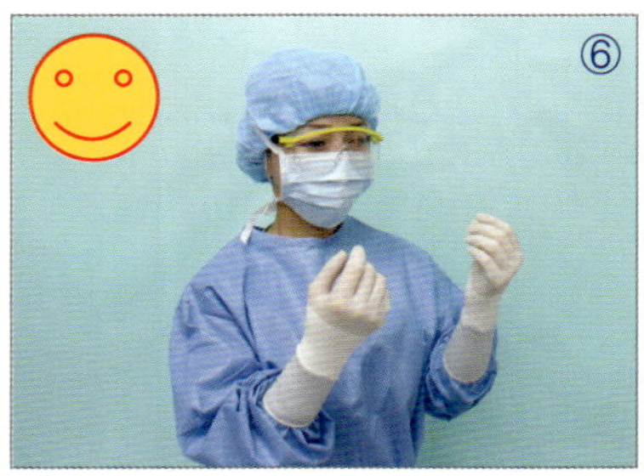

이상적인 자세

④ 스크럽 가운 착용 후 손의 위치는 반드시 가슴범위를 유지하고 있어야 한다.
⑤ 수술 장갑을 착용하고 허리를 숙이거나 여타 물건을 수집하는 행위는 금지하여야 한다.
⑥ 가장 이상적인 자세

용어설명

- 수술 지원자(Out scrub) : 무균 범위에서 이탈하여 보조기구 또는 재료 등을 무균 테이블까지만 전달해 주는 수행자.
- 수술 보조자(In scrub) : 무균 범위 안에서 수술 의사의 의료행위를 직접적으로 지원하며 suction을 진행, 안내하고 수술 시작과 수술 기본기구를 수술 의사에게 전달해주는 수행자.

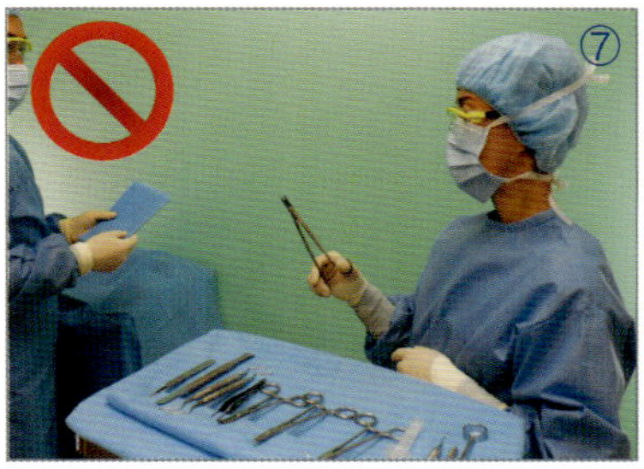

기구 세우기 금지

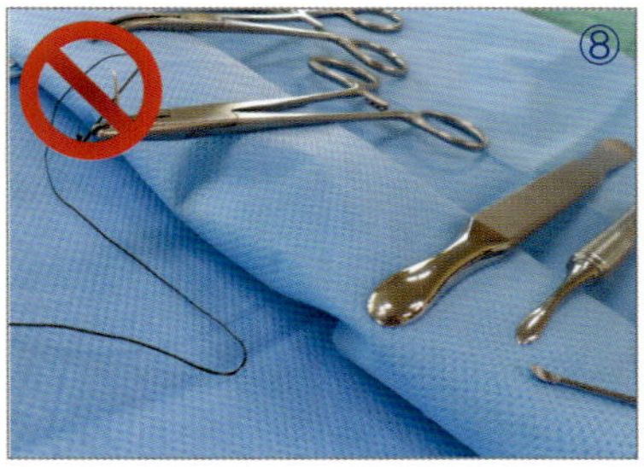

실크 이탈 방지

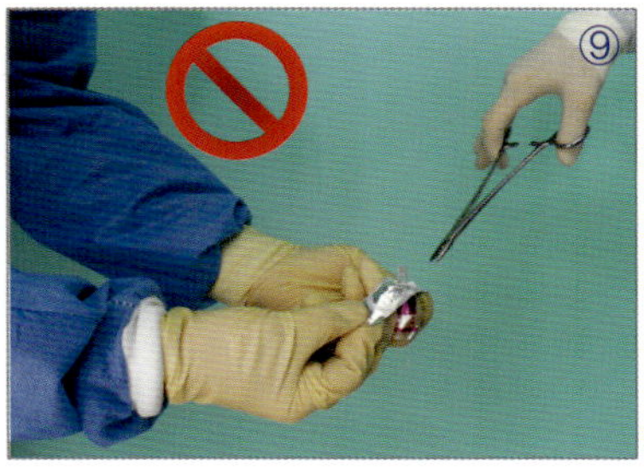

무균범위 이탈 금지

⑦ 수술 보조자는 날카로운 기구를 들고 수술범위를 이탈하거나 뒤로 도는 행위를 금지 한다.
⑧ 니들홀더에 결합 된 실크는 메이오 스탠드 범위를 이탈하거나 테이블 밑으로 늘어져 있으면 안된다.
⑨ 블레이드 교환은 가능한 무균구역 수술테이블 안으로 결합하여야 한다.

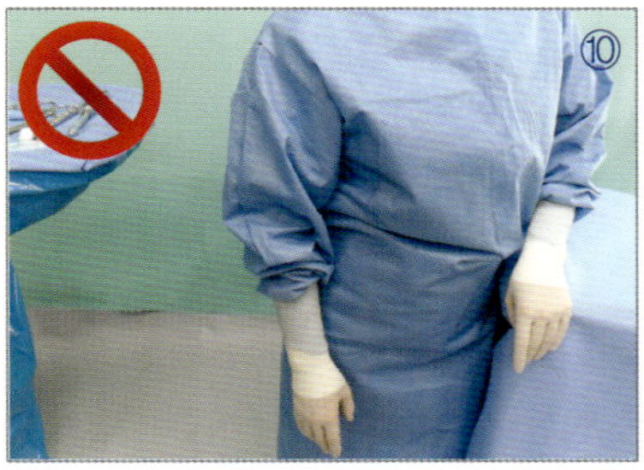

주변 접촉 금지

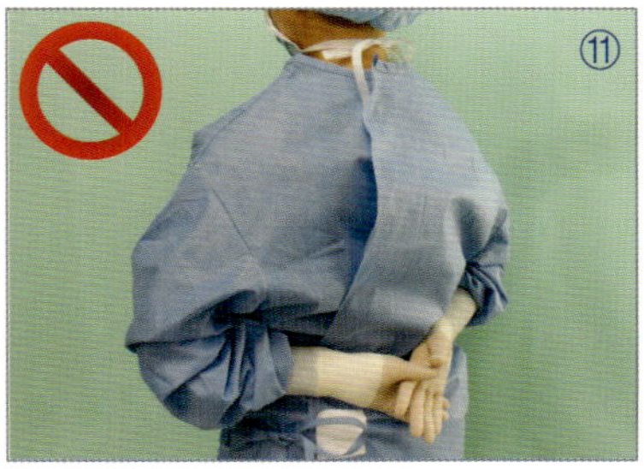

불량 자세

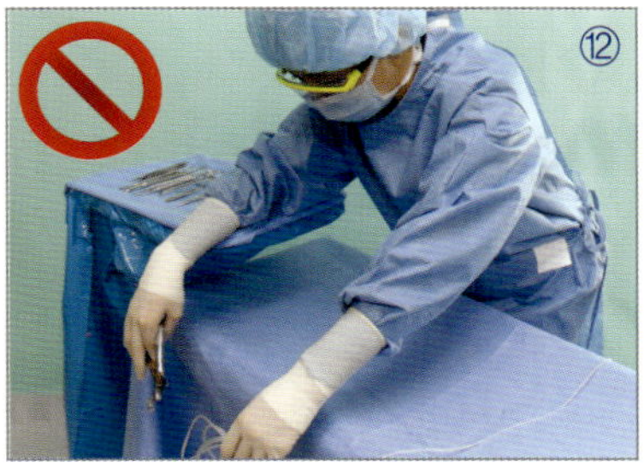

무균구역 이탈 금지

⑩ 수술 보조자는 멸균가운을 착용 한 후 수술영역에서 어떠한 물체와도 닿거나 기대서는 안 된다.
⑪ 수술 보조자는 멸균가운을 착용 한 후 뒤짐을 져서는 안 된다.
⑫ 수술 보조자는 메이요 스탠드 또는 백 테이블 상공영역을 넘어서거나 상공에서 멸균물품을 전달 받아서는 안된다 .
수술 지원자는 추가되는 멸균물품을 멸균 포셉을 이용하여 테이블 옆에서 살짝 던져 놓는 것이 원칙이다.

2) 멸균 수술가운 준비

단계설명 : 수술실 내 준비과정에서 제일 먼저 수행되는 단계이며 메이요 스탠드 준비, 시작으로 수술 보조자는 마스크, 고글, 헤어캡을 착용하고 가운입기, 장갑착용 단계로 진행된다.

지금부터 설명하는 내용은 전 세계의 수술실 내 공통된 행동규범이며 표준이다.

치과의 경우 수술이란 단어를 사용하며 임플란트 수술을 통해 "무균' 상태에서 수술을 하고 있으나, 수술보조자는 매우 소극적이고 단순한 업무로 간주하고 있다.

치과의 경우 수술보조의 개념을 단순히 라이트를 비추고 환자의 턱을 인장시키고, 미러로 볼을 견인하고 봉합사 절단의 업무로만 끝내서는 안된다.

보다 전문적이고 국제적 요건에 맞게 업무를 확대 및 전문화 시켜야 한다.

※ 수술실에 입실할 때는 마스크, 고글(보안경), 헤어캡을 착용하고 업무를 수행한다(손, 팔 소독 필수).

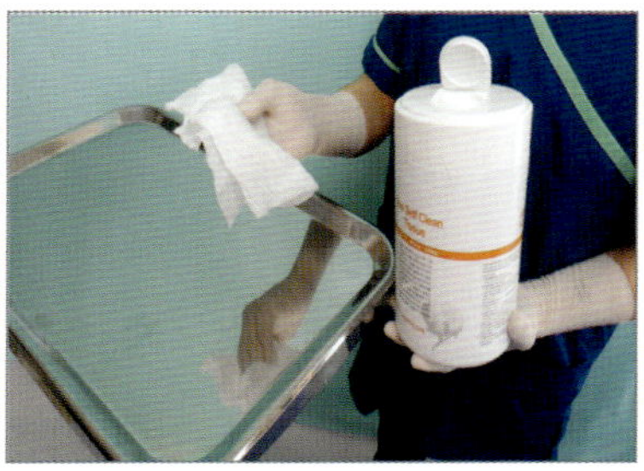
표면 세정 1

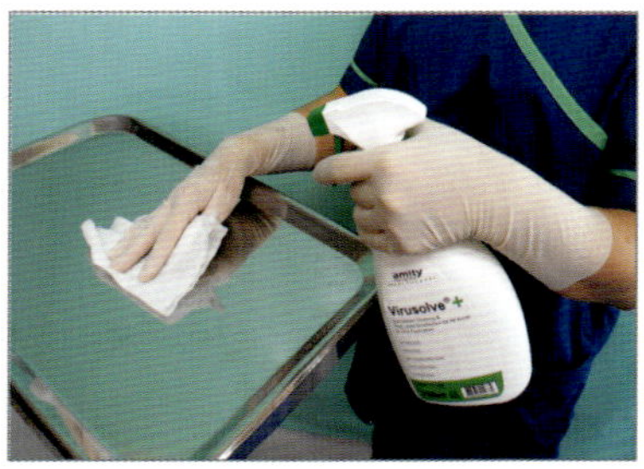
표면 세정 2

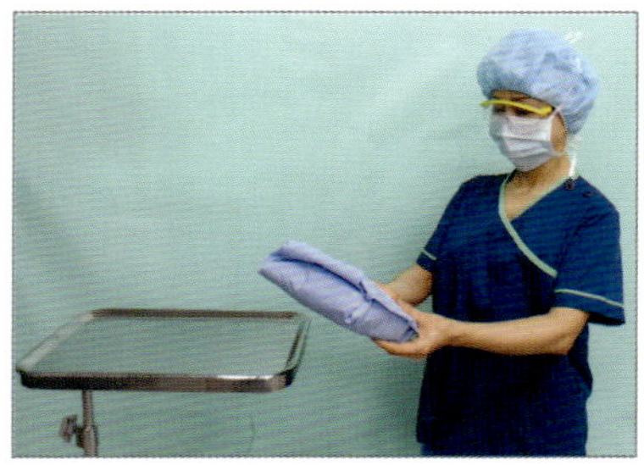
무균 수술가운 준비

메이요 스탠드 트레이 상부를 소독 티슈 또는 소독 거품젤로 세정을 한다.
E O 가스(스팀)멸균포장 된 가운을 개봉하고 멸균 포셉으로 불출하여 수술보조자가 입을 수술가운을 전개하기 편한 쪽으로 놓는다.

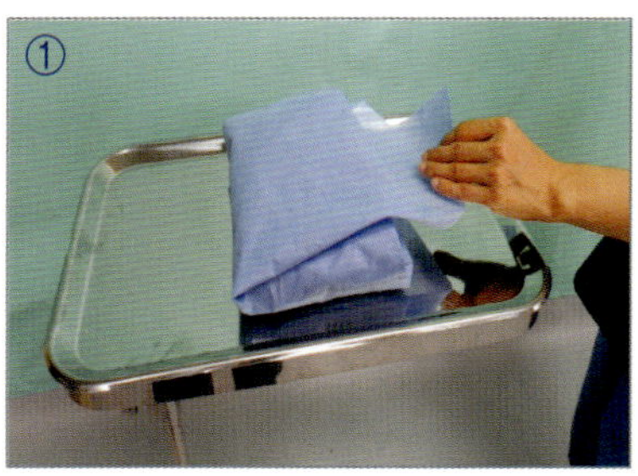

포장 전개 1

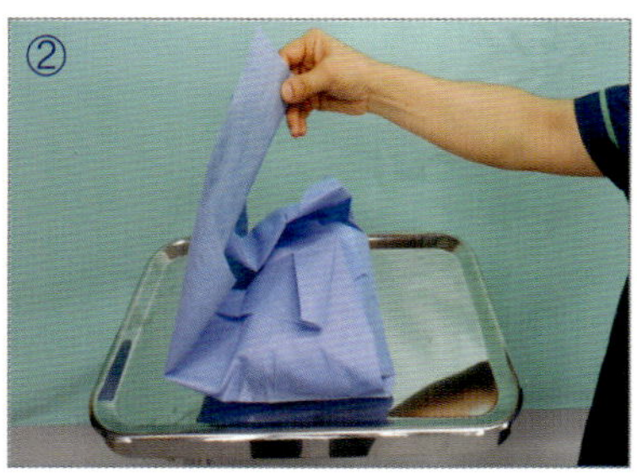

포장 전개 2

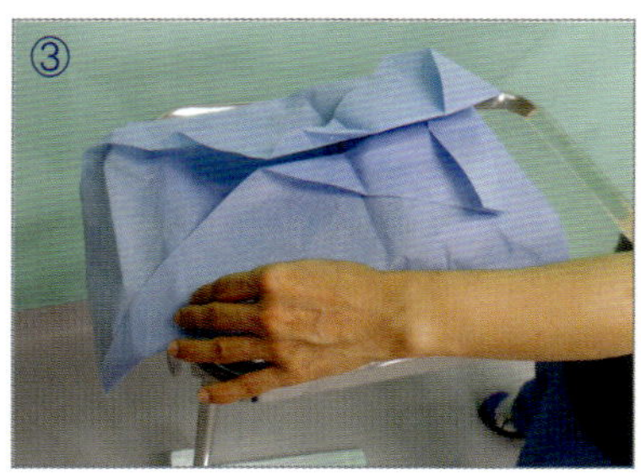

포장 전개 3

메이요 스탠드 트레이 상부에 놓인 수술가운은 린넨으로 포장되어 있다.

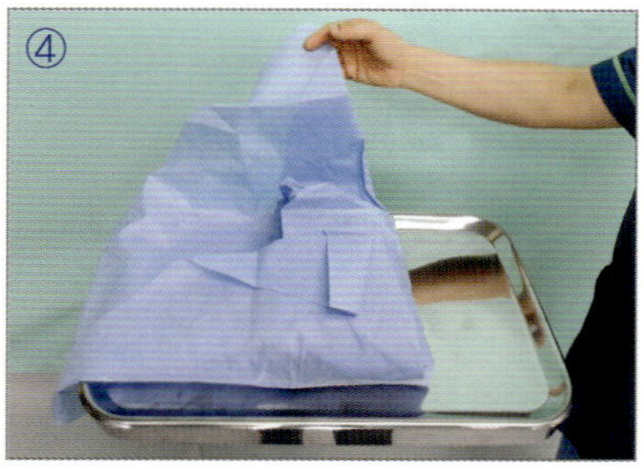

포장 전개 4

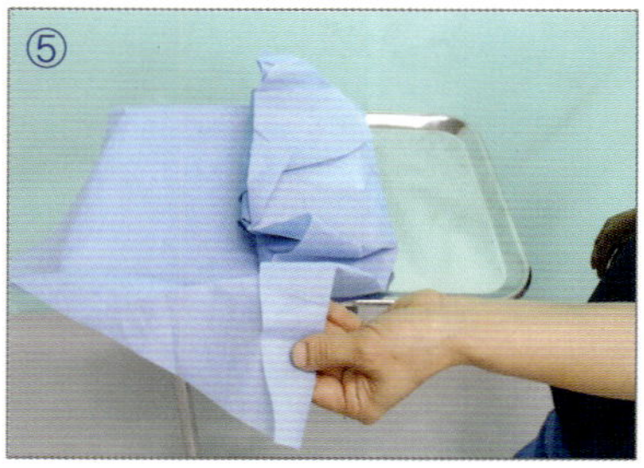

포장 전개 5

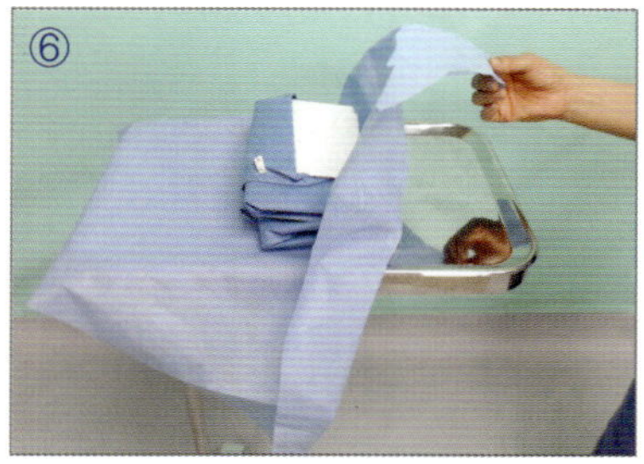

포장 전개 마무리

가운은 보통 한 겹(또는 두 겹)으로 포장되어 있다.
포장을 개봉하는 순서는 제조사의 공정에 따라 다소의 차이는 있으나, 포장 된 순서를 따라 전개하면 된다.

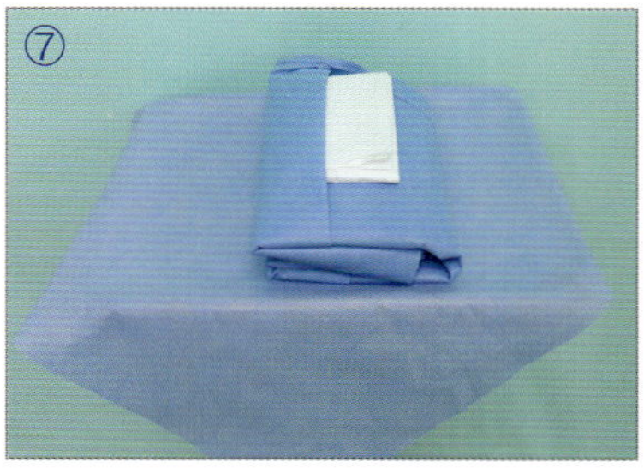

포장 전개 완료

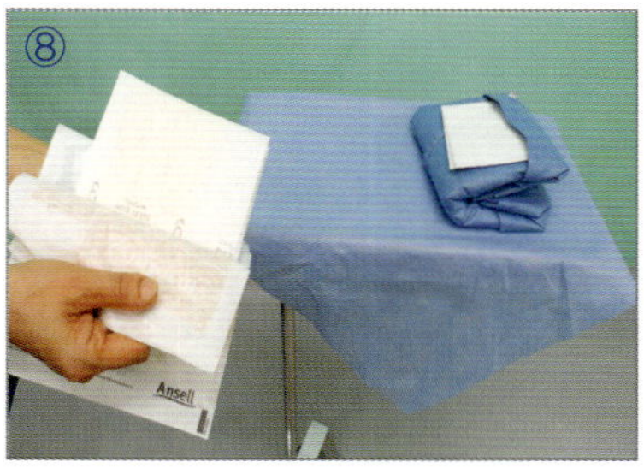

무균 장갑 준비

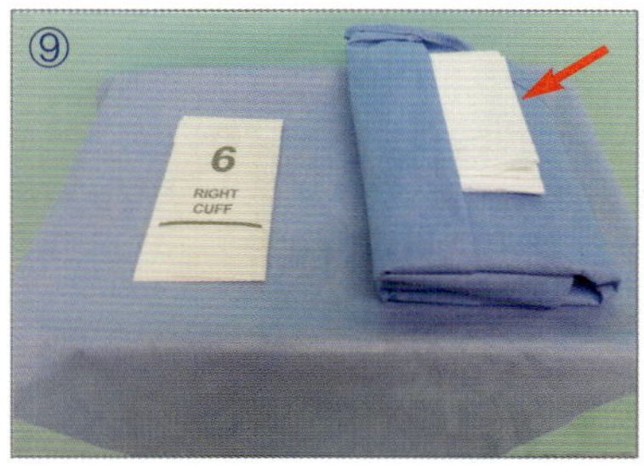

무균 장갑 및 무균 가운

포장을 전부 전개하였을 때는 메이요 스탠드 상부를 덮어야하며, 가능한 마른 모 형태를 유지하여야 한다.
수술용 장갑을 메이요 스탠드 트레이에 올려놓는다.
이때 상공에서 떨어트리거나, 트레이 측면에서 지나치게 던지지 않도록 주의한다.
수술용 장갑은 두 종류의 포장 방법으로 포장된다.
폐쇄형 포장법 장갑과 개방형 포장법 장갑이 있다(35~40P 참고).
가운을 최종적으로 놓을 때는 화살표 방향처럼 1회용 타월이 메이요 스탠드 바깥쪽을 향하도록 하여 사용하는 술자가 집기 쉽도록 하여야 한다.
반대쪽으로 놓을 경우 술자는 메이요 스탠드 상공으로 팔이 침범하게 되므로 가능한 무균을 유지하도록 한다.

3) 외과적 손 씻기

메이요 스탠드에 수술 장갑과 가운이 준비 된 다음의 행동규칙이다.

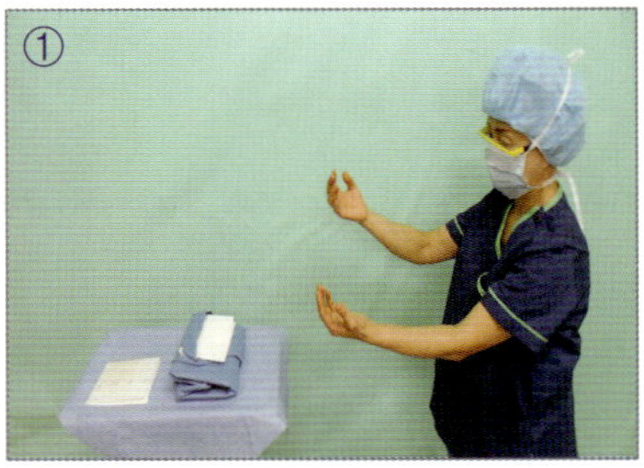

기본 자세

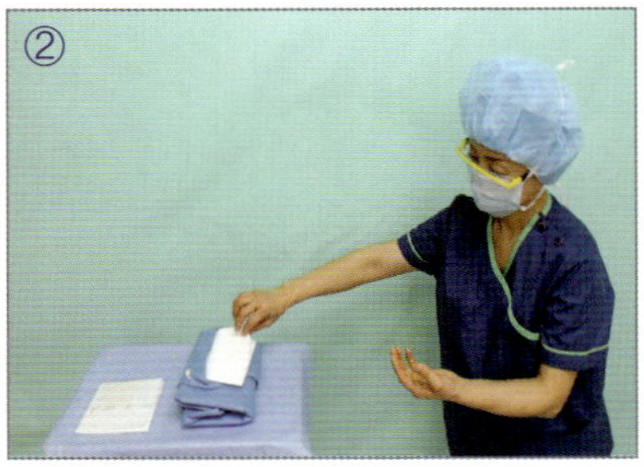

타월 집기

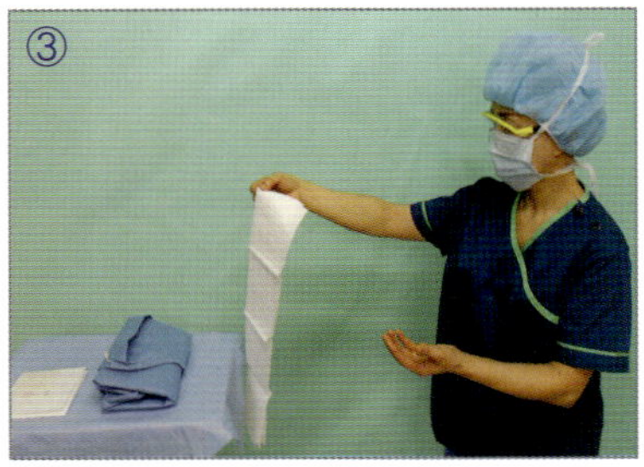

타월 들기

① 수술을 진행하는 의료인은 가능한 반팔을 착용하도록 권장한다,
② 스크럽 스테이션(손 세정하는 곳/세면대)에서 팔꿈치 이상까지 소독세정이 완료된다.
③ 가운 위에 같이 포개 진 타월을 이용하여 그림과 같이 소독세정부분에 소독액을 세정하도록 한다.

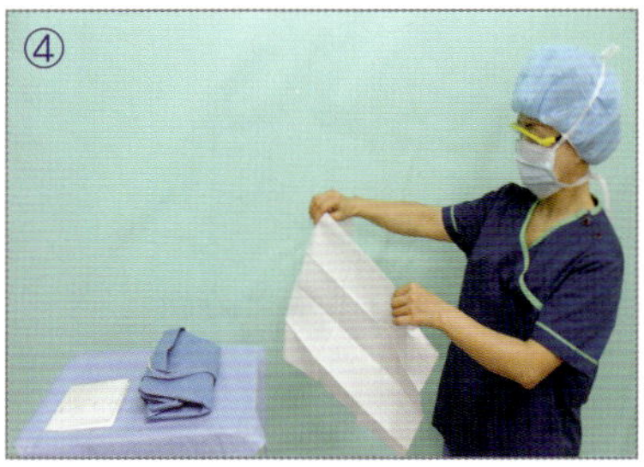

타월 전개

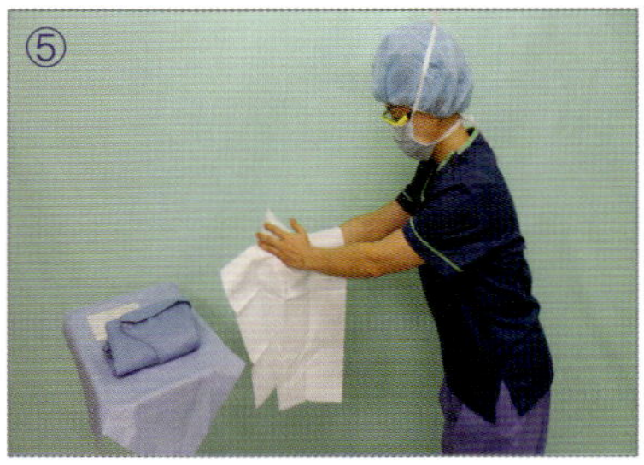

타월 이용 1

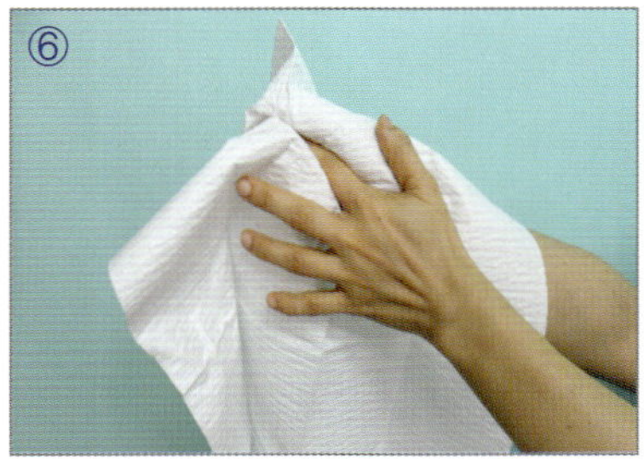

타월 이용 2

④ 타월을 집고 지나치게 털지 않도록 한다.
⑤ ⑥ 타월은 반 정도 영역을 나눠 약지 손가락부터 엄지 손가락, 손 바닥, 손등 순서로 하여 팔꿈치까지 세정하도록 한다 (양팔은 하늘을 향하고 얼굴 높이 위치에 유지하도록 한다).
이때 허리를 다소 구부리도록 한다. 타월이 본인의 옷(스크럽)에 닿는 것을 예방하기 위해서다.

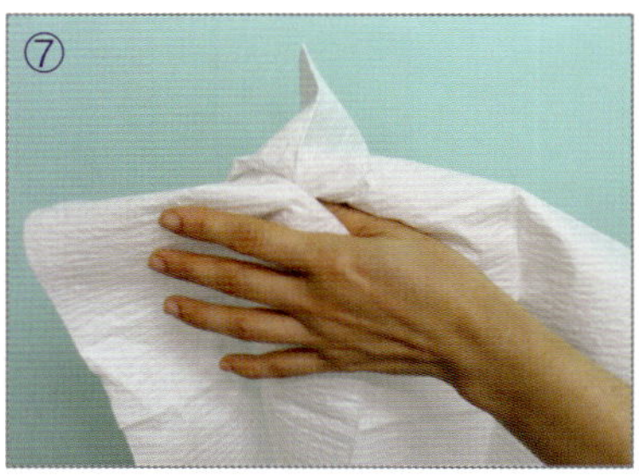

엄지손 세정

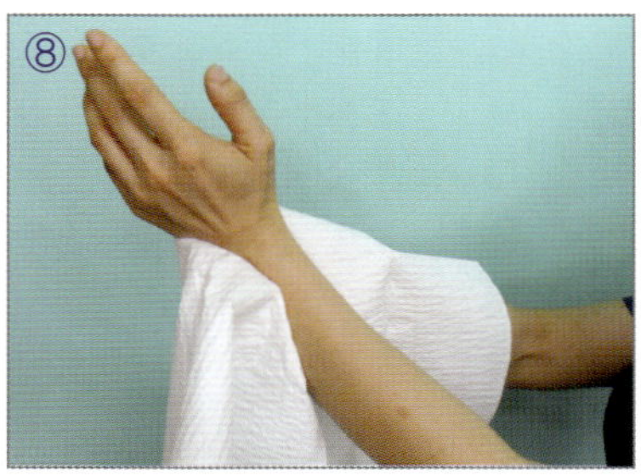

팔목 세정

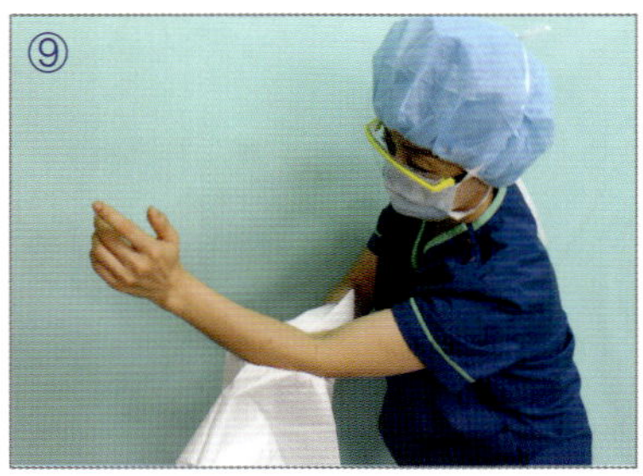

팔꿈치 세정

약지에서 엄지손가락 순서로 세정을 진행하고 팔목에서 팔뚝과 팔꿈치까지 세정을 하도록 한다.

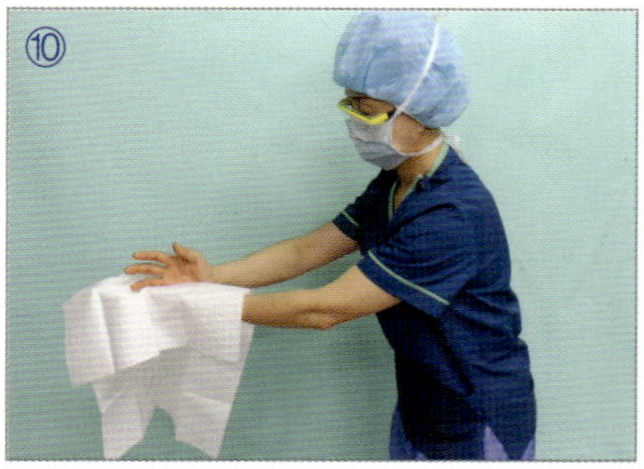

반대쪽 손 세정

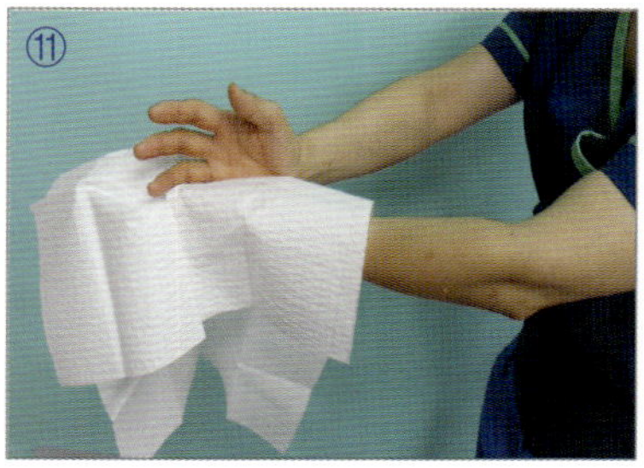

약지 손가락 세정

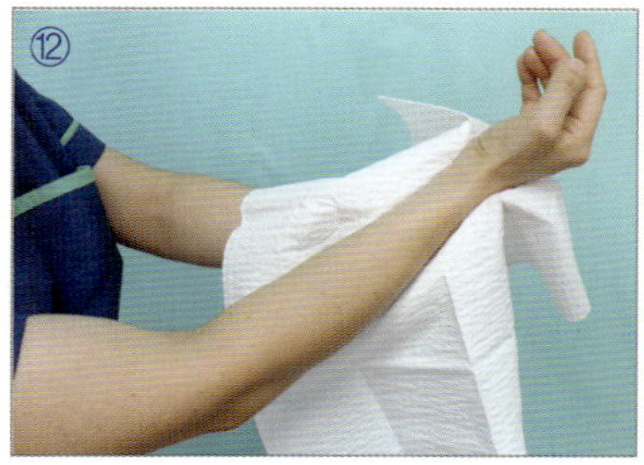

팔목 세정

한쪽 팔이 끝나면 반대쪽 손과 팔을 같은 방법으로 세정을 한다. 또한 타월의 사용영역을 구분하여 준수하도록 한다.

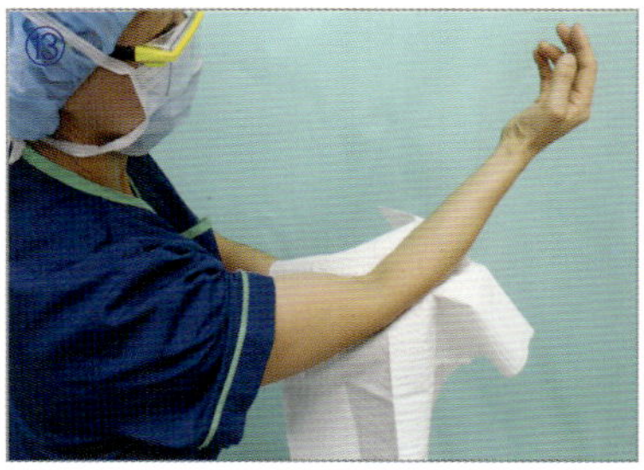

팔꿈치 세정

4) 멸균 수술가운 입기

멸균가운을 입기 전 수술실 또는 대기실에서 타월을 이용한 손 닦기 과정이 끝나면 가운을 입는 과정을 설명한다.

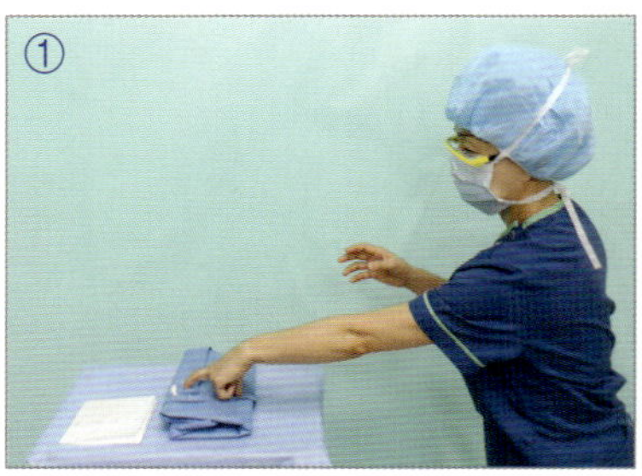

무균 가운 집기

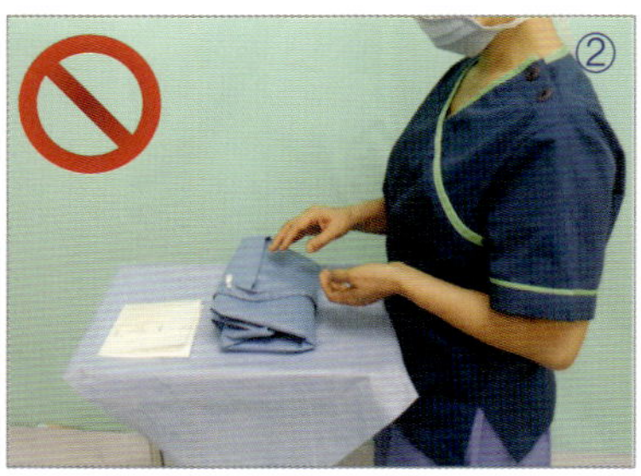

접촉 금지

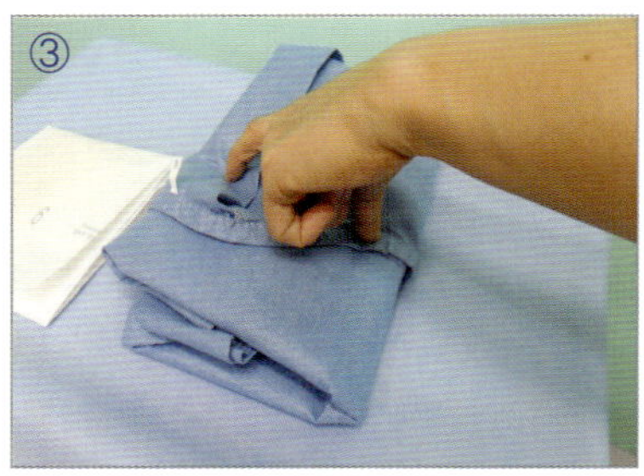

꼬집듯이 집는다.

① ③ 손과 팔꿈치까지 세정이 끝나면 가운을 집도록 하다.
② 메이요 스탠드에 옷이 닿지 않도록 주의한다.

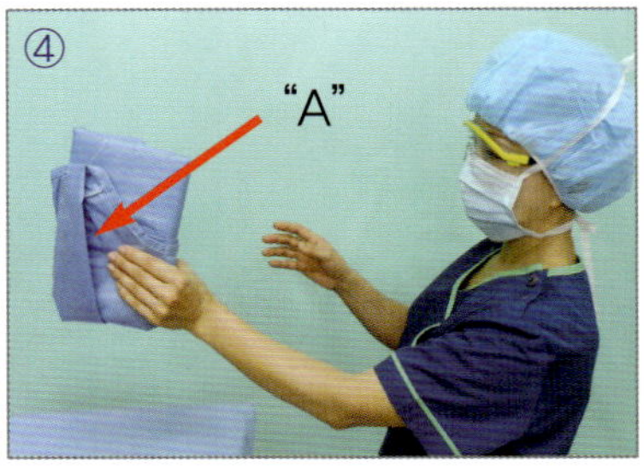

가운들기

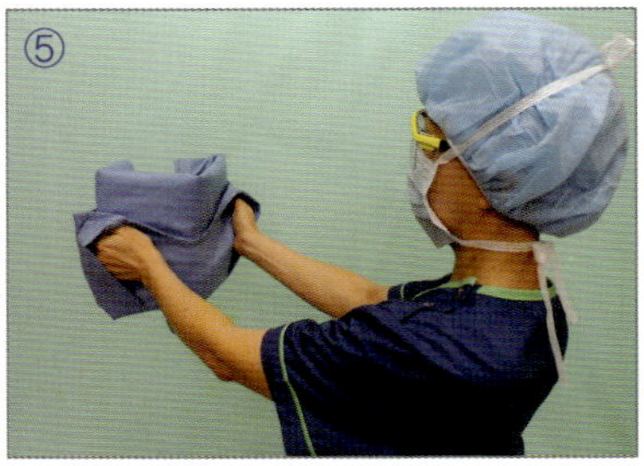

양손 넣고 벌리기

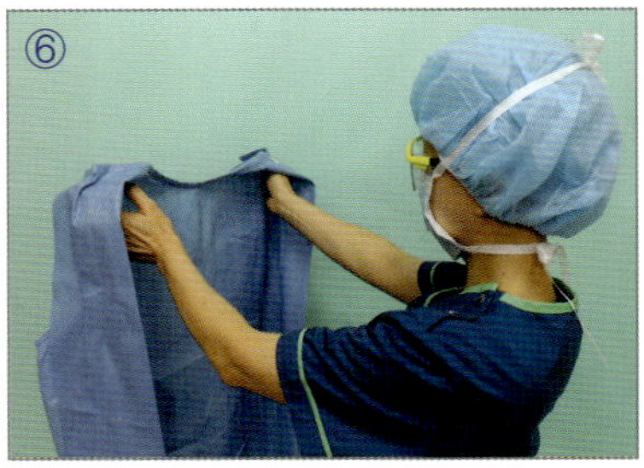

가운 늘어뜨리기

④ 가운을 집을 때는 꼬집듯이 하여 잡아야한다.
가볍게 잡다가 떨어트리는 경우 포장 된 가운이 풀어지거나 여러 번 매만지는 행위는 오염으로 간주한다.
⑤ 양 손을 "A" 부분에 넣고 밑으로 펼치도록 한다.
⑥ 이때 자극적으로 흔들거나 심하게 터는 것을 주의 하여야 한다.

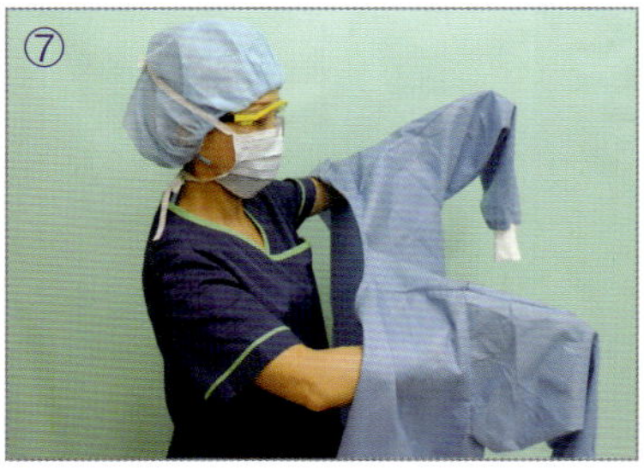

양팔 끼워넣기

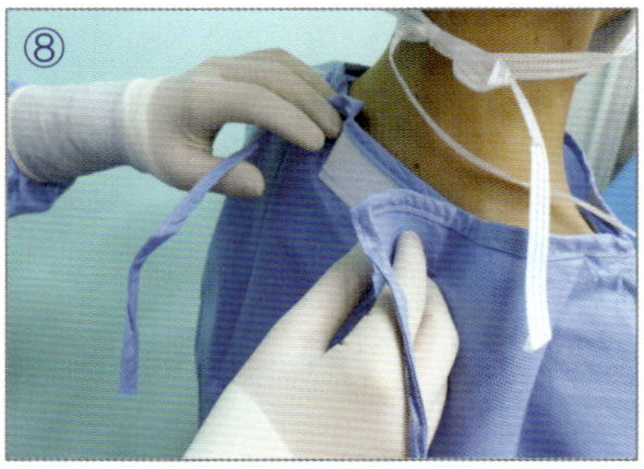

매직탭 접착

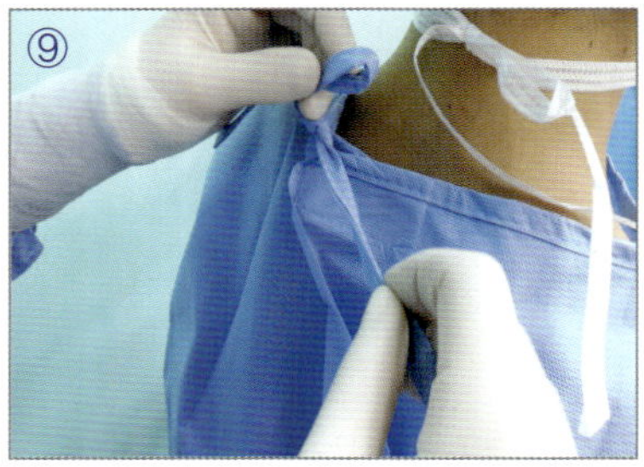

넥 밴딩

수술 지원자는 수술보조자의 뒤쪽에서 매직탭을 접착 또는 넥 밴드를 묶는다.

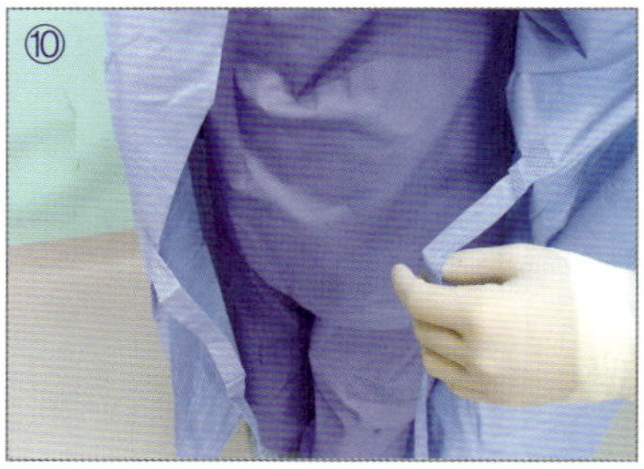

안쪽 밴딩하기

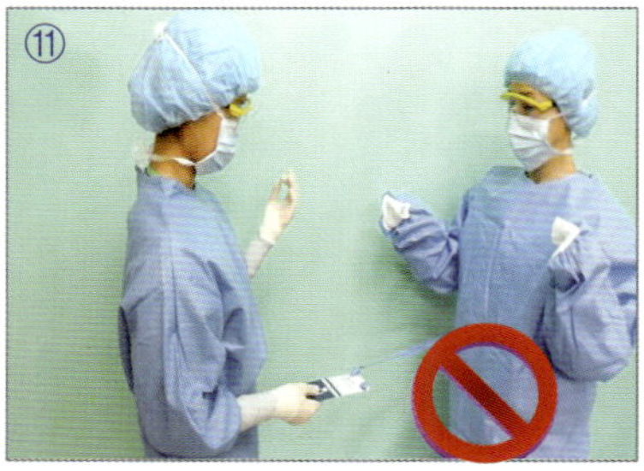

불량 순서

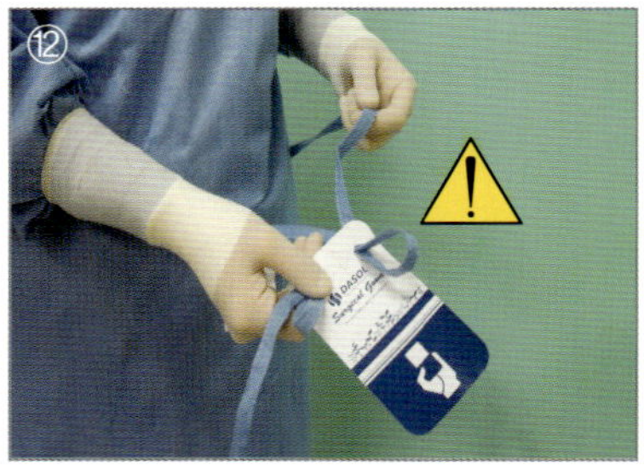

스크럽 페이퍼 전달하기

⑩ 가운 안쪽에 밴드를 찾아 묶도록 한다. 이 과정이 끝나면 메이요 스탠드에서 멸균장갑을 착용 후에 본인의 가운밴드를 묶도록 한다.
⑪ 수술 보조자가 장갑을 착용하기 전에 ⚠ "스크럽 페이퍼"를 수술 지원자에게 전달해서는 안 된다.
⑫ 장갑 착용 후 수술 보조자가 "스크럽 페이퍼"를 수술 지원자에게 전달과 동시에 팽팽하게 밴드를 당기게 된다.

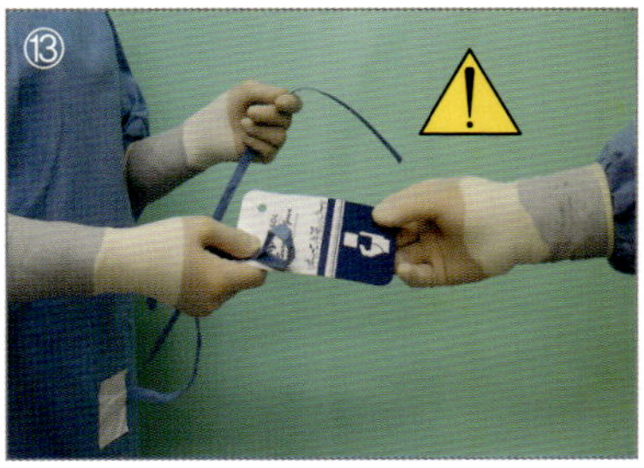

스크럽 페이퍼 전달받기

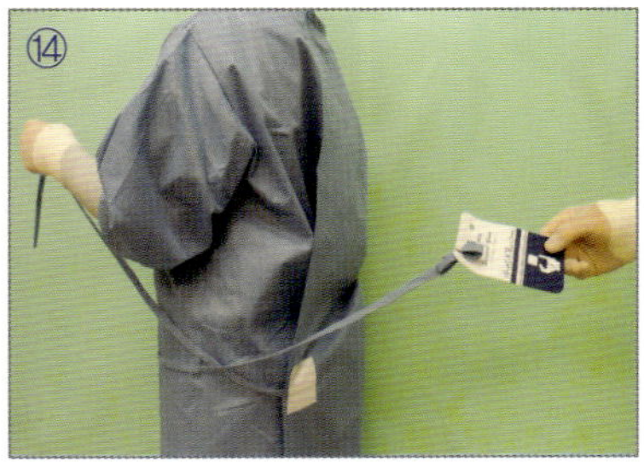

끈 당기기

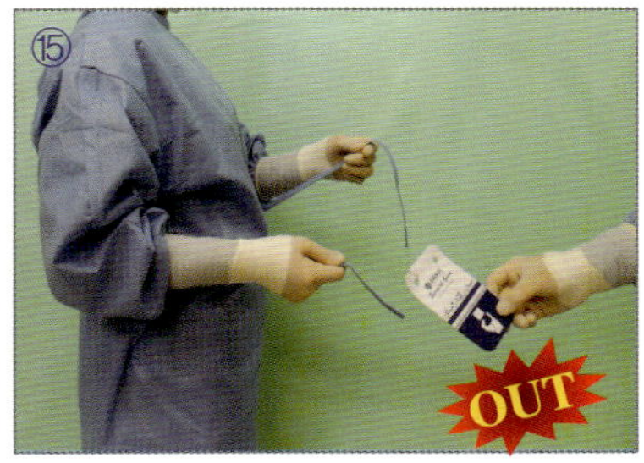

스크럽 페이퍼 분리하기

이 신호와 함께 수술 보조자는 재 자리에서 돌도록 한다.

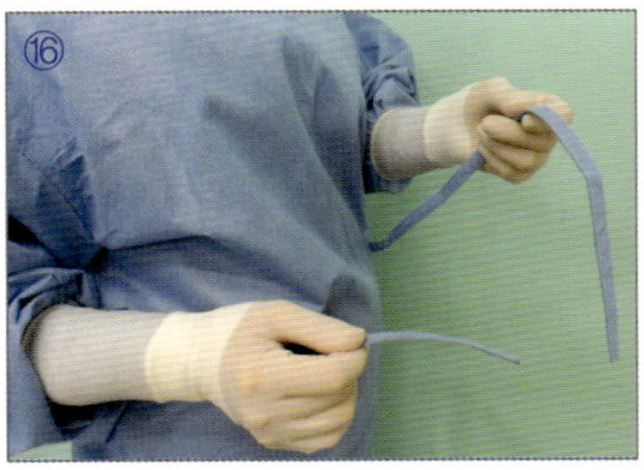

밴드 잡기

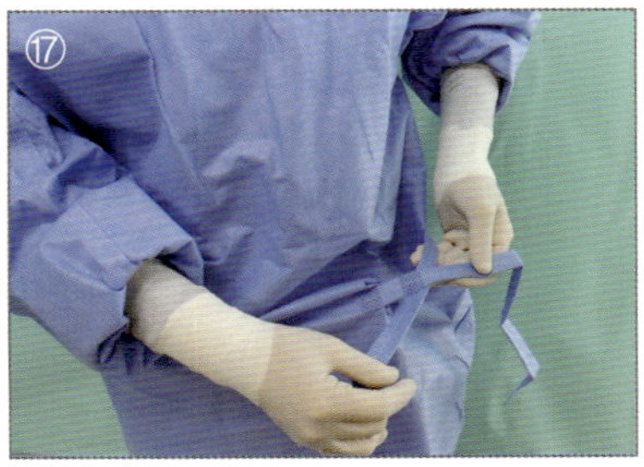

밴딩

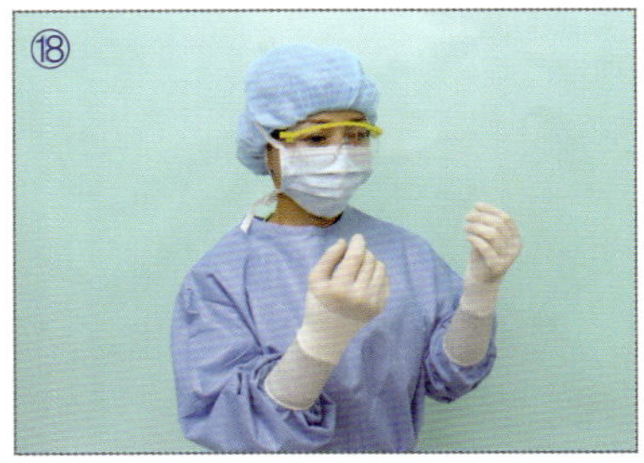

이상적인 자세

수술보조자는 빵빵하게 당겨지는 느낌 속에서 재 자리로 돌아오면 "스크럽 페이퍼"쪽 밴드를 당겨 반대쪽과 밴딩을 한다. 왼쪽 옆구리 아래쪽 부분에서 밴딩하여 놓도록 한다.

5) 멸균 수술 장갑 끼기(회전법)

수술용 장갑의 포장방식은 개방형 포장과 밀폐형 포장방식이 있다.

그중 밀폐형 장갑의 포장방식 설명과 장갑을 회전법으로 끼우는 방식 설명이다.

※ **특징** : 무균가운을 착용하고 타인의 도움없이 스스로 무균장갑을 착용할때의 설명이다.

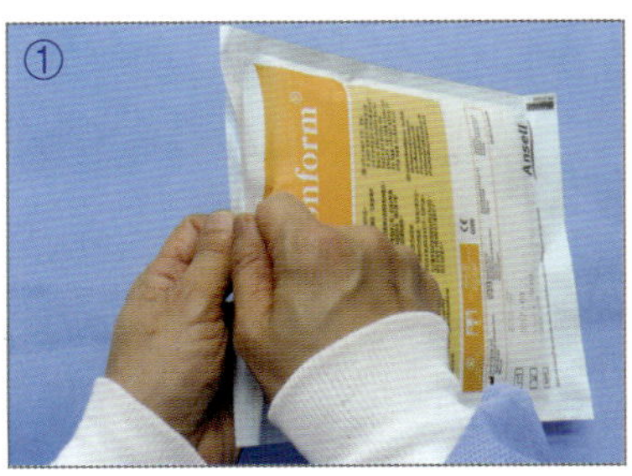

장갑 개방 준비

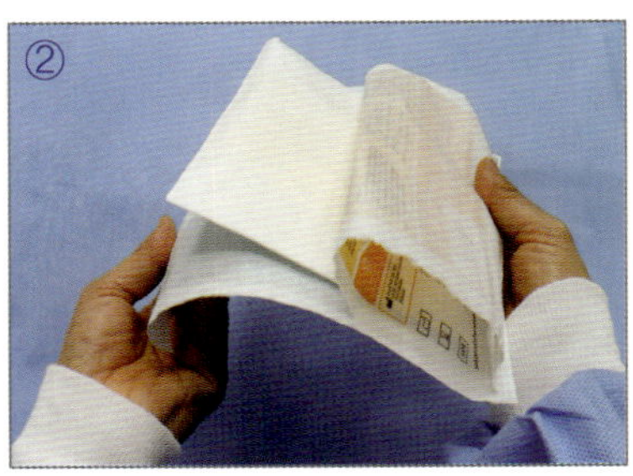

장갑 커버 개방

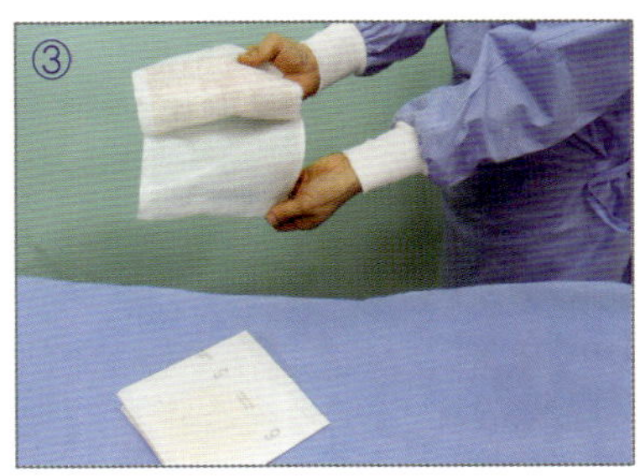

테이블에 놓기

메이요 스탠드 위로 장갑을 떨어트리는 과정 중 낮은 높이에서 던져 놓는다.
메이요 스탠드 상공에서 떨어트리지 않도록 주의 한다.

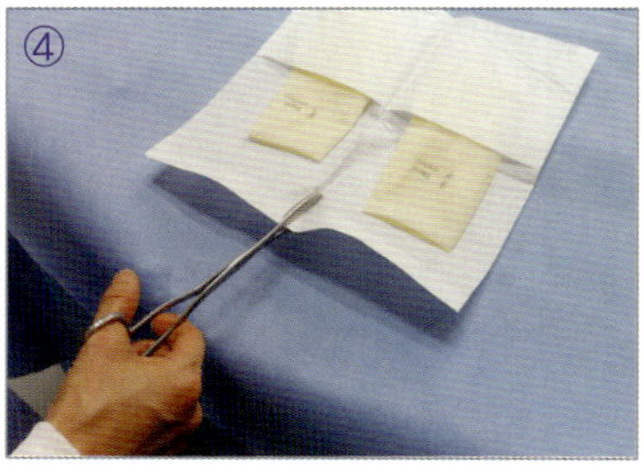

멸균 포셉으로 자리잡기

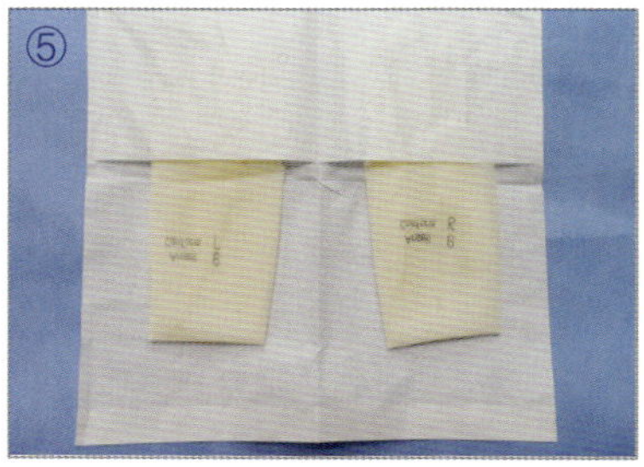

개방 상태

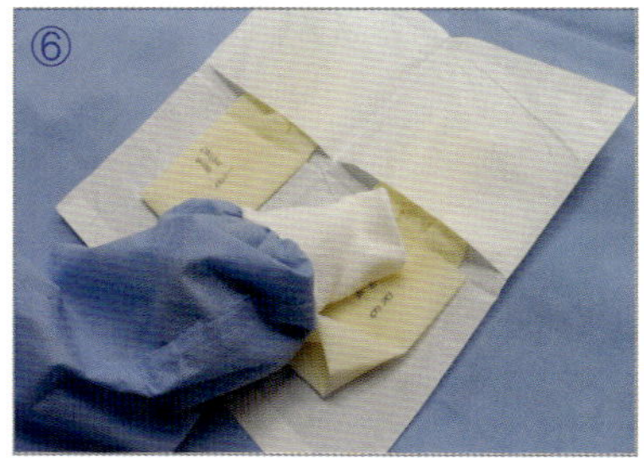

장갑 잡기

④ 스팀 포셉을 이용하여 장갑커버를 전개하도록 한다.
⑤ 장갑 착용자의 앞에서 손가락 방향이 바깥쪽을 향하게 놓는다.
⑥ 왼손으로 오른쪽 장갑소매를 집는다(양손의 순서는 다를 수 있다).

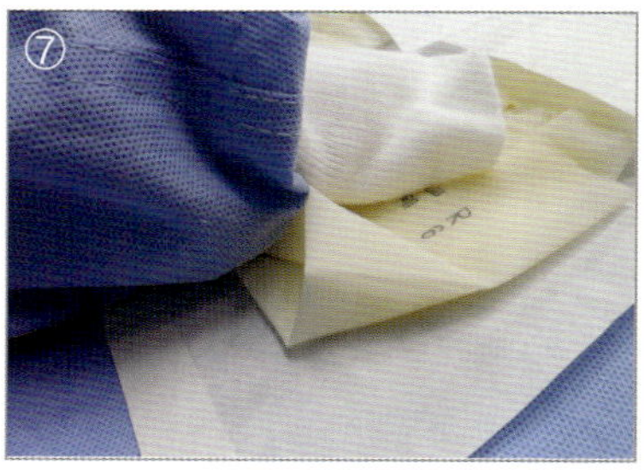

장갑소매 잡기

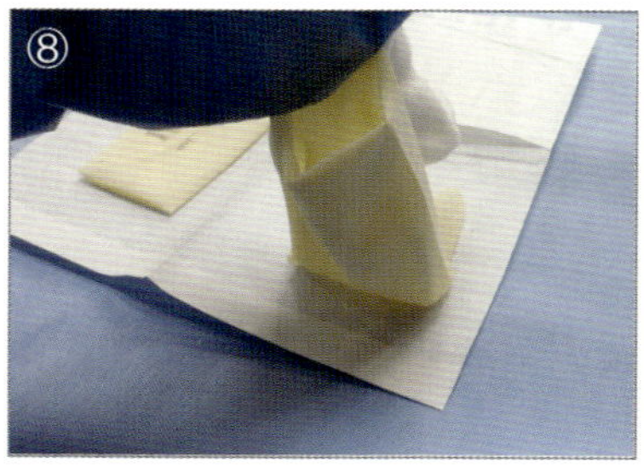

장갑 들기

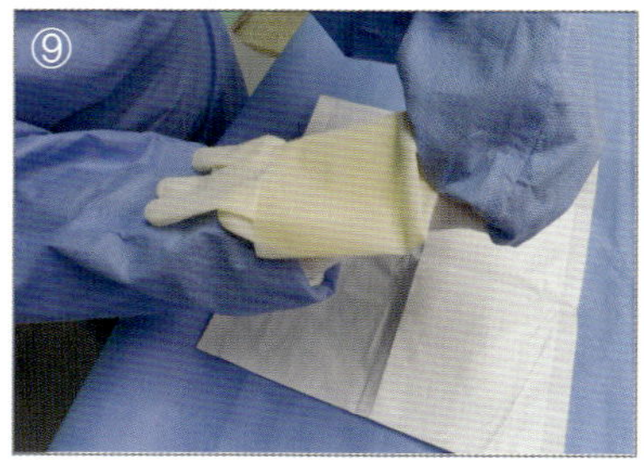

가운소매 위에 얹기

⑦ 가운 소매 안쪽(손바닥은 하늘을 향한다)에 엄지손으로 장갑의 소매 쪽을 잡도록 한다.
오른쪽 손바닥 위로 올려놓는다.
⑧ 장갑의 손가락 방향은 착용자의 몸 쪽 방향으로 놓아야 한다.

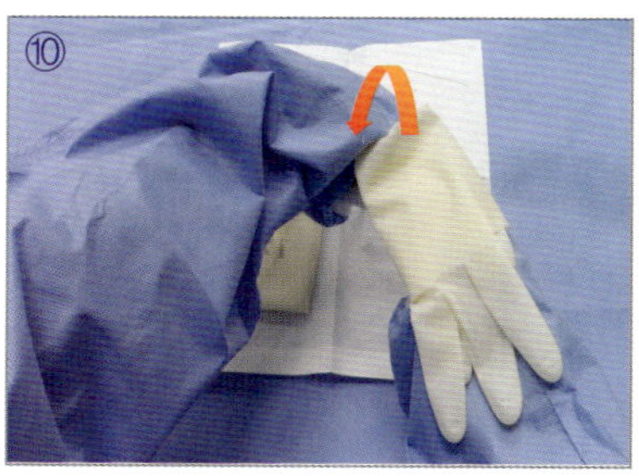

장갑소매 뒤집기 1

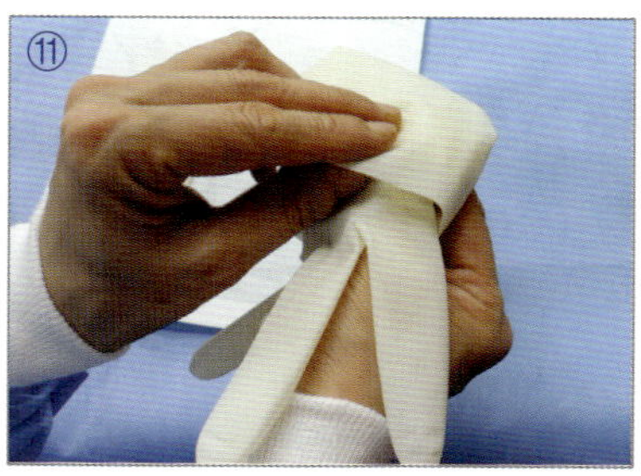

장갑소매 뒤집기 2

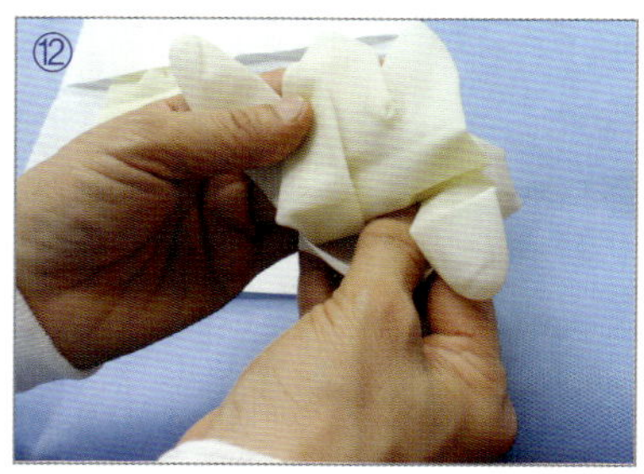

뒤집기 상세 설명

⑩ 왼손 가운 소매 속에 엄지손으로 장갑의 소매 끝을 잡고 뒤집으며 오른손을 끼우도록 한다.
⑪ ⑫ 장갑소매(가운 소매 안쪽)를 잡고 있는 엄지손은 가능한 소매 깊숙이 잡는 것이 유리하다.

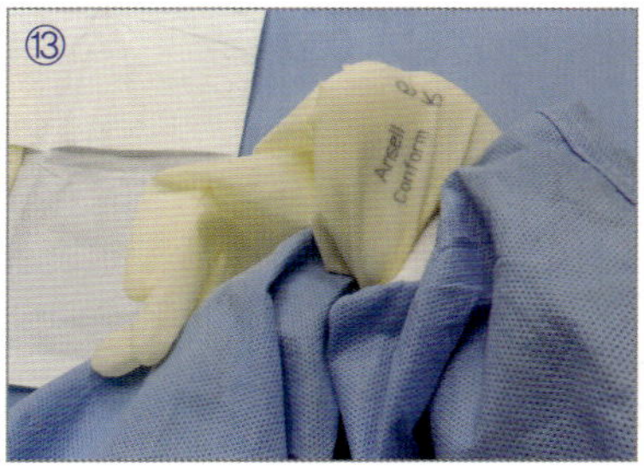

가운 소매 넣기

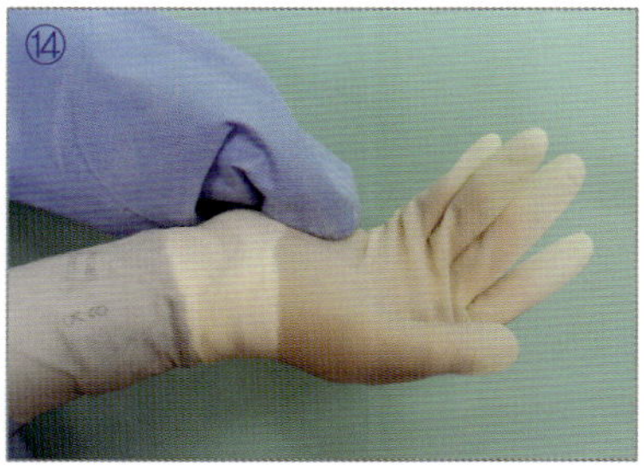

장갑 자리 잡기

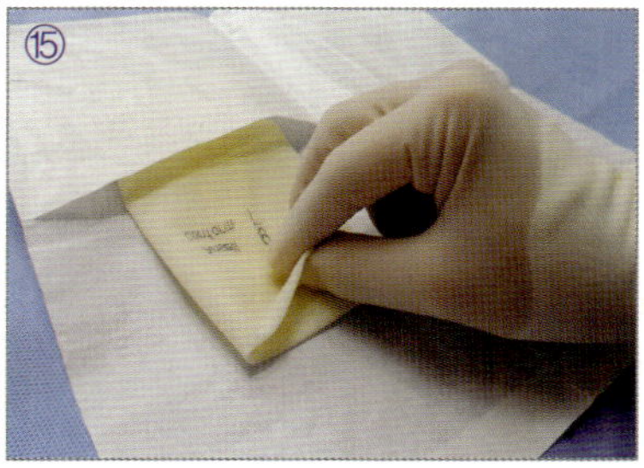

반대쪽 장갑 잡기

⑬ ⑭ 왼손으로 뒤집어서 오른쪽 소매로 끼우는 과정
⑮ 왼쪽 끼기, 방법을 수행한다.

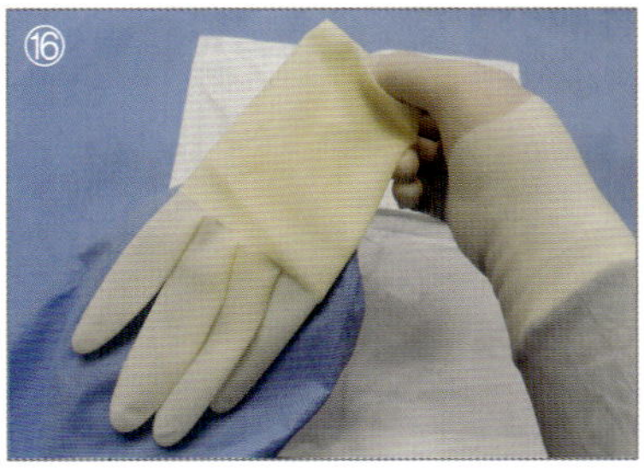

가운소매 위에 얹기

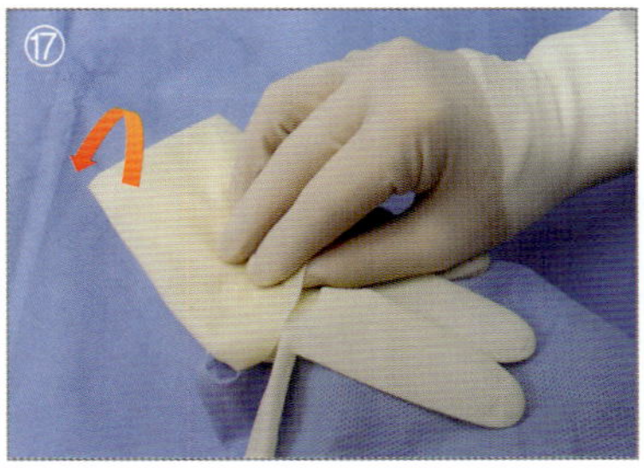

장갑소매 뒤집기

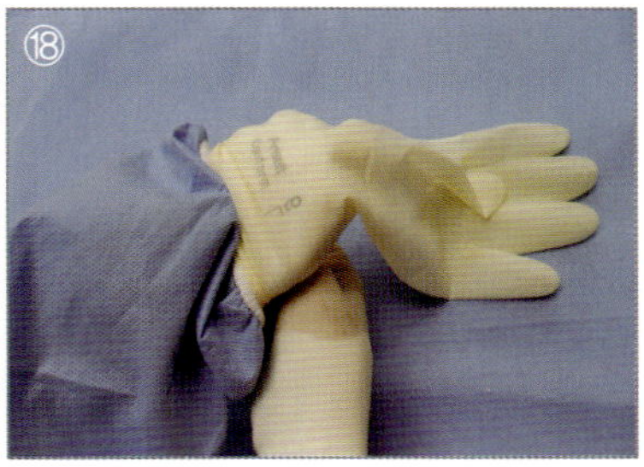

가운 소매 넣기

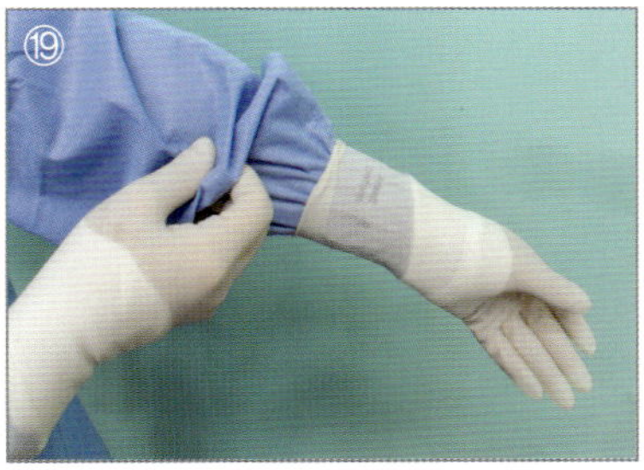

소매 끌어 올리기(정리)

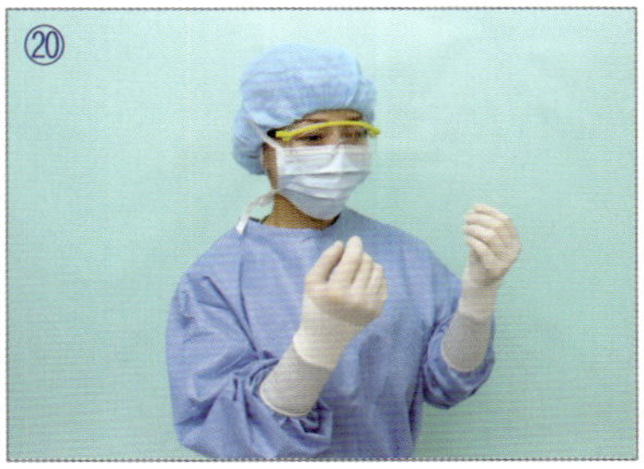

이상적인 자세

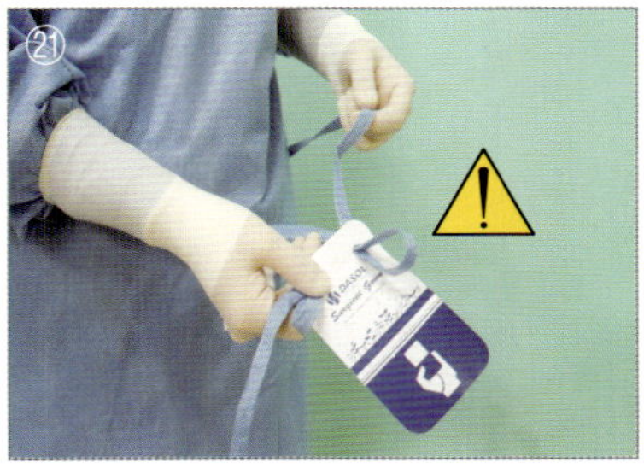

스크럽 페이퍼 전달

⑯ ⑰ 왼쪽 장갑끼기는 상기내용과 동일하게 수행한다.
손가락에 장갑을 밀어 넣으려고 장갑 표면을 매만지지 말아야 한다.
⑲ 가운 소매를 서서히 잡아당기면 장갑은 각 손가락 쪽으로 빨려 들어간다.
㉑ 멸균장갑을 양쪽 다 착용 후부터 가운의 밴드를 만질 수 있으며 스크럽 페이퍼를 수술지원자에게 전달 할 수 있음을 명심하여야 한다.

6) 멸균 수술 장갑 끼기(밀폐형 포장 장갑)

수술용 장갑의 포장방식은 개방형 포장과 밀폐형 포장방식이 있다.
그중 밀폐형 포장 장갑의 포장방식 설명이다.

※ **특징** : 무균 가운을 착용하지 않은 상태에서 타인의 도움없이 스스로 무균장갑 착용법 설명이다.

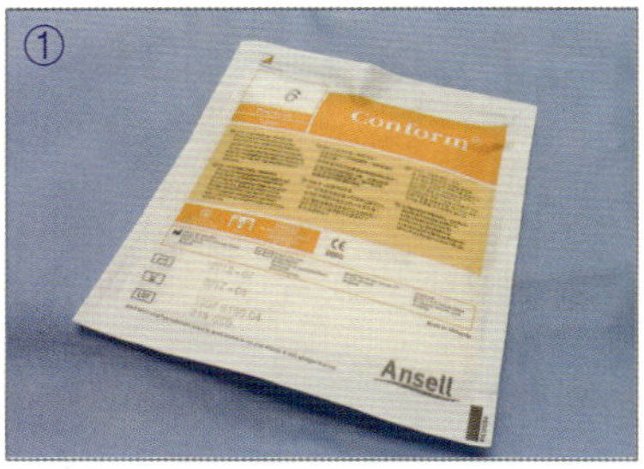

장갑 개방 준비

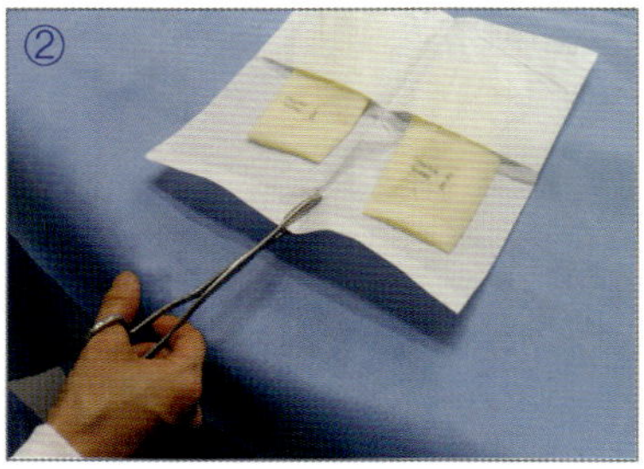

멸균 포셉으로 자리잡기

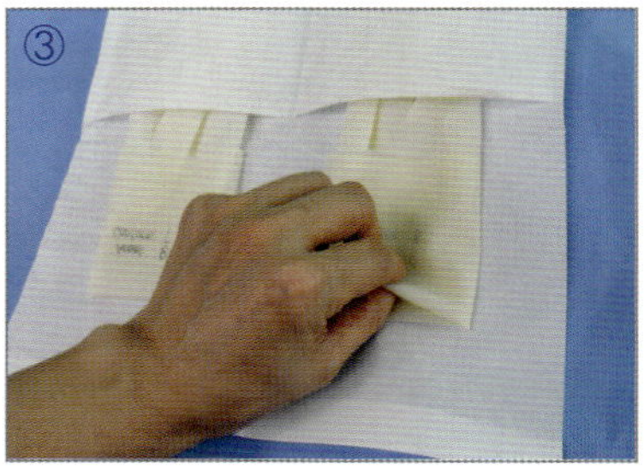

장갑 잡기

① 메이요 스탠드 또는 백 테이블 위에 포장을 개봉하여 놓을 때는 테이블 밖에서 옆으로 던져 놓는다. 테이블 상공에서 떨어트리거나 옆에서 지나치게 던져 넣으려다 테이블 밖으로 떨어질 우려가 높고 불안전한 위치에 놓을 경우 여러 번 매만지면 오염으로 간주 한다.
② 양손 중 편한 쪽을 선택한다. 본 설명은 오른쪽 장갑을 끼기 위한 설명이다.
③ 왼손으로 오른쪽 장갑소매 끝을 집는다.

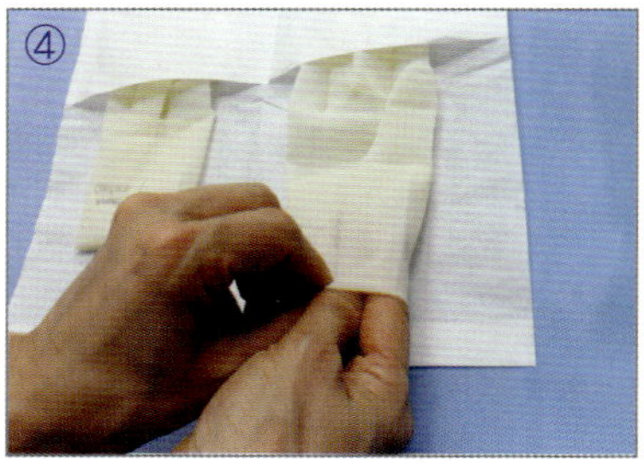

손가락 끼우기

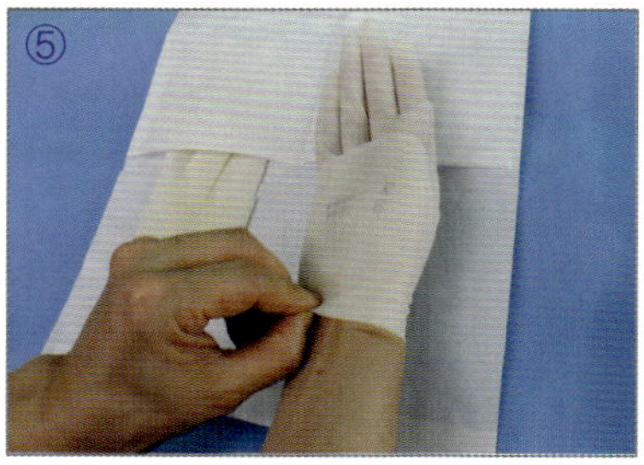

접힌 장갑 그대로 끼기

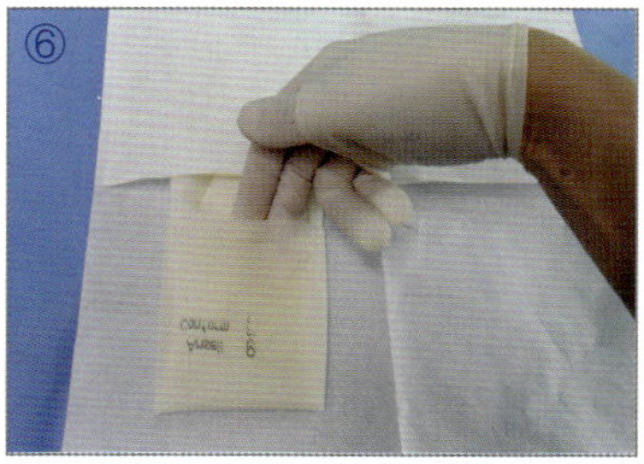

반대쪽 장갑 들기(소매 쪽으로)

④ 왼손으로 가볍게 집는 동시에 오른쪽 손가락을 장갑 공간 안으로 밀어 넣는다.
⑤ 오른쪽 장갑 안쪽으로 손가락 모두를 깊이 밀어 넣으며 왼손으로 잡은 장갑소매를 오른쪽 팔목 쪽으로 끌어 올린다. 이때 접혀있는 장갑소매를 전개(펴다)하지 말아야 한다.
⑥ 오른손 장갑을 반 정도 끼운 후 왼쪽 장갑을 집도록 한다. 이때 왼손 장갑소매 안쪽을 끼우도록 한다.

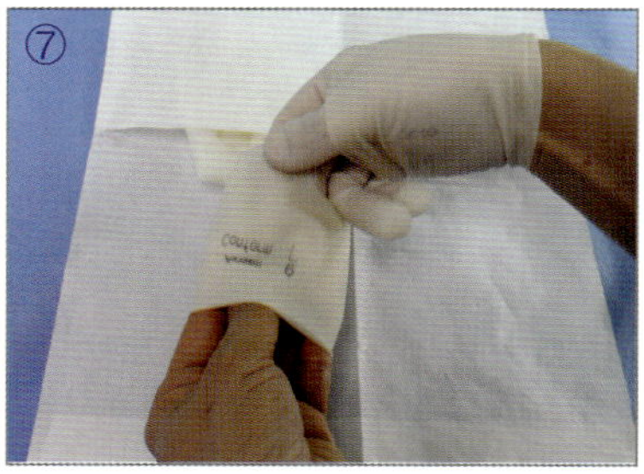

손가락 끼우기

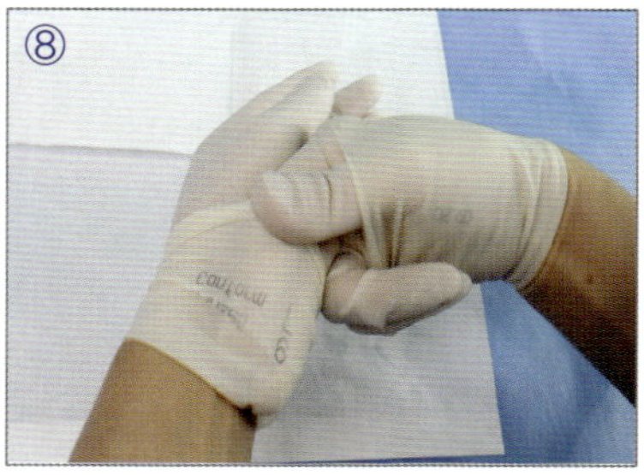

장갑소매를 전개한다.

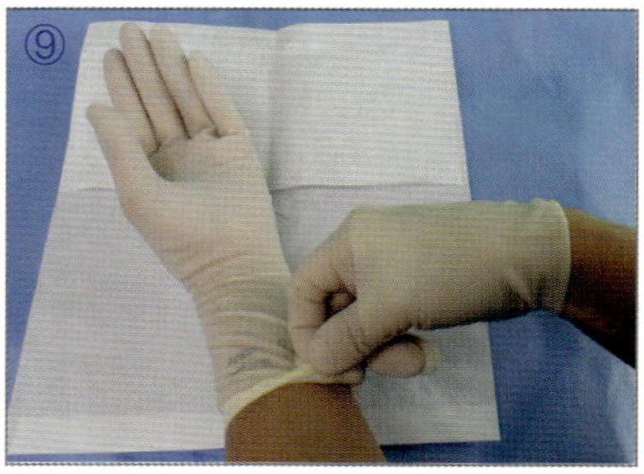

장갑소매 끌어 올리기

⑦ 오른손으로 들어 올린 장갑의 공간 안으로 왼손을 조금씩 밀어 넣도록 한다.
⑧ 오른손으로 힘 있게 소매 안쪽을 밀며 왼손 장갑을 끼우도록 유도한다.
⑨ 왼손 팔목 이상까지 끌어 올리며 소매를 정리한다.

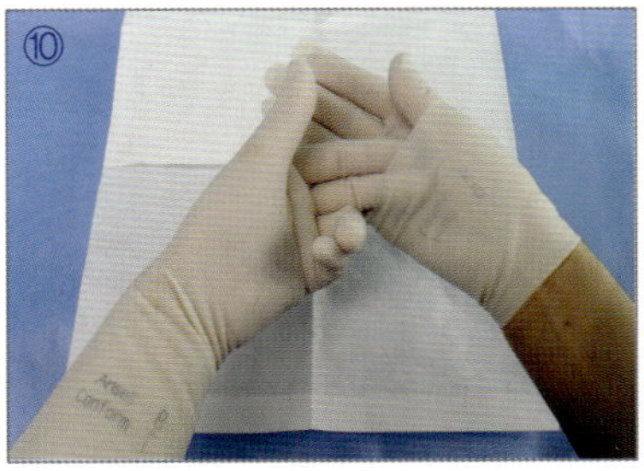
손가락 정리

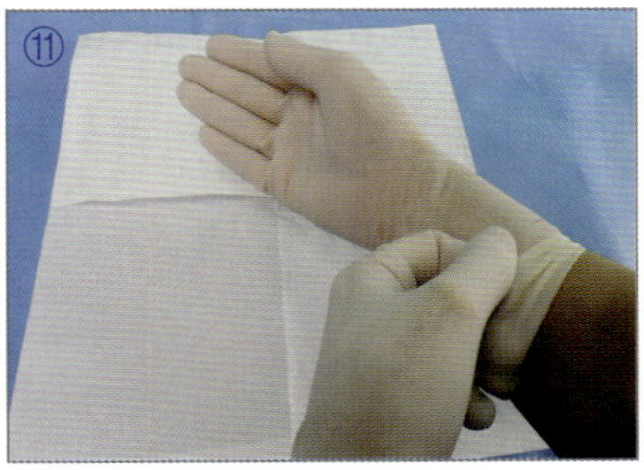
장갑소매 끌어 올리기

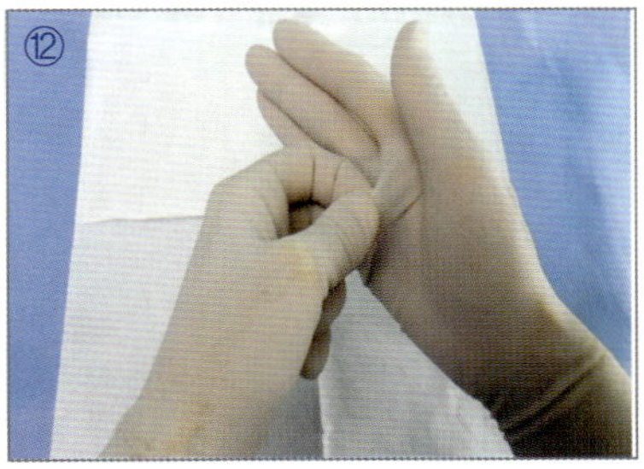
손가락 정리

⑩ 완전히 착용 한 왼손으로 오른쪽 장갑의 반 접힌 소매를 펴서 끼우도록 한다.
⑪ 왼손으로 힘 있게 끌어 올린다.
⑫ 손가락 끝에 빈 공간을 없애기 위해 손가락을 매만지지 않도록 하고, 가능한 손바닥의 장갑표면을 잡아당기는 것을 권장 한다.

7) 멸균 수술 장갑 끼기(개방형 포장 장갑)

수술용 장갑의 포장방식은 개방형 포장과 밀폐형 포장방식이 있다.

그중 개방형 포장 장갑의 포장방식 설명이다.

※ **특징** : 무균가운을 착용하지 않은 상태에서 타인의 도움없이 스스로 무균장갑 착용법 설명

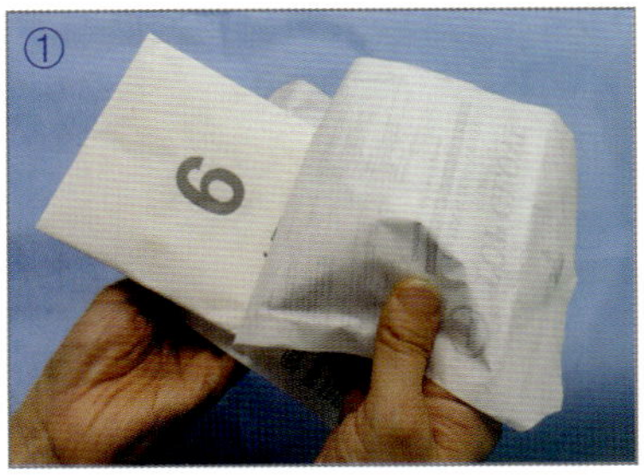
장갑 개방준비

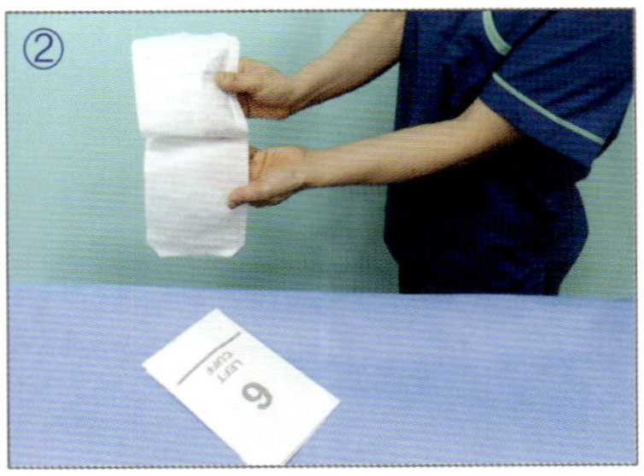
테이블에 놓기

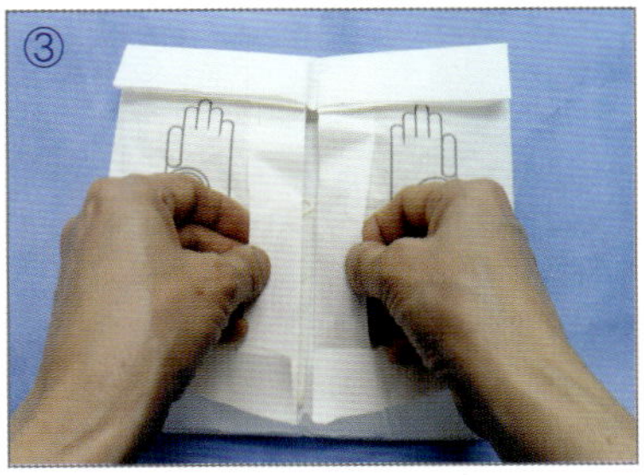
장갑커버 개방 1

① 메이요 스탠드 또는 백 테이블 위에 포장을 개봉하여 놓을 때는 테이블 밖에서 옆으로 던져 놓는다.
② 테이블 상공에서 떨어트리면 오염으로 간주 한다.
③ 장갑포장의 전개부분(손잡이)을 잡고 펼치도록 한다.

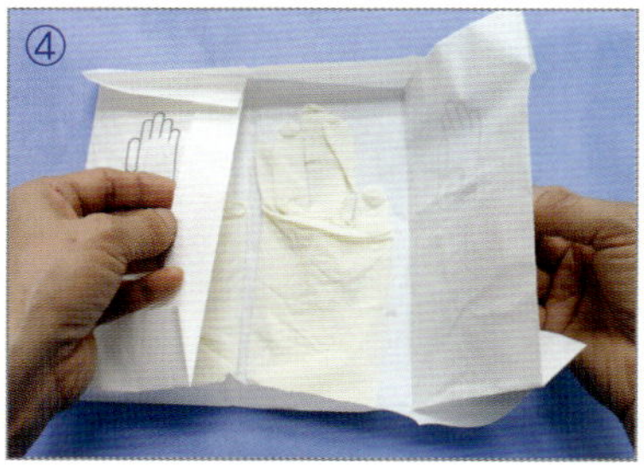

장갑커버 개방 2

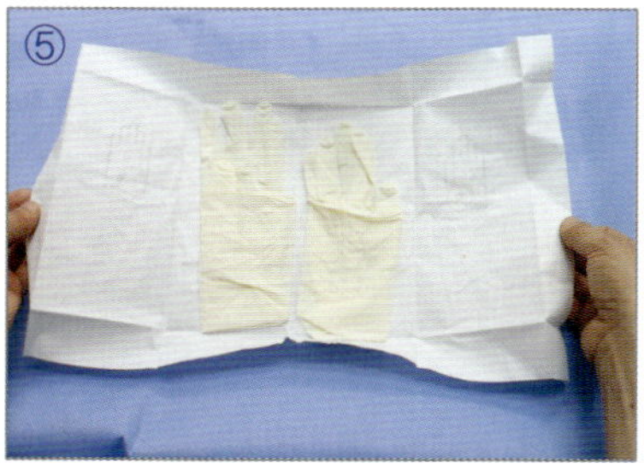

장갑 개방

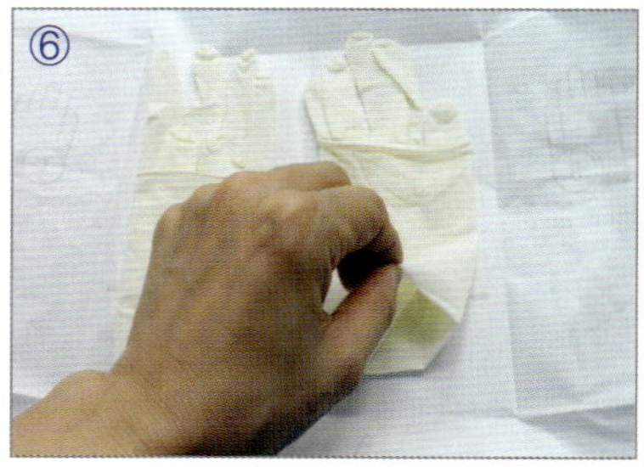

장갑 잡기

양손 중 편한 쪽을 선택한다. 본 설명은 오른쪽 장갑을 끼기 위한 설명이다.
④ 장갑포장 전개 과정
⑤ 장갑포장의 전개 완료 상태
⑥ 왼손으로 오른쪽 장갑소매 끝을 집는다.

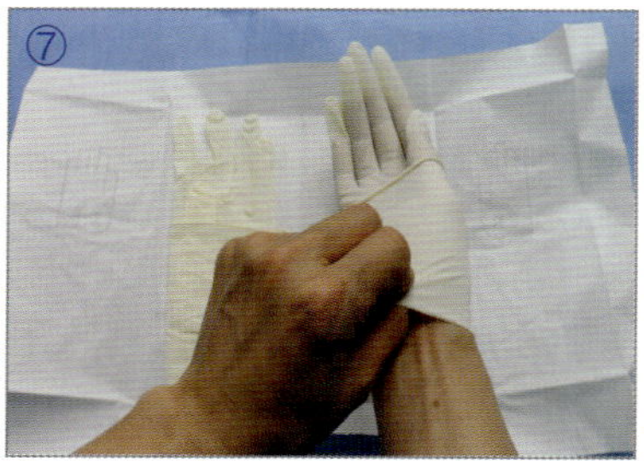

장갑 끼기

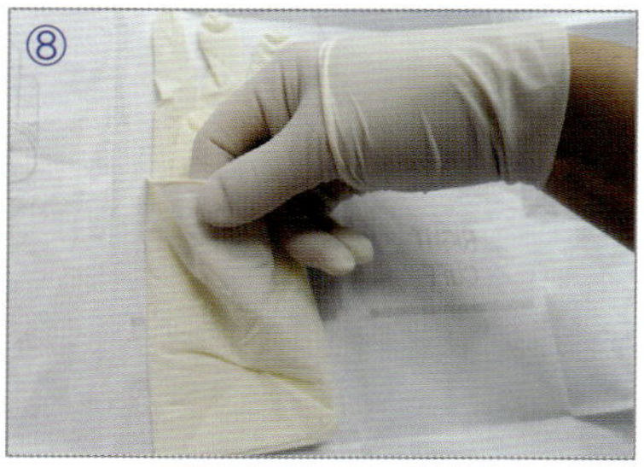

반대쪽 장갑소매 잡기

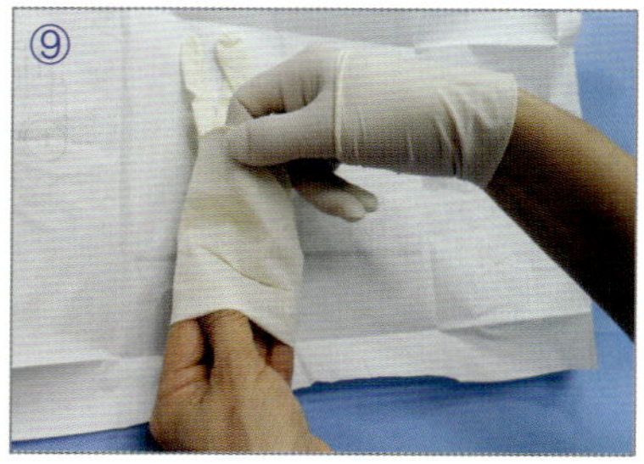

손가락 넣기

⑦ 왼손으로 가볍게 집는 동시에 오른쪽 손가락을 장갑 공간 안으로 밀어 넣는다.
⑧ 오른손 장갑을 반 정도 끼운 후 왼쪽 장갑을 집도록 한다.
⑨ 이때 왼손 장갑소매 안쪽을 오른쪽 손가락 일부를 끼우도록 한다.
오른손으로 들어 올린 장갑의 공간 안으로 왼손을 조금씩 밀어 넣도록 한다.

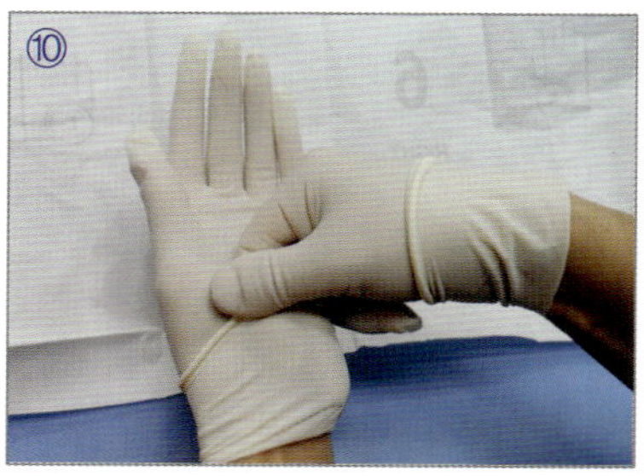

장갑소매 잡고 올리기

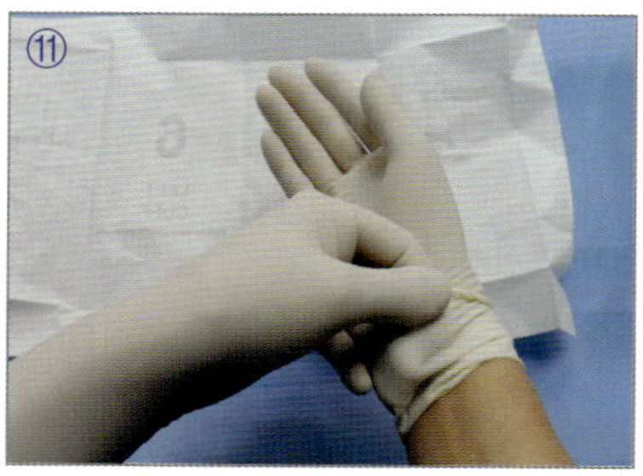

장갑소매 올리기

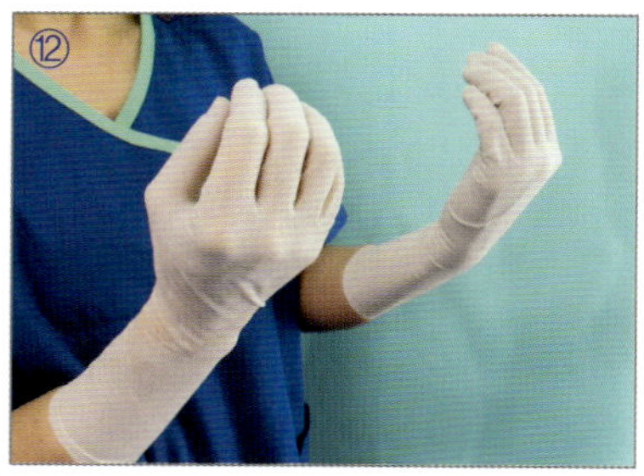

이상적인 자세

⑩ 오른손으로 힘 있게 소매 안쪽을 밀며 왼손 장갑을 끼우도록 유도한다.
⑪ 오른쪽 장갑 안쪽으로 손가락 모두를 깊이 밀어 넣으며 왼손으로 잡은 장갑소매를 오른쪽 팔목 쪽으로 끌어 올린다.

8) 수술실 표면관리 준수하기

단계설명 : 수술 보조자는 메이요 스탠드에 커버를 씌우고 무균단계가 시작되며 스탠드 위에 수술자에게 입힐 가운을 준비하는 단계로 진행한다.

● 메이요 스탠드 커버정리

일반적인 치과에서는 거의 적용되지 않는 장비이나, 그 활용가치와 응용은 수술실내에서 상징적으로 많이 사용되는 것으로써 치과 수술실 환경에 소개하고자 한다.

치과 수술과정에서 술자 중심으로 모든 환경이 맞추어져있어 수술공간에서 관련기구를 취급하기 위해 시선을 빼앗기고, 술자의 집중도가 떨어지고 메인테이블 위에 드릴링 Kit 및 각종 임플란트 소모품들이 질비하게 늘어져 있어 혼잡성과 잦은 접촉의 위험성이 내재되어 있다.

이러한 혼잡성을 최대한으로 구분하기 위해서는 수술보조자가 취급해야하는 기본기구의 경리구역과 술자가 취급되는 기본기구의 경리구역이 마련되어야 한다.

이를 위해서는 메이요 스탠드를 사용하여 수술보조자가 임플란트 수술초기에 취급되어지는 일반적인 기본기구들을 진열하여 술자에게 건네주는 시스템으로 전환되어야 한다.

그리하여 메인테이블에는 술자 고유의 기본기구들로만 구성되어져 있어야 한다.

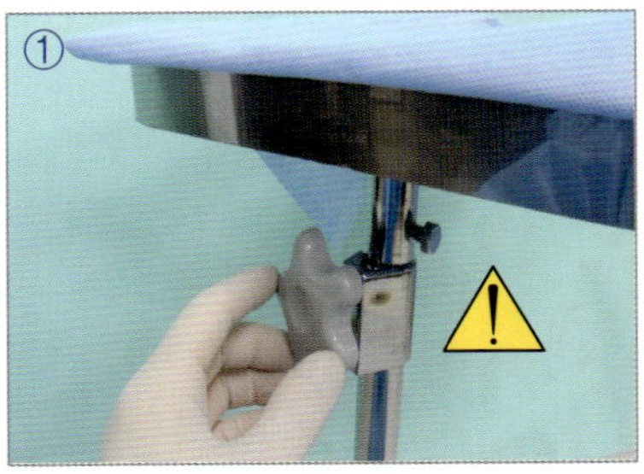

높이 조절

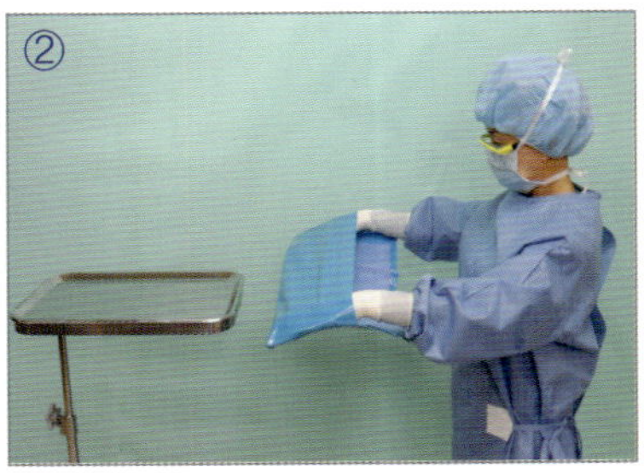

메이요 스탠드 커버 개방

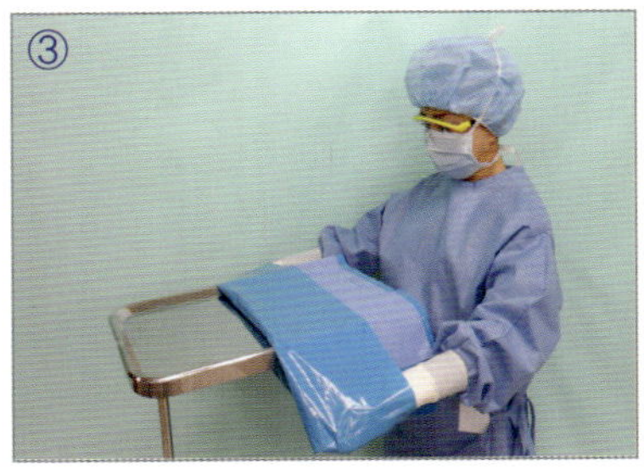

메이요 스탠드 커버 삽입

① 메이요 스탠드의 높이 조절이 가능하며 놓아지는 위치는 유니트 타구 윗부분에 위치하여야 한다.
② ③ 백 테이블(멸균 품이 대기하는 구역)에서 멸균처리 된 커버를 메이요 스탠드에 포장하도록 한다.

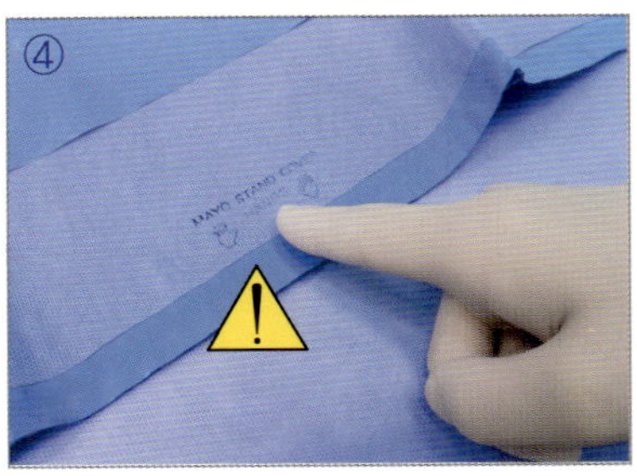

안내 표시

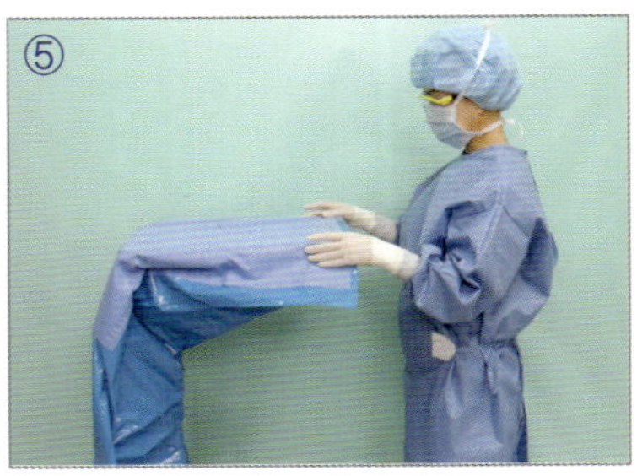

메이요 스탠드 커버 안착

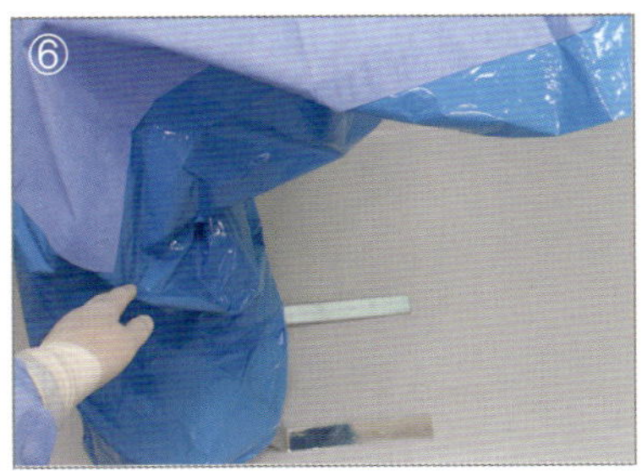

마무리

④ 커버시트 앞부분에 양 손을 넣으라는 표시를 확인 하도록 한다.
⑥ 메이요 스탠드커버를 아래까지 잘 펴지도록 한다.

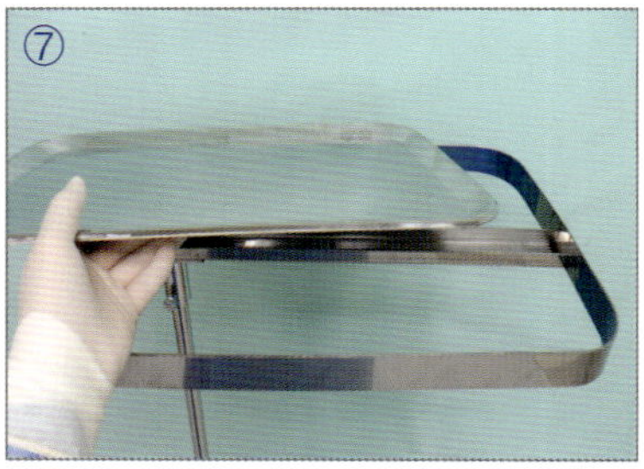

메이요 스탠드 트레이

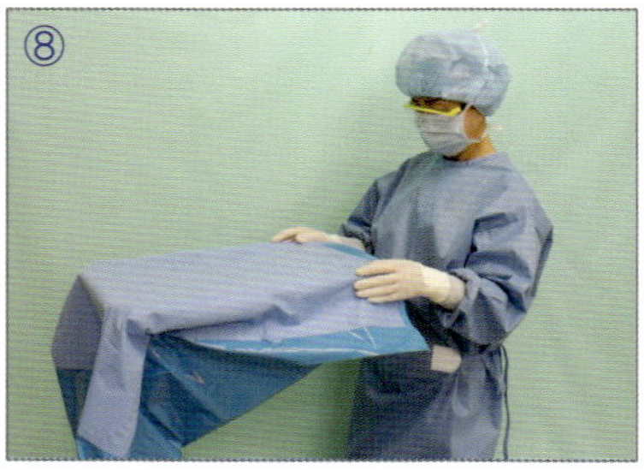

커버 정리 1

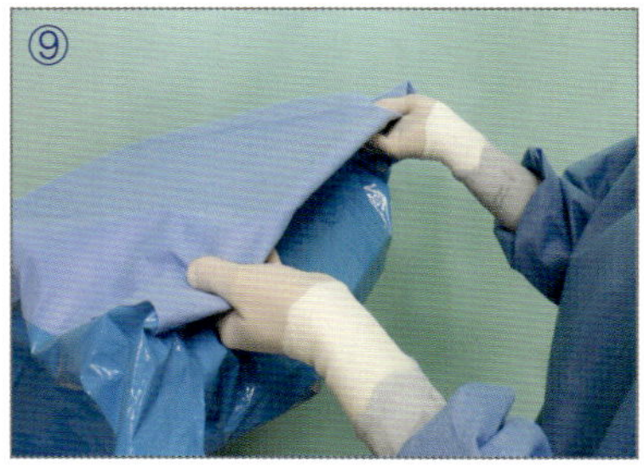

커버 정리 2

커버시트를 메이요 스탠드 트레이의 안쪽으로 전면과 양측면의 시트를 접어 넣도록 하며 트레이 모양에 잘 맞추도록 한다.

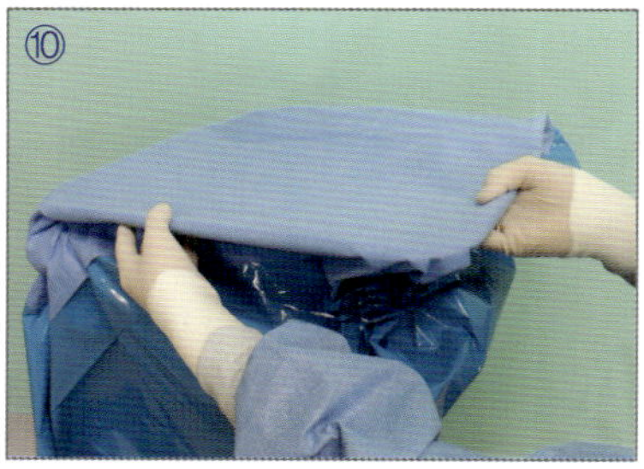

커버 정리 3

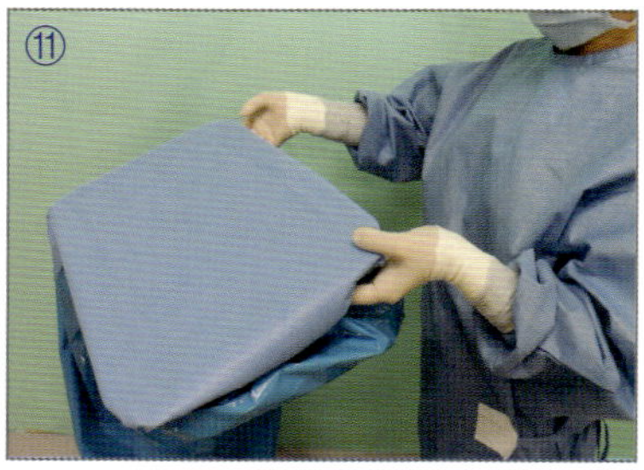

커버 정리 4

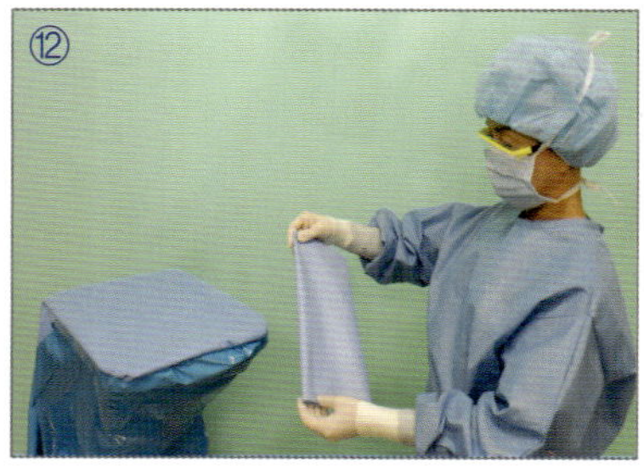

린넨 전개 준비

커버시트를 안쪽으로 잘 접어 넣은 다음 2차로 멸균된 린넨을 마감하도록 한다.

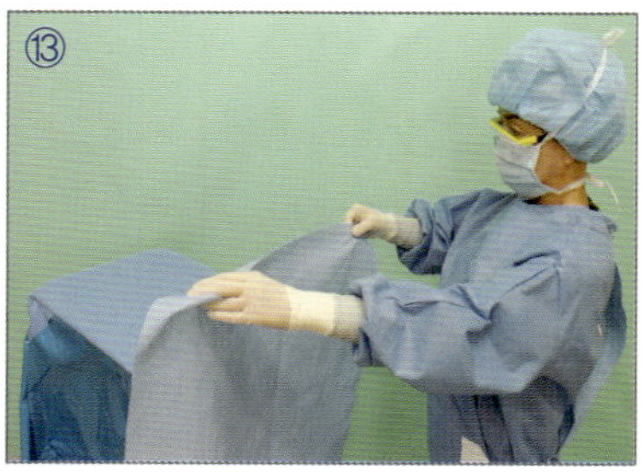

린넨 덮기

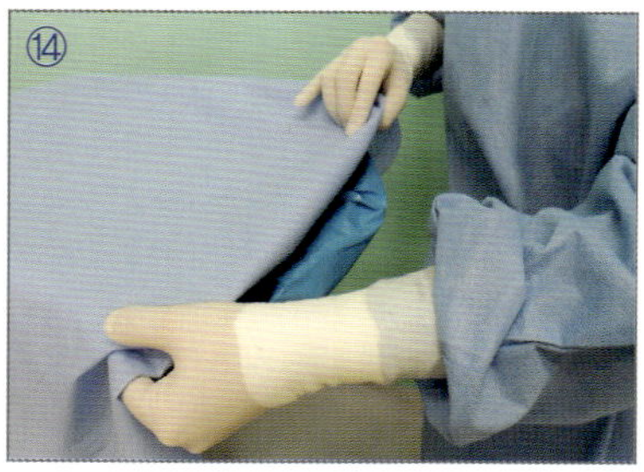

린넨 마무리 1

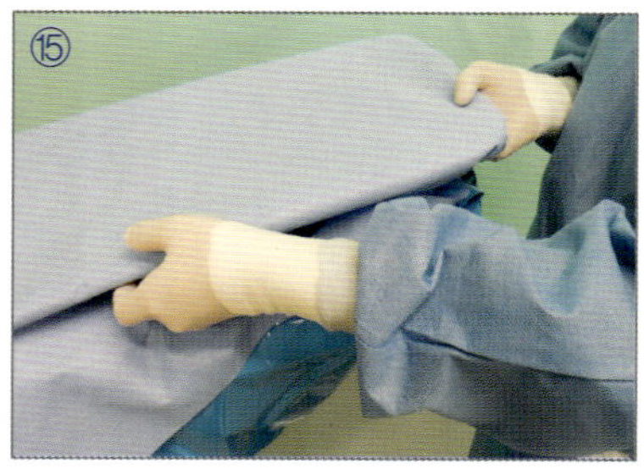

린넨 마무리 2

이때 동일한 방법으로 트레이 안쪽으로 린넨을 접어 넣도록 한다.

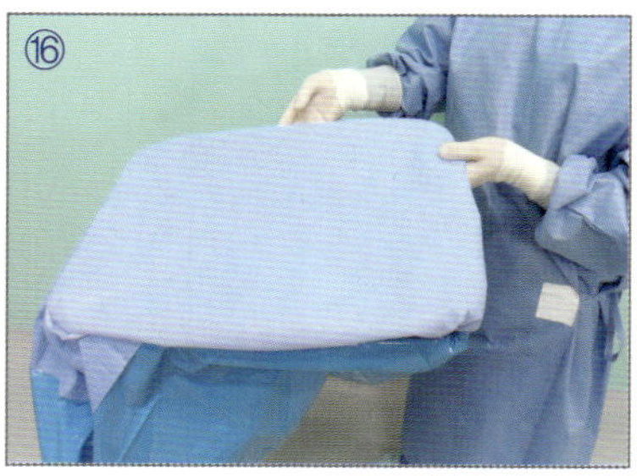

린넨 모서리 정리하기

메이요 스탠드 활용하기

이 구역은 수술보조자의 고유영역으로 술자의 집도를 직접 지원하며 지금 것 술자중심에서 취급되어 온 기본기구의 위치가 이곳에서 전달되어 엄격한 수술실 문화와 수술실 관리의 업무를 경리하고자 한다.

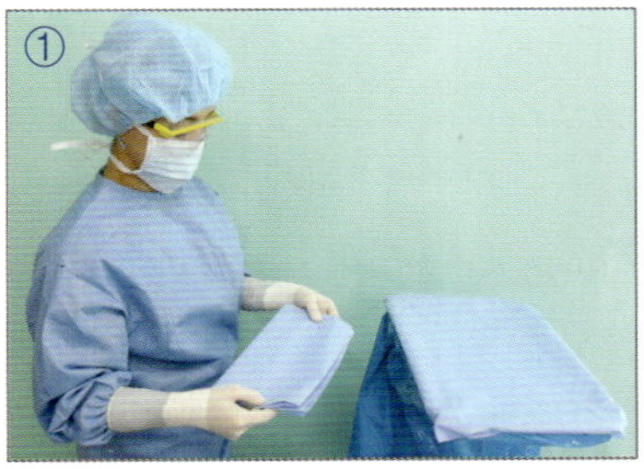

기구 받침대 만들기 1

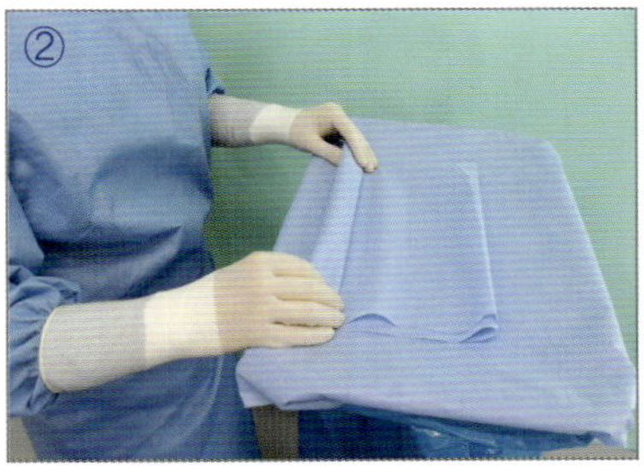

린넨 둥글게 말기

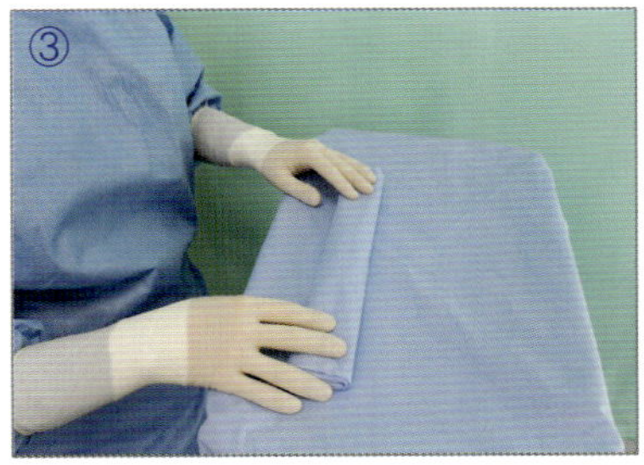

기구 받침대 위치 잡기

① 앞에서 설명 한 내용이 진행이 완료되면 정돈이 끝 난 메이요 스탠드는 유니트 바디의 타구 위쪽에 놓아야 한다.
② 멸균 된 린넨을 이용하여 기구 받침대(protector)를 만든다.
③ 멸균 된 린넨을 김밥 말듯이 만들고 가능한 원형을 유지하도록 하여 기구에 눌리지 안게 하는 것을 권장한다.

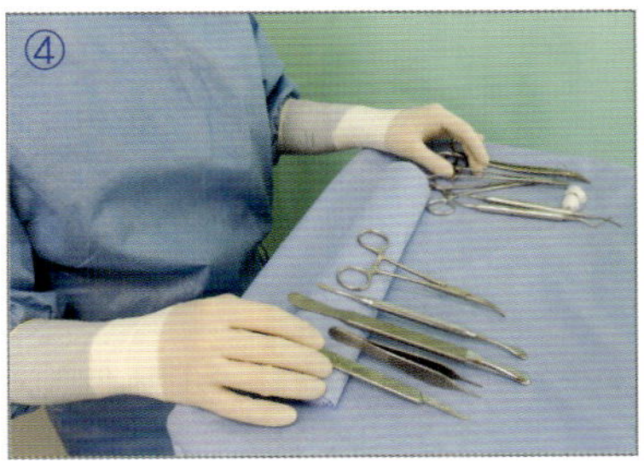

받침대에 기구 놓기

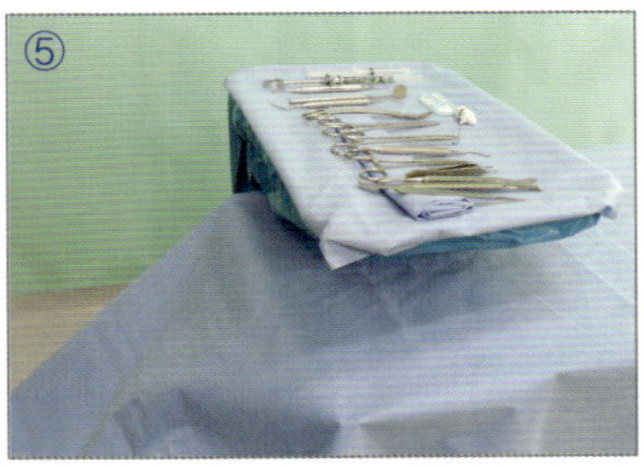

준비 완료 상태

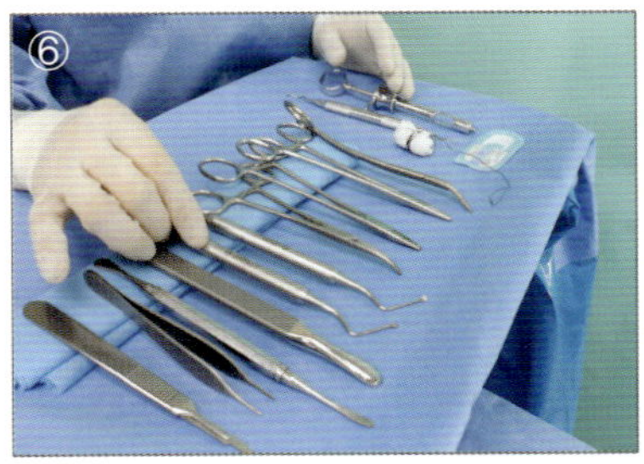

이상적인 기구 배치 상태

④ 잘 둥글게 말린 린넨 위로 수술 보조자가 직접 사용 할 기본 기구를 Setting한다.
⑤ 이때 사용되는 기구는 피부에 닿는 날이나 면이 멸균된 린넨 바닥을 향하도록 한다.
⑥ 유니트 바디의 타구 상부에 위치 한 메이요 스탠드 오른쪽부터 처음 사용 할 블레이드(매스) 순서로 진열하도록 한다.

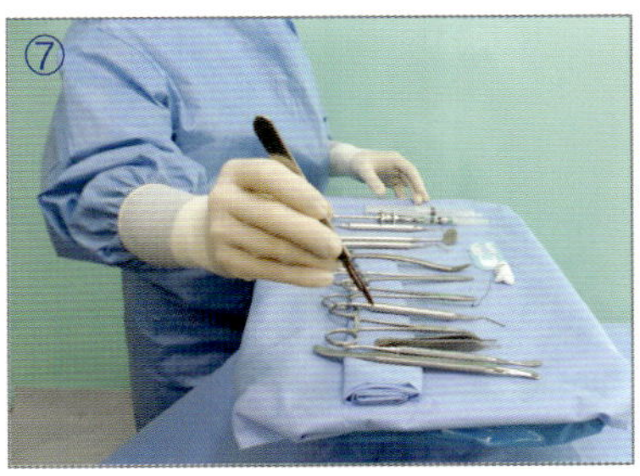

기구 전달

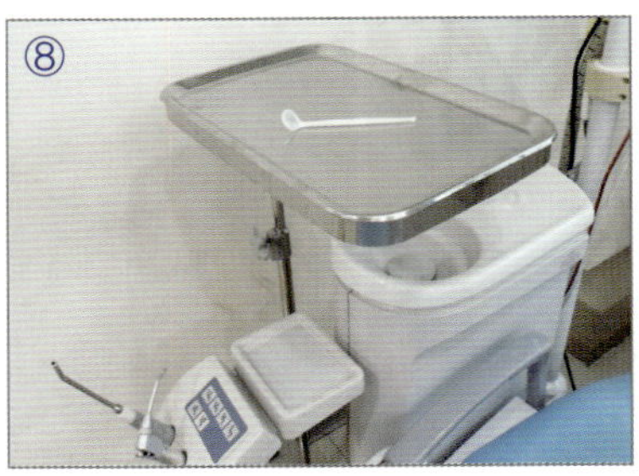

표면덮개 전 위치와 모습

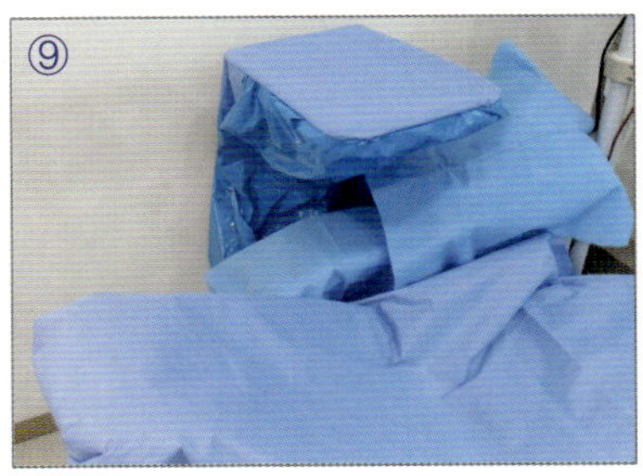

표면덮개 후 모습

9) 멸균 수술가운 입히기

수술보조자가 멸균 가운과 장갑을 착용한 후 백 테이블에 표면덮개와 린넨류의 멸균물품을 진열과 임플란트 엔진에 마이크로 모터를 설치와 급수 기능까지 검사가 완전히 끝난 후에 술자에게 가운을 입히는 과정 설명이다.

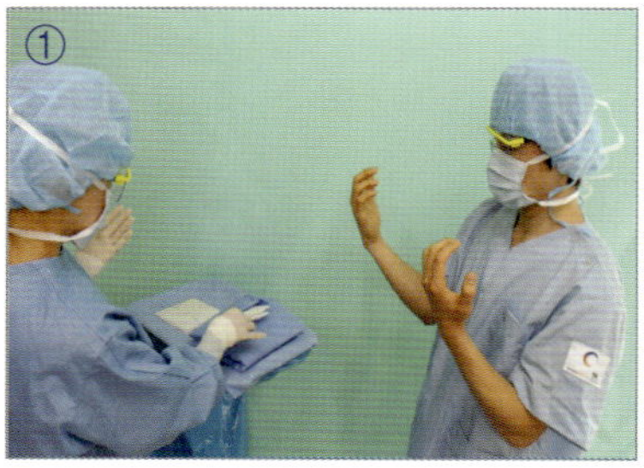

타월 집기

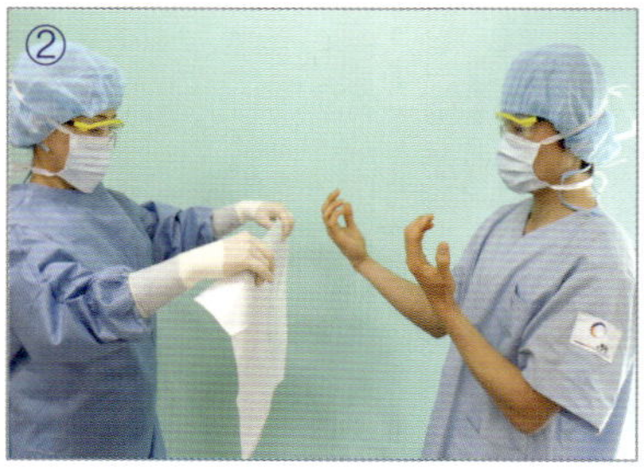

타월 전달

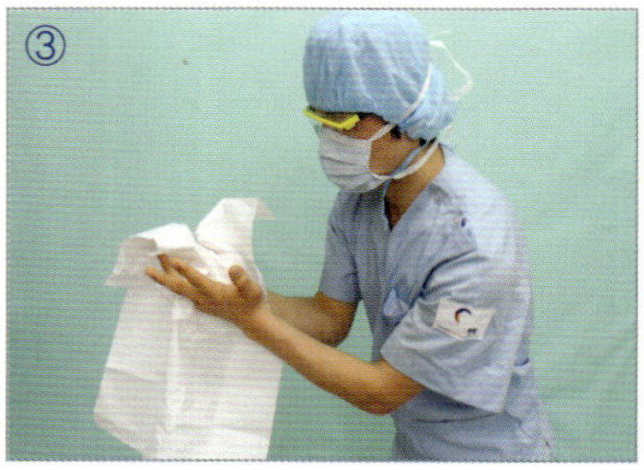

세정 시작

① 수술보조자는 백 테이블에서 옮겨진 가운을 메이요 스탠드 위에 올려놓고 술자에게 가운을 안내한다.
② 가운에 포개진 타월을 가볍게 잡아 세정이 완료 된 술자에게 전달한다.
③ 술자는 타월을 집고 지나치게 털지 않도록 한다.
타월은 반 정도 영역을 나눠 손가락부터 팔꿈치까지 세정하도록 한다. 이때 허리를 다소 구부리도록 한다.
타월이 본인의 옷(스크럽)에 닿는 것을 예방하기 위해서다.

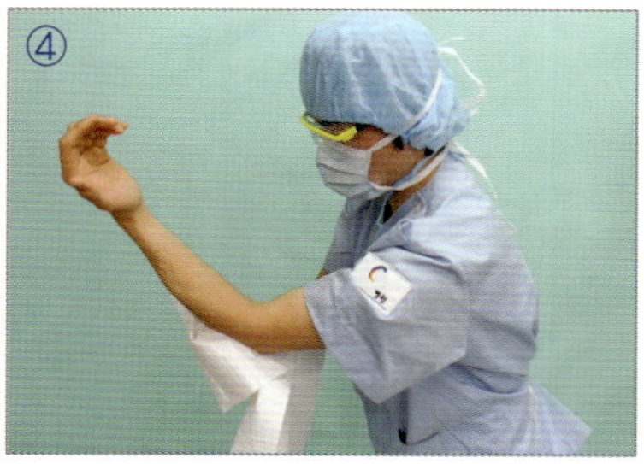

팔꿈치 세정 과정

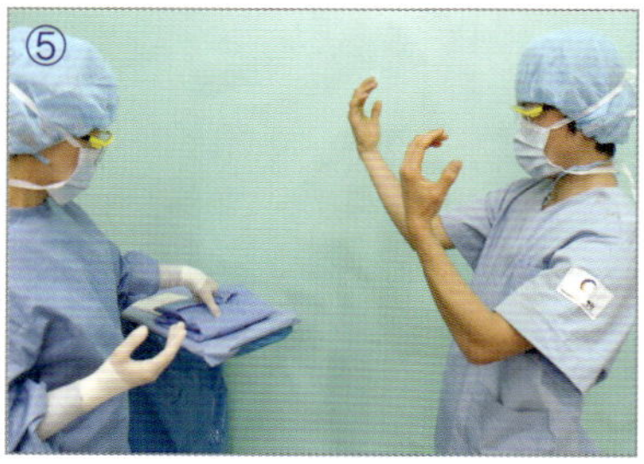

무균 가운 집기

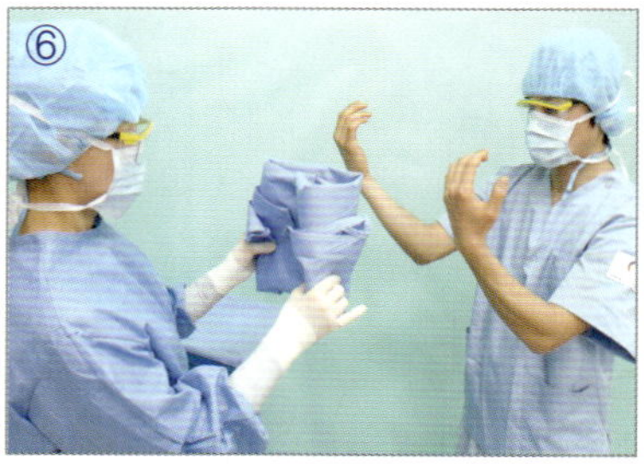

무균 가운 들기

④ 술자는 약지에서 엄지손가락 순서로 세정을 진행하고 팔목에서 팔뚝과 팔꿈치까지 세정을 하도록 한다.
⑤ 한쪽 팔이 끝나면 반대쪽 손과 팔을 같은 방법으로 세정을 한다.
⑥ 수술보조자는 세정이 끝나면 멸균가운을 집어 술자에게 입힌다는 신호를 준다.

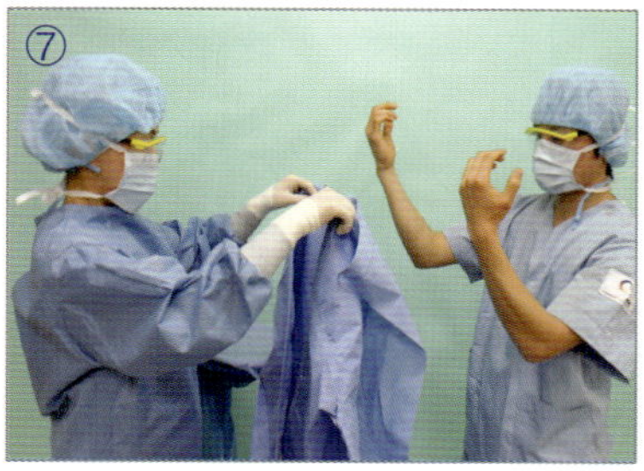

무균가운 전개하기

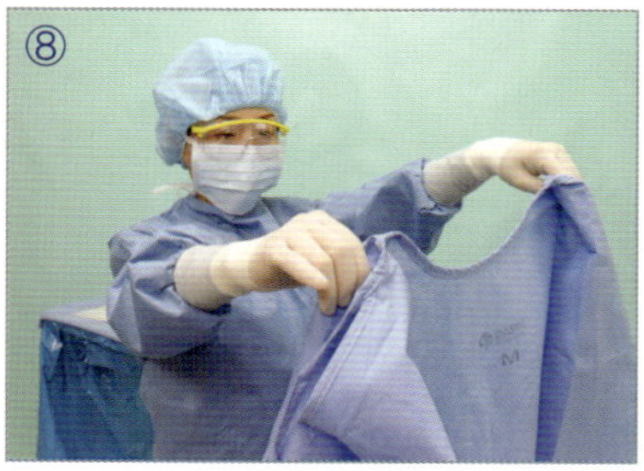

무균가운 보이기

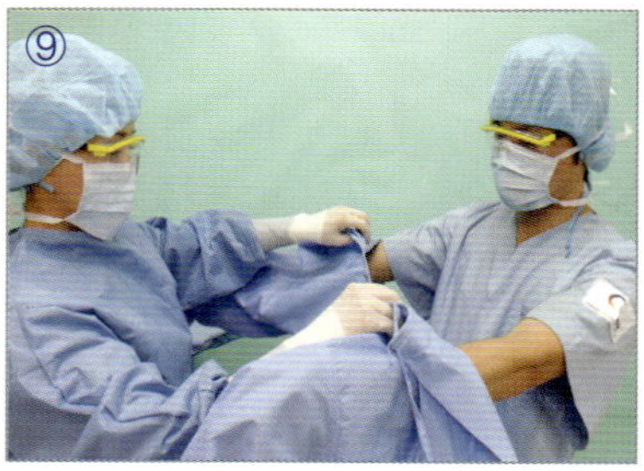

무균가운 입히기

⑦ ⑧ 수술보조자는 가운을 어깨 높이에서 들고 늘어트리도록 하며 본인이 입던 방법의 반대로 가운을 돌려 집어야 하므로 가운을 펼치기 전에 주의 하여야 한다.
⑨ 전개 된 가운은 어깨높이만큼 들어야 하며, 술자는 양 팔을 가운에 넣을 때는 어깨 높이 이상 양팔을 벌려 넣도록 한다. 술자의 양팔이 가운데 걸쳐져 들어가기 시작하면 수술보조자는 한걸음 뒤로 이동하여 접촉을 억제하도록 예방한다.

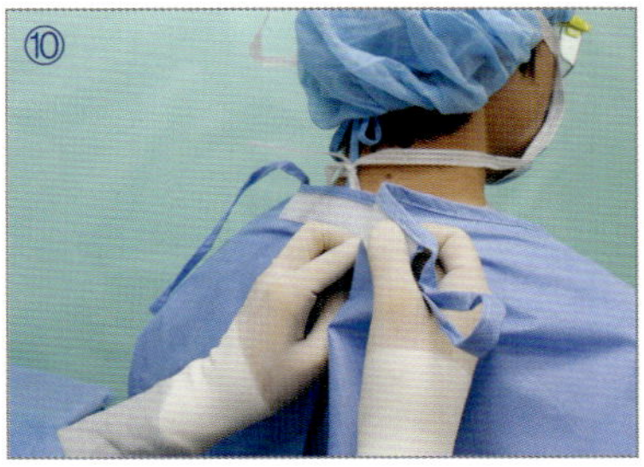

넥 밴딩하기

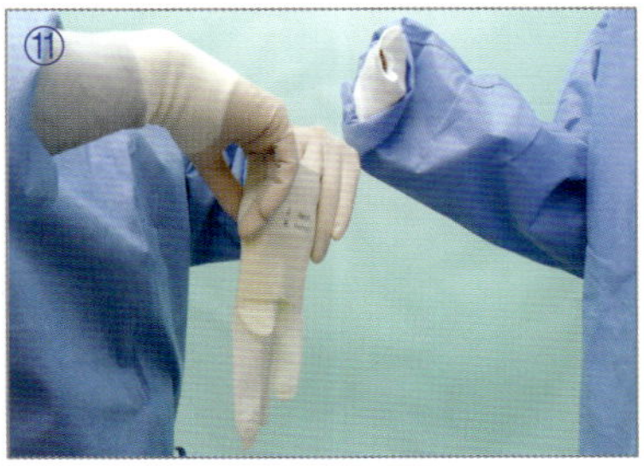

장갑 끼워주기

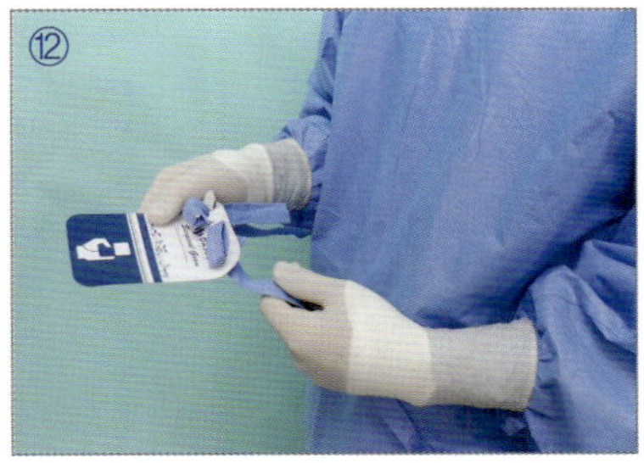

스크럽 페이퍼 집기

⑩ 술자가 가운에 양팔을 끼운 후에는 제자리에서 돌아 뒤 모습을 보여야하며 이때 넥 밴드 또는 매직 탭을 접착시킨다.
※ 이때 가운에 늘어진 스크럽 페이퍼는 반드시 멸균 된 장갑을 착용 후부터 만질 수 있다.
⑪ 수술보조자는 준비된 멸균장갑을 끼워주고 완벽하게 소매까지 올려 주도록 한다.
⑫ 가운의 안쪽 밴드를 묶도록 한다.

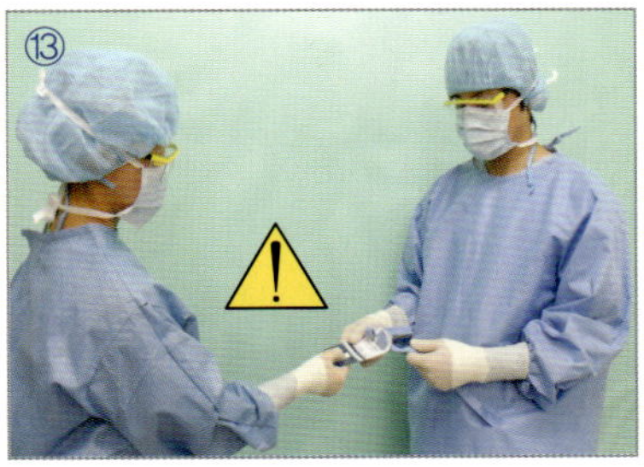

스크럽 페이퍼 전달

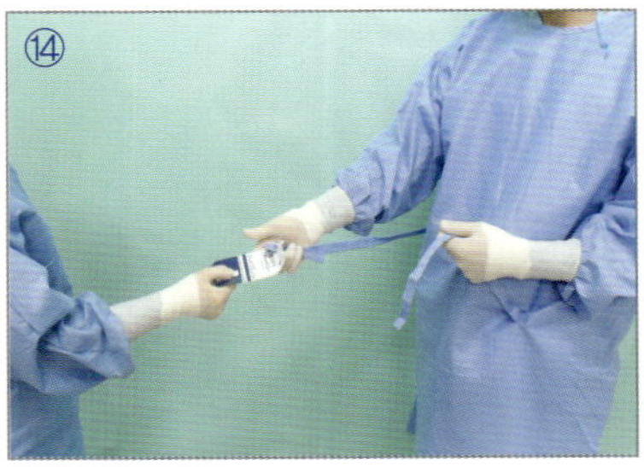

스크럽 페이퍼 잡기

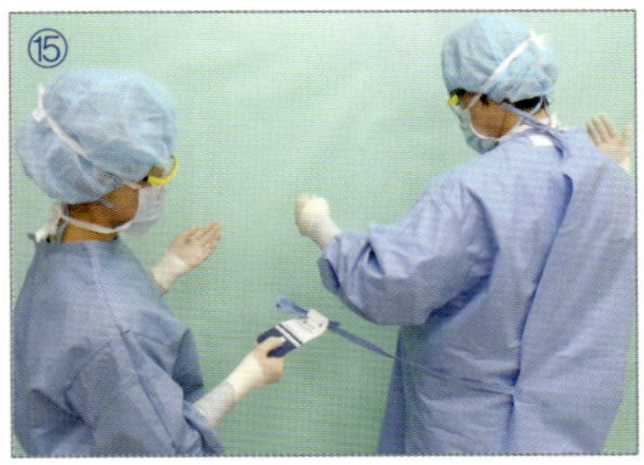

끈 당기기

⑭ 술자는 장갑 착용이 완전히 끝나면 가운밴드에 결합된 스크럽 페이퍼를 수술보조자에게 건네주도록 한다.
⑮ 술자는 스크럽 페이퍼를 팽팽하게 잡아당기는 신호를 감지하면 제자리에서 돌아야 한다.

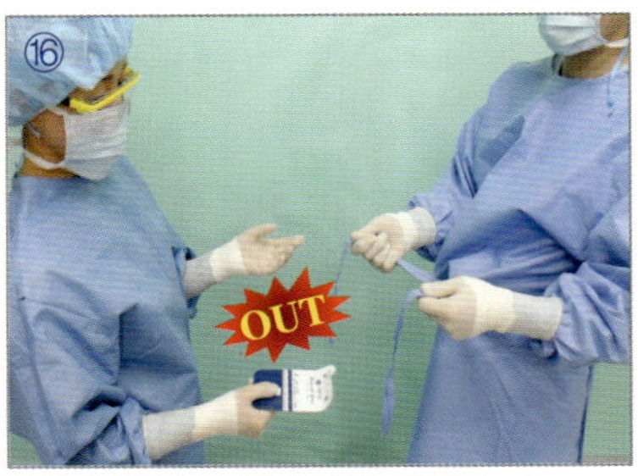

스크럽 페이퍼 분리

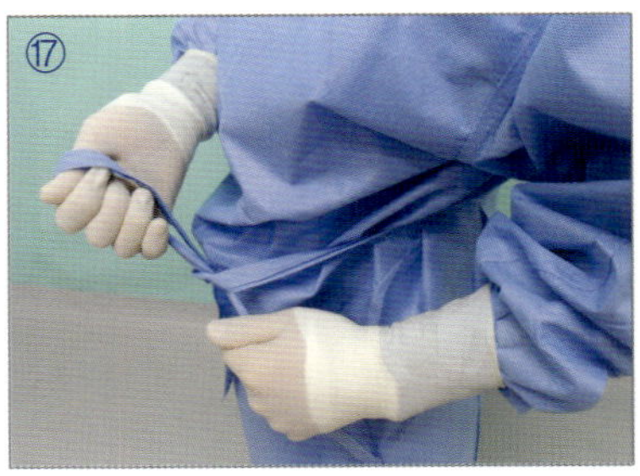

옆구리 벤딩하기

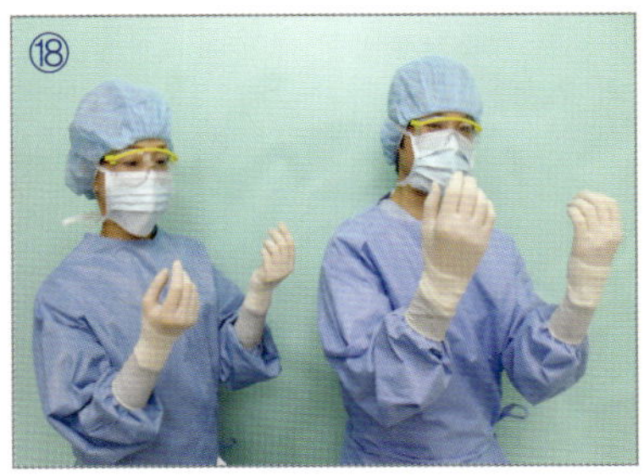

이상적인 자세

이때 수술보조자는 계속 스크럽 페이퍼를 당기고 있어야 하며, 제자리로 돌아 선 술자는 스크럽 페이퍼에 묶인 밴드를 몸쪽으로 당겨 반대쪽 밴드와 같이 옆구리 부분에서 밴딩 하도록 한다.
가운 앞쪽에 밴딩을 하게 되면 수술대와 혹시 있을 주변의 테이블에 닿아 걸리거나 풀리는 안전사고를 예방할 수 있기 때문이다.

10) 멸균 린넨용 수술가운 입기(린넨 세탁물)

대부분 1회용 가운보다 재사용이 가능한 섬유류 가운을 멸균 처리하여 사용한다.
이때 "스크럽 페이퍼"의 중요성을 간과하고 있기에 이를 강조하고자 한다.

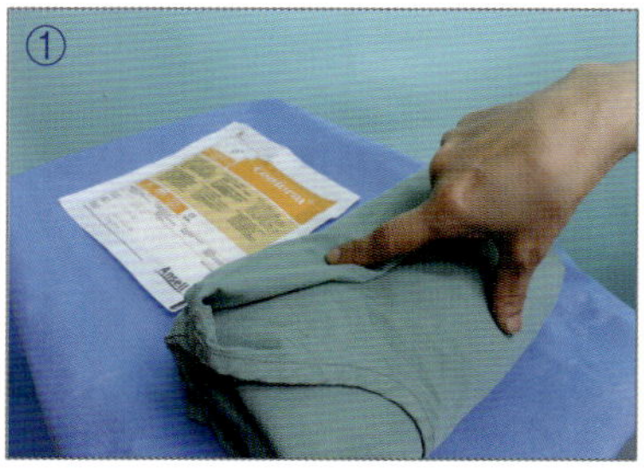

꼬집듯이 잡기

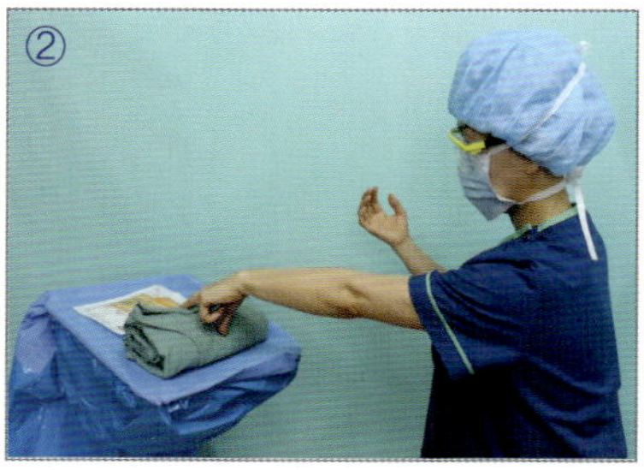

린넨가운 집기

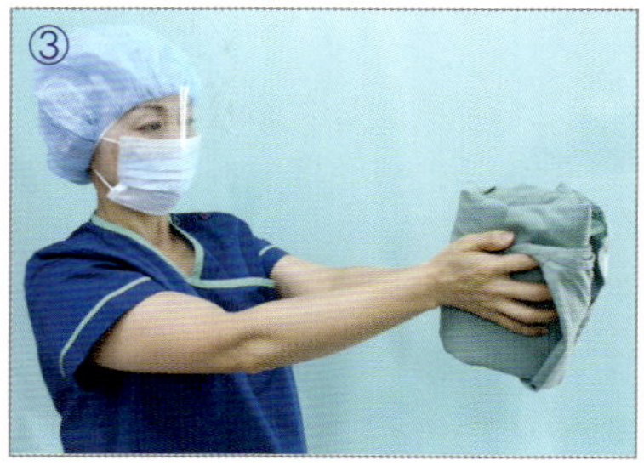

린넨가운에 손넣기

① 가운을 집을 때는 꼬집듯이 하여 잡아야한다.
② 가볍게 잡다가 떨어트리는 경우 포장 된 가운이 풀어지거나 여러 번 매만지는 행위는 오염으로 간주한다.
③ 멸균처리 된 린네가운을 수술보조자가 입고자 하는 방향으로 위치시킨다.

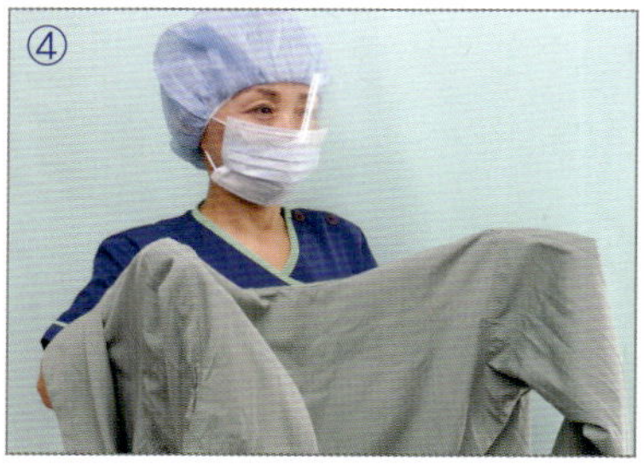

린넨가운 전개

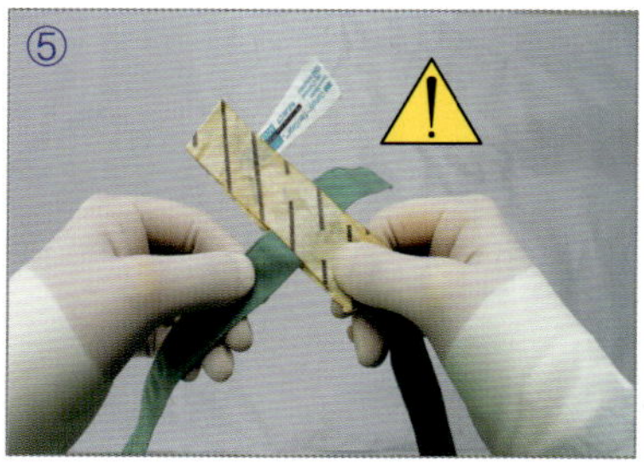

스크럽 페이퍼용 인디케이터 확인

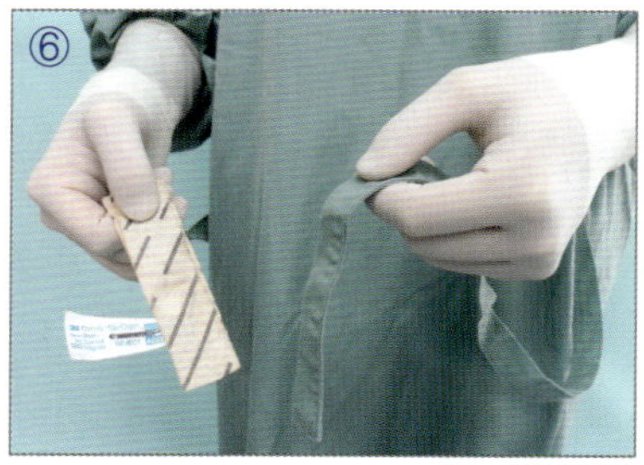

스크럽 페이퍼 분리하기

④ 멸균 처리된 린넨가운을 전개한다. 이때 지나치게 흔들거나 털지 않도록 주의 한다.
⑤ 앞쪽밴드에 결합 된 "스크럽 페이퍼"에서 왼쪽 밴드를 본인 쪽으로 잡아 당겨 밴드를 분리하도록 한다.
이때 화학적 지시제의 색상변화를 확인하도록 한다.
⑥ 멸균이 안전하게 처리되면 화학적 지시제(Class5 등급)는 검정색으로 변한다.
※ 임상에서 널리 사용되는 "멸균탭"은 단순한 탭 용도이며, 이곳에서는 스크럽 페이퍼용으로 손잡이 용도로 사용된다.

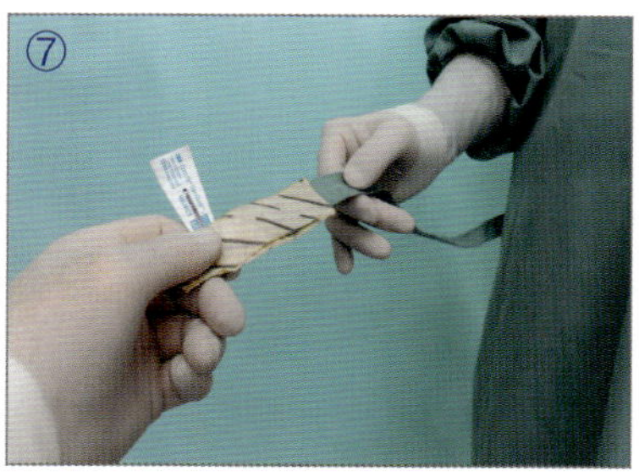

스크럽 페이퍼 잡아 당기기

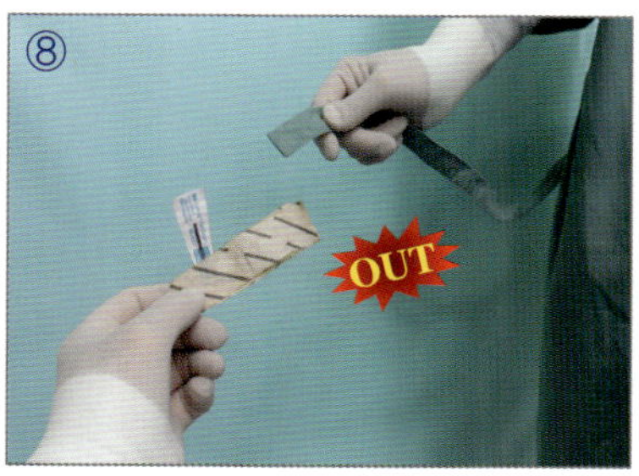

스크럽 페이퍼 분리하기

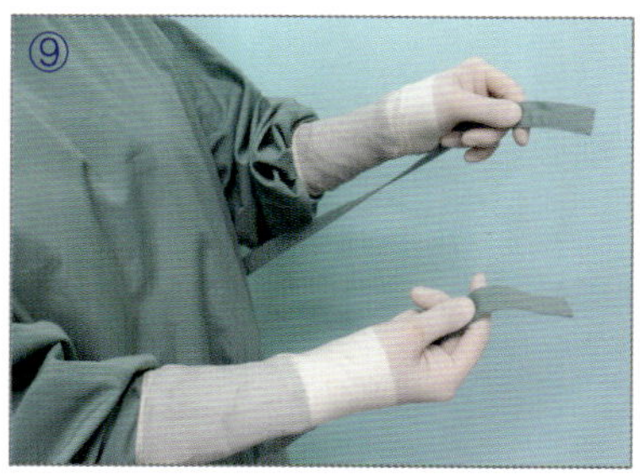

벤딩 준비

⑦ 오른쪽 밴드 끝에 접착 된 멸균 탭(스크럽 페이퍼용)을 수술보조자에게 전달한다.
⑨ 가운을 입고 스크럽 페이퍼를 잡아당기는 신호와 함께 제자리에서 돌고나면 수술보조자는 "스크럽 페이퍼"를 밴드에서 잡아당겨 완전히 분리시킨다.

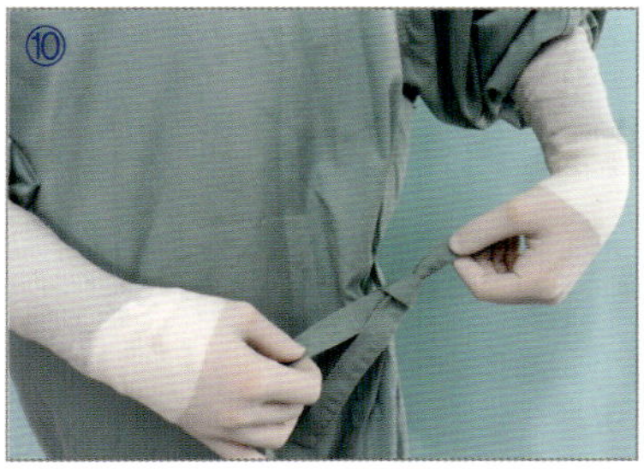

벤딩하기

"스크럽 페이퍼"가 안전하게 분리되면 양쪽 밴드를 옆구리 부분에서 매듭 처리한다.

11) 멸균수술 장갑 끼우기

메이요 스탠드에서 수술 보조자는 가운과 장갑을 모두 착용한 후 술자의 장갑을 준비하여 끼워주도록 한다.

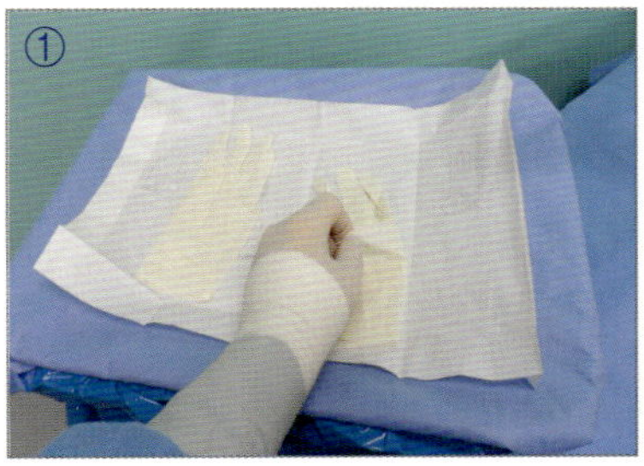

무균 장갑 잡기

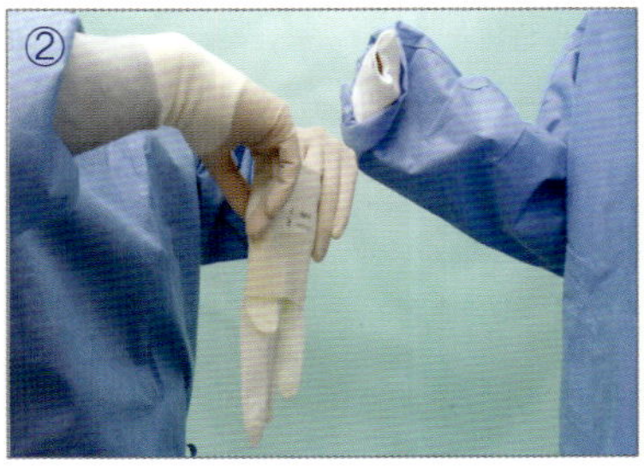

장갑 끼우기 신호

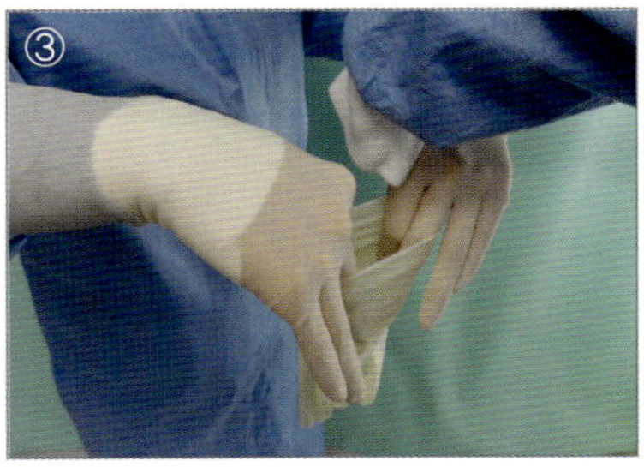

장갑 입구를 최대한 확장

① 메이요 스탠드에 전개된 무균장갑을 술자에게 끼워줄 준비를 한다.
이때 술자에게 양 손중 오른손 또는 왼손장갑을 끼우겠다고 고지하여 혼돈을 예방한다.
② 수술 보조자는 장갑 끼우기 준비과정에서 장갑을 술자에게 보이고 안내한다.
③ 술자의 가운소매가 최대한 잘 끼워질 수 있도록 장갑의 입구를 최대한 확장하도록 안내한다.

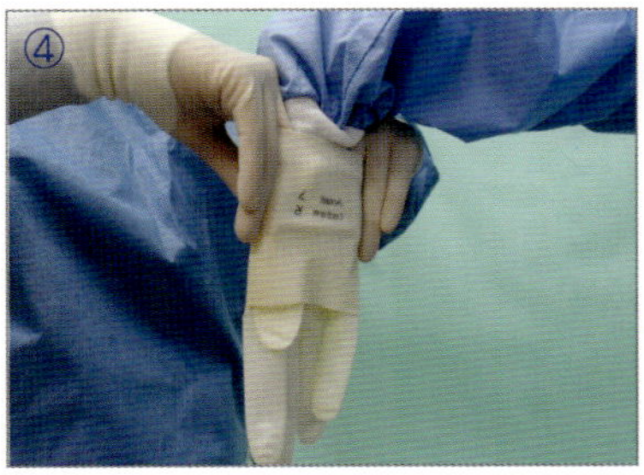

장갑 들기

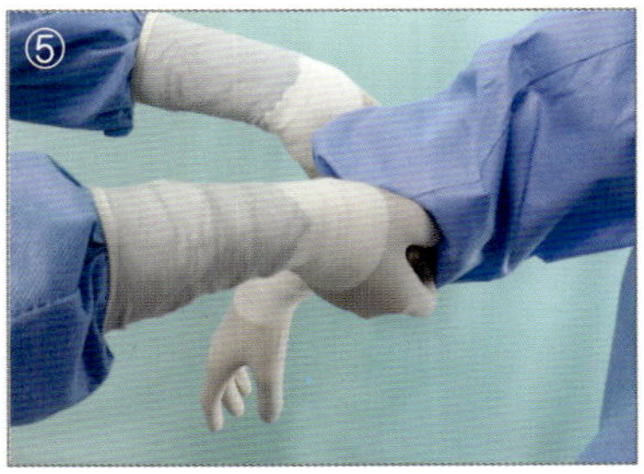

장갑안에 손 넣기

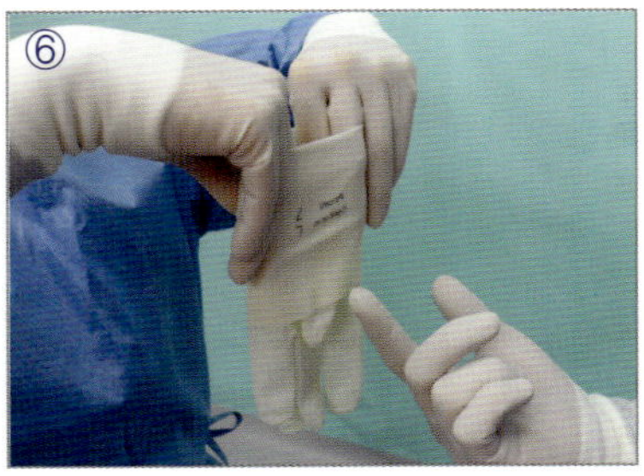

손가락으로 장갑소매 걸기

④ 술자가 장갑을 끼우는 동안 보조자는 장갑소매를 강제로 소매로 올리지 않도록 한다.
⑤ 술자가 장갑을 깊이 아래쪽으로 내려 소매까지 내릴 수 있도록 잡고 있도록 한다.
⑥ 왼쪽 장갑을 끼울 때는 술자는 오른손으로 가운소매가 쉽게 진입할 수 있도록 장갑입구를 확장시키도록 장갑소매 안쪽에 손가락 일부를 끼워 진행을 도와주어야 한다.

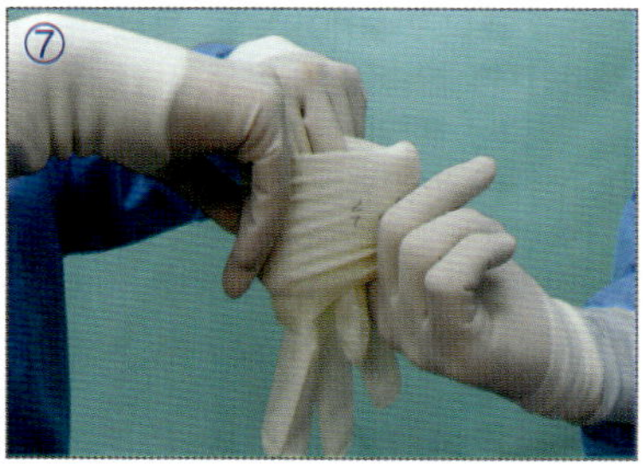

장갑입구 확대하기

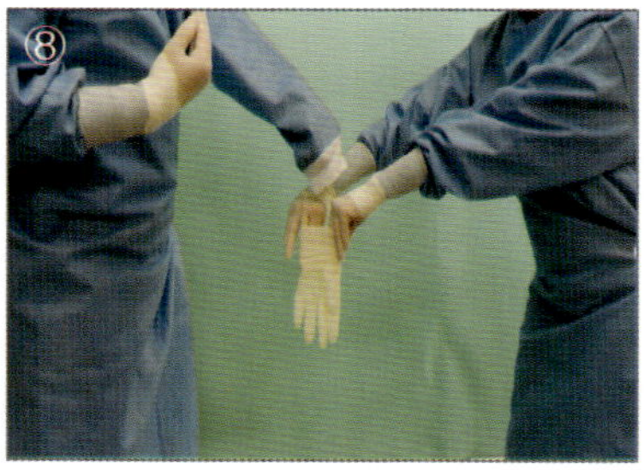

손 밀어 넣기

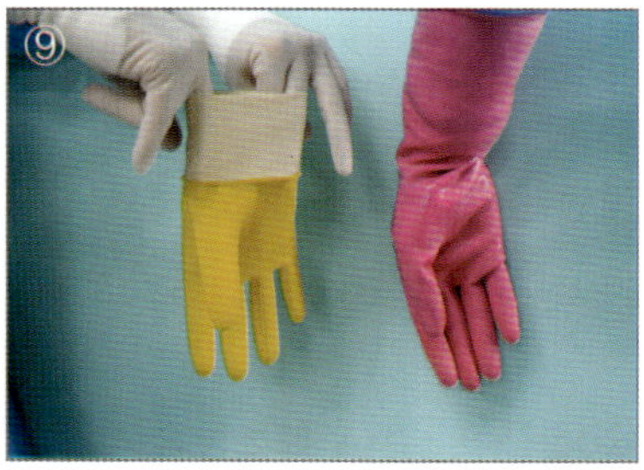

술자 엄지손 방향으로 위치잡기

⑧ 왼쪽 장갑을 끼우는 동안 반대쪽 손은 가능한 가슴 쪽에 놓이도록 하여야 한다.
⑨ 오른쪽 장갑(적색)은 술자의 손으로 표현하였으며 장갑(노랑색)을 끼울 때는 술자의 손바닥은 본인 몸 쪽을 향하게 하여야 한다. 또한 장갑을 끼우는 수술보조자는 장갑의 엄지손이 술자의 손등을 향하도록 하여야 한다.
만약 수술보조자가 엄지손 방향이 본인 쪽으로 향하게 되면, 술자는 따라서 끼게 될 수 있다.
이러한 과정에서 술자는 장갑을 끼는 아래쪽으로 향하는 힘이 몸 위쪽으로 향하여 장갑이 오염될 수 있다.

12) 무균 영역 유지하기 1

수술실에서의 무균영역 유지는 환자의 안전 및 수술 행위의 정밀성과 밀접한 관계를 갖고 있으며 수술 담당자(술자, 수술보조자, 수술지원자)의 최대 사명으로 인식되어야 한다.

이를 위해서는 의료품질 관리, 경각심 고취, 인명 존중 등 지속적인 반복학습의 선행이 요구된다.

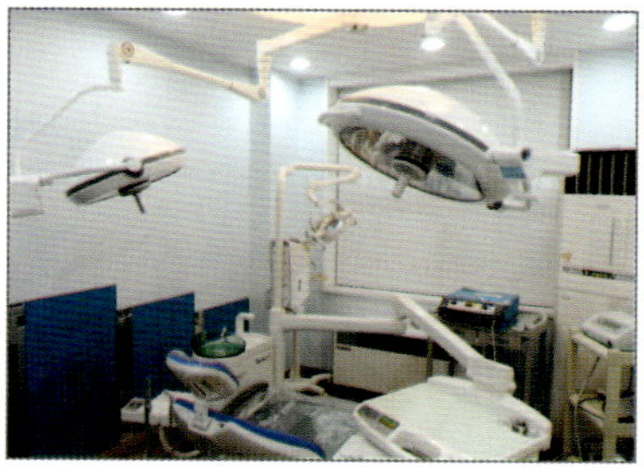

라이트 손잡이

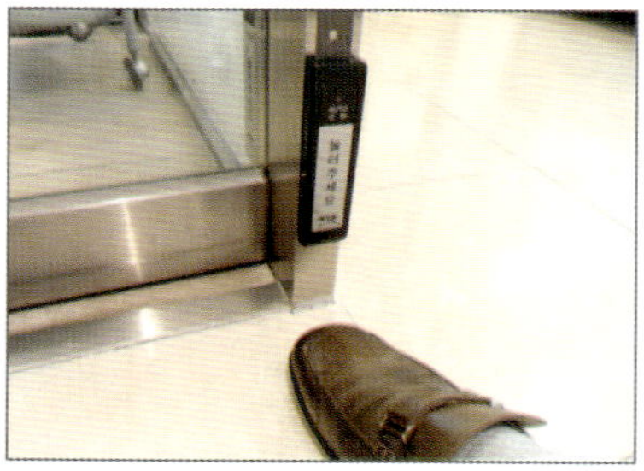

출입문 스위치 작동

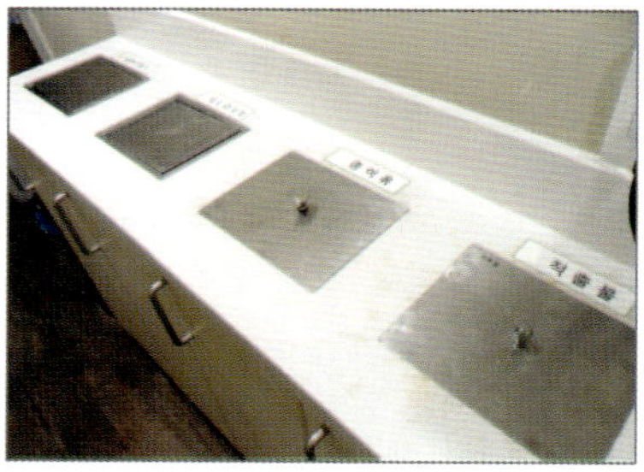

각종 의료폐기물함

13) 무균 영역 유지하기 2(세니슬리브 활용법)

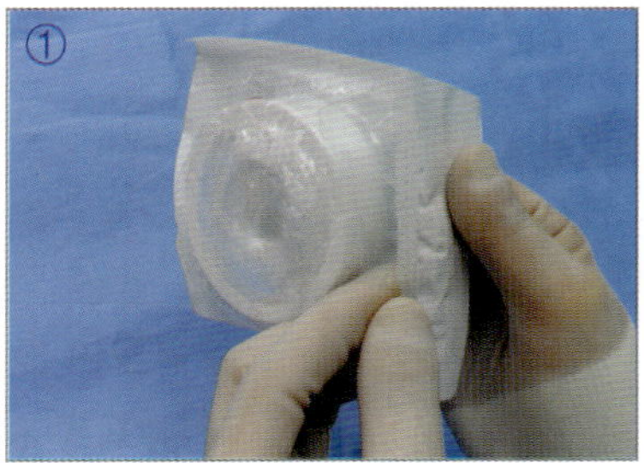

포장 개방

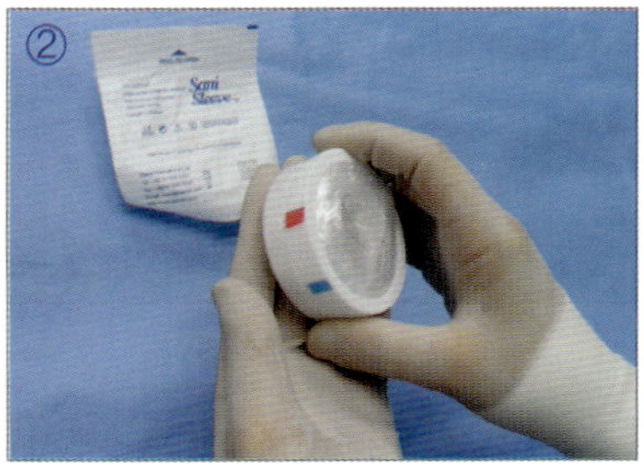

세니슬리브 노출

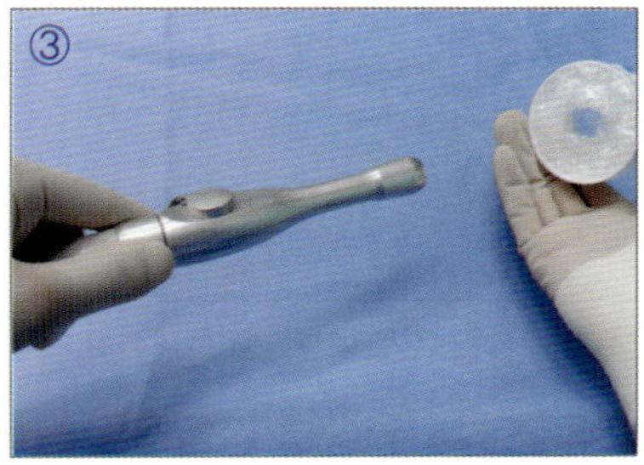

시린지 삽입준비 1

① 세니슬리브는 일반적으로 비 멸균용과 멸균용이 있으며 일반 진료실에서는 비 멸균용을 사용하여 오염예방을 억제하는데 사용된다.
② 세니슬리브를 개봉하면 가이드에 부착 된 빨강색과 파랑색 탭을 확인 한다.
③ 수술보조자 쪽 시린지류(배큠 시린지, 설라바이젝터 시린지)에 세니슬리브를 끼우도록 한다.

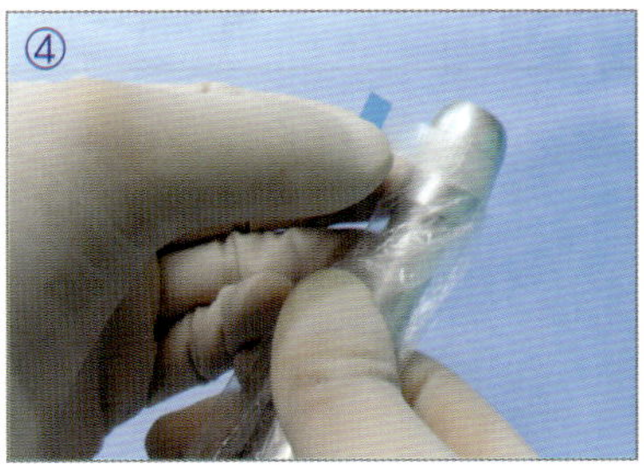

접착과정

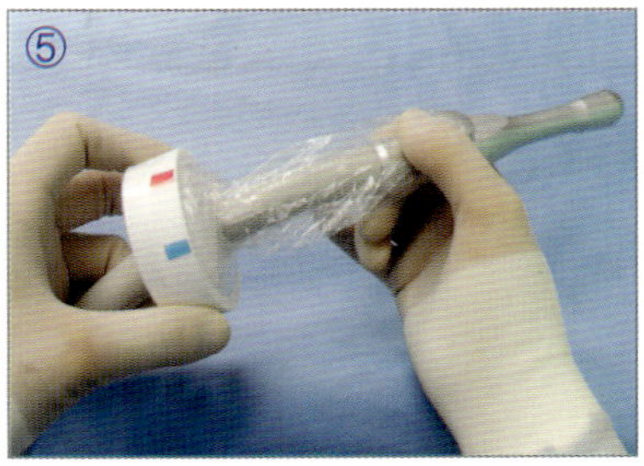

세니슬리브 관통

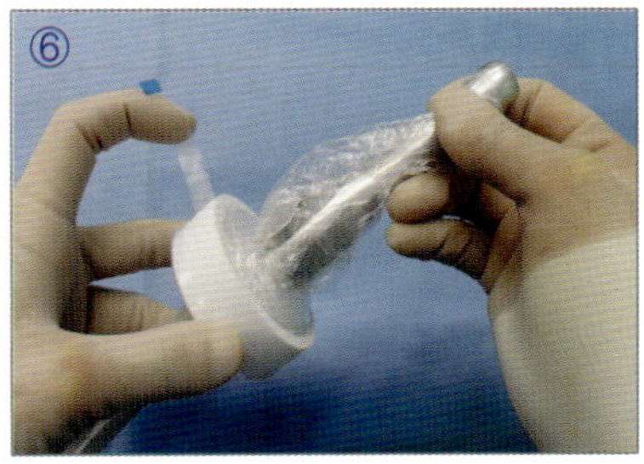

접착 탭 시린지 중간에 접착

④ 배큠 시린지 접착과정
⑥ 가이드 둘레에 부착 된 파랑색 탭을 제거하여 배큠 시린지 팁 앞 부부분에 세니슬리브와 함께 접착마감 하도록 한다.

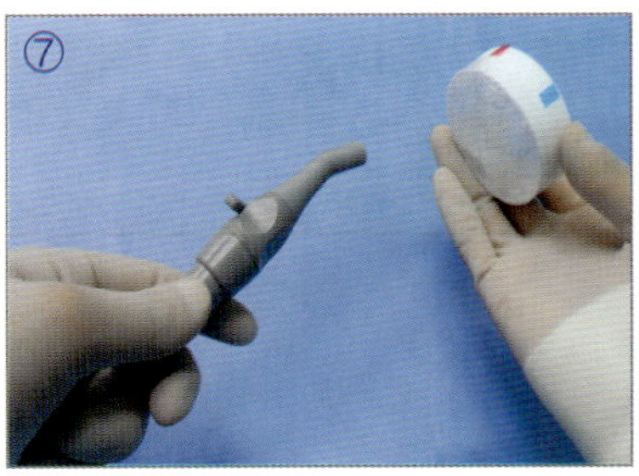

시린지 삽입 준비 2

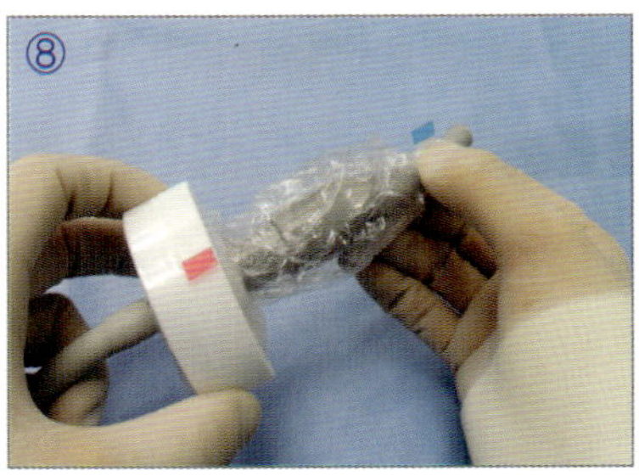

세니슬리브 관통

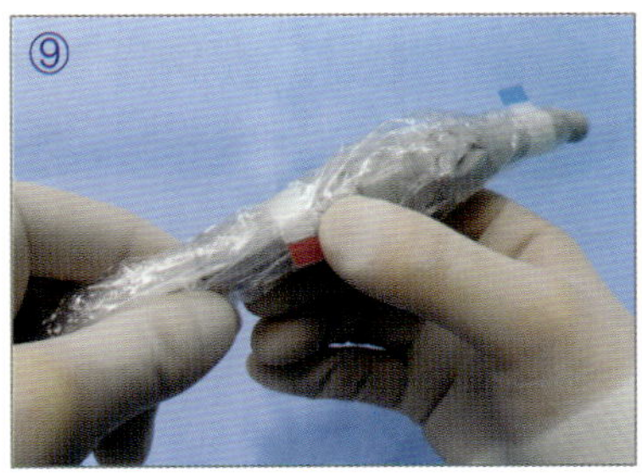

접착 탭 분리

⑦ 설라바이젝터 접착과정
⑩ 세니슬리브를 배큠 시린지 바디 중간정도에서 일단 멈추도록 한다.

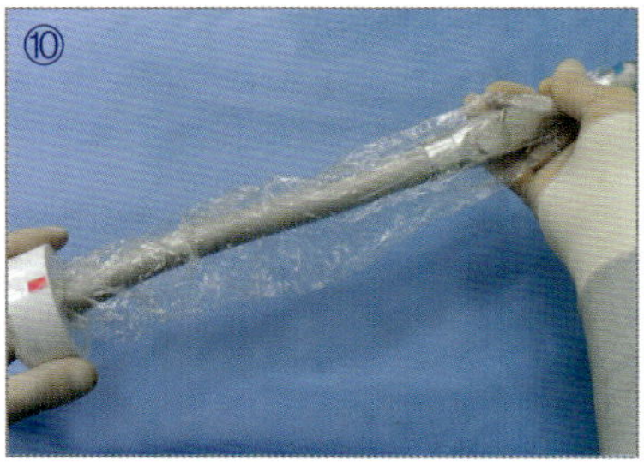

세니슬리브 전개

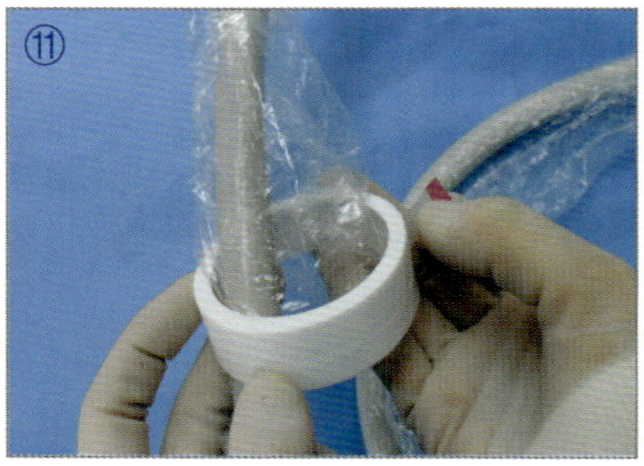

접착 탭 분리

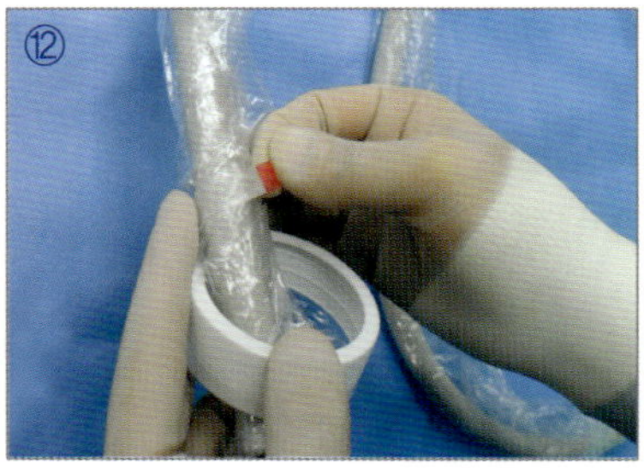

접착 탭 시린지 튜빙하단에 접착

⑫ 가이드 둘레에 접착 된 또 하나의 빨강색 접착 탭을 제거하여 실린지의 하단을 세니슬리브와 함께 매우 견고하게 접착 할 수 있다.
※ 주의 : 접착 탭을 심하게 잡아당기면 끊어질 수 있다.

세니슬리브를 인장하여 내부에 말린 비닐이 튜브 전체에 마감하도록 한다.
또는 가이드 둘레에 접착 된 빨강색 접착 탭은 튜브 끝부분에도 접착 할 수도 있다.

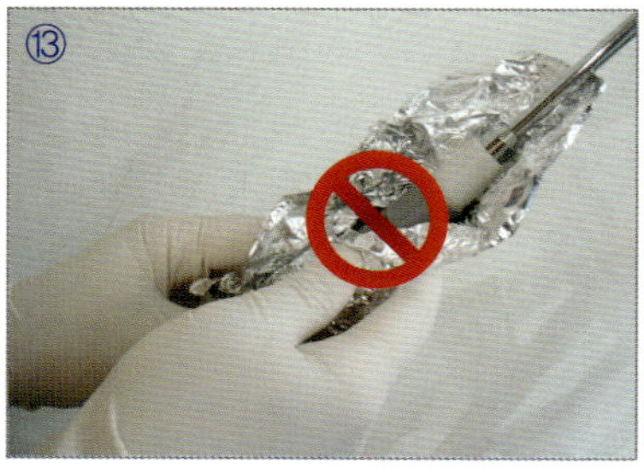

호일 사용금지 A

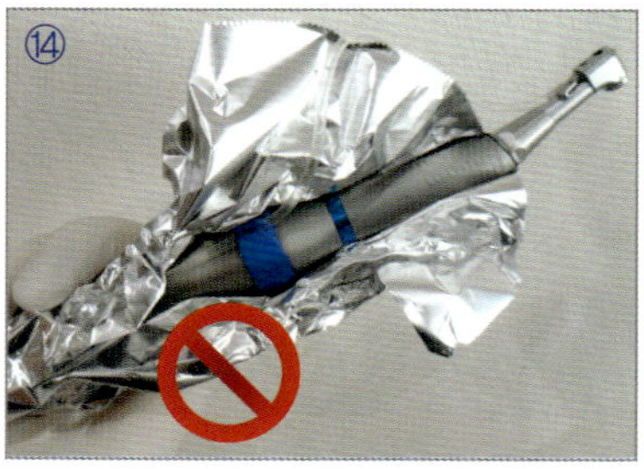

호일 사용금지 B

오랜기간 수술실에서 널리 사용되는 호일은 가격이 저렴하고 절단 및 취급성형이 쉬워 지금도 의례 당연한 수술실에서의 술식으로 쉽게 취급되어 지고 있다.
문제는 멸균기의 성능이나 호일의 장재(접는)방법에 따라 멸균이 되지 않을 가능성이 매우 높다.
시대적 흐름에 맞추어 표면덮개 사용의 안전성과 무균수술의 우수성을 높이기위해선 세니슬리브 사용을 권고한다.

14) 무균 영역 유지하기 3

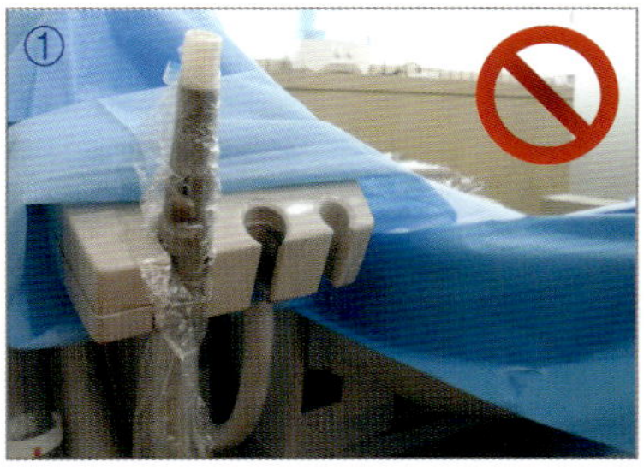
① 보조홀더에 삽입금지

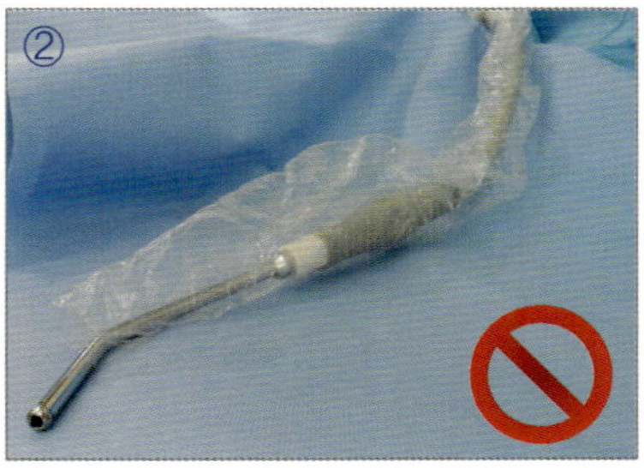
② 팁 전체 세니슬리브 마감하기

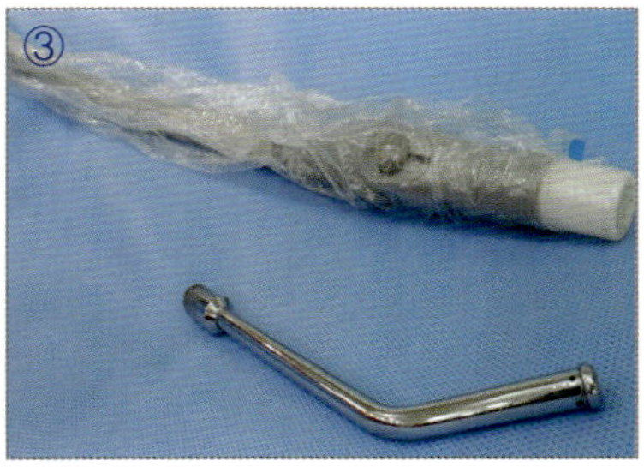
③ 팁 분리

수술실에서 세니슬리브를 배큠 시린지에 삽입 한 후 보조홀더에 끼우지 않도록 한다. 이는 2차 오염으로 간주한다.
수술보조자 쪽 패널 스위치부분은 멸균된 린넨으로 가려지므로 스위치 작동은 가능한 "풋 페달"을 이용해야 한다.
수술실에서는 술자와 수술보조자 또한 엄격하게 가운(흉부)아래쪽으로 손이 내려가는 것을 주의하여야 한다.
세니슬리브를 석션 팁까지 마감하여 고정하면 안된다. 팁의 경우 수술조건에 따라 교체가 가능하고 교체과정에서 역시 2차 오염을 야기 할 수 있기 때문이다.
석션 팁은 수술시작과 함께 삽입하는 것을 권장한다.
멸균물의 기구는 가능한 대기 중에 노출을 줄이는 것에 최대한 노력하여야 한다.

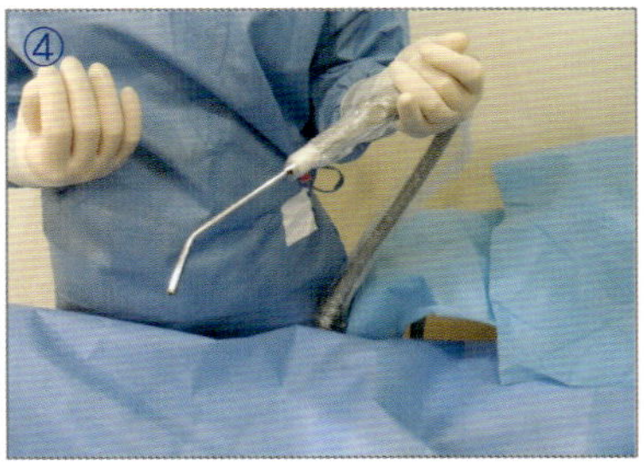
④ 이상적인 자세

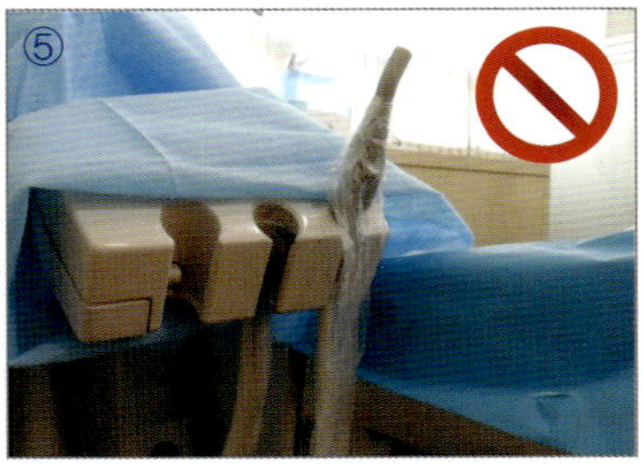
⑤ 보조홀더에 삽입금지

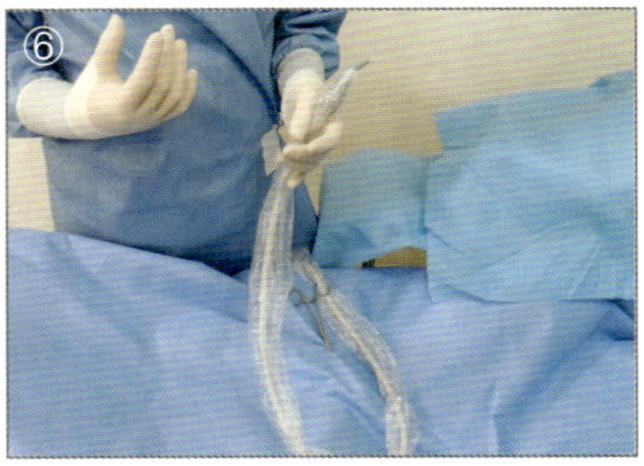
⑥ 그레이프에 고정하기 A

셀라바이젝터에 세니슬리브를 삽입하고 보조홀더에 끼우지 말아야 한다.
2차 오염을 야기할 수 있고 왕복과정에서 주변에 간섭이나 안전사고로 떨어트릴 수 있다.

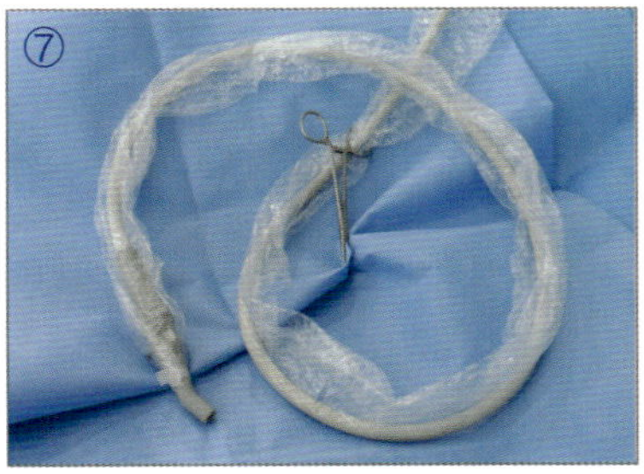
⑦ 그레이프에 고정하기 B

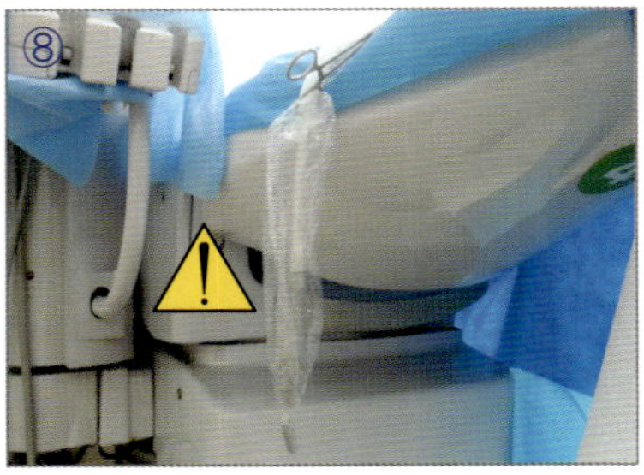
⑧ 석션 튜빙 이탈 방지

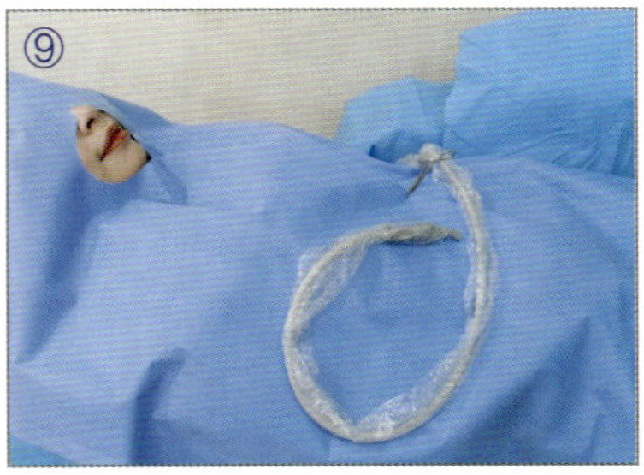
⑨ 이상적인 고정

가능한 멸균된 린넨이나 그레이프 위에 올려 놓아야하며, 안전사고로 바닥으로 미끄러지는 사고를 예방하기 위해 "모스키토"를 튜브에 연결(고정)하도록 한다.

15) 수술실 표면관리 준수하기 1

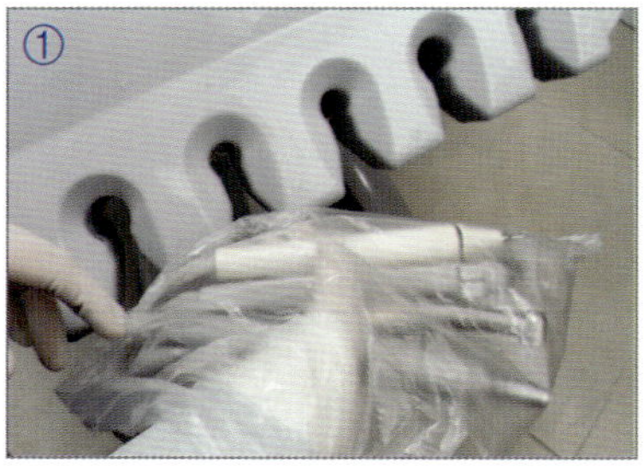

기타 핸드피스 경리

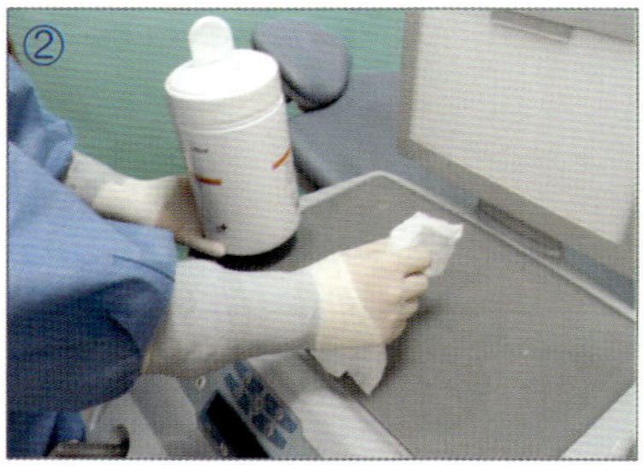

표면 소독

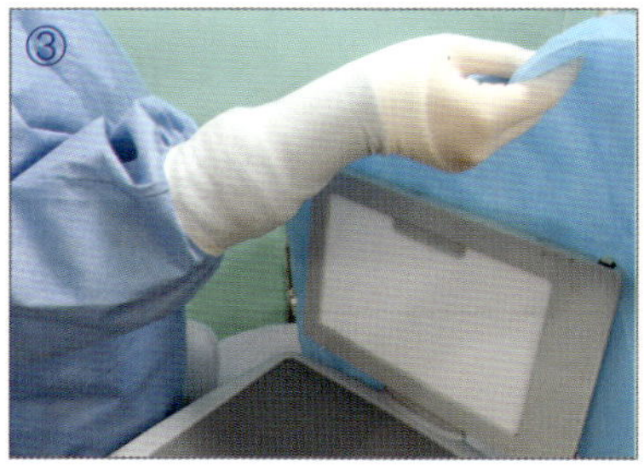

그레이프 덮게 처리

① 임플란트 수술 전 테이블 측 및 서포트 측의 핸드피스와 시린지류는 경리 하도록 한다.
※ 홀더 내부에 노출된 스위치 레버를 작동되지 않도록 접착(탭 이용) 한다.
② 글루타르 알데하이드계 성분(외 기타)이 흡착 된 티슈로 노출 된 표면을 세정 하도록 한다.
③ 임플란트 수술과 관련 없는 기구는 표면덮개로 포장하여 경리한다.

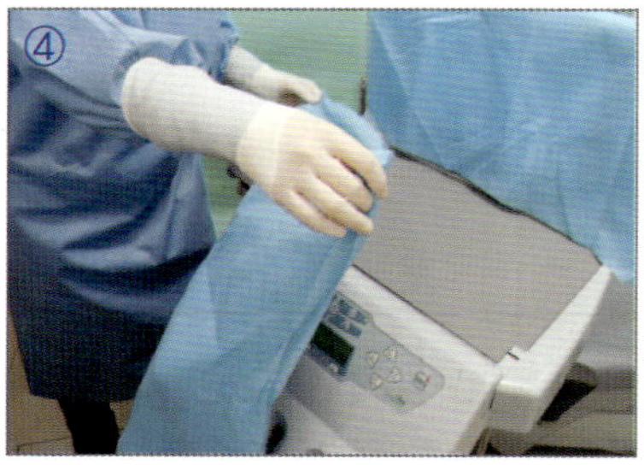

그레이프 덮개 처리

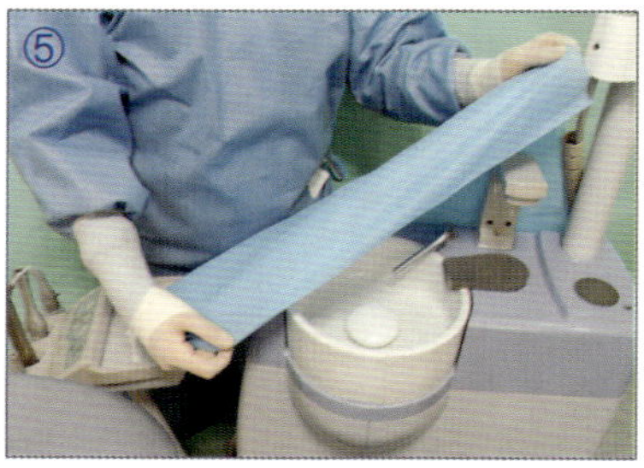

타구 덮개 처리

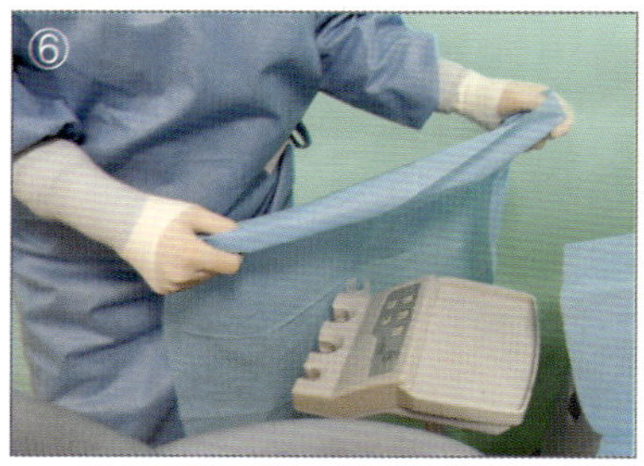

보조홀더 덮개 처리

④ 테이블프레임 상부에 임플란트 모터를 놓는 곳이므로 표면덮개로 마감하도록 한다(술자의 방법에 따라 모터 위치는 다를 수 있다).
타구는 특정 제조사 제품을 제외하고는 대부분 하수구와 직접 관통되어있다. 즉, 하수구의 오염된 비산물이 역류하는 곳이며, 교차 감염의 우범지역이다.
⑤ 안전을 위해 "랩' 이용하여 1차 마감하고 2차로 표면덮개로 가리도록 한다. 물론, 환자는 사용 할 수 없다.
⑥ 서포트 측 테이블도 표면덮개로 마감하고 설라바이젝터만 남기도록 한다. 석션 효율에 따라 배큠 시린지를 사용할 수 있다.

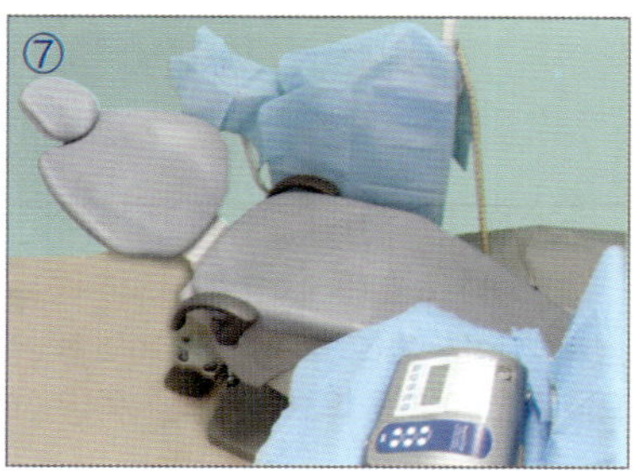

시트 덮개 처리 전

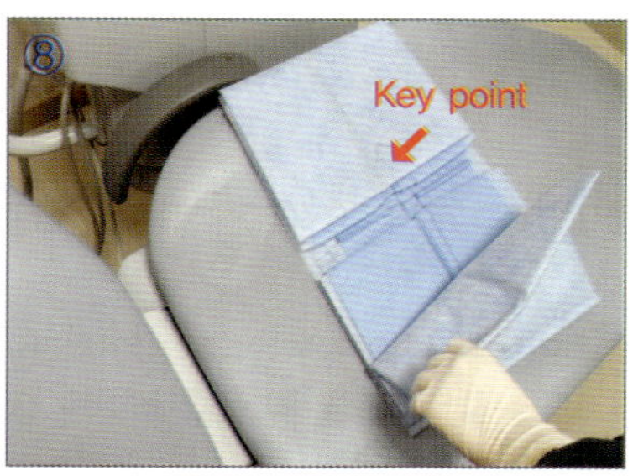

그레이프 전개 전

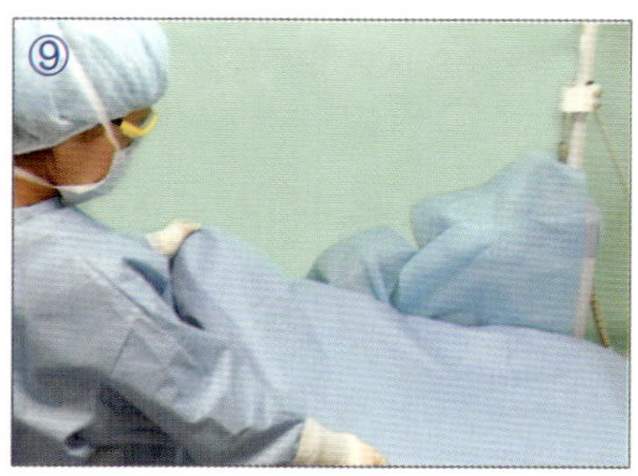

시이트 그래이프 처리 1

⑦ 체어 표면덮개 전 상태
⑧ 그레이프 패드를 전개하며, 그림과 같이 화살표 방향으로 전개 하도록 한다.
⑨ 체어 전체(헤드레스트)를 마감하도록 한다.

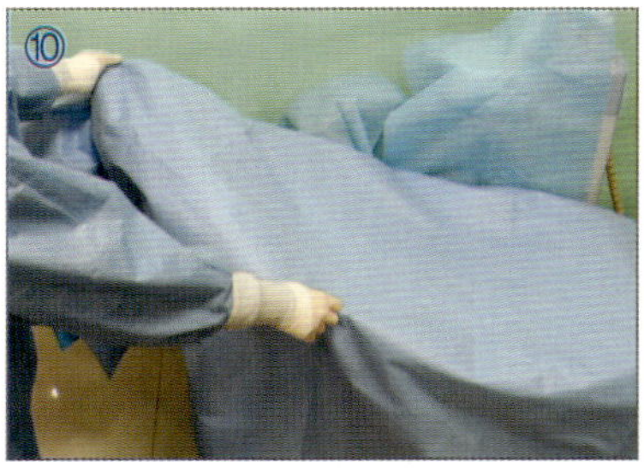

시이트 그레이프 처리 2

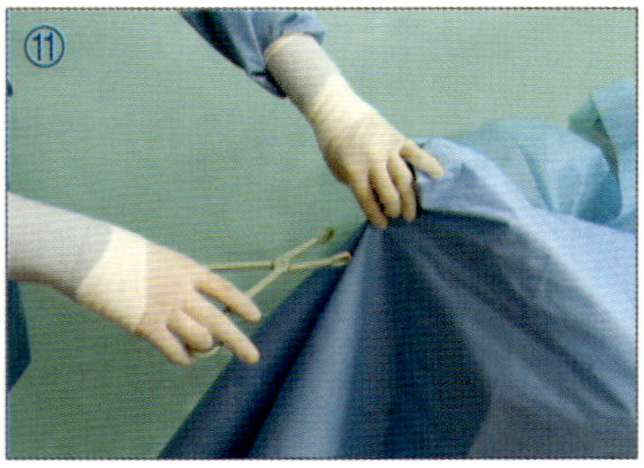

그레이프 고정

⑩ 그레이프를 균형 있게 마감한다.
⑪ 그레이프 패드를 헤드레스트 뒤 부분에 "모스키토"를 이용하여 고정하도록 한다. 또한 안전하게 등판커버에 그레이프 패드를 부착하도록 한다.

16) 수술실 표면관리 준수하기 2

단계설명 : 수술실로 입실한 환자는 이미 헤어캡과 에이프런이 착용되어 있으며, 체어에 앉히고 의료진 소개와 수술의 대략적 내용과 시간등을 고지하는 타임아웃 과정을 설명하는 단계이다.

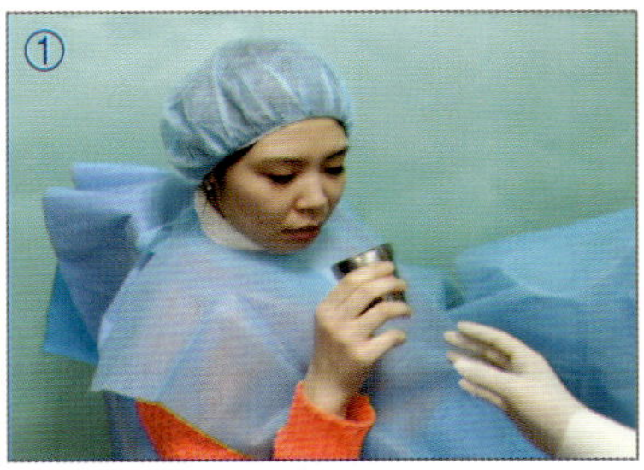

멸균된 메탈컵 제공

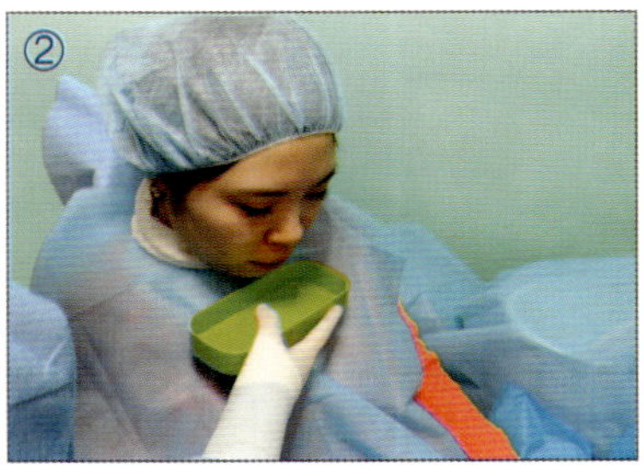

바스켓(멸균 됨)으로 오물받기

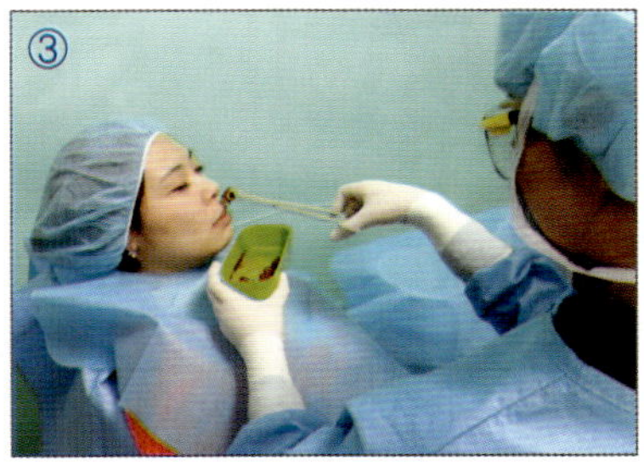

피부소독 시작

① 타구는 멸균 된 린넨으로 표면덮개 처리되어 있으므로 일반적인 습관으로는 사용할 수 없다.
② 메탈 컵에 생리식염수를 전달하여 양치할 수 있도록 유도한다.
③ 생리식염수로 양치 한 오염 수는 멸균 된 용기에 뱉을 수 있도록 유도하고 이 과정이 끝나면 오물은 설라바이젝터로 흡입 하도록 한다.

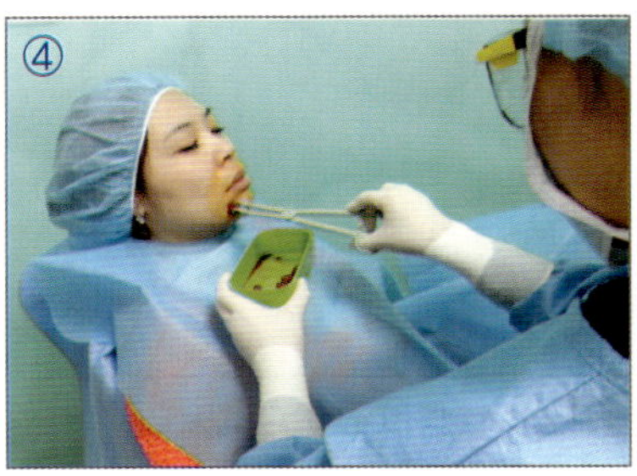

피부소독 마감

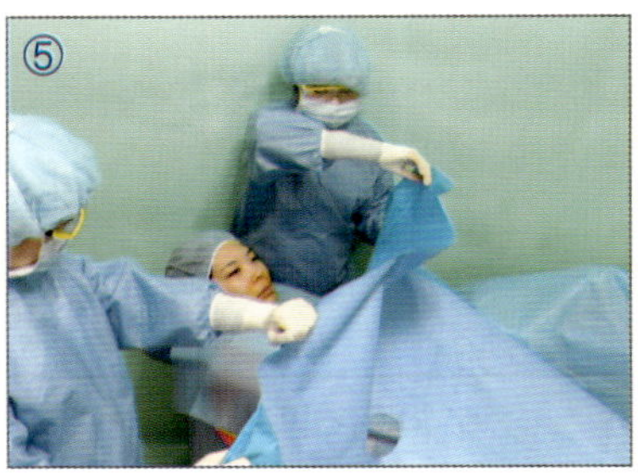

그레이프(구멍포) 마감

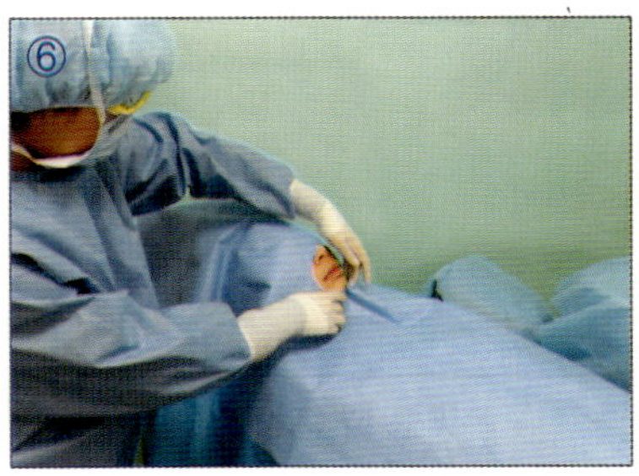

수술부위 노출

④ 환자피부에 있는 미생물을 제거하여 감염의 발생경로를 줄이기 위한 방법으로 멸균보다는 소독에 가깝다.
수술할 부위에 사용할 10% 포비돈 아이오다인(Povidont Iodine) 솜은 반드시 멸균처리 된 것으로 사용해야하며, 수술 부위 중앙에서 시작하여 시계방향으로 돌려 가장자리 쪽으로 점점 확대 시킨다.
사용했던 솜은 중앙에서 다시 접촉해서는 안되며 최소한 4회 정도는 피부소독을 진행한다.
⑤ Time out 실시 후 그레이프를 환자 전체를 덮는다. 이때, 공포감이나 불안감을 완화할 수 있도록 사전 고지 한다.
⑥ 그레이프 위에 제차, 멸균된 린넨(구멍포)을 전개 하도록 한다.

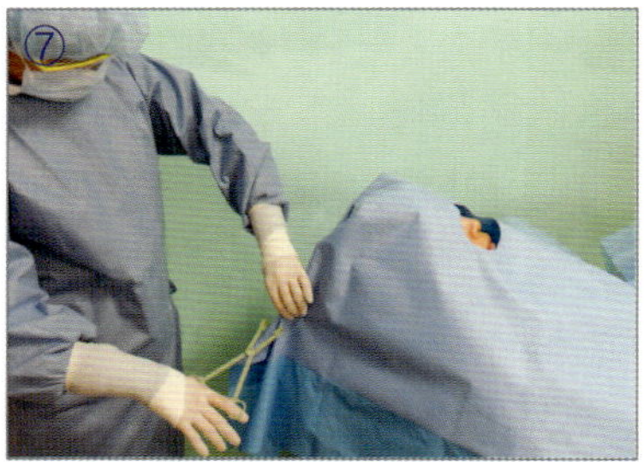

그레이프 마감처리

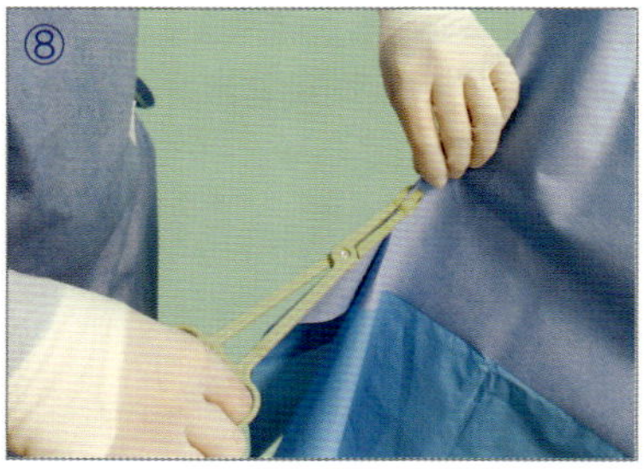

모스키토 고정

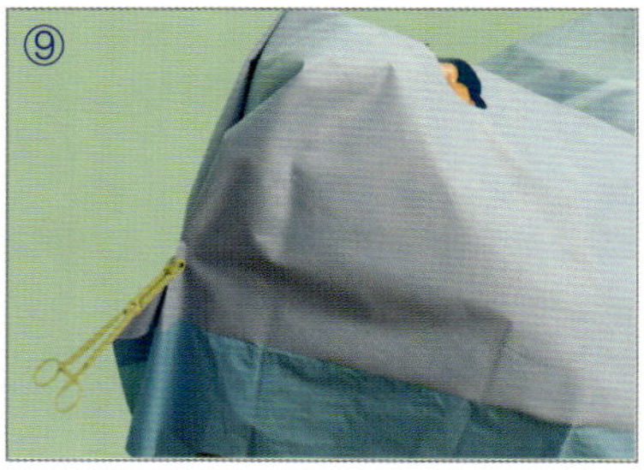

고정 완료

그레이프 패드(방포)는 수술에 필요한 멸균된 부위를 엄격하게 경계하며 구역을 확보하기 위한 수단이며 수술절개 부위가 주변환경으로 부터 오염되는 것을 예방한다. 반드시 멸균된 것을 사용하며 축축하거나 물기가 있으면 사용하지 말아야 한다. 패드를 전개할 때 멸균 된 장갑이 환자 피부나 옷에 닿지 않도록 주의하며 한 번 자리 잡기가 끝나면 옮기거나 재배치 하지 않는다.
※ 특히 임플란트 식립과정 중간에 파노라마 영상촬영을 위해 수술실을 벗어나는 행위는 무균실폐로 간주한다.

17) 수술실 표준 업무 준수하기

기존 수술영역에서 자리 이동의 경우, 모든 행위를 중단하고 양 손은 가슴부위에 고정 시킨다.
상대방에게 이동을 알릴때는 가능한 발을 옆으로 치면서 이동신호를 전달한다.

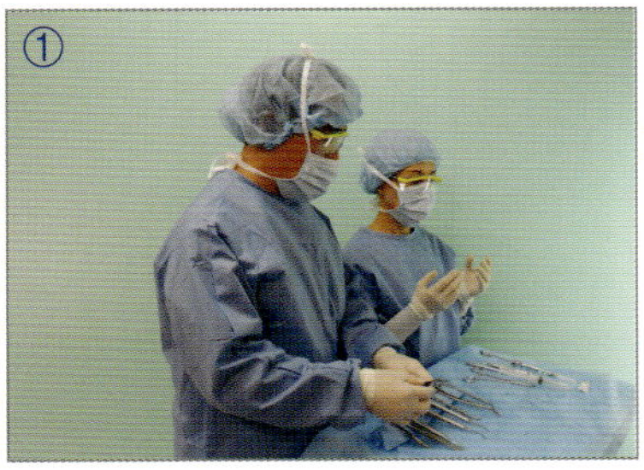

위치 이동 전

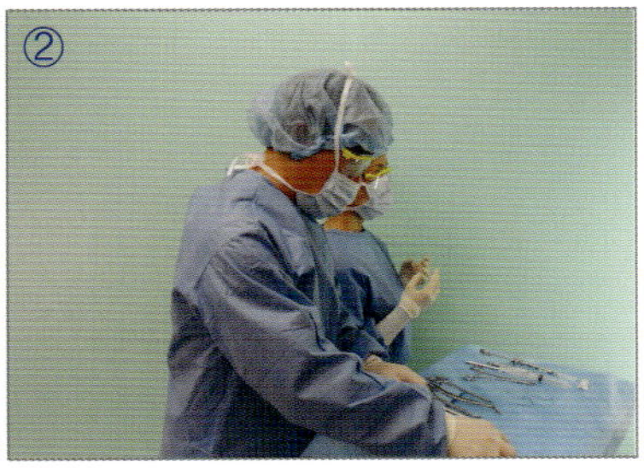

한발 뒤로 빼기

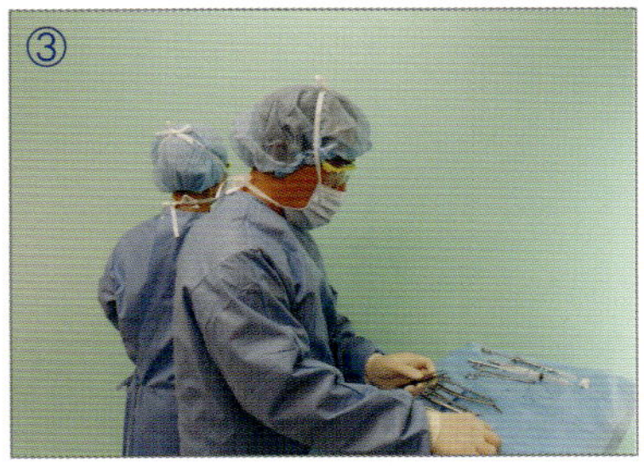

왼쪽으로 회전

① ② 이때 수술보조자2에게 가고자하는 위치를 정확히 인식시키고 재차 고지하여 이동 준비를 한다.
③ 이동하는 수술보조자1은 한발을 뒤로 빼고 기존 위치에서 한 발짝 뒤로 이동하여 왼쪽부터 돌기 시작한다.

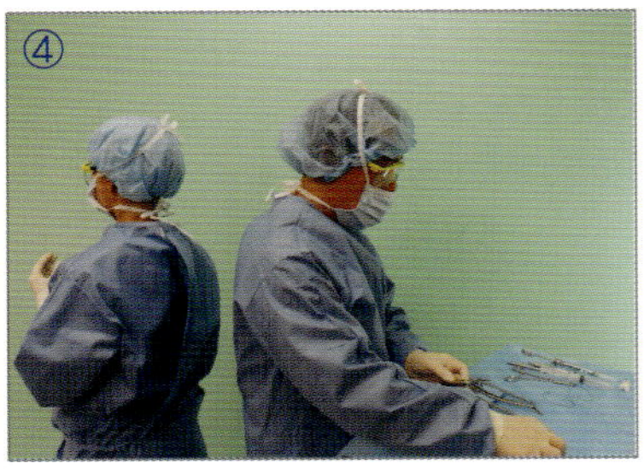

이동 중

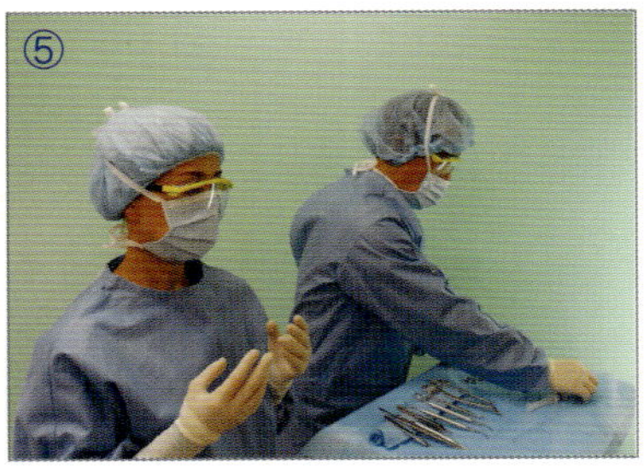

위치 이동 후

④ 이동하는 수술보조자1은 왼쪽으로 돌기 시작 한다.
이동하는 수술보조자는 이동하고자 하는 영역까지 이동하며, 이때 수술보조자2의 등 쪽은 닿아도 무방하나, 지나치게 자극적으로 밀치지 않도록 주의 한다.
⑤ 이동 한 수술보조자1은 양 손을 가슴영역까지 놓인 상태에서 수술보조자2의 신호 또는 다음지시를 듣고, 수술영역에 양 손이 이동하여도 무방하다.

18) 오염성 수술물품 처리하기 1

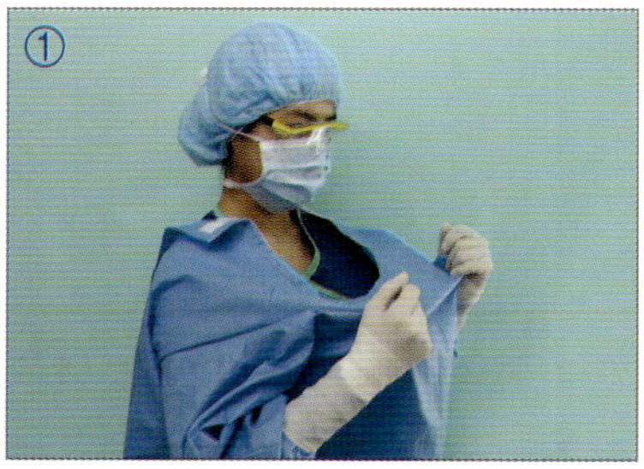

오염 가운 잡아 당기기

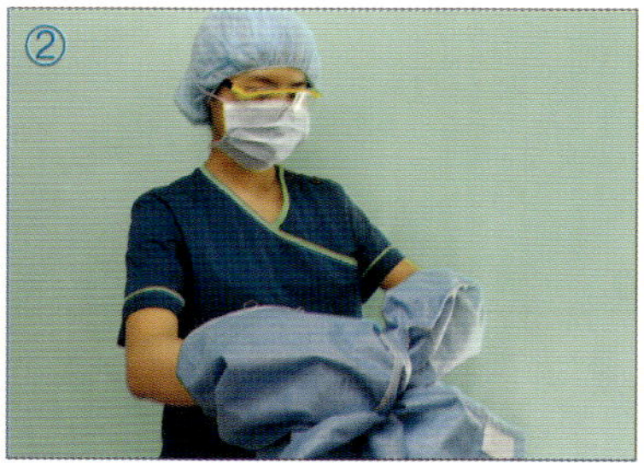

소매 빼기

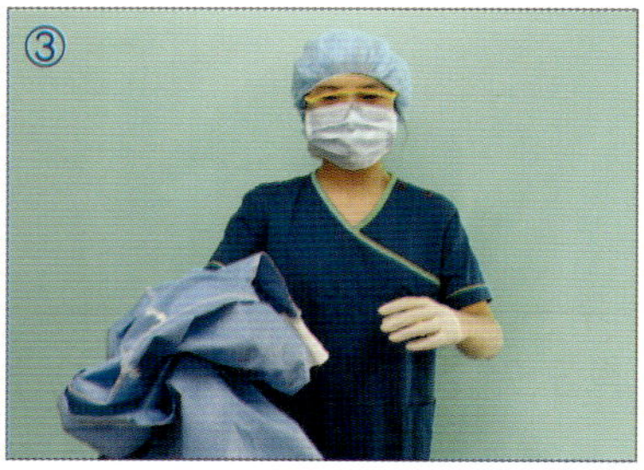

손 빼기

① 수술보조자는 수술이 끝나고 핵심 기구와 장비를 정리한 후 수술영역에서 벗어나 오염된 장갑을 낀 채 오염된 가운을 가슴 쪽에서 양손으로 잡아당기도록 한다. 이때 가운에 묶인 끈은 절대로 풀지 않은 채 진행하도록 한다.
단, 세탁용 린넨의 경우는 가운에 묶인 끈을 푸른 뒤에 같은 방법으로 진행한다.
② 가운을 잡아당기면서 소매에서 팔을 빼도록 하고 가운은 뒤집어서 적당하게 접도록 한다. 이때 장갑은 대부분 손목 부분에 둥글게 말리는 것이 정상이다.

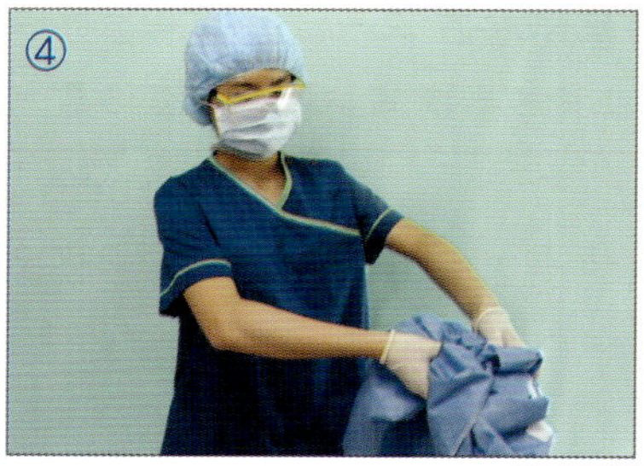

오염 가운 제거

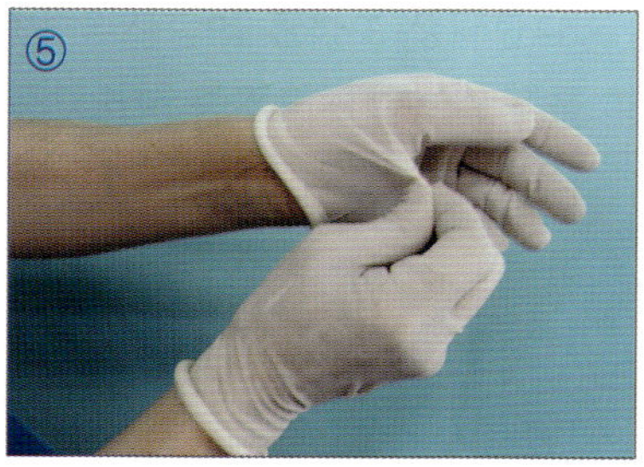

오염 장갑 잡기

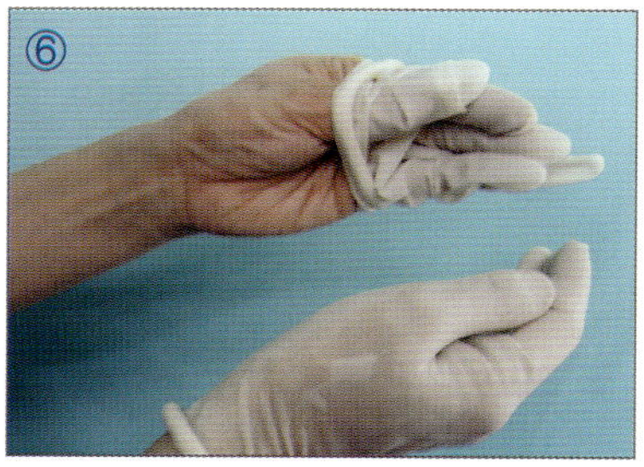

손끝으로 모으기

④ 장갑을 낀 채 가운은 의료폐기물 용기(햄퍼)에 담도록 한다.
⑤ ⑥ 오염된 장갑은 어느 쪽이던 편한 쪽부터 제거하도록 한다.
이물질 또는 혈흔이 흡착되어 있으므로 피부에 닿지 않도록 주의한다.
오른손으로 왼손 장갑의 손바닥의 표면을 잡아당겨 일부분 벗기고 나서 반대쪽 손으로 움켜 지도록 한다.

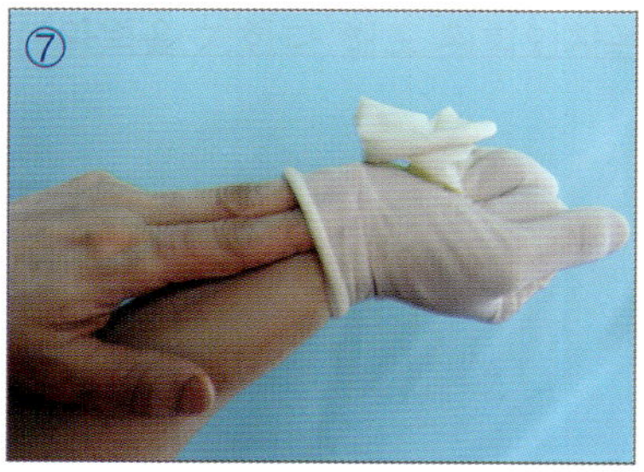

오염 장갑 쥐기

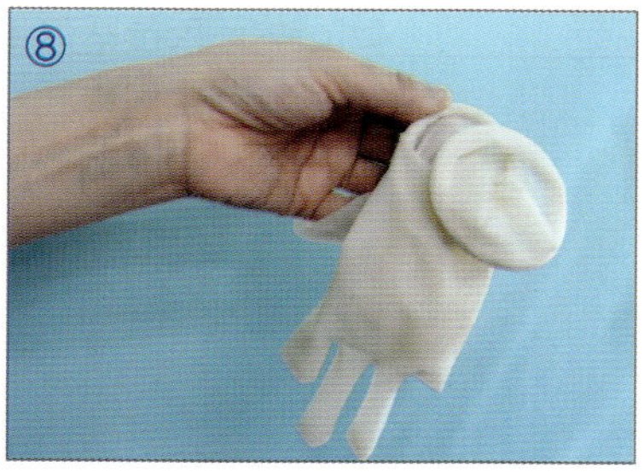

의료폐기물함에 넣기

손이 노출된 부분을 이용하여 장갑의 손목 쪽으로 손가락을 깊이 끼워 넣어 뒤집듯이 하여 벗기도록 한다.

19) 오염성 수술물품 처리하기 2

오염된 가운과 장갑을 제거한 후 순서

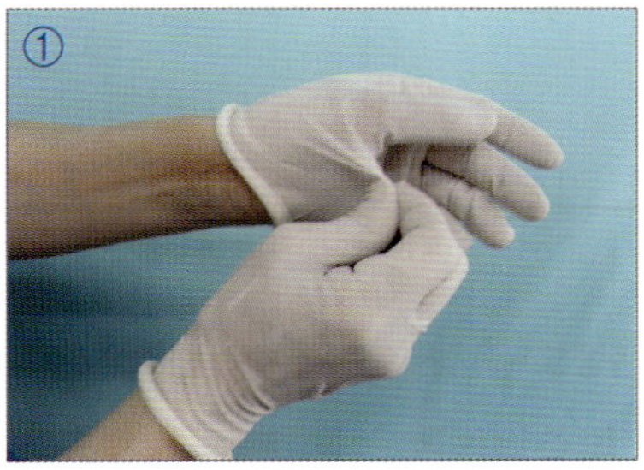

오염 장갑 제거

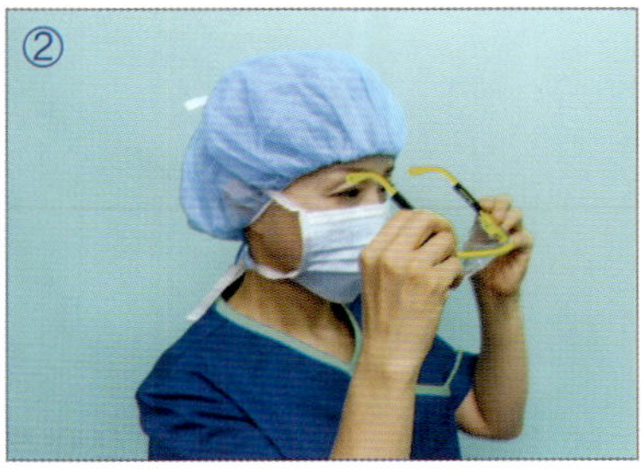

보안경 벗기

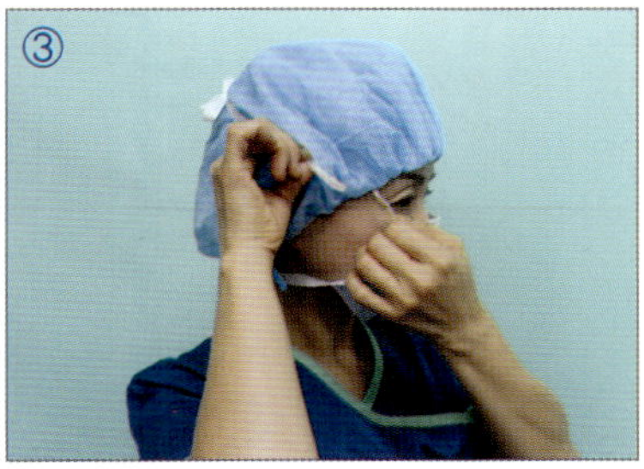

마스크 끊기 1

① 수술영역에서 벗어나 오염된 가운과 장갑을 의료폐기물 용기(햄퍼)에 담는다.
② 보안경을 벗는다. 이때 가능한 귀걸이 테 부분을 잡도록 한다.
③ 끈 마스크의 매듭부분을 푸는 것이 아니고, 얼굴 측면에 마스크 밴드를 절단한다.
또는 뒤통수 부분에 고정된 마스크 끈을 잡고 얼굴 앞쪽으로 끌어 내린다. 목 부분으로 내려 왔을 때 마스크 부분을 잡고 앞쪽으로 잡아당겨 마스크 전체를 제거 할 수도 있다.

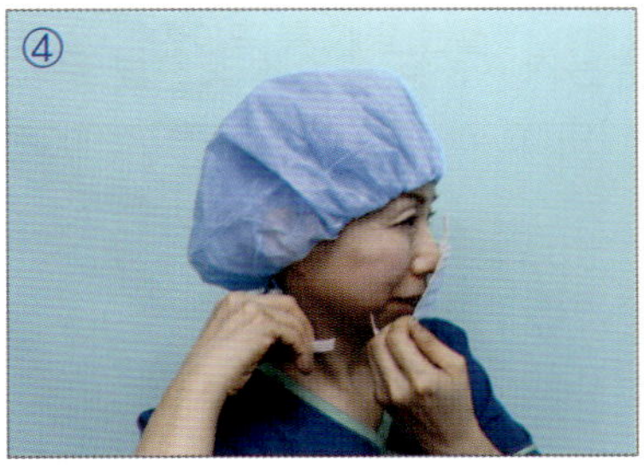

마스크 끊기 2

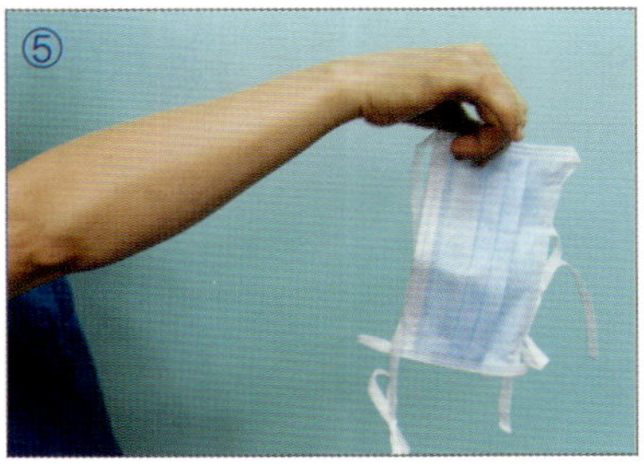

의료폐기물에 넣기

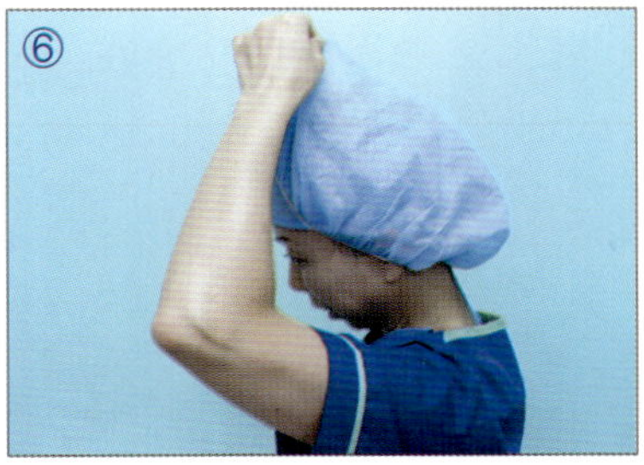

2차 헤어캡 제거

④ 목 쪽 마스크 밴드를 절단한다.
⑤ 의료폐기물 용기에 담는다.
⑥ 2차 헤어 캡 벗는다. 이때 가능한 머리 위쪽을 잡는 것을 권장한다.

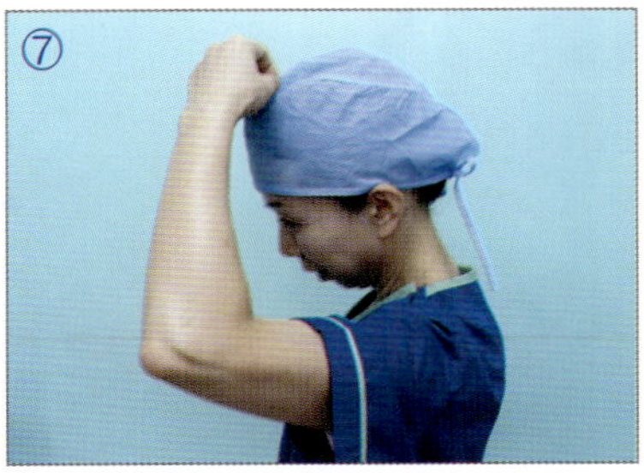

1차 헤어캡 제거

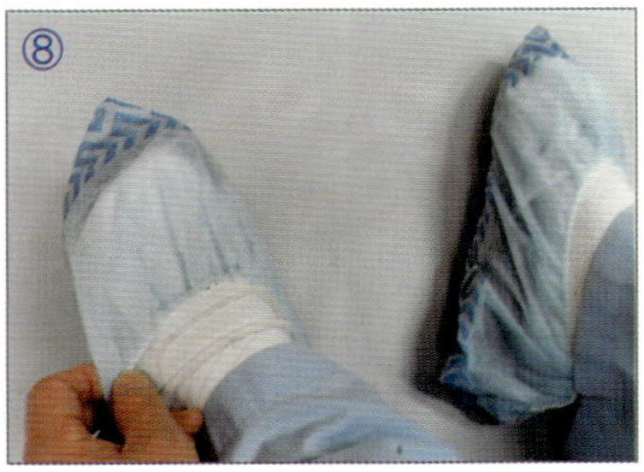

덧신 제거

⑦ 2차 헤어 캡을 벗는다.
⑧ 덧신은 수술실 영역에서 나가기 전에 벗도록 한다.

20) 수술모자, 마스크, 보안경, 덧신 착용하기

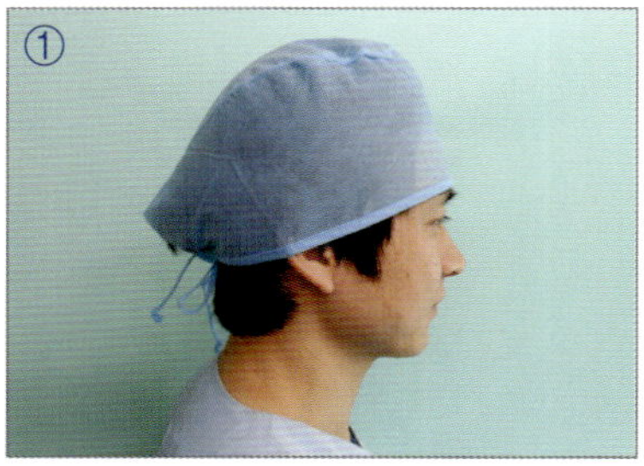

1차 헤어캡 착용

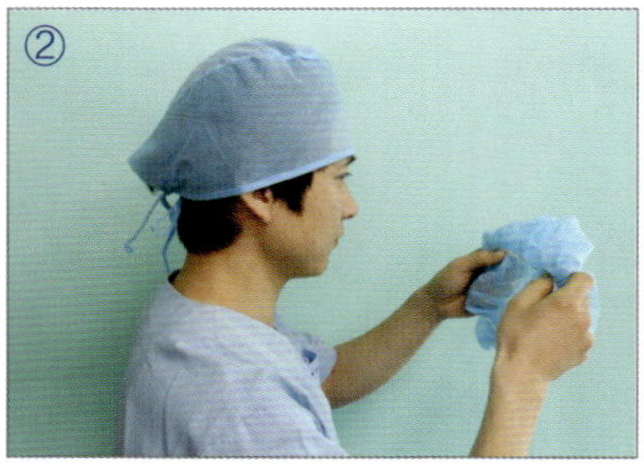

2차 헤어캡 준비

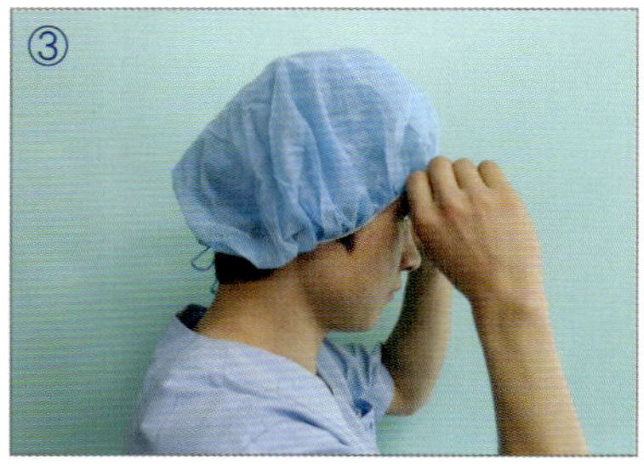

2차 헤어캡 착용

① 1차적인 헤어 캡을 착용한다. 안전을 위해 2중으로 헤어 캡을 착용을 권장 한다
② 2차적인 헤어 캡을 착용 한다. 눈썹 언저리부분까지 내리며 귀를 덮는다.
③ 헤어 캡 안으로 모든 머리카락을 넣도록 한다. 액세서리는 완전히 제거시켜야 한다.

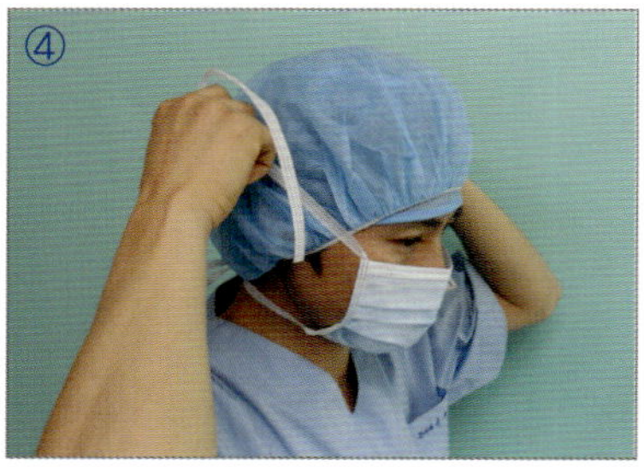

끈 마스크 착용

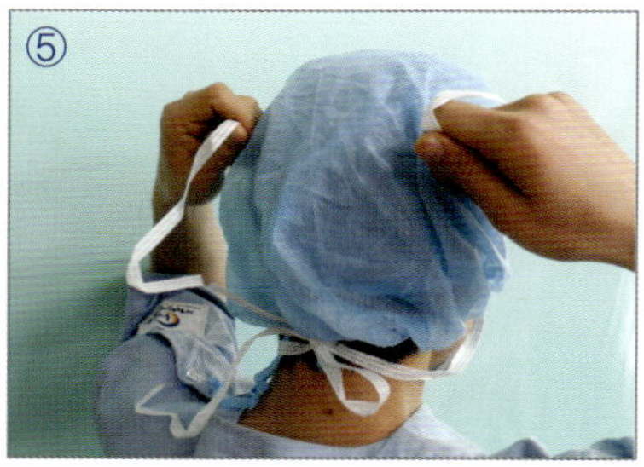

끈 마스크 벤딩하기

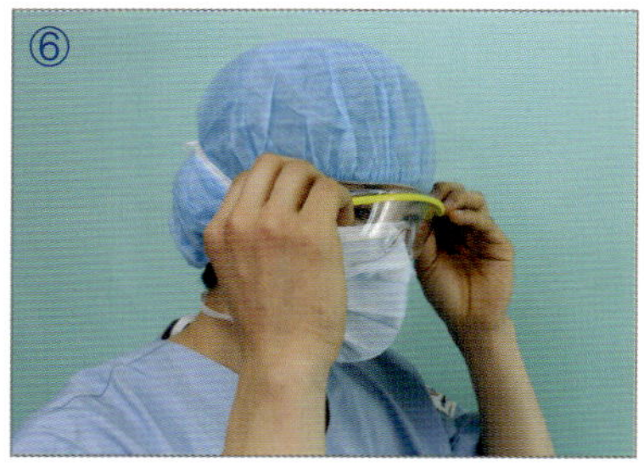

보안경 끼워 넣기

④ 목 쪽에 밴딩을 하고 나머지는 머리 뒤통수 쪽으로 유도 한다.
⑤ 뒤통수 쪽에 마스크 끈을 묶는다.
⑥ 보안경 착용(보안경 귀걸이 부분을 헤어캡 내부로 끼워 넣어 귀에 걸치도록 한다.)

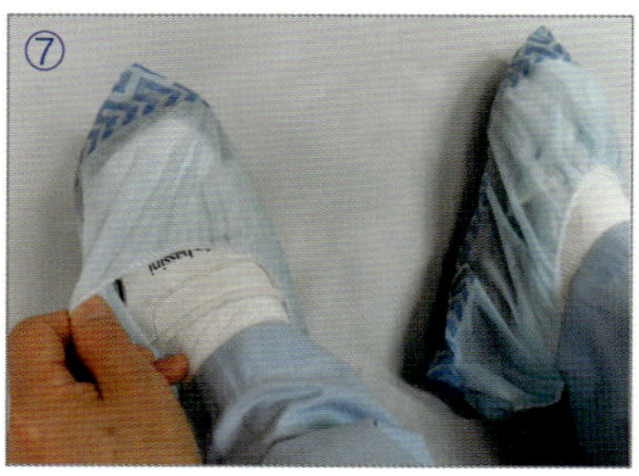

덧신 착용

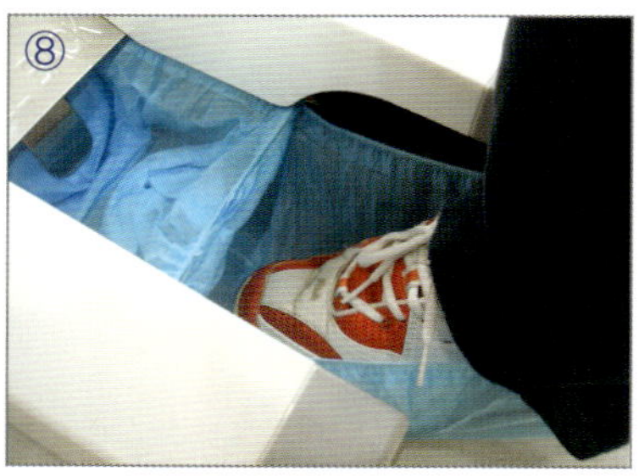

반자동 덧신 머신

신발 덧신은 병원 시스템에 따라 다소 차이는 있으나 가능한 자동(반자동)덧신머신을 이용하여 손을 사용하지 않고 착용하는 방식을 권장한다. 수술실 입실 전에 착용한다.

21) 멸균기 신뢰성검사 확인하기

멸균과정에서 발생할 수 있는 비 신뢰성(멸균 물 젖음, 파우치 내 안개현상, 응축수 고임 등)의심과 치과 병, 의원만의 참고할 만한 표준관리가 부재하여 어려움이 있었다.

본 멸균관리의 신뢰성 검사방법을 표준화하여 멸균장비를 취급하는 과정에서 올바르게 적용하고 성공적인 멸균 확인을 강화하여 병원의 무결점 품질관리와 의료기관 가치평가를 한 단계 격상하기 위한 목적이다.

본 표준은 국내 KSP(의료기기용구 규격)6116-8, 4항, 6130과 보건복지가족부의 소독 및 멸균지침 개정(2010년8월 입법고시)내용과 국제규격의 EN, ISO11140-1, ANSI ST8,AAMI ST7.9등에 의한 참고문헌과 권고사항을 기준으로 작성되었으므로 각 병,의원(치과위생사, 장비 및 관리자)의 담당 관리자는 병원의 체질과 생리에 맞게 적용할 수 있으며, 시스템을 개발하고 실행할 것을 권장 한다.

(1) 생물학적 검사방법(Biological test)

① 생물학적 지시제로 Bacillus subtilis 또는 Bacillus stearothermophilus(스테아로테르모필루스)spore가 담긴 엠플을 멸균기 문 앞쪽부분 아래쪽에 놓고 검사하는 방법.

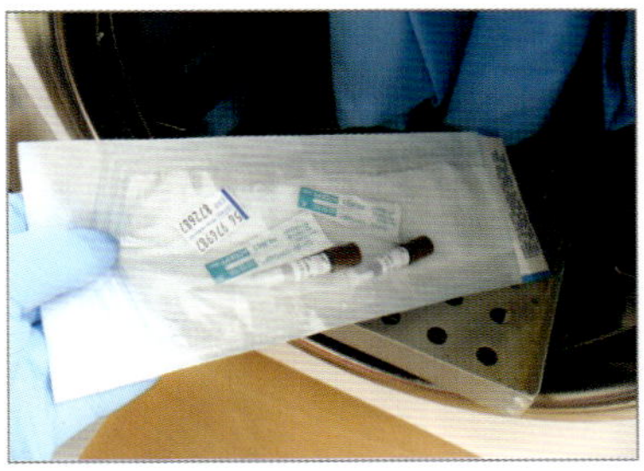

스팀 생물학적 검사

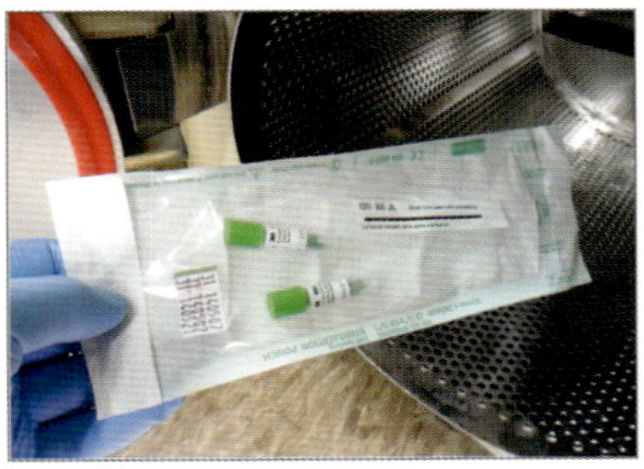

E O 가스 생물학적 검사

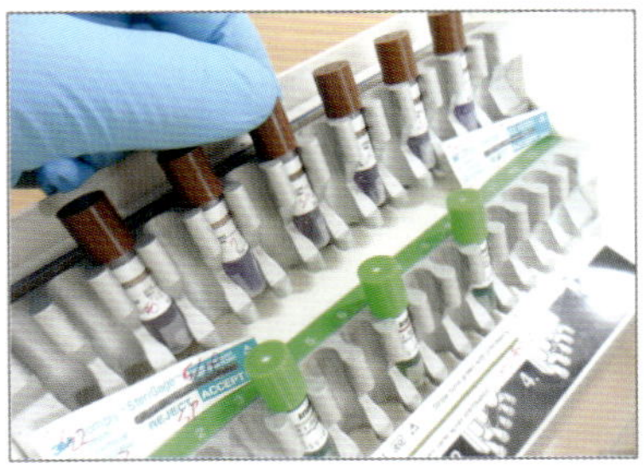

배양 검사

② 멸균 완료 후 생물학적 지시제 내의 세균을 배양기에 놓고 1시간~48시간 이내 배양하여 멸균 성공 여부를 확인하는 방법

③ 멸균기 작동에 이상이 있어 A/S수리를 받은 후, 또는 설치장소나 위치가 변경 될 경우, 입증할 수 없는 멸균실패가 있을 경우 시행하는 방법

(2) 화학적 검사방법(Chemical test)

① 멸균성공 상태를 확인하는 것 보다는 포장 물품의 멸균과정이 진행 되었는지 확인하는 방법

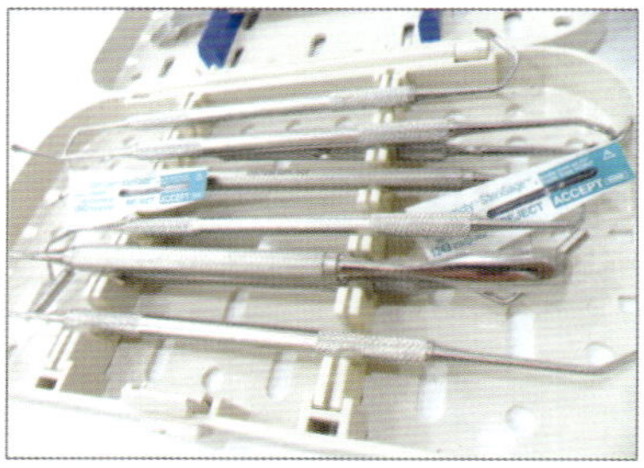

외과기구 Kit 1

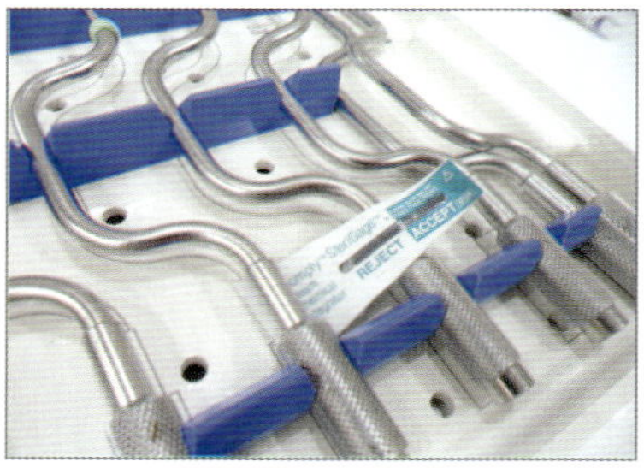

오스테오톰 Kit

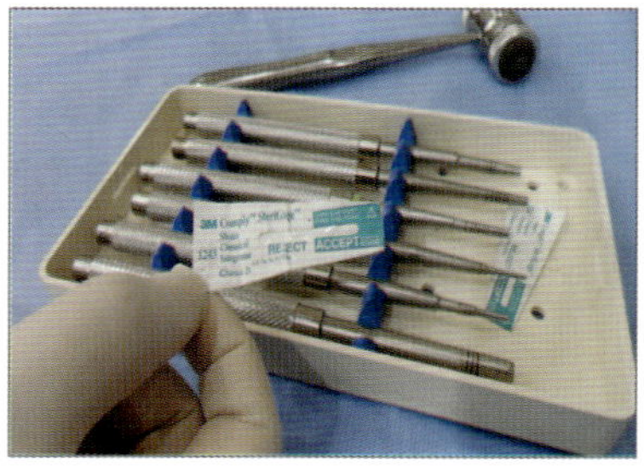

외과 기구 Kit 2

② 멸균 과정에서 하나 혹은 두 가지 이상의 지시계(화학적 지시제)를 육안으로 판독하는 방법(색상변화로 판단)

③ 멸균 과정의 오류발견이 매우 쉽다.

(3) 기계적(물리적)검사방법(Mechanical test)

① 멸균과정 동안의 진공상태, 압력게이지변화, 시간, 온도, 증기누기 등을 측정하는 방법

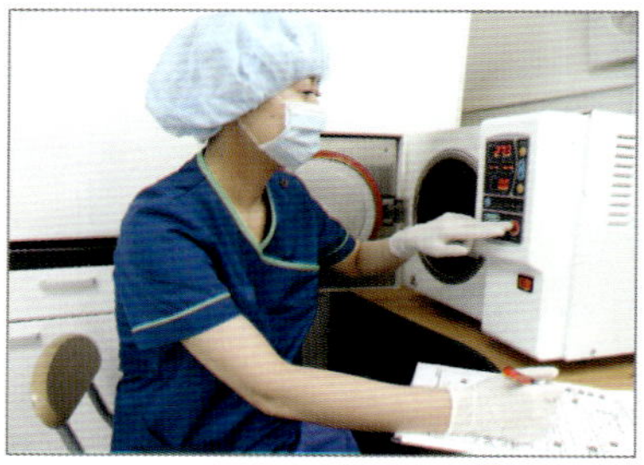

멸균기 모니터링

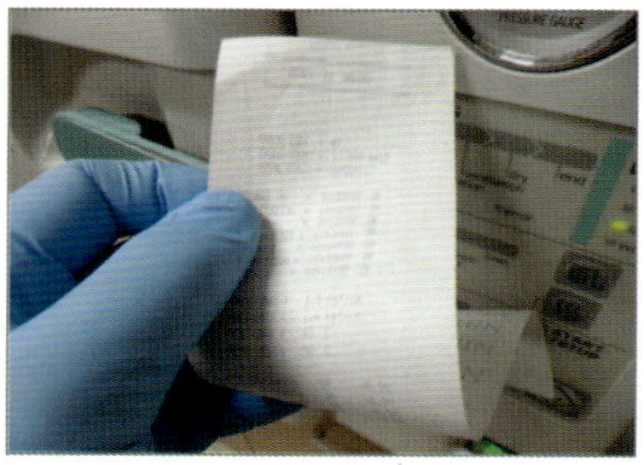

멸균 기록지 확인

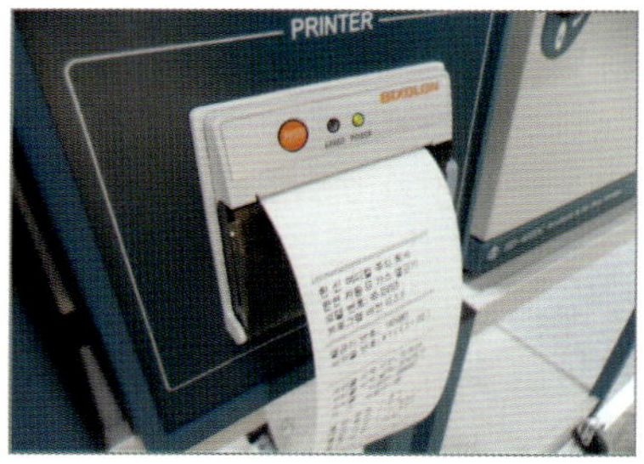

멸균 기록지 출력

② 점검일지에 멸균 사이클과 항목을 표시하고 기록하는 방법

③ 멸균기 내부의 성능검사가 아니라 외부적 상태를 점검하는 방법

22) 멸균물품 유효기간 검사하기

화학적 지시제는 멸균 물품을 사용할 때 즉시 판독 되어야 한다.

External Indicator용은 외부로부터 기본사항(날짜, 유효기간)을 판독하는 안내역할을 맡는다면, Intemal Indicator용은 멸균의 신뢰성을 높이고 증명하는 역할을 맡는다.

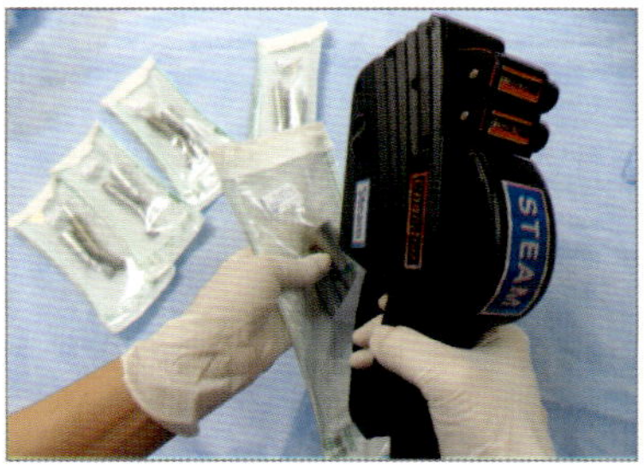

스팀 라벨 건

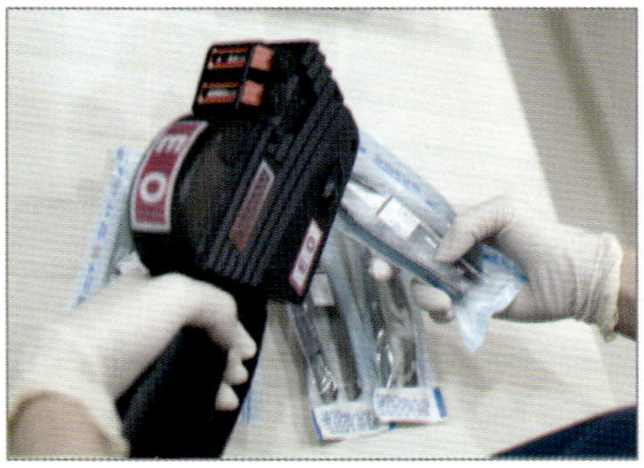
E O 가스 라벨건

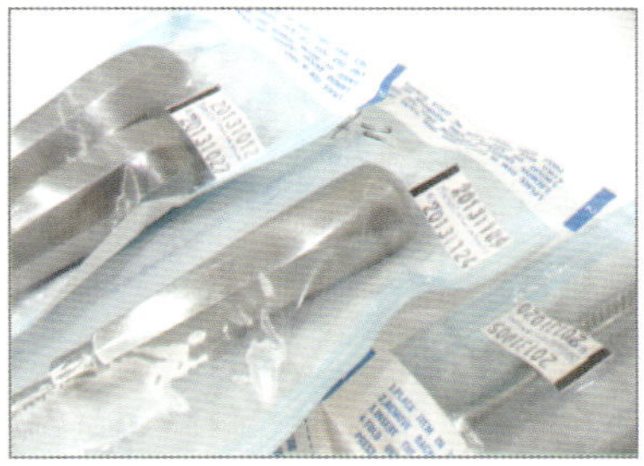
멸균 유효기간 라벨러 부착

한 대의 멸균기에 한 장의 멸균작업일지 또는 데이터 시트가 사용되며 문서는 멸균과 관련된 모든 정보를 기록 보존하여야 한다(로트 번호, 멸균 날짜, 만료 기한, 멸균기 번호, 멸균 물품 및 멸균 담당자).

CSSD 차원에서 각각 배치의 모든 멸균 물품에는 멸균 정보와 함께 라벨이 부착되며, 동일한 정보가 문서에 기록된다.

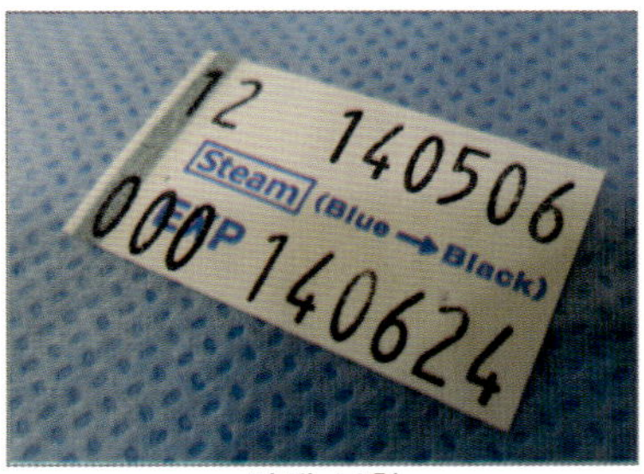
라벨 부착

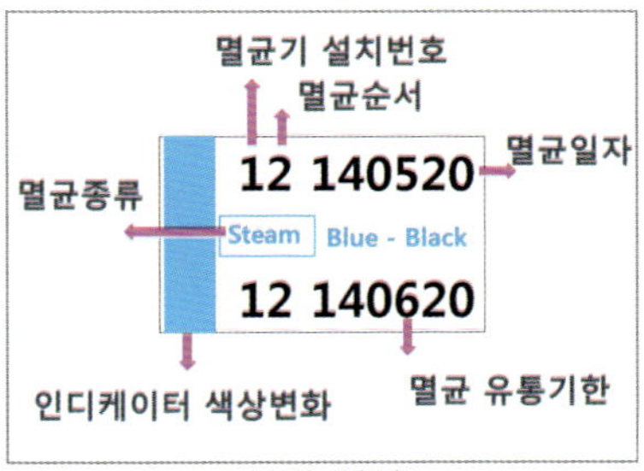

라벨 해석

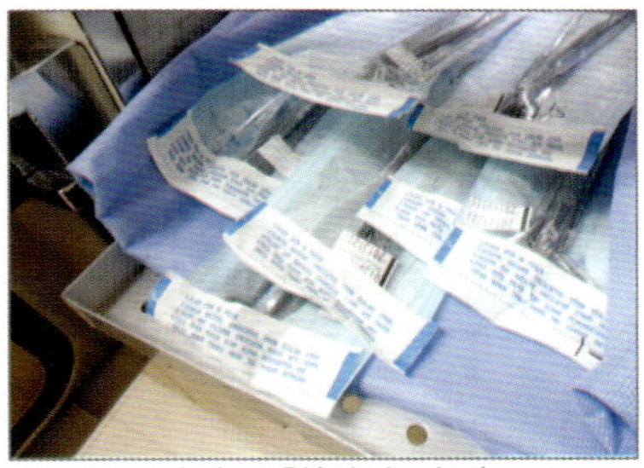
라벨 부착(비닐 상부)

완전한 환자 문서 시스템을 갖추고 있다면 이중 접착식 라벨을 멸균 물품에서 떼어서 환자 관련 문서에 부착 할 수 있다.

23) 액세서리 경리

의료진은 수술 가운을 착용하기 전에 착용하고 있던 시계, 반지, 귀걸이, 목걸이 등의 액세서리는 몸에서 제거하여 감염성 전파를 차단하도록 한다.

또한 수술을 받는 환자의 경우도 같은 방법으로 적용하도록 하며 반지나 귀걸이 등이 신체에 있을 경우 심전도 및 고급 장비작동에 주파수 변동이 등 과민반응으로 오작동을 발생할 우려가 있기 때문이다.

24) 수술실 출입자 복장 확인하기(반팔, 신발덧신, 모자. 마스크, 보안경 등)

의료진의 복장은 오염되지 않은 세탁된 반팔과 바지를 착용하고 마스크, 헤어 캡, 고글을 착용 한 후 손 세정을 하도록 한다.

신발은 통기성이 좋고 가벼우며 뒤 굽은 탄력 있는 운동화 형태의 신발을 권장하며 착용 후 덧신을 신는다.

대부분 안구 보호용 고글착용을 기피하는 이유로는 자주 흘러내리고, 마스크를 하고 호흡을 할 때 고글에 성해가 끼어 시아확보가 어렵다는 점이다.

최근에는 가벼우면서 성해방지용 고글이 유통되고 있으므로 대체할 것을 권장한다.

환자의 복장은 가급적 간소하고 가벼운 복장으로 내원하도록 주문하고 수술실 출입 전에는 린넨가운과 헤어 캡을 착용하도록 한다.

신체에 지닌 액세서리는 제거하며 신발은 슬리퍼에 덧신을 신도록 하여 환자 스스로가 엄격하고 철저한 감염관리 환경에서 수술을 받는다는 체험을 할 수 있도록 동기부여를 제공 한다.

2. 수술 장비 및 기구관리 준비

의료기기의 정상작동 여부는 환자 진료 및 치료에 중대한 영향을 미칠 수 있다.

따라서 의료기기가 적시에 정확하게 작동될 수 있도록 예방점검 및 지속적인 유지관리에 힘써야 하며 이를 통해 오작동을 예방하고 안전한 의료서비스 환경을 제공하여야 한다.

1) 일반 기본기구 나열하기(치과위생사 영역)

병원의 구조 및 수술절차의 과정이 병(의)원마다 차이가 있으나 수술의 준비와 진행을 맡는 치과위생사의 영역 범위에는 기본 기구를 메이요 스탠드에 준비하여 술자에게 순서대로 전달되도록 한다.

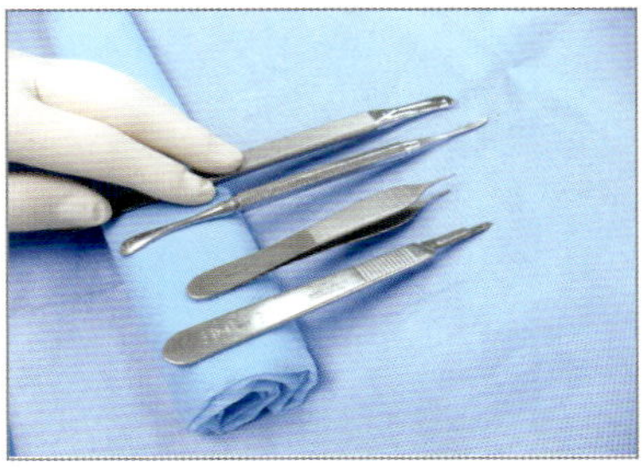
메이요 스탠드 진열과정 1

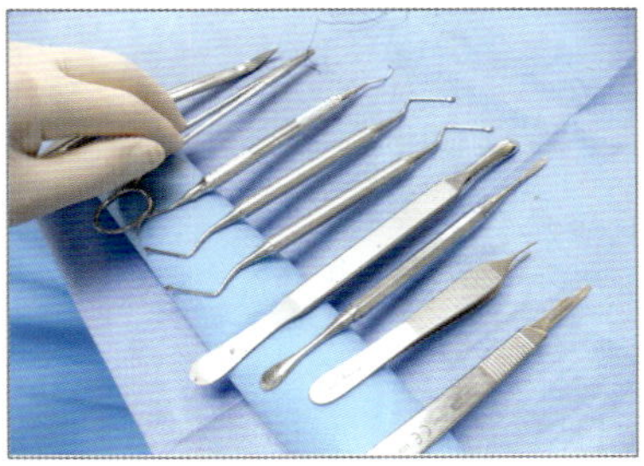
메이요 스탠드 진열과정 2

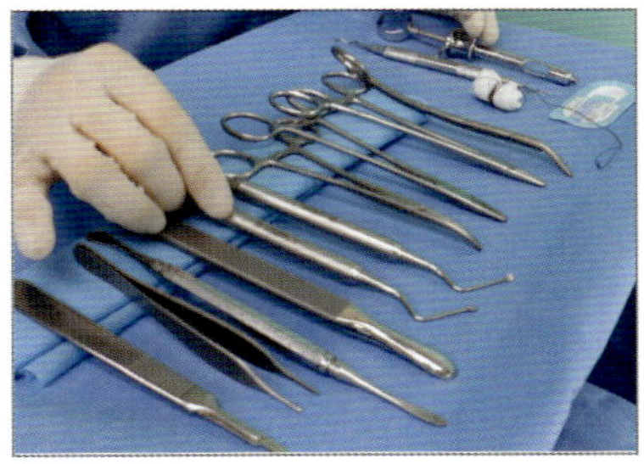
메이요 스탠드 진열 상태

Mess blade #12, 15, tissue pliers, periosteal elevators, hemostat, surgical curette, needle holder, scissors, silk, gauze, syringes, mirror, dressing pliers, explorer, metal suction tip. retractors.

※ 주의 : 이리게이션용 시린지, 리도카인은 비 멸균된 것으로 같이 올려놓아서는 안된다.

2) 수술실 장비관리 1(임플란트용 감속(20:1)핸드피스)

임플란트용 감속(20:1)핸드피스의 잔고장의 원인 대부분 카트리지 내부의 오염물질과 혈흔과 생리식염수의 고착으로 인한 부산물이 회전에 장애를 초래하는 원인이다.

주기적인 분해청소와 시술 후 헤드내부의 혈흔을 제거하는 것이 수명을 연장할 수 있고,

교차 감염의 원인을 해결할 수 있다.

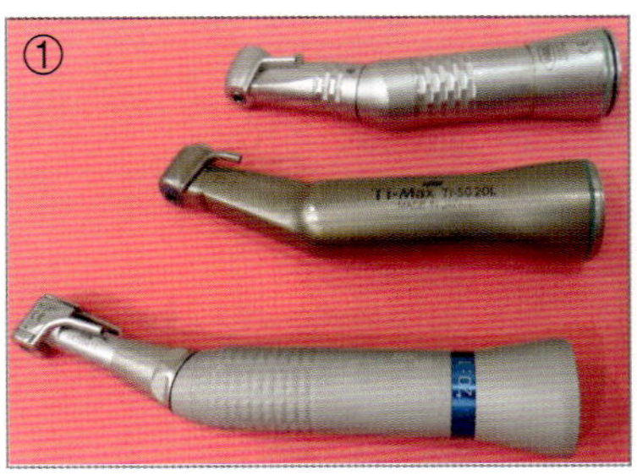

감속(20:1) 핸드피스

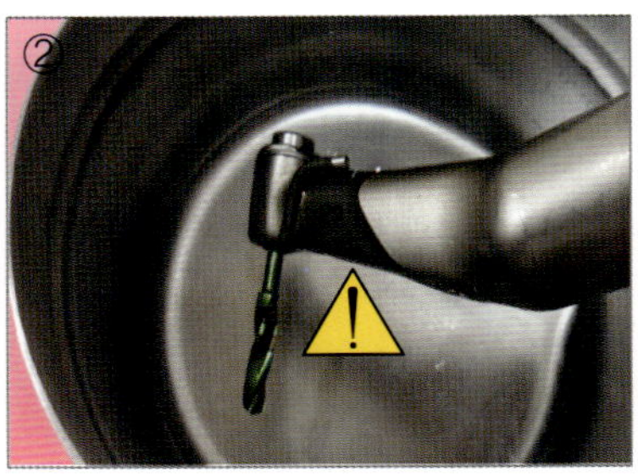

증류수 침전(드릴 삽입)

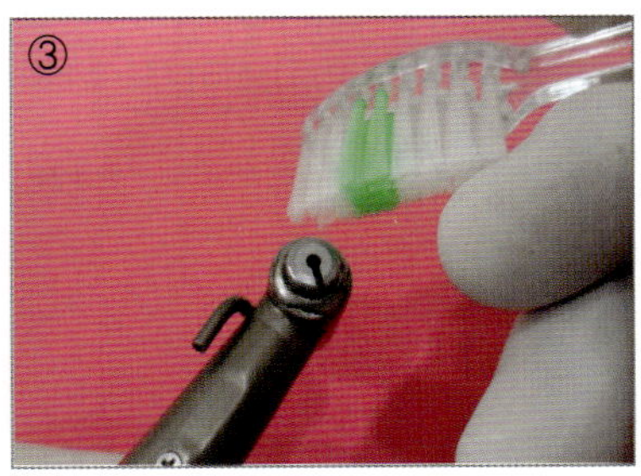

표면 세정

임플란트용 감속(20:1)핸드피스

① 임플란트 시술이 끝나면 환자안내와 이동 및 뒤 정리가 급선무 이다 보니 펼쳐진 기구와 의료폐기물과 혈흔이 베인 핸드피스 정리는 정체되게 된다.

② 시술이 끝나면 혈흔이 베인 핸드피스는 수술보조자에게 전달하여 증류수가 담긴 용기에 침전하여 2~3분 정도 회전하게 한다. 제조사마다 공회전 시간은 차이가 있으므로 가능한 권장하는 시간을 지키는 것이 좋다.
일반 체어의 마이크로 모터 튜빙에 연결하여 공회전이 가능하다. 단, RPM(회전수)를 최저로 조절하여 페달을 작동시키거나, 회전수 조절이 어려울 경우 페달을 최대한 아주 살짝 밟아 작동시킨다.

③ 증류수에 헤드를 세척한 후 브러시를 이용하여 헤드의 표면과 "푸시"부분을 세척한다.

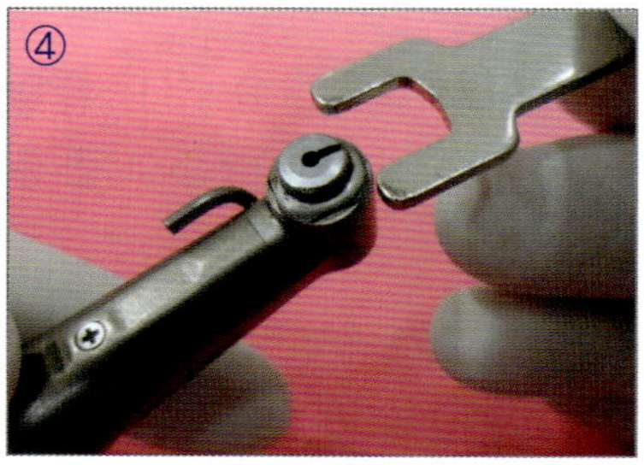
핸들 툴 적용

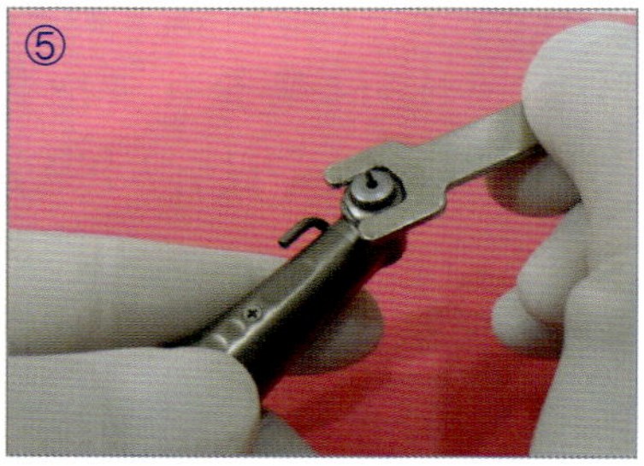
헤드캡 분리

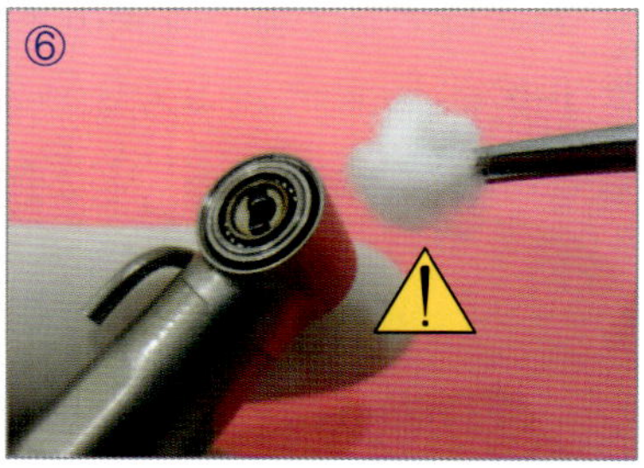
내부 세정

④ 정기적으로 핸드피스 "캡"을 분해하여 내부의 파손여부와 오염물질을 제거한다. 구입 한 핸드피스 케이스 내부에는 분해에 필요한 각종 공구들을 잘 활용하도록 한다.

⑤ "핸들 툴"(공구)을 각 홈에 잘 맞추어 시계 반대 방향으로 돌리도록 한다. 캡을 분해한 후 베어링 상부 부분이 노출된다.

⑥ 3-웨이 에어를 이용하여 부러 주거나 면봉 등으로 이물질을 세척한다.

※ 주의 : 메탈 브러시 사용금지

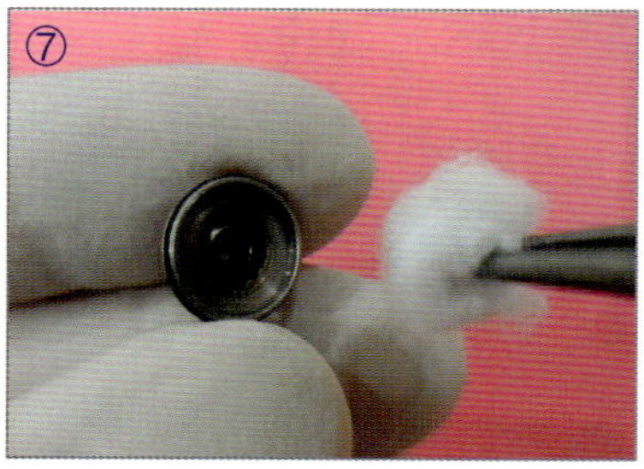
캡 안쪽 세정

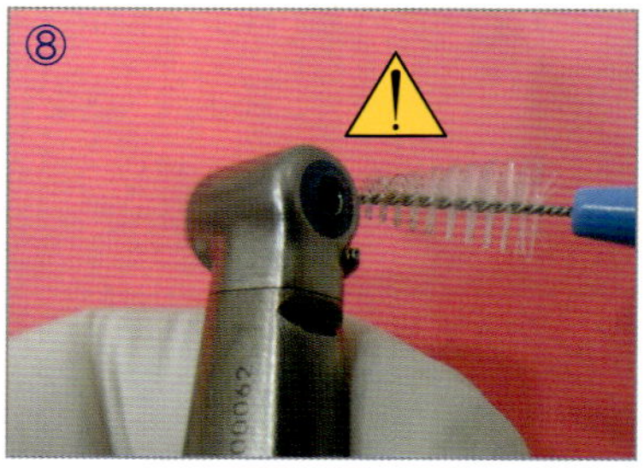
Drill 삽입 구멍 세정

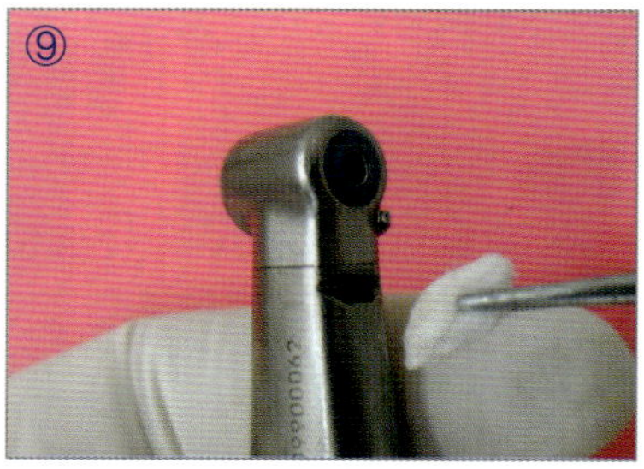
램프 표면 세정

⑦ 캡 안쪽에 이물질을 면봉 등으로 세척하도록 한다.

⑧ 브러시를 이용하여 드릴이 삽입되는 구멍을 세척하도록 한다. 브러시가 없을 경우 "치간 칫솔"을 이용하여도 무방하다.

⑨ "화이퍼업틱" 핸드피스는 램프 표면을 세척 한다.

⑩

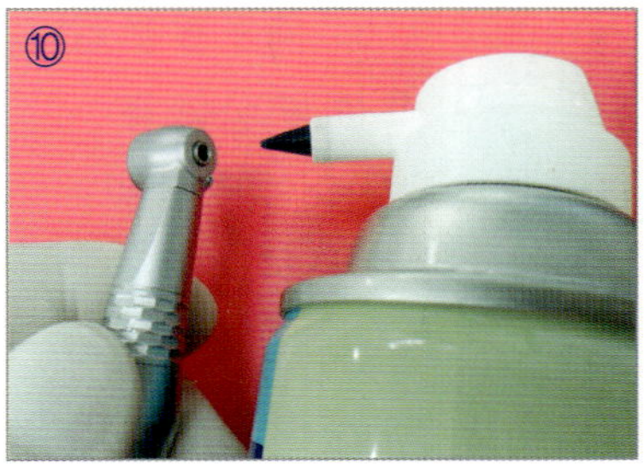

드릴 삽입 구멍 스프레이

⑪

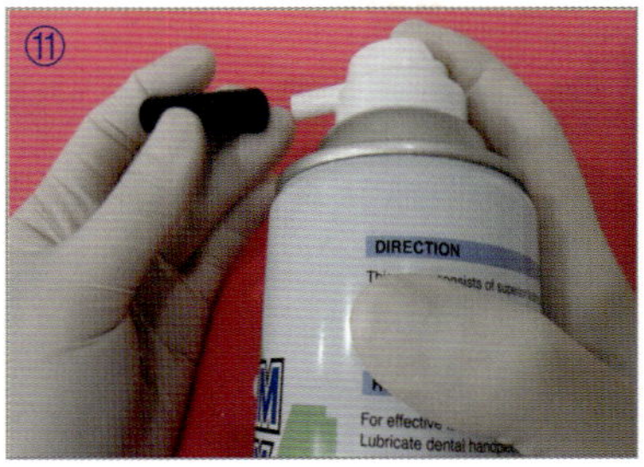

오일 어댑터 조립

⑫

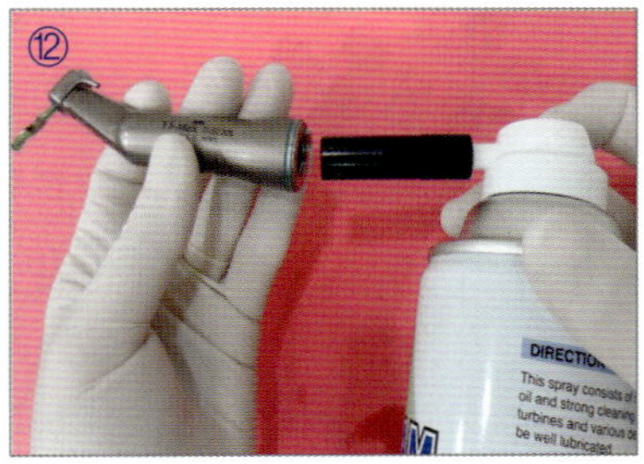

핸드피스 오일 스프레이

⑩ 엔도 어댑터를 이용하여 드릴 삽입구멍에 오일 스프레이를 한다.
모든 과정이 끝나면 오일 스프레이 준비를 한다. 반드시 제조사가 권장하는 "어댑터"를 이용하여 오일 스프레이를 하도록 한다.

※ 주의 : 오일 어댑터의 길이가 짧을 경우 핸드피스 내부의 간격차이가 생겨 오일급유 효과를 얻지 못할 수 있다.

⑪ 핸드피스에 드릴을 삽입한 채 오일 스프레이를 한다. 이때 오일 캔을 상당히 흔들어 놓은 상태여야 한다.
또한 가능한 수동 오일 스프레이를 권장한다.

⑫ 요즘 시판되는 자동 오일 스프레이의 품질과 기능성을 신뢰할 수 없으며 오일분무 압력이 약해 핸드피스 헤드까지 압력을 밀어주지 못하는 사례가 많다(수시 점검대상).

⑬

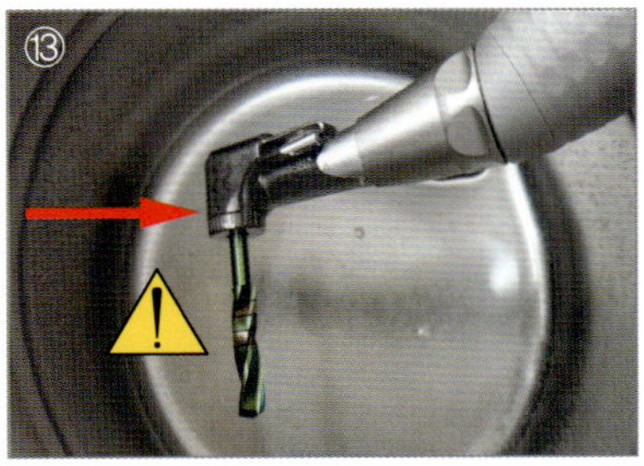

증류수 침전 및 공회전

⑭

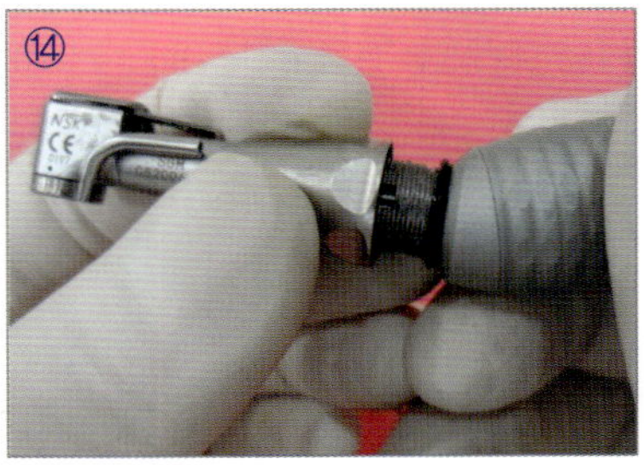

너클 분리

⑮

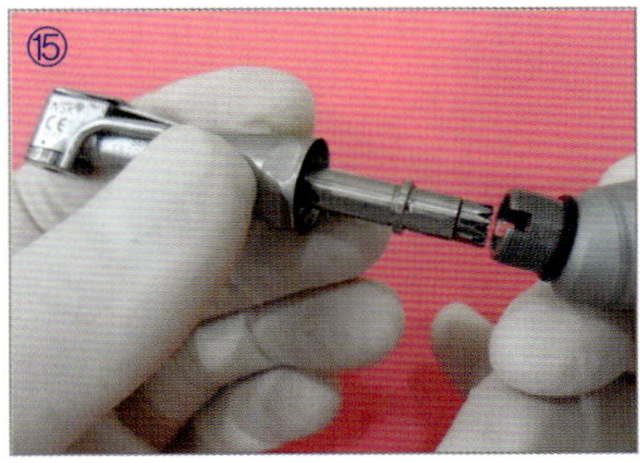

헤드 분리

⑬ 시술 후 증류수에 침전하여 세척할 경우 핸드피스 헤드측면에 공기배기구멍이 있는 제품은 구멍 쪽으로 증류수가 분출되는지 반드시 확인한다. 만약 막혀있다면 핸드피스 수명을 단축시키며, 가장 큰 문제는 드릴이 회전할 때 과부하로 인해 열전도율이 높아져 "본 괴사현상"이 발생할 수 있다.

⑭ 핸드피스와 본체 중간에 고정 된"나클"을 시계반대방향으로 풀러 "내부 오염상태를 확인한다.

⑮ 내부 "로터샤프트" 노출 상태

⑯

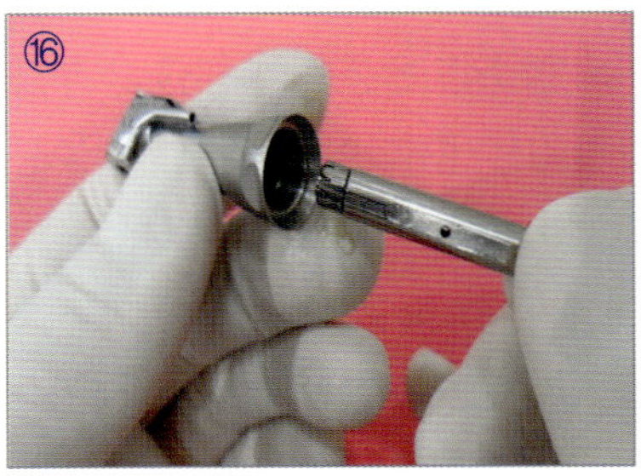

로터샤프트 분리

⑰

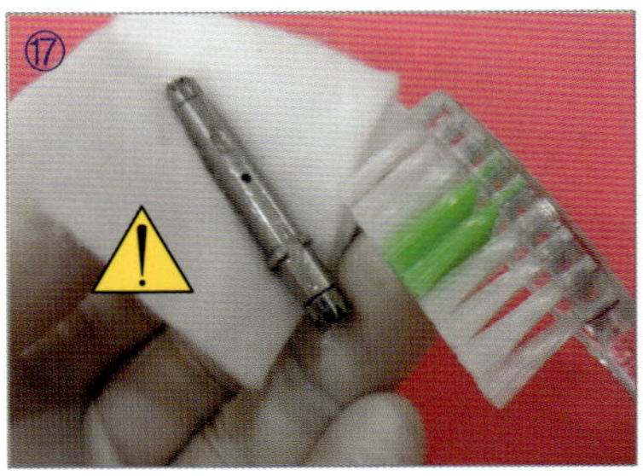

거즈로 로터샤프트 감싸기

⑱

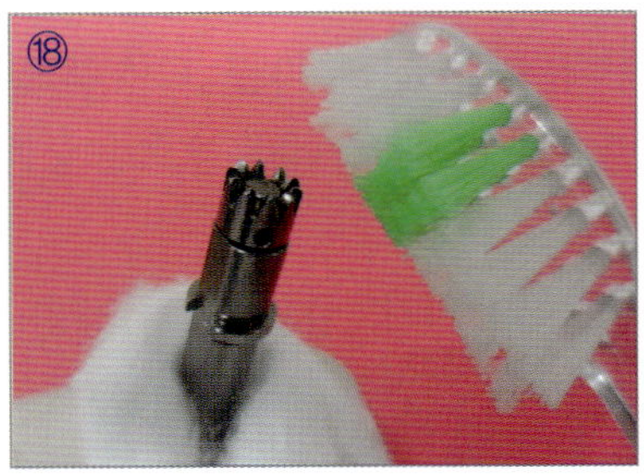

기어( ) 부분 세척

⑯ 헤드 내부의 오염물질 제거 및 로터샤프트 인출

⑰ 거즈로 로터샤프트를 잡고 표면을 세척한다. 만약 이물질이 많아 "기어"부분이 손으로 돌려도 뻑뻑하게 회전할 경우 초음파세정을 시행한다.

⑱ 브러시로 "기어"부분을 구석구석 세척한다.

※ 주의 : 금속 브러시 사용금지

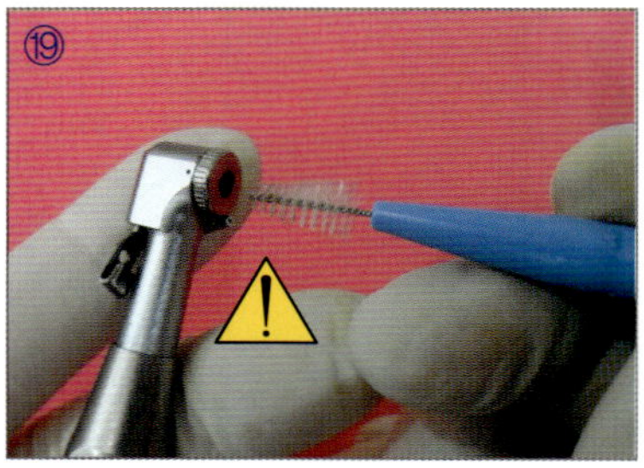

삽입구멍 세정

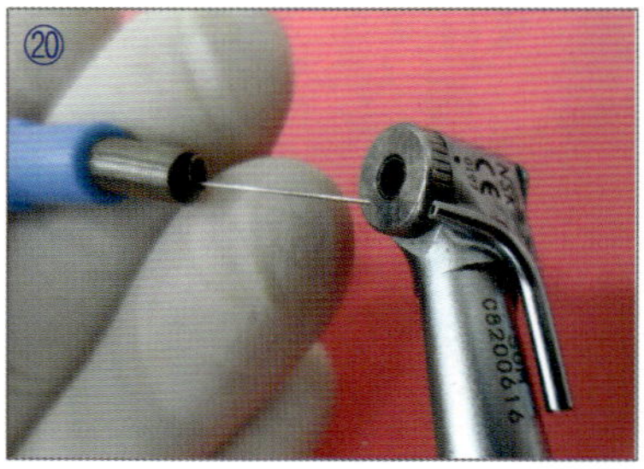

스프링핀 사용

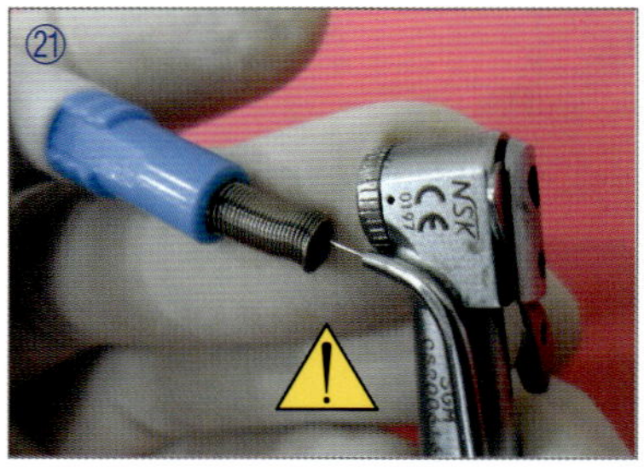

주수구 파이프 청소

⑲ 브러시를 이용하여 드릴이 삽입되는 구멍 내부를 세척한다. "치간 칫솔"을 사용하여도 무방하다.
⑳ 브러시 뒤 부분에 부착 된 "스프링 핀"으로 급수용 주수 파이프 내부에 이물질을 세척한다. 생리식염수의 잦은 사용으로 염분이 내부에 고착되어 파이프내경을 좁게 만든다.
㉑ 스프링 핀 삽입 과정

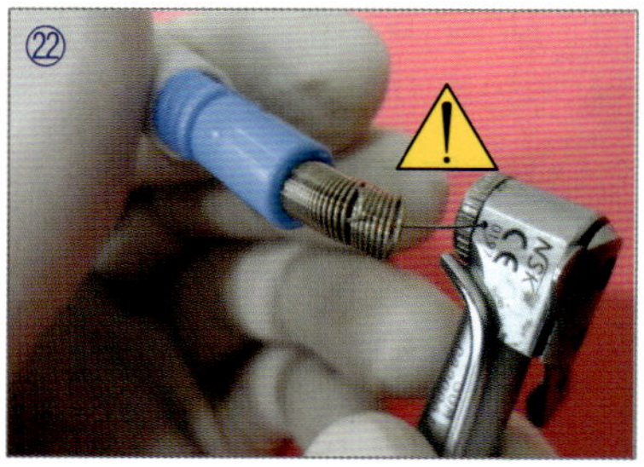

배기구멍 청소

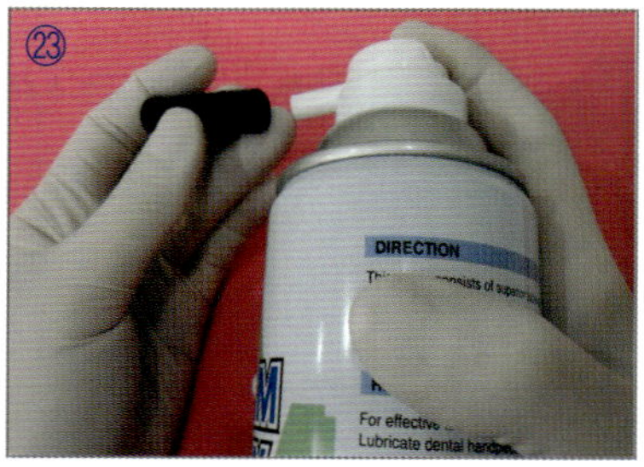

어댑터 조립

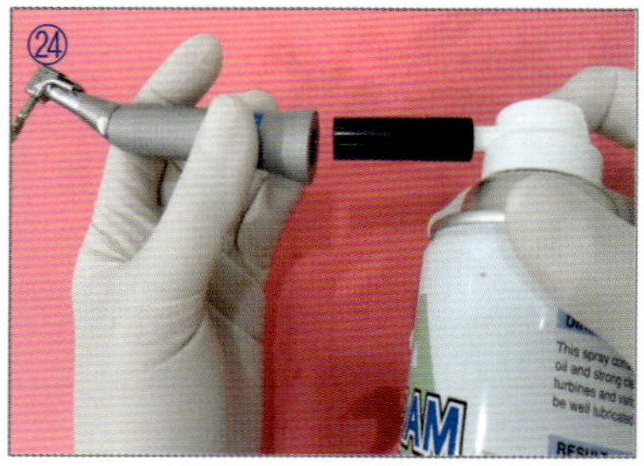

오일 스프레이

㉒ 핸드피스 헤드 측면에 배기구멍이 있을 경우 정기적으로 "스프링 핀"으로 구멍을 막히지 않도록 세척하여 준다. 만약 막힐 경우핸드피스 헤드의 열이 높아지고 드릴 회전에 장애를 초래할 수 있다.
㉓ 핸드피스에 드릴을 삽입한 채 오일 스프레이를 한다. 이때 오일 캔을 상당히 흔들어 놓은 상태여야 한다. 또한 가능한 수동 오일 스프레이를 권장한다.
요즘 시판되는 자동 오일스프레이의 품질과 기성 능을 신뢰할 수 없으며 오일분무 압력이 약해 핸드피스 헤드까지 압력을 밀어주지 못하는 사례가 있다.
㉔ 모든 과정이 끝나면 오일 스프레이 준비를 한다. 반드시 제조사가 권장하는 "어댑터"를 이용하여 오일 스프레이를 하도록 한다.

※ 주의 : 오일 어댑터의 길이가 짧을 경우 핸드피스 내부의 간격차이가 생겨 오일급유 효과를 얻지 못할 수 있다.

3) 수술실 장비관리 2(생리식염수 연결)

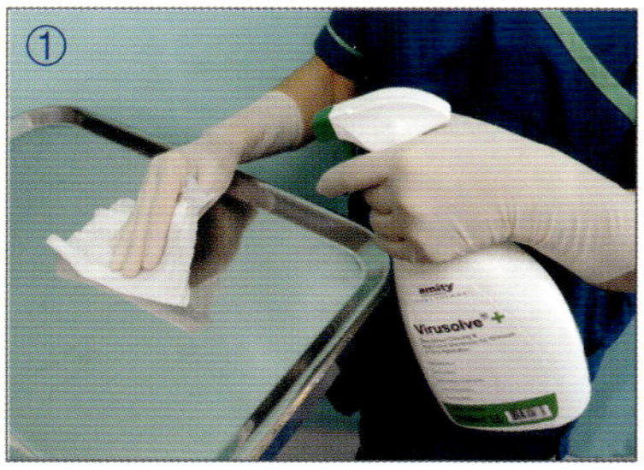

표면 소독

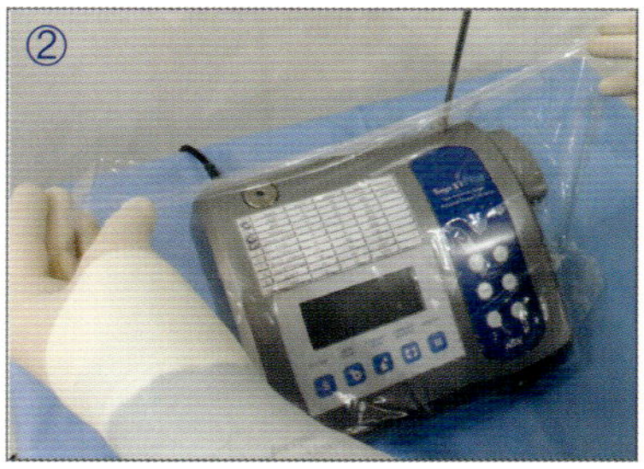

표면 덮개 마감

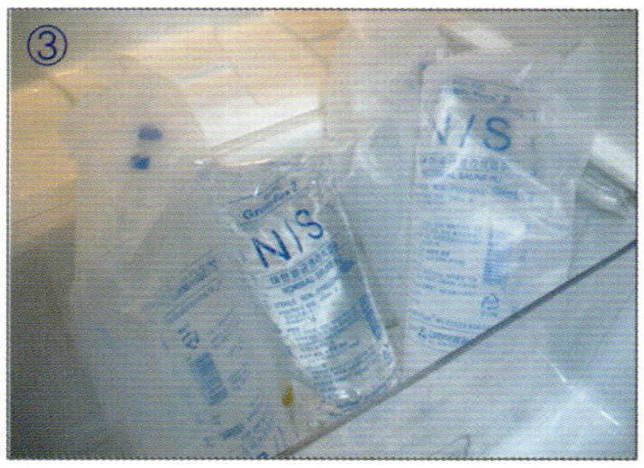

생리식염수 냉장보관

① 메인테이블 스테인리스 상부는 소독용 티슈 또는 스프레이를 하여 세정하고, 멸균 된 린넨을 전개하도록 한다. 린렌은 테이블 밑 부분까지 덮을 수 있도록 하여야 한다.
② 임플란트 엔진의 패널전면은 멸균된 비닐을 덮도록 한다. 패널부분은 가능한 투명한 비닐을 사용하여 패널버튼이 잘 보이도록 하여야 한다, 손잡이 부분은 파랑색비닐을 사용하여 구분하도록 한다.
③ 임플란트 엔진에 멸균 생리식염수를 냉장보관된 것을 사용하도록 한다. 드릴이 회전하는 과정에서 "본"과의 마찰과 과열예방을 억제하기위해 냉각효과를 제공하며 드릴의 마모를 예방할 수 있다.

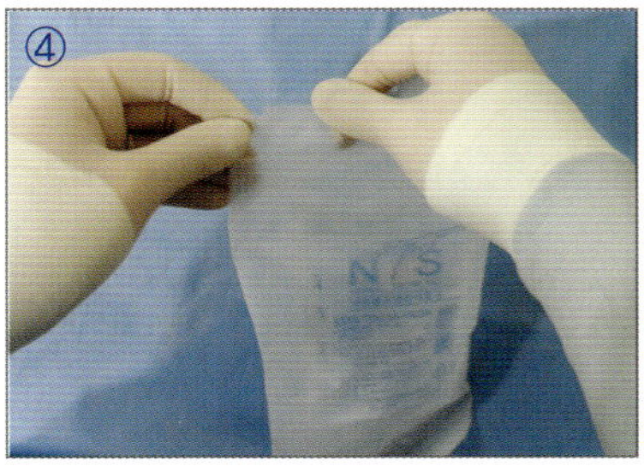

생리식염수 걸기

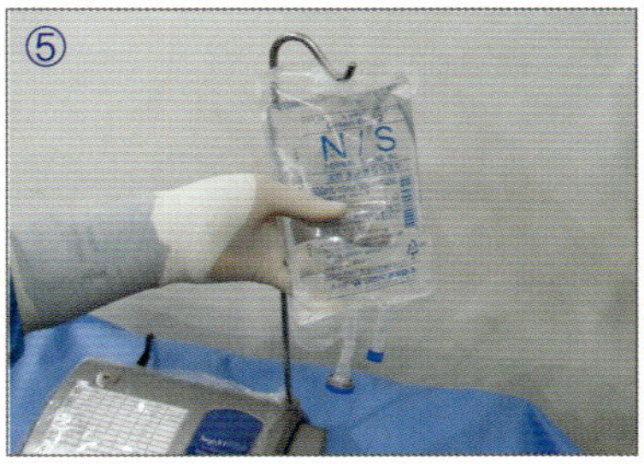

확인 과정

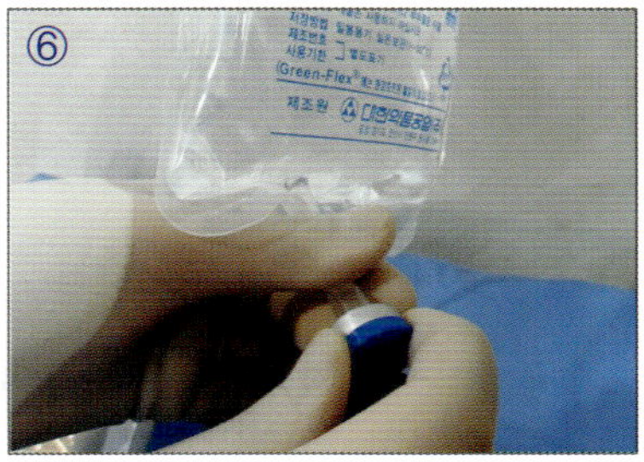

소켓커버 분리

④ 생리식염수 포장을 개봉한다.
⑤ 생리식염수를 임플란트 엔진 행거에 걸어 놓는다.
⑥ 식염수에 소켓커버를 제거 한다.

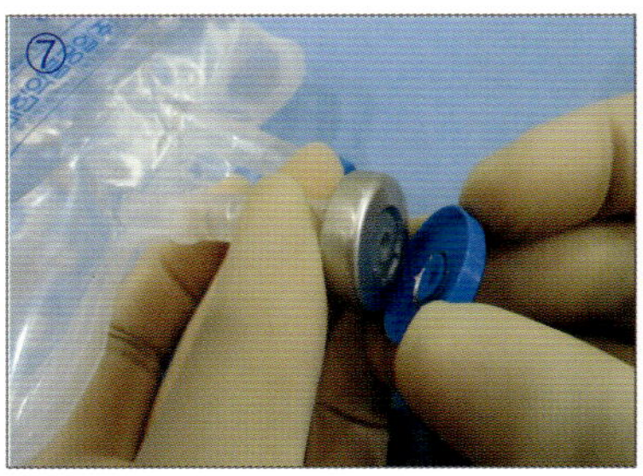

소켓커버 분리

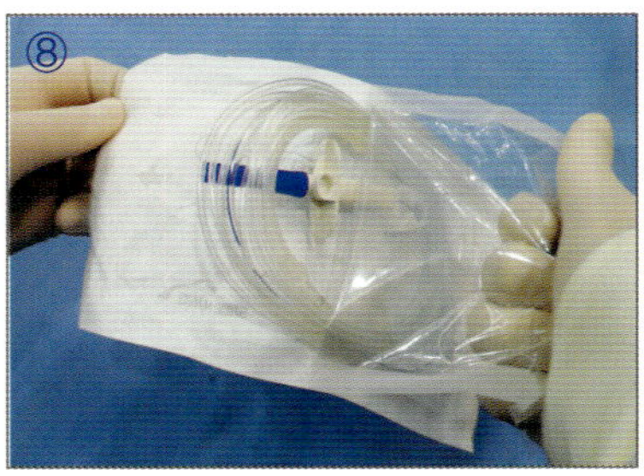

이리게이션 포장 개방

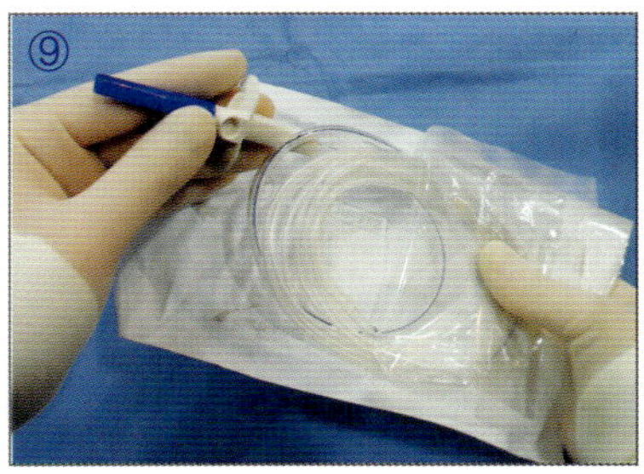

이리게이션 노출

⑦ 소켓커버를 제거하는 과정, 이때 소켓 표면에 접족이 있어서는 안되며 만일, 있다면 알코올 세척을 시행하여야 한다.
⑧ 핸드피스 급수용 튜브를 개봉한다.
⑨ 핸드피스 급수용 튜브의 이리게이션 플러그 부분을 인출 한다.

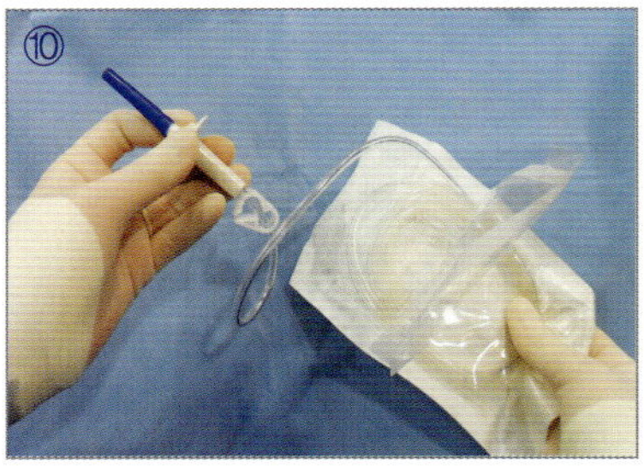

플러그 노출

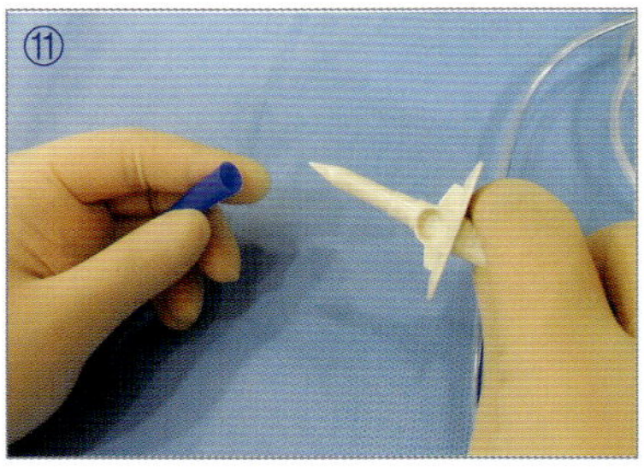

플러그 커버 분리

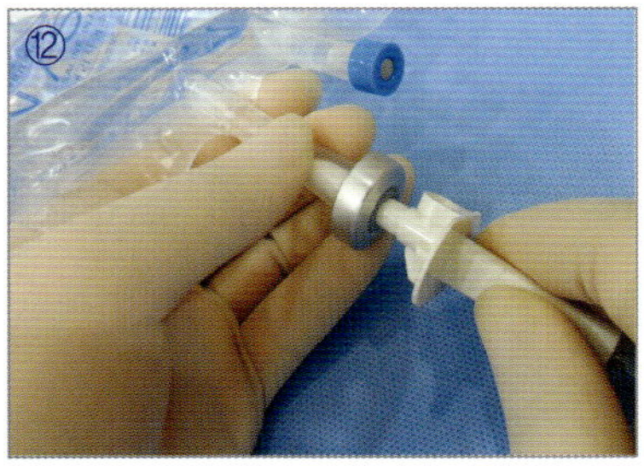

소켓 삽입

⑩ 이리게이션 플러그 부분만 인출한다. 지나치게 튜브 전체를 밖으로 인출하지 않도록 억제하여야 한다.
⑪ 이리게이션 플러그 커버를 제거 한다.
⑫ 생리식염수에 깊숙이 삽입하도록 한다. 이때 매우 빽빽하고 힘이 들므로 조심스럽게 천천히 삽입하도록 한다.
※ 주의 : 미끄러질 수 있다(오염으로 간주한다).

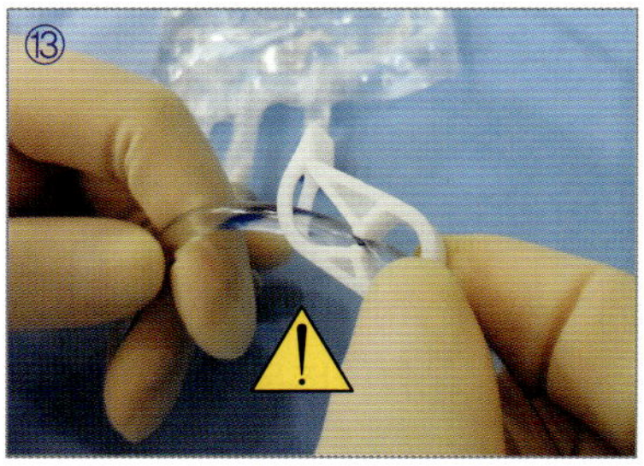

튜브 록 고정

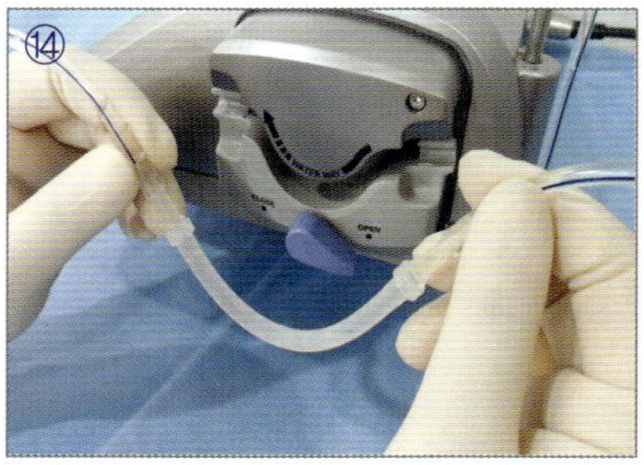

튜브 관능 검사

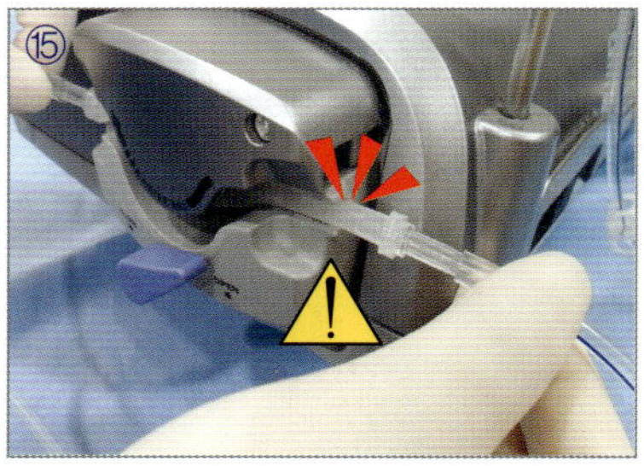

튜브 고정

⑬ 생리식염수의 공급을 차단하는 "튜브 록"의 장금 상태를 확인한다. 이때 열려 있다면 핸드피스에 튜브를 연결하는 긴 시간 과정에 식염수는 누수되어 부족할 수 있다.
⑭ 주소펌프 홀더에 이리게이션 펌프 부분을 적당한 유격을 조절하여 삽입 하도록 한다.
⑮ 이리게이션 펌프 부분을 대략적이고 적당히 삽입하게 되면 실리콘 끝부분이 꼬집혀 찢어지게 되고 주수 과정에 계속 누수 되어 지속적인 유량흐름이 방해가 되고 드릴이 회전할 때 효과적인 시술에 장애를 초래할 수 있다.

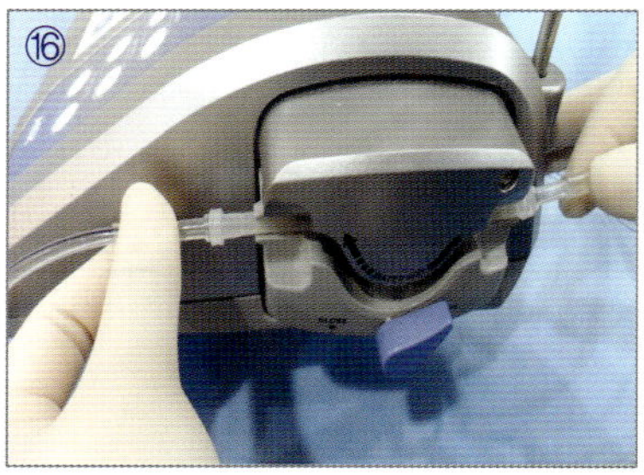

튜브 고정 상태 확인

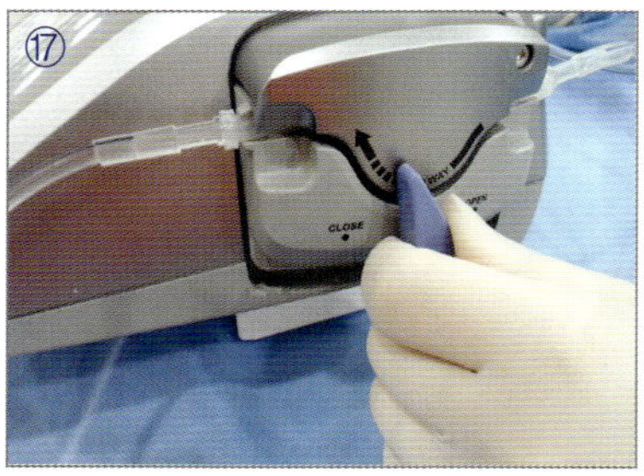

펌프홀더 고정

⑯ 홀더에 끼여진 후 양쪽 실리콘 튜브를 인장하여 여유 있게 안착할 수 있도록 확인한다.
⑰ 양쪽 실리콘튜브의 안착이 안정적으로 재 위치에 있을 때 펌프홀더를 잠그도록 한다.

4) 수술실 장비관리 3(마이크로모터 연결하기)

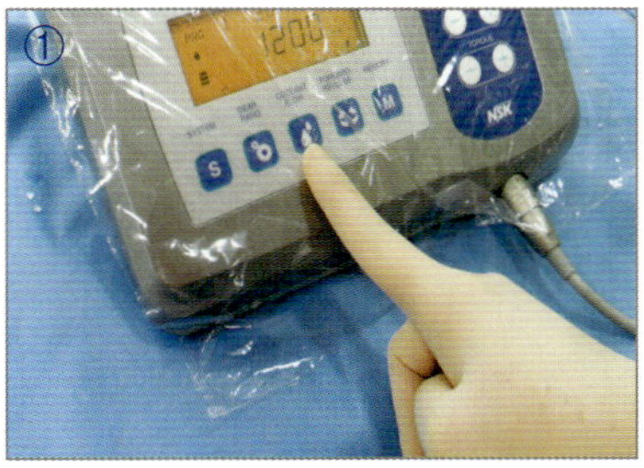

패널 스위치 작동 확인

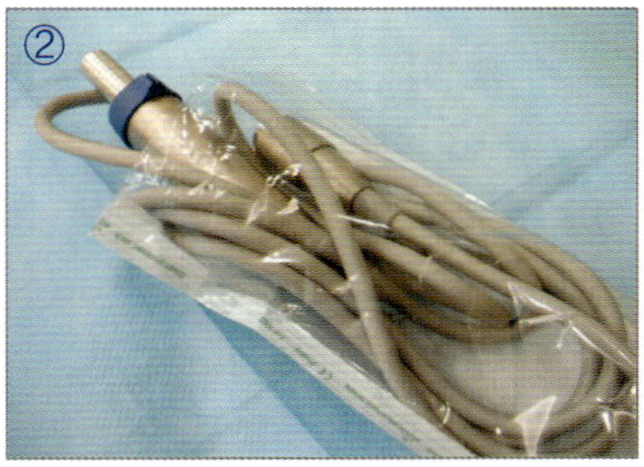

모터 튜빙 준비

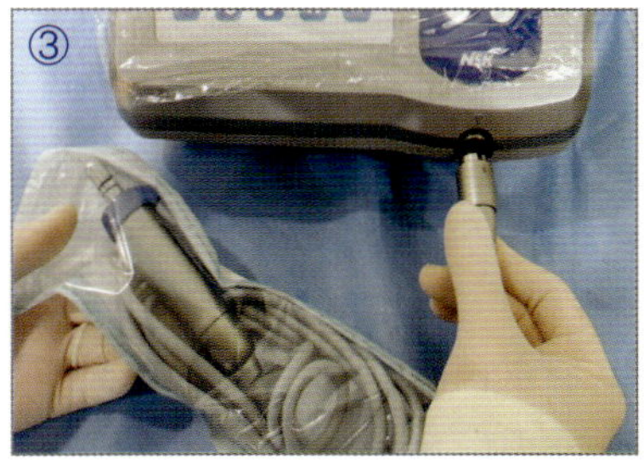

커넥터 연결

① 임플란트 엔진의 전원을 확인하고 패널의 작동 여부를 확인한다.
② 감속 핸드피스의 마이크로 모터는 멸균이 가능하며 파우치에 넣어 전체를 개봉하지 말고 "커넥터" 부분만 인출하도록 한다.
③ 임플란트 엔진에 마이크로모터의 "커넥터"를 연결한다. 이때 파우치 내부에 감겨있는 튜빙은 가능한 인출하지 않도록 한다.
※ 주의 : 포장단계에서부터 인출방법을 고려하여야하며 내부에는 멸균신뢰성 검사를 확인할 수 있도록 "화학적 지시제"를 삽입한다.

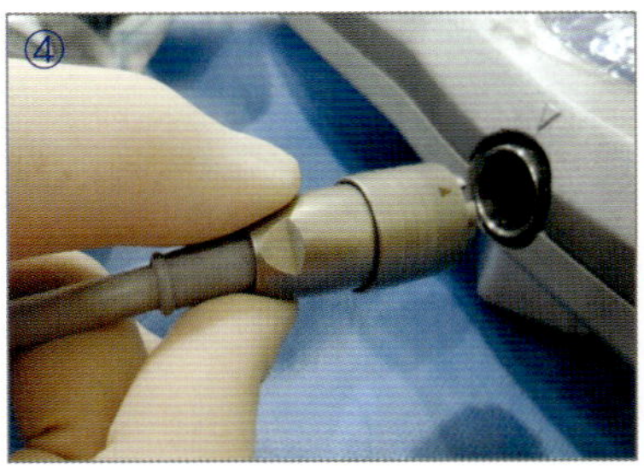

커넥터 방향 확인

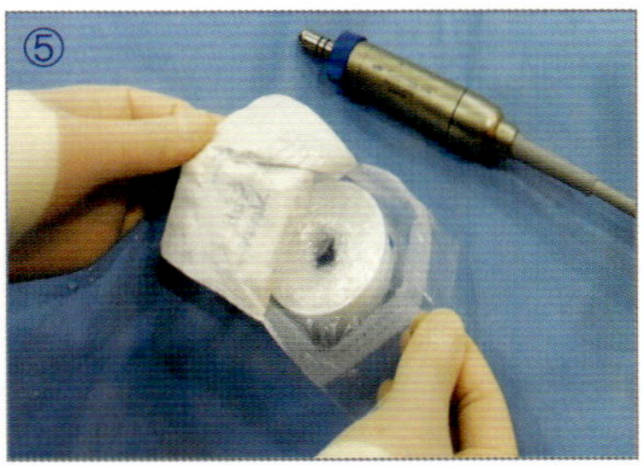

세니슬리브 개방

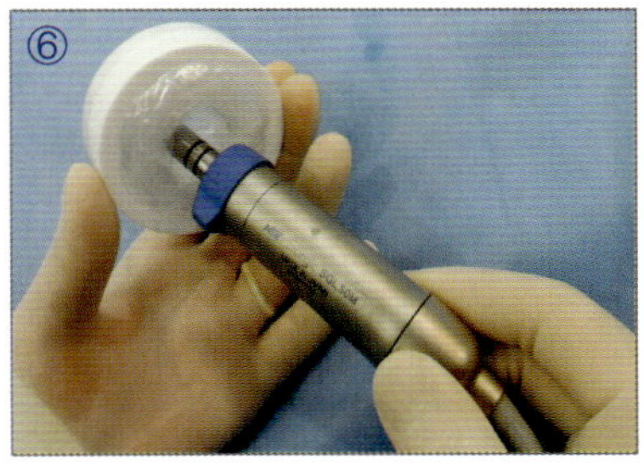

세니슬리브 삽입

④ 커넥터의 방향과 화살표 방향을 맞추도록 한다. 또는 "세니슬리브"를 이용하여 마이크로 모터 전체를 마감하여 감염관리 방법을 권장한다.
⑤ 기존에 사용하는 "호일"은 가능한 사용을 자제하여야 한다.
⑥ 세니슬리브에 마이크로모터를 삽입하는 단계

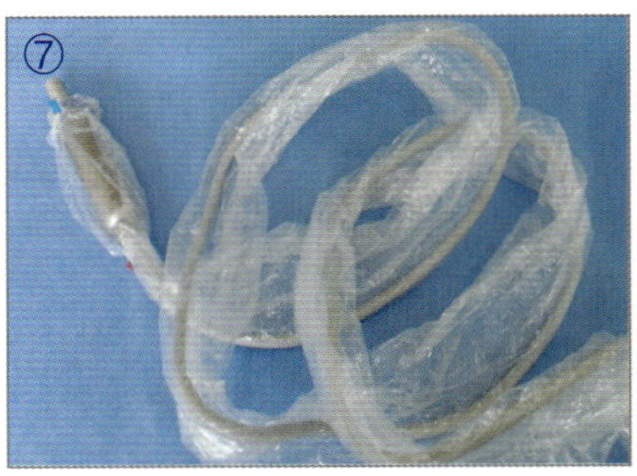

세니슬리브 마감

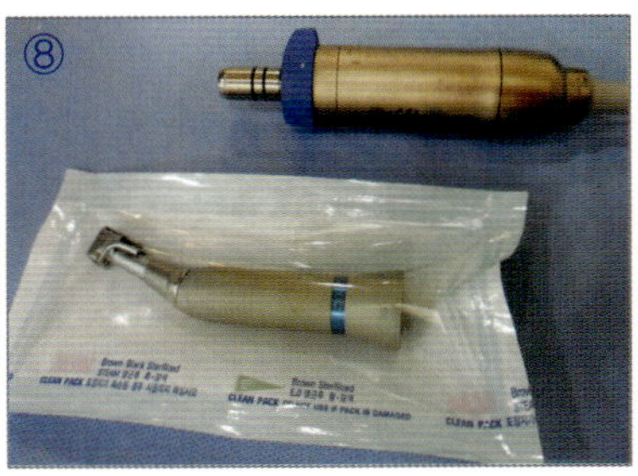

핸드피스 준비

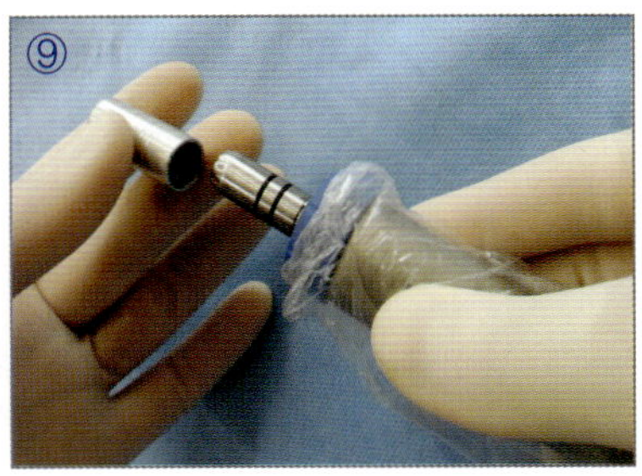

증기방지 캡 분리

⑦ 세니슬리브에 멸균포장 된 "마이크로 모터"
⑧ 마이크로 모터와 감속 핸드피스
⑨ 마이크로모터에 "증기방지 캡"을 분리하도록 한다.

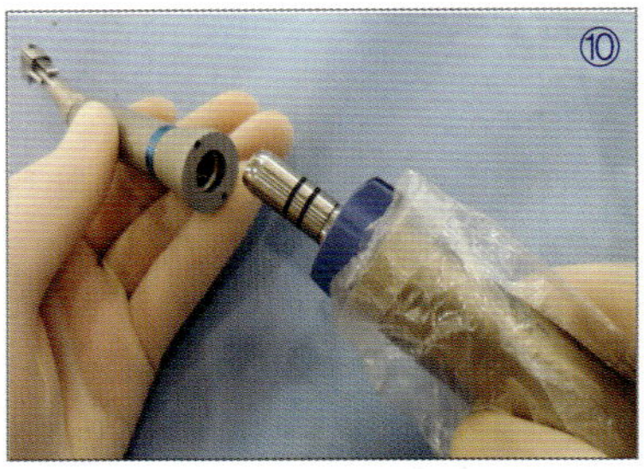

핸드피스 연결

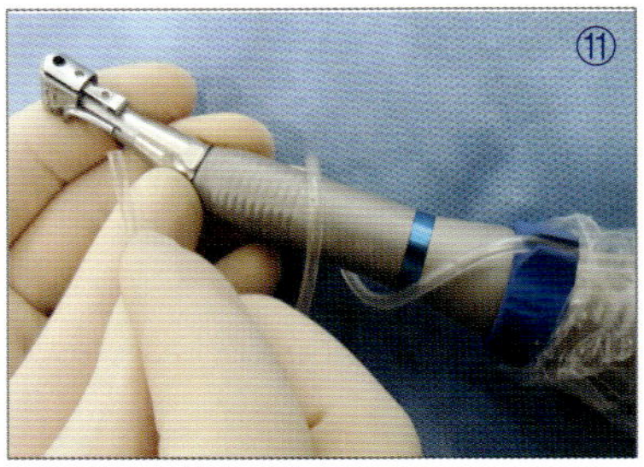

이리게이션 연결

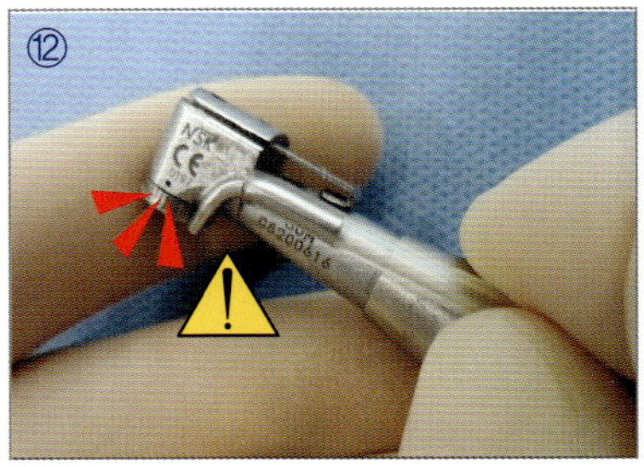

배기구멍 개방 확인

⑩ 마이크로모터에 핸드피스를 연결한다.
⑪ 이리게이션 튜브(핸드피스 급수용)를 핸드피스 급수파이프에 연결한다. 이때 이리게이션 튜브는 핸드피스 몸체를 1~2회 정도 감아서 연결하도록 한다. 다소 느슨하게 연결될 경우 안전사고를 예방하기 위함.
⑫ 이리게이션 튜브를 삽입하면서 핸드피스 헤드 측면에 배기구멍이 이물질에 막혀있으면 안된다.
만약 막혀있다면 핸드피스 헤드내부의 카트리지 회전에 장애를 초래하므로 막히지 않도록 확인한다.

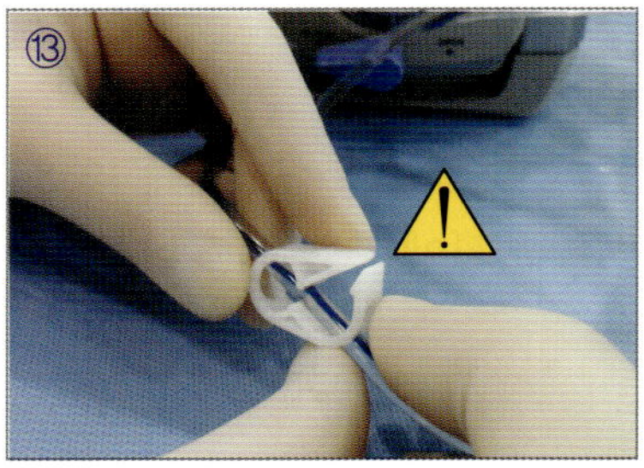

튜브 록 개방

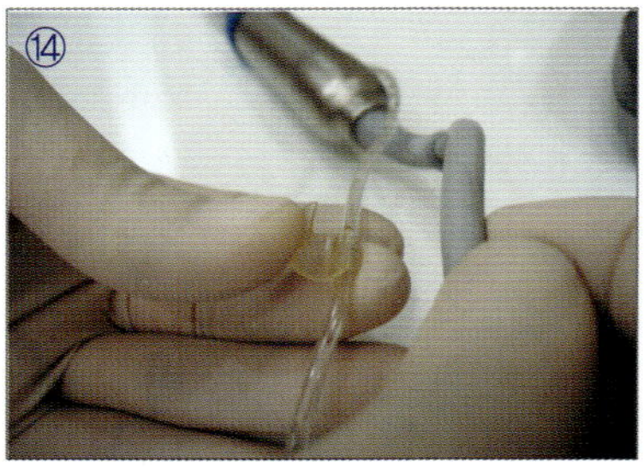

클립 고정

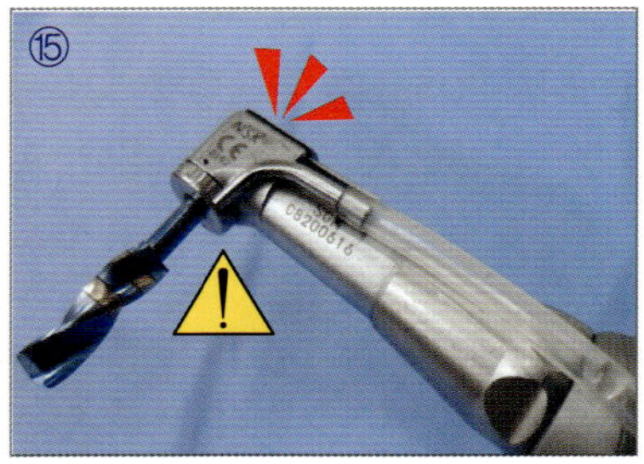

관능검사 실시

⑬ 이리게이션 튜브를 삽입 한 후 "튜브 록"을 열도록 한다.
⑭ 마이크로 모터 튜빙에 부착 된 "클립"에 이리게이션 튜브를 고정하도록 한다. 또는 세니슬리브를 삽입하였을 경우는 비닐 안쪽에서 이리게이션을 고정하도록 한다.
⑮ 수술보조자는 실험용 드릴을 삽입하여 핸드피스를 작동시켜 회전하는지 관능검사(감각검사)를 실시하고 진동이나 괴음이 발생하는 확인하도록 한다.

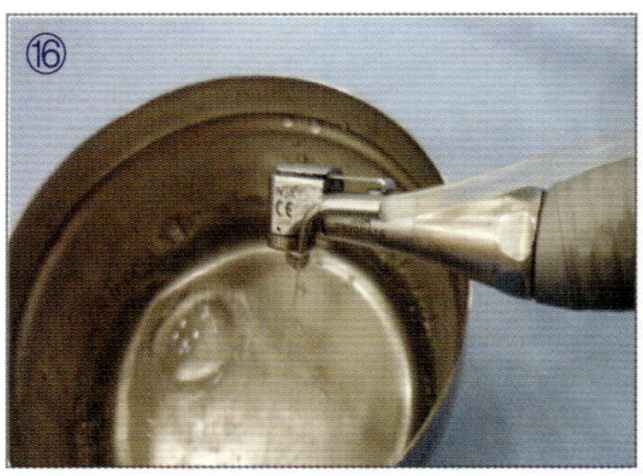

주수 확인

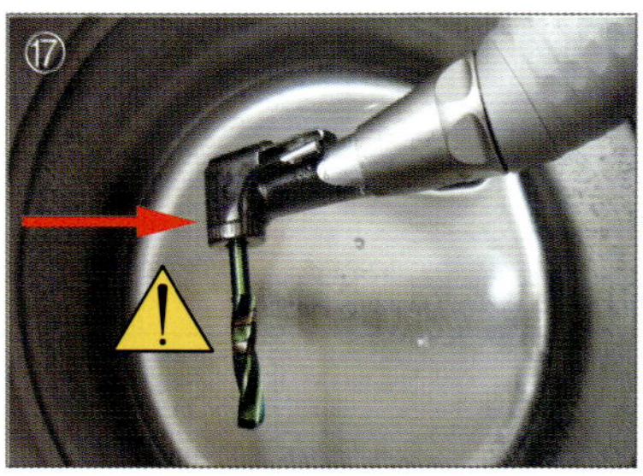

배기구 주수 배출

⑯ 연결 된 이리게이션 튜브에서 급수가 되는지 확인한다.
⑰ 수술 완료 후 핸드피스의 청소 중 첫 번째로 실험용 드릴 또는 오염된 드릴을 삽입한 후, 증류수가 담긴 용기에 헤드를 잠기게 한다.
제조사마다 권장하는 시간은 다르지만 평균 2~3분 정도 담그도록 하여 내부에 이물질 및 혈흔이 충분히 불출하도록 한다. 또한 그림과 같은 표시부분(배기구멍)에 물이 뿜어져 나와야 한다.

5) 수술실 장비관리 4(보비 팁 연결하기)

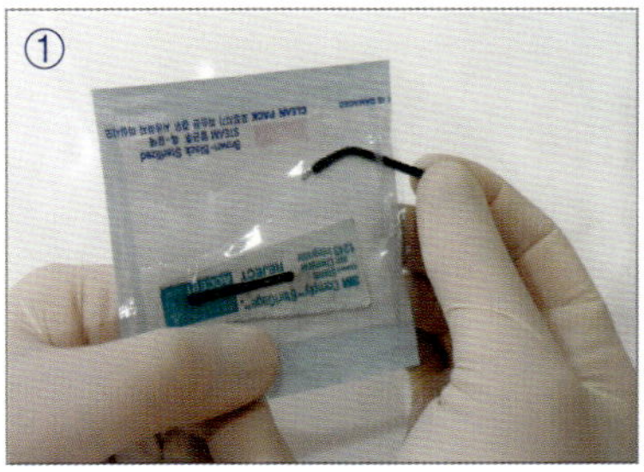

보비팁 방출

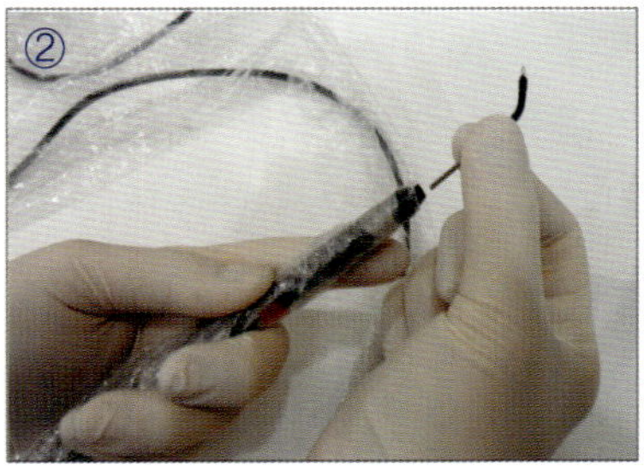

보비팁 삽입

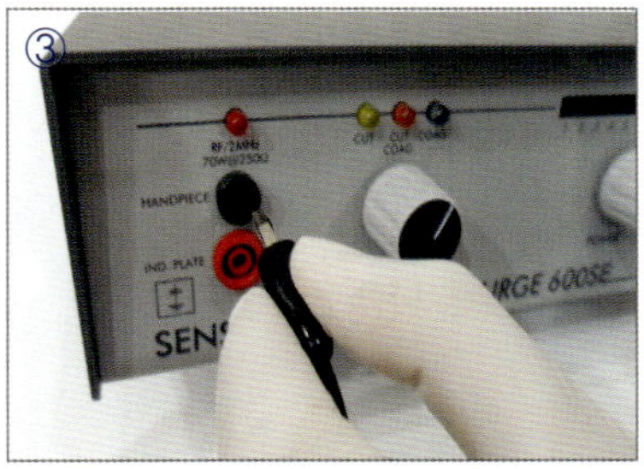

플러그 삽입

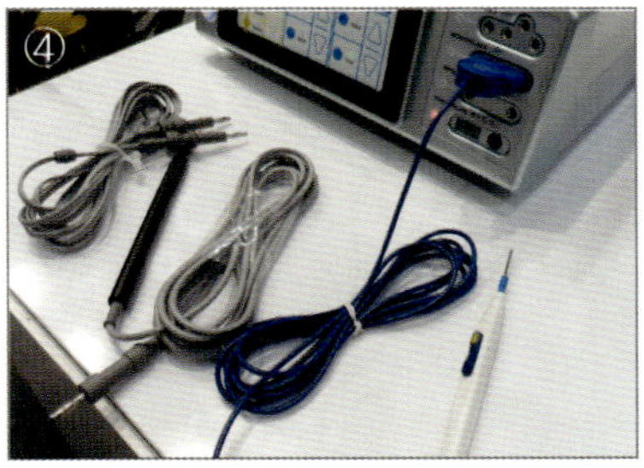

종류별 보비팁 1

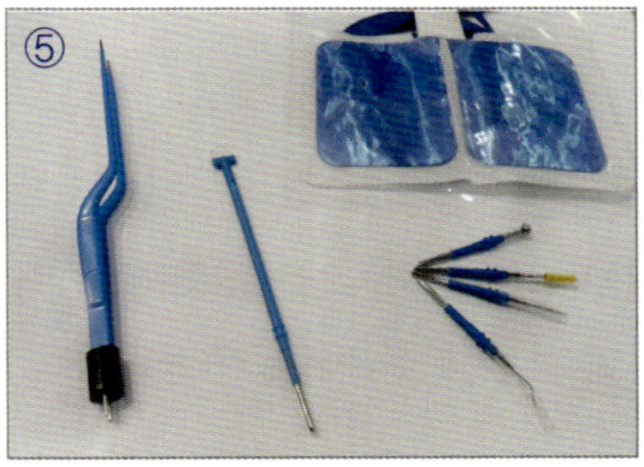

종류별 보비팁 2

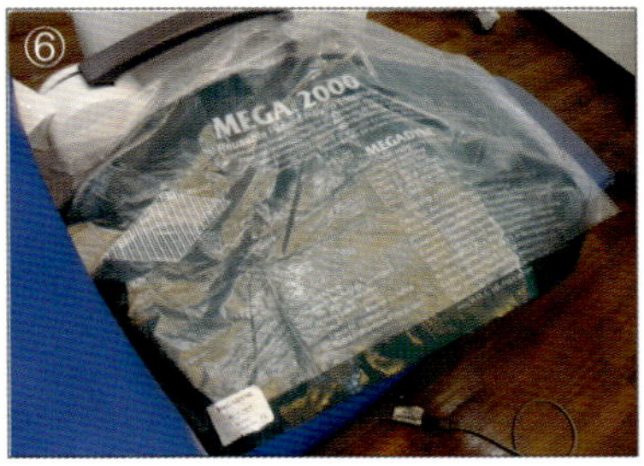

체어 접지패드 사용

① 멸균 된 보비팁을 파우치에서 개봉한다. 멸균신뢰성 검사용 “화학적 지시제”의 색상변화를 확인하고, 팁의 파손 여부를 육안으로 확인 한다.
② 핸드피스에 삽입하고, 단단하게 조이도록 한다. 또한 “세니슬리브”로 전선을 마감하도록 한다.
③ 본체 플러그에 연결 한다(검정색).

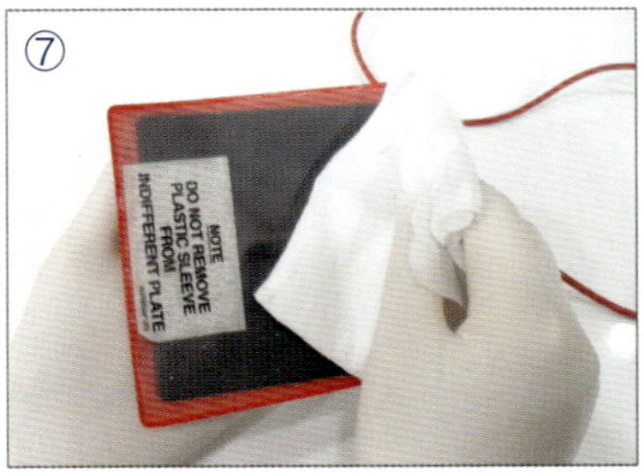

접지 패드 소독

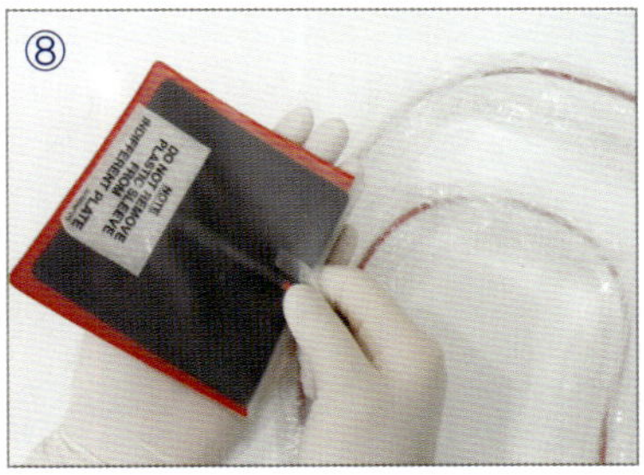

세니슬리브 삽입

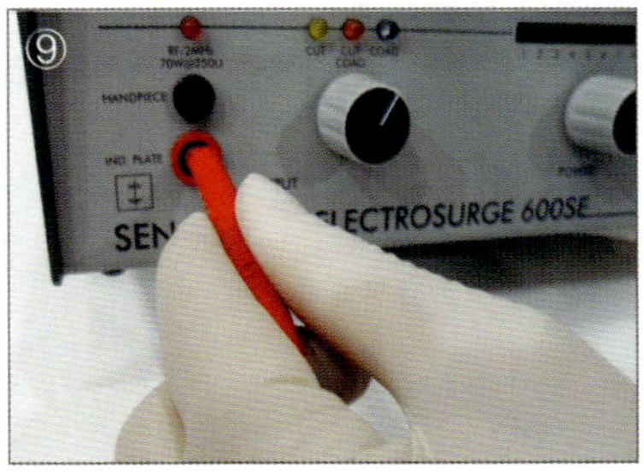

접지 플러그 삽입

⑦ 접지패드 표면을 소독 티슈 또는 거품젤의 소독제로 세정하도록 한다.
⑧ 접지 배선에 “세니슬리브”를 마감하도록 한다.
⑨ 본체 플러그에 연결 한다(적색).

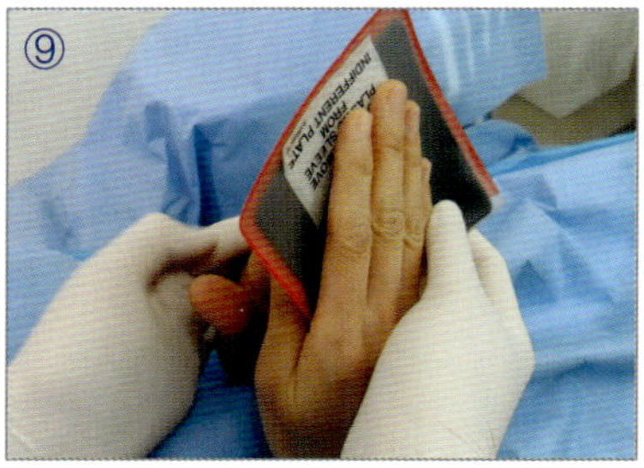

접지 안내

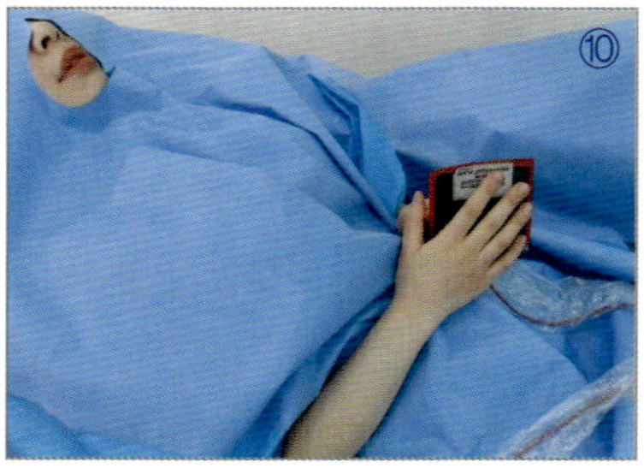

접지 확인

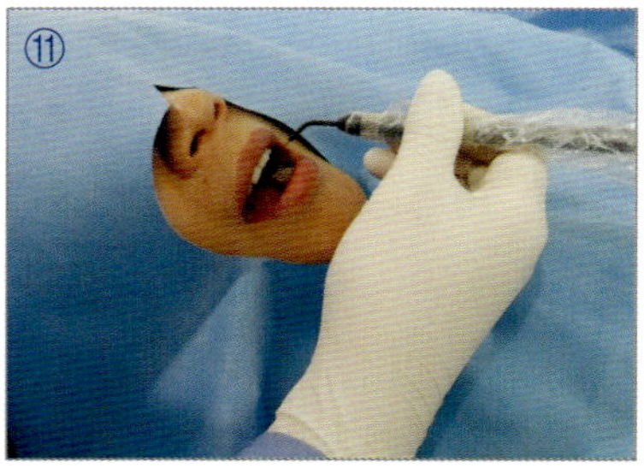

보비 작동

⑨ 소독 세정 된 접지패드를 환자에게 손바닥을 펴서 압착할 수 있도록 안내하며, 긴장하지 않도록 고지한다. 이때 절취될 때 발생하는 냄새를 환자가 맡지 않도록 배큠 시린지로 흡입하여야 한다.
⑩ 접지패드의 정상상태

6) 수술실 장비관리 5(인푸션모터 설치하기)

아산화질소 가스(N20)의 설치과정과 인푸전 펌프의 설치과정을 설명이다.
특히 Midazolam의 효능과 일반적 주의사항에 관하여 생략한다.

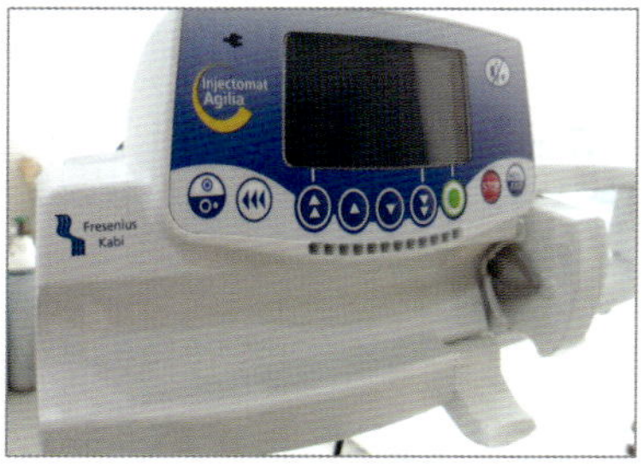

인푸션 모터

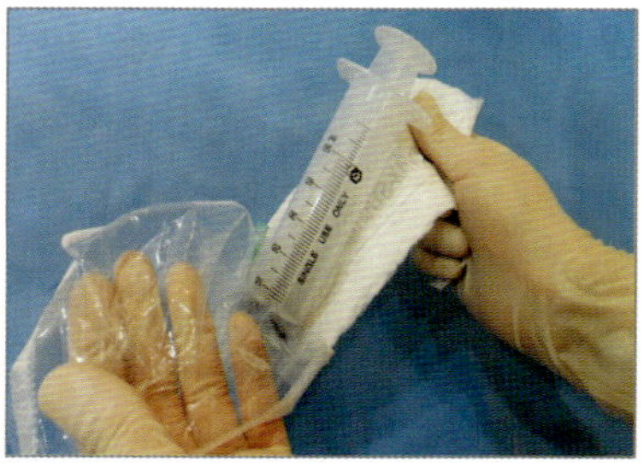

시린지 개방

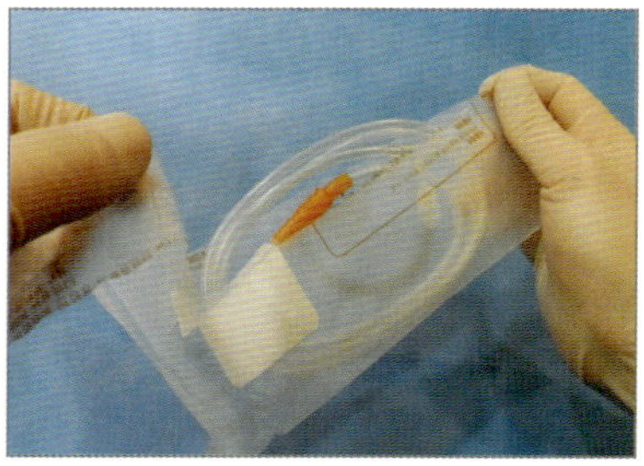

이리게이션 개방

임플란트 진료시 약물을 이용하여 수면치료의 개념이 쓰이고 있다. 대표적인 예가 '수면임플란트'로 정맥주사를 통해 수면제 계통의 약물(미다졸람 약물이나 아산화질소가스(N2O)을 주입하는 방법이다.

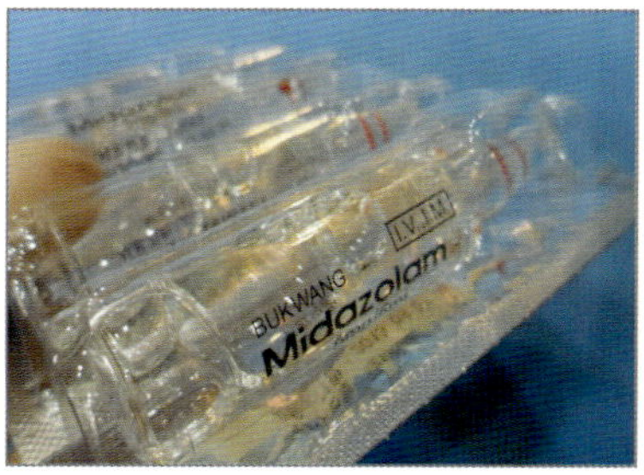

미다졸람

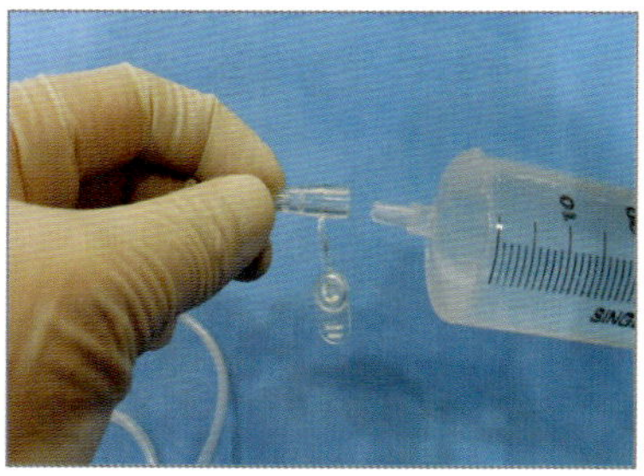

이리게이션 연결

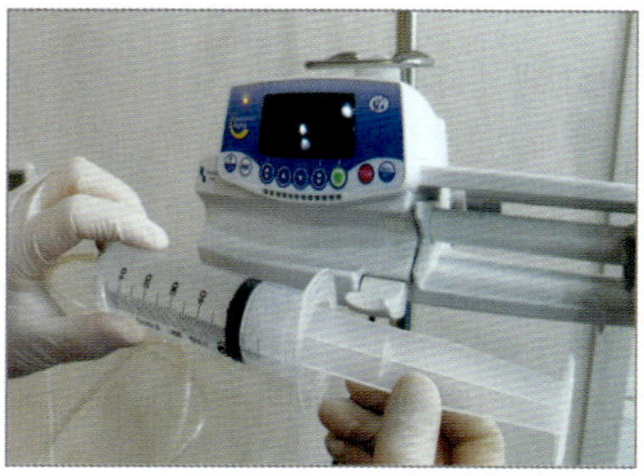

시린지 설치과정

미다졸람 5ml를 시린지에 넣는다. 50ml 시린지를 인퓨전의 실린더에 장착한다.

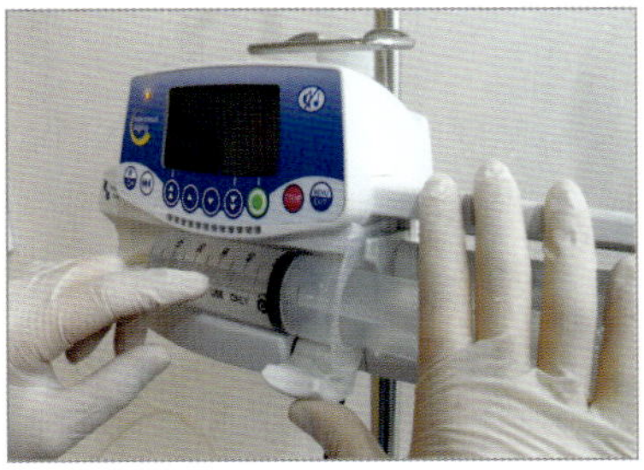

펌프레일에 안착

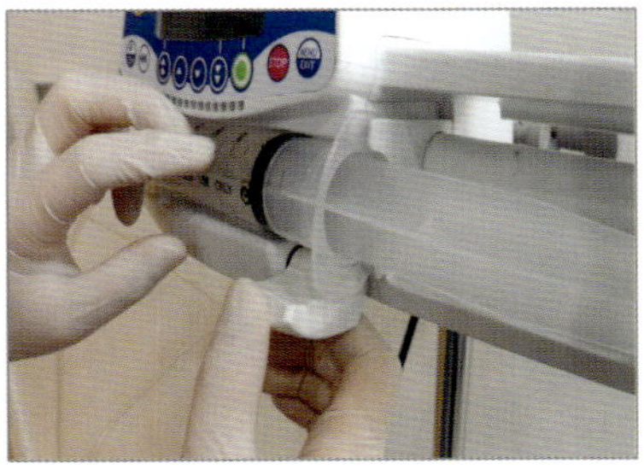

록킹 준비

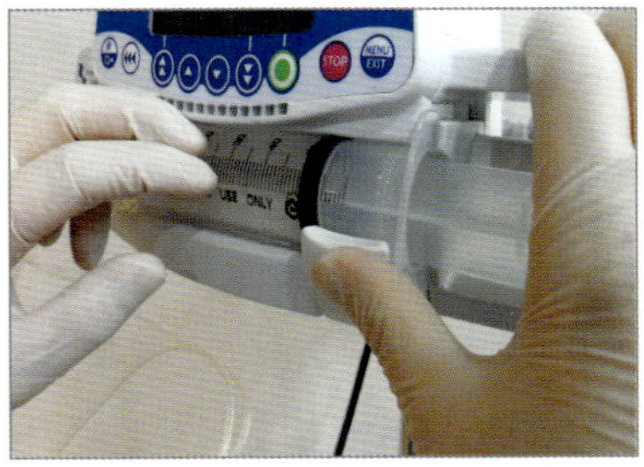

록킹 완료

록킹 장치를 이용하여 시린지를 고정한다.

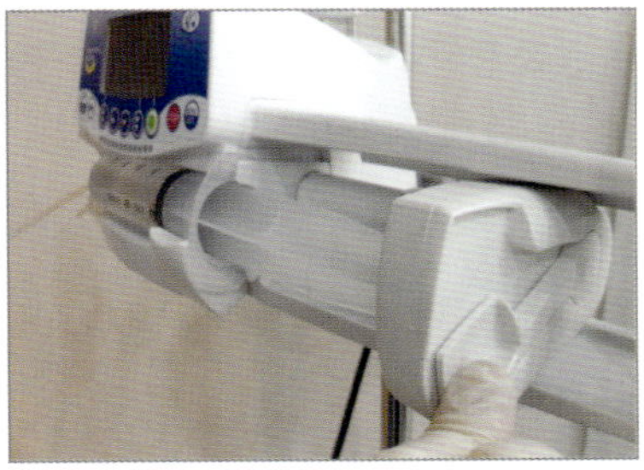

가이드 록 개방 핸들

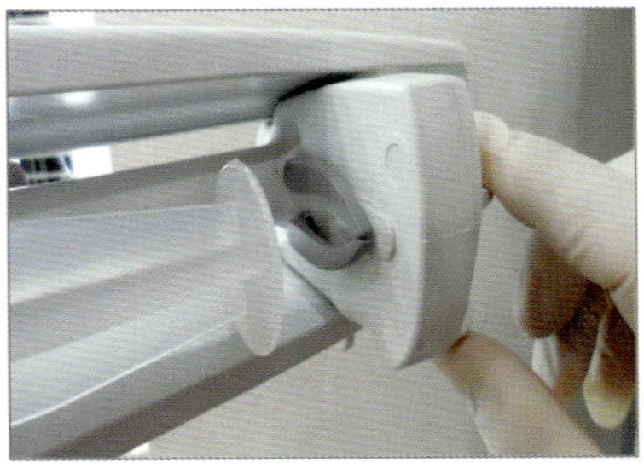

가이드 록 개방 1

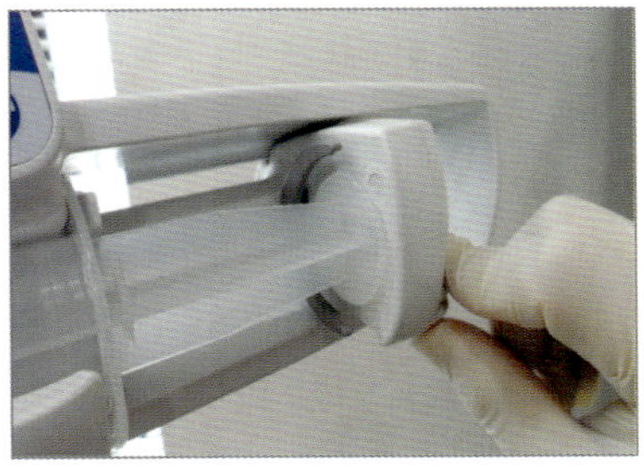

가이드 록 개방 2

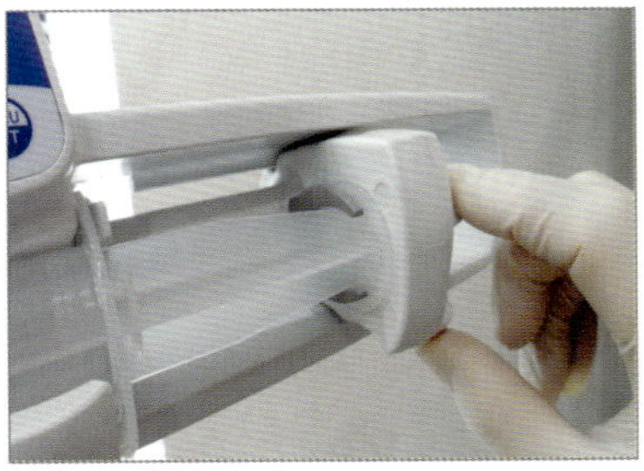

실린더 록킹 완료

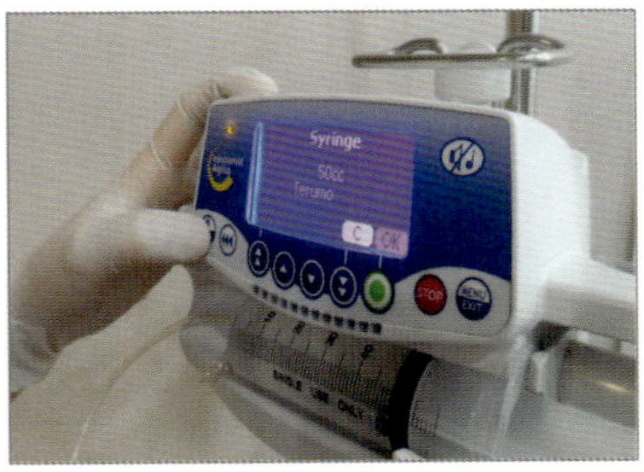

메인 스위치 ON

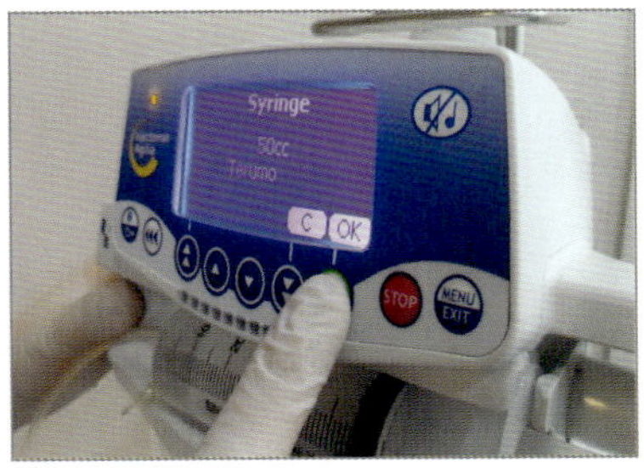

펌프 스위치 작동

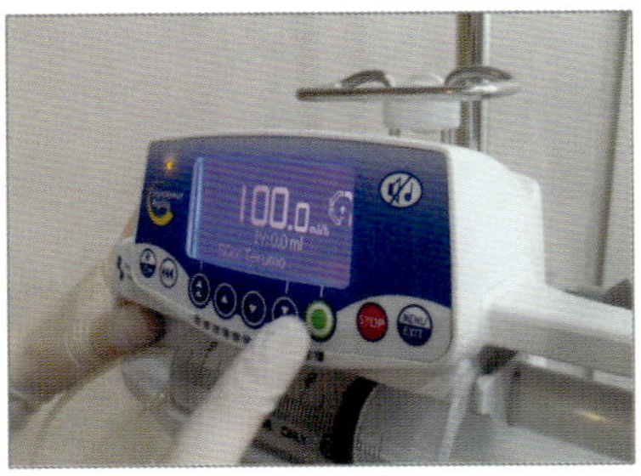

펌프 회전압력 조절 1

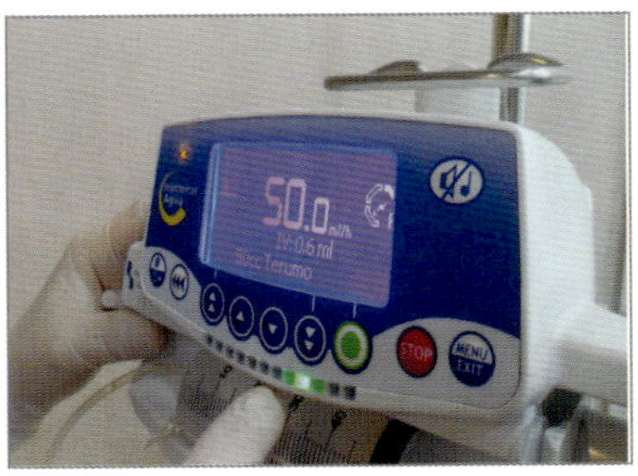

펌프 회전압력 조절 2

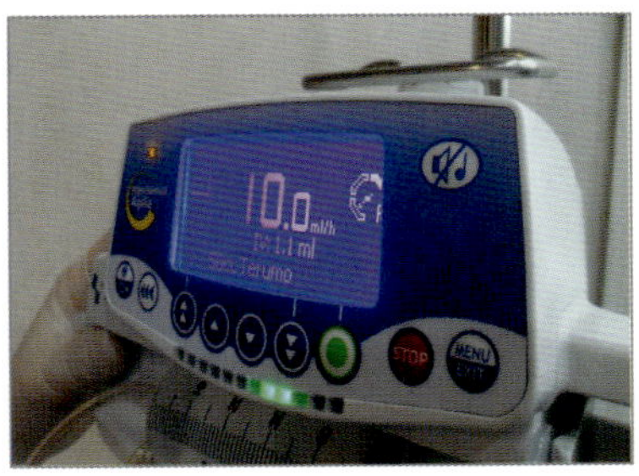

펌프 회전압력 조절 완료

환자의 수면상태의 단계일 때 펌프의 회전압력을 10으로 낮춘다.
제품의 기능과 성능에 따라 펌프압력 수치와 수액주입의 편차는 발생할 수 있다.

7) 수술실 장비관리 6(아산화질소 노즐 연결하기)

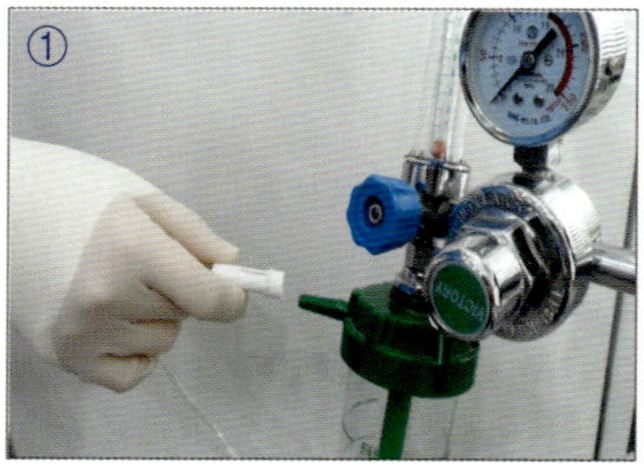

이리게이션 연결

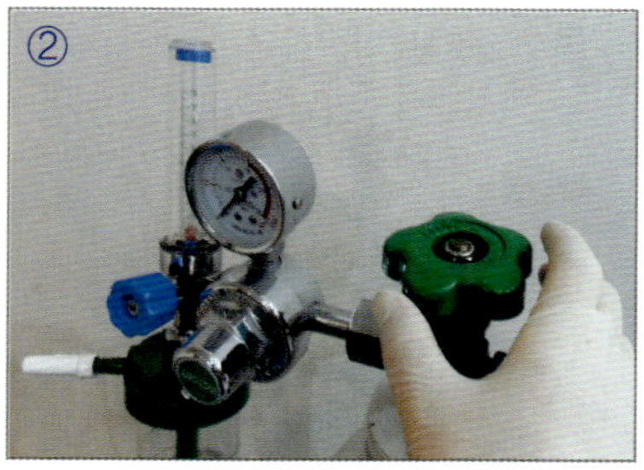

가스 개방

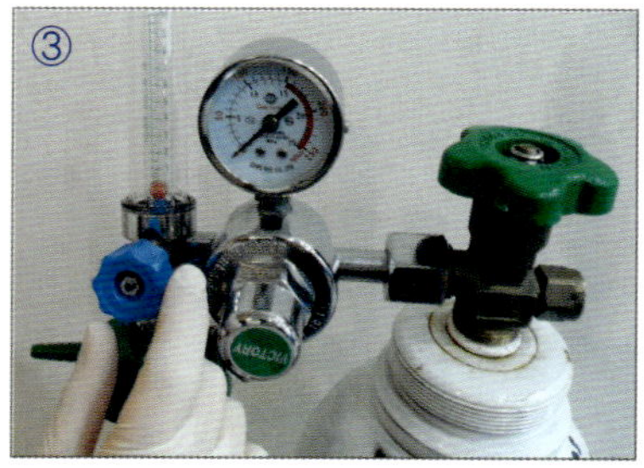

감압게이지 조절

① 이리게이션 뷰브를 아산화질소(N20)노즐에 연결한다.
② 가스 밸브를 개방하며, 실린더 게이지의 움직임을 관찰한다.
③ 가스유량 조절밸브를 최종적으로 개방하여 유량계 내부의 볼이 상공으로 뜨는지 확인한다.

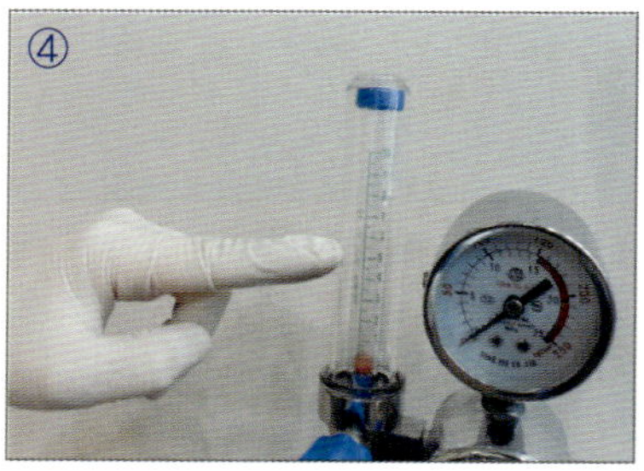

유량계 확인 1

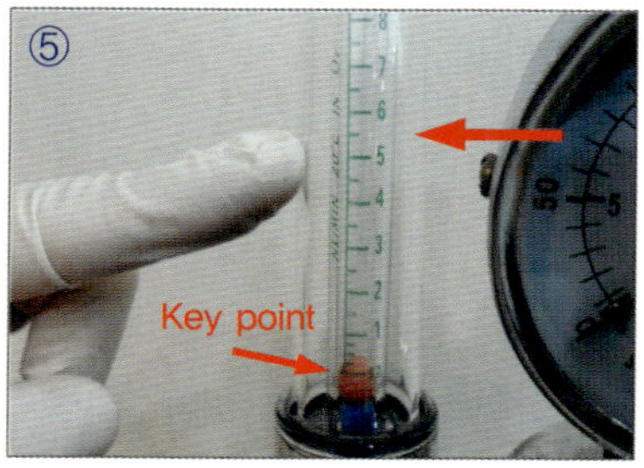

유량계 눈금 위치

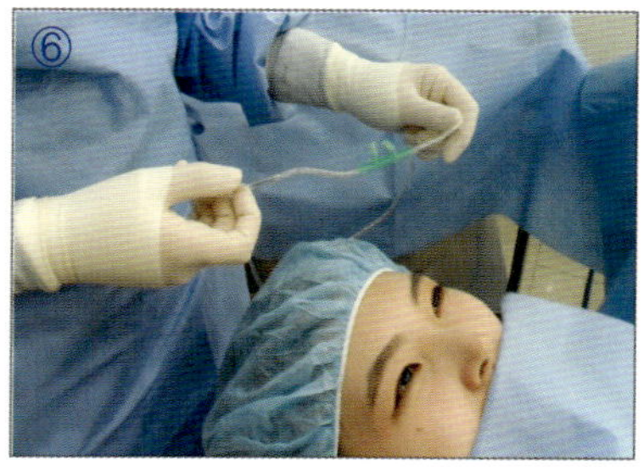

이리게이션 부착 1

④ ⑤ 유량계 눈금은 5~6사이에 머물러 있어야 한다.
⑥ 이리게이션 뷰브를 개봉하여 환자에게 고정하도록 한다.

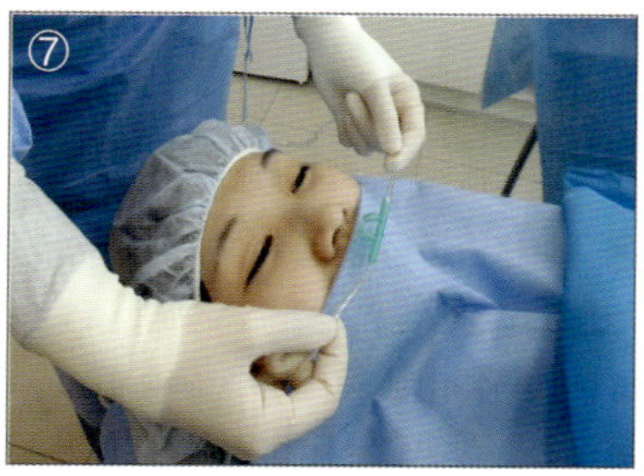

이리게이션 부착 2

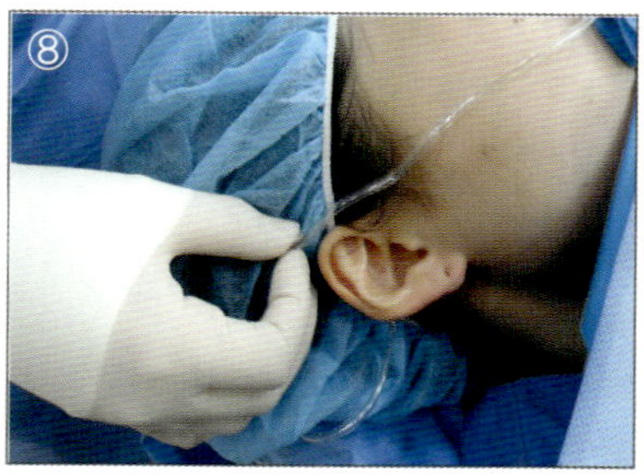

이리게이션 경리 금지 사례(내부)

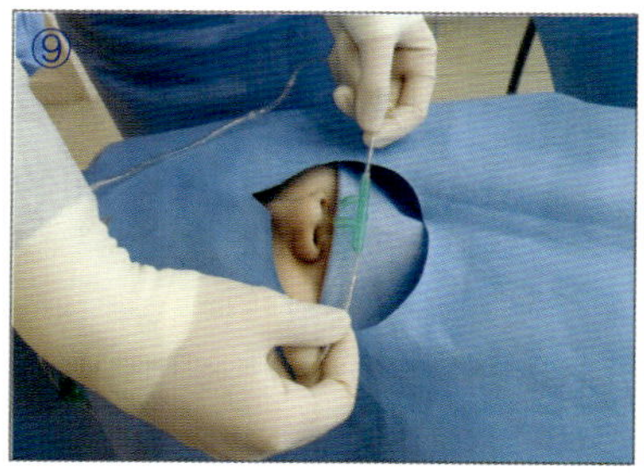

이리게이션 경리 사례(외부)

⑦ 환자의 피부에 닿지 않도록 하며, 린넨으로 멸균된 구강 부위를 덮도록 한다.
⑧ 이리게이션 뷰브를 환자의 피부 또는 귀에 직접 걸지 않도록 한다.
⑨ 환자의 구강중심은 린넨으로 덮도록 하고, 구멍포을 이용하며 표면위에서 이리게이션 뷰브를 고정하도록 한다.

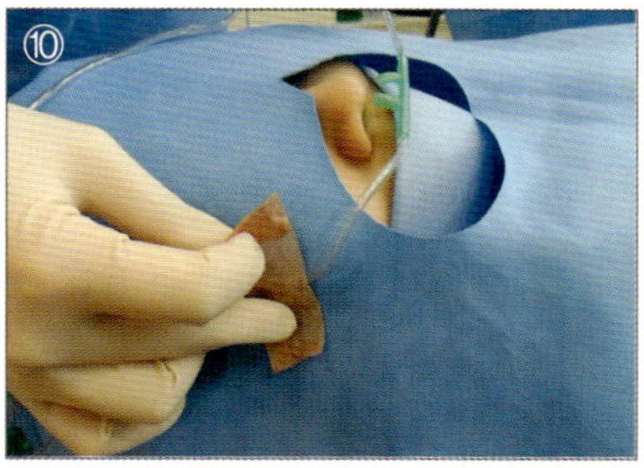

이리게이션 튜브 경리

⑩ 뷰브 삽입 후 연결 된 호스는 표면덮개 측면에 접착, 고정하도록 한다.
※ 이때 탭은 멸균처리된 것을 사용한다.

8) 수술실 장비관리 7(심전도 모니터링)

정맥진정요법은 진정요법 중에서 가장 수준 높은 단계로 동통의 통증이 높은 단계에 적합한 방법이다.

망각효과와 진통효과는 물론이고 시간에 대한 감각이 무뎌지게 하는 기능을 갔었기 때문에 2시간의 시술을 받아도 마치 15분 정도밖에 걸리지 않은 느낌을 주게 된다.

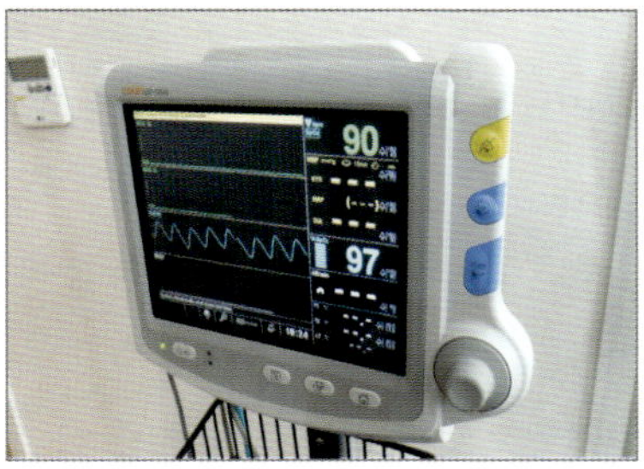

심전도 측정기

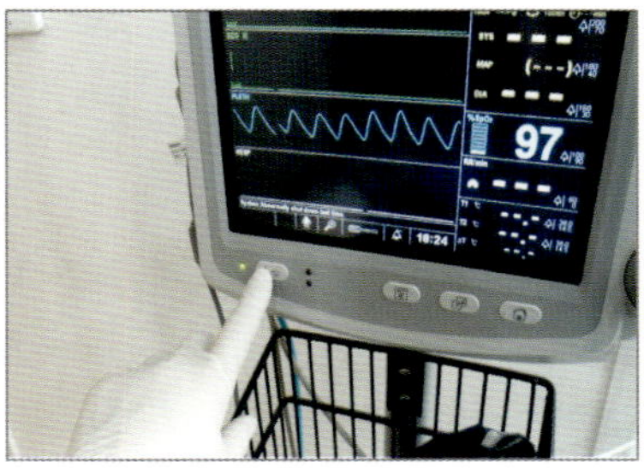

심전도 메뉴 설정

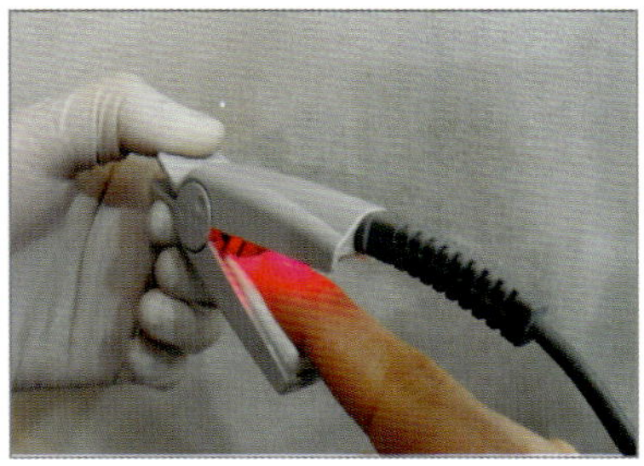

접지

심전도, 심박수, 비관혈적 혈압, 혈충 산소포화도, 맥박수, 분당 호흡수, 체온, 관혈적 혈압, 이산화탄소 분압을 감시하는 기구

① 감지 기능을 안전화 시키기 위해 매뉴츄어가 없도록 하여야 한다.
② 환자 손가락과 센서 홀더 내부를 소독한다.

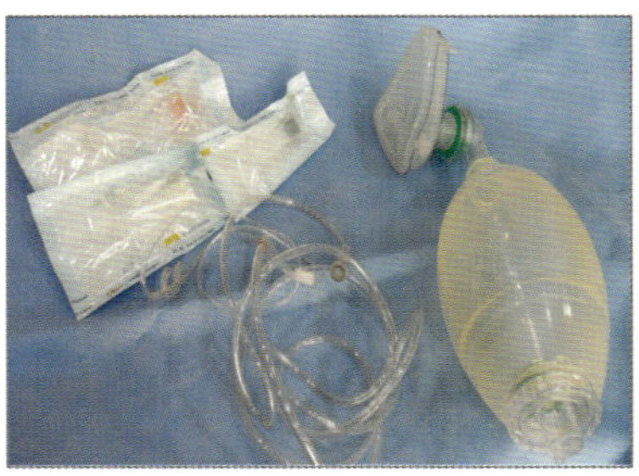

앰뷰 백

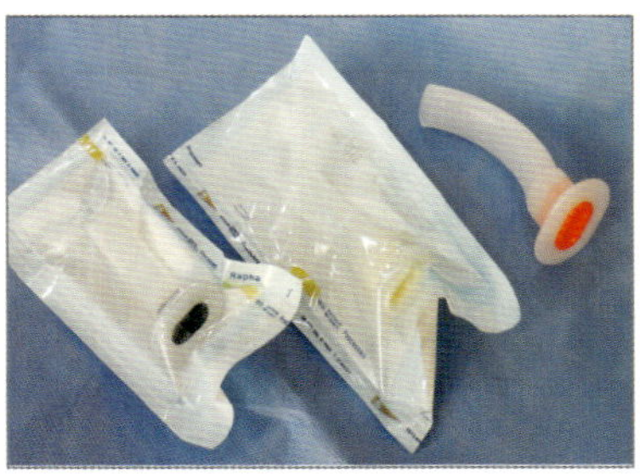

에어 웨이(멸균 처리)

Advanced Cardiac Life Support

정맥진정요법을 시행하기 위해서는 의무시하고 있는 응급소생기술도 기존의 심폐소생(CPR)술 보다 더 욱 진보되며, 실제 임상에서 환자를 살릴 수 있는 실전 응급처치방법의 기구들이다.

9) 유니트, 체어 작동상태 확인하기(풋 페달 포함)

그레이프를 전개하여 방포하기 전에 유니트, 체어의 작동상태를 확인 하도록 한다.

특히 풋 페달을 사용하여 작동시키며 본체 상승, 하강 및 라이트 및 무영등의 ON/OFF 스위치는 페달 주변에 설치하기를 권장한다(설치옵션).

이유는 멸균 장갑의 불필요한 접촉으로 오염을 방지하고 가능한 발을 이용하여 작동 시키도록 한다.

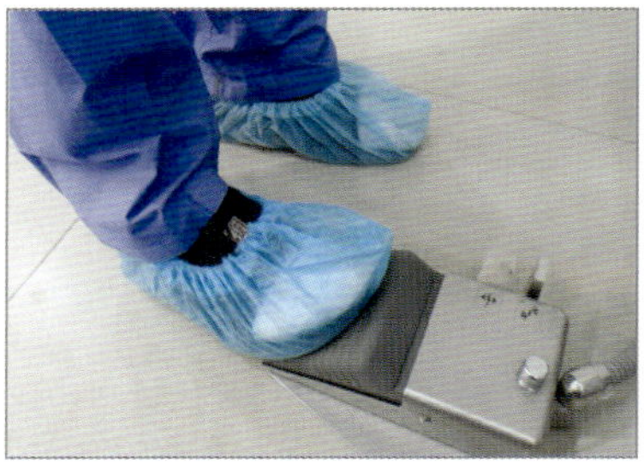
풋페달 작동확인

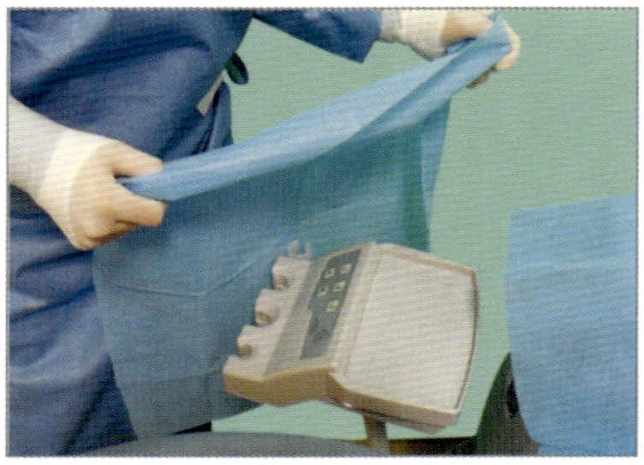
보조홀더 그레이프 전개

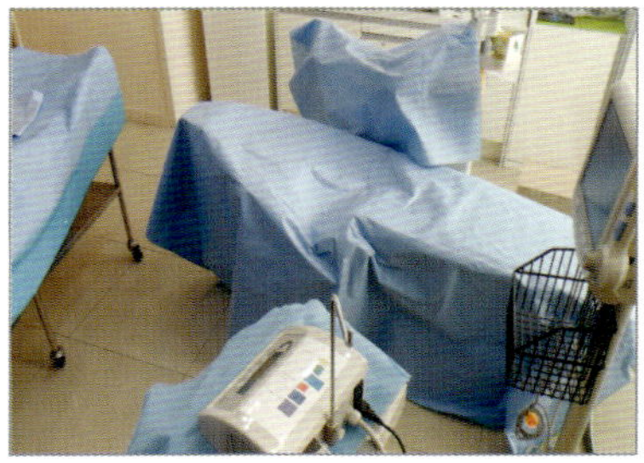
시이트 그레이프 전개

또한 그레이프로 유니트의 오염부위(타구와 급수구 부위)와 불필요한 부분 전체를 방포하였기 때문에 기존의 습관대로 패넬 스위치를 작동시키기 위해 그레이프를 들추는 행위는 잘못된 방법이므로 각별히 주의하여야 한다.

10) 석션 모터(Suction motor) 작동 상태 확인하기

유니트, 체어 작동점검과 함께 중요한 부분으로 세니슬리브 삽입 전에 작동상태를 확인 하도록 한다.

중요한 것은 홀더에 배큠시린지가 끼워져 있어서는 안되며 수술과정에서 사용되지 않는 3-웨이 시린지와 설리바이젝터(S.E)는 홀더에서 경리하여 수술과정에 간섭을 최소화 하여야 한다.

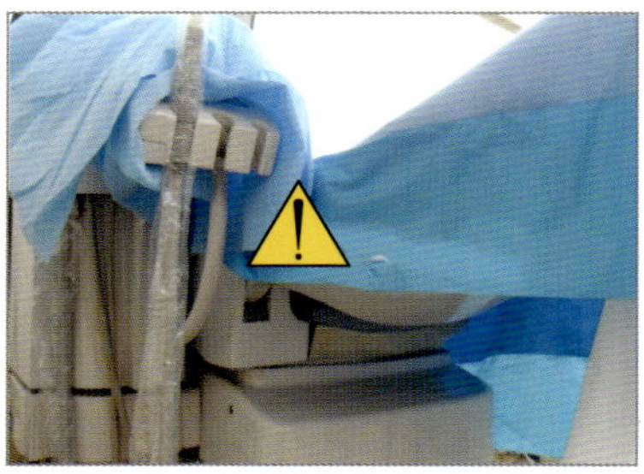
세니슬리브 오염상태

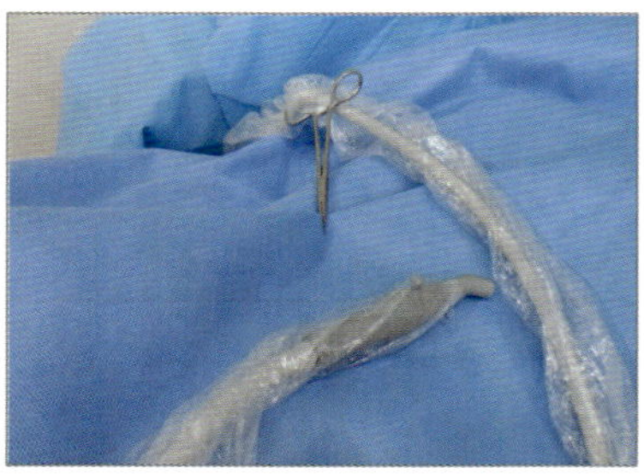
배큠 시린지 위치(정상)

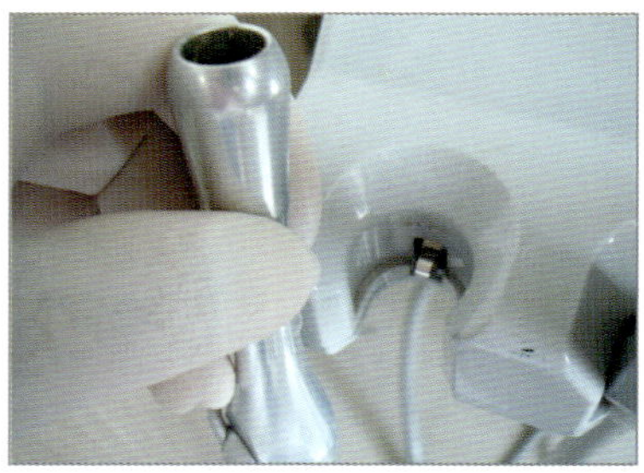
마이크로 스위치 확인

Tip 홀더에 배큠 시린지나 설리바이젝터를 끼웠을 때 석션 작동(소리)이 멈추지 않을 때는 홀더내부의 마이크로스위치의 조립상태가 불량하거나 반복적인 시린지의 끼움과정에서 잦은 진동과 충격으로 유격상태가 이탈(밀림)되어 전기적인 작동신호를 전달하지 못하는 것이다.

11) 수술기구 계수 확인하기

간혹 뉴스를 통해 몸속에 거즈나 수술기구가 신체부위에 들어있었다는 기사를 접하게 된다.

이는 수술과정(개 복부 외 기타)에서 공간 확보나 수술부위를 경리하다 실수로 제거되지 못한 문제다.

이를 예방하기위해 AORN은 수술 전 사용되는 모든 멸균 포장된 겉 표면에는 기구의 품명과 수량을 육안으로 확인할 수 있도록 명세표(List)를 부착하며, 멸균 포장품을 개방하고 케이스 내부에도 이중으로 명세표를 넣도록 되어 있다.

예를 들어 거즈와 니들의 경우 투입 된 총 수량에서 수술 종료 후 오염된 된 거즈 수량과 남은 거즈의 수량을 파악하여 총 수량을 다시 한 번 파악한다.

이처럼 안전사고를 철저하게 예방하기 위해 다각적인 노력을 하고 있다.

치과의 경우는 사정이 다르지만 최소한 포장된 겉 표면에는 기구명세표를 부착하여 국제적인 요건충족과 정례화 된 수술문화를 정착 시켜야 한다.

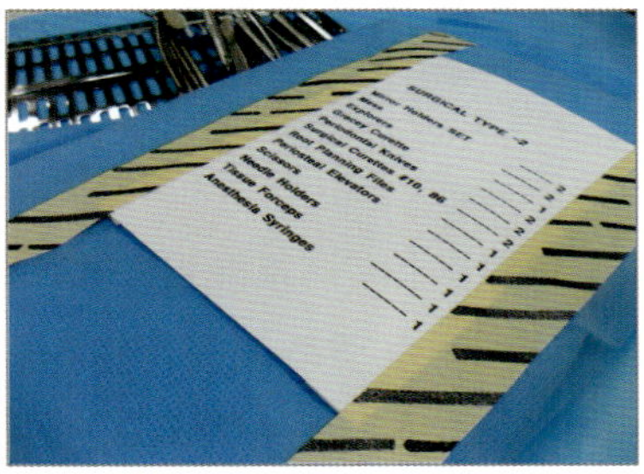

기구 명칭과 수량 리스트

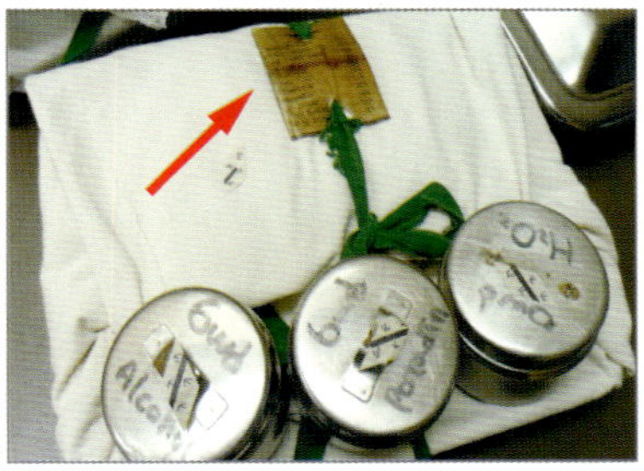

기구명칭 리스트

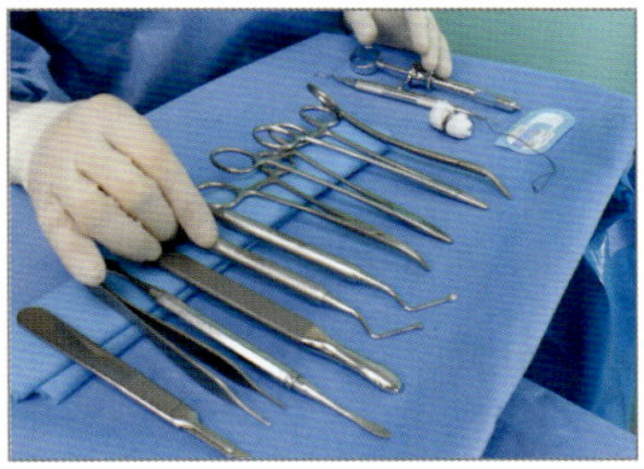

기구 수량 파악

NO	세부 항목	NO	세부 항목
12	임플란트 서지컬 Kit 준비 및 기구준비	13	수술기구 멸균적용에 따라 분류하기
14	임플란트 엔진 기능 별 작동확인	15	오염기구 계수파악 및 세척준비
16	감속 핸드피스 조립 및 급수확인하기		

3. 수술실 환경관리

수술환자들은 수술로 인해 자기방어력이 떨어지고 절개로 인한 미생물의 침입이 용이하여 창상감염을 얻게 될 가능성이 높다. 수술창상 감염은 여러 가지 원인이 있으나 대부분 수술중의 시술 행위에서 기인하며, 장시간의 수술과 다양한 기구사용의 환경, 혹은 수술중의 피할 수 없는 세균오염이 주된 원인이 되고 있다. 수술부위 감염을 포함한 병원감염 환자는 회복기간이 지연되며 정신적, 신체적 고통은 물론 생명의 위협까지 받게 되고 입원 기간의 연장으로 인해 입원비의 지출이 많아짐은 물론 수입원이나 직업을 잃기도 한다. 따라서 수술실에서의 외과적 무균술 준수를 포함한 감염관리 원칙 준수는 수술로 인한 환자의 감염을 예방하고 수술실 직원들을 감염으로부터 보호하기 위해 반드시 필요하다.

1) 수술실 공기 질 관리하기

대표적인 병원의 실내 공기 질은 적용하는 범위에 따라 온도, 습도, 세균의 저항곡선, 공기 질 등 이화학적, 미생물학적 요구수준이 다르고 일반적인 환경과는 다른 공기의 콘트롤과 미생물의 항균 수 및 환기 회수 등이 엄격하게 구분되고 있다.

병원 감염을 제공하는 비말의 미생물 농도는 공조시설의 낙후로 인한 공조 덕트의 오염 및 부적절한 환기시설과 외부로부터 직접 혼입되는 외압공기의 제어가 규정되어 있지 않다.

병원에서 발생하는 비말의 전파경로로는 직접접촉의 경우 직경 5㎛ 이하의 포말핵을 통한 공기전파이며 감염 빈도율은 평균 10~20%에 이르러 병원 내 실내 공기 질 관리가 중요한 이유다.

2) 수술실 정리, 정돈, 청소 상태 파악하기

정리, 정돈이란 얘기는 살면서 수없이 듣고 사용 되 오던 단어이지만 정작 단어의 의미를 정확히 이해하는 데는 다소 한계가 있다.

그저 흐트러진 물건들을 보기 좋게 가지런지 배열하고 주변을 깔끔하게 청소하는 것쯤으로 여긴다.

정리란 필요한 것과 불필요한 것을 구분하여 불필요한 것은 버리는 것.

정돈이란 필요한 것을 누구라도 항상 꺼낼 수 있도록 하는 것.

청소란 눈으로 보거나 만져 보아도 항상 깨끗하게 하는 것.

치과 수술실의 경우 특정 직원에게만 수술업무를 관장하게 하므로 음성적인 물품 보관이나 기구 및 재료의 추적이 어렵고 다소 패쇄적인 공정관리가 이루지고 있다.

이를 개선하기 위해선 전 직원의 수술실 학습문화가 조성되며 누구라도 수술실 업무를 소화할 수 있어야 한다. 동시에 수술실과 관계되는 모든 유, 무형적 재화의 관리는 투명하게 공개되고 문서화하여 간판관리를 하여야 한다.

3) 수술실 청결상태 유지확인

청결의 의미는 정리, 정돈, 청소 상태를 계속 유지 개선하는 것으로써 먼지, 쓰레기, 이물질 등 더러움이 없이 깨끗하고 환경상의 문제점(결함)이 발견되었을 때 한눈에 발견할 수 있는 상태를 유지하는 의미이다.

정례화 된 수술실의 경우는 그리 딱히 지적한 부분이 없을 수 있으나 대부분 소규모 치과의원의 경우 수술실 구조를 예방검진 또는 VIP실의 진료를 병행하여 사용되므로 환경적인 실내오염과 확산은 한계에 노출될 수밖에 없다.

이를 근본적으로 해결하기 위해선 치과 시스템과 프로세서를 설계할 때부터 분리되어야 한다.

NO	세부 항목	NO	세부 항목
4	의료폐기물, 적출물 분류하기	5	수술실 온도 습도 확인하기

4. 수술관련 행정업무

병원 중심의 경영과 행정운영이 아닌 오로지 환자 중심의 통합관리의 원점에서 출발한다.

이와 같은 행정업무는 헬스케어 통합시스템으로 환자의 초진과 진료와 수술로 이어지는 수월성 추구와 함께 행정업무를 융합할 수 있다.

예를 들어 외래환자의 진료비 수납과 영상기록 접수, 대기, 진단서 발급, 예약 등 각기 다른 곳에서 수행되는 번거로운 모든 업무를 창구통합을 통한 업무개선과 환자동선 최소화로 원스톱 서비스가 제공되는 행정업무로 해석할 수 있다.

이러기 위해서는 병원 체질에 맞는 업무의 체계화, 업무수행의 합리화 방향 및 기준설정, 업무 프로세서의 표준화, 신입 전입직원간의 업무융합화 및 실무수행 적용 등을 통해 업무효율성을 극대화하는데 역량을 집중분석 해야 한다.

NO	세부 항목	NO	세부 항목
1	수술 동의서 및 챠트 정리하기	2	수술실 사용(중복)일정 확인하기
3	환자 내원 일정 정기적 확인하기	4	처방전 및 투약 부작용 확인하기
5	소모품재료 발주 및 입고 확인하기	6	수술 전 자체 모니터링(토의)하기
7	기존 기구재료 및 비품 확인하기		

5. 수술 환자관리

효과적인 수술 후 환자관리는 수술 부위 회복을 증진하여 환자 만족을 향상시키고 수술과 관련된 합병증을 예방하여 환자 재원의 번거로움이나 심리적 불안감을 예방할 수 있고 병원의 존경심과 의료의 신뢰성을 높여 병원 운영에 기여할 수 있게 된다.

신체적 심리적 상태파악, 근로의 피로, 수술 후 통증, 사회적 활동, 수면, 체온변화와 상승, 음식물(유동식, 연식, 경식, 일반식)섭취, 출혈의 예방법, 처방전의 부작용과 약물 복용,흡연과 음주의 주의사항, 화장실 사용, 감각적 신경변화, 회복 및 경과, 수술 후 내진사유, 정기검진, 구강예방법, 수술 후 감염과 염증 등 다각적인 환자교육의 안내와 중재가 요구된다.

1) TIME OUT 실시하기

타임아웃의 등장 배경은 JCI(Joint Commission International)표준과 평가내용의 한 부분이다.

어처구니없이 발생할 수 있는(왼 쪽 다리 절단인데, 오른 쪽 다리를 절단하는 대칭형 사고방지/안구, 귀, 손가락, 폐, 가슴, 발가락 등)의료사고를 최소화 하기위해 마련된 내규 중 하나이며, 또한 환자의 안전뿐 아니라 의료인의 안전과 교차 감염예방 관리도 포함되어 있다.

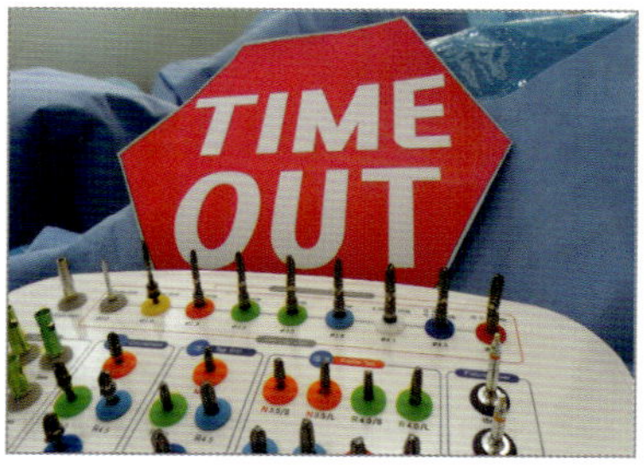

Time Out

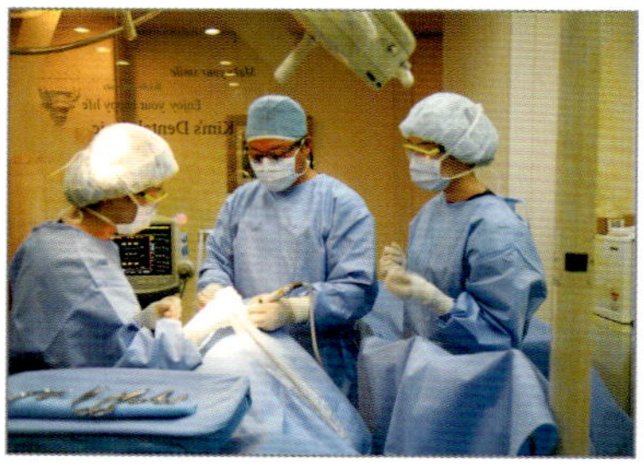
치과 수술실

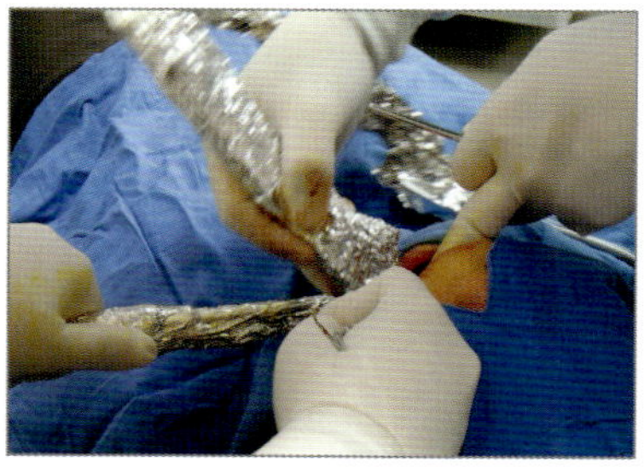
수술과정(호일 사용 금지)

타임아웃의 개념은 환자가 수술실 범위에 도착하고 수술 할 방으로 이동하여 수술을 준비하는 일련의 과정에서 수술에 참여하는 모든 의료인이 함께 모여 환자와의 의사소통을 통해 신뢰성과 심리적 안전감을 유발시키고 정확한 환자확인, 예정 수술 명, 수술부위를 확인하는 과정으로 해석한다.

JCI을 이해하기 위해선 JCI(Joint Commission International)의 평가기준과 구체적인 항목들을 살펴보아야 더욱 이해하기 쉽다.

크게 환자관리와 병원관리로 나누어지며 매년 개정하여 심사 및 평가항목이 강화되고 있다.

(1) 환자관리

- 진료의 접근성과 연속성 • 환자와 가족의 권리 • 환자 평가 • 환자 진료
- 환자와 가족의 교육 등 5가지 영역으로 평가한다.

(2) 병원 관리

• 질 향상 및 환자 안전 • 감염예방 및 환자 안전 • 감염예방 및 관리 • 관리, 리더십, 지시
• 시설 및 안전 • 직원의 자격 및 교육 • 정보의 관리 등 6가지 영역으로 나뉘다.
이 중 " 질 향상 및 환자 안전"과 " 감염예방 관리" 부분에 타임아웃에 범위에 속한다.

JCI 인증은 건강관리 및 환자안전에 중점을 둔 치료의 표준평가에 대하여 증가하는 세계적인 요구에 의해 마련되었다.

목표는 국제적 공동체의 표준을 기반으로 하며 의료기관 평가에 대하여 객관적인 방법을 제공하고자 함이다.

이 프로그램은 국제적 합의에 기반을 둔 표준과 지침들을 적용하므로써 의료기관의 안전한 환자치료와 지속적인 의료행위의 개선을 도모하기 위함이다.

JCI인증 취득은 환자 안전과 진료의 질 향상을 위한 국제기준의 평가항목을 병원이 수행하고 있다는 것을 뜻한다.

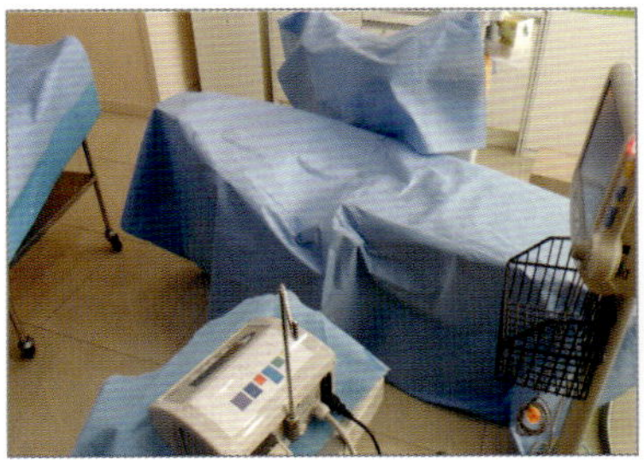
수술실(그레이프 전개)

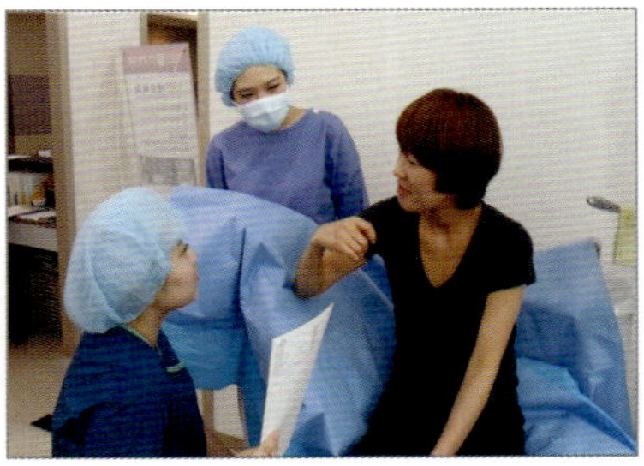
수술 사전고지 및 상담

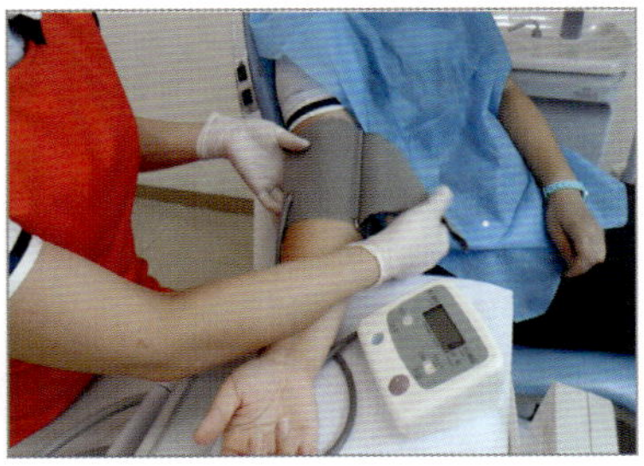
혈압 측정(기초 자료)

수술실에서 취급되어지는 각종 장비와 임플란트 재료와 기구 및 멸균품, 카테터, 응급을 대비할 수 있는 장비와 매뉴얼 등 완벽하게 준비되면 관계자 외 출입을 엄격하게 통제하여야 한다.

수술실은 무균구역과 비 무균구역을 구분하도록 하고 특히 환자 출입과 안내과정에서 무균 구역 침범을 주의시키도록 한다.

특히 환자의 복장은 간소한 복장으로 준비할 수 있도록 사전에 고지하도록 하고, 탈의시설과 수술복 제공이 가능한 시설이라면 린넨류 가운과 헤어 캡(에이프런)을 제공하여 최상의 오염예방 방지차원으로 준비하여야 한다.

병원 출입 후 별도의 대기실 또는 예방진료실에서 환자의 수술부위와 대략의 수술시간 경과여부, 응급사항과 주의사항 고지 및 환자상태를 파악 한다.

이때부터 타임아웃 체크리스트를 적용하도록 한다.

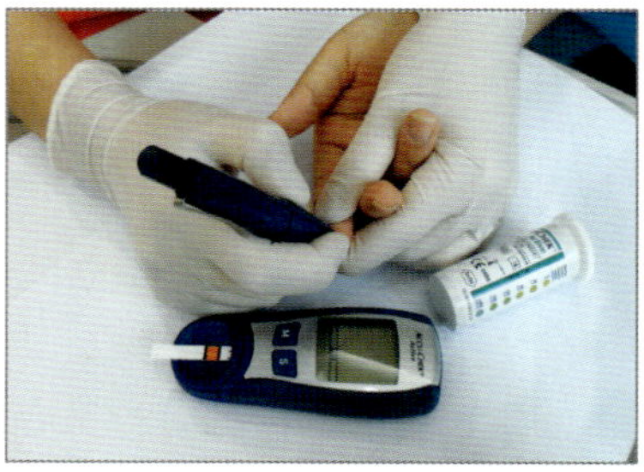
혈당 검사(기초자료)

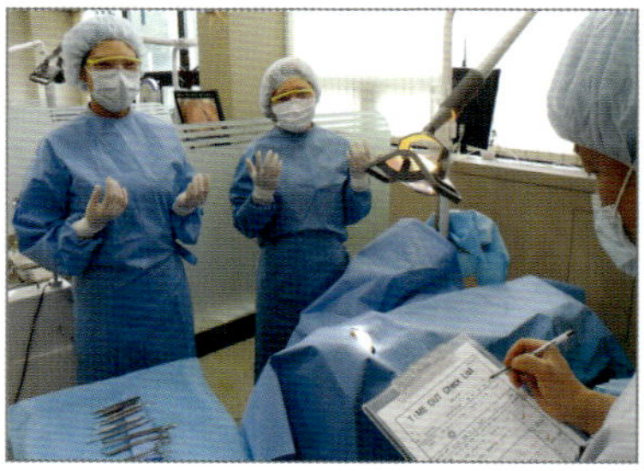
타임아웃 체크

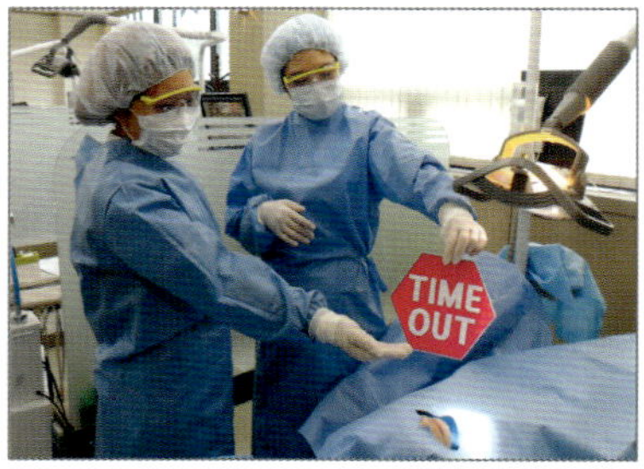

타임아웃 실시

혈압 검사는 환자의 심리적 안전과 편안할 때 실시하며, 병원 출입 후 최소 30분 정도 경과 후에 실시하는 것을 권장 한다.

다음은 혈당 검사를 실시한다.
혈당 검사는 반드시 혈압검사가 끝난 다음에 실시하도록 한다.
주사바늘에 찔림에 때한 다소의 공포감이 작용하고 혈압 상승할 우려가 있기 때문이다.

TIME OUT 요령 1

1. 치과위생사 주도 : “Time Out 하겠습니다.”라고 말한다.
2. 각자의 위치를 지킨다.
3. 치과위생사 : Time-Out 기록지를 확인한다.
4. 수술 환자를 확인한다.
5. 치과위생사 : “Time Out 시행하겠습니다.”라고 말한다.
6. “현재 수술환자는 7933, 김태희님 입니다. 맞습니까?”라고 말한다.
7. 수술의 : (수술(시술)전 챠트 또는 확인표와 일치하면) 맞습니다.
8. 수술 부위를 확인한다.
9. 치과위생사 : “수술부위와 수술명은 무엇입니까?” 라고 말한다.
10. 수술의 : “왼쪽 상악동 거상술 입니다.”
11. 수술의 : Osteotome를 사용하며 경우에 따라 이종골 사용을 할 수 있습니다.
12. 수술의 : 다 준비되었습니까?
13. 치과위생사 : “완벽하게 준비 되었습니다.”라고 한다.
14. 수술의 : 모두 일치하면 “수술을 시작하겠습니다.”라고 한다.

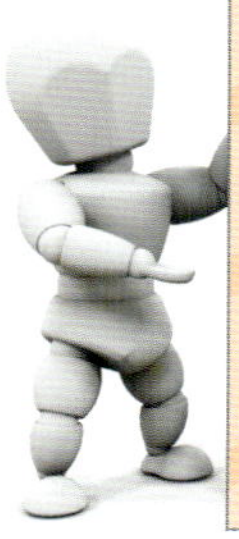

TIME OUT 요령 2

1. 치과위생사 주도 : "Time Out 하겠습니다."라고 말한다.
2. 치과위생사 : 환자가 들어오면 의료진을 소개한다.
3. 수술의 : 환자 차트의 등록번호와 이름을 확인한다.
4. 환자에게 개방형으로 질문을 한다.
5. "환자분, 성함이 어떻게 되세요?"
6. "환자분, 주민등록번호 앞번호가 어떻게 되세요?"
7. 환자가 본인 이름을 답변한 후 "김태희님, 수술부위가 어디인가요?"
8. 입원 환자의 경우 차트와 대답한 이름, 등록번호가 일치하는지 확인한다.
9. 단, 환자가 무의식 상태이거나 말을 할 수 없는 경우에는 환자 보호자에게 확인하거나 차트의 등록번호와 이름이 일치하는지 확인한다.
10. 치과위생사 : 환자 확인과 수술부위가 확인되면 "모두 확인 했습니다."라고 한다.
11. 수술의 : 모두 일치하면 "수술을 시작하겠습니다."라고 한다.

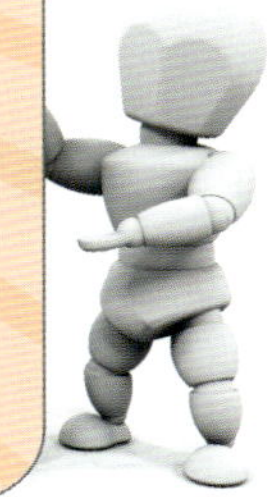

2) 수술 전 환자 확인

① 수술실로 이동하기 전 수술부위와 환자의 심리상태를 확인하고 수술실로 이동 한다.
② 수술실 입구에서 환자 및 수술부위, 환자 챠트, 수술동의서, 수술 스케줄 등 체크리스트를 이용하여 확인 한다.

수술 시작 직전 환자 확인

① 치과위생사 또는 의료기관장으로부터 위임 받은 자가 "타임아웃"을 주도 한다.
② 수술 전 타임아웃은 마취유도 전에 수술에 참여하는 의료진이 모여서 "수술환자 확인 메뉴얼"에 따라 함께 실시하고 금기시되지 않은 경우 환자를 참여 시킨다.
③ 타임아웃을 시행하고 기록 한다.
수술실에서는 모든 의료진이 환자의 이름과 수술부위 등을 이중, 삼중으로 확인하고 절차를 거쳐야만 수술을 진행할 수 있어야 한다.

3) 환자 낙상 예방하기

환자의 안전을 최우선으로 하는 원칙으로서 입원병동에서 부주의로 침대에서 떨어지는 낙상사고를 예방하기 위한 목적이다.

치과의 경우는 이 부분에서 다소 자유로울 수는 있으나, 체어 시트로 접근하는 과정에서 미끄러지거나 진료 종료 후 체어에서 내려오는 과정에서 발을 헛딛는 경우가 종종 목격된다.

이는 진료를 장시간 동안 마치고 신체의 긴장이 풀려 발생할 수 있는 원인으로 해석할 수 있다.

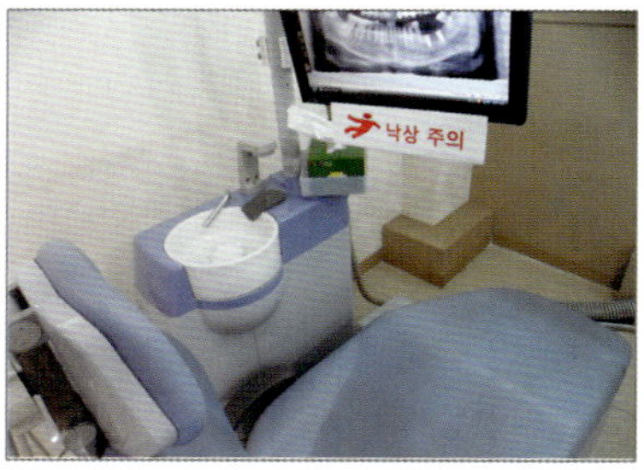

낙상주의 표시 1

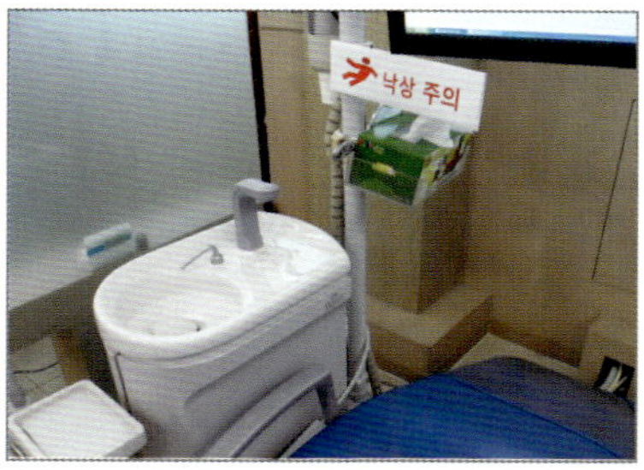

낙상주의 표시 2

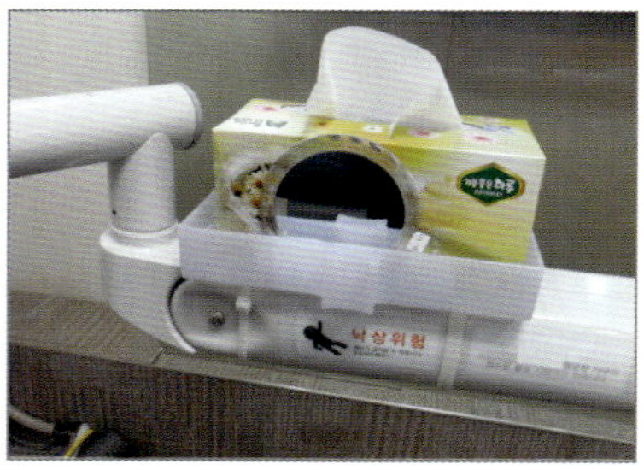
낙상주의 표시 3

진료나 수술이 끝나면 환자의 안전을 위해 체어에서 내려오기 전에 잠시 안정을 취하도록 배려하는 마음가짐과 권고가 필요하다.

4) X-ray촬영 협조 의뢰하기

수술 팀 구성원 중 후방지원을 돕는 직원이 진행을 맡으며 기존 그레이프의 오염을 방지하기 위해 멸균된 린넨을 그레이프 위에 추가로 방포 한 후 납(갑상선 보호용)복을 전개하도록 한다.

이때 납복은 멸균된 린넨으로 포장하여 사용하기를 권고한다.

흉부를 압박하는 중압감을 느낄 수 있으므로 환자에게 사전 고지를 하고 촬영하도록 한다.

이동용 x-ray는 1회용 비닐로 마감 처리 한다.

구강센서와 배선 전체는 세니슬리브로 마감하여 촬영 중 센서 배선이 접촉되어 전개된 그레이프 표면의 오염을 예방한다.

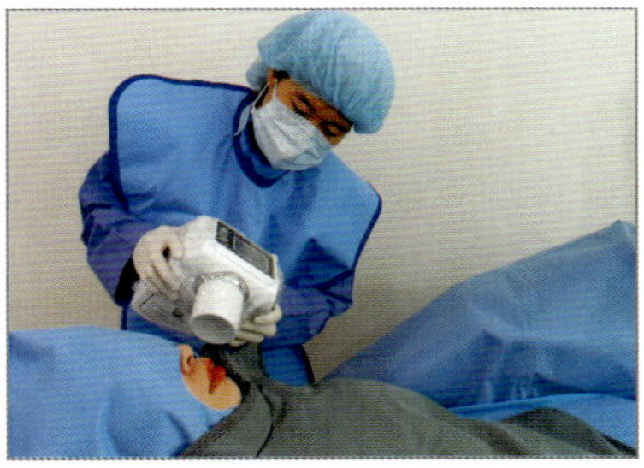

수술실에서의 x-ray 촬영과정

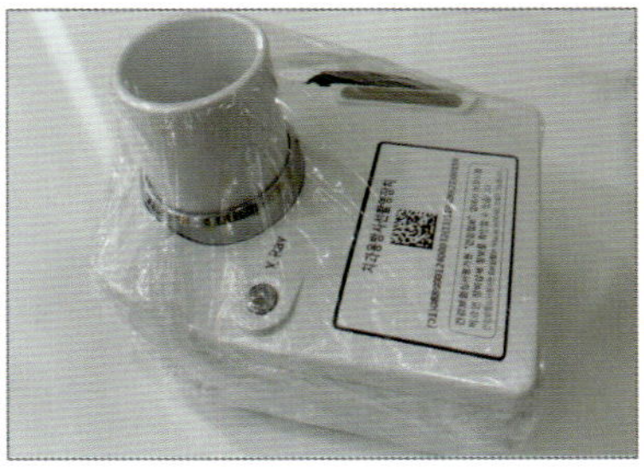

이동용 x-ray

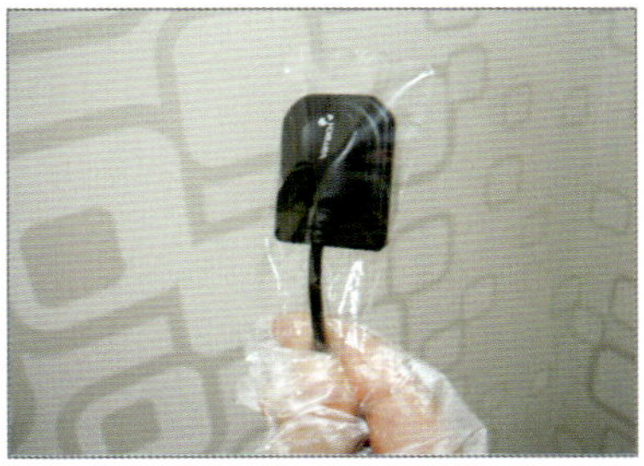

센서의 세니슬리브 처리

NO	세부 항목	NO	세부 항목
5	수술 전 환자상태 파악하기	6	수술부위 재확인하기
7	환자 및 보호자에게 수술일정 고지하기	8	환자 보호자 불안감 완화시키기
9	환자 수술 전, 후 비교하기	10	추가 국소마취 고지하기
11	국소마취 후 안정 및 상태 파악하기	12	환자 인수인계 하기(회복실 안내까지)
13	수술 후 낙상 및 미끄럼 예방하기	14	기후 및 날씨관계 확인하기
15	수술 일정 확인하기		

6. 수술 보조업무

수술은 한시적인 마취상태에서 제약적인 수술을 효과적으로 진행하는 과정으로 멈춤이나 정체현상을 방지하기위해선 최고의 능률을 요구하고 있다.

환자의 도통을 최소화하고 정신적 불안감을 단축하기 위해선 팀 구성원의 호흡과 무언의 커뮤니케이션이 필요하다.

성공적인 수술을 위해 술자와 호흡을 같이하는 직원은 보조적 업무의 진행과 잠재적인 변수까지 예상하고 환자의 네비게이션이 되어야 한다.

1) 환자 흔들리는 두상 잡아주기

임프란트 식립 후 나사 조임 과정에서 torque wrench 기구를 이용하여 나사 풀림을 최소화하려는 노력이 필수적이다.

이 과정에서 다소의 무리한 힘을 가하다보면 어느새 환자의 두상은 조임의 방향으로 흔들리기 시작한다. 이때 환자 두상을 고정하기위해 그레이프 표면에 손을 데고 고정하는데 이는 오염으로 간주한다.

시트에 전개된 그레이프를 이용하여 헤드부분을 감싸며 잡도록 하는 것이 가장 이상적이다.

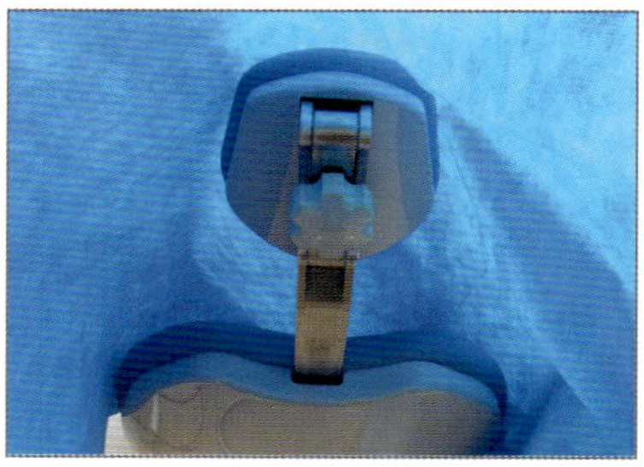
그레이프 안쪽

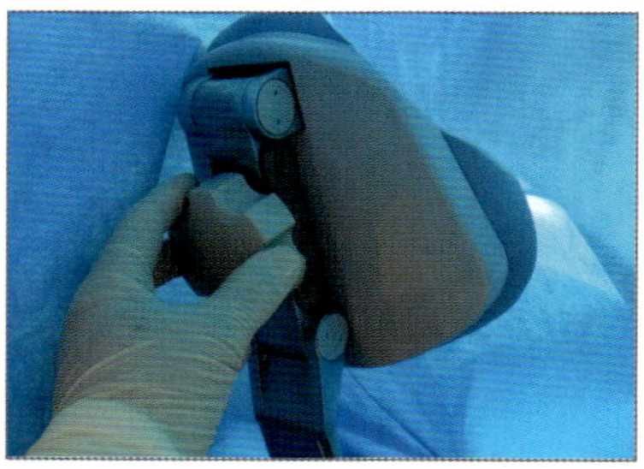
헤드레스트 각도 맞춤

NO	세부 항목	NO	세부 항목
2	환자 턱 인장하기	3	환자 볼 견인하기
4	라이트 조명 맞추기	5	석션 하기
6	임플란트 엔진 작동조절하기	7	셀라인 분사하기
8	CT 및 파노라마 영상 출력하기	9	봉합사(실크)절단하기
10	진통제 및 항생제 주사주입하기	11	치주포대 마감하기
12	X-ray 촬영 및 입력하기	13	타임아웃 종료 선언하기

7. 수술실 약제 및 재료관리

치과병원은 원내사용 의약품의 객관적인 선정과 적절한 사용을 제고하고 의료서비스 영역 및 환자의 증상에 따라 의료진이 적절한 약물을 선택할 수 있도록 약물목록을 제시하여야 한다.

또한 치과병원의 모든 약물을 적절하게 안전하게 보관하여야 한다.

※ 각 약제 보관함에는 대표적인 약제명을 부착하고 서랍이나 내부에 있는 모든 약제에는 가능한 명찰이 부착되어야 한다.

1) 소독제의 유효기간 파악하기

수술실에서의 소독제 취급은 여러 가지 상성의 소독제를 혼재하여 사용하는 것보다 한두 가지로 최소화하며 일반 진료실에서도 호환되도록 한다.

각 소독제의 유효기간 확인은 간판관리를 통해 출입하는 누구나 볼 수 있도록 하며 소독제 보관방법과 개봉과정은 문서로 남기고 정기적인 교육으로 자원관리를 한다.

NO	세부 항목	NO	세부 항목
2	식염수 팩 및 약제 재고 파악하기	3	픽스쳐 및 드릴, 임플란트 재고 파악하기
4	특수재료(본 파우더, 맨브레인) 재고 파악하기		

8. 수술실 지원업무

특정 다수환자의 수술 지원을 위해 다양한 장비와 보조적 업무가 돌발적으로 잠재되어 있는 공간으로 노동집약적인 공간이며 무형의 의료서비스가 제공되는 특성으로 인적자원에 초점을 둔 조직의 유효성을 향상시켜 효과적인 수술업무를 돕는다.

수술실에서 구강 외 내과 영역이 점점 세분화, 전문화 추세와 함께 최첨단 수술기구 및 장비 도입으로 인해 고도의 전문성과 함께 다양하고 확대된 역할을 담당하게 되었으며 수술에 관련된 전문성, 판단력, 의사결정능력에 대한 요구도가 더욱 높아지고 있다.

즉 새로운 기술의 도입에 따라 사용법과 대응법, 교육과 훈련을 받아야하고 이에 관해 구성원의 표준화된 정보획득으로 돌발 및 오류발생을 줄여 수술업무를 안전하게 지원하는 통합적 의미이다.

1) 감염감시 및 무균영역 알리기

수술과정에서 예측할 수 없는 돌발변수와 잠재적인 안전사고를 대비하기위해 수술 팀을 지원하는 후방지원팀의 사전 교육도 매우 중요하다.

특히 2차 출입자의 업무영역과 무균영역이 중첩되어 무균체계를 파괴될 우려가 매우 높다.

이상적인 방법으로는 바닥에 안전선을 경계로 침범을 예방할 수 있고, 백 테이블 영역 상공으로 2차 출입자의 손이 침범하지 않도록 하는 방법이 있다.

추가되는 기구나 약제 또는 비품은 메이요 스탠드 위에 올려놓도록 유도할 수 있다.

부득이한 경우 수술 팀의 인원을 오염구역으로 이동시킬 때는 언어전달 보다 신발 뒤 부분을 가볍게 치면 용무가 있는 것으로 간주하고 움직임을 준비하도록 한다.

이는 멸균 장갑의 오염을 예방하기 위해서다.

2) 미 작동장비 응급점검 및 원인파악하기

완벽을 기한다 해도 위험인자는 늘 발생하기 마련이다.

이를 대비하기위해 수술 장비 중 위험 군을 순위별로 구분하여 핵심적 응급사항에서 대처법과 대응하도록 한다.

물리적으로 해결할 수 있는 부분은 그리 많지는 않다.

전원이 차단되면 라이트의 조명은 외부 전원이 차단 된 경우다.

석션이 안되는 경우를 대비하여 휴대용을 준비하고, 감속 핸드피스의 작동이 않될 때를 대비하여 여분의 재고를 수술실에 미리 준비하도록 한다.

NO	세부 항목	NO	세부 항목
3	추가 인원 투입 조절하기	4	추가 수술 장비 입고 및 조달하기
5	추가 수술 재료 입고 및 조달하기	6	임플란트 사이즈 구분하여 불출 및 제시하기

9. 수술실 안전관리

수술이나 고위험 시술 전 확인과정의 비표준화, 팀원 간의 비효과적인 의사소통 전달, 환자참여 부족 등으로 인한 잘못된 수술, 시술 명, 다른 환자 수술, 잘못된 수술, 창상감염, 시술 부위를 예방하기 위한 치과병원의 정확한 수술, 정확한 환자확인, 시술부위 확인을 위한 규정과 절차를 개발하여 오류와 사고를 사전에 예방하여야 한다.

1) 유니트 체어 미 작동 시 응급대응 관리하기

국내 유니트 체어 메커니즘의 구동방식은 단순하게 설명하면 전기를 공급하여 작동되는 방식과 에어(공기)를 공급받아 전기 신호를 전달하는 방식이 있다.

첫 째로 수술실에 설치된 체어의 제조사가 어디인지 먼저 파악하여야 한다.

	제조사	신호 체계
구동 방식	신 흥	전기 220V 전달
	한림, 스카이, 오스템, 벨몬트 기타	에어 공급 후 전기신호 전달

두 번째로 체어를 작동시키는데 움직이지 않을 때는 플러그가 이탈 되었는지 확인한다.

세 번째로 에어 공급이 차단될 경우 작동하지 않는다.

네 번째로 해당부분에 퓨즈가 차단되었는지 확인 한다.

2) 석션 미 작동 시 응급대응 관리하기

석션모터는 습식 석션으로써 물을 공급 받아 진공을 발생시켜 흡입하는 방식이 있고 국내에는 비교적 많은 병(의)원이 이 모델을 사용하고 있다.

또 하나는 건식 석션으로써 물을 공급받지 않고 주 전원을 공급받아 풍압으로 진공을 발생시켜 흡입을 하는 모델이 있다.

진단하는 접근방법은 습식 석션이 비교적 단점이 많고 대표적인 문제점으로는 물을 이용하여 진공을 만드는데 물의 유속이 빠를수록 모터 표면에 물방울이 메치게 되고 이 물방울들은 전기적 누전을 야기 시킬 수 있다. 이 부분은 근본적으로 잠재적 위험성을 내재하고 있으므로 설치방법을 개선하여야 한다.

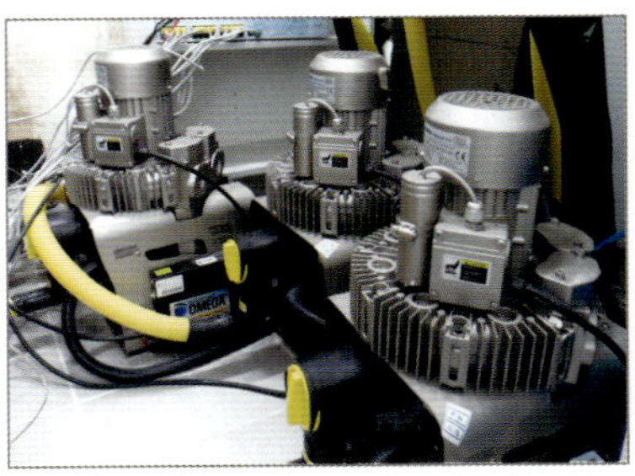

건식 석션

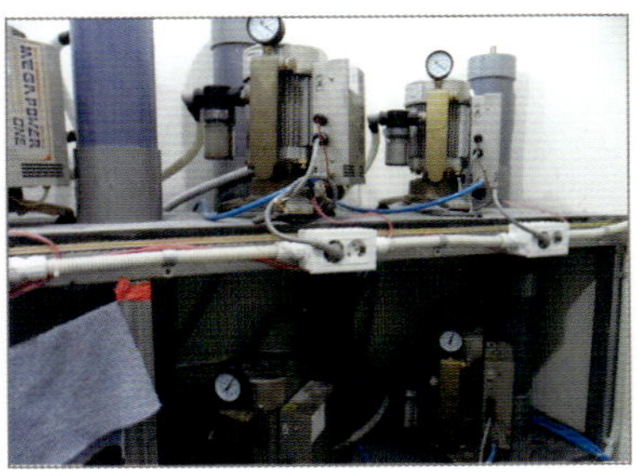

습식(물이용) 석션

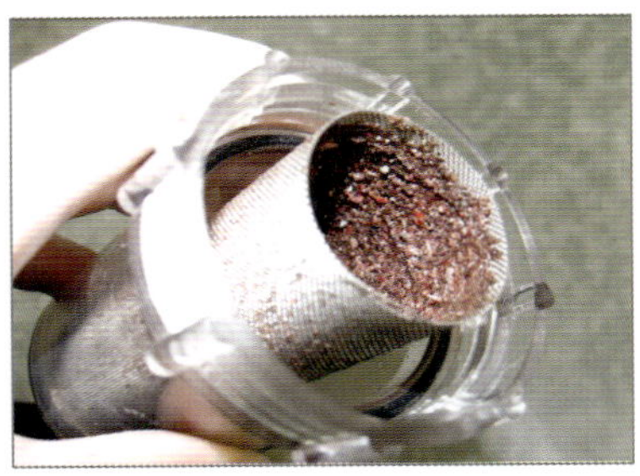

필터 케이스 내부

또 다른 문제점으로는 유니트 바디에 내장된 필터에 오물과 침전물로 흡입구멍이 막히는 경우다.

마지막으로 기계실에 놓인 석션모터의 필터에 침전물이 가득차서 병(의)전체의 흡입이 약해지는 현상이다.

3) 안구 세척기 작동상태 파악하기

수술실 내부에는 안구 세척기를 필수로 설치하게 되어있다.

국제의료인증평가 인 JCI에서는 환자의 안전을 최우선으로 하나 반면에 의료진의 안전도 최우선으로 평가한다. 수술실에서 감염성 물질의 튐으로 즉각적으로 안구세척을 원칙으로 하고 있다.

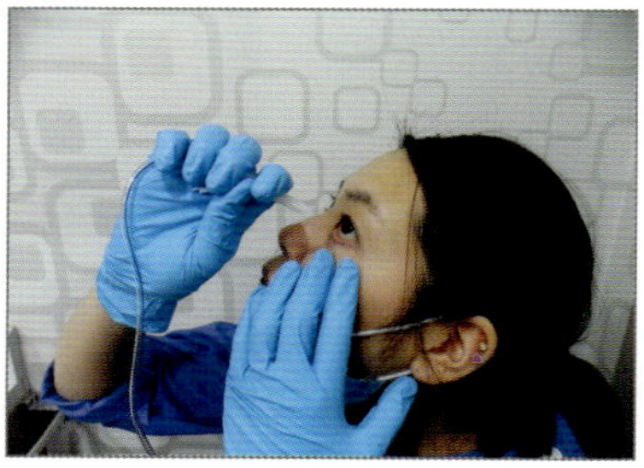

안구 세정

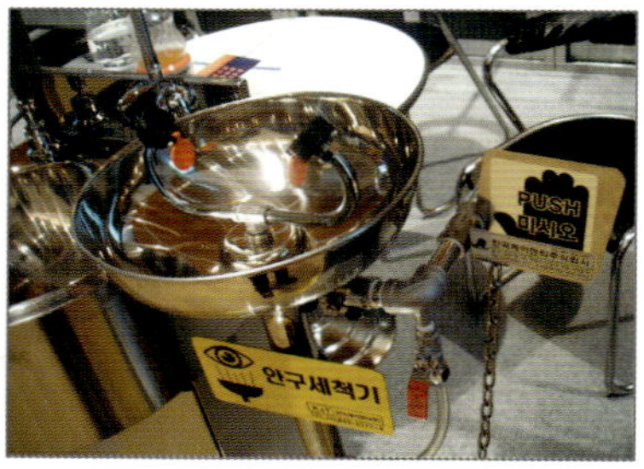

안구 세척기 1

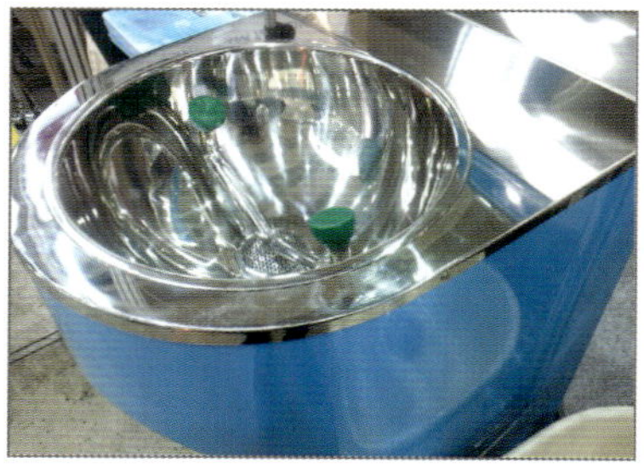

안구 세척기 2

4) 수술실 기타 장비들과 환자충돌의 예방책 관리하기

수술 종료 후 환자의 기립과정에서 무영등 및 라이트 헤드에 부딪침 현상과 체어에서 내려올 때 이동용 카트나 테이블에 부딪치는 현상이 있다.

경미한 문제이지만 환자의 안전을 최우선으로 고려한다면 공간 확보를 충분히 하여 보행에 방해를 받지 않도록 주의 한다.

NO	세부 항목	NO	세부 항목
5	수술실 전기차단 시 응급대응 관리하기	6	수술실 화재예방 시 응급대응 관리하기
7	수술실 응급환자 시 응급대응 관리하기	8	수술실 방사선 보호 차폐막 관리하기
9	수술실 방사선 보호 납복 관리하기	10	수술실 급기 배기 관리하기
11	수술실 장비 작동 시 소음발생 관리하기	12	수술실 출입문 미 개방 시 대응 관리하기
13	미 영상출력 및 소프트웨어 진단하기	14	수술실 바닥 미끄럼방지책 관리하기

10. 수술실 기구 및 자원관리

수술실 운영에 있어 매우 집중도가 높으며 여타 관련된 복잡 다양한 업무로 해석한다.

수술에 직 간접적으로 지원되는 모든 자원의 상태를 파악하고 효율적으로 대응하기위해서 객관적인 판단력과 안목이 요구되며 풍부한 경험을 바탕으로 재원을 운영하여야 한다.

최우선적으로 멸균물품의 확보와 유효성 파악 및 재원의 재고파악과 병원전체의 협조와 중재이다.

필수적인 장비관리는 물론이고 돌발적인 응급사항 대처능력까지 대응할 수 있는 탄력적 사고를 겸비할 수 있어야 한다.

1) 멸균기 신뢰성 검사 파악하기

인증제 평가 또는 JCI평가의 공통항목으로 멸균기의 신뢰성 검사는 매우 주요한 부분으로 평가를 한다.

2010년 복원복지부는 주 1일 검사를 하도록 의료법으로 제도화되었고, 수술이 있을 때는 매회 검사하기를 권고하고 있다.

본 설명은 수술 수혜자의 멸균 물품의 포장과정과 개봉 후 기구를 담고 있는 카세트 또는 케이스에는 멸균 지시제를 술자 또는 치과위생사가 반드시 파악할 수 있어야 한다.

I 식별 원칙 I

① 수술 물품의 포장 겉 표면에는 국제적 요건에 부합하는 화학적 지시제 부착과 유효기간을 확인하는 라벨을 부착한다.

② 개봉 된 기구 케이스 내부에는 화학적 지시제의 색상 변화를 확인한다(국제등급 : Class 5등급).

③ 수혜자에게 사용되는 멸균물품의 안전성을 신뢰할 수 있는 생물학적 지시제의 성공을 증명할 수 있는 멸균작업일지가 요구되어야 한다.

이는 만약에 있을 불행한 의료사고가 발생할 경우 합리적 증거자료로 남는다.

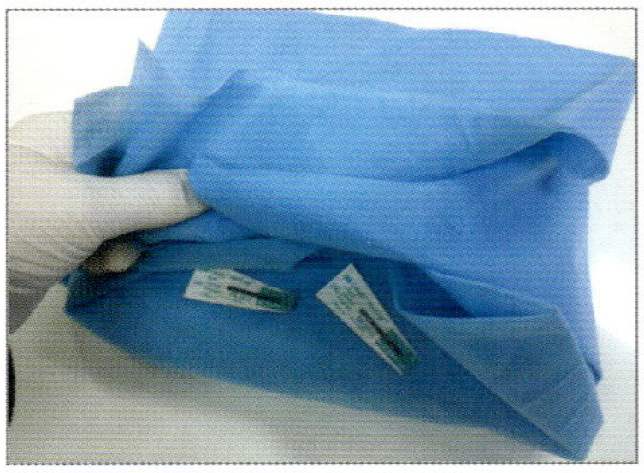

내부의 화학적 지시제

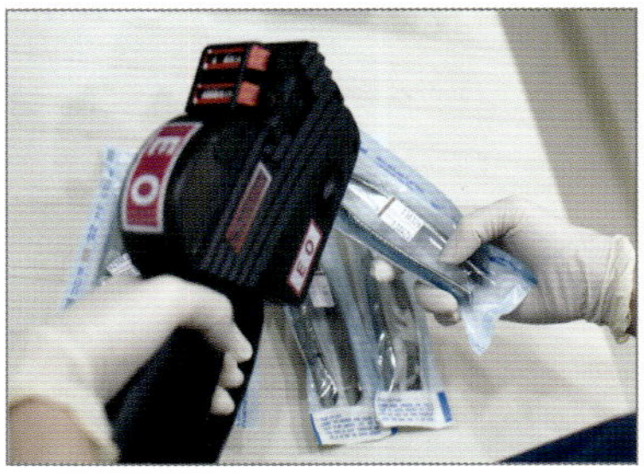

표면에 부착 된 유효기간 라벨

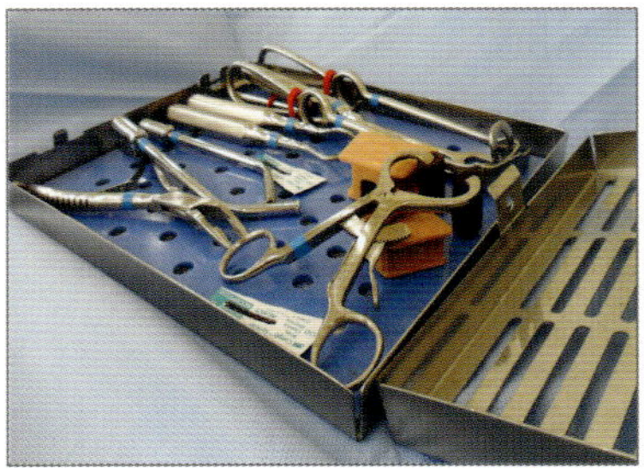

내부의 화학적 지시제

2) 수술기구 세척 및 멸균 포장관리하기

멸균물품을 잘 보관하여 선입 선출도 주요하지만 최우선적으로 멸균기에 넣을 때부터 체계적으로 구분되어야 한다.

첫째 멸균 대상의 물품은 쳄버에 넣을 때 밀착된 상태로 넣지 말아야 한다.

지구상에 존재하는 어떠한 멸균방법이라도 물품과 물품 사이는 공간이 확보되어 유체(스팀, 가스)흐름이 여유로워야 신뢰할 수 있는 멸균이라 할 수 있다.

멸균물품 사이는 손바닥 간격만큼 유지를 하여야 한다. 유지되도록 두 번째 멸균 완료되었다고 멸균물품을 바로 불출하지 말아야 한다.

멸균기 내에서 일정 건조되어야 하고, 별도의 정화된 공간에서 평균 스팀 멸균은 4시간 이상으로 자연건조를 하는 것을 권장한다.

E O 가스의 경우 평균 7시간 이상으로 자연건조 시간이 요구된다.

상기 내용은 린넨으로 포장되어 있을 경우만 해당된다.

파우치 포장의 경우 자연건조 시간은 최소 2시간을 제공하여야 한다.

주의사항

1. 파우치 물품을 쳄버에 넣을 때는 종이 부분이 가능한 윗면을 향하도록 한다.
2. 이상적인 방법은 파우치를 세로방향으로 세워서 멸균을 권장하지만 임상에서는 현실적으로 좁은 공간에 많은 물품을 꽉 채워놓거나 여타 부피가 큰 물품을 동시에 진행되므로 어려움이 있다.
3. 멸균이 완료되고 자연건조 된 파우치는 UV건조기에 넣지 말아야 한다.
   보관에 있어서 표면이 찌끼거나 오염되지 않는 한 일반 서랍이나 통풍이 되는 바스켓에 보관하기를 권장 한다.

3) 회복실 관리

Gray zone구역으로 환자의 심리적 육체적 안정을 완충시키는 공간이다.

내부 시설의 기준은 병(의)원의 사정에 따라 다르며 청결을 최상으로 유지하며 침구류는 가능한 화려한 색상보다는 단색으로 제봉선이 적은 린넨류을 선택하는 것이 좋다.

안락감과 심리적 안정감을 제공하기 위해 외부로부터 소음이 차단되고 보호자의 간이시설을 준비한다.

부대시설의 의료용품들은 1회용 사용을 원칙으로 하며 조명의 밝기와 온도 조절이 가능하도록 한다.

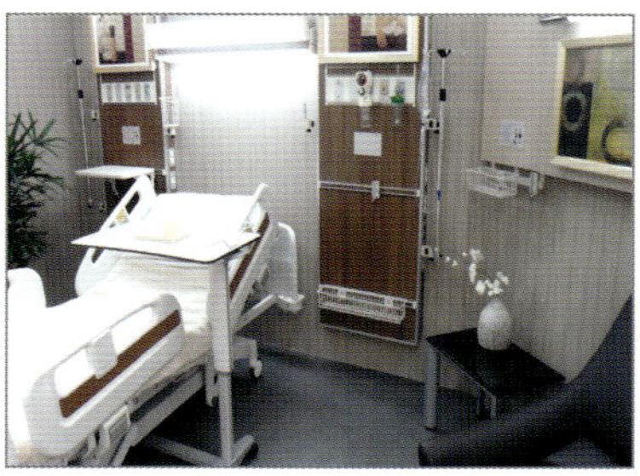

회복실

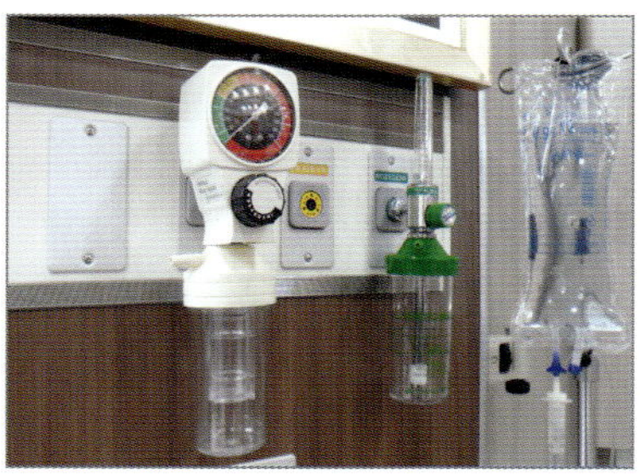

산소 게이지 및 유량계 1

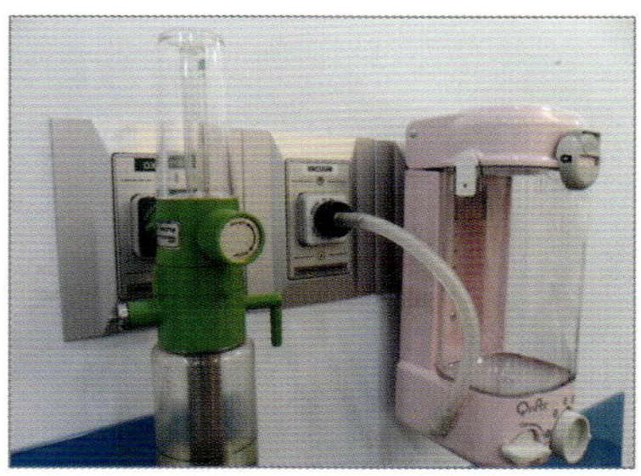

산소 게이지 및 유량계 2

NO	세부 항목	NO	세부 항목
4	멸균기 작동상태 파악하기	5	기구 별 멸균방법 분류하기
6	수술기구 재조립하기	7	수술 장비 A/S망 구축하기
8	감속 핸드피스 여분 준비하기	9	감속 핸드피스 분해 청소관리하기
10	수술 장비 청결유지하기	11	수술실 바닥패드 교체하기
12	석션모터 여분 준비하기	13	멸균관련 소모품 관리하기 (멸균복, 고글, 글러브, 마스크, 덧신, 그레이프)

11. 수술실 역량강화 교육제도

우수한 시스템 관리와 프로세서를 구축하고 유지하기 위해선 지속적인 내부학습의 활동과 정보획득을 통해 개인의 역량강화와 자긍심을 고취하여 전문성을 고취하는 것이다.

수술실 담당업무의 직무만족에는 병원의 대표성을 부각할 만큼 총체적인 시스템이 융합되어 환자완전을 책임지고 있음을 인식하고 있어야 하며 성공적인 수술을 위해선 리더쉽은 구성원간의 필수적인 요소이며 개인의 발전과 업무의 자긍심 및 전문성을 높이는데 겸비해야 할 요소이다.

구성원과의 일체감 및 애착심은 이성적인 학문탐구와 정보교류를 통해서 발휘되며 이에 대한 자기개발은 곧 근로의 연장과 전문성 확대로 해석한다.

1) 전 직원대상 직무순환 교육실시(Cross training)

성인 학습에 입각 한 수술실 표준 업무와 지원에 관한 순응도 평가를 지속적으로 진행하여 학습지수를 높이도록 한다.

과거 유 경력자만의 담당역영으로 독점적 성향이 강한 업무로 실무자 부재의 경우 여타 장비 및 재료의 공정관리를 추적할 수 없었다. 이러한 폐단을 방지하기 위해 전 직원의 효과적인 직무 포지션을 순환할 수 있도록 하여 업무향상과 기여도를 높여야 한다.

(1) 수술실 감염관리의 발전을 위해선 감염관리의 법령 이해를 돕도록 한다.

의료법 시행규칙 제32조 규정에 따라 감염대책위원회를 설치. 운영하여야 한다.

① 병원 감염에 대한 대책, 연간 감염예방계획의 수립 및 시행에 관한 사항
② 감염관리 요원의 선정 및 배치에 관한 사항
③ 전염병 예방법 제2조의 규정에 따라 전염병 감염환자의 처리에 관한 사항
④ 병원의 전반적인 위생관리에 관한 사항
⑤ 병원 감염관리에 관한 자체규정의 제정 및 개정에 관한 사항
⑥ 병원 감염관리 실적의 분석 및 평가에 관한 사항
⑦ 직원의 감염관리에 관한 사항
⑧ 감염과 관련된 직원의 건강관리에 관한 사항
⑨ 그 밖에 병원감염관리에 관한 중요한 사항 등을 심의하여야 한다.

(2) 발전적인 선행 학습을 위해선 병원 전체의 감염관리 문화를 정착시켜야 한다.

감염관리의 접근을 위해 진료실에서부터 소홀이 했던 위생관리부터 습관화 문화를 스스로 선행하도록 한다.

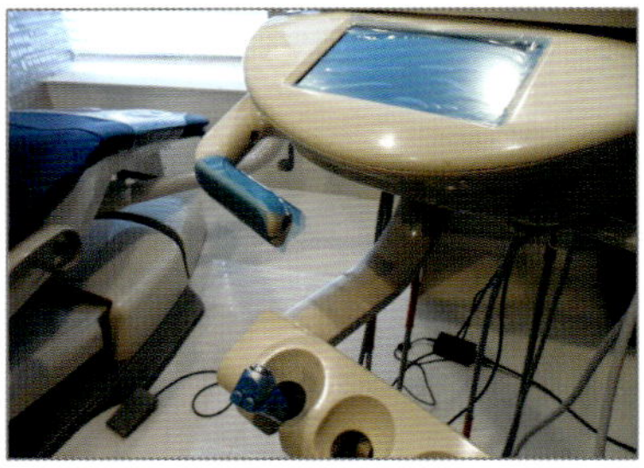
표면덮개 마감

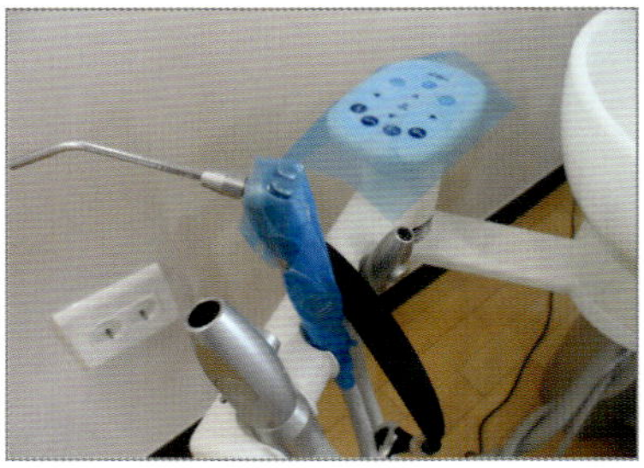
3-웨이 시린지 표면덮개 마감

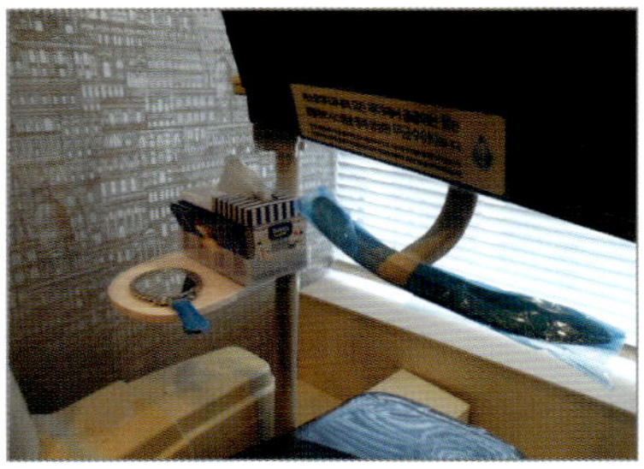
손거울 핸들 표면덮개 마감

어느 한(기계실, 기공실, 접수 공간, X-ray실, 원장 방, 직원 탈의실, 회의실 등 기타) 곳도 소홀이 할 수 없으며 전 직원의 협력과 의식변화로 감염관리 습관화 문화를 정착시켜야 지속적인 발전의 효과를 얻을 수 있다.

(3) 분기별 또는 년 간 직무 순응도 및 감염관리 업무 평가를 하여 지표향상을 점검하도록 한다.

그냥 따라하거나 흉내 내는 것이 아니라 노력 뒤에 결과에 대한 평가와 변화를 느껴야 비로써 직업의 전문성과 근로의 연장으로 직원간의 역량강화로 해석할 수 있다.

※ 초기에는 동기부여와 참여를 높이기 위해 일정의 포상제도를 적용하여야 한다.

(4) 이상적인 감염관리 접근의 방법과 일반적 순서

① 감염관리 도입 초기의 직무의 어려움과 미온적 반응을 평가한다.
② 우수병원 탐방과 적용 가능한 체질개선의 계획이 요구된다.
③ 중장기 감염관리 실천의 단계적 선행이 필요하다.
④ 핸들링 타워의 안내자 또는 감염관리자 선임과 감염관리실을 구축하여 지속적인 감염관리 환경 변화를 관찰한다.
⑤ 직 간접적 경제적 비용과 유 무형적 기대가치 창출의 비전을 계산한다.
⑥ 낙후되고 원시적인 업무 습성을 철저하게 배척하고 의식변화에 경주한다.
⑦ 전 직원 감염관리 교육과 강연을 수료하도록 독려한다.
⑧ 외부 전문가 위탁으로 내부 감염관리 지도 및 평가를 받는다.
⑨ 지도 및 평가를 바탕으로 지표분석과 단축적 개선을 시급히 실시한다.
(대부분 이 과정에서 감염관리 개선이 지연되고 장기적으로 정체되어 결국은 모양만 갖춘 형태로 유지되는 사례가 많다.)
⑩ 국제적 인증 요건과 동일한 항목을 적용하여 보다 엄격하고 철저한 감염관리 업무로 전환한다.
⑪ 지역사회의 봉헌과 최고의 의료서비스를 제공하는 병원으로 거듭나며 모범적인 우수병원으로 끝없이 경주한다.

2) 신규 치과위생사 직무교육 실시

재직 또는 신규 경력자의 직무교육은 나무 한 구루의 씨앗을 심어 열매를 맺기까지 만큼 오랜 시간이 소요되며 자주적인 의식변화에 많은 시간과 노력이 요구된다.

능동적인 자기변화의 혁신이 없이는 전문가 구성원의 흐름을 역류하게 된다.

제일 중요한 것은 의료기관장과 병원의 감염관리에 대한 철학이나 소신 있는 원칙이 강력하게 전달되고 이해해야 한다.

조기 애원심과 기여도를 높이기 위해 직무 별 순환근로를 단계적으로 적용하고 병원 전체의 업무에 직무를 경험하게 한다.

수술실 시스템과 표준업무에 관해 개인적인 학습과제를 부여하고 담당지도를 통해 엄격한 수술실 표준업무 절차를 순응할 수 있도록 훈련한다.

중간평가와 객관적이고 냉정한 평가가 요구되는 기간이 된다.

3) 수술실 및 감염관리 학습향상 점검지표 만들기

막연한 추측이나 주장은 구성원 간 의견충돌과 대립으로 이어질 수 있다.

눈으로 분석할 수 있는 간판관리를 통해 수술실 및 전체 감염관리 점검지표를 분석한다,

① 멸균품목 시행 체크리스트 표준서,
② 월간멸균기 신뢰성 검사평가서,
③ 월간 멸균품목 수행도 평가서,
④ 표면관리 소독대상 체크리스트 표준서,
⑤ 표면관리 덮개대상 체크리스트 표준서 등

4) 수술실 문화 콘텐츠화 하기

병원의 우수한 감염관리 시스템과 수술실 환경을 문화상품으로 만들어 재원하는 고객과 환자에게 우리병원 의료서비스의 안전성과 신뢰성을 부각하는데 일조한다.

CRM(Customer Relationship Management)를 통해 재원하는 환자에게 추가적인 병원의 이미지 체험에는 한계가 있으며 요즘 같은 가격파괴의 시장에서 진료선택이 아닌 가격선택의 중심에서 믿고 신뢰할 수 있는 유 무형적 잠재가치의 자원이다.

지역 간 자치단체들은 관광 상품을 개발하고 문화상품과 향토문화를 계승하여 지역적 경제적 발전에 기여하고 있다.

의료를 하나의 상품으로 치부하는 것은 자칫 상업성으로 비칠 수 있으나 하나의 마케팅 차원에서 병원의 차별화 특화의 우수성을 계승하는 차원이다.

이는 지역 사회에 대표성과 우수병원의 모델로 자리 잡을 수 있으며 이를 계기로 여타 병(의)원의 선의의 경쟁구도를 형성하며 엄격하고 완벽한 의료의 질적 향상을 부여하게 된다.

NO	세부 항목	NO	세부 항목
5	실습생 직무교육 모의실습 실시	6	일반 및 간호조무사 직무 교육하기
7	장비 및 재료업체 직원 교육하기		

12. 수술실 감염관리지침서 개발

낭비적인 요소를 거시적으로 돌출할 수 있고 지침서를 중심으로 신속한 의료인역력배치와 지원이 가능케 한다.

1) 임플란트 수술 별 사항에 따른 수술 지침서 개발(Operation procedure book)

기능직에는 숙련도와 경험에 따라 처리속도는 빠르다고 가늠할 수 있으나 의료의 절차와 진료, 특히 수술의 절차는 의료진의 기분이나 생각으로 진행 할 수 없는 요소이기에 정례화 된 표준 지침서를 중심으로 엄격하게 수행되어야 한다.

직무 능률을 효과적으로 향상시키고 잦은 실수를 예방하기 위해 누구나 쉽게 반복적인 훈련을 수행하는데 필요한 지표이자 지침서는 안개 속에 등대와 같다.

특수한 의학적 행위가 돌발적으로 발생하지 않는 한 일반적 수술절차에 준비되는 기구구성과 인력배치와 제공되는 시설의 실명이 가능해지고 병원 전체의 재원관리가 용이하다.

2) 장비 및 핸드피스 관리방법 지침서 개발

설비는 지속적인 관리와 점검을 통해 고장의 원인 규명과 수명 연장을 얻는데 탁월한 효과가 있다.

또한 실무 담당자(치과위생사)의 전문성 연장과 역량강화에 필수적 요소로 작용한다.

이를 위해 특정 직원만의 특수 업무가 아니라 직원 누구나가 쉽게 접할 수 있어야 하고 반복적 훈련과 교육으로 학습지수를 평준화 시켜야 성공 할 수 있다.

사소한 고장이나 경미한 문제점을 방치 하여 더 큰 경제적 손실을 야기하는 사례는 병원의 골치 꺼리로 아주 흔하게 발생한다.

감속 핸드피스는 매 수술마다 작동과 활용의 의존도가 높다. 그 만큼 피로도와 핸드피스 고유의 수명한계에 높아질 수 밖게 없으나 이를 보다 지속적으로 안전하게 유지하기위해선 철저하고 완벽한 정비와 분해청소 및 관리로 수명연장을 확보할 수 있다.

※ Part 3(매니저 커뮤니케이션) 3. 핸드피스 분해 관리방법. 참고

3) 감염관리 지침서 개발

병원 전체의 포괄적 감염관리 지침서와 수술실에 접근되는 지침서를 분리하여 관리하도록 한다.

수술실 감염관리는 의료진의 출입 전 기본 감염관리 용품 착용을 시작으로 손 씻기부터 Clean zone(수술실)입장, 수술 종료 후 오염물 폐기까지의 과정을 한 눈으로 파악 할 수 있도록 제작 되어야 한다. 이는 직원 누구나 쉽게 보고 학습할 수 있고 병원의 학습자원으로 인원 재 충원마다 실무담당자가 붙어 학습을 지도하는 비경제적 손실을 억제할 수 있다.

NO	세부 항목	NO	세부 항목
4	표준 수술업무 지침서 개발	5	일반 및 간호조무사(지원업무) 지침서 개발

※ Part 3(매니저 커뮤니케이션) 4. 치과병원 인증과 문서작성 방법. 참고

13. 자기 개발

시대적으로 전문성을 요구하는 포괄적인 수술실 관련흐름에 맞추어 다양성 구체성을 확보하고 질적으로 경주시켜야 할 분야이다.

따라서 누구나 공감할 수 있는 수준의 자기개발이 제공된다면 더 많은 이들이 스스로 정의한 인생의 방향성에 걸맞는 맞춤식 자기개발의 가능성이 높아지고 구성원의 학습지수 향상과 더불어 병원전체의 품질 및 브랜드 가치가 형성된다.

1) 감염관리 우수병원 탐방하기

초보적인 감염관리를 시행하는데 가장 어려운 부분은 여타 다른 병원은 어떤 방법으로 시행하는지 궁금해진다.

인터넷을 검색해보면 너나 할 것 없이 우리병원의 감염관리 수준이 높고 우수한 설비를 갖추고 완벽하다고 광고하는데 이는 매우 잘못된 오인된 사고로 오히려 우리병원은 매우 형편없는 병원입니다 라고 평가를 받을 수 있다.

인터넷을 통해 병원탐방의 선정은 매우 위험하다. 전문가의 의견을 수렴하여 검증되고 감염관리가 지속적으로 진행되는 병원을 소개받는 것이 가장 확실하다.

탐방 기준

- 전화을 통해 감염관리를 실천하고 있는지 확인하는 질문 내용들
  ① 현재 멸균기 신뢰성 검사를 하고 있는지 생물학적, 화학적 지시제 활용을 하는가

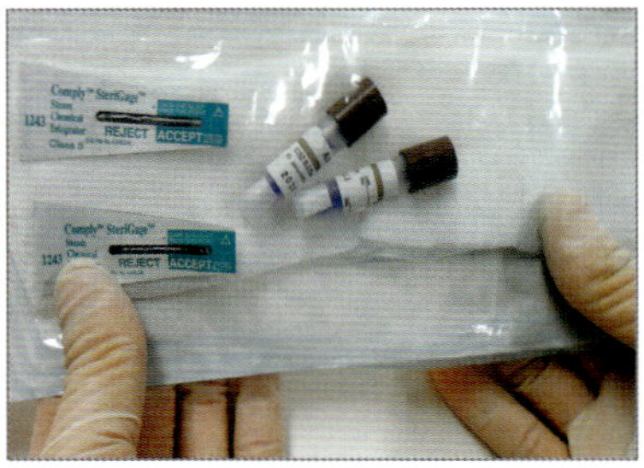

멸균기 신뢰성 검사 구성품

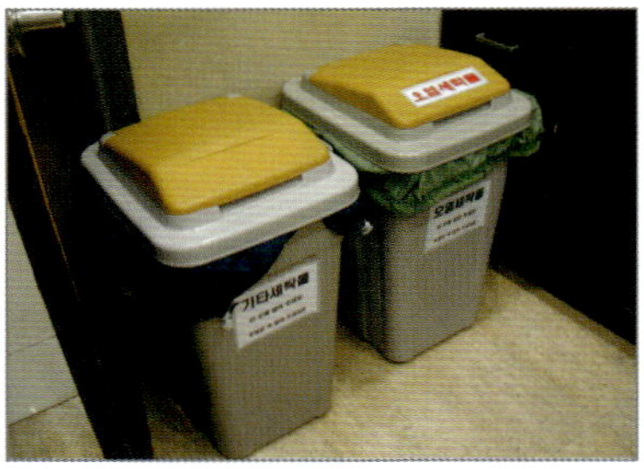

의료 세탁물 햄퍼 구분

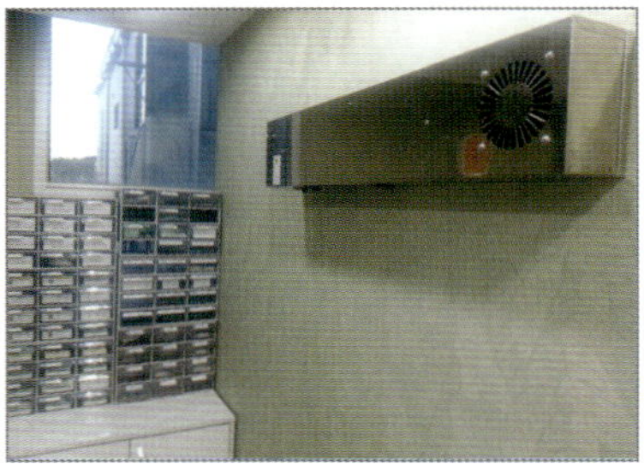

수술실 공기 살균등 설치

몇 주마다 하는가(최소1주일에 1회 실시 원칙)

자체 배양기가 있는가(배양기는 생물학적 지시제를 배양할 때 필요한 장비 배양기 외부처리할 수 있다).

② 감염관리 위원회가 구성되어 있는지

- 탐방이 결정되면 유심히 관찰하고 질문 할 부분들
  ① 멸균기 업무 일지 좀 보여 달라고 부탁한다.
  ② 손 씻기를 정말 하는지 모든 의료인(직원 의사)을 관찰한다.
  ③ 표면덮개와 표면관리를 하는지 확인 한다.
  ④ 오염된 의료 세탁물을 햄퍼에 구분하고 적절한 소독제에 침전하여 세탁처리하는지 확인한다.
  ⑤ 수술실 내 공기질 관리 차원에서 내부에 "UV 공기 살균등"이 설치되었는지 확인한다.

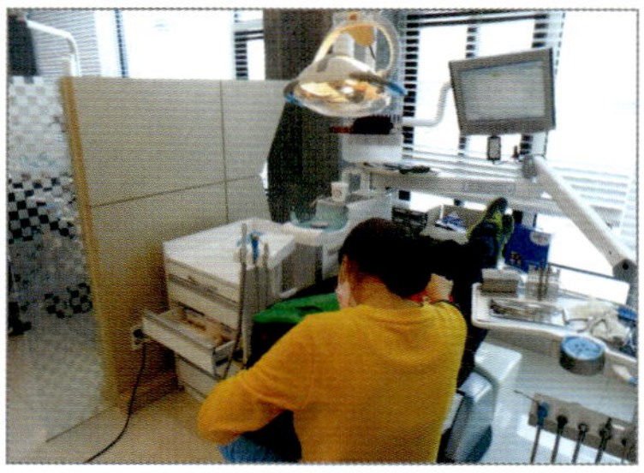

라이트 표면 덮개

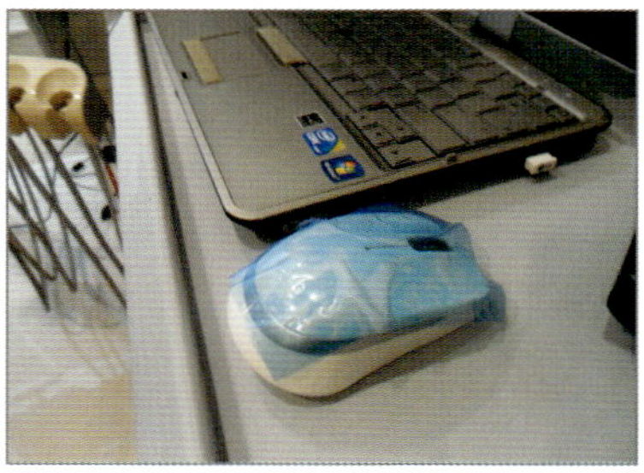

PC, 마우스 표면 덮개

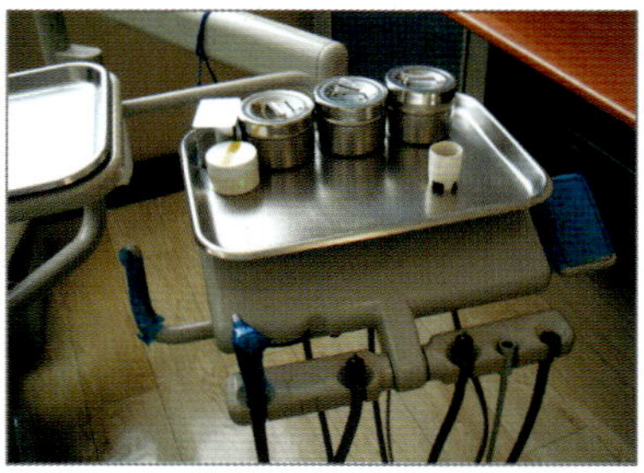

각종 표면 덮개

⑥ 기계실 급기, 배기 설치를 확인 한다.

⑦ 멸균물품의 포장 겉 표면에 멸균 유효기간 라벨이 부착되었는지 확인한다.

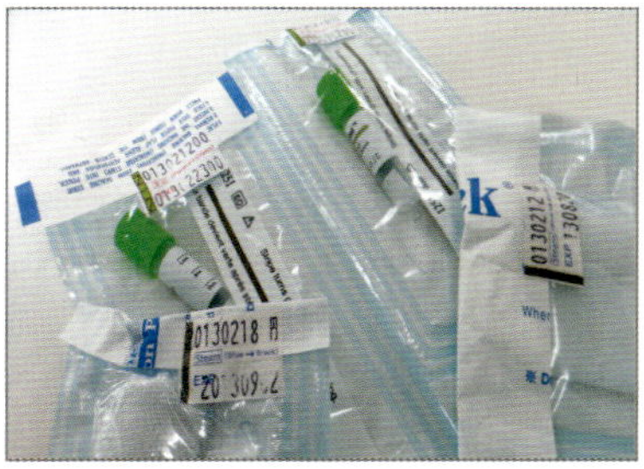

유효기간 라벨 부착

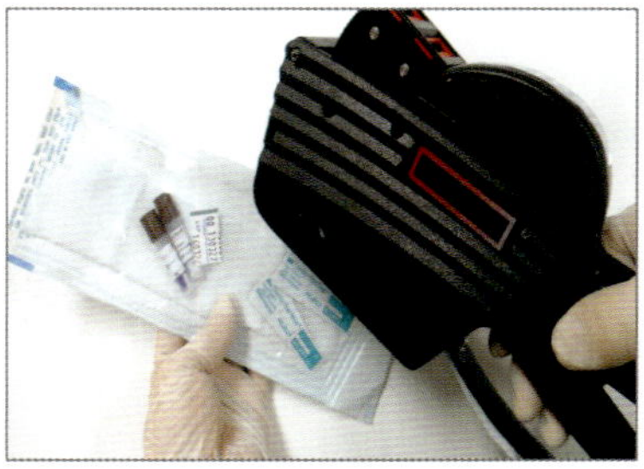

라벨 건

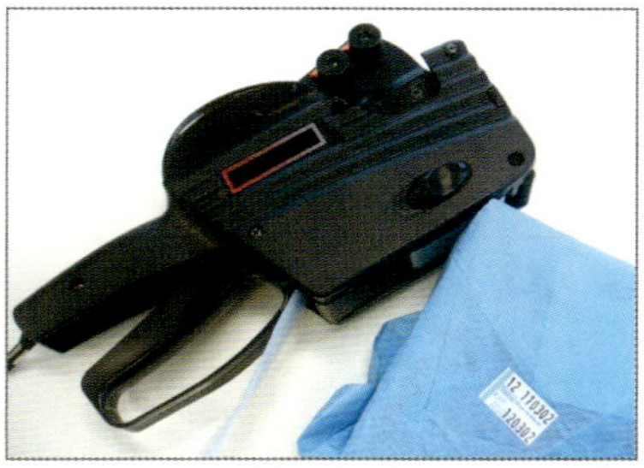

라벨 건과 유효기간 라벨

⑧ 수술실 입구에 바닥접착패드가 있는지 확인한다.

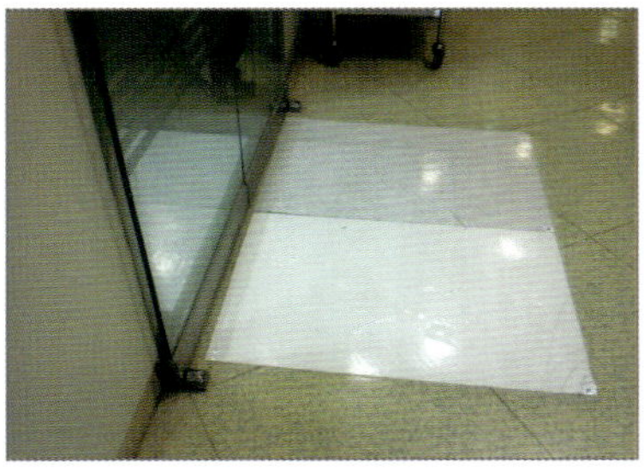

바닥 접착 패드(백색)

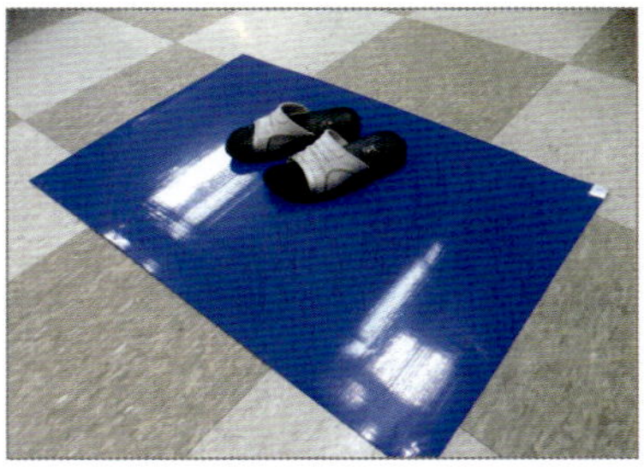

바닥 접착 패드(청색)

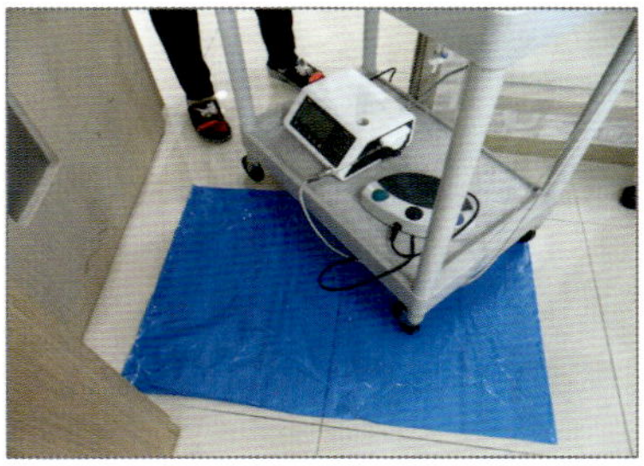

접착 패드 통과

이상의 실물견학이 확실하다면 귀한 일정과 시간을 투자한 가치는 충분히 있다.

이후부터는 탐방한 병원의 체질개선의 문제점들과 우리병원의 체질을 어떻게 효과적으로 접목할 것인지를 고민하고 설계를 하면 된다.

탐방 시 POINT

설비나 장비의 수량이 중요한 것이 아니라 현재 감염관리를 하고 있는지를 살펴봐야 한다.

2) 감염관리 및 의료품질관리(Total Quality Control)

질 향상이란 산업현장에서 품질관리(TQC)에서 의례되어 의학계에 전파되었으며 이를 체질적으로 QI로 압축하여 사용되고 있다.

즉 의료의 전체적 품질관리를 개량하고 발전시켜 경제적 원가비용을 줄이면서 경제적 손실을 방지하고 고객과 환자에게 보다 낮은 최적의 의료서비스를 제공하는데 목적을 두고 있다.

질 관리를 증진시키기 위해 무엇보다도 같은 실수를 반복하지 않고 안묵적 습관에서 탈피하여 투명한 분석과 통계에 의해 개선하고 성찰하는 자세가 중요하다.

본 문의 수술실 업무 13가지와 세부항목 144개를 중심으로 지속적인 개선으로 효과를 얻을 수 있다.

3) 수술 기구장비 관리 및 응급사항 법 교육받기(업체의뢰)

NO	세부 항목	NO	세부 항목
4	감염관리 세미나 참석하기	5	수술관련 정보 수집하기
6	관련학회와 의료기전시회 및 보수교육 참석하기	7	인터넷 국 · 외국 사이트 검색하기
8	감염관련 수료증(자격증 인증서) 취득하기	9	건강관리

4장. 환자안전과 권리존중

1. 치과에서의 환자안전과 권리존중

급격한 고령화 추세와 사회전반의 복지시설 확충과 발전으로 장애우 및 노령층 또는 거동불편의 환자 방문이 늘고 있는 추세다. 이에 거동불편환자의 이송과 부축의 대응 메뉴얼이 시대적으로 요구되고 있다.

보다 효과적인 대응과 환자부축의 안전을 고려하여 질적인 의료서비스를 향상시키고자 한다.

전동 카 및 휠체어 경납의 "안전선" 표시와 "정지선"를 준수하고, 안전하게 환자의 이송과 부축의 표준 모델을 마련하고자 제작하였다.

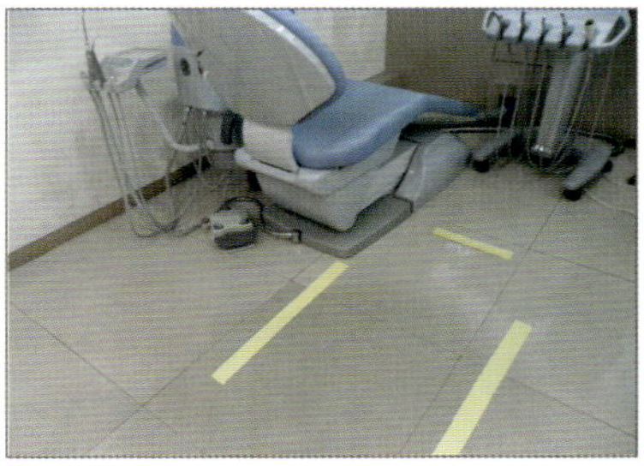
정지선

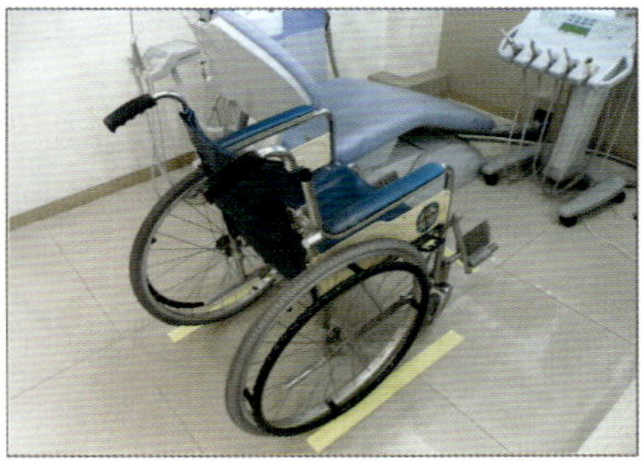
휠체어 정지 상태

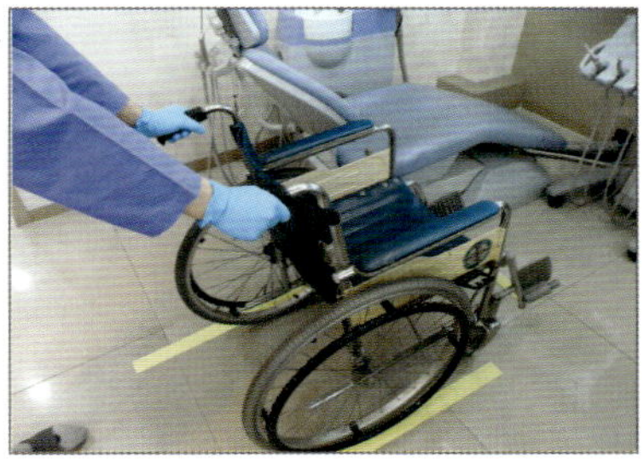
휠체어 경납 과정

2. 안전선 및 정지선

색상은 연두색, 노란색으로 하며, 선 넓이는 3cm로 한다.

치과바닥의 색상에 따라 안전선은 치과재량에 달라질 수 있다.

안전선에 휠체어 경납 된 상태, 이때 브레이크를 고정한다.

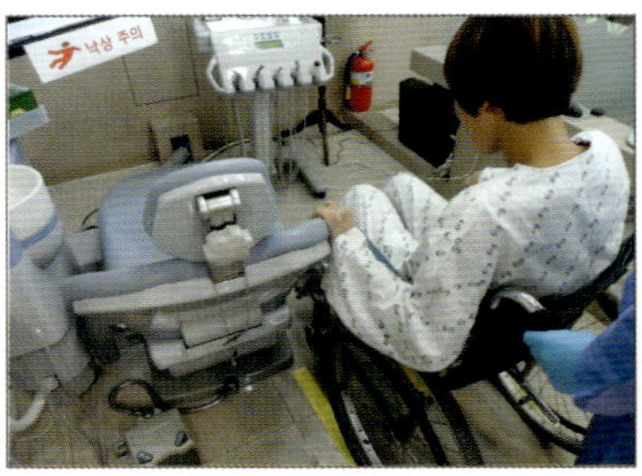
휠체어와 환자출입

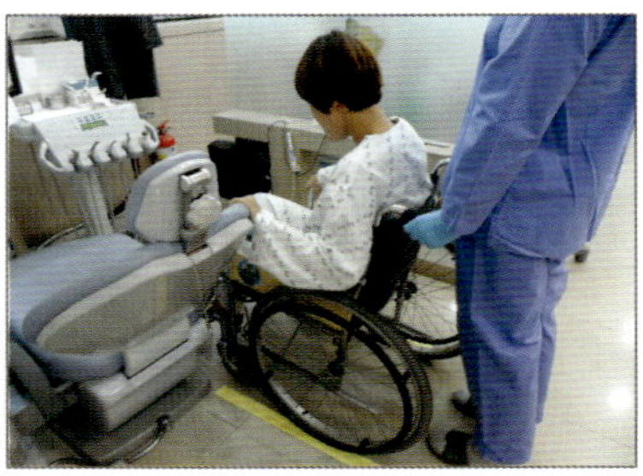
휠체어 정지선 안내

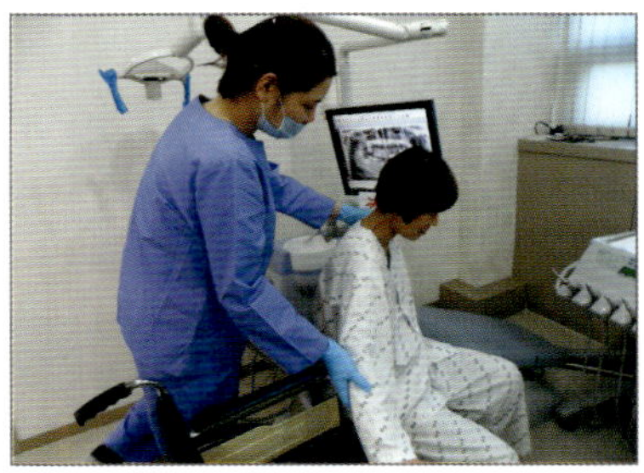
환자 착석과 부축

환자가 안전하게 체어에 앉기 위해선 우선 휠체어 등받이에 쿠션을 지지하고 이동할 수 있도록 유도한다.

환자가 안전하게 체어 엉덩이를 지지하고 정지한 상태에서 중심을 잡을 수 있도록 유도한다.

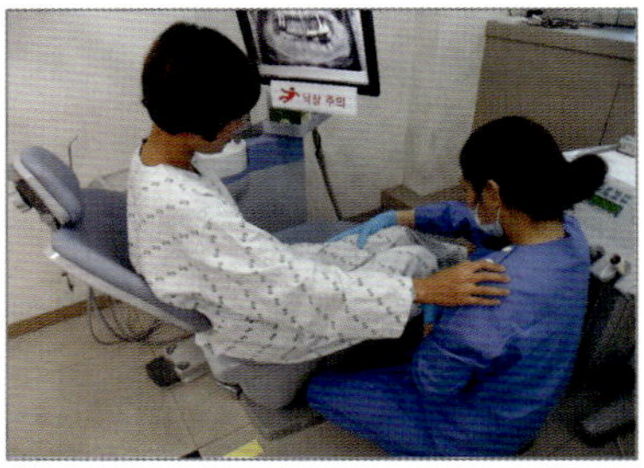

환자 착석 준비 1

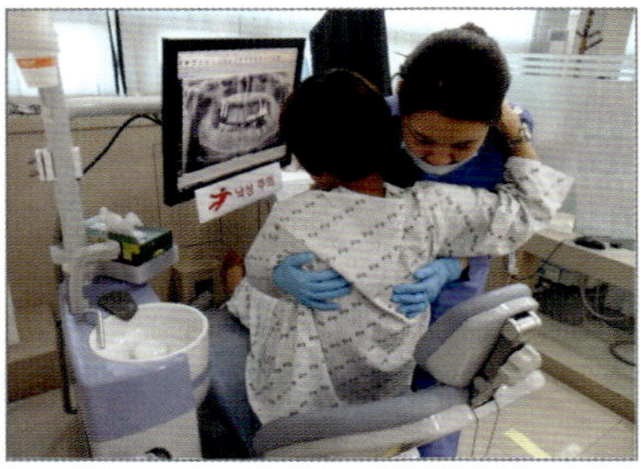

환자 착석 준비 2

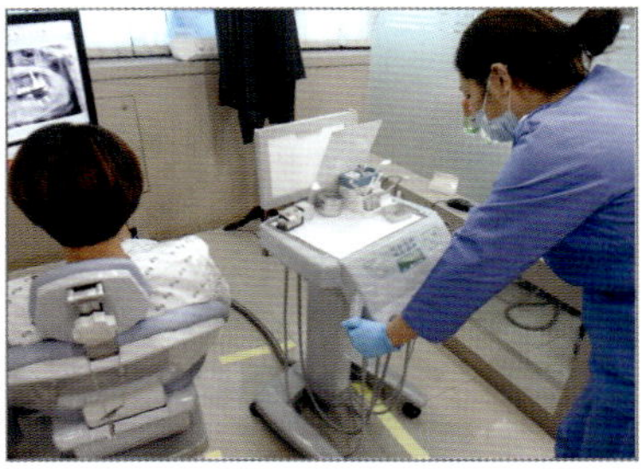

진료준비

양 발을 시트프레이 위쪽으로 이동시키며, 이때 환자의 팔은 직원의 어깨를 지지할 수 있도록 하여 안전한 고지를 하여야 한다.

체어에 안전하게 중심을 잡고 앉은 상태에서 환자의 흉부를 등받이(백레스트)에 밀착시켜 안전감을 주도록 한다. 테이블프레임, 또는 카트를 닥터 측 공간으로 이동시켜 진료준비를 한다.

3. 치과에서의 응급처치 원칙과 행동요령

환자 이송에는 처해진 상황에 따라 응급이송(emergency move)과 긴급이송(urgent move) 그리고 비긴급이송(non-urgent move)으로 구분할 수 있습니다.

응급이송은 척추손상을 악화시킬 수 있기 때문에 생명이 위급한 상황에서만 시행되어야 하며, 긴급이송은 빠른 이송이 필요로 하나 간단한 척추고정을 할 시간이 있을 때 시행되어야 합니다. 특히 환자 이동 시에는 환자의 척추손상에 각별한 신경을 써야 합니다.

1) 어깨 끌기 법

체어 등판을 하강시키고 환자 머리 부분을 어깨에 기대고 난 후, 양쪽겨드랑이에 손을 밀어 넣는다.

환자의 팔목 또는 양손으로 잡고, 환자 허리를 떠받치면서 끌어당긴다.

이때 이송하는 직원의 가슴과 환자의 어깨가 밀착되도록 한다.

체어에 기대어 의식을 잃었거나 대기실, 진료실 또는 화장실 등에서 쓰러졌을 때, 심폐소생술 이 필요하거나 생명을 위협하는 출혈 시 등 생명이 위급한 상황일 때 처치를 할 수 있는 곳까지 옮기는 등, 긴급히 이동할 때 이 방법을 응용한다.

(1) 1인 이송 법

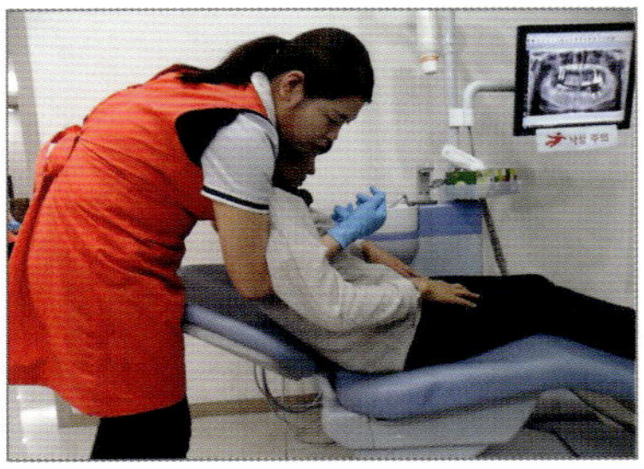
환자 어깨 부분밀착

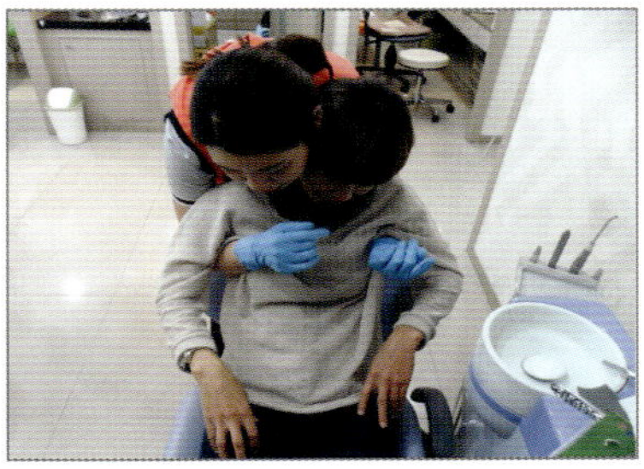
겨드랑이 고정

(2) 환자부축과 손잡는 법

환자의 겨드랑이에 양손을 밀어 넣고 사항에 따라 효과적인 대응으로 양손을 체결하여 안전하고 다양하게 활용되는 손잡는 방법이다. 이때 환자 흉부를 강하게 압박하지 않도록 주의하며, 겨드랑이에 지지하는 힘을 이용하여 이송하도록 한다.

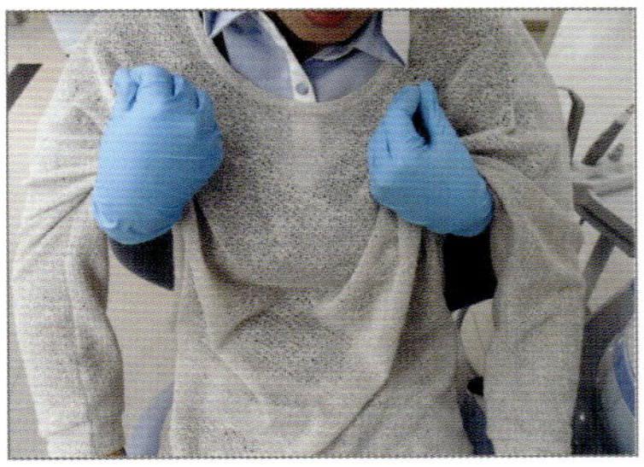
주먹 쥐기

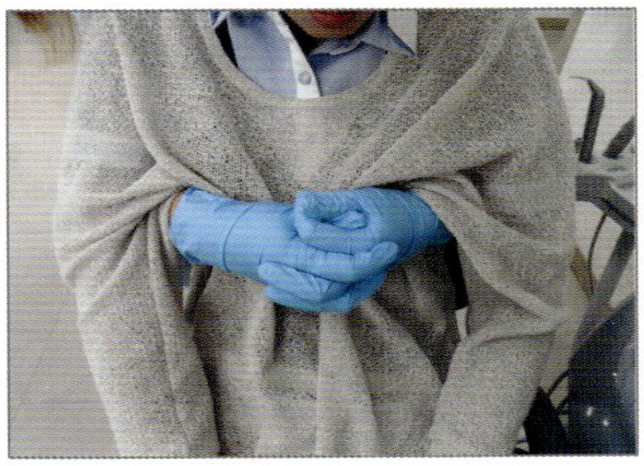
가슴부분 깍지 끼기

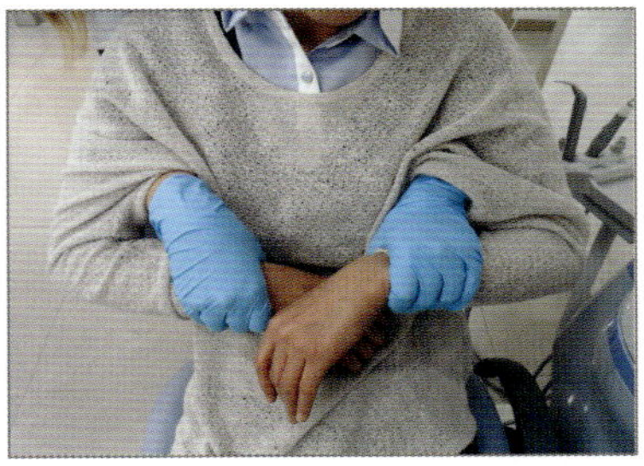
환자 손목잡기

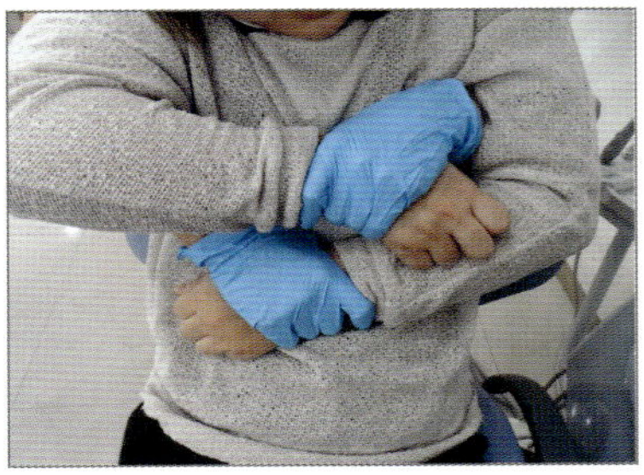
손목 엇갈려 잡기

(3) 2인 이송 법

환자의 겨드랑이에 한쪽 팔을 끼우고 등판 쪽으로 안전하게 끌어서 이동한다.

또한 1인 이송법과 동일하게 환자의 등 쪽에서 끌어당기고 환자 머리 부분을 가슴 쪽으로 밀착시켜 동시에 이동하는 방법이다.

이때 주의할 것은 환자의 경추부분을 지지해주거나 어깨에 기댈 수 있도록 한다.

체어에서 안전지대로 이동할 때 추가로 "수툴(의자)"를 이용하여 환자를 이동하는 것을 권장한다.

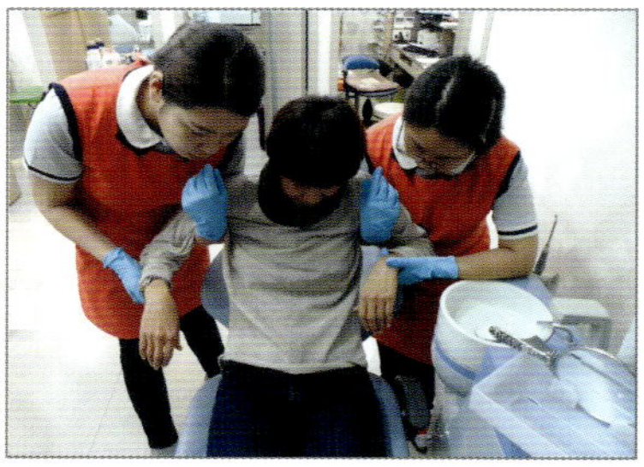
준비자세

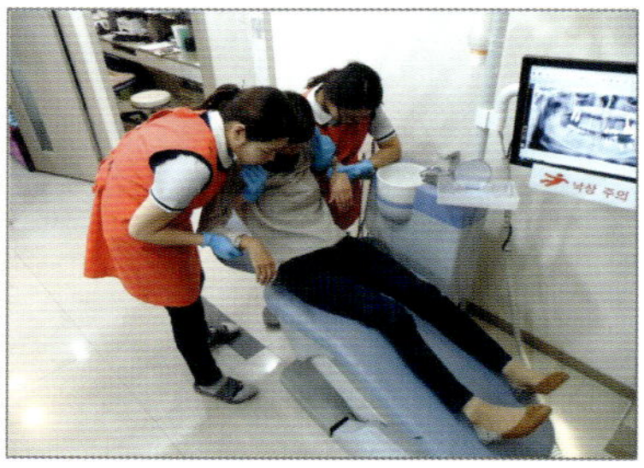
인출자세

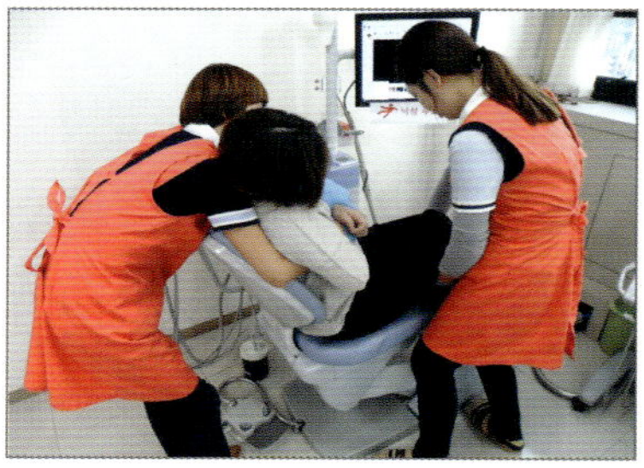
환자 부축

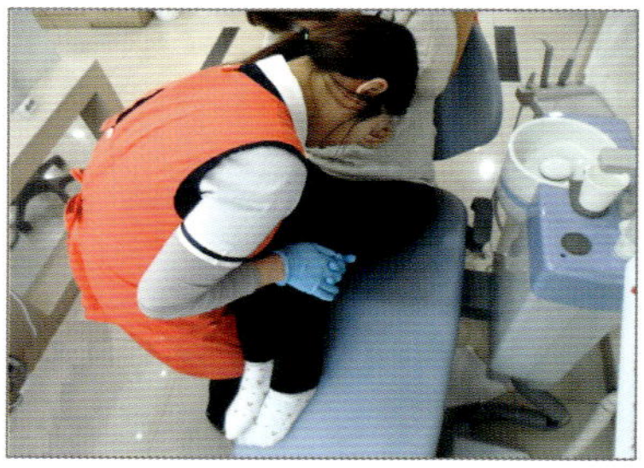
종아리 경리

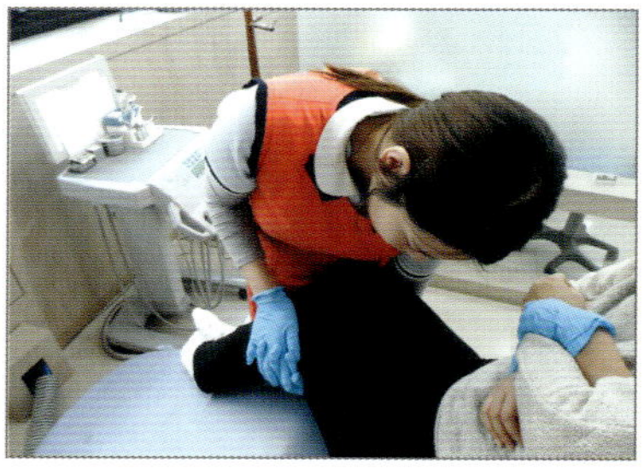
가슴에 밀착

2) 수툴(의자) 이용법

(1) 환자안전과 응급대응

진료실이 협소(파티션 공간이 좁음)하거나, 닥터측 공간이 좁을 경우 환자이송과 대응이 불편하므로 등판(백레스트)쪽에서 응급환자를 이송하는 것을 권장한다.

또한 치과 진료 구성원이 여성인 점을 고려한다면 이송 대응에 응집할 수 있는 힘이 부족하여 "수툴"을 이용하여 환자이송을 효과적으로 대처할 수 있다.

이때 환자의 경추부분을 처지지 않도록 가능한 받쳐주며 이동하도록 하며, 직원은 수툴이 미끄러지지 않도록 케스터(바퀴) 부분을 발로 지지하여야 한다.

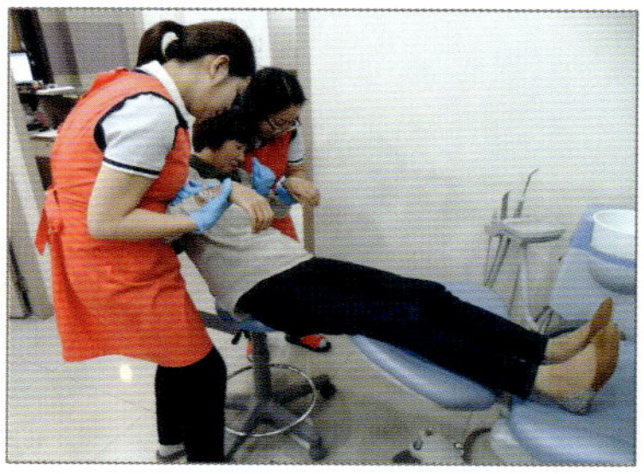
환자부축과 의자로 이송

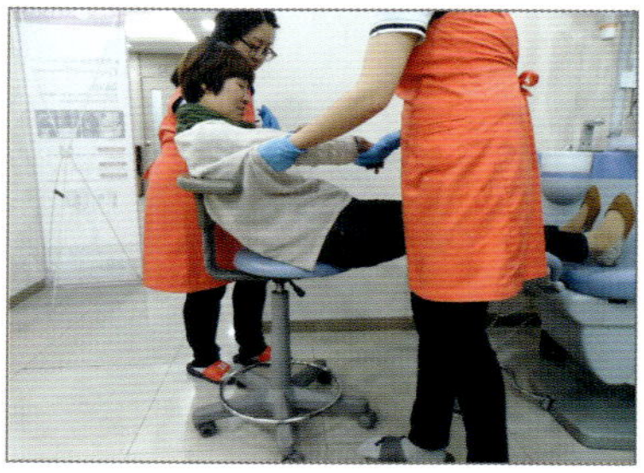
의자에 안착시키기

(2) 헤드레스트 분리

환자를 끌어당길 때 등판에 삽입 된 머리받침대(헤드레스트)가 간섭이 생겨 장애가 발생할 수 있으므로 응급사항이 발생할 때는 제거하는 것을 교육하기를 권장한다.

머리받침대의 시트면 높이는 제조사의 기능과 작동 및 각도에 따라 차이가 있으나, 등판 시트면 보다 인체공학적으로 높게 설계되어있어 간섭을 줄 수밖에 없다.

주기적인 응급대처사항의 훈련을 통해 체어의 머리받침대는 탈, 삽입여부를 확인하고 체어의 장비점검과 주의 및 특징들을 권장하기를 권장한다.

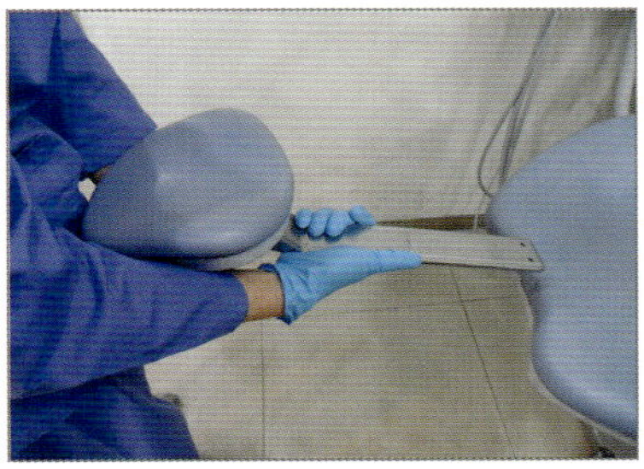
헤드레스트 탈, 삽입

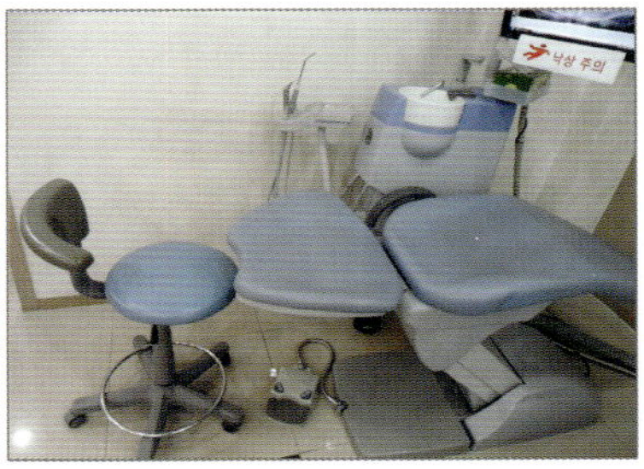
SKY2080

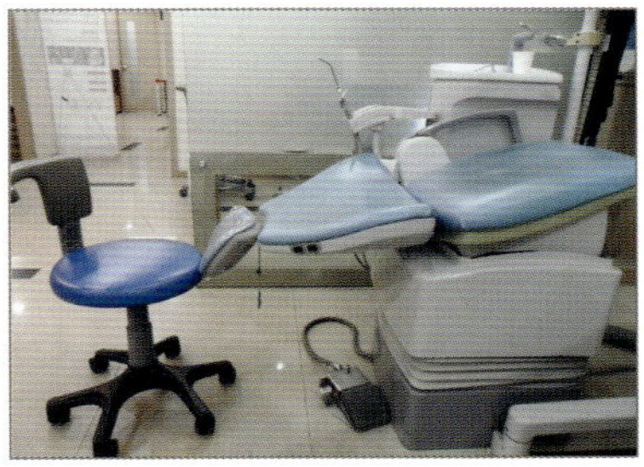
토러스

4. 응급환자 대응과 기본절차

1) 심폐소생술(CPR)

심폐소생술을 국민에게 보급하여 더 많은 수의 심정지 환자가 목격자에 의해 심폐소생술의 수혜를 받아 병원 내원 전 환자의 생존율을 향상시키는데 있다.

갑작스런 심장마비 또는 돌발적인 익사 같은 사고로 호흡과 순환을 회복시키기 위한 응급처치로 심장과 폐의 활동이 멈추어 호흡이 멈춘 지 4분 이내에 시작하면 인공적으로 호흡과 혈액순환을 유지 하므로서 조직으로의 산소공급을 유지시켜서 사망을 지연시키고자 하는 기술이다.

사회 전반적으로 질병보균자 및 고령화 층의 활동증가와 다중시설인 의료기관의 내원 방문수가 높아지고 있어 치과현장에서 내원하는 환자의 안전과 응급대응에 가시적인 훈련이 요구되고 있다.

2) 응급조치의 일반적 원칙

① 상황을 파악하여 위험한 사항이라면 환자를 안전지역으로 이송하고 주변에 위험물을 제거한다.
② 환자의 응급상태를 파악하고 분류하여 가장 먼저 처치해 주어야 할 사람을 결정한다.
③ 의식이 있으면 자기소개를 하고 의식이 없으면 속히 구조요청을 한다.
④ 의식이 없다면 환자의 기도를 확보하고 기도 내 이물질을 제거해 주며 만약 의식이 없는 환자라면 즉시 2회 인공호흡을 실시한다.

⑤ 맥박을 확인하고 결과에 따라 기본 소생술을 당황하지 않고 침착하고 정확히 수행한다.
⑥ 출혈이 있는 부위는 압박지혈을 시킨다.
⑦ 골절이 있으면 부목을 대어 준다.
⑧ 쇼크를 예방하고 치료한다.
⑨ 상처가 있는 부위는 소독 분대를 이용하여 감아 준다.
⑩ 환자가 불안해지지 않도록 안심 시킨다.
⑪ 물이나 음료수를 제공한다(무의식 상태인 환자에게는 입으로 어떤 것도 주어서는 않된다).
⑫ 소지품을 보존하고 가능하면 현장사진을 찍어 준다.
⑬ 환자의 상태와 모든 처치는 기록으로 남겨야 한다(영상).
⑭ 환자의 경추와 척추의 보호에 유의하며 안전하게 이송한다.

▶ 1분이 늦어질 때마다 생존 가능성은 10%씩 감소되어 사망에 이르게 된다.
0~4분 : 소생술을 실시하면 뇌 손상 가능성이 거의 없다.
4~6분 : 뇌 손상 가능성이 높다.
6~10분 : 뇌 손상이 확실하다.
10분 이상 : 심한 뇌 손상 또는 뇌사상태가 된다.

3) 인공호흡과 심폐소생술의 수행 순서(성인 기준)

치과 진료실, x-ray실 이동 중에 또는 체어에 앉아있는 경우에 의식을 잃은 환자를 발견하면 다음과 같은 방법으로 환자안전에 대응하기를 권장한다.

(1) 의식유무 확인

① 노상현장 : 여보세요! 괜찮으세요. 또는 정신차리세요.
② 치과현장 : ○○○님 괜찮으세요. 또는 정신차리세요.
③ 의사 및 실장님에게 즉시 사항 보고를 한다.

(2) 자기신분을 밝히고 도와줘도 될 것인지 질문해야함

의식이 없어도 신분을 밝히고 도움을 주겠다고 고지해야 한다.

(3) 주위에 도움 요청

① 노상현장 : 주변에 보행자나 지켜보는 사람이 있을 경우 반드시 그 사람을 지목하여 "신고해주세요"라고 전달한다. 주변에 사람이 없을 경우 본인이 119에 신고한다.
② 119로 연락한다.
환자상태를 간략히 전달해 주고 현 주소를 얘기한다.
"의식을 잃고 쓰러진 환자가 있습니다."

③ 치과현장 : 체어에서 응급환자를 안전지대로 이송한다.

※ 주의사항

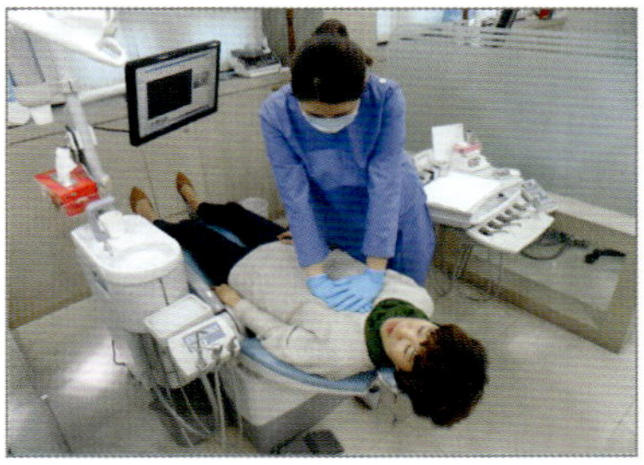
체어에서 심폐소생술 금지 1

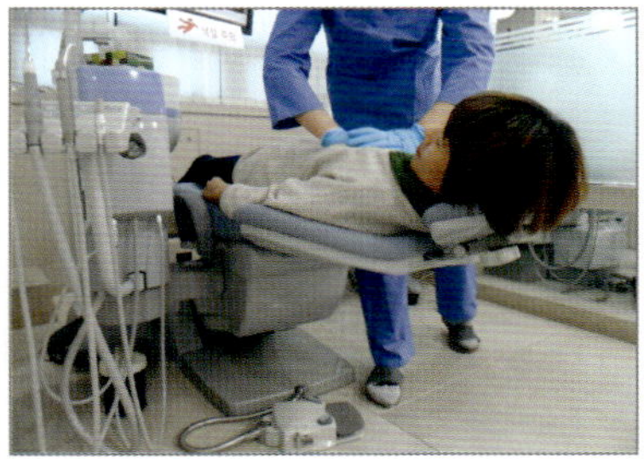
체어에서 심폐소생술 금지 2

환자가 누운 채 의식을 잃었다고 체어에서 등받이(백레스트)를 수평 상태로 맞추고 인공호흡이나 그 이상의 심폐소생술 수행은 2차 안전사고가 발생할 수 있으므로 반드시 공간 확보 된 바닥으로 이송한다.

체어의 상, 하강 및 등받이 작동은 오일 유체의 이송으로 실린더가 작동되며 각 구간의 실린더 내부에 오일이 차 있다.

오일의 점성특성 상 압축 및 팽창을 하므로 등받이 쪽으로 반복적 하중을 가하면 등받이가 뒤로 기울다가 제자리로 튕겨 올라가는 현상이 발생한다.

더 심할 경우 등받이를 고정하는 연결부위가 파손 될 수 있다.

(4) 부상자의 자세교정

① 노상현장 : 엎어져 쓰러져 있을 경우
한쪽 팔을 머리위로 올리고 환자를 통나무 굴리듯(log roll)이 몸을 돌린다.
누워있는 자세일 때 양쪽 팔을 내린다.

② 치과현장 : 상 동

(5) 기도 개방

의료인, 응급의료 종사자, 교육받은 자는 흉부압박과 인공호흡을 같이 시행한다.

단 교육받지 않은 사람, 교육을 받았지만 인공호흡을 못하는 사람은 흉부압박 만 시행해도 된다.

① 머리를 뒤로 젖히고 턱을 들어준다(두부후굴, 하악거상법).

(6) 호흡 확인(보고 듣고 느끼고)

① 치과현장 : 현장 안전과 감염 접촉을 감시한다.
인공호흡장비를 준비한다(엠뷰 백).

② 기도개방과 동시에 호흡확인을 한다(가슴이 부풀어 올라오는지 확인한다).

③ 10초간 보고(가슴이 부풀어 오르는지) 듣고(호흡을 내 쉬는 소리) 느껴야 한다.

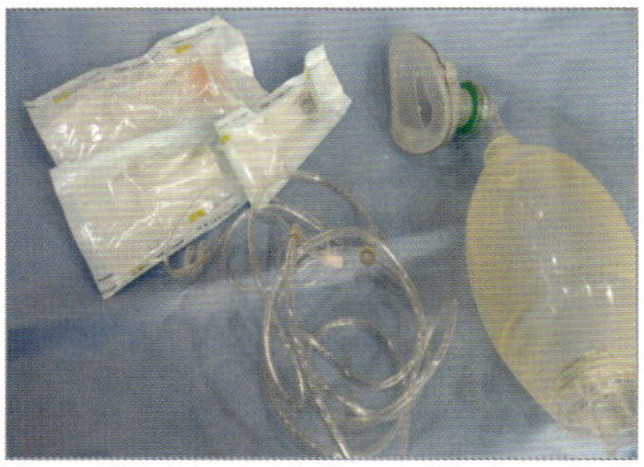

엠뷰 백

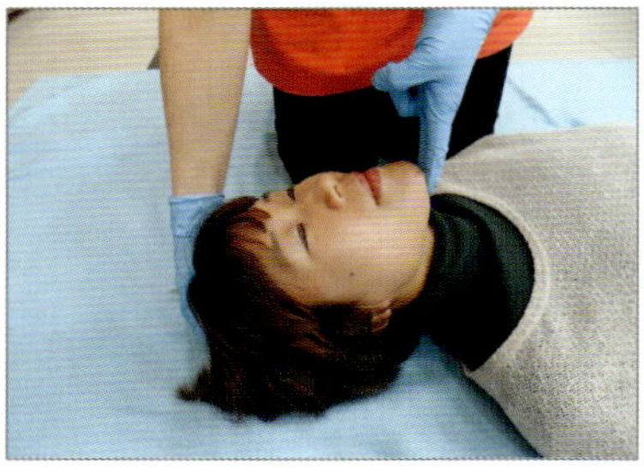

머리 젖히고 턱 들기법

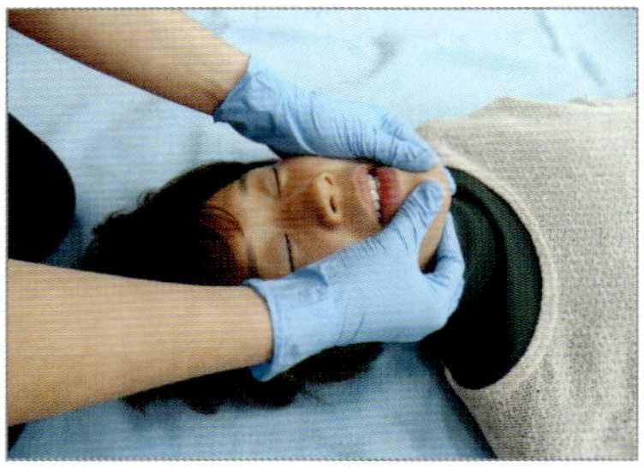

구강 개방

(7) 호흡이 없다면 2회 숨 불어넣기

기도유지와 호흡확인 후에 2회의 인공호흡을 시도하고 기도가 폐쇄되었는지를 확인한다.

① 숨 불어 넣는 법

기도를 유지하면서 코를 엄지와 검지로 막고 입 전체를 구조자의 입으로 모두 덮는다. 천천히 10 ㎖/kg(몸무게)정도의 숨을 2초간 불어 넣고 2~3초간 입을 뗀다.

(8) 맥박 확인(성인의 확인-경동맥)

① 한손으로 환자의 이마를 누른 채 반대편 손가락은 환자의 adam,s apple(결후)에 손을댄다.

② 환자의 후두와 목 근육이 만나는 부위까지 손가락을 이동시켜 경동맥이 뛰는지 확인한다.

③ 소아는 상완동맥을 확인한다.

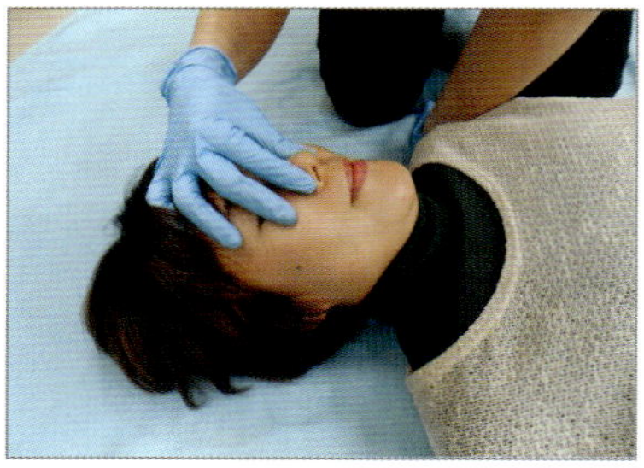

비강 차단

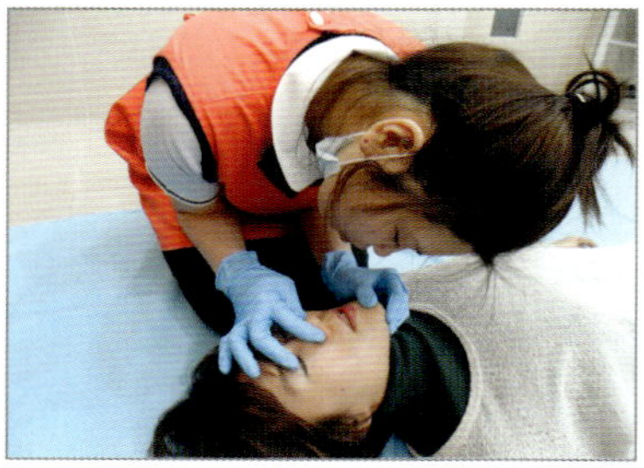

비강차단 및 구강개방 1

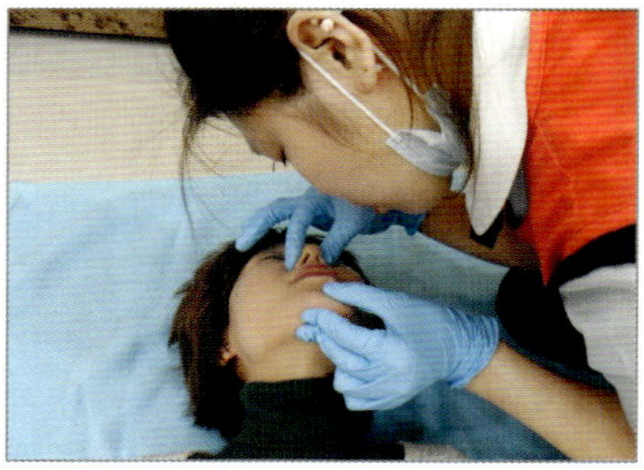

호흡 실시

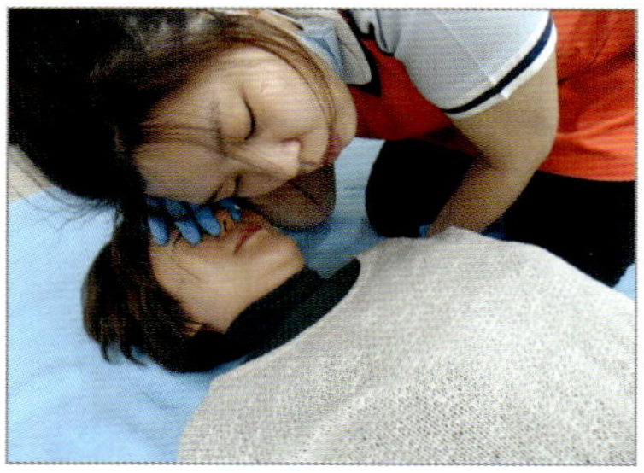

10초간 보고 듣고 느끼기

(9) 맥박이 있고 호흡이 없으면 인공호흡 (12회/분)

① 인공호흡법 종류

a. 구강대 호흡법(Mouth to mouth)

b. 구강대 비강법(Mouth to nose)

c. 구강대 비문법(Mouth to stoma)

d. 구강대 마스크법(Mouth to mask)

② 인공호흡법 횟수

a. 성인 : 1회 5초(12회/분)

b. 소아 : 1회 4초(15회/분)

c. 영아 : 1회 3초(20회/분)

(10) 맥박과 호흡이 모두 없으면 인공호흡과 흉부압박 실시

(11) 심폐소생술 실시

① 의식과 호흡이 없으면 흉부압박과 인공호흡 병행 실시
(흉부압박 : 인공호흡 = 15:2비율) - (5주기/분)

② 흉부압박 위치
양쪽 유두 사이의 흉부 정 중앙 (가슴명치(검상돌기)

③ 늑골하연을 따라 올라가서 검성돌기를 확인한다.

④ 손가락 2개의 간격을 두고 손바닥 안쪽의 두툼한 부분을 흉골에 지지한다.

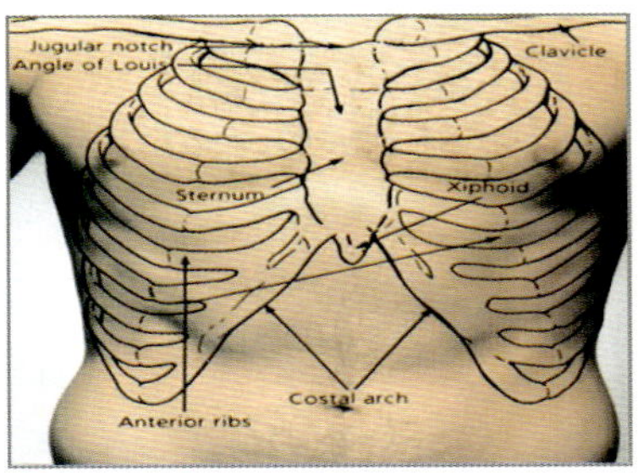

늑골하연과 검상돌기

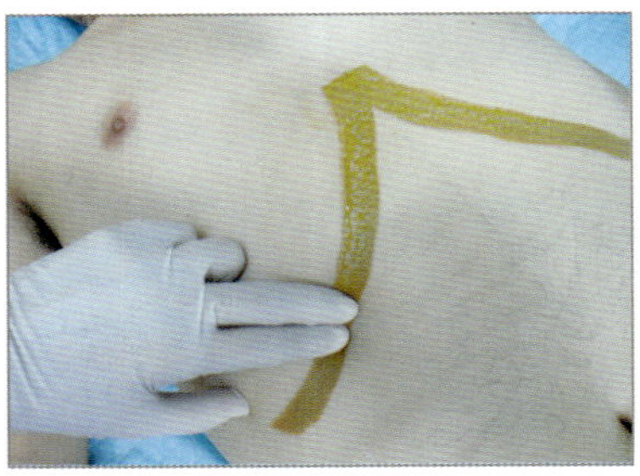
늑골하연을 감지

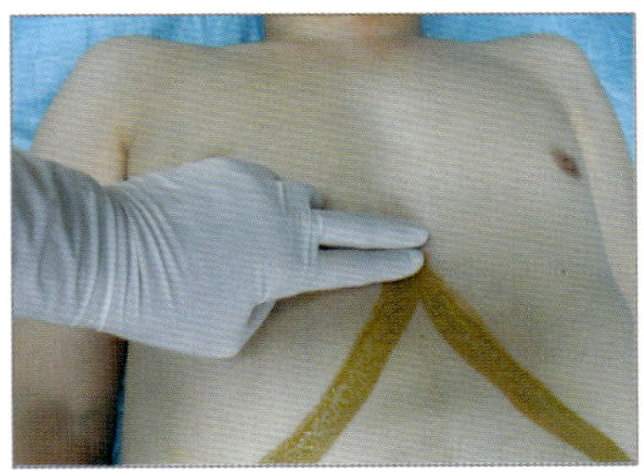
검성돌기 감지

⑤ 구조자의 신체적 자세와 손잡는 법

a. 손바닥 관절부쪽 바닥면을 대고 그 위에 다른 손바닥을 올린다.
이때 위의 손가락으로 아래의 손가락을 치켜올려 다른 부분을 못 누르도록 한다.

b. 양팔을 곧게 편 상태로 수직으로 5~6cm 눌렀다 원위치를 반복한다.

c. 어깨와 허리의 종중선과 수직이 되게 한다.

d. 위 언친 손가락은 흉곽에 붙이지 않는다.

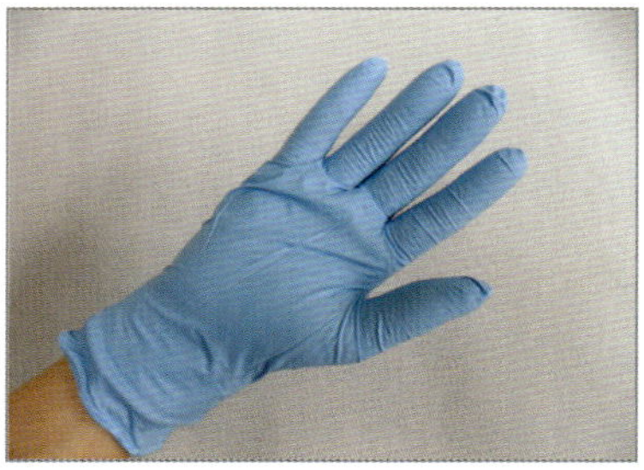
손 꿈치 관절부분

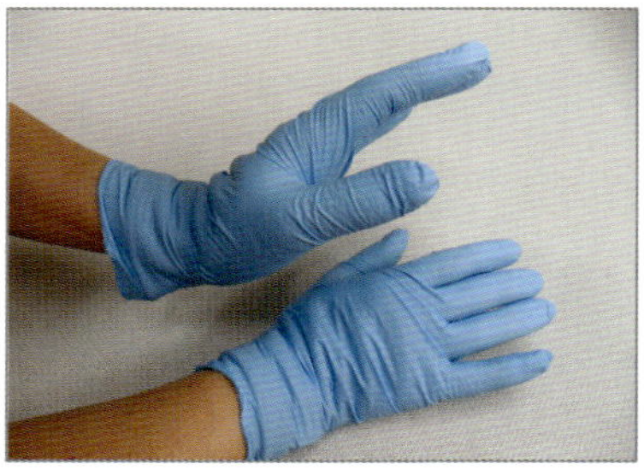
반대쪽 손 포개기

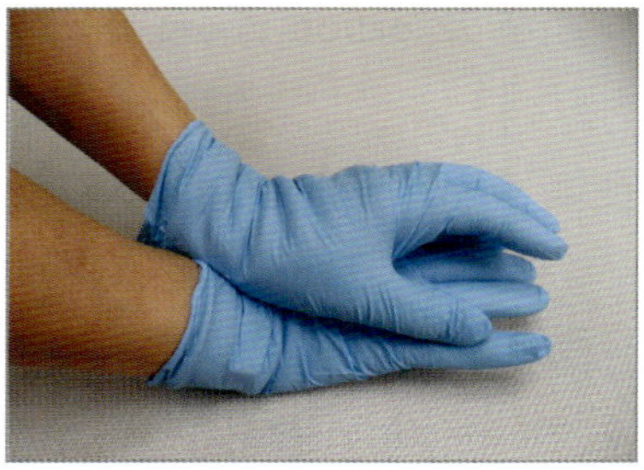
깍지 끼기

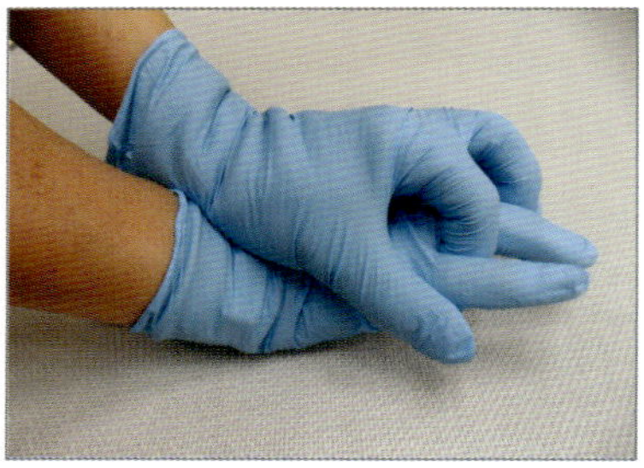
언친 손가락 쳐들기

구 분	성 인	소 아	영 아
흉부압박 : 인공호흡	15:1	5:1	5:1
압박 속도	80~100회/분	80~100회/분	100회/분
압박 깊이	5~6cm	4~5cm	1~2cm
압박 손	두 손	한 손	중지/식지
성인과 소아는 8세 기준이나 신체의 크기로 사항에 따라 분한다.			

(12) 심폐소생술 2분(5주기)실시 후 맥박(경동맥)확인-호흡확인

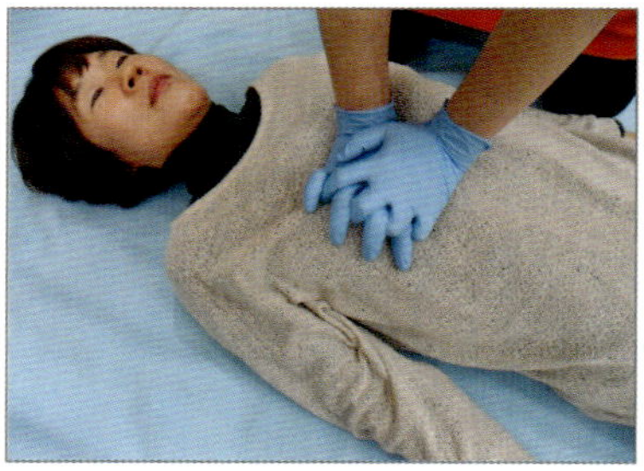
가슴명치(검상돌기)확인

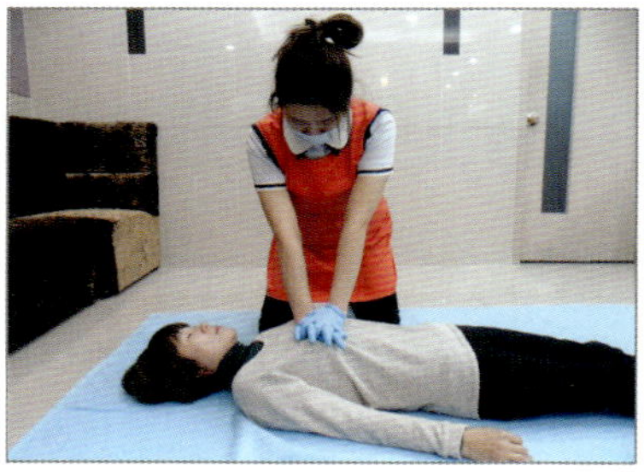
양팔을 수직으로 누른다.

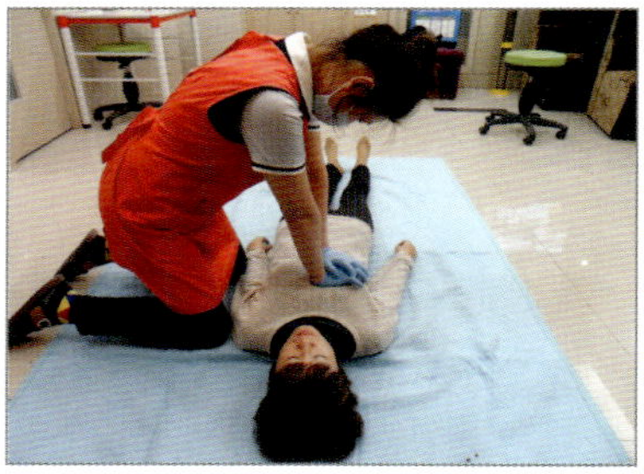
고관절 중심으로 자세잡기

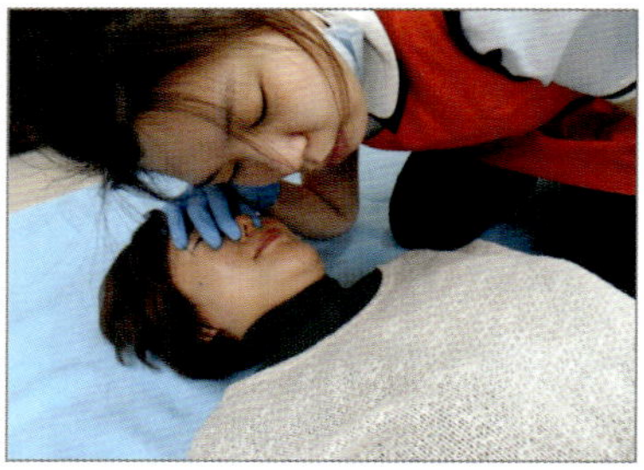

① 심폐소생술 중 환자의 재평가
   a. 첫 1분간 심폐소생술 후
   b. 심폐소생술 중 매 2~3분마다

(13) 호흡회복과 환자자세

환자를 옆으로 돌려 눕혀 기도(숨길)가 막히는 것을 예방한다.

환자의 반응과 정상적인 호흡이 없어지면 심정지가 재발한 것으로 심폐소생술을 즉시 시작한다.

(14) 심폐소생술의 종료기준

① 효과적인 자발적 호흡 순환과 맥박의 회복
② 심폐소생술을 대신할 의료진(사람)이 나타났을 경우
③ 의사의 사망을 선고하여 소생술을 중지 지시가 있을 경우
④ 구조자가 극도로 지쳐서 더 이상 심폐소생술을 계속 할 수 없을 경우
⑤ 사고현장이 위험해서 계속할 수 없을 경우
⑥ 사망으로 판단할 수 있는 명백한 현장사항일 경우

생존사슬(Chain of Survival)

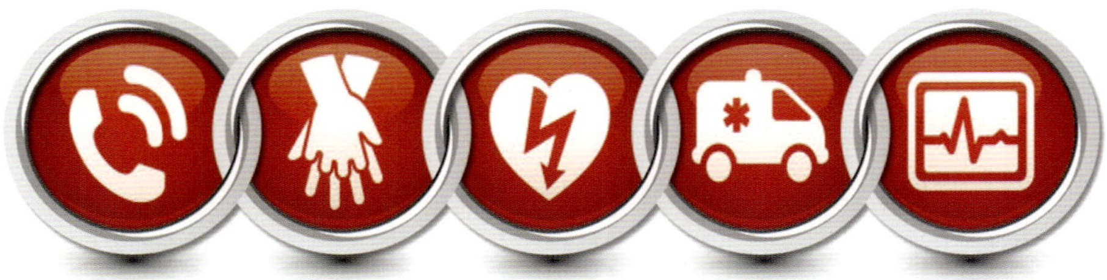

신속한 심정지 확인과 신고	신속한 심폐소생술	신속한 제세동	효과적 전문소생술	심정지 후 통합치료

일반인 구조자에 의한 기본소생술 흐름도

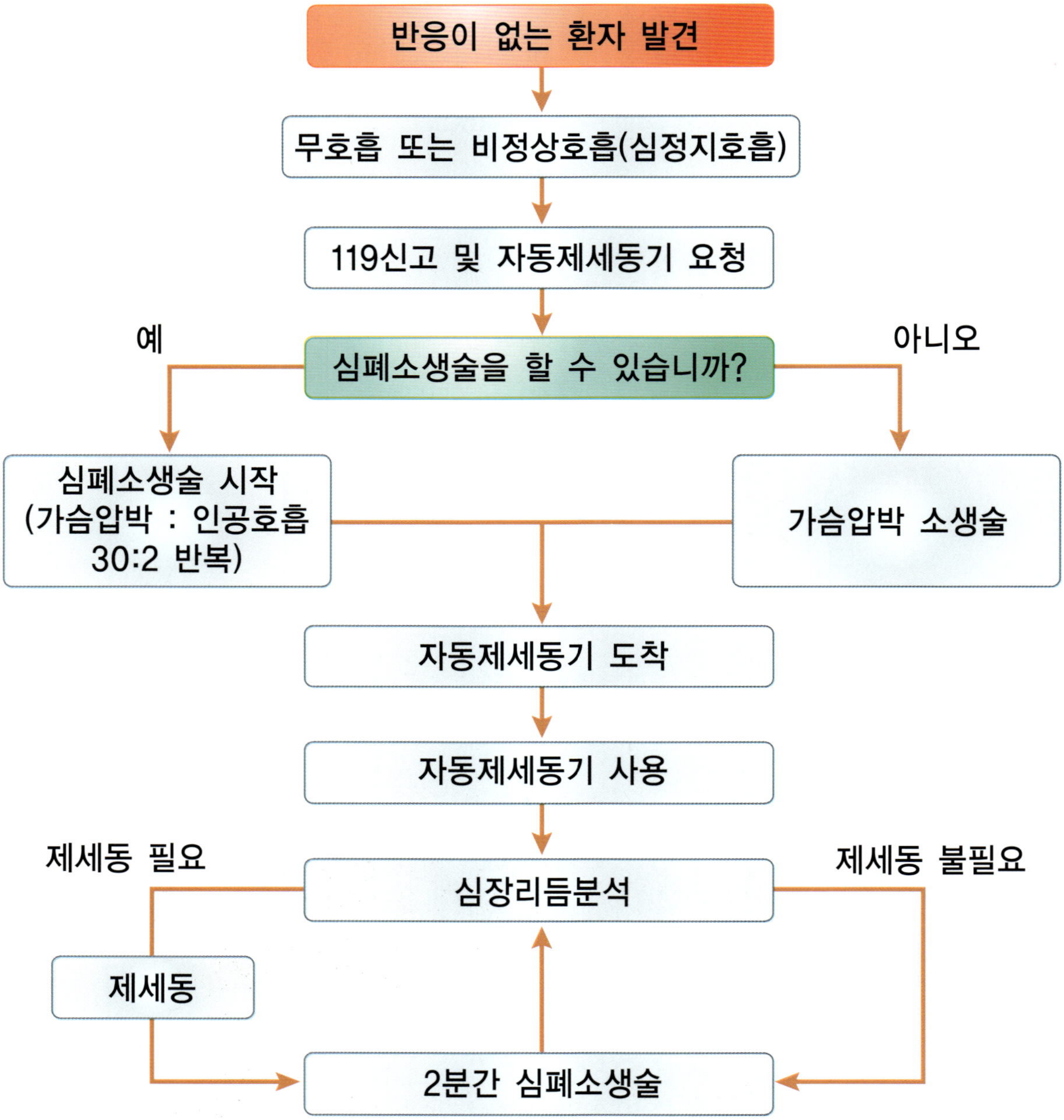

원내 의료종사자에 의한 심폐소생술 흐름도

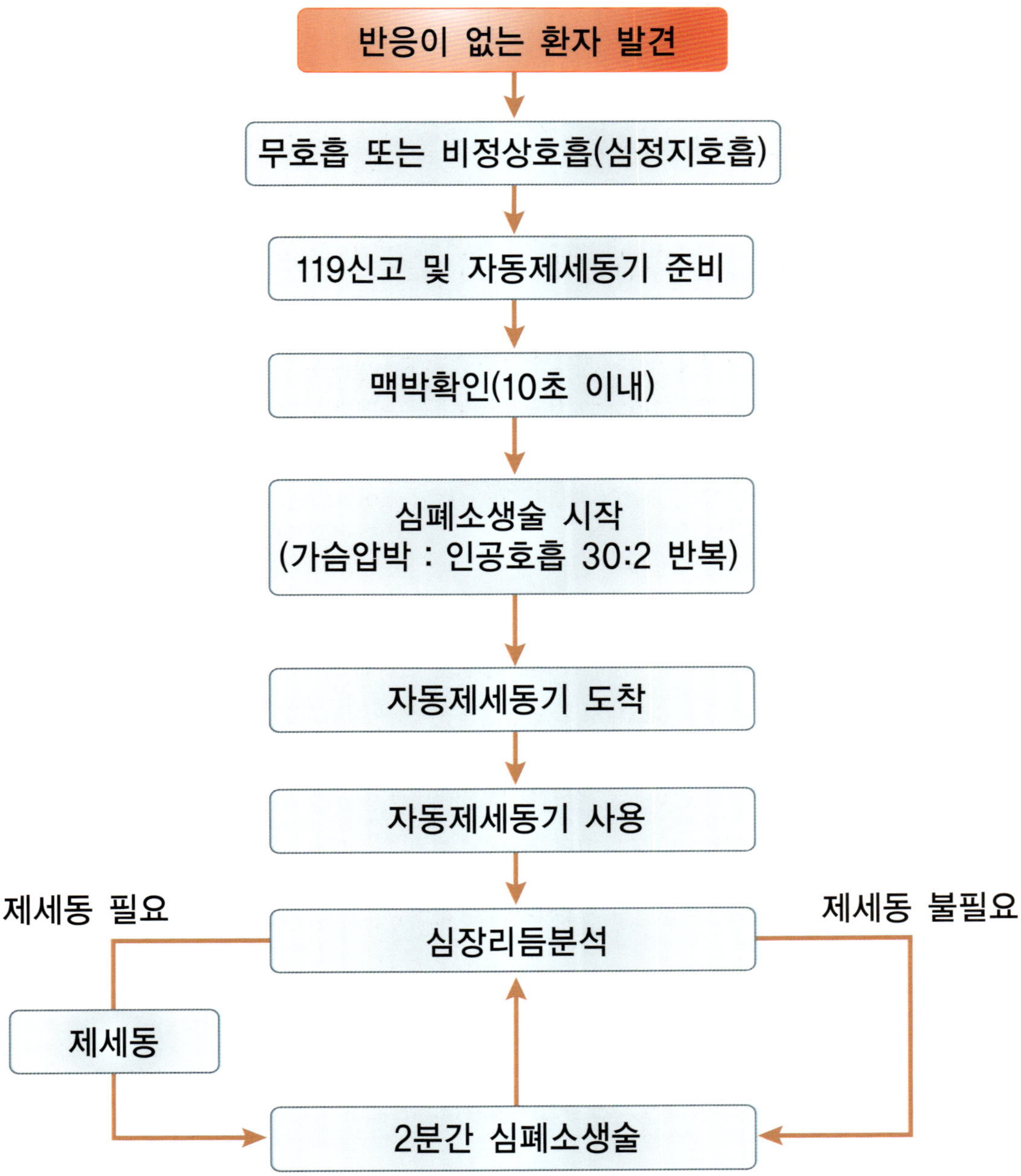

5장. 중앙 공급실 업무와 설계

치과 시스템과 의료서비스의 대응수준이 향상됨에 따라 질적 설비의 규모가 수년전에 비해 대형화되고 있다.

임상에서의 근로적 환경은 이젠 단순히 치부되기엔 쾌적한 환경에 대한 요구수준과 관심이 증가하고 있지만 치과만의 독특한 특성에 관한 문헌이나 자료는 미흡하다.

효과적인 근로의 동선설계와 과학적인 요소들을 부각시켜 효과적인 근로 환경을 조성하고 능률을 향상시켜 과중한 근로피로를 경감시켜야 한다. 하루 중 수 십시간을 밀폐된 공간에서의 검증도를 요구하는 의료환경에서는 생체적 심리 요소를 고려하여 시각적, 육체적, 심리적 공간 설계가 그 어느때보다 중요한 요소로 작용하고 있다. 대표적으로 환기는 오염된 실내공기를 실외로 배출시키고 신선한 외부공기를 정화시켜 실내로 유입시켜 종사자의 근로환경과 개량과 근로의 쾌적함을 항상 유지하여야 한다.

1. 중앙공급실의 공정관리

과거 단순히 한 귀퉁이에 가정용 싱크대로 운영하던 원시적인 설비구조에서 보다 효과적이고 인체공학적 설계와 공정관리가 필요하다.

치과 병(의)원 구축에 있어 전체 난이도 면에서 해석한다면 수술실, 이어 두 번째에 해당하며 진료와 물품 입고 및 불출 등 업무수행의 교차지점이며 정체공간으로 해석한다.

교차지점에서의 업무인 만큼 무엇보다도 통제와 획일화 된 공간설계가 요구된다.

2. 중앙공급실의 핵심요소

고품격의 시공보다는 파손이 적으며 사용의 편리성과 근로의 쾌적성 그리고 오염으로부터의 안전성을 고려하여 설계되어야 한다.

아직까지 국내에서는 중앙공급실의 핵심적 요소를 완벽하게 갖춘 곳은 없으나 이를 조언하고자 경험적 배경과 과학적이고 기술적 근거를 중심으로 설계를 유출하였다.

3. 중앙공급실의 구성

한정된 면적에 필수적인 시설물 시공 후 수 일이 지나면 온갖 비품들과 노출된 악세서리들로인해 깔끔했던 공간이 복잡하고 어수선한 느낌을 받게 된다.

노출 된 비품들로 인해 좁아진 통로에서 행동들은 당연히 제약적인 행동과 간섭으로 업무수행의 공간이 점점 좁아지게 된다.

이로 인해 불량하게 노출 된 구석은 늘 잠재적으로 오염된 이물질이나 부스러기가 존재하게 되어 무결점 청결을 유지하지 못하게 되는 원인이 된다.

이는 세 가지 문제로 지적할 수가 있는데 첫째는 기존의 협소한 공간배치에 탈의실 또는 휴게실을 복합적으로 운영하는 데에서 오는 문제로 내부직원의 출입과 외부 의복과 음식물 반입 및 비품들이 혼재되는 사항이며 둘째로 협소한 출입구 하나로 내, 외부 출입으로 야기되는 문제다.

세 번째로 출입구 진입로에 의료폐기물 적재공간으로 정체공간이 발생하고 그 주변으로 대부분 세정용 싱크대가 구성되어 각종 세정제 및 소독제용품이 노출된다.

이에 일정량의 오염기구물이 산재되어 시각적인 청결한 이미지를 실추하게 된다.

이러한 사항들이 출입자(직원)의 정서적 태도를 받아들일 수 없는 원인이 된다.

정서적 원인제공의 동기들을 완벽하게 근절하여 경리해야 만 독립적인 엄격한 소독실, 준비실로 거듭날 수 있다.

공간을 최소한의 동적 구성으로 구축한다면 기존 형태의 업무수행을 수월하게 할 수 있게되며 내부적 규정을 스스로 준수하게 되는 문화가 베이게 될 것이다.

4. 중앙공급실 활용의 원칙

1) **추가 시설물의 배치 또는 노출, 부착, 고정을 근절한다.**
   의료폐기물 박스, 위생비품(빗자루 외), 용재류(세제 및 소독제), 각종 용기 및 트레이

2) 5S **이노베이션의 습관화를 정착한다.**
   정리, 정돈 , 청소, 청결, 습관화

3) **소음을 억제한다.**
   기구세척 또는 기구의 부딪침, 세탁기 탈수 소음(완충기 설치)으로 소음의 발생

4) **음식물 반입을 근절한다.**

5) **온도, 습도, 진동, 소음, 의료폐기물처리, 안전사고 등을 고려 한 최적화 설계.**

5. 덤 웨이터의 설치

진료실에서 의료인의 중앙공급실 출입을 억제하여 오염전파를 최대한 차단하고 불필요한 이송과장에서 인적자원의 동적 시간낭비절감과 오염예방을 강화하기위한 설비이다.

중앙공급에서 물품요청구역으로 바로 이송되므로 믈품 입,출고 파악과 재고의 재공관리에 매우 효과적이다.

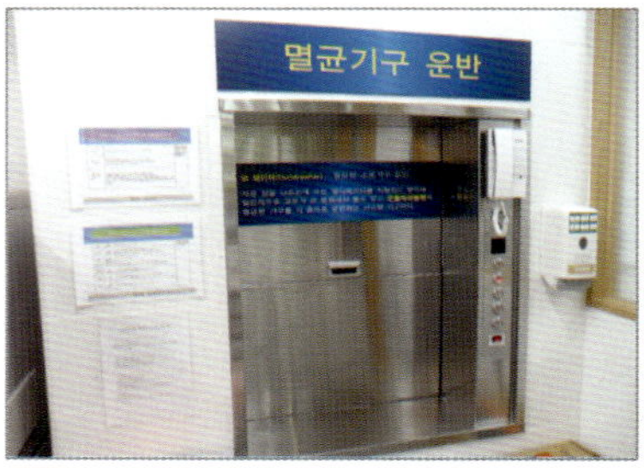

멸균품 운반용 덤 웨이터

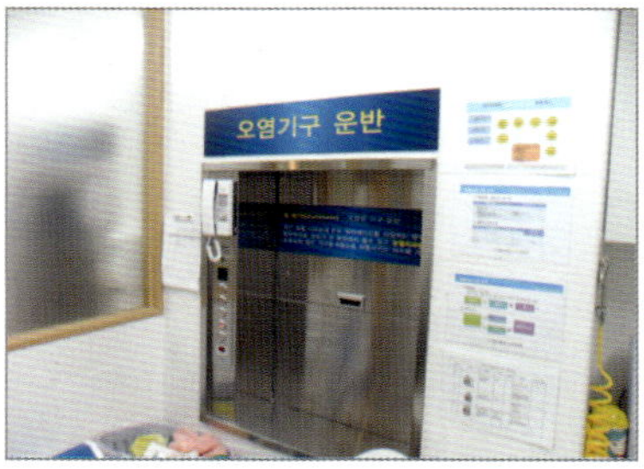

오염물 운반용 덤 웨이터

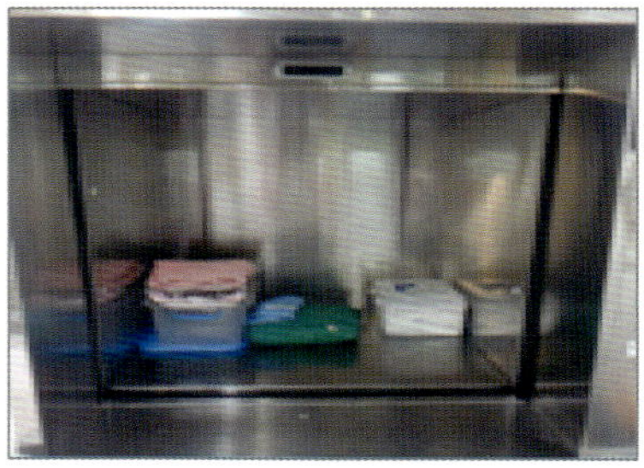
내부모습

6. 설비 규정

KS규격 및 산업자원부 기술표준원 규정에 맞도록 적용한다.

본 설비는 건축법, 동시행령, 동시행 규칙에 정하는 바에 의하여 제작하고 승강기제조 및 관리에 관한 법률시행령에 의거 제작시공 하여야 한다.

덤웨이터의 구조 및「승강기시설 안전관리법」제13조 제1항에 따른 검사의 판정기준에 적한다.

사용시 주의사항

덤웨이터는 사람이 탑승할 수 없는 승강기이기 때문에 반드시 승강장 출입구의 잘 보이는 곳에 승차금지 및 적재하중을 나타내는 표지를 부착하여야 한다.

1. 관리주체를 통한 "덤웨이터 이용자 준수사항" 및 "이용자 안전수칙 표지"등을 잘 보이는 곳에 부착하도록 홍보 강화한다.
2. 특히, 승강기 법정검사 및 자체 검사시 사용상의 주의점등을 적극 안내한다.

7. 중앙공급실의 설비배치도

치과 시스템 구축에 있어 복잡 다양한 업무수행이 요구되는 공간으로 과학적 장비배치야말로 배제될 수 없는 곳이며 업무 다변화로 동선중복의 움직임이 불필요한 시간낭비와 불안전한 공간 활용으로 안전사고의 잠재적 요인을 앉고 있다.

오염된 기구 및 물품의 반입초기 단계부터 경리 및 분리되어 실내의 온도, 습도, 소음, 진동, 폐기물 처리, 안전사고를 고려하여 설계하기를 권장한다,

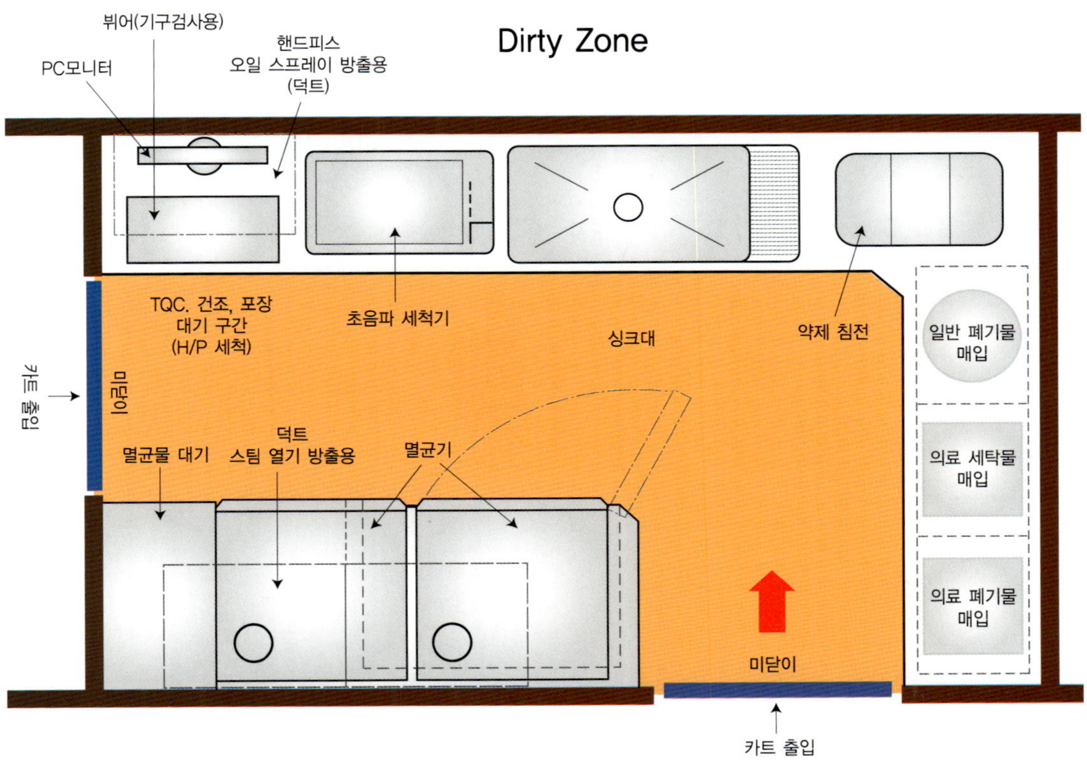

8. 원 · 웨어 시스템(One-Way System)

한쪽으로 출입하여 반대쪽 방향으로 만 나오는 방식으로 출입자의 교차 동선을 최소화하고 오염전파를 최대한 억제하기 위한 동선으로 설계 되어야 한다.

또한 각 Zone의 바닥은 방수 및 마모와 변색을 예방하기위해 하드 코팅형 장판으로 마감한다.

바닥 색상은 Dirty Zone은 붉은색 또는 주황색, Gray Zone은 청색 또는 파랑색, Clean Zone은 연두색 또는 녹색으로 구분하게 된다.

출입구는 미닫이 또는 자동개폐방지 문을 구성하고 출입구에는 위험물 취급 및 안전사고의 경계표시를 부착하여 위험도 수준의 주의를 부각하여야 한다.

※ 자동개폐방식의 경우 스위치는 발을 이용할 수 있도록 문 아래쪽에 설치한다.

9. 중앙 공급실, 평면도 1

척도 : NS

멸균기 상부에는 덕트를 설치하여 멸균기 작동 중 열기와 습증기 발생을 강제 흡입하여 내, 외부에 영향을 줄 수 있는 온도유지와 습증기로 인한 가구변형 방지와 온도상승을 억제할 수 있다.

멸균기 밑에는 붙박이 형태의 이동용 카트 보관함을 설치하며 소규모 의원의 경우 "드럼 세탁기"를 매립할 수 있게한다.

측면에는 유사시에 발생할 수 있는 A/S를 위해 정비구를 개방할 수 있도록 설계되며 하수관의 공기배기는 별도의 여과기로 연결하여 세탁 하수관에서 역류할 수 있는 문제점을 차단하도록 한다.

붙박이 형태의 측면 벽에는 "환풍기"를 매립하여 멸균물품의 건조를 돕도록 장치를 설치한다.

또한 단독 콘센트 설치와 멸균기 전용 차단기를 설치하는 것을 권장한다.

의료 세탁실 : 엄격한 구역설계에서는 소독실 또는 중앙 공급실에는 오염물을 적재 또는 혼류, 저장하는 공간은 없어야 한다. 밖의 공간에서 세탁기를 설치하여 일반세탁물과 의료 세탁물은 햄퍼에 분리 · 보관되어 이동을 원칙으로 한다.

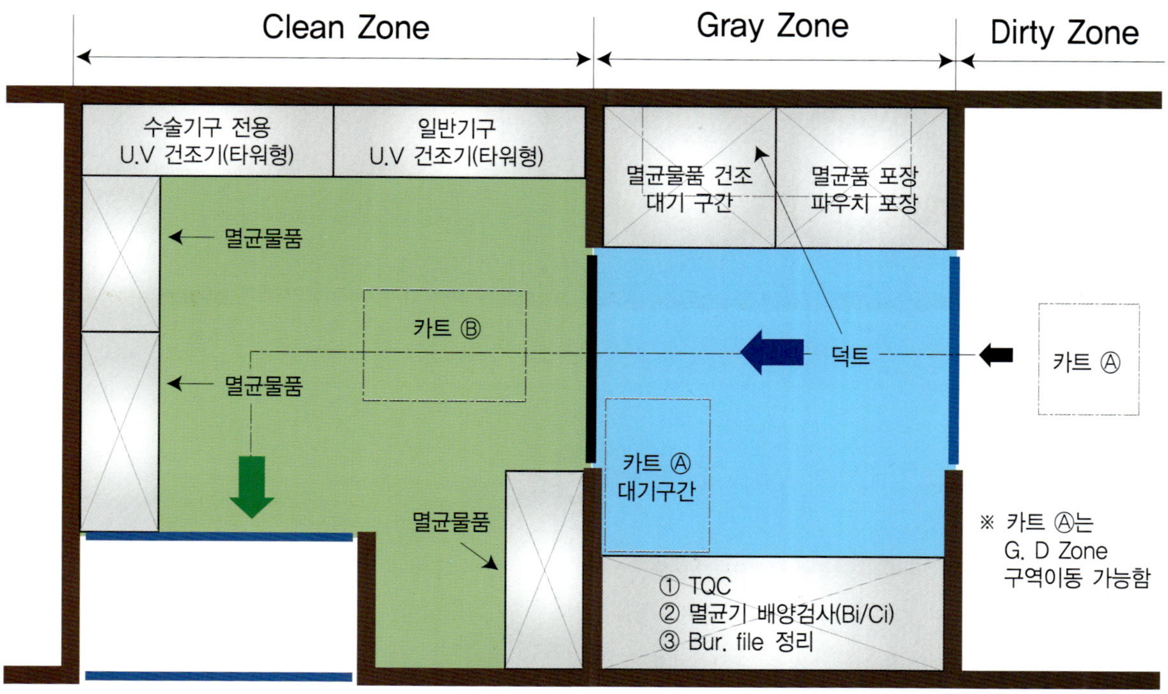

10. 중앙공급실, 평면도 2

척도 : NS

Gray Zone구역은 경우에 따라 면적을 축소할 수 있으나, 제외할 수는 없는 공간이다.

Clean Zone과 Dirty Zone의 완충구간으로 잠재적 오염전파를 흡수할 수 있다.

Dirty Zone에서 멸균 된 멸균꾸러미는 반드시 정화 및 건조구역영역에서 4시간 이상 건조되어야 하기 때문이다.

또한 이 영역에서는 감염관리자가 각종 검사 업무를 수행할 수 있는 공간이기도 하다.

멸균기 신뢰성 검사와 각종 기구 및 Bur, File등의 마모상태의 검사를 수행한다.

PC작업을 통해 멸균품의 제공관리 추적과 재고파악 및 출고예시를 예측하여 관리하게 된다.

Dirty Zone에 진입 한 카트는 Gray Zone까지 활용할 수 있으며, Clean Zone 구역으로 이동할 수 없다.

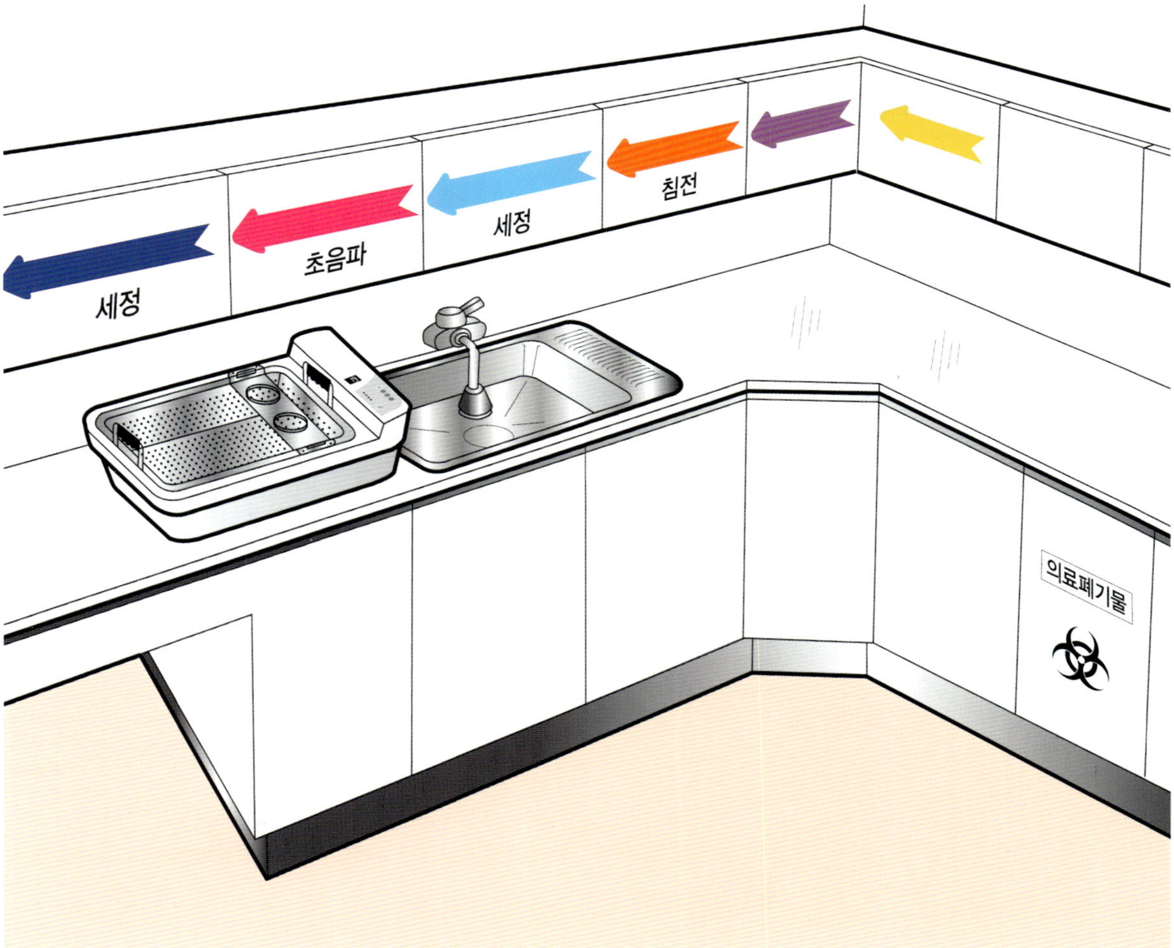

※ 상부 수납장 커버에는 "멸균순환" 표시를 눈으로 볼 수 있도록 한다.

11. 중앙공급실, 투시도

척도 : NS

상부 수납장 문짝에는 세척 공정순환을 한 눈으로 확인할 수 있도록 화살표 모양의 "스티커"를 부착하여 감염관리 습관화 정착과 누구나가 경각심을 고취시킬 수 있도록 성인학습에 입각한 선행을 유도하도록 한다.

각 화살표는 색깔별로 식별할 수 있도록 한다.

처음은 오염된 구간시작을 알리는 "붉은색"바탕의 화살표에 문자는 "오염 진입"이라는 백색으로 한다.

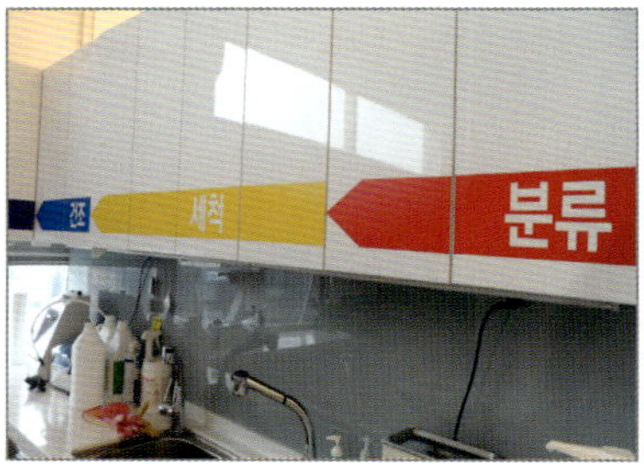

세정 및 세척공정 표시

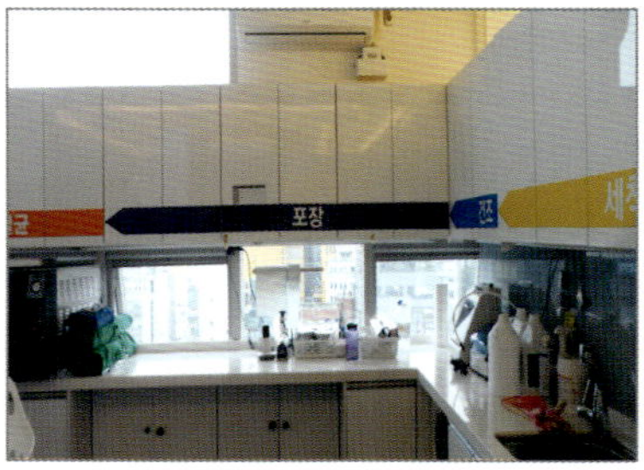

건조 및 포장공정 표시

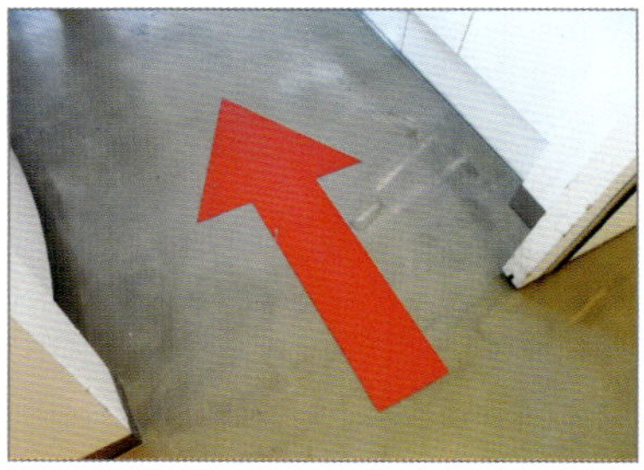

바닥. 오염기구 진입 및 경고 표시

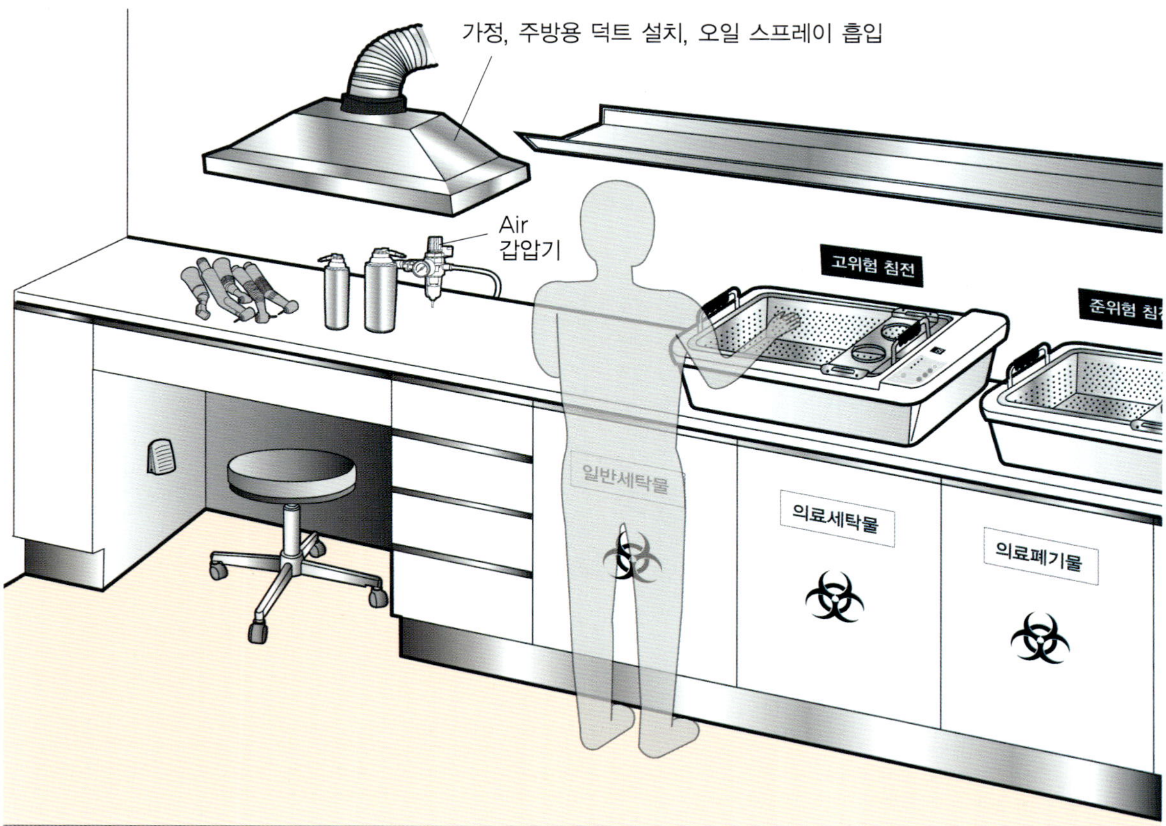

12. 중앙공급실, 세척 순환도

용기에 담긴 오염기구의 입고부터 감염관리의 시작으로 간주 한다.

오염기구 트레이 위에 언친 거즈, 탈지면, 코튼 펠렛, 교합지, 치실, 바이트 블록 등은 출입구 오른쪽 의료폐기물 수납장 내부에 버려지게 된다.

다음은 의료 세탁물을 지정 수납장 햄퍼(백색/재활용 세탁물)에 넣는다.

오염된 기구는 간단한 살핌(검사) 공정을 거친 후 고위험군과 준위험으로 구분된 용기에 일정시간 약제에 침전 시키고, 또는 경우에 따라 세정을 거치지 않고 약제에 바로 침전시킬 수 있다.

침전된 기구는 초음파 세정기에 일정시간 침전과 초음파 과정을 통해 불순물 및 마이크로 입자의 오염물 등을 제거하게 된다.

세정 후 건조과정에서 가능한 자연건조 또는 물리적 건조를 거쳐 물기를 완전히 제거한다.

작업다이 위에는 뷰어를 내장하여 각종 기구의 마모상태나 Bur, File등의 품질검사(TQC)를 수행하도록 한다.

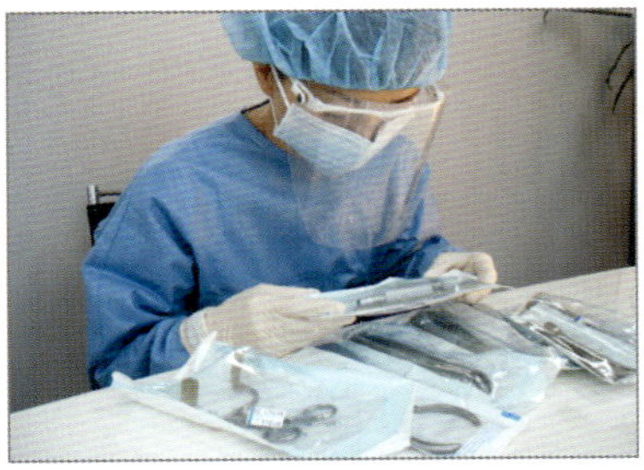

멸균 유효기간 라벨부착확인

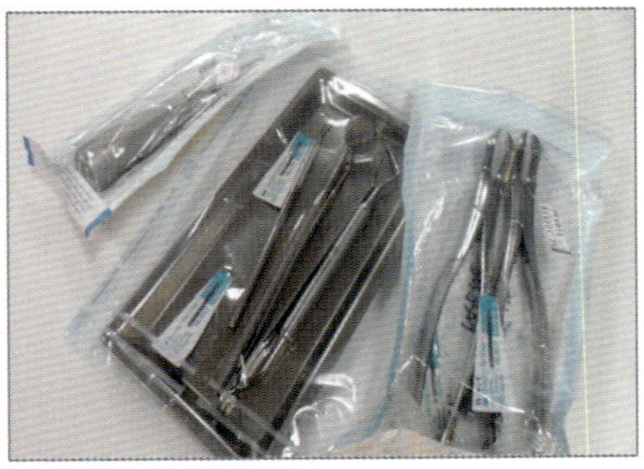

유효기간 라벨 색상변화

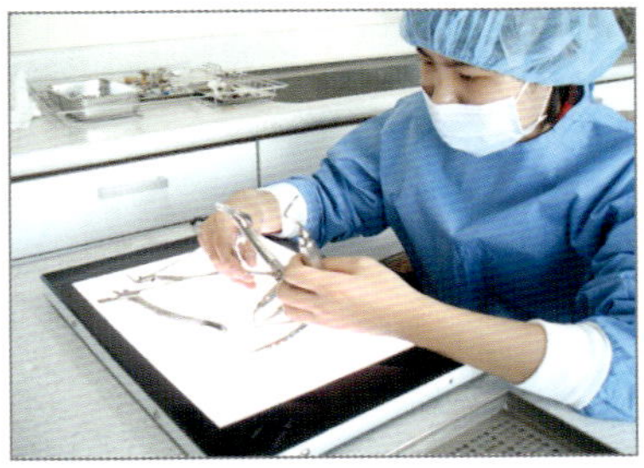

건조 후 품질검사(TQC)

• TQC(Total quality control)란?

종합적 품질관리의 의미 :

제조업에서 사용되는 경영관리 프로그램의 용어로서 제품관리를 비롯하여 제조 및 비제조 부분에 이르는 종합적인 경영관리 방식

품질관리는 기초적인 제품의 품질검사에서부터 출발하여 발전되어 왔으며 주된 관리목표로는 제조현장에서 제품의 품질을 유지하고 향상시키는데 관점을 둔다.

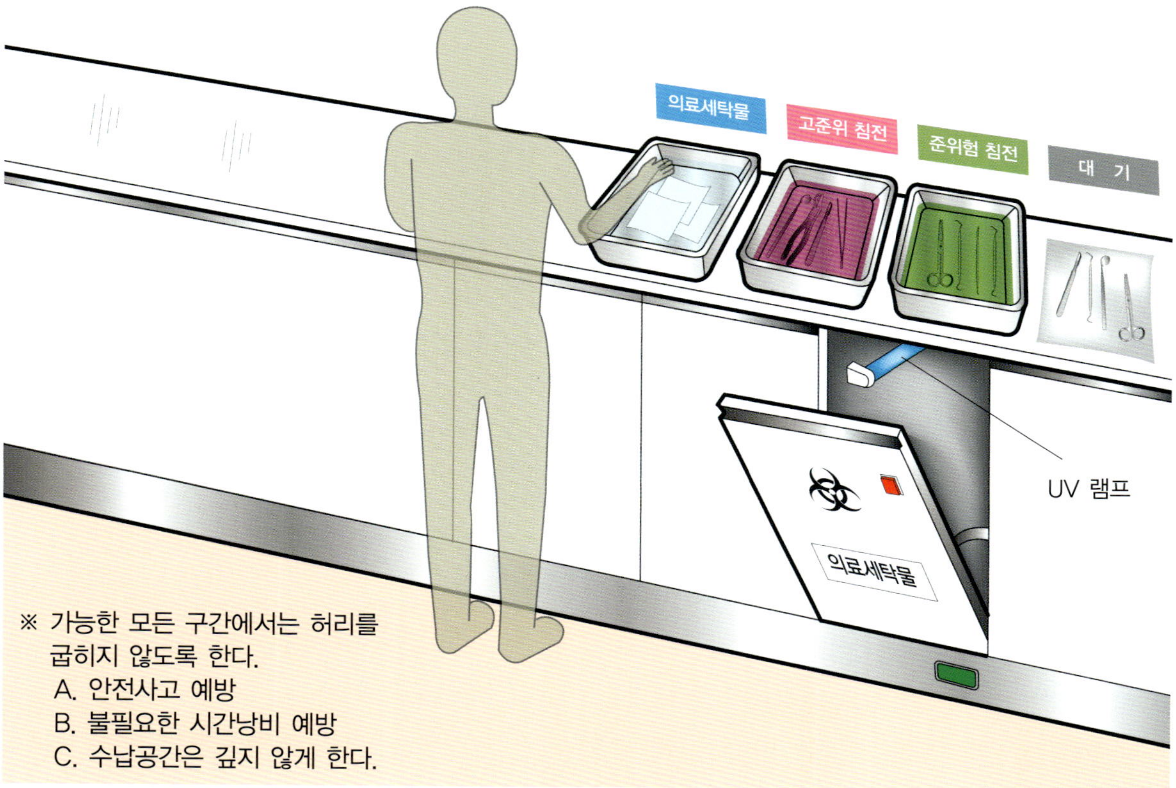

13. 중앙공급실, 안전사고 예방용–경납설계

의료폐기물, 세탁물 등 케이스에 폐기물을 넣을 때 대다수 지나치게 허리를 굽히거나 경납 앞에서 쭈그리고 있는 경우가 많아 근로에 피로를 호소하고 근로의 낭비 요인으로 지적할 수 있다.

이를 예방하기위해 경납상태가 의료종사자의 허리를 굽히지 않도록 최소화 한 설계방식이 요구되고 있다.

이는 근본적으로 일반 가정용 싱크대 설치로 지적할 수 있다.

세정 및 세척의 높이를 1,100mm로 하여 허리를 굽히거나 수납공간 활용에 불필요한 동작을 줄이 도록 하여 근로의 효율성을 극대화 한다.

경납용 문 개방은 풋트 스위치를 작동시키거나 원터치 개방형으로 설계하여 오염전파를 억제하도록 한다.

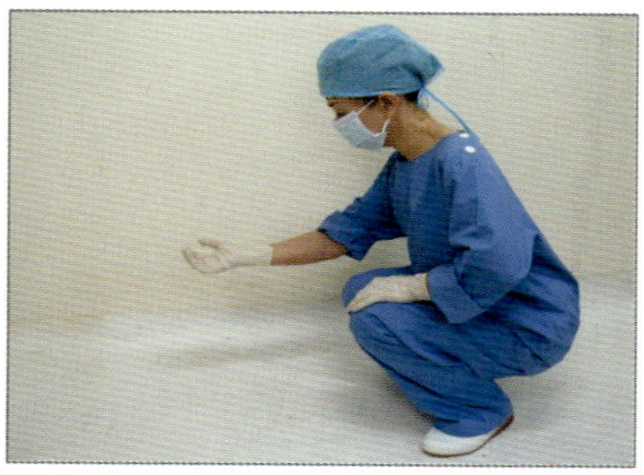
불편한 자세 A

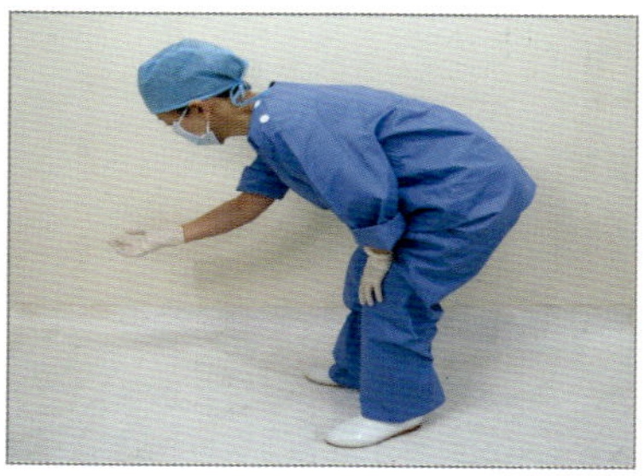
불편한 자세 B

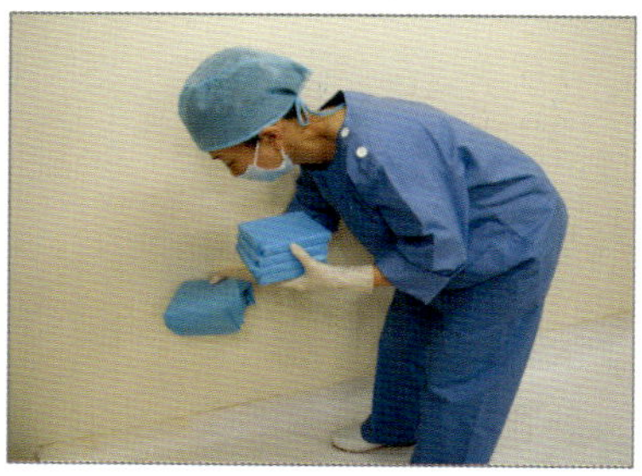
불편한 자세 C

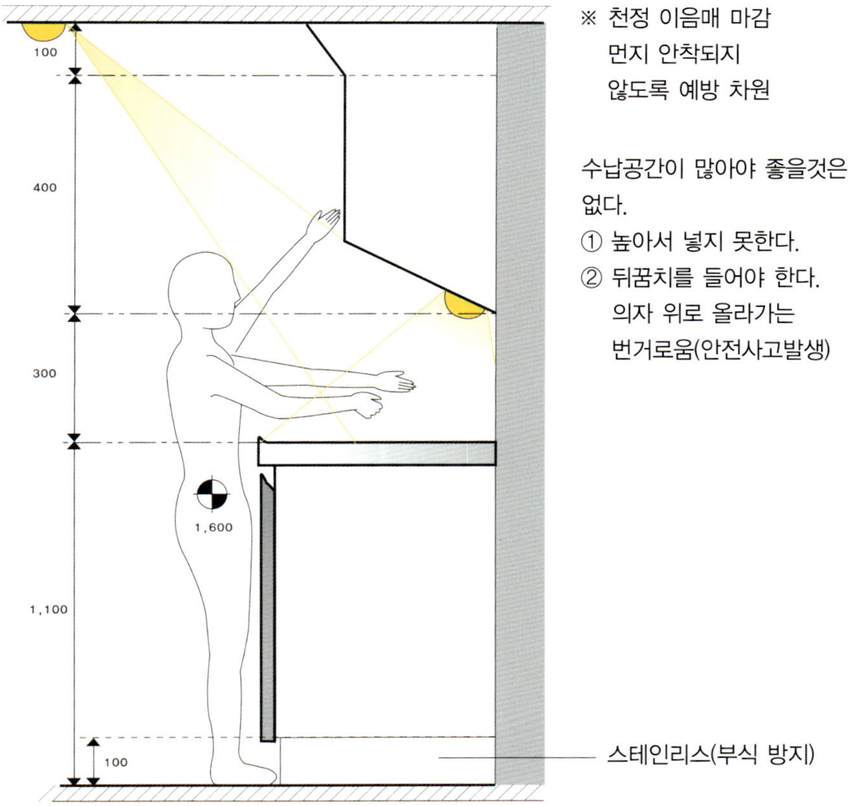

14. 중앙공급실, 인체공학의 행정거리 설계

일반 가정용 싱크대 설치로 장시간 작업자 또는 위생미화원의 근로 구조로는 적합하지 않다.

높이는 표준 680mm이내 이지만 이는 앉아 있는 높이이며, 서 있을 때 머리각도와 허리, 눈의 각도 등을 고려하지 않는 문제점이 발생한다. 또한 천정 중앙에 매립형 조명이 작업자 뒤통수에 가려 작업구간에 비추어지지 않는 경우가 많아 눈의 피로 및 집중도가 떨어진다.

이러한 문제점을 해결하기 위해 천정 수납장 밑에 간접 조명을 설치하여 세정 및 세척과정에 밝은 조명을 조사하는데 이 또한 눈에 피로를 야기하게 된다.

이보다는 수납장 아래 부분을 경사지게 하여 천정에서 비추어지는 빛이 반사되게 하는 것이 효과적이다.

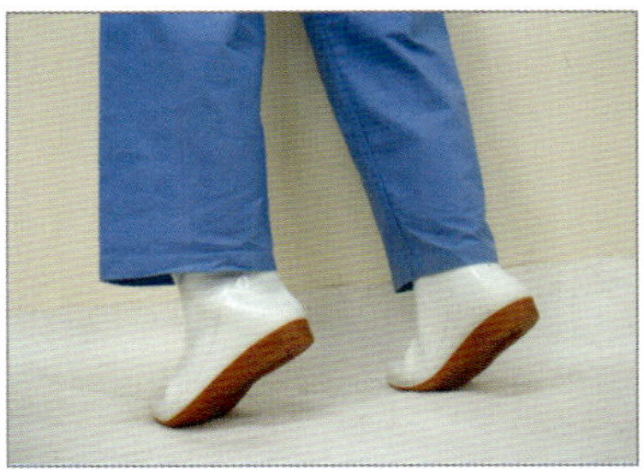
뒤 금치를 든 상태

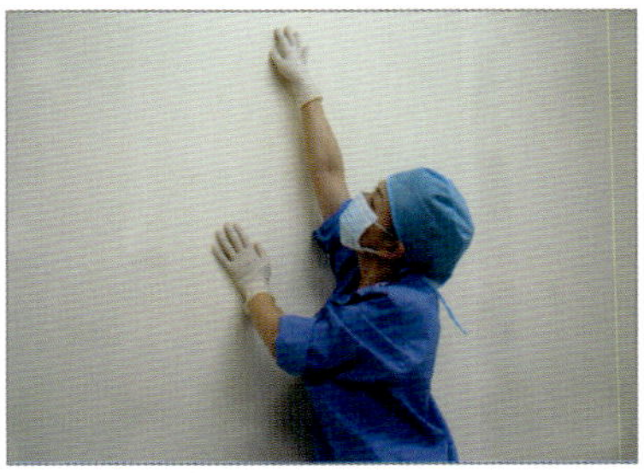
팔을 높이 든 상태

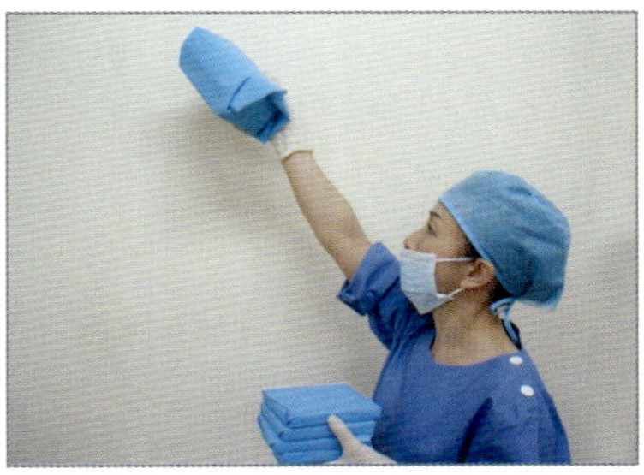
물품을 높이 놓는 상태

또한 천정 수납장을 높이 설치할 필요는 없다. 대다수 높게 설치되어 위생미화원이나 작업자가 뒤 금치를 들거나 물리적으로 의자를 밟고 올라서서 집기류를 꺼내는 경우가 흔하다.

근로의 안전사고를 예방하기 위해선 가능한 불필요한 행동의 낭비적 요소를 근본적으로 개선하여야 한다.

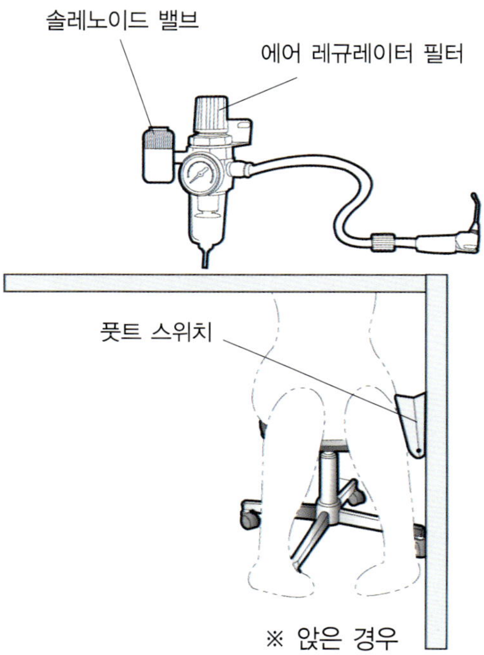

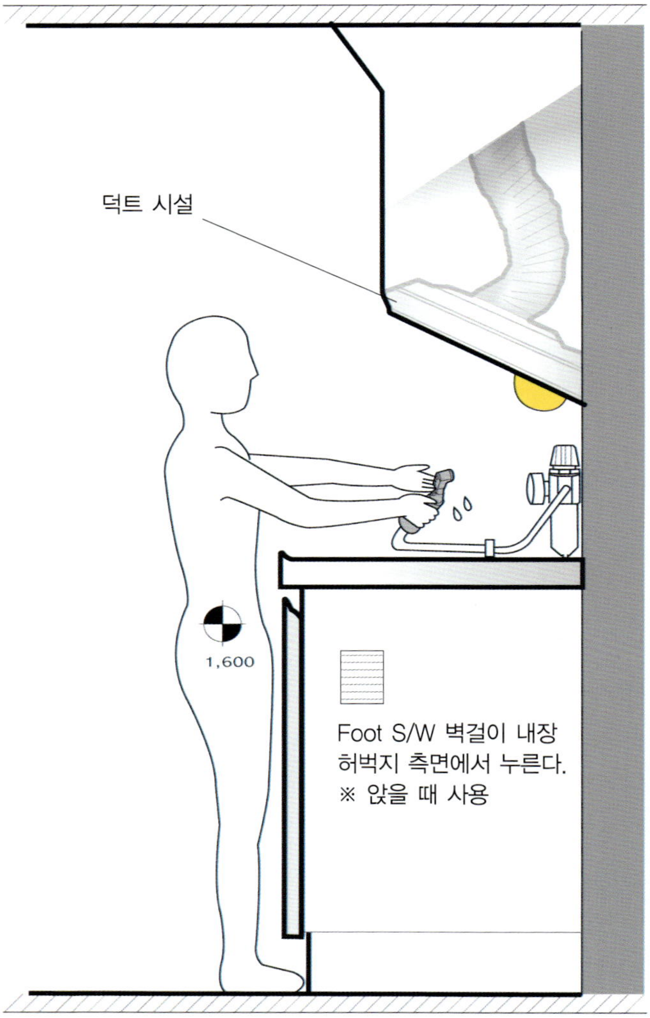

15. 중앙공급실, 핸드피스 에어(공기) 배기 시스템 구조설계

척도 : NS

핸드피스 세척 구간에서는 핸드피스 오일 스프레이를 수동으로 진행 할 경우 비산되는 미스트를 덕트로 흡입할 수 있도록 설계한다.

이 구역에서는 경우에 따라 앉아 있을 수 있게 의자를 준비하도록 한다. 또한 에어 레귤레이터 필터 세트 설치 시 튜빙(호스)은 4-Hole를 설치하고, 핸드피스 어댑터와 에어건을 연결하도록 한다.

에어 입력은 기계실 Compressor에서 바로 연결되어 중앙공급실로 연결되어야 한다.

이때 Compressor측에는 반드시 "라벨"을 부착하여 어디로 연결되어 이동하는지를 알릴 수 있도록 한다.

그래야만 만약의 A/S 발생할 때 추적이 용이해 진다.

중앙공급실로 연결되는 에어호스 출력 측에는 반드시 에어필터를 설치하여 부유물질 또는 응축수를 여과할 수 있도록 2중으로 보완하여야 한다.

압력은 2.5Kgf/cm^{2}으로 설정하여 에어를 사용하여야 하며, 이는 일반적인 고속 핸드피스의 공급 압력과 동일하다.

저속 또는 임플란트용 핸드피스는 평균 3~3.5Kgf/cm^2 으로 작동되므로 낮은 압력(2.5Kgf/cm^2)에는 고장의 원인이 되지 않는다.

단지 핸드피스 내 파이프 경로에 잔류 된 오일을 빼기위한 목적으로 만 사용된다.

또한, 각종 기구류 및 용기에 흡착 된 물기를 빠른 시간 내 제거하기 위한 목적이다.

작동 스위치는 풋트 스위치를 작동하도록 한다.

작업다이 안쪽 측면에 풋트 스위치를 탈, 부착할 수 있도록 하고 페달을 작업자가 앉은 상태에서 무릎이나 허벅지로 작동시킬 수 있다. 또는 사항에 따라 풋트 스위치를 바닥에 놓고 사용할 수 있다.

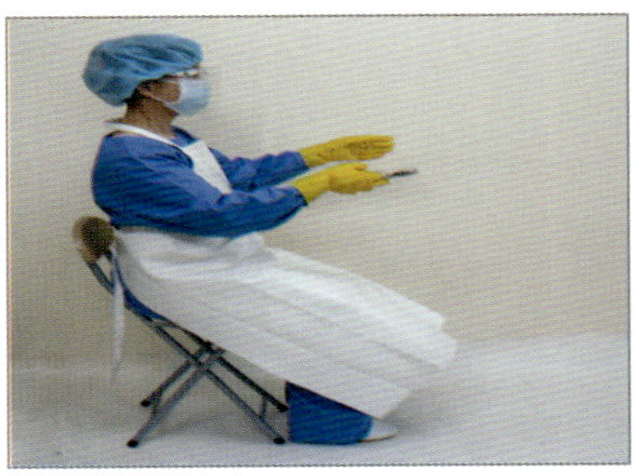
앉은 자세

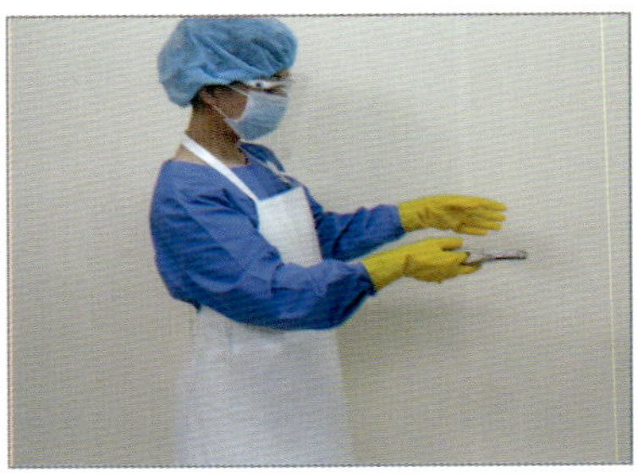
서있는 자세

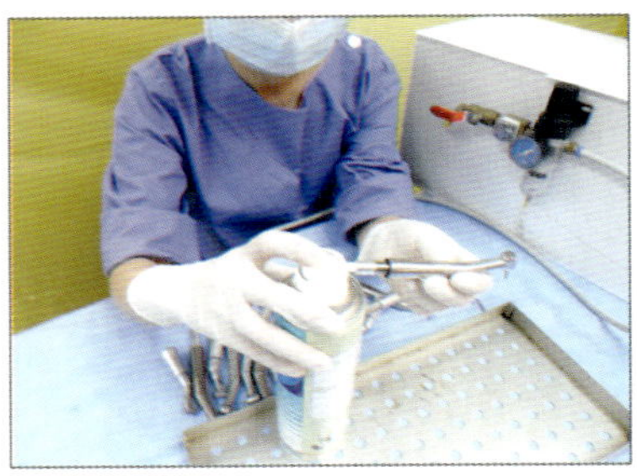
핸드피스 오일 링

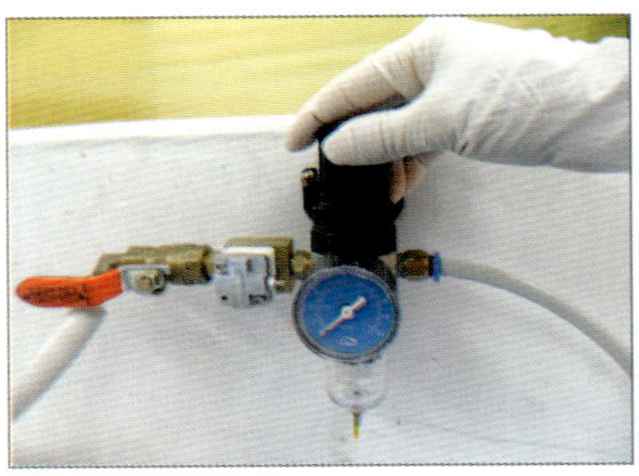
에어 레규레이터 필터

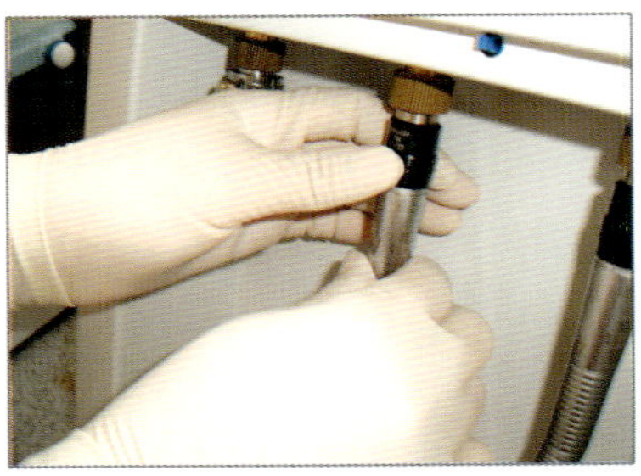
핸드피스 어댑터

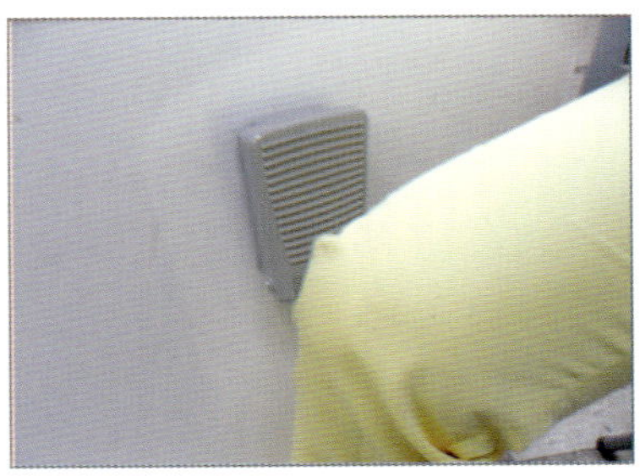
측면 스위치

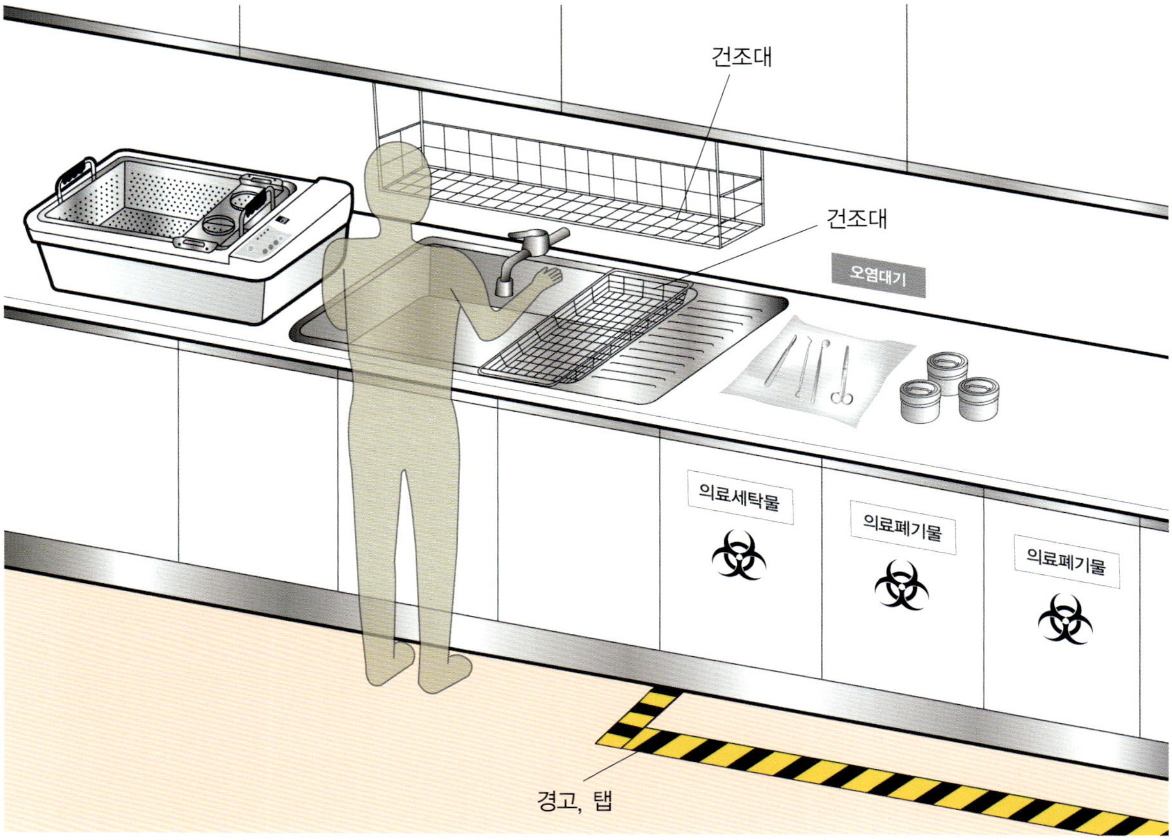

16. 중앙공급실. 경고표시

기존의 준비실. 소독실에서의 복잡 다양한 업무를 수행하며 날카롭고 취급에 주의해야 할 업무들에 대해 매우 무감각적 사고로 임하고 있어 만성적인 위험요소로 해석할 수 있다.

엄격하게 주의와 경고, 절차가 요구되는 공간이다.

인체의 접촉과 손, 발, 행동이 필수적인 공간에서는 누구에게나 절제와 규칙을 적용하여야 한다.

오염물 투입 전에는 경고(안전)선에서 일정한 간격을 유지하여 투입하고 오염물 접촉을 최대한 억제하는 것이 목적이다.

기구용기 투입 상부 위에는 고위험 군 및 준 위험, 비 위험 군으로 구분된 용기에 일정시간 침전시킨다.

무공물질(고체의 형태로 구멍이 없는 물질/포셉, 엘리베이터, 루트피커, 시저 등)

중공물질(파이프 형태의 구멍이 있는 물질/메탈 석션 팁, 각종 핸드피스 등)

다공물질(린넨류 및 천으로 된 물질/기구포, 구멍포, 타월 등)

침전된 용기에는 약품명과 유효기간의 명찰을 부착하여 눈으로 보는 관리를 누구나 할 수 있도록 권장한다.

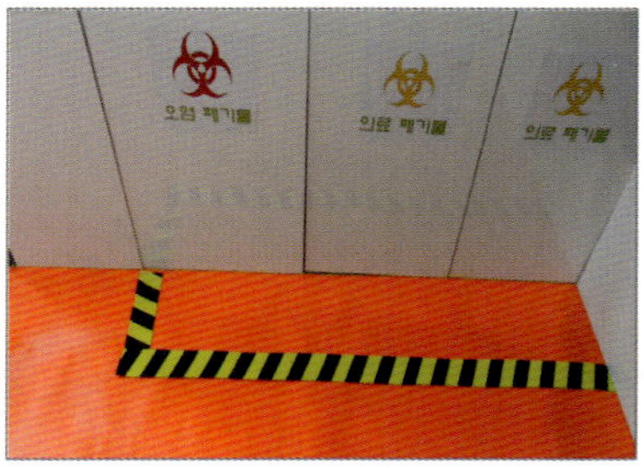
경고(안전)선

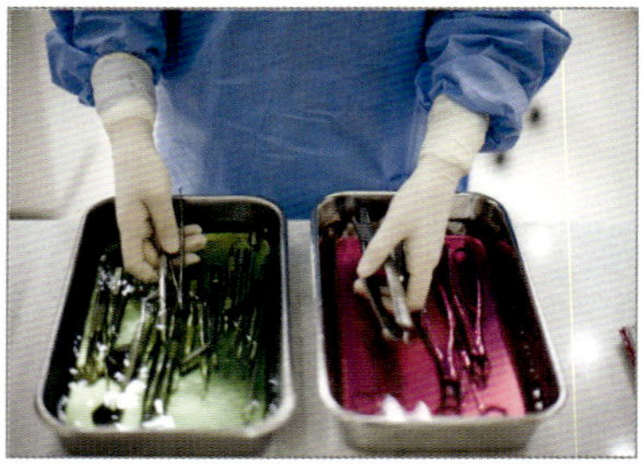
침전용액 구분

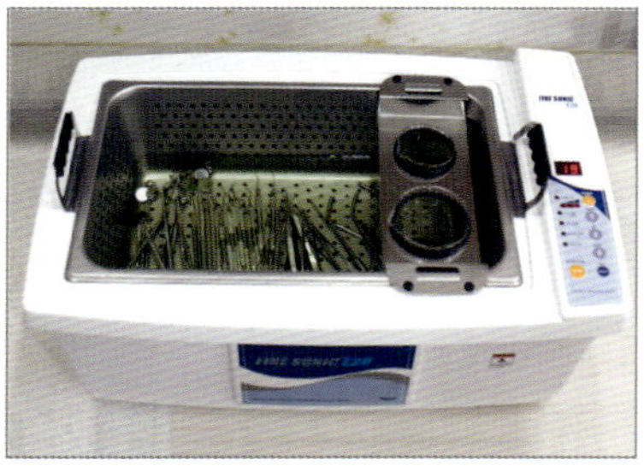
초음파 세정기

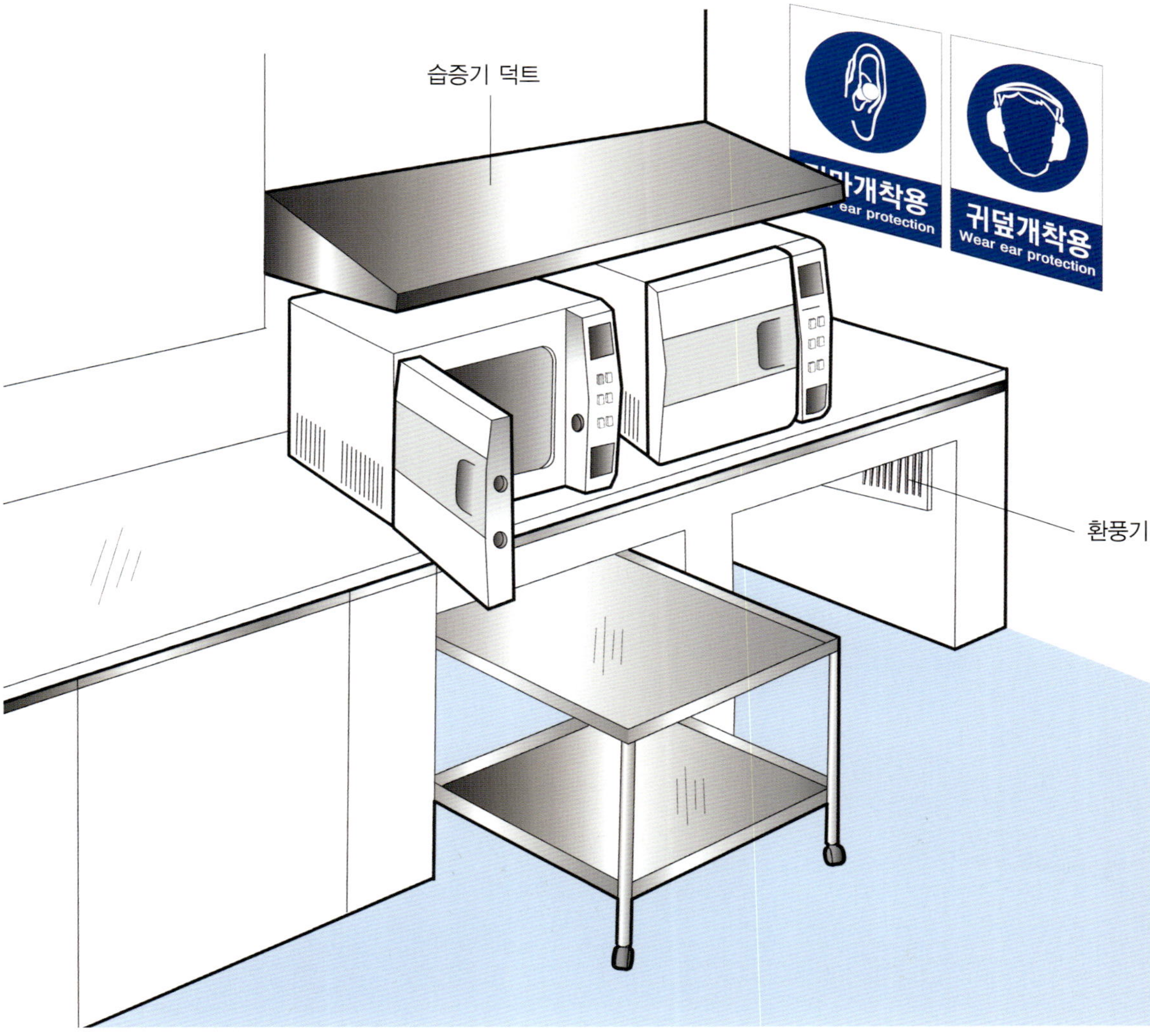

17. 중앙공급실, 멸균기 배치와 카트 위치

척도 : NS

멸균작업 공간은 평균 18~22° C의 온도 및 35%RH~70%RH의 유지하는 것을 권장한다(ANSI ST46,3.3.3.4).

환경장치는 깨끗한 쪽에서 비교적 오염된 쪽으로, 안에서 바깥쪽으로 공기가 흐르도록 하고, 매시간 10회 이상 환기하기를 권장한다(ANSI ST46,3.3.3.).

대부분 멸균기 설치 공간 위에는 수납장으로 가려져 있고 공간이 충분하지 못할 경우가 많다.

멸균기 종료 과정에는 증류수를 스팀으로 증발시켜 저수통으로 역류하여 저장되는데 이때 강력한 스팀이 멸균기 커버 밖으로 비산되면서 주변 수납장에 닿아 목재의 변형을 야기 시킨다.

이를 예방하기 위해 멸균기 상단에는 덕트를 설치하여 습증기와 잠열을 강제 배출할 수 있도록 한다.

각 멸균기의 간격은 공기흐름을 원활하게 하기위해 일정한 유격을 유지한다.

저수통에 증류수 보충은 펌프를 설치하여 자동으로 공급할 수 있도록 하여 불필요한 시간낭비를 제거하도록 한다.

멸균기 전용 차단기에 전원이 연결할 수 있도록 한다.

멸균기 상부에 수납장이 가능한 놓이지 않는 것을 권장하며 상부가 개방된 상태로 설치한다.

세탁기 설치공간과 유격 및 하수와 급수관계를 고려하여야 한다.

특히 돌발적으로 발생할 수 있는 A/S를 예방하기위해 어느 한쪽의 측면이 개방되어야 한다.

하수관의 배기는 별도로 설치된 배관으로 배기되도록 설치하여야 한다.

세탁 후 버려지는 물의 압력으로 하수관에 차있는 가스(황화수소/암모늄계)가 여타 구역의 하수관으로 역류할 수 있기 때문이다.

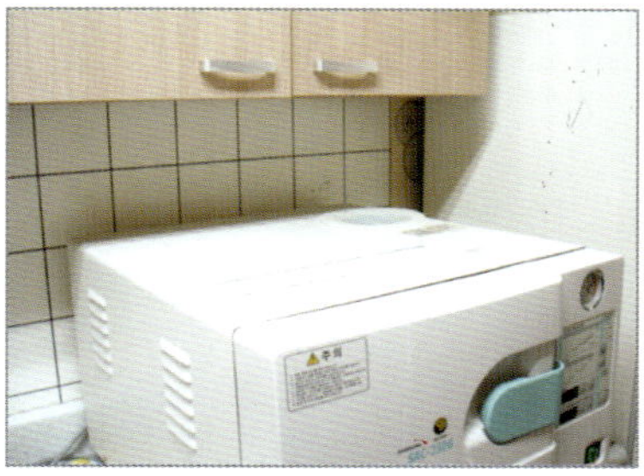
수납장에 가려진 멸균기 상부

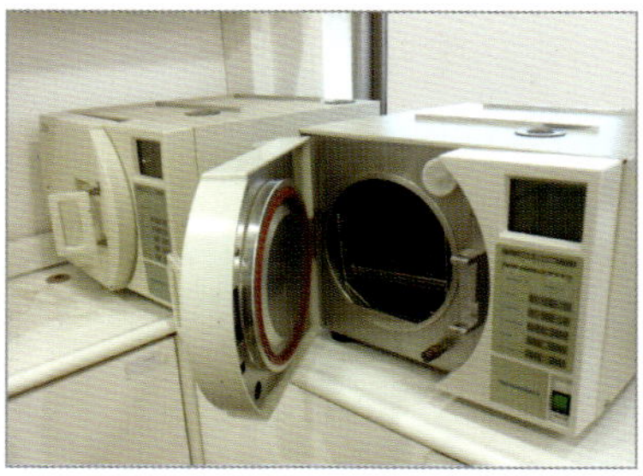
멸균기 유격 1

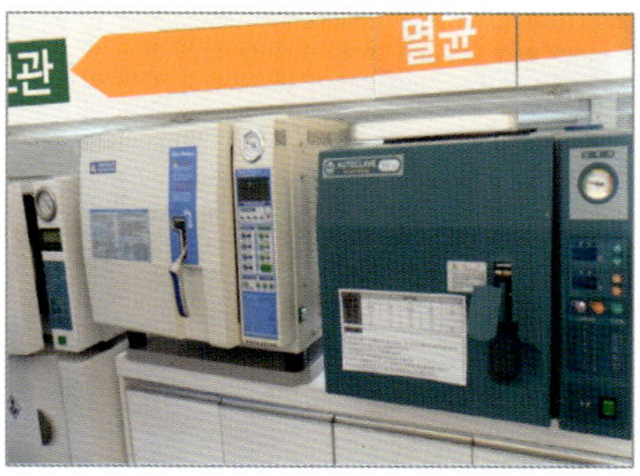

멸균기 유격 2

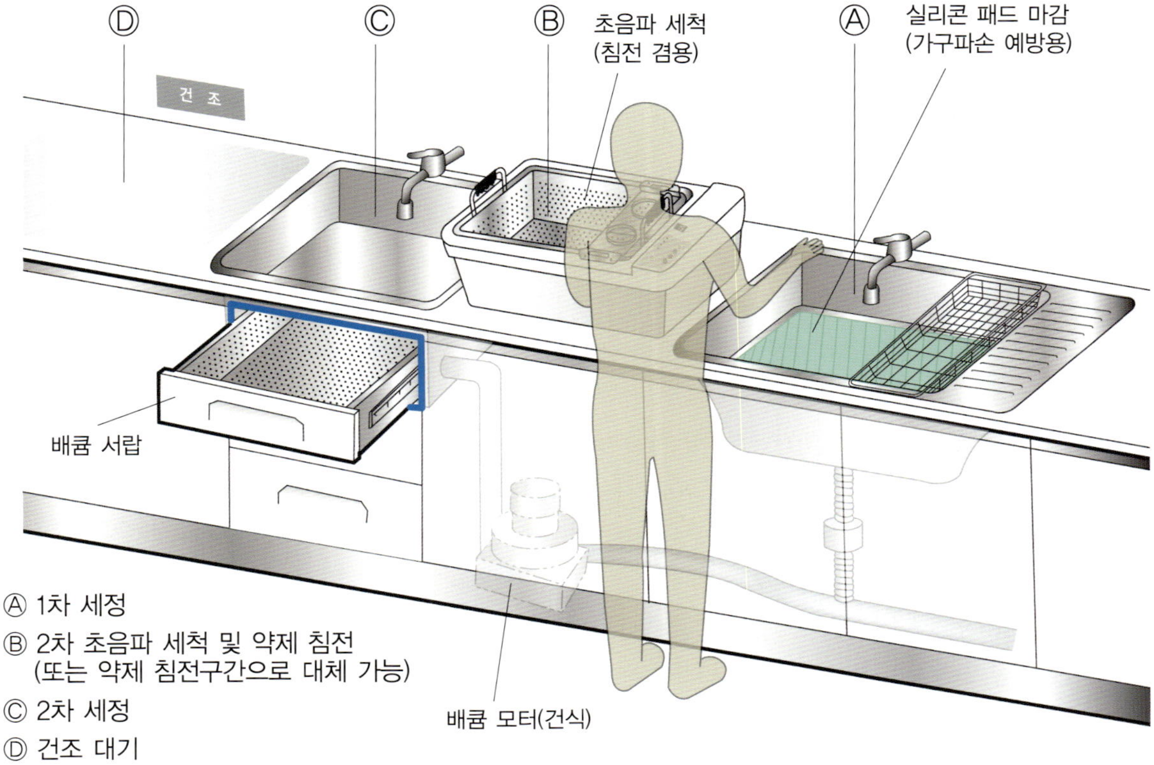

18. 중앙공급실, 세척 순환도

척도 : NS

배큠 서랍의 기능은 세정 및 세척이 끝나고 물기를 자연 건조 시키기 위해 수십 분에서 수 시간을 대기하게 된다.

대기 시간을 줄이기 위해(이를 최소화하기)서랍형태의 박스 안에 기구를 넣고 닿으면 진공상태에서 기구에 흡착 된 물기를 제거하도록 하는 기능이다.

내부는 스테인리스로 제작되며 카세트는 다공형태이고 첌버는 10~20° 정도 기울어져 있다.

서랍형태로 경납장치는 마이크로 스위치로 작동되며 수납장 내부에 설치된 건식 배큠모터가 작동하게 된다.

설비구조와 배수는 싱크대 하수관에 연결되며 배기는 별도의 배기관으로 연결하게 된다.

배관의 지름은 평균 60mm 이내로 설치하여 풍압을 유지한다.

서랍장의 밀봉은 가스켓으로 마감하고 작동시간은 타임방식으로 10초, 30초, 1분 순으로 선택할 수 있도록 권장한다.

경우에 따라서는 핸드피스 오일링 후 내부 잔류오일을 빼기위해 적용할 수 있다.

적용범위는 금속류 고체로서 천이나 패드는 적용할 수 없다.

19. 중앙공급실, 의료폐기물 내 UV램프 조사기능

의료폐기물의 완벽한 밀폐와 오염전파를 차단하기 위해 내부에 U V 램프를 내장하여 정기적인 조사를 하여 오염균을 살균하는 목적이다.

의료폐기물 의료세탁물 문이 개방될 땐 U V 램프는 점별이 되어 작업자 눈에 피로를 주지 않도록 하고 닫을 경우 재작동이 된다.

점멸, 등 시간은 정기적인 작동되도록 설계한다.

문은 미닫이문 보다는 슬라이드 방식이나 경사지게 열리도록 하여 작업자가 허리를 굽히지 않도록 한다.

설치위치는 의료폐기물 공간 상단에서 빛이 조사할 수 있도록 하며 측면설치는 오염물 경납과정에서 간섭이 발생하거나 닿을 경우 A/S가 발생 할 확률이 높아진다.

램프 조사의 파장을 효과적으로 높이기 위해서는 내부 마감재는 스테인리스 또는 빛을 반사할 수 있는 재질을 선택하는 것이 좋다.

문 중앙에는 관찰용 유리를 설치한다.

20. 중앙공급실의 업무

기존 치과 병, 의원공간의 설비(장비)와 배치, 규모, 인테리어, 조명, 교육, 의료서비스, 통합전산망 네트워크 등 참으로 눈부신 발전을 이루었으나, 메커니즘(기계실)의 공간배치와 효율성, 무균실의 체계적인 정립과 친환경교차 감염구역의 동선설계와 근로(노동)의 질적 통합성이 매우 부족하고 뒤처지고 있다.

앞으로 제시되는 권장사항은 치과위생사 및 장비감염관리자들이 실제 처하게 되는 다양한 병원의 상황에 적용할 수 있는 지침으로써의 역할을 하게 될 것이다.

여기서 실제 처하게 되는 상황 및 환경에는 진료실, 수술실, 멸균실, 기공실, 기계실, 기타(서버실, 방사선실, 상담실)등 그 밖의 침습적인 절차를 수행 할 수 있는 모든 영역이 포함된다.

1) 목 적

이 권장사항은 병원의 친환경 체적설계의 영역을 만들고 유지하는데 대한 기본적인 지침을 제공하고자 한다. 특히 무균영역의 구성과 유지는 환자의 예후에 직접적인 영향을 미칠 수 있다.

병원 운영에 참여하는 치과위생사 및 장비감염관리자, 행정직에 의해 지켜지는 설비와 무균술은 환자를 상해로부터 보호하려는 전문적인 책임이 요구된다.

최소한의 장비보존과 장비수명 연장, 돌발적 사고의 사전예방 및 점검은 병원의 운영자로써 사회적 책임과 도덕적 가치를 고객과 환자의 안전을 도모하고 병원의 경쟁력을 높일 것이다.

2) 소독실 및 유, 무균실의 체적설계와 구역명칭

(1) Dirty Zone(유균실)

진료실(대기실), 수술실 등에서 사용된 진료 일체의 기구를 이동용 카트에 의해 반납하는 구역이다.

사용된 기구는 이미 오염되어 병원균으로 잠재적 감염을 일으킬 수 있는 다른 감염물질이 있다는 것을 의미한다.

대부분 환자의 외인성과 내 인성 세균 군으로 분리된다.

① 외인성 오염균 : 수술 및 진료환경 즉 순환공기, 수술 및 진료요원, 기구등 직, 간접적으로 전파되고, 주로 호기성이며 특히 그람 양성균(포도상구균과 연쇄상구균)이다.

② 내인성 오염균 : 피부 및 페리오가 절개될 때 노출된 조직이 내인성 세균에 의해 오염(포도상구균)된다. 또한 이 구역은 의료용 폐기물과 의료용 세탁물이 엄격하게 수집, 분리, 통제되는 구역이다.

(2) 세척 요원의 복장

① 표준 복장 : 모자, 마스크, 보안경, 장갑, 앞치마(방수용) 외부용 신발 또는 장화

② 표준 업무 : 의료용 폐기(1회용 석션팁 포함)물, 일반 세탁물 수집 및 분리작업
기본기구와 외과용 기구 분리 및 세척, 용액침전, 초음파세정, 2차 세정, 건조작업, 각종 핸드피스류 오일세척 및 관리, 엔도 앵글류 관리, File 및 Bur세정

③ 요원의 자격 : 장비감염관리자의 지도 및 업무를 위임 받은 자
장비감염관리자의 일정자격을 갖춘 자 상담 업무자 또는 코디네이터 업무 병행가능자(단순 업무자) 1일 도우미 및 자체 위생미화원인 자

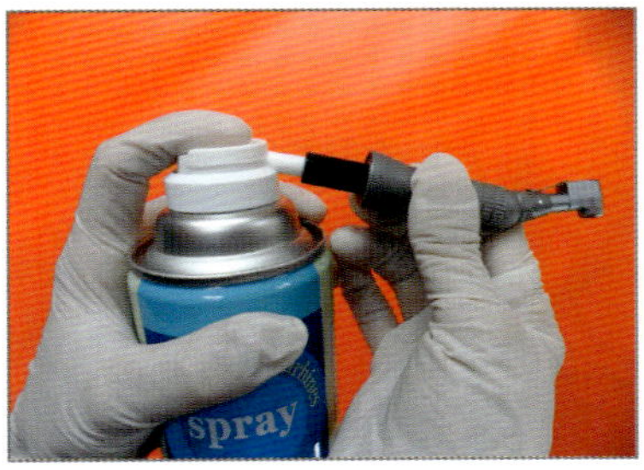

콘트라앵글(C/A) 오일링

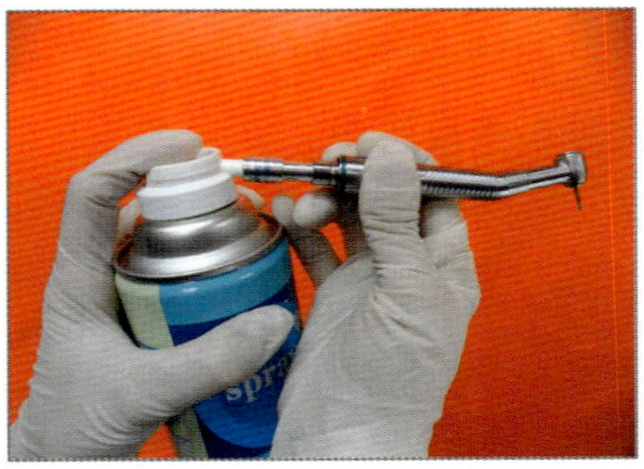

고속핸드피스 오일링

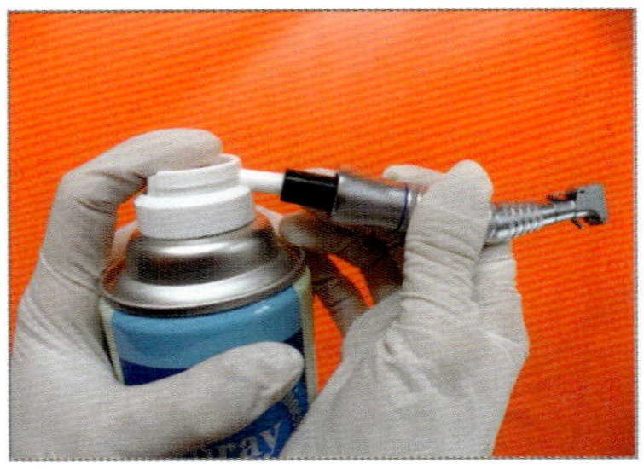

임플란트용 감속앵글 오일링

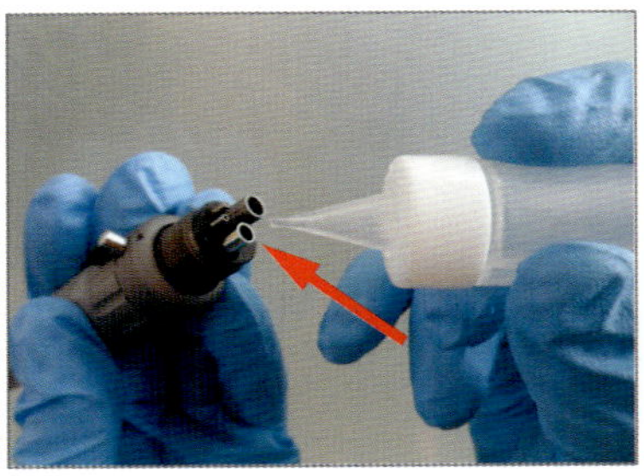

공기구멍에 터빈오일 급유

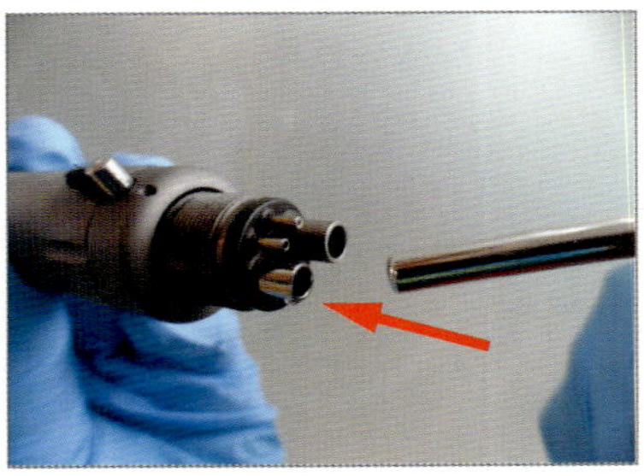

3-웨이 공기 주입

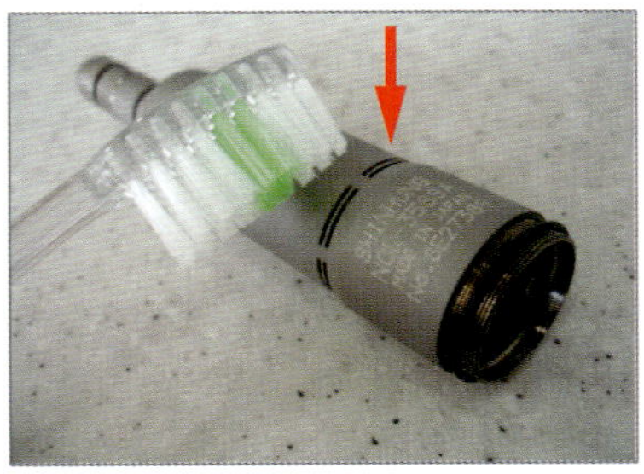

전기식 마이크로모터 배기구청소

3) 오염된 기구 이동

진료를 마친 후 사용 된 기구는 잠재적 오염 균을 내재하고 있으며 호기성 전파 가능이 있다고 간주하며 수거 및 이동에 주의를 하여야 한다.

트레이 위에 오염 된 여러 기구를 올려놓고 운반하는 것을 근절하여야하고 기존의 이동에서는 가벼운 코튼 롤, 교합지, 치실, 목재 바이트 블록 등이 진료실 바닥에 떨어지는 사례가 목격된다.

또한 호기성 바이러스 포자가 냉. 난방의 공기흐름을 타고 감수성이 예민한 노약자 및 면역력이 약한 소아 환자에게 전파될 가능성이 높기 때문이다.

이를 방지하기 위해서는 운반용 카트와 바스켓(용기)에 오염 된 기구들을 담아 이동하는 것이 가장 안전하다.

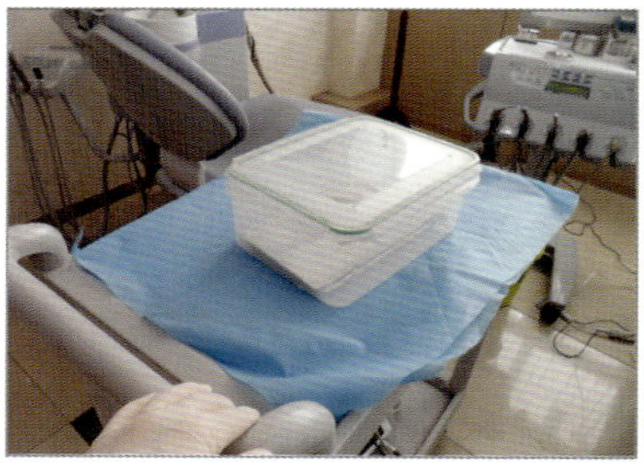
운반 카트

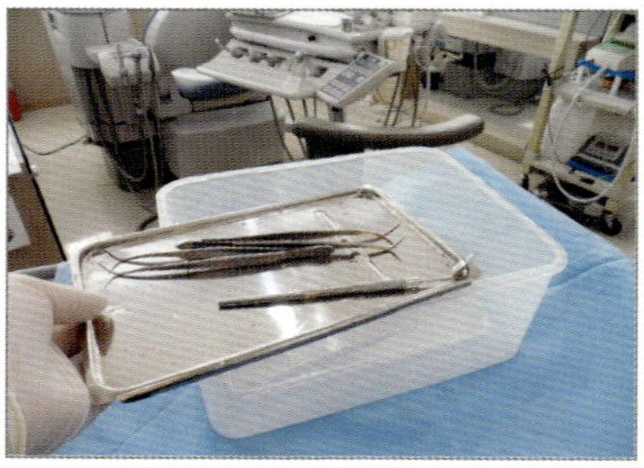
용기에 오염 기구 담기

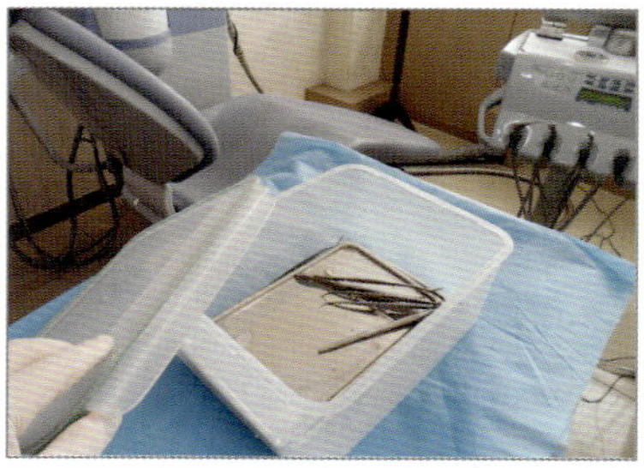
용기 닫기

- 의료용 폐기물 중 일반용과 손상용을 잘 구분하여야 한다.
  특히 일반 의료용 폐기물 중, 폐 보철물 수거의 경우는 병원자체규정으로 별도 보관함에 보관 한다.

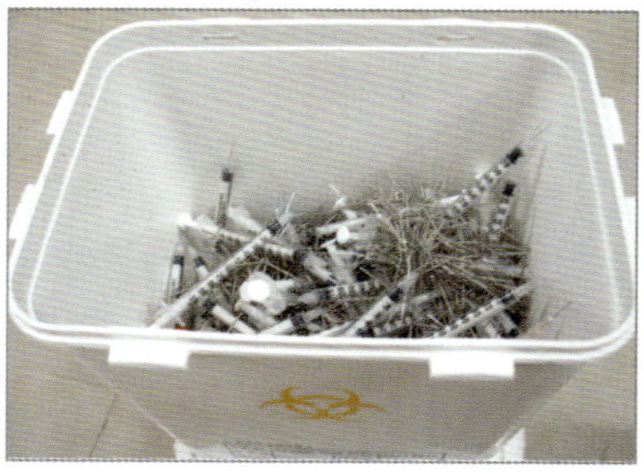
손상성 폐기물 1(한방)

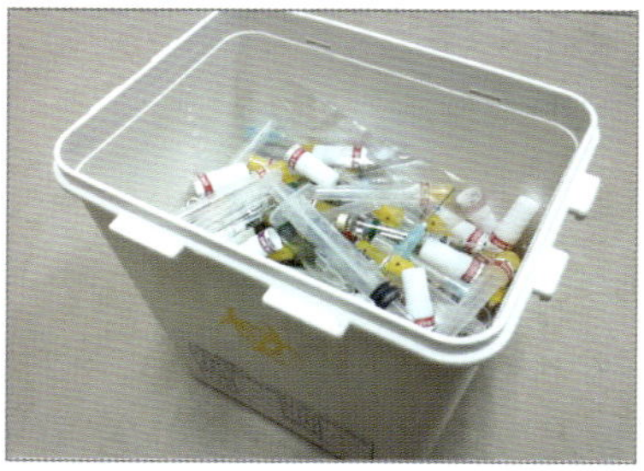
손상성 폐기물 2(치과)

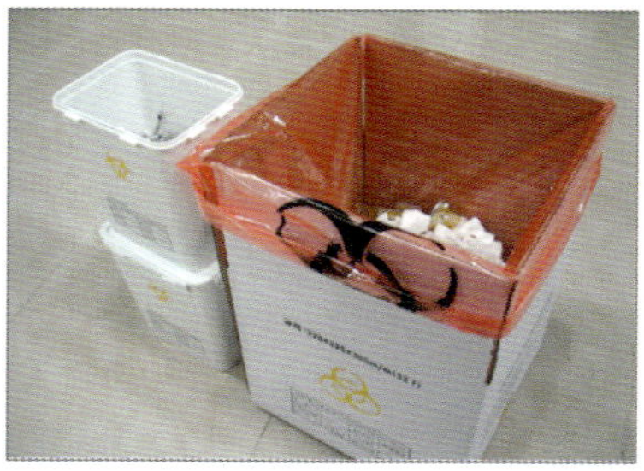
의료폐기물

- 의료용 세탁물중 혈흔이 흡착된 린넨(구멍포)은 별도의 린넨 세탁 용기에 약제 침전을 원칙으로 한다.
- 장화를 신고 작업복 바지자락은 장화를 덥도록 하여 만일의 경우 날카로운 기구류 낙상에 신체를 보호하여야 한다.

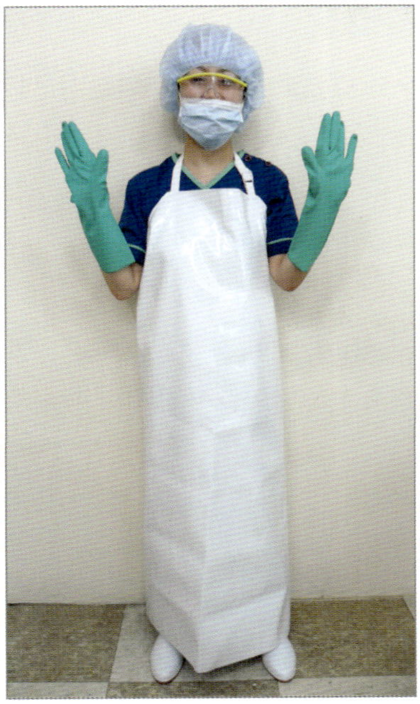

기본복장

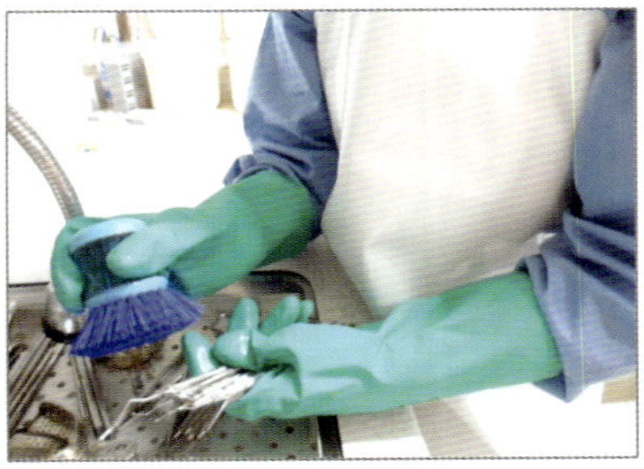

세척작업 1

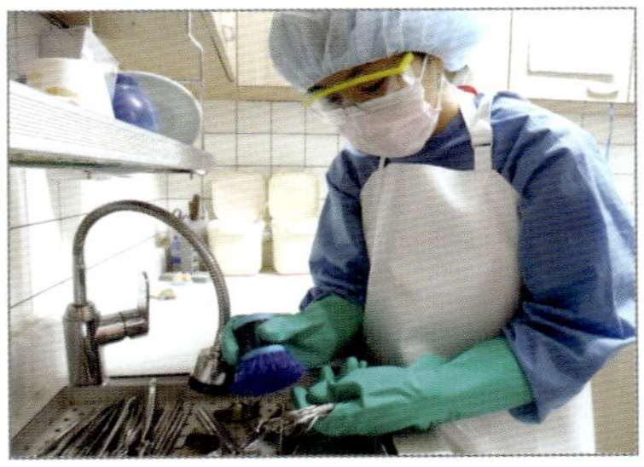

세척작업 2

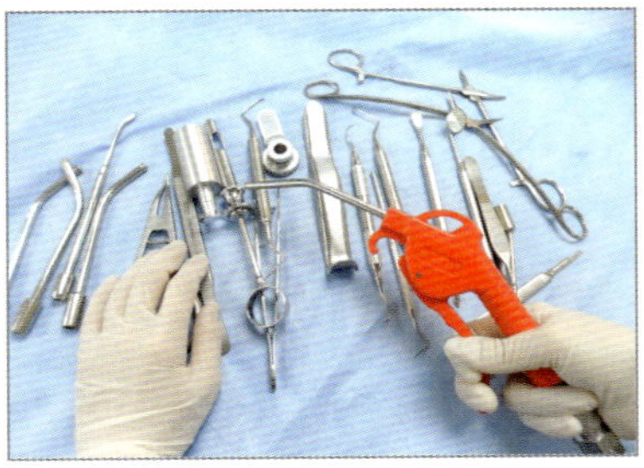

에어건

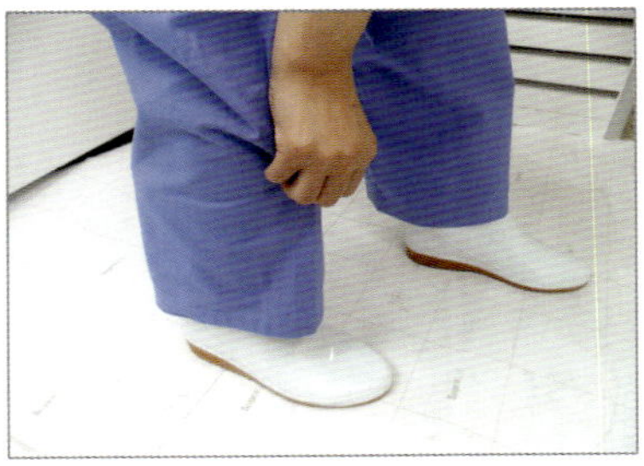

바지자락 늘어트리기

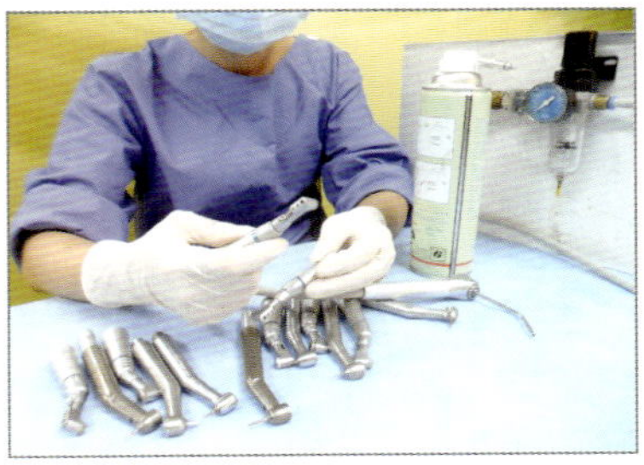

핸드피스 분해 및 관리

4) Gray Zone(소독실 또는 포장 및 검사단계)

반납된 기구와 의료용 폐기물(손상성)과 일반 세탁물은 세정공정에서 첫 번째로 분리되고 기본기구와 외과용 기구는 업무 표준서에 의해 공정별로 세정, 침전, 초음파세정, 건조, 관능검사, 파우치 포장 등 과정을 거쳐 병원의 재공 공정을 거친다.

관능검사란: 육안으로 일반 세탁물, 기구의 파손 및 마모부위를 식별하고 재사용 여부를 확인, 절차에 의한 폐기처리하는 업무

이 과정에서는 모든 포장품은 추적성을 고려하여 재고관리, 수술예약 환자 별 멸균 포장품에 유효기간 라벨을 부착하여야 한다. 또한 모든 멸균품은 화학적 지시제(Chemical Indicator)를 내, 외부에 부착하여 멸균유효성 여부를 식별할 수 있도록 하는 단계다.

(1) 포장 요원의 복장

① 표준복장 : 모자, 면장갑 또는 맨손, 내부용 신발 또는 슬리퍼

② 표준업무 : 린넨정리. 멸균품 정리, 멸균품 날짜 별 라벨링
멸균지시제 부착, 멸균기 기계적 육안검사, 파우치 정리, RFID 전산망 관리 및 등록업무, 에어건 관리, 임플란트 Kit 및 엔도 kit(File)관리, 스크럽 스테이션 관리, 맞춤형 Bur kit정돈, 기구 마모검사 및 기구품질관리(TQC 및 5S운동), 원내 교차감염관리교육 및 지도, 기계실(Compressor, 석션모터)관리 및 관능검사, 파우치 압착기 상태점검 등

③ 요원의 자격 : 장비감염관리자 지도 및 업무를 위임 받은 자
장비감염관리자의 일정자격을 갖춘 자

- 모든 멸균품은 이동용 카트로 운반하며, 특별한 경우 기구 밧트 또는 Rigid container에 담아 이동시킬 수 있다.

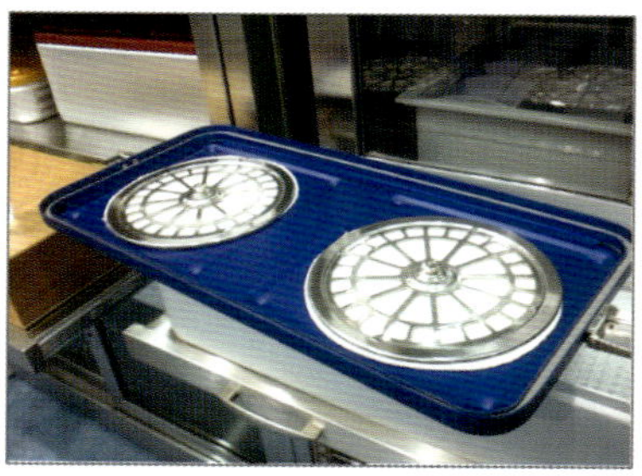

커버 내부 필터

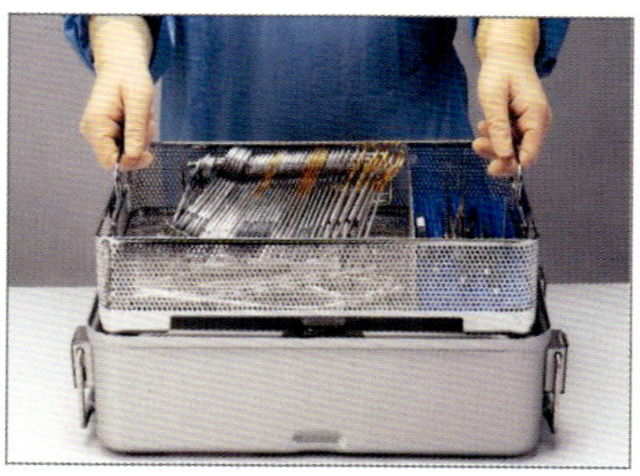

Rigid container트레이

- 멸균기 신뢰성 검사는 병원의 재량에 맞추어 선행하여야 하고, 반드시 멸균검사일지를 작성 하여야 한다.

- 외부용 화학적 지시제 라벨은 육안으로 감시할 수 있는 모든 멸균품의 표면에 부착 및 멸균 유효 기간을 확인하고 일지에 대조용 표본을 비치하는 것을 권장 한다.

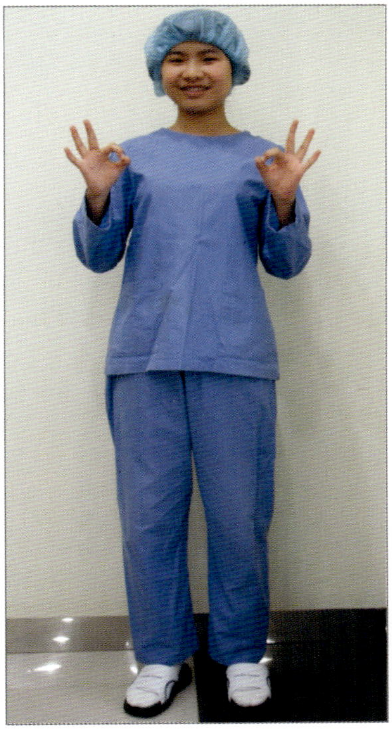

기본 복장

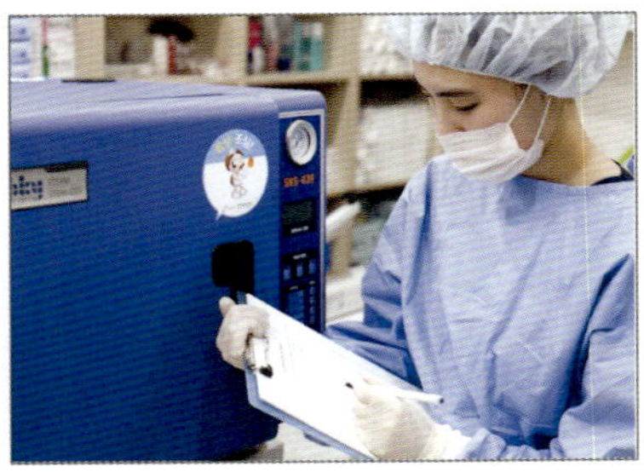

멸균기 신뢰성 검사

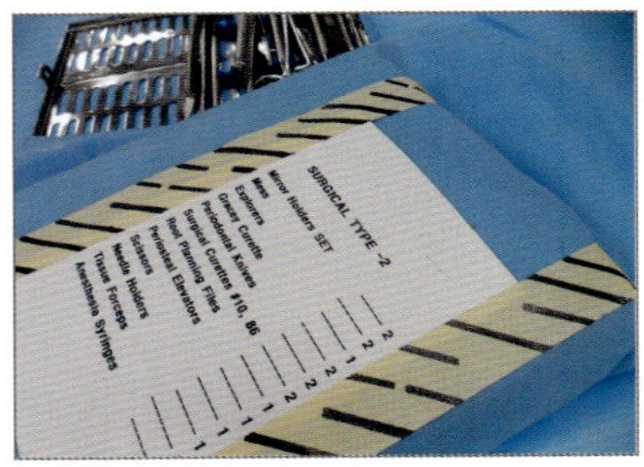

멸균품 수량파악

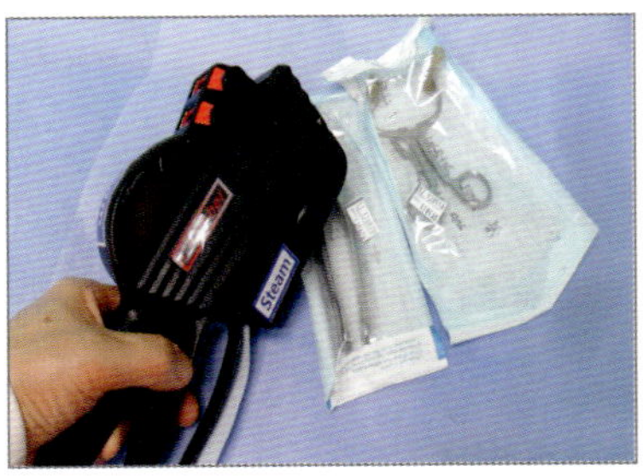

멸균 유효기간 라벨부착

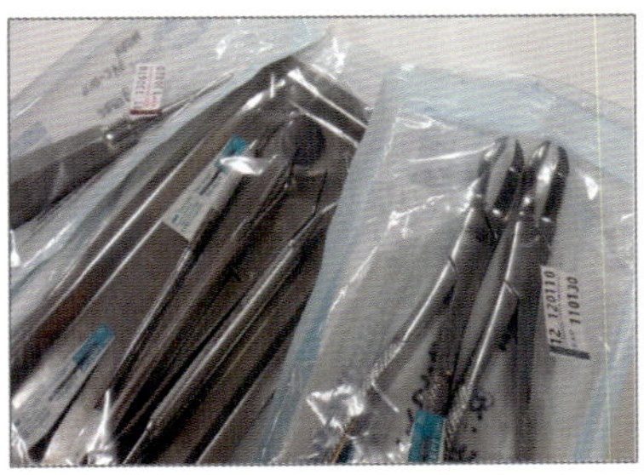

기본기구 화학적 지시제 삽입

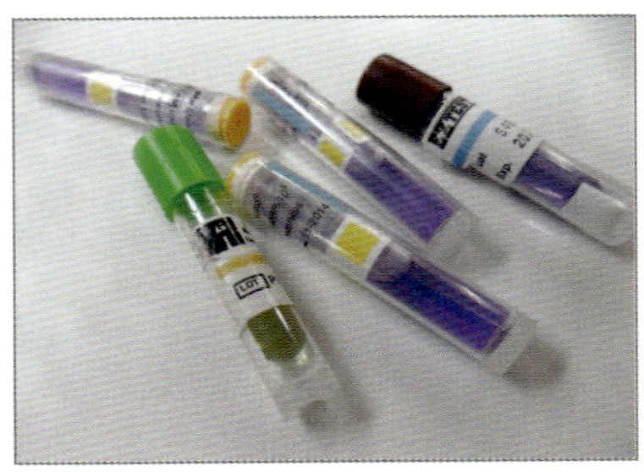

각종 생물학적 지시제

- E O 가스 멸균실의 환기구(Pan) 점검과 주기적인 환기를 반드시 하여야 한다.
- 멸균기 생물학적 지시제(Biological Indicator)를 외부로 용역을 줄 경우 병원자체의 발주 의뢰서를 작성하여야 하고, 입고될 경우 같은 방법으로 관리하도록 한다.
- 관능검사를 할 때는 자체 검사표준서(측정)를 마련하여야 하고, 이를 중심으로 각종 File마모, Bur 표면마모, 스케일러 팁 마모측정, 루트피커 및 엘리베이터, 페리오 스틸 엘리베이터 등의 흠집 및 마모를 구분하여야 한다.
  기타 핸드 스케일러, 큐렛류는 샤프닝하여 수명연장 및 병원의 품질관리를 유지하도록 한다.
- 파우치 내 안개현상 및 물방울 매침 현상이 심할 경우 멸균기 A/S를 받도록 한다.

(A/S완료 후 멸균지시제를 사용하여 멸균기 신뢰성 검사를 반드시 하여야 하며, 치과위생사 및 장비감염관리자의 지도를 받는다.)

- 멸균완료 후 멸균물품은 요구조건에 맞게 충분히 건조시킨 후에 Clean Zone으로 이동시킨다.

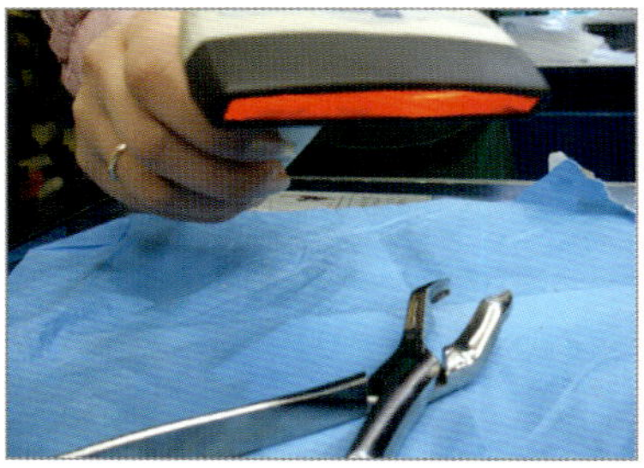
RFID 시스템

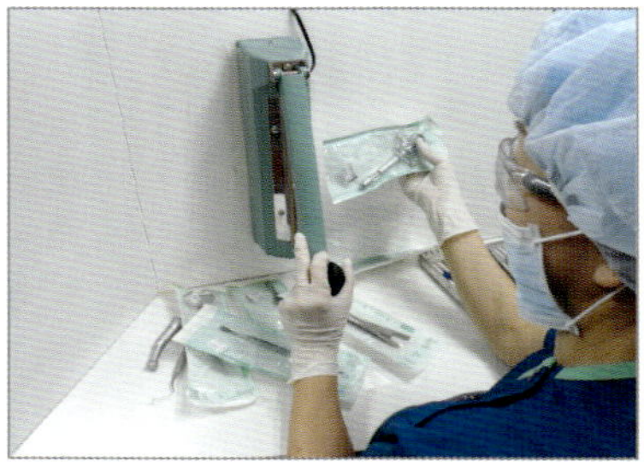
멸균 팩(파우치)압착작업

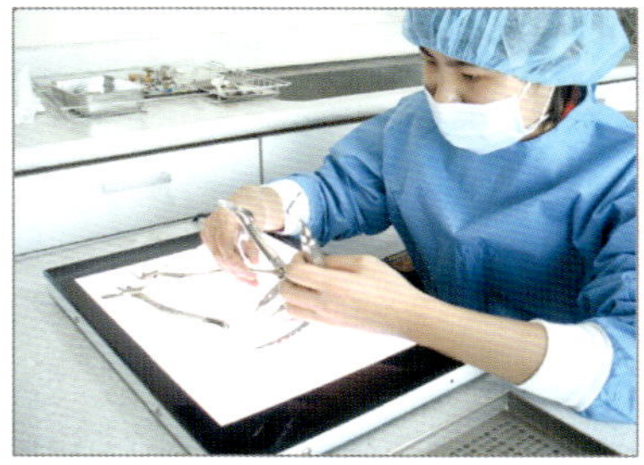
기구 품질검사(TQC)

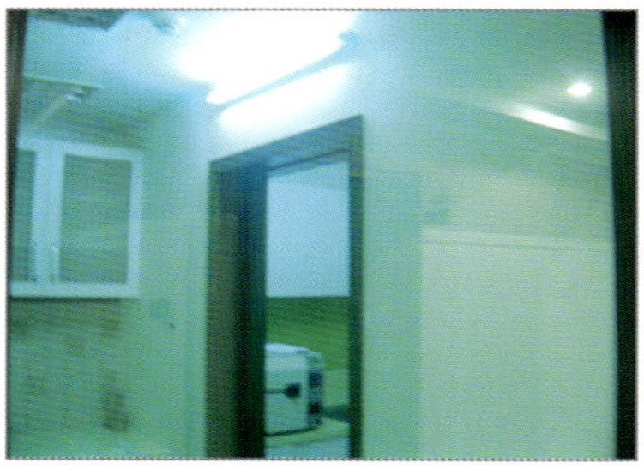
중앙공급실 UV 램프 점멸등

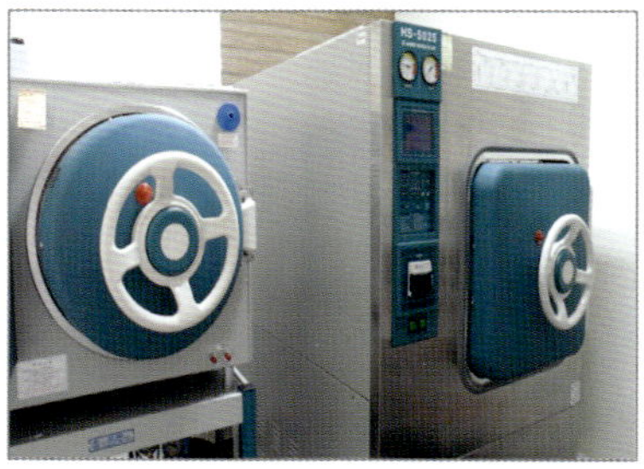
멸균기 관리

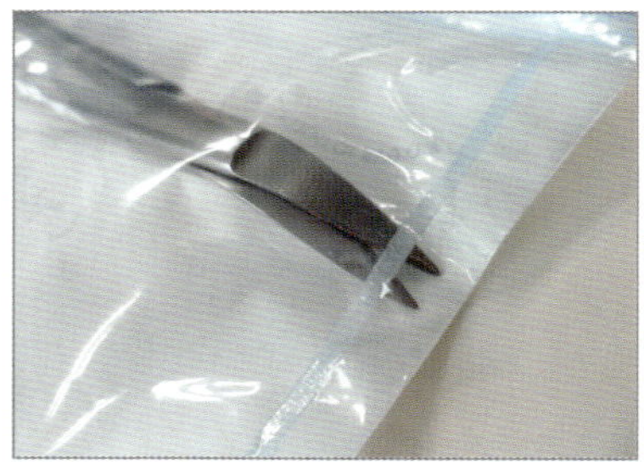
멸균 팩 터짐(품질관리)

5) Clean Zone(무균실)

환자에게 제공되는 일체의 멸균품은 감염예방을 원칙으로 하며, 모든 환자는 동등한 자격과 관점에서의 수혜자이므로 병원 정책에 중심이 되어야 한다.

Gray Zone에서 이동된 멸균물품들은 선입선출 방식으로 정돈하며 멸균품 내용물의 명찰이 정면으로 식별 수 있도록 하여야 한다.

- Clean Zone(무균실)으로 입실 할 경우 신발에는 덧신이 나 항균 또는 U V조사가 신발을 착용하도록 한다.

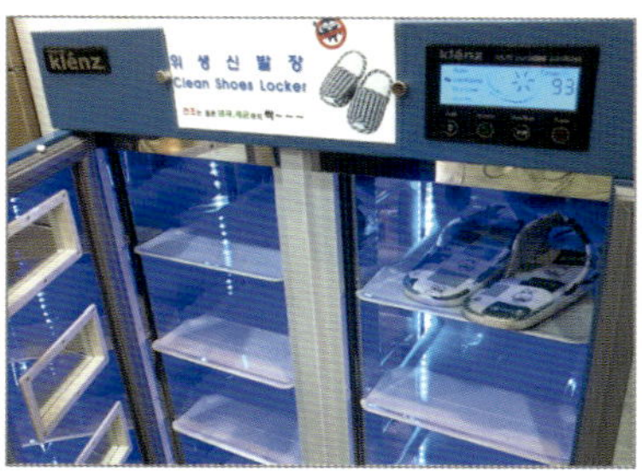
U V 신발장 A

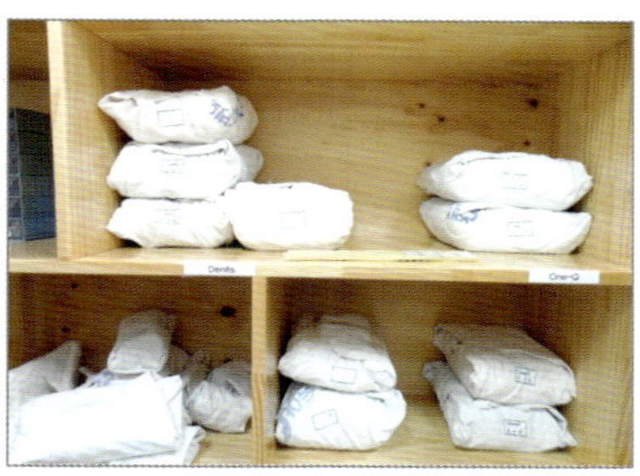
멸균품 식별 표시부착

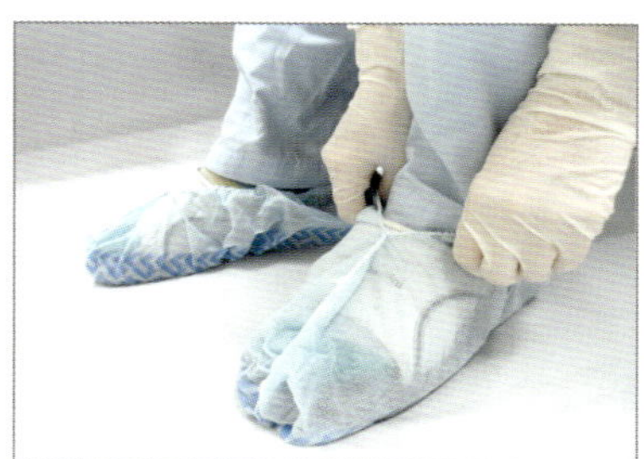
신발 덧신

(1) 불출 요원의 복장

① 표준복장 : 모자, 면장갑 또는 맨손, 내부용 신발 또는 슬리퍼

② 표준업무 : 린넨류 불출, 멸균품 불출, 재공 관리, RFID 전산망관리 및 불출 등록, 유효기간 (선입선출 방식)확인, 멸균품 정돈 및 포장상태점검

③ 요원의 자격 : 치과위생사 또는 그 자격을 위임 받은 자.
장비감염관리자의 일정자격을 갖춘 자

④ 주의사항 : 음식물(음료, 껌, 간식, 기타) 반입금지
흡연 후 최소30분 이전 입실 금지(양치하기)
린넨류 및 멸균품에 기대기 금지
재채기 및 하품, 코풀기 주의
지정복 외 타 의상 착용금지
타 입실자와 부딪침 주의
지정장소 외 바닥에 주저앉기 금지
린넨류 및 멸균품 바닥에 떨어트리면 재 멸균 실시
바닥 접착 패드가 없을 경우 비닐덧신을 신고 외출하기(신발 교환)

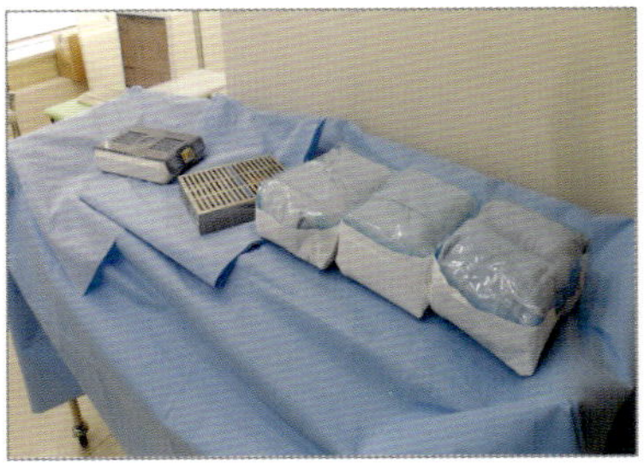

수술용 멸균품 관리

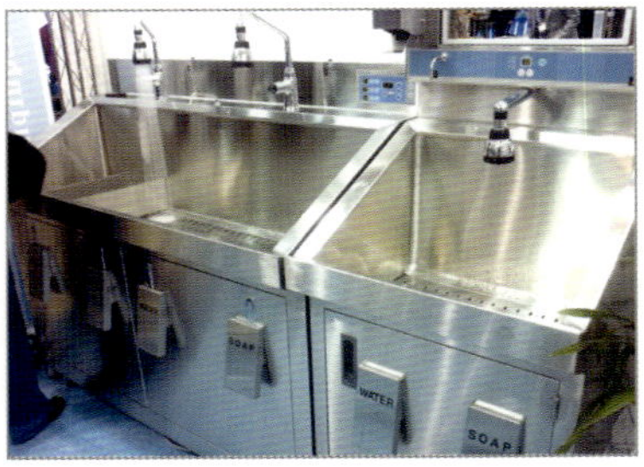

스크럽 스테이션 1

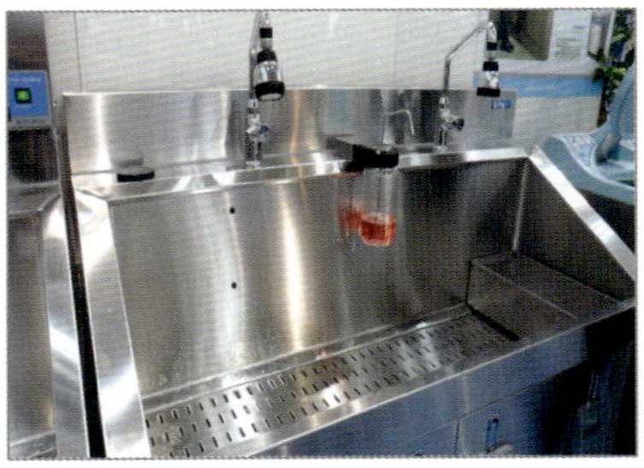

스크럽 스테이션 2

(2) 멸균실의 환경조건

① 온도, 습도

적당한 온도와 습도를 유지 할 수 있도록 환경을 만든다.
멸균물품 보관실의 적절한 조건은 잠재적 오염을 최소화 할 수 있다.
멸균물품의 적절한 저장(삼각형 구조로 크고 비중이 큰 것이 밑으로 향하게 정리 한다.)
안전한 작업 장소의 유지를 위해 중요하다

▶ 평균온도 : 18 ~ 22℃ 습도 : 35~75%

② 실내 환경

곤충이나 해충의 침입은 없는지 확인한다.
벽, 천장, 바닥면의 갈라진 틈이 없는 곳에 보관한다.
a. 보관 장소에 구멍이 없어야 한다.

b. 닦고 유지하기 쉬워야 한다.
c. 바닥에 물기는 없어야 한다.
d. 미끄럽거나 미생물서식을 근본적으로 차단되어야 한다.
e. 창가 쪽에 놓지 않도록 한다.

③ 보관장 위치

하수, 창문, 통풍구로부터 떨어진 곳에 위치하는 것을 권장한다(습기가 미생물의 집락현상과 증식하기 쉽기 때문이며, 창문근처는 내, 외부 온도변차로 응축 현상이 발생하기 쉽다).

먼지가 쌓이지 않고 청소 용이한 제품 선택하여야 한다.

바닥에서 20cm이내 떨어져 있어야 한다(바닥 청소 시 오염예방).

천정에서 50cm이내 떨어져 있어야 한다(습기 및 응축방지).

외벽으로부터 5cm이내 떨어져 있어야 한다(습기 및 응축방지).

(3) 멸균품의 시각적 검사방법

① 멸균기에서 꺼낸 물품의 확인

건조 상태, 얼룩, 물방울, 오염물, 파우치의 찢어짐을 확인한다.

외부용 화학적 지시제의 색상 변화를 확인한다.

멸균 포장 테이프 및 포장의 밀봉 상태 확인한다.

멸균확인체계의 부착 유무를 확인한다(멸균 방법, 멸균기 번호, 회 차, 멸균일 유효기간, C-I 색상 변화).

② 멸균품 적재 카트의 위치

사람들이 접촉할 가능성이 적은 장소에 위치한다.

오염의 가능성이 적은 장소에 위치한다.

Air Conditioner, Air Vent 가까이에 두지 않는다.

복잡하지 않고 통행이 적은 위치에 놓는다.

적재 운반차의 구역 표시를 하여 사람의 접근에 주의한다.

멸균물품의 냉각 과정에서 화상주의 표시를 부착하도록 한다.

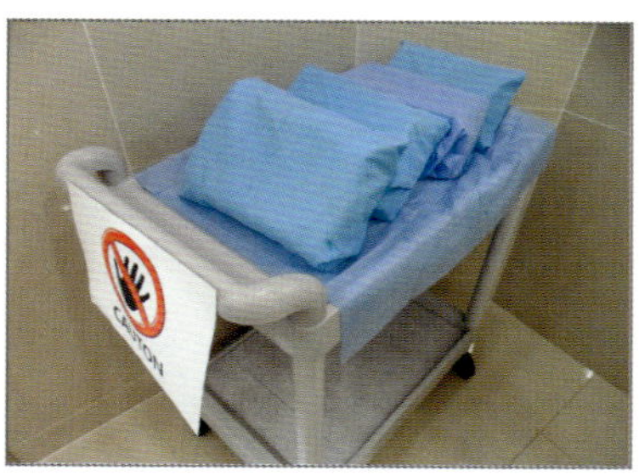

접촉 주의표시

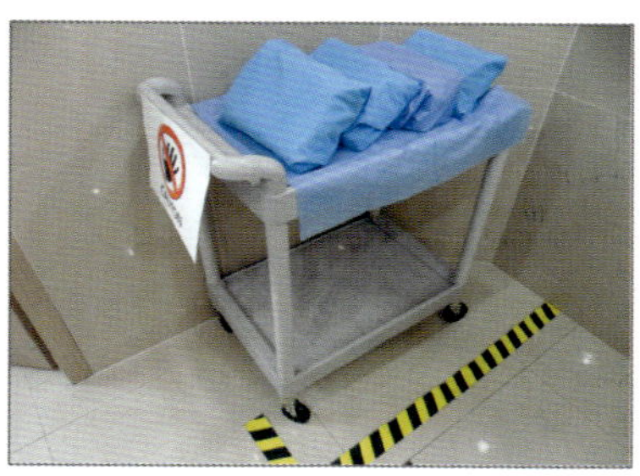
지정구역 선

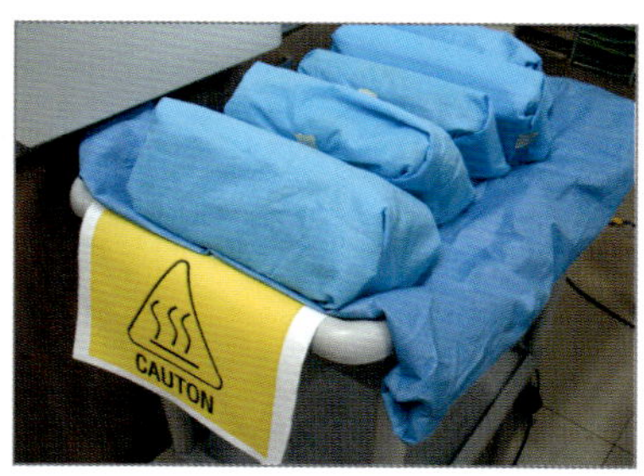

화상 주의표시

(4) 멸균품의 일반관리

① 바닥에 떨어진 물품은 오염된 것으로 간주하여 재포장, 재멸균 한다.
멸균품은 가능한 적게 만진다.
손으로 만지는 회수에 따라 오염전파의 가능성이 높아진다.
바닥에 떨어뜨리지 않도록 각별히 주의한다.
가능한 용기에 담아서 보관한다(먼지, 오염으로 부터 보호).
바닥, 냉 난방기 주변, 물을 사용하는 주변, 창문턱, 접수대, 기기 주변통행이 많은 주변, 출입문 정면 등에 보관을 금지한다.

② 오염 및 불결 된 것으로 판단되는 기준
a. 린넨의 포장 끈이 풀리거나 포장 일부가 열린 경우
b. 포장지에 구멍이 났거나 찢긴 경우
c. 멸균봉투(파우치)가 열린 경우
d. 젖은 물품(얼룩, 물방울, 오염물)
– 습기가 공기와 표면마찰로부터 미생물을 받아들이는 과정이 오염의 가능성을 높여 준다.
e. 멸균물품이 바닥에 떨어진 경우
f. 포장이 열려 있는 경우
g. 외부용 라벨 인디케이터가 미 부착(떨어져)일 경우
h. 한 명이라도 멸균유효성을 의심 하는 경우

(5) 개방 공간(일반 소독실, 공급 실)

최적의 환경설계와 최적의 인체 공학적 조업공간이 요구되어야 한다.
기존의 주방공간을 일부 채택하여 옮겨 놓듯 단순한 시설의 적용은 작업자의 활동공간으로는 열악하고 제안적인 활동 범위로 한계가 있으며, 오염물 입고과정부터 멸균완료의 흐름 관리에 많은 장애가 발생한다.
이는 디자인과 미려함을 중시하는 성향과 경제적인 제약으로 문제점을 들 수 있다.

① 필수적인 권장항목
a. 보행 공간과 작업자 간의 부딪침 현상을 최대한 억제하도록 한다.
날카로운 기구 세척과 고정밀 기구를 취급하는 과정에서 보행자와 세척자간의 신체접촉으로 인한 안전사고를 예방하여야 한다.
b. 출구와 입구를 분리하여야 한다.
진료 후 수거 된 오염물 기구는 Dirty Zone(유균실)입구로 진입하고 새로운 멸균 물은 Clean Zone(무균실)출구로 불출 되어야 한다.
미 포장 및 전개하여 멸균 완료 된 기구의 기회감염 및 2차 오염을 억제할 수 있다.
c. 손상 성 폐기물 경리함의 경납높이는 종사자의 가슴높이 정도에서 처리할 수 있도록 하여야 한다.

대부분 싱크대 및 케비넷 하부의 문을 열고 닫는 과정에서 허리를 굽히거나 쪼그리는 현상으로 작업상 비효율적이며, 안전사고와 상해 위험의 동기부여가 높다(일반의료 폐기물, 일반 쓰레기 수거함 높이 동일 함).

d. 세척구간은 작업을 앉아서 또는 기립하여서 할 수 있도록 설계되어야 한다.
대부분 주방용 싱크대를 설치하여 앉아하기 어려운 공간이다.

e. 소독실 조명은 구역별(Dirty, Clean Zone)로 맞추어 설치하여야 한다.
지나치게 밝은 조명은 눈부심 초래와 눈의 피로를 유발 시킬 수 있다.

f. 멸균기 설치공간은 제품크기를 사전에 고려하여 공간 확보와 유격 및 진열장의 간섭 등을 파악하여야 한다.
특히 멸균 과정에서 스팀이 방출할 경우 매립형 디자인은 목재의 변형과 습기를 유발시켜 곰팡이 발생 우려가 높고, 멸균기 A/S가 발생할 경우 공간이 좁아 어려움이 많다.

g. Dirty, Gray, Clean Zone 구역의 경계표시 또는 연결되는 중간 문은 미닫이문으로 처리하며, 상대방이 보일 수 있도록 일부 모니터 창이 있어야 한다.

h. 구조적으로 구석진 공간이 있을 때는 볼록 거울을 부착하여 부딪침 현상을 예방 하여야 한다.

i. 세척구역과 건조구역은 떨어져 있어야 하며 사항이 어려울 경우 건조구역의 높이를 높여 세척공정에서 오염 된 물이나 이물질이 튀지 않도록 하여야 한다.

j. 건조과정을 단축시키기 위해서는 자연건조가 가장 바람직하나, 공조 설비를 이용하여 오염되지 않은 건조한 공기를 강제로 분사하여 시간을 단축시킬 수 있다.
기구를 담는 트레이는 바스켓 내부에 담겨 밀봉이 되고 건조한 공기가 분사되어 주변으로 오염물이 뒤지 않는 효과와 오염 수는 바스켓 하부로 고여 세척구역의 하수로 배출하도록 한다.

k. 기구물의 포장구역은 린넨과 파우치 사용이 혼용될 수 있도록 하고, 작업 테이블은 넓어야 한다.
롤 파우치 사용의 경우 천정에 매 다는 것 보다 행거에서 뽑아 절단하여 쓰도록 하고 파우치가 풀리는 것을 방지하도록 장치를 한다.

l. 멸균완료 된 멸균 물은 냉각구역을 거쳐 전체가 운반차로 이동되거나, Gray Zone 구역을 통과하는 경납 구를 만들어 전달의 신속성과 대기과정에서의 2차 오염을 예방 할 수 있도록 한다.

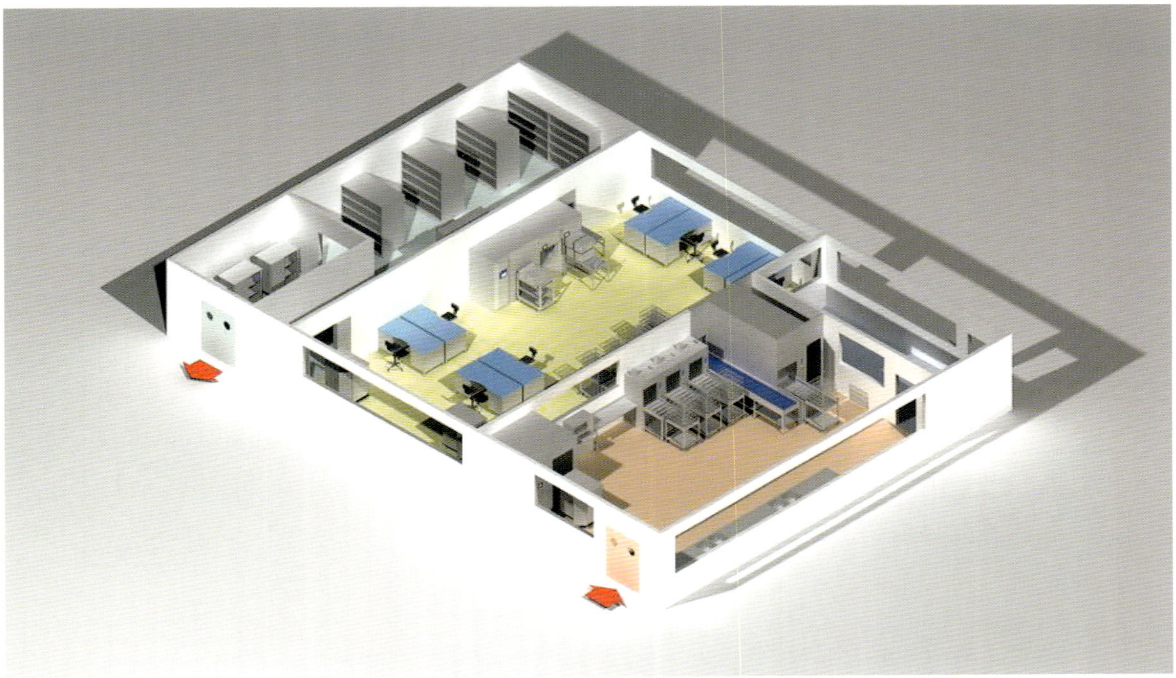

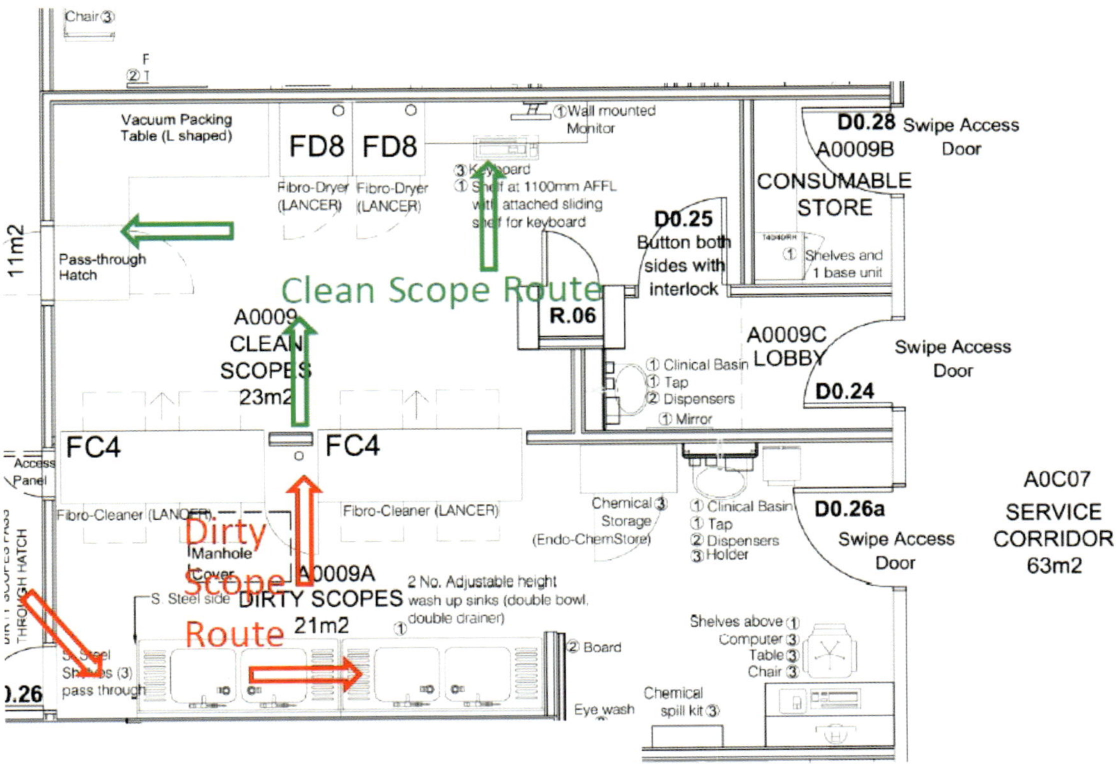
Chair ③
Vacuum Packing Table (L shaped)
FD8 FD8
Fibro-Dryer (LANCER) Fibro-Dryer (LANCER)
① Wall mounted Monitor
③ Keyboard
① Shelf at 1100mm AFFL with attached sliding shelf for keyboard
D0.28 Swipe Access Door
A0009B
CONSUMABLE STORE
① Shelves and 1 base unit
D0.25 Button both sides with interlock
11m2
Pass-through Hatch
Clean Scope Route
R.06
A0009 CLEAN SCOPES 23m2
A0009C LOBBY
Swipe Access Door
D0.24
① Clinical Basin
① Tap
② Dispensers
① Mirror
Access Panel
FC4 FC4
Fibro-Cleaner (LANCER) Fibro-Cleaner (LANCER)
Chemical ③ Storage (Endo-ChemStore)
① Clinical Basin
① Tap
② Dispensers
③ Holder
D0.26a Swipe Access Door
A0C07 SERVICE CORRIDOR 63m2
Dirty Scope Route
Manhole Cover
A0009A DIRTY SCOPES 21m2
S. Steel side
2 No. Adjustable height wash up sinks (double bowl, double drainer)
DIRTY SCOPES PASS THROUGH HATCH
S. Steel Shelves (3) pass through
② Board
Eye wash
Shelves above ①
Computer ③
Table ③
Chair ③
Chemical spill kit ③

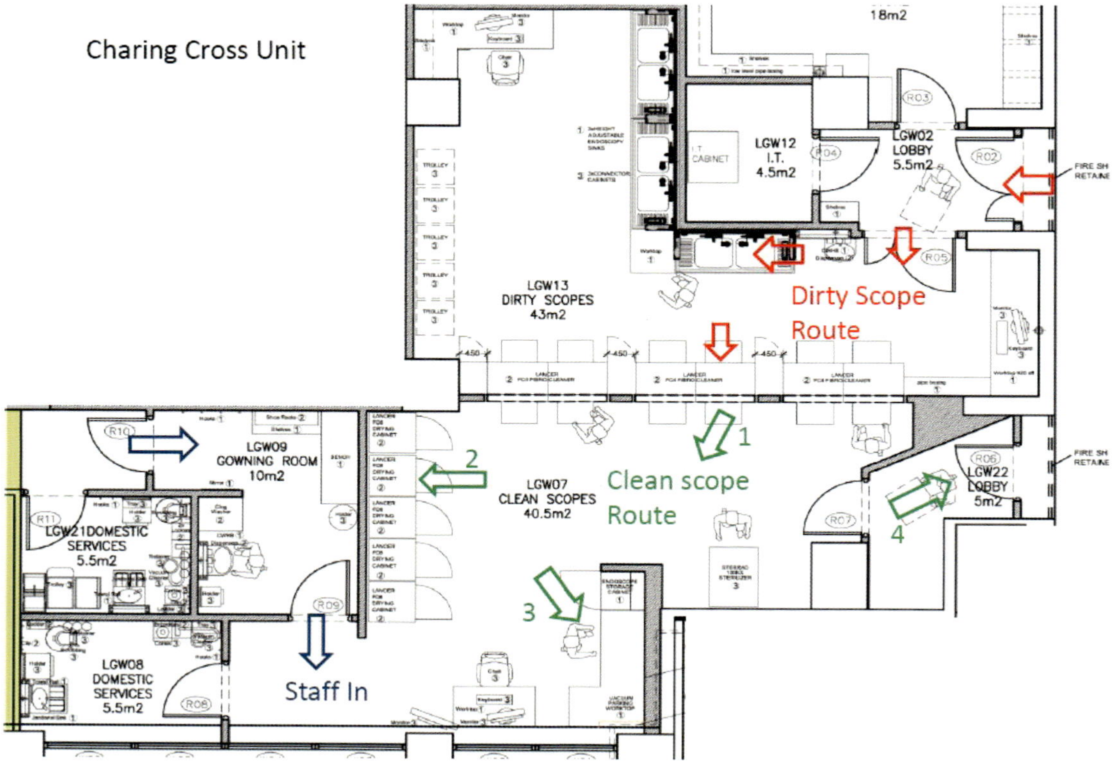

Charing Cross Unit
LGW13
DIRTY SCOPES
43m2
LGW12
I.T.
4.5m2
I.T. CABINET
LGW02
LOBBY
5.5m2
Dirty Scope
Route
LGW09
GOWNING ROOM
10m2
LGW07
CLEAN SCOPES
40.5m2
Clean scope
Route
1
2
3
4
LGW22
LOBBY
5m2
LGW21DOMESTIC
SERVICES
5.5m2
LGW08
DOMESTIC
SERVICES
5.5m2
Staff In
18m2

6장. 배관의 오염경로

1. 치과 진료실에서의 오염공기(친환경 관리)순환도

의료기술의 비약적인 발전에도 불구하고 갈수록 민감해지는 치과병원 내 교차 감염의 문제점들은 인력과 자원의 낭비, 경상비상승, 의료비용의 상승을 초래하고 있다.

장비교차감염의 중요성을 심층적이고 객관적으로 제시하여 우리병원의 무결점 교차 감염 구역의 솔루션을 제공하고자 한다.

우리 인간이 호흡하는 공기, 마시는 물, 먹을 것을 얻는 땅과 우리가 생활하고 즐기는 대상인 모든 객체를 말하며, 근무하는 공간, 교통수단 등 실로 다양한 것들이 환경에 포함된다.

우선 환경오염의 정의를 논설해 보자면 환경오염은 환경정책기본법 제3조 제4항의 규정에 의하면 사업활동 기타 사람의 활동에 따라 발생되는 대기오염, 수질오염, 토양오염, 해양오염, 방사능오염, 소음, 진동 등으로서 사람의 건강이나 환경에 피해를 주는 상태를 말한다.

현재 지구는 그 어느 때보다도 환경문제가 날로 심각해지면서 지구의 위기도 인식되기 시작하였다.

일반적으로 범지구적 차원의 지구 환경 문제와 지역 국가 간의 국지적인 환경문제로 구분 할 수 있다.

우리사회에서는 1978년 10월에 자연보호현장이 선포되고 나서 자연보호운동은 점차 확산되어 일반인의 의식구조에 크게 변화를 가져왔다.

그러나 "나 한사람쯤 어때?" 하는 자기중심적인 이기주의 생각과, "설마 그렇게 되겠어?" 하는 안전 불감증에 적당주의까지 겹친 우리사회의 풍조가 환경오염의 원인이 되고 있다. 이 모두 안일한 생각에 연유한 우리는 실수에서 오는 것 이다.

지금 우리의 환경정책은 점차 경제 문제화되고 있는 환경문제를 어떻게 효과적으로 해결할 것인가라는 과제와 함께 경제에 긍정적으로 작용할 수 있는 환경정책을 적극 개발하는 것이라고 생각한다.

또한 우리 병원의 브랜드가치의 콘텐츠를 창출하여 차별성화 우위 점을 선점하여 롤 모델이 될 것이다.

그러기 위한 환경 문제에 대한 현상과 해결방안의 우선은 환경오염의 실태를 정확히 파악하는 일이 우선 일 것이다.

그리하여 병원 내 교차 감염과도 직선적인 관계를 갖고 있는 바 그 근원지를 발견 예방하여 무결점 치과병원으로 면모를 갖추고 수혜자인 의료 종사자(의사, 치과위생사, 스탭 등)와 고객, 환자의 생명과 안전을 추구하여야 한다.

2. 유니트의 트랩기능(냄새 역류장치)

1) 하수관에 대표적인 악취원인 물질로 혼합성 무기 악취물질로 황화수소(H_2S)로 또는 암모니아(NH_3)로 질소를 함유한 유기물의 미생물학적 분해를 통해서 부산물을 생성 시킨다.

이들 부산물의 유기체는 유니트 하수관을 타고 타구로 역류하여 병원의 치명적인 공기질의 오염을 야기하며, 환자의 헹금 과정에서 구토현상을 유발시키거나 메케한 냄새가 나는 대표적인 증상으로 규명할 수 있다.

타구로 연결된 배관(유니트 바디)에 "트랩" 기능이 없을 경우 하수관의 미생물(미스트)이 진료실로 역류하게 되는 출입구가 된다.

유니트 제조사마다 부착여부는 다를 수 있으나 장비의 성능과 제조사의 명성에 걸맞게 트랩(역류장치) 기능이 있어야 한다.

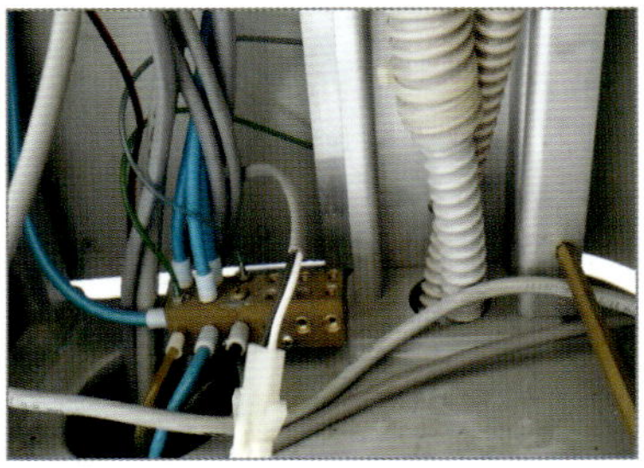
트랩 기능 무

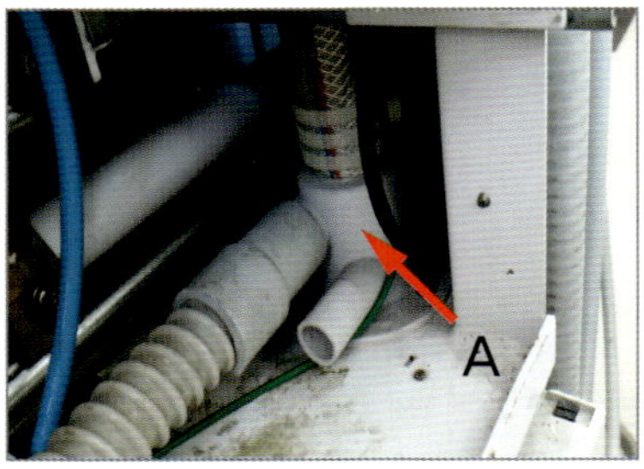

토러스 내부 트랩 A

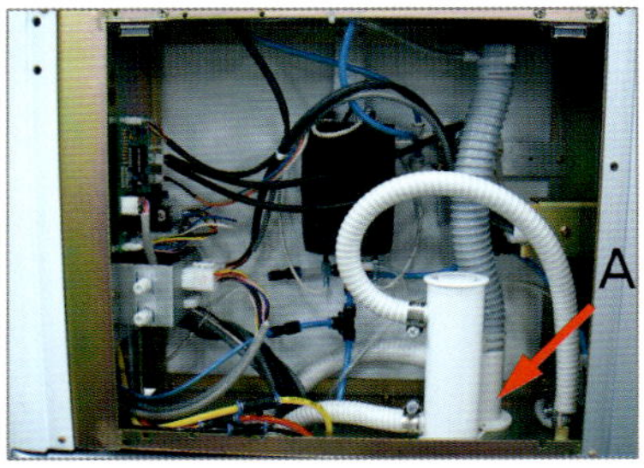

그라시아 내부 트랩(구형) A

또한 이를 근본적으로 차단하기 위해서는 인테리어 지공과 설계과정에서 전문가에게 감리를 의뢰하고 병원 친환경 설계에 맞게 시공하여야 한다.

이를 위해서는 횡지관(주관 50mm)의 지관에서 유니트 배수호스로 연결되는 부분에 역류방지용 "체크트랩" 내장하여 횡지관 내부에서 역류하려는 유기체를 완벽하게 차단 할 수 있어 병원의 공기 질 관리 측면과 공기오염을 예방할 수 있게 한다.

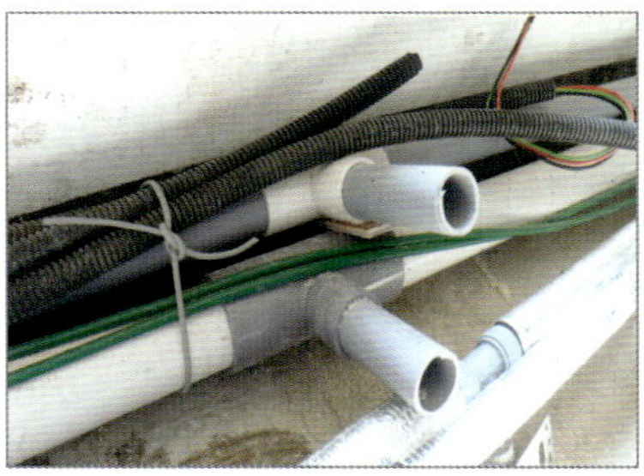
횡지관(50mm)과 지관 1

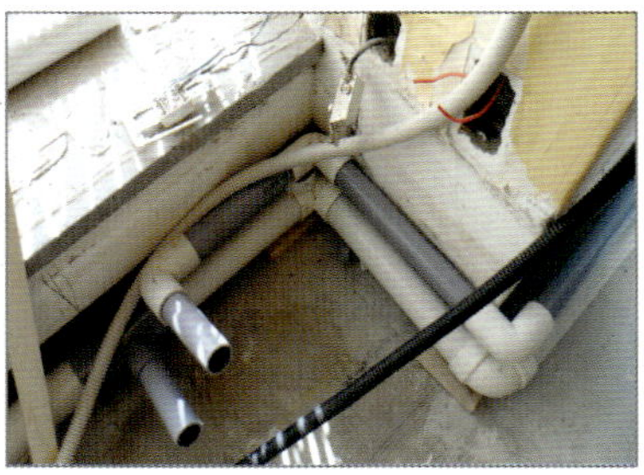
횡지관(50mm)과 지관 2

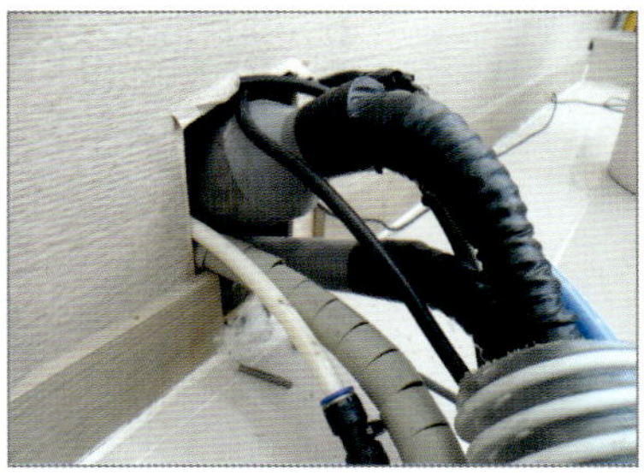
기존치과의 배수접속 상태

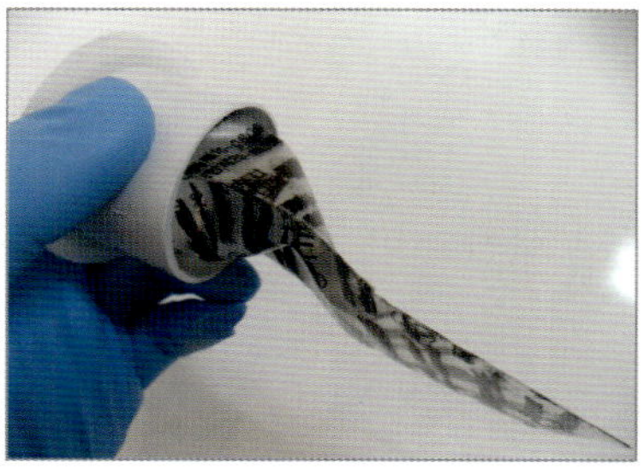
체크트랩

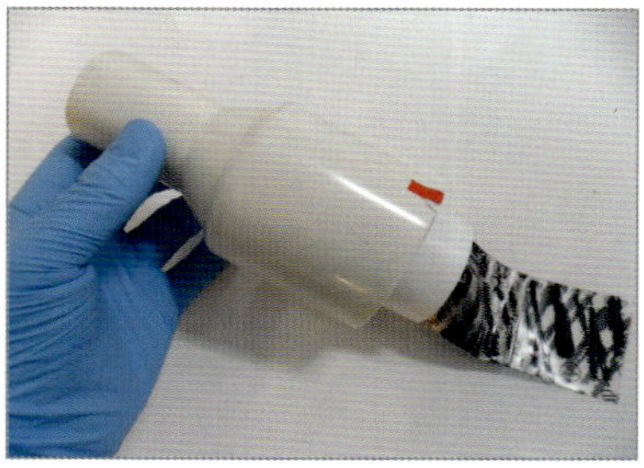
체크트랩 본체

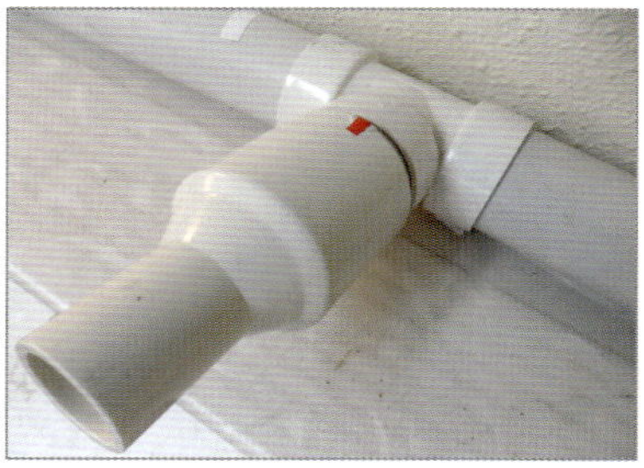
체크트랩 설치

횡지관(주관50mm) 내부에는 습도가 높고 동절기에는 더욱 따뜻하기에 유기체는 침습적인 최적의 환경이 조성되며 배수가 진행될 때면 배관내부에서 유체의 흐름과 동시에 기압상승과 유압현상으로 발생, 차 있던 가스는 지관과 개통되어 호스내부로 밀려 유니트 타구 방향으로 밀려나가게 된다.

오염된 유기체는 역류흐름의 출입구인 지관부분에 체크트랩을 설치하므로 물리적으로 유기체의 유입을 차단하므로써 완벽하게 문제점을 해결한다.

평상시에는 얇은 비닐이 겹쳐있어 유니트로 개통된 지관(30mm)을 차단하며, 타구에서 오물이 배수될 때는 흘러 떨어지는 낙차와 수압으로 체크트랩의 밀착된 비닐이 벌어지며 배수되는 방식이다.

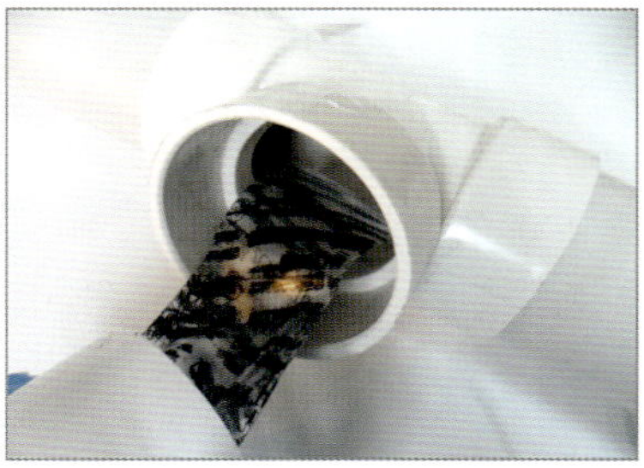
비닐노즐의 삽입 금지

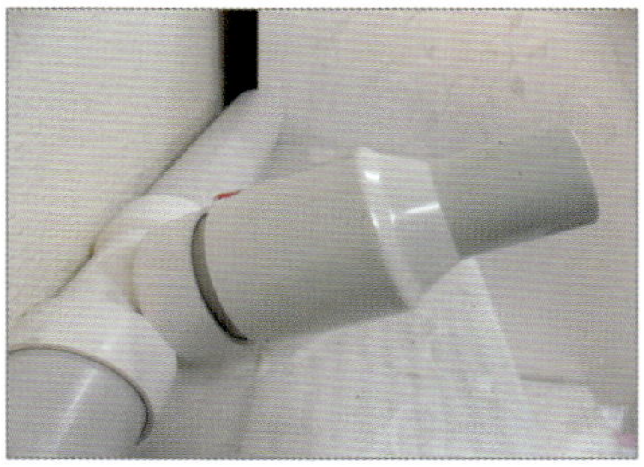
이상적인 각도(10~20°)

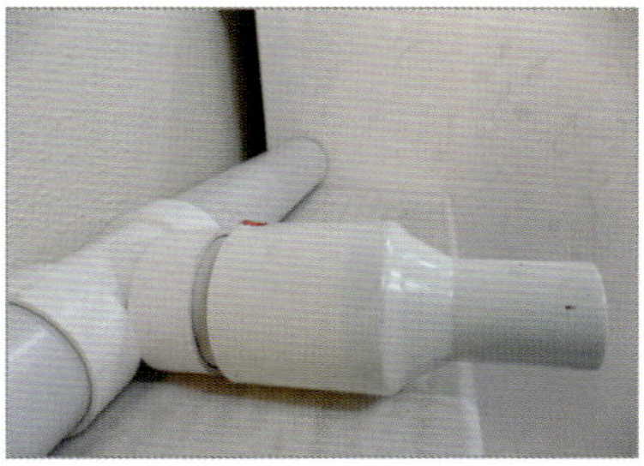
잘못 설치된 상태

체크트랩을 설치할 때 비닐노즐이 횡지관의 내부로 지나치게 삽입되지 않도록 주의한다.

횡지관과 지관에 접속 할 때는 지면에서 대략 10~20° 범위 내에서 치켜 세워 주어야 원활한 배수 기능을 한다.

일반적으로 지면과 수평상태로 설치 할 경우 배수 기울기에 의해 배수기능이 약해 질 수 있다.

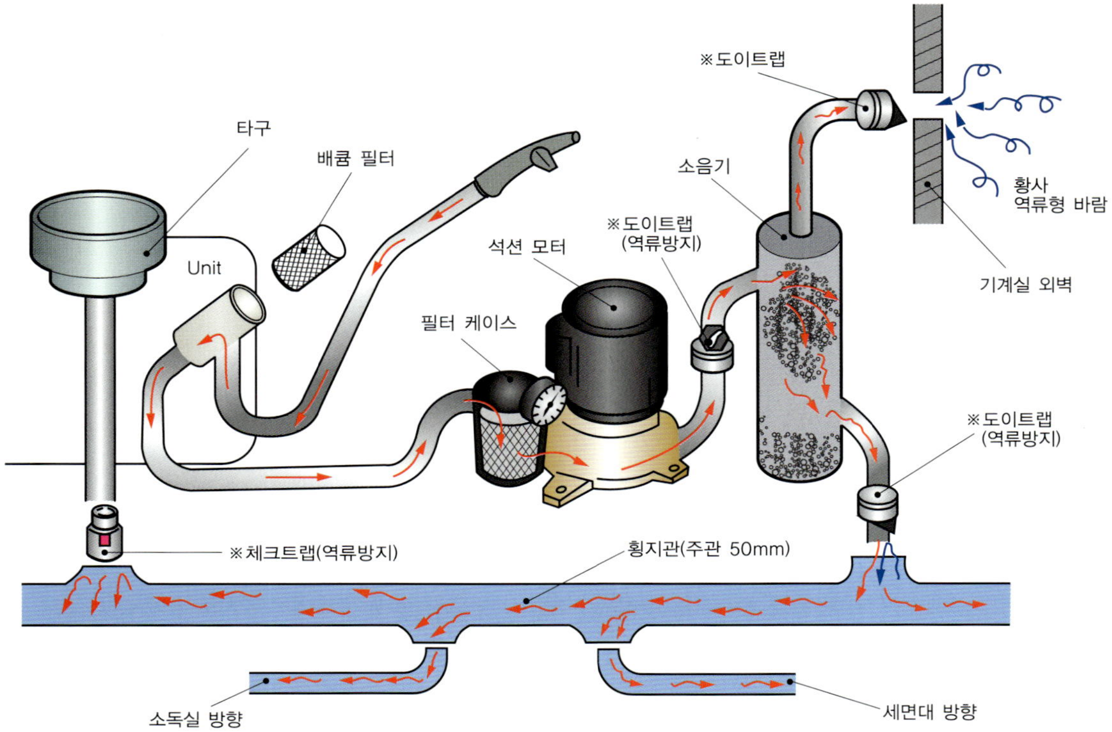

체크트랩과 도이트랩 설치구간

이러한 기능은 이미 고속 핸드피스를 제작하는 업체에서 십수 년 전부터 채택되어 적용되어 왔다.

진료 중 구강 내에서 에어로졸(aerosol)또는 하이드로졸(hydrosol)의 교차 감염을 예방하고자 고속 핸드피스 헤드로 유입되어 테이블 프레임에 늘어져 있는 핸드피스 튜빙 내 워터 호스의 오염 전파를 차단하기 위해 핸드피스 커플링 내부에는 체크밸브 기능이 숨어 있다.

- 에어로졸 : 기체공간에 부유하는 고체나 액체상태의 입자
- 하이드로졸 : 액체에 부유하는 고체, 유상액, 기포들의 입자

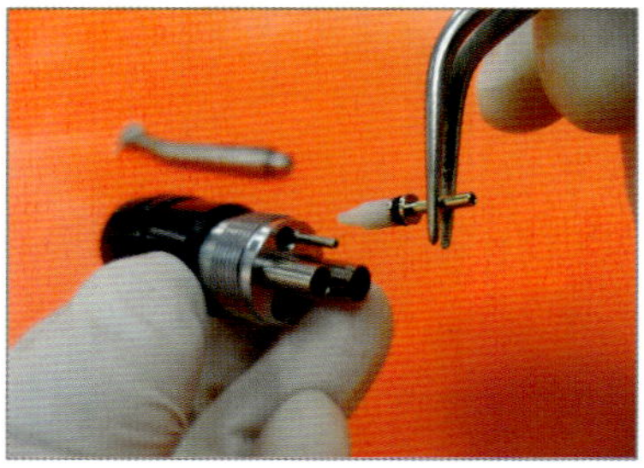

NSK MACH-QD

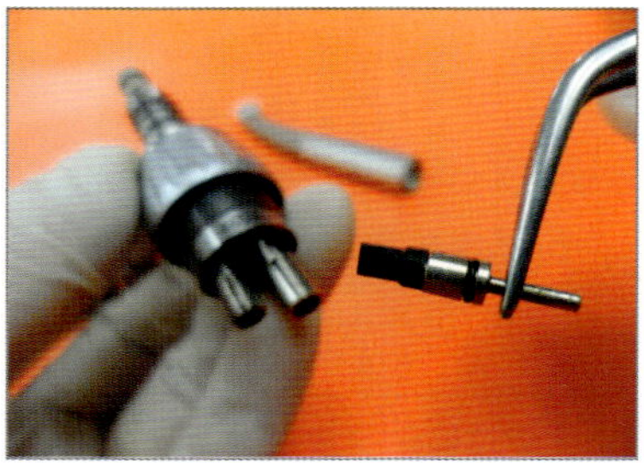

KAVO-7000B

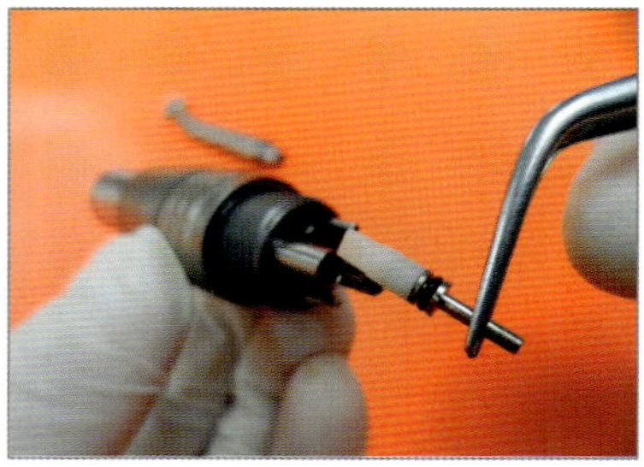

NSK, PTL-CL

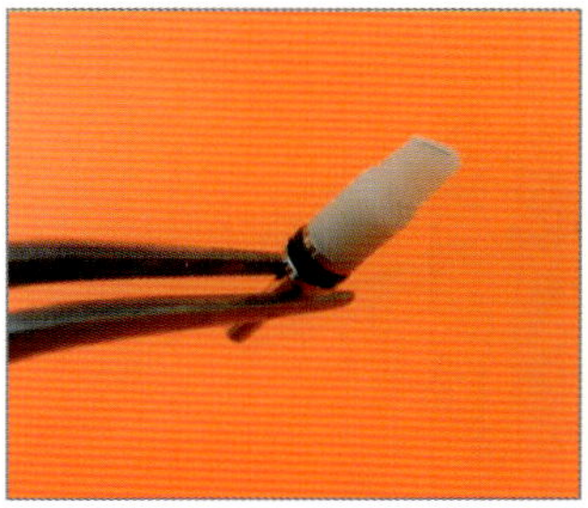
체크밸브 개방 전

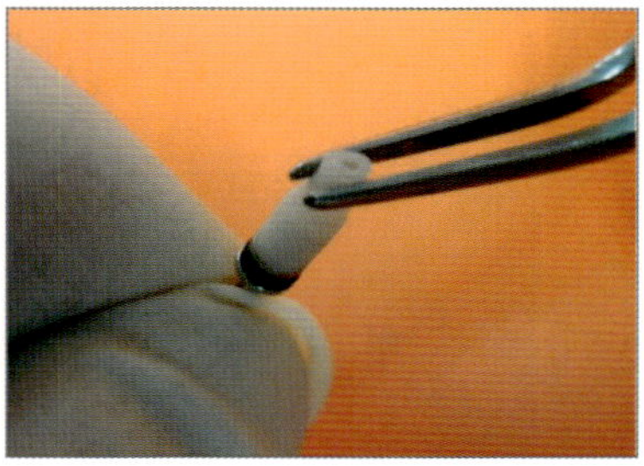
체크밸브 개방 후

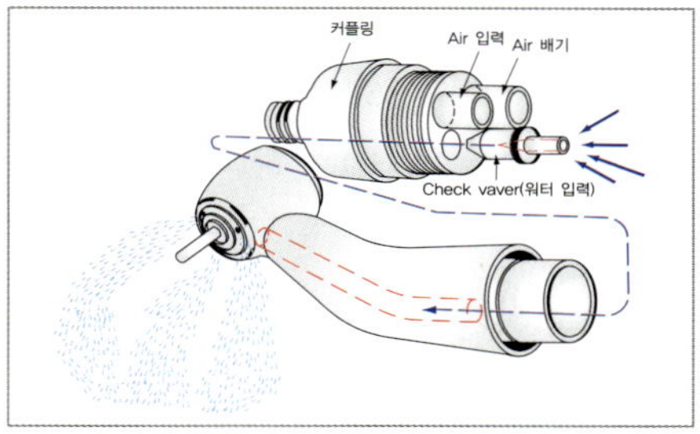

체크밸브 경로

2) 소음기(세퍼레이터)설치에서 흡입된 오염물과 혼류된 교차 오염공기는 소음기 내부에서 부딪쳐 배기 쪽 구멍으로 무방비하게 방출되어 기계실 내부를 오염시키고, 더욱 위험한 것은 Compressor 탱크로 강제 흡입되어 저장된다.

이는 곧 멸균된 각종 핸드피스를 오염시키며 오염된 공기는 환자의 구강으로 전파되어 악순환을 거듭되게 된다.

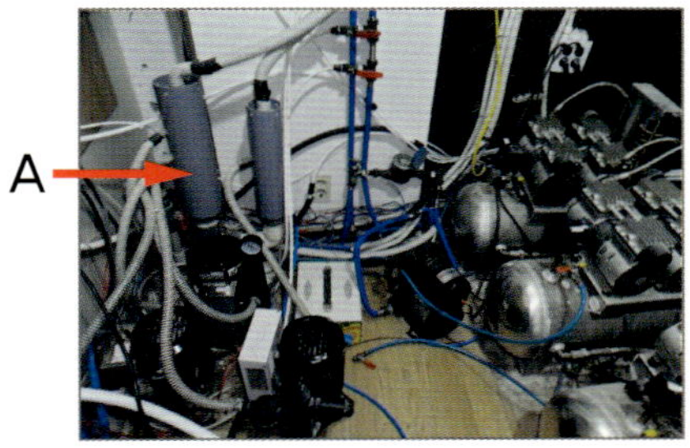

소음기 배기노출 1(A)

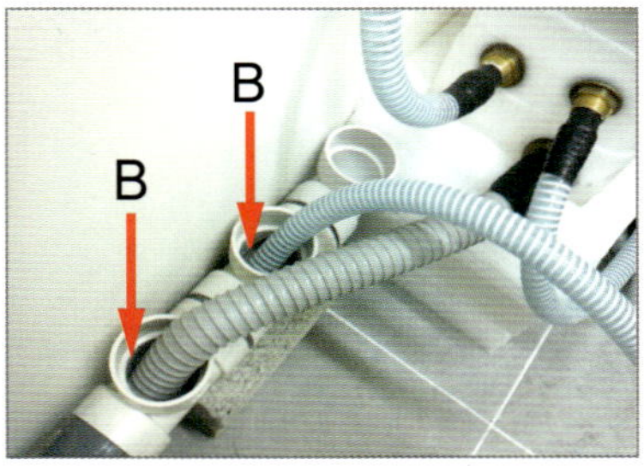

하수구 배출구 노출 B

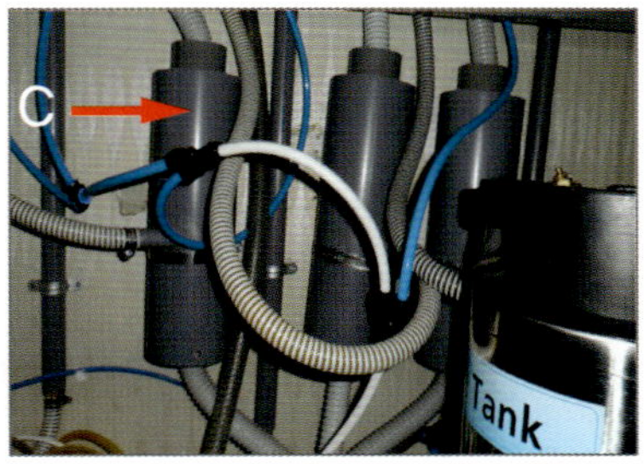

소음기 배기노출 2(C)

석션과 함께 흡입된 오염공기는 옥외건물 밖으로 배출되어야 하며, 안전관리를 위해 옥외의 자연적인 역류현상을 예방하고자 “도이트랩” 설치를 권장한다.

또한 석션모터(습식의 경우 만)에서 흡입된 오물을 소음기로 연결되는 호스구간 중간또는 배수 쪽에 도이트랩을 설치하여 직, 간적접인 역류현상을 근본적으로 차단하여야 한다.

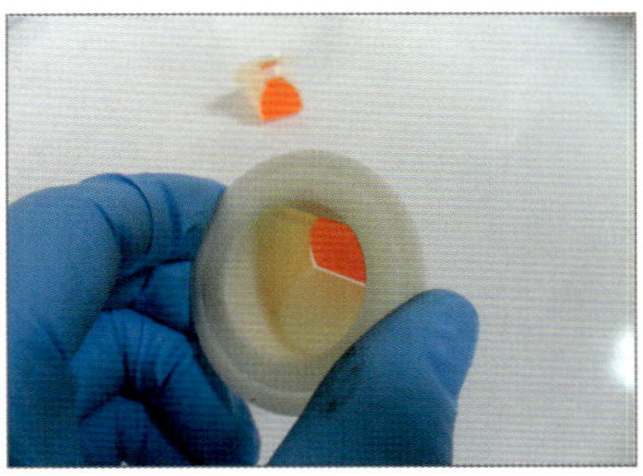
도이트랩

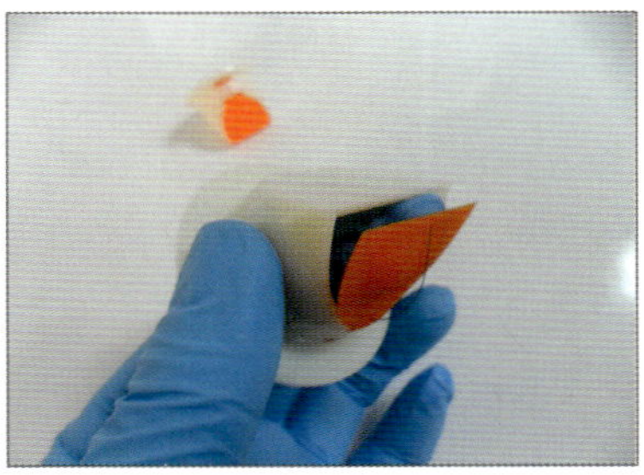
도이트랩 기능

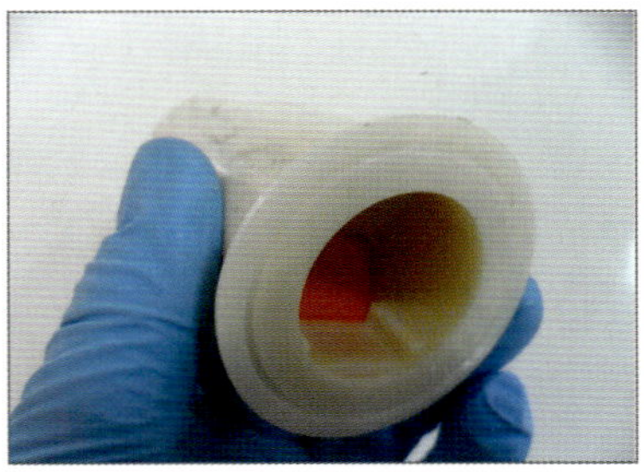
도이트랩 본체

일반적으로 흡입이 멈춘 상태에서는 진료실 유니트에 석션배관과 기계실로 이어지는 긴 석션배관은 아무런 차단기능 없이 무방비상태로 개방되어 있기 때문이다.

석션배관의 오염성 침전물질보다 비말의 하이드로졸(hydrosol)의 잔존율 잠복구간을 최소화하는 것이 목적이다.

이를 해결하기 위해선 기계실 설비구축에도 체계적인 설치와 사후 안전관리 및 정비구간 확보 등 많은 부분이 보완되어야 한다.

3. 배큠필터 케이스 개방금지

일일 진료 후 또는 주말 퇴근 후 전체 진료실의 유니트 바디에서 배큠필터를 청소하기위해 마개를 개방한 채 방치하는 관경을 흔하게 목격된다. 이는 매우 잘못된 방법이다.

상기 석션배관은 하수구 배관과 무방비로 개통되어 횡지관에 차있는 유기물의 가스와 악취가 역류하는 경로로 확산된다.

내부의 오염된 필터만 불출하여 세척하고 새로운 필터로 교체하여 재조립하는 것을 권장한다.

마개가 필터와 같이 붙어있다면 제조사에 추가로 주문하여 교체하는 방식을 권장한다.

그리고 동일한 유니트 기종(모델)아닌 여타 다른 유니트와 혼용되어 있을 때는 필터가 뒤 바뀌지 않도록 주의하여 조립하도록 한다.

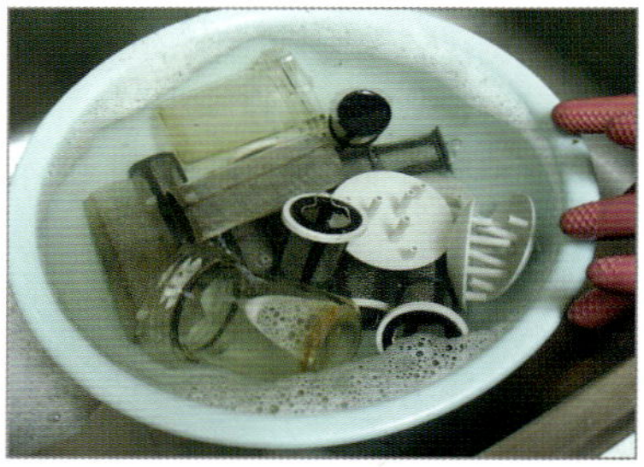
필터 및 마개 약재침전

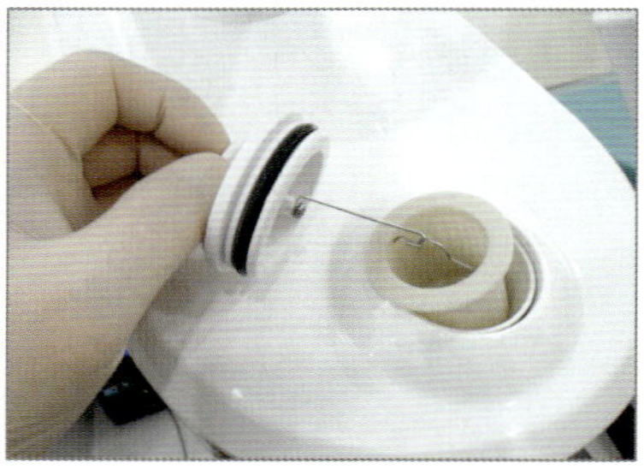
필터분리 과정 1

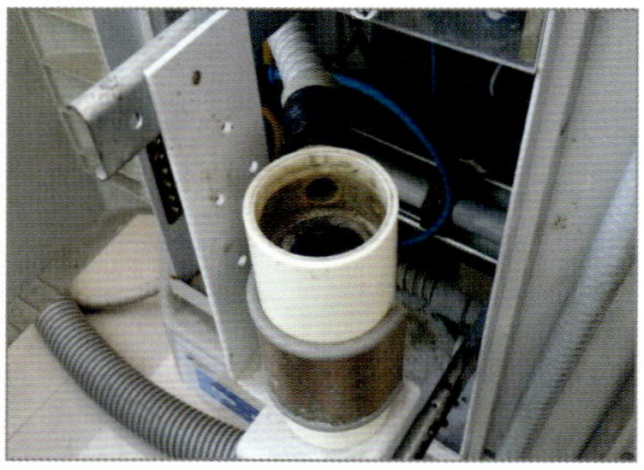
배큠필터 개방상태(금지)

4. 치과 진료실에서 하수구 냄새가 난다면

1) 타구로 연결되는(유니트 바디)배관 중간에 "트랩" 기능이 없기 때문에 하수구 배관에 차있는 "가스"나 "암모니아" 냄새가 역류하기 때문이다.

이는 유니트 제조사마다 다를 수 있으나 제조원가를 줄이게 된 원인이며, 아니면 치과 의료기기 설계개념을 무시하고 싸게만 제작하기 때문에 발생하게 된다.

국내에서는 저가 유니트와 중국산 유니트에는 트랩기능이 대부분 없는 실정이다.

2) 트랩이 있는데도 냄새가 나는 경우는 트랩 하부에 침전물이 오랜 기간 고여 있기 때문이다. A/S기사에게 요청하여 분해청소를 요청하고 습득한 후, 자체적으로 정기적인 관리를 한다.

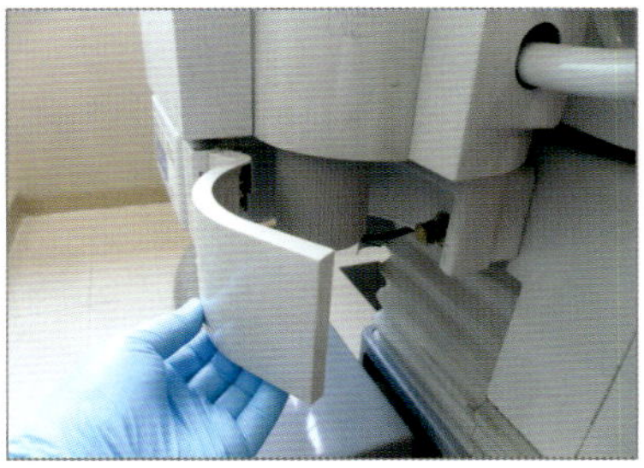
토러스

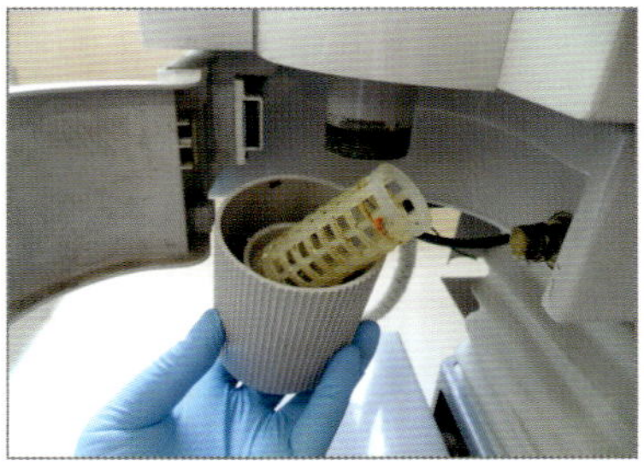
쌍데

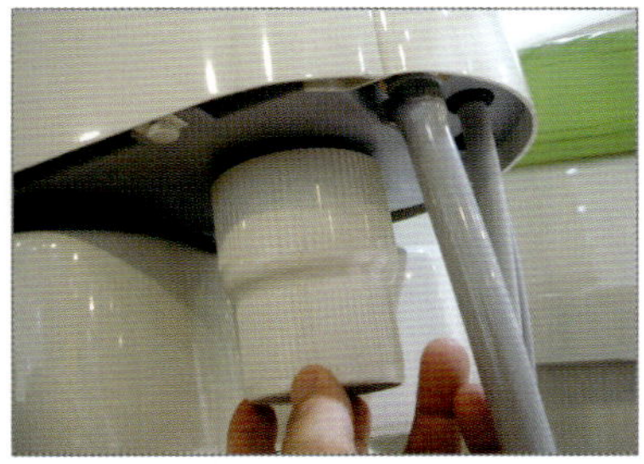
S 1

3) 모든 하수관 및 배수관의 유격(공기빼기)틈새 때문에 발생한다. 시설보완을 시급히 하여 유격틈새로 역류되어 비산되는 현상을 차단하여야 한다.

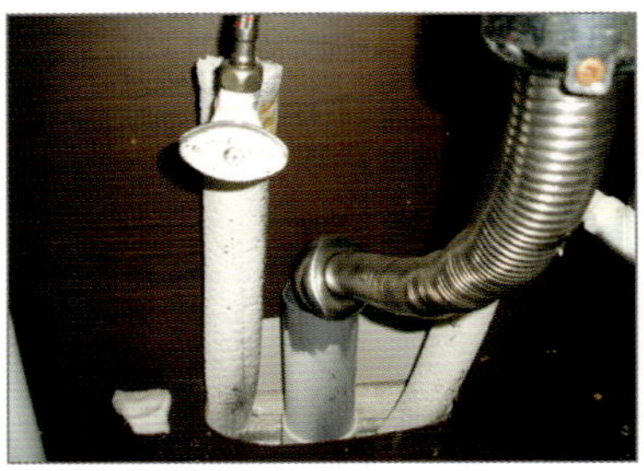
유격틈새 1

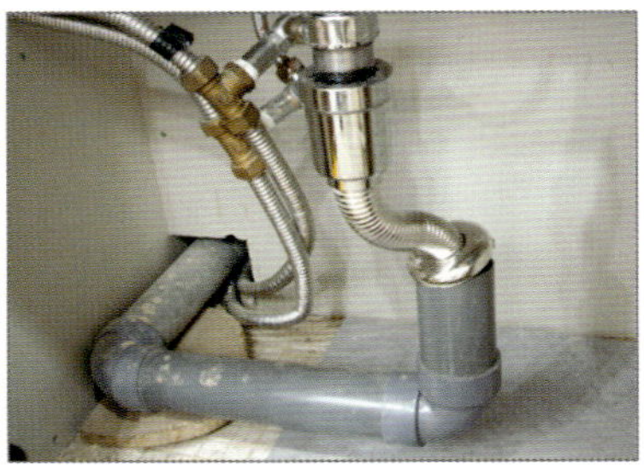
유격틈새 2

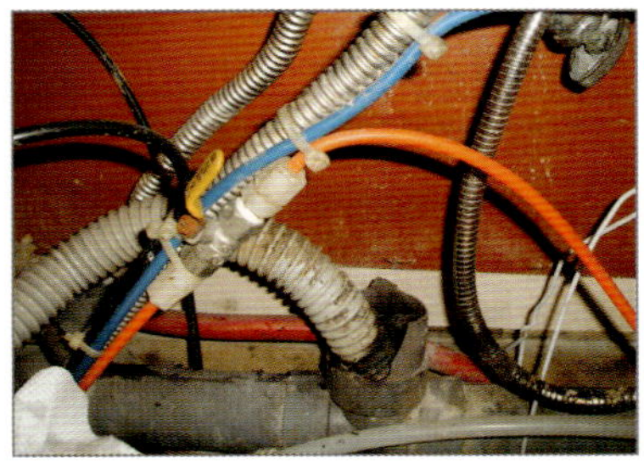
역 흐름으로 인한 침전물

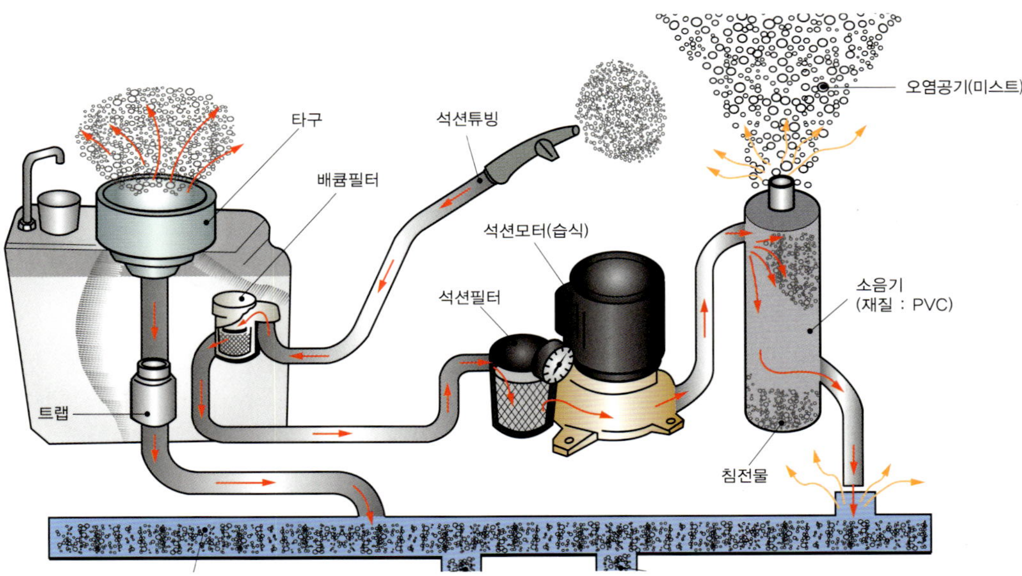

치과 내 공기 오염의 순환도

5. 만수위 배수 초두현상이란

물을 많이 쓰는 중앙공급실(소독실, 세탁실)이나 진료실에서 1회 배수 과정에서 횡지관로 속 고기압 장 분출로 트랩 봉수파괴 속에 하수가스 침투 오염작용이 동반된다.

증상으로는 정체된 트랩봉수 막힘으로 늘 세면대 안쪽에서 물이 찬 상태로(만수위) 배수 출발이 시작되고, 봉수 아래까지 차 있는 공기는 압력저항을 받아 압축상태가 발생하며 늦은 배수출발, 일부는 차오름 현상과 정체가 반복된다,

배수출발과 함께 일시에 상승된 공기압력은 배수구를 관통해 분출되고 중량 저기압 배수가 진행된다.

비 배수 때 긴 횡지관 통로 속에는 하수가스 기류의 상승으로 일반대기보다 더 높은 고기압이 차 있고 만수위 배수출발로 일시적으로 압축된 고기압은 위로 분출되기 때문이다.

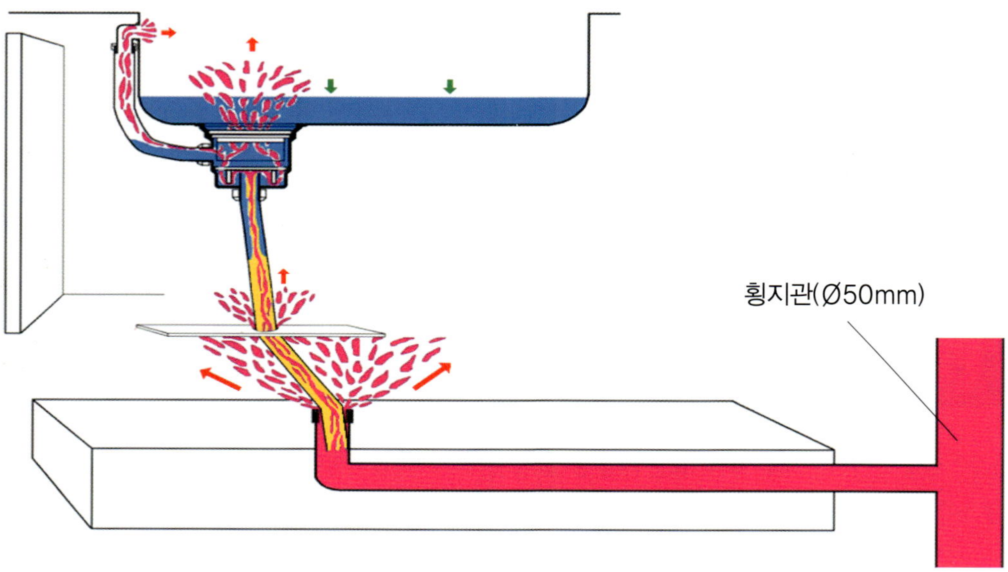

6. 비 배수 상태

배수구 단일트랩에 봉수가 고여 있다.

하수관 내에 차있는 가스는 부패기류의 흐름이 횡지관 틈 통로를 타고 진료실로 유입되며 전파되는 현상으로, 하수관 호스를 타고 봉수 아래까지 차 있다.

횡지관 입구에는 대부분 공기배기를 위해 대충 유격틈새를 개방시켜 놓은 현상.

단일트랩의 경우 자연적인 봉수형성 때에는 고기압장 분출과 함께 봉수파괴로 하수가스와 충돌하여 오염전파 작용이 동반한다.

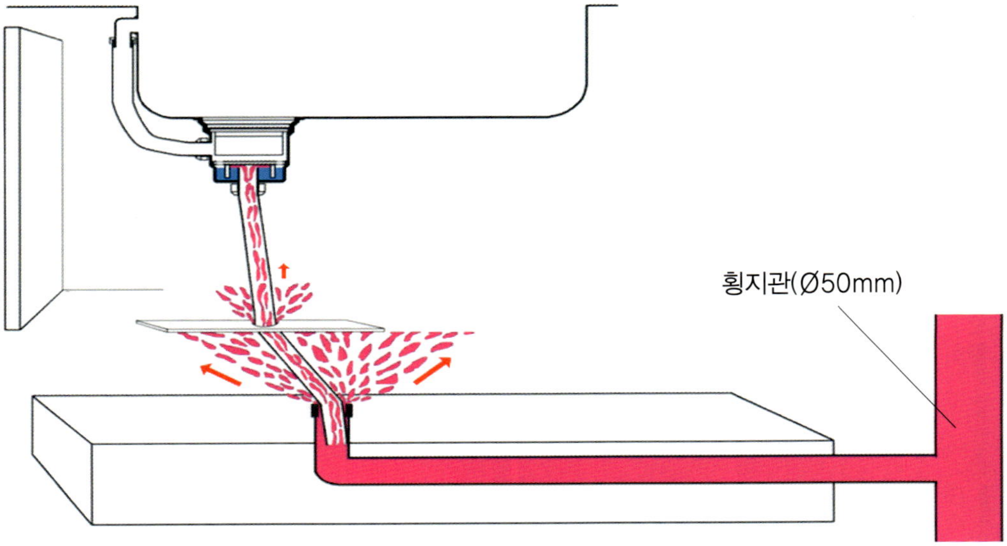

병(의)원의 중앙공급실 또는 세척실(세탁기 사용)은 위생과 청결(교차오염 전파)조성이 그 어느 곳보다 강조되는 공간이다.

기존 배수설비 시설의 구조는 옥내 생활하수 오수관 시설의 시공이 완료되고, 공공 오수 하수관거 망과 개통되면, 개통 즉시 단독정화조나 하수종말처리장 내부에서 침습적으로 발생되는 각종 유해한 가스는 항상 부패하며 발생하는 부패기류가 대류현상으로 하수관거 망을 타고 흐른다.

각 객체의 세면대, 중앙공급실, 화장실, 세척실에 설치된 횡지관 입구의 유격통로 또는 미세틈새를 통해 부패기류를 형성하는 악취, 곰팡이, 세균, 황화수소, 메탄성 하수가스 등이역류 된다.

이 때문에 모든 병(의)원(도시주택)의 싱크대 배수구는 타인의 생활하수 배출 처리과정에서 발생 하는 심각한 부패기류 성분이, 자연현상으로 각 객체의 농도는 다르겠지만 유입되고 있으며, 비위생의 매개체로써, 실내 공기 질 오염, 중앙공급실의 오염으로 흡입 섭취 또는 피부를 통하여 인체에 흡수될 때 각종 질병 및 암을 유발하는 큰 원인이 된다.

세면대와 배수구 안에 극심한 흑갈색 곰팡이 오염을 유발하고, 악취가 나는 곳이 있으며, 늘 혐오감을 주어 산성세제인 곰팡이 억제용 화학약품의 구매 사용이 일반화 되어있고, 또 이런 유의 화학제품은 대부분 고농도의 산성세제로 개수대 오버홀 등에 녹 부식이 나타나는 등 스테인리스강 제품의 빠른 손상과 파손이 발생한다.

세면대 주변 실리콘이 암흑색 곰팡이로 손상되는 것 또한 부패기류의 오염 확산으로 손상되는 것이며, 실리콘 손상과 들뜸으로 싱크대에 물이 침투되면 싱크대가 조기에 파손된다.

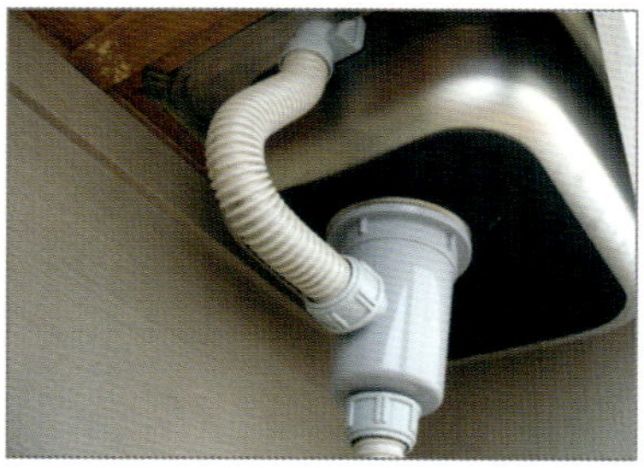

싱크대 내부

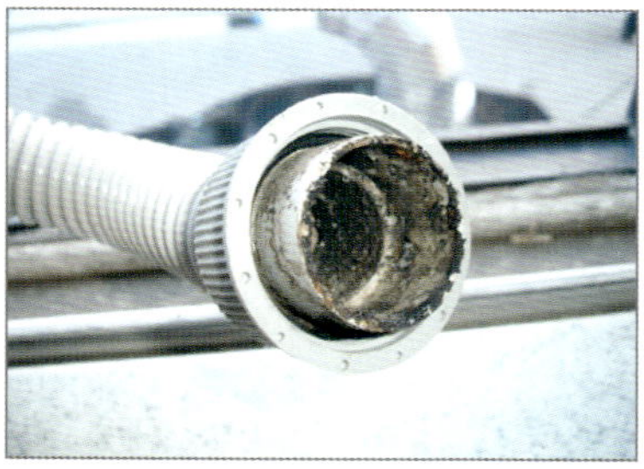

싱크대 배기관

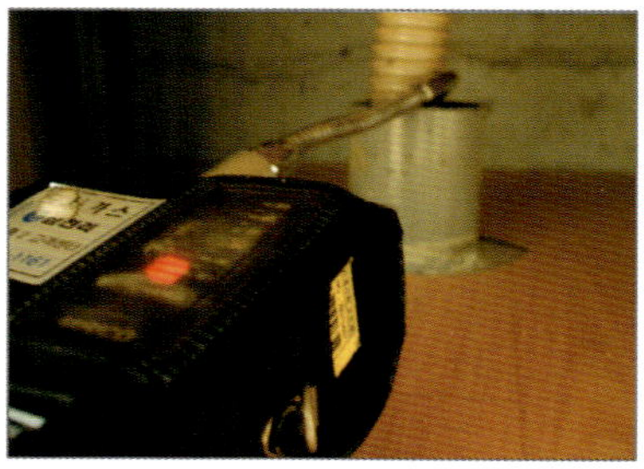

배수구 가스측정

또한 황화수소, 메탄성 하수가스의 유입은 주철강제품의 높은 부식성으로 싱크경첩, 개수대와 오버홀, 보일러 난방분배기 배관이 개수대 하부장 아래 시설된 경우, 난방분배기 배관, 수도 배관 등의 조기 산화로 빠른 손상과 파손이 발생하기 쉽다.

싱크대 내부 등 막힌 공간에서는 부식성 하수가스 침투때 산소결핍에 따른 검은 녹 산화가 나타나며, 몇 년간의 보호막 산화침투 기간이 지나면 1년 이내로 단기간 내에 모래알처럼 부서지는 주철강제품의 산화 파손을 볼 수 있고, 악취가 심한 경우 메스꺼움, 투통, 식욕부진 등 건강을 해치는 스트레스를 준다. 이렇게 배관설비와 환경관리는 병원의 싱크대 배수구의 위생설비 미비점으로, 생활하수 공동 배수처리 설비 시설을 타고 부패기류가 역유입되는 곤혹한 공동 비위생 생활을, 도시 주택 각 개체로 주방 싱크대 위생설비 시설을 갖춤으로써, 횡지관을 타고 흐르는 유독성 부패기류의 역유입 흐름을 미연에 차단, 예방할 수 있다.

각 호별로 독립된 위생환경을 갖는 쾌적한 중앙공급실(세척실, 세탁실)환경 속에 처음으로 별도의 청결한 위생관리가 가능해 지고, 평소 간단한 물 세척만으로도 깨끗한 배수구를 장시일 유지시킴으로써, 이상적인 공기질 관리의 시작이 될 것이다.

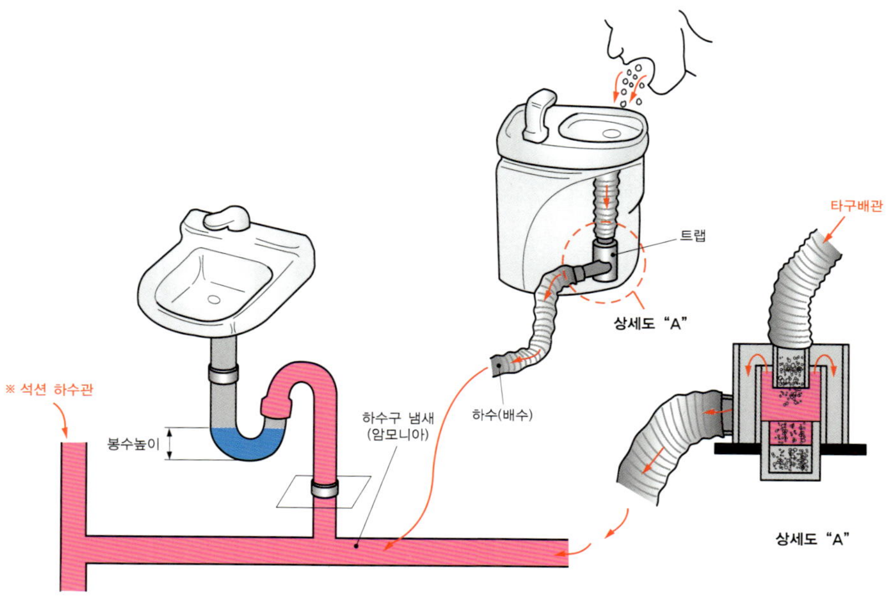

유니트 트랩의 구조와 배수관계

7. 시공에서의 주의사항

1) 병원의 과학적 배수 시스템 시공은 기능성 배수자재인 관계로 적정 흐름과 각각의 요소에 대한 위치, 각도, 길이, 높이 등 시방서를 기준하여 설치되어야 하므로 이에 대한 교육 이수자이며, 치과설비에 전문적 고문을 참고하여야 한다.

2) 기존 싱크대 배수구 시공은 단순조립으로 취급되어 공장에서 조립, 포장된 상태로 현장에서 조립되며, 시공은 일반용역으로 오버호스와 배수호스에 역 흐름이 많고, 횡지관 통로에 유격 틈새가 많이 발생하는 등 배수설비에 대한 지식이 전무 한 일반용역 시공이 대부분이다.

3) 건식, 습식 석션모터 설치 시 바닥면에서 최소 600mm 높이에서 설치하도록 하여 작동 중 모터배수 쪽으로 오물이 역류하는 문제점을 근본적으로 차단할 수 있다.

특히, 습식 석션모터의 경우는 소음기를 동시에 설치하는데 모터의 배수 쪽 호수(하수구로 내려가기 전 단계)가 높기 때문에 오물과 흡입된 오염공기는 피드백 되어 모터 본체 내부와 석션배관으로 역류하는 현상이 발생한다.

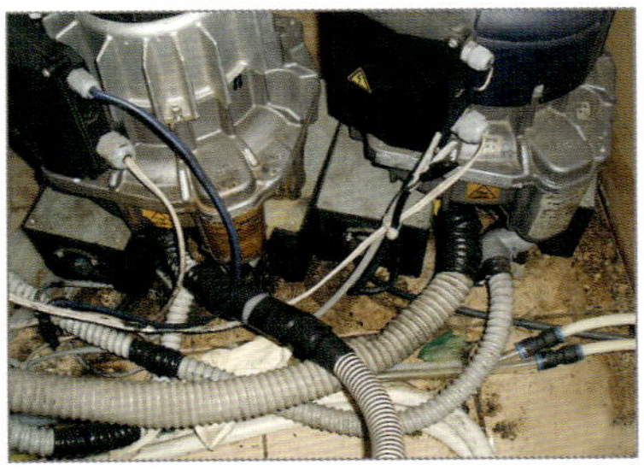
오물 역류

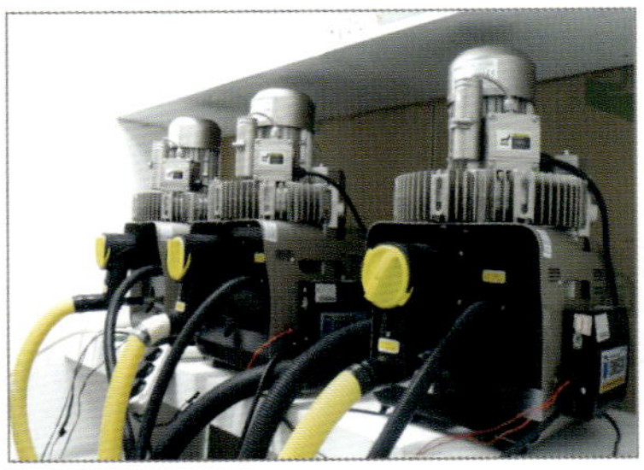
선반에 고정 1

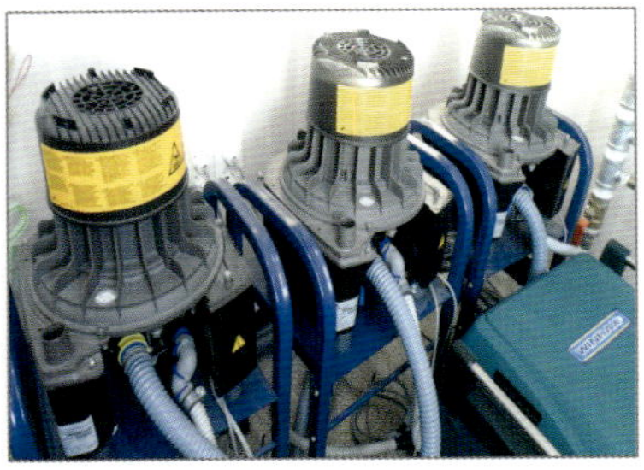
선반에 고정 2

주의사항

석션모터(습식)는 작동 중 미세한 움직임으로 최초 위치에서 벗어날 경우를 대비해 모터 베이스를 견고하게 고정시킬 필요가 있다.

8. 통기관(공기배기) 설치

통기관의 목적은 트랩의 봉수상태를 보호하며 배수의 흐름을 원활하게하고 신선한 공기를 유통시켜 관내 청결을 유지 시킨다.

병원 전체에 길게 둘러싸인 횡지관(주관50mm)의 오염공기를 어느정도 제거하기 위해선 자연배기 관을 각 모서리 구간에 설치하여 유기적인 공기배기를 유도하도록 한다.

이상적인 방법은 자연배기 관의 출구는 옥외로 설치하기를 권장한다.

안전관리를 위해 자연배기 관에는 차단밸브를 설치하여 응급사항 시 외부로부터의 오염공기 유입을 막도록 한다.

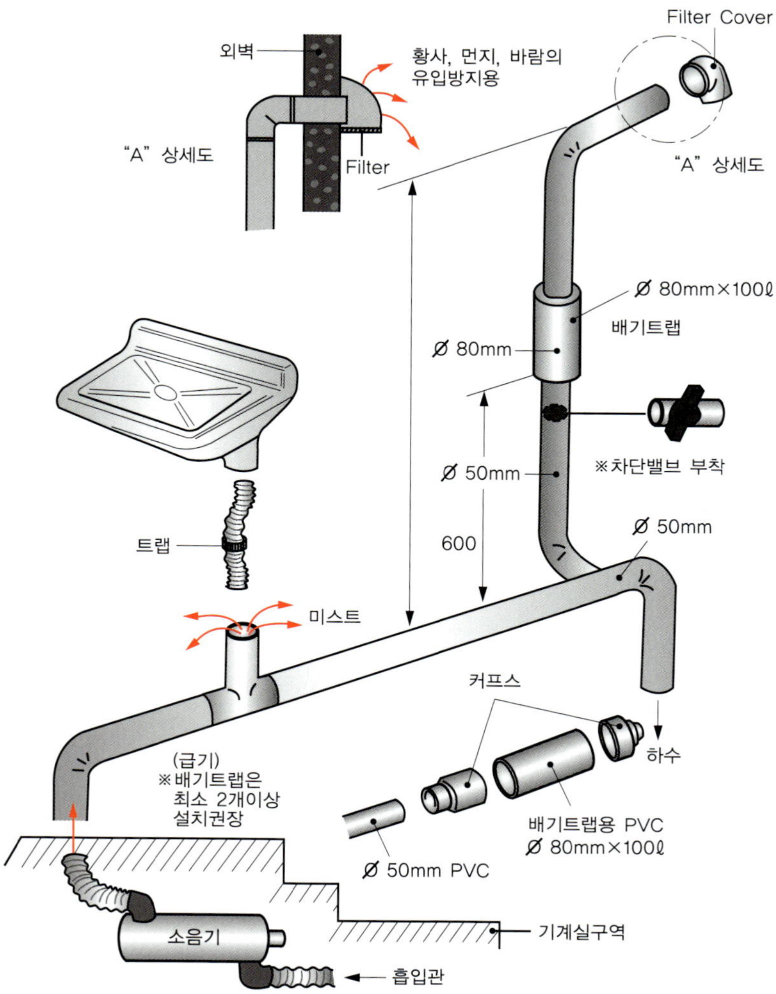

공기 배기 파이프

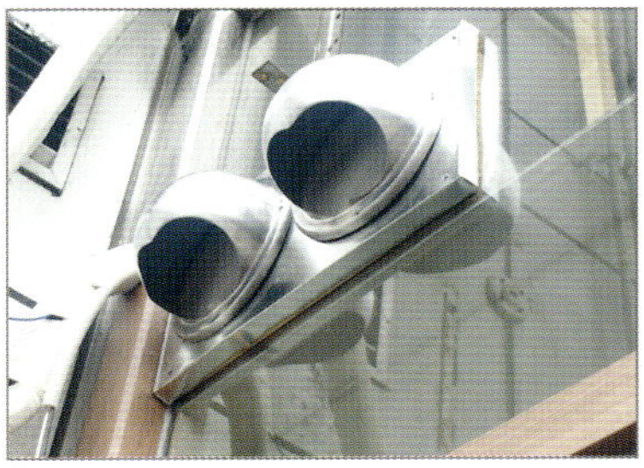

도이트랩

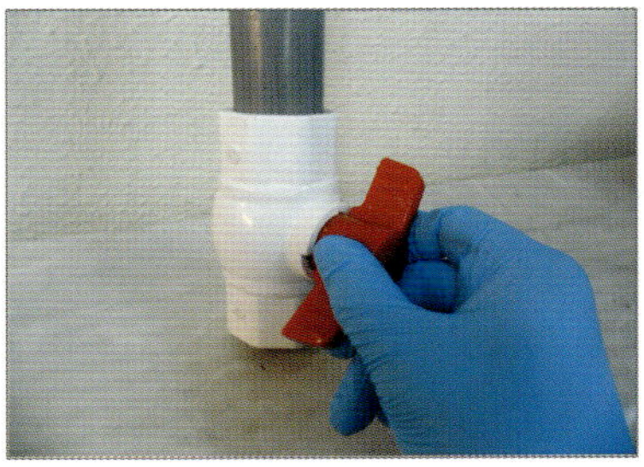

차단밸브 작동

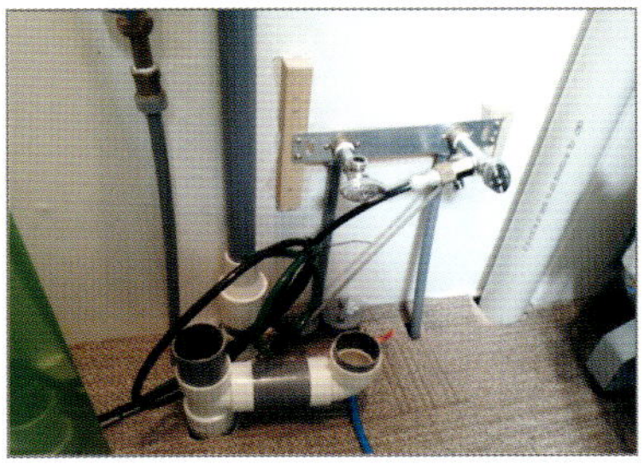

통기관 설치

각 모서리 구간에 횡주관 규격(50mm)과 동일한 파이프를 세워 설치하며 도면과 같이 중간에 공기 완충기 구간을 만들고 높이는 지면에서 600mm정도 설치한다.

완충기간 다음부터는 피라미드 형태로 파이프 내경(40mm아하)이 좁은 것을 설치하도록 한다.

그래야 대기 압력에서 횡주관 내부에 형성된 저기압의 기류가 상층부로 배출될 수 있다.

출구는 반드시 도이트랩을 설치하여 외부로 유입되는 오염공기를 차단하도록 한다.

9. 결론

병원 전체의 공기 질 관리 중 중앙공급실의 배수구와 싱크대 오버플로우 구멍을 통해 악취, 황 산성 하수가스 등이 세척실로 매일, 반복적으로 계속 유입되고 쾌적한 실내 공기 질(Indoor Air Quality)을 임상 진료실에 제공하기 위해서는 아래와 같은 단계별 절차에 따라 세밀하게 추진 될 때만이 보다 더 효과적이다. 첫 단계는 인테리어 업체가 중앙공급실 및 전체 진료실에 설치되는 배수관의 트랩을 통해서 실내로 유입되는 하수가스 악취, 곰팡이, 세균의 침입을 완전하게 차단하는 시스템을 구축해 주어야 하며,

두 번째 배큠필터 청소 시 마개는 닿고 필터만 세척하도록 한다.

세 번째는 유니트 배수관과 연결된 접속부에 체크트랩을 추가하여 타구로 역류하는 근본적인 문제를 개선하는데 노력하여야 한다.

마지막 단계로는 적극적인 공기 질 관리에 친환경적 요소들을 적용하여 발전적인 공기 질 평가기법을 달성하고 피드백 하여 시행해 나가야 한다.

1961년 그는 무균공간을 설계 및 설치하였는데 7ft x 7ft(2m x 2m)공간의 "green house"로 잘 알려져 있다.

기류를 아래로 향하게 하는 것에 만족하지 못하고 1966년 6월에 이르러 그간의 이론에 근거로 더 많은 공기 공급으로 훨씬 더 개선된 하향기류를 실현할 수 있는 밀폐공간을 설계하게 된다.

그 결과 박테리아의 수를 현저하게 감소시킬 수 있었고 또한 그는 박테리아를 의사로부터 전파되기에 수술가운의 "total body exhaust"가운을 고안해 낸다.

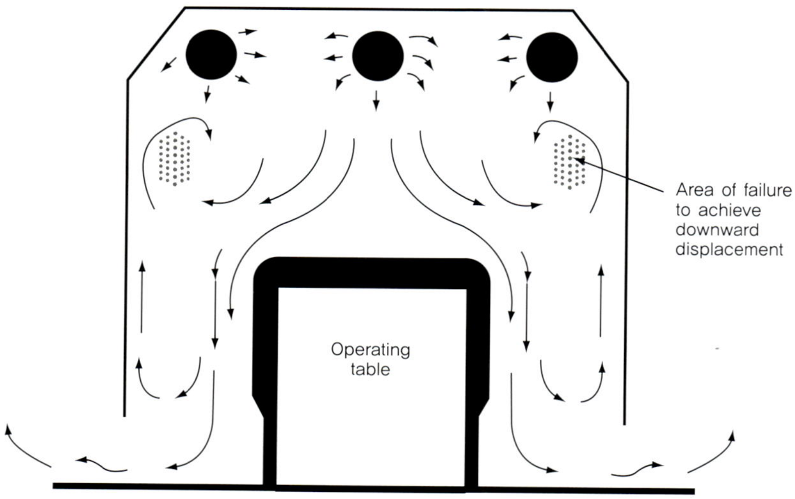

디퓨저 벽 3개로부터의 공기 흐름을 보이는 Enclosure (British Journal of Surgery 기사로부터 전재)

이러한 공기조화에 대한 끊임없는 노력 덕에 결국 공기 오염으로부터 감염률을 9%에서 1,3%대로 떨어트리는 계기가 되었다.

고 청정 시스템을 갖춘 수술실이 1980년대에 19개 병원의 참여로 영국의 medical research council에서 구체화되기 시작하였고 찬리의 연수성과를 공식적으로 입증하게 되었다.

최근 들어 관심을 보이고 있는 병원의 감염방지 차원에서 bio clean room에 대한 관심이 높아지고 있으나 국내에는 이와 관련된 규격이 제정되어 있지 않아 주로 일본의 병원설비협회 규격(HEAS-1998)과 미국 NASA 규격을 인용하였다.

또한 치과병원의 경우 국내 300병상 이상의 병원 수술실 구조를 적용한 시스템을 시공 한 병원이 아직까지 없어 이렇다 할 표본조차 없는 현실이다.

치과계에 선풍적인 인기를 몰았던 임플란트 환자의 2차적 치주퇴축과 치조골 흡수 등으로 인한 추가수술이 불가피한 시기가 도래 할 것을 예상한다면 앞으로 수술실의 환경은 오늘의 현실보다는 더욱 까다로워질 것으로 관측한다.

이에 요건에 최소한의 충족을 높이기 위해 기초적인 이론을 제시하고자 한다.

2. 치과 수술실의 이상적 설계구조

치과 수술실에서는 전통적인 유니트, 체어의 설치로 제안적인 공간 활용을 효과적으로 운영하기 힘들다. 차기에는 전용 수술용 체어가 현실적으로 필요하다.

이에 필수적인 기능을 설명하며 구조개선이 요구된다.

1) 수술실의 기본 구조설명

디퓨저(정화공기 출구)가 내장된 천장 면에서 고성능 HEPA 필터에 정화된 양압의 고청정 공기가 수직으로 낙하하도록 하며 수술 테이블 중앙 주변을 고 청정 공간으로 확보한다.

수술실 벽체하부에는 그릴이란 붙박이 공간으로 낙하되어 실내공간에서 발생한 부유밀 입자를 음압으로 하류시켜 공기를 배출시키는 기능이다.

2) 수술 테이블(chair)의 이상적인 배치

외과 수술실의 경우 환자가 출입하는 방향은 환자의 발쪽이 먼저 들어가므로 환자의 머리는 가능한 출입구의 왼쪽 또는 오른쪽으로 배치하는 것을 권장한다.

단, 수술실의 각 방향의 면적의 차이로 적절하지 못할 경우는 출입구의 반대 방향으로 환자의 머리가 배치되도록 한다.

이는 외부 출입자로 인한 출입구 경로에서 공기의 전파와 교차 감염의 거리를 최대한 먼곳으로부터 차단하는데 목적이 있다.

3) 무영등의 위치

수술 테이블의 중앙에 근접하도록 하며 천정매립의 부착보다 치과의 경우는 폴 타입으로 체어 측면에 세워져 신속한 조작성과 취급성의 효과를 얻어야 한다.

기술적 발전으로 할로캔 램프에서 LED램프로 대체되는 추세이며 전통적인 외형의 규모보다는 슬립한 규모의 헤드가 오염의 영향에서 자유로울 수 있다.

4) 매립품목과 이동 테이블 배치

수술범위에서는 무균구역을 철저하게 유지하기 위해 가능한 기물부착 구조물이 노출되지 않도록 최대한 억제하여야 한다.

흔하게 목격되는 것으로는 영상출력용 모니터 또는 컵 디스팬서, 각티슈나 소형 휴지통이 노출되어 일반 임상진료실의 현장사항을 그대로 옮겨 놓는 연출이 이어진다.

또한 지정된 수술실 공간에서는 멸균물품과 관련된 이송기구 외에는 약제나 재료를 외부로부터 이송되거나 운반되는 것을 억제하여야 한다.

5) 유니트바디의 구조(C, D, E, F)가 불필요하며 환자가 안락하게 누울 수 있는 수술용 체어만 요구되며 특히 유니트의 타구(B)는 실내 공기오염의 주범으로 완전히 제거되어야 한다.
(C : 테이블 암, D : 테이블 프레임, E : 유니트 바디, F : 정비구/정션박스)

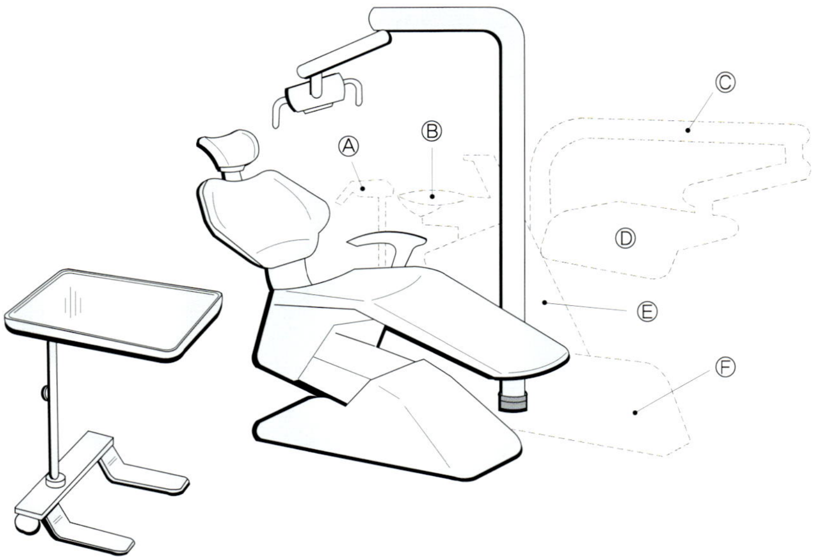

치과수술실의 기본 장비(메이요 스탠드 및 체어)

6) 보조홀더(A)에 부착된 3-웨이 시린지 및 여타 시린지 또한 불필요하다.
병원의 수술방법에 따라 다르나 배큠(VC)시린지 및 설라바이젝터(SE)시린지의 본체는 불필요 하다.
석션튜빙에 팁을 바로 삽입할 수 있도록 설계되어야 한다.
석션튜빙 또한 탈부착이 쉽고 멸균가능하며 길이는 선택사항으로 평균1500mm에서 2000mm이상 길어야 한다.
별도의 배큠필터는 무영등 폴 하부 쪽에 설치하며 분해가 가능하도록 한다.
수술 후 흡입구는 차단할 수 있도록 마개 또는 밸브를 추가한다.
석션 진공도는 현 임상에서의 진공도보다 낮아야하며 조절이 가능하도록 한다.
가능한 단독 석션모터를 설치 또는 이동용을 권장한다.

7) 영상출력용 모니터의 부착위치는 환자안전과 수술 중앙부의 오염을 예방하기 위해 벽면에 부착하기를 권장한다.

8) 무영등(LED)은 구강의 구석지고 어두운 공간까지 조사되기 위해 잦은 조작이 요구되므로 체어쪽에 폴 타입으로 설치한다.
무영등 손잡이는 탈부착이 가능하고 표면은 멸균이 가능하고 손잡이 모양은 곡선의 형태보다는 직선 형태의 손잡이로 조작되어야 한다.

9) 손으로 전파되는 오염을 예방하기 위해 접촉되는 패널 스위치는 불필요하며 풋페달을 이용하여 무영등 ON, OFF 작동과 체어의 상승, 하강하도록 한다.

10) 체어시트는 교차 감염을 예방하기 위해 제봉선(박음질)자국이 노출 돼서는 안되며 과가 유행이었던 2중 쿠션으로 시트에 부착되어 진료하는 사례는 매우 잘못된 방법이다.
시트 표면은 알코올 소독이 가능하여야 한다.
1994년 미국 FDA에서 치과 시트는 교차 감염을 예방하기위해 제봉선이 없는 시트를 제작하는 것을 권고한 바 있다.

11) 팔걸이(암레스트)는 환자안전을 위해 필수로 부탁되며 좌, 우 탈부착이 가능하여야 한다.

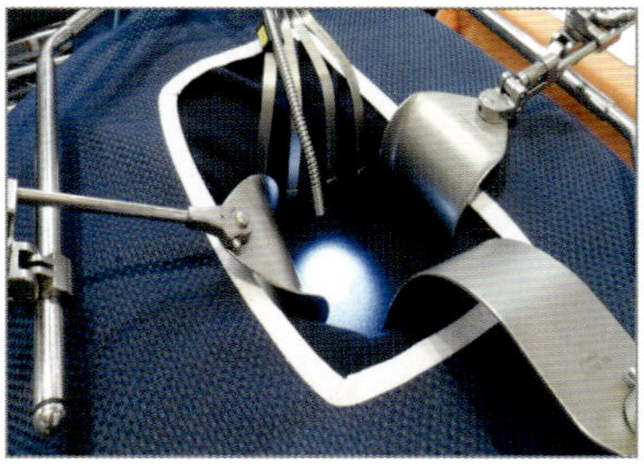
리트렉터 고정

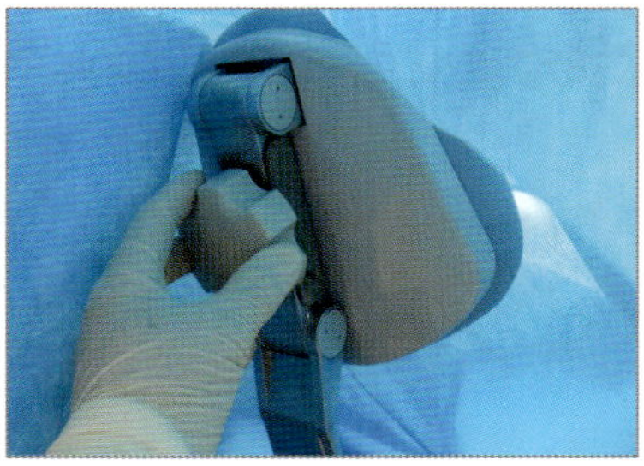
수술 중 헤드레스트 접촉

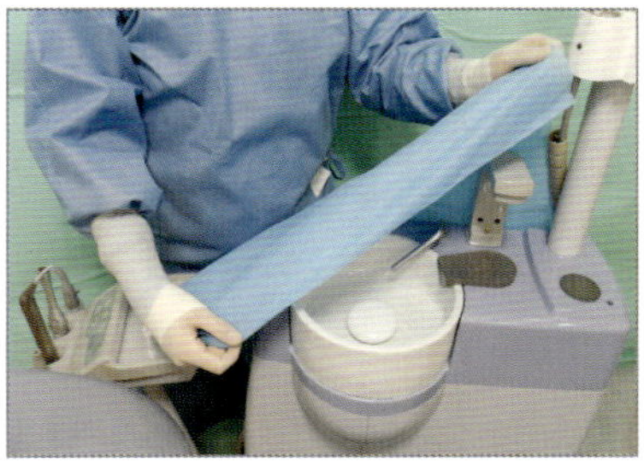
타구 불필요

12) 옵션기능으로 머리 받침대(헤드레스트)는 손의 접촉을 방지하기 위해 전동방식으로 좌우 회전과 상하 기립, 경사가 가능하기를 바라며, 두상의 안착과 고정이 좀 더 견고히 하였으면 한다.
경우에 따라 환자의 두상의 흔들림을 경리할 때가 있고 사항에 따라 헤드레스트의 각도 조절이 발생할 수가 있다.

① 시트의 종아리 안착부분(스탭)에 열선이 내장되어 미열로 체온조절이 가능하며 과열을 방지하기 위해 열 감지기 기능이 내장되기를 바란다.
② 환자는 장시간 경사진 상태로 수술을 받기에 요통을 호소하는 경우가 많다.
등받이와 시트의 엉덩이 안착부분의 안락함과 인체공학적인 볼륨의 설계가 요구된다.
③ 등받이(백레스트)높이를 조절할 수 있어야 한다.
청소년 및 성인의 신장이 과거에 비해 크며 어깨부분이 노출되어 안락하고 느낌으로 양팔을 편안하게 놓을 수 없으며 불편한 상항이 발생한다.
④ 환자의 구강 안쪽의 엔드 식립의 경우 시야 및 공간 확보를 위해 리트렉터(retractors)를 반복적으로 장시간 사용하는데 손목(담모지외전근 및 대능형골)의 피로가 가중되어 어려움을 호소한다.
헤드레스트부에 리트렉터 고정 설비를 부착하여 반자동 기능이 추가되면 보다 효과적인 진료의 능률이 향상 될 것이다.

13) 메이요 스탠드의 배치는 기존의 타구위치에 고정되며 종전의 술자가 페리오 오픈시작과 임플란트 식립 전 단계에까지 사용되는 수술기본 기구를 표준 절차에 따라 진열하도록 한다.
이는 술자의 비효율적인 움직임과 육체적 노동을 감소시키고 집중도를 높이는데 시선 이탈을 예방하기 위해 치과위생사의 영역에서 진행되며 기구 전달을 체계화 시켜야 한다.

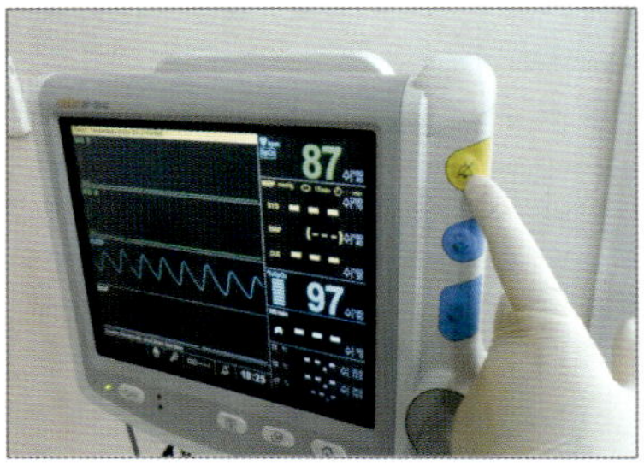

심전도 관찰

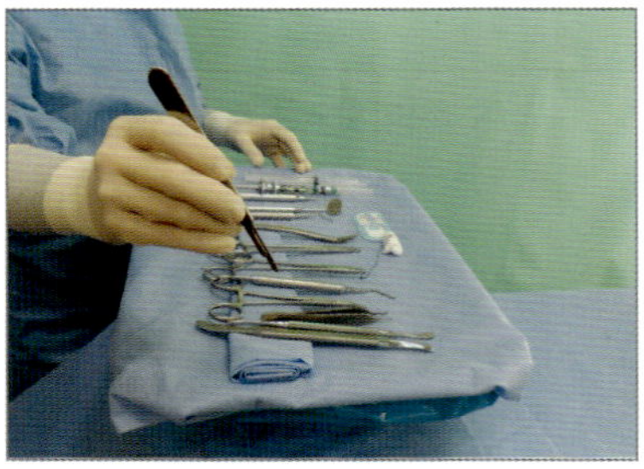
기구 전달

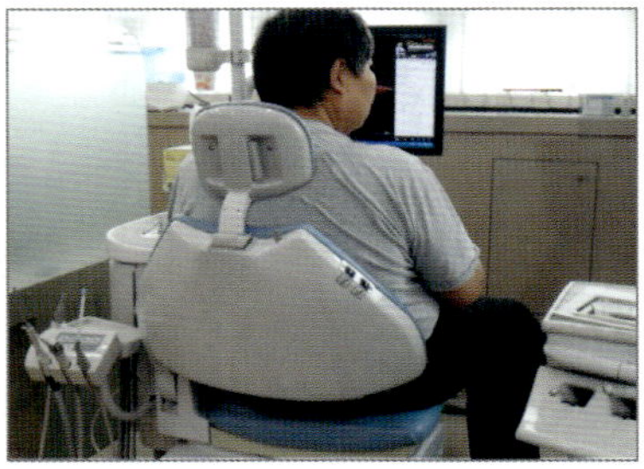
어깨노출 및 양팔고정의 불편함

14) 환자안전의 감시체계에 있어 심전도 측정과 관찰은 시대적으로 요구되고 있다.
15) 구강 부위를 집중적으로 흡입할 수 있는 free arm 시스템을 설치하여 구강 반경 3M이내의 오염공기 전파를 차단할 수 있도록 한다.
또한 환자 두상 전체의 비산되는 공기를 차단하는 배큠 스크린 커버를 설치한다.
16) 양압 설비가 어려울 경우 천장의 디퓨저 매립은 최소 2개 이상의 설치와 기류 조절이 가능하며 낙하하는 기류가 체어 중심을 향하지 않도록 한다.
벽면에는 최소한 그릴을 설치하여 오염되어 낙하하는 오염공기를 배출할 수 있도록 한다.

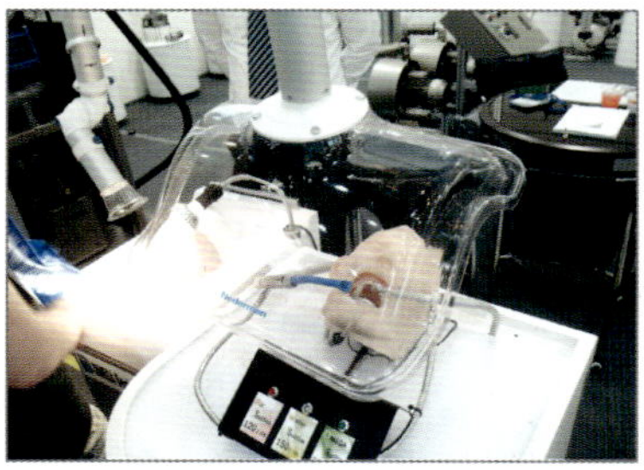
배큠 스크린 커버

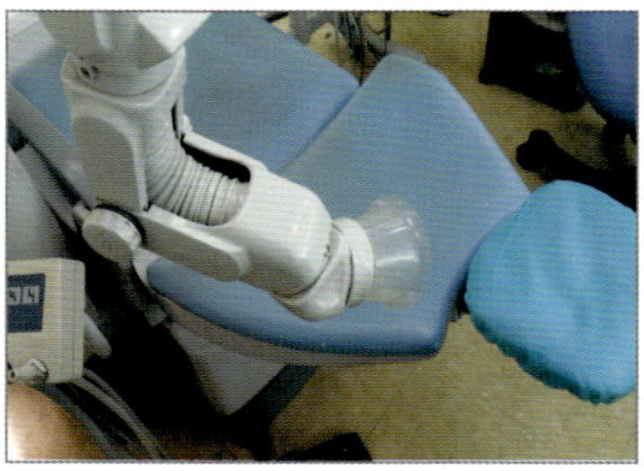
Free arm

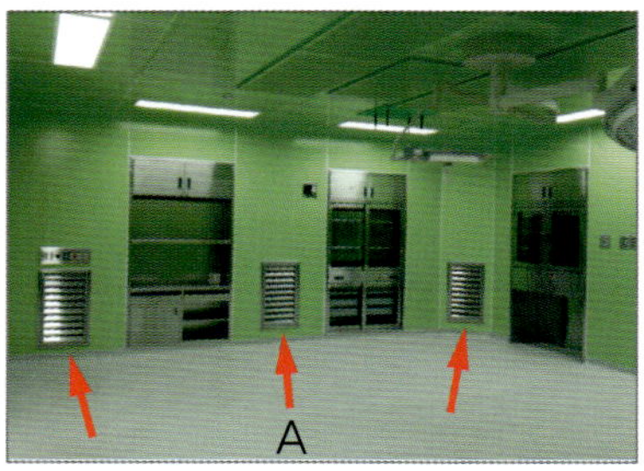

그릴 A

17) 양압 설비가 어려울 경우 수술실 실내의 공기정화와 공기살균을 위해 UV-C(253.7nm) 램프를 설치하며 비산되는 기류와 혼류된 오염공기를 살균하도록 할 수 있어야 한다.
18) 각종 배선과 배관의 처리가 견고한 마감을 평가하는 대목이다.
전산 네트워크의 램 선과 모듈의 연결부분을 시공 전 구체적으로 도출시켜야 한다.

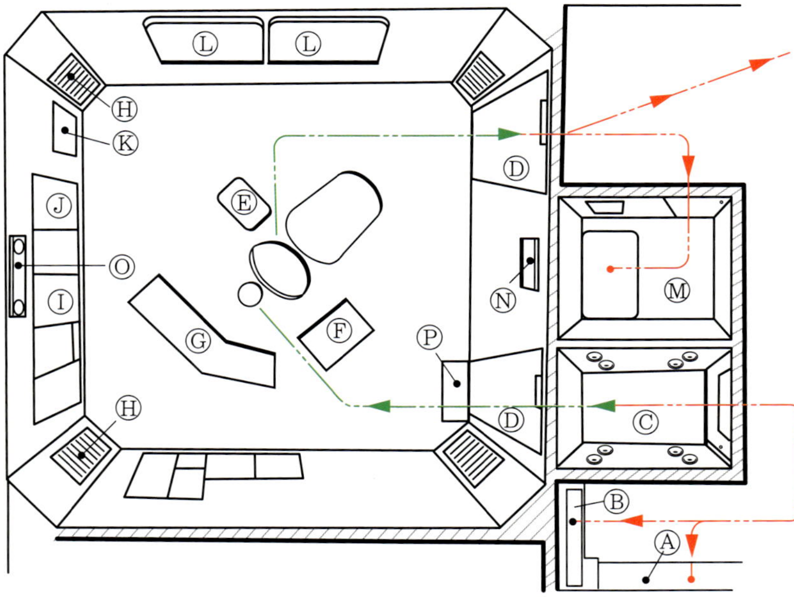

A : 린넨실(헤어 캡, 고글, 마스크, 덧신) B : 스크럽 스테이션(손 세정) C : 에어 샤워실
D : 출입문 E : 메이요 스탠드 F : 엔진 테이블 G : 백 테이블 H : 그릴
I : 진열장 J : PC 테이블 K : 의료폐기물 보관함 L : 영상출력용 모니터 M : 회복실
N : 타이머 O : UV 살균기 P : 소독 발판 패드 Q : 영상장비

이상적인 치과 수술실 구조 평면도

3. 공조 설비

1) 덕트설비와 공기 질 관리

병원에서의 환기는 다중시설로서 여러 개체의 감염보균자의 군집으로 오염된 실내공기를 외부로 배출하고 정화되거나 자연적인 청결한 공기를 실내로 유입시켜 환자와 종사자간의 쾌적함을 유지시키는 역할을 한다.

적정한 온, 습도와 실내 공기 질의 유지가 환자에게 미치는 영향은 정신적, 심리적으로 빠른 회복에 중요한 역할을 하며 특수시설(중환자실, 미숙아실 등)의 공간의 경우 교차 감염의 방지와 실내 청정도 확보의 중요한 요소로 작용한다.

특히 환자의 생사를 가늠하는 수술실, 무균병실의 경우 고 정밀의 온, 습도와 청정도 제어가 필요하므로 엄격한 공조 설비를 갖춘 클린룸으로 설치되어야 하며 "청정도 등급인증의 기준적용과 성능유지 시험기준"이 적용되어야 한다.

ISO 등급 (Class 등급) \ 입경(㎛)	누적입자수					
	0.1㎛	0.2㎛	0.3㎛	0.5㎛	1㎛	5㎛
등급 1	10	2				
등급 2	100	24	10	4		
등급 3(Class 1)	1 000	237	102	35	8	
등급 4(Class 10)	10 000	2 370	1 020	352	83	3
등급 5(Class 100)	100 000	23 700	10 200	3 520	832	29
등급 6(Class 1 000)	1 000 000	237 000	102 000	35 200	8 320	293
등급 7(Class 10 000)				352 000	83 200	2 930
등급 8(Class 100 000)				3 520 000	832 000	29 300
등급 9				35 200 000	8 320 000	293 000

클린룸 청정도 등급표(개/m^3)

2) 층류 클린룸 내 와류에 의한 입자오염

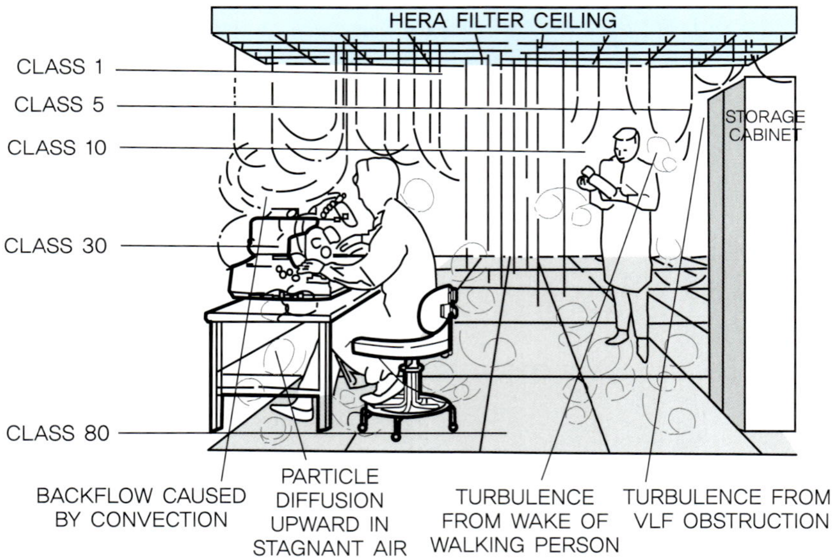

병원의 실내공기 질은 각 병원의 사용목적에 따라 온도, 습도, 세균, 공기 질 등 화학적, 공학적 요건기준이 제각기 다르고 일반건물과 달리 공기의 질과 세균 수 및 환기횟수 등이 엄격하게 관리되어야 한다.

병원에서 일어나는 바이러스 감염의 경우 주로 전파경로는 비말의 직접접촉에 의하여 직경이 5㎛ 이하의 포말 핵을 통한 공기전파이다.

이와 같은 직접전파에 의한 세균감염의 빈도는 10~20%나 되기 때문에 병원내 실내 공기 질 관리가 시대적으로 중대한 문제로 강화되고 있다.

3) 클린룸 공기 질 향상을 위한 표준

클린룸 및 병원 공조시설의 노후방지를 위해 주기적인 검증은 필수적이다.

특수한 공조 설비를 갖춘 클린룸은 미국 수술실 환경위원회(외과학회)에서 규정한 수술실용 재래형 공조의 기준에 맞는 헤파 필터(DOP시험에 의한 성능 99.97%이상)가 적용되어야 한다.

또한 공기정화 설비 및 클린룸의 주기적인 성능유지시험은 일본 병원설비협회규격인 "병원 공조 설비의 설계 관리지침(HEAS-01/1989)"을 적용하여야 한다.

수술실명(HESA-1998)		청정도등급	검사주기
1) 무균수술실	- 인공관절수술 - 장기이식수술 - 뇌신경수술 - 심장이식수술 2	ISO 5등급 (Class 100)	6개월
2) 일반수술실 3) 감염수술실 4) 혈관조영실 5) 무균제제실 6) 무균검사실 7) 동물사육장	- 비뇨기수술실 - 산부인과수술 - 안이비인수술 - 흉부외과 - 감염환자	ISO 7등급 (Class 1,000)	1년
8) 미숙아실 9) 회복실 10) 외래수술실 11) 분만실		ISO 8등급 (Class 100,000)	2년

일본 병원설비협회규격 인 "병원 공조 설비의 설계 관리지침(HEAS-01/1989)"

4. 병원 실내공기 질 향상을 위한 제언

보건복지부는 2014년 치과병원에 대한 인증제를 시행하였고 202개의 조사항목 중 규정에 따른 공기정화설비(의료법 시행규칙 제34조)의 내용처럼 수술실의 환경관리를 지목하고 있다.

이처럼 국민생활 수준이 향상됨에 따라 환경오염과 의료서비스 개선에 대한 요구수준이 증가하며 쾌적한 의료 환경을 조성하므로써 질병으로부터의 교차 감염예방과 치료 및 재활효율을 향상시키는데 있다.

여기서 의료 환경 개선과제로서 가장 중요한 일중에 하나가 병원 실내공기의 질 제어분야이다.

병원감염을 일으키는 공중 미생물의 농도는 공기조화시설의 낙후로 인한 공기 덕트의 오염 및 부적적한 환기 시스템의 단순운영, 외부로부터 반입되고 혼입되는 유기성 물질 노후화로인한 병원 내부 시설 자재의 오염 등으로 증가 한다.

병원에서 일어나는 세균 감염의 경우 주된 전파경로는 직접접촉에 의하여 5㎛ 이하의 포말 핵을 통한 공기전파이다.

이와 같은 직접전파에 의한 세균감염의 빈도는 10~20%나 되기 때문에 병원 내 실내 공기 질 관리가 중대한 문제로 지적되고 있다.

1) 병원 실내 및 수술실 질 관리는 공인 검사기관에 의뢰한다.

2) 현 시스템을 중장기적으로 개선 및 보완한다.

(1) 공인 시험으로 성능을 검증 받은 필터를 사용한다.

병원오염의 방지를 위해 필터 및 클린룸의 성능 검증은 필수적이다.

특수한 공조시스템을 갖춘 클린룸이나 미국 수술실 환경위원회(외과학회)에서 규정한 "수술실용 재래용 공조"의 기준에 맞는 헤파 필터(DOP시험에 의한 성능 99.97% 이상)가 사용되어야 한다.

(2) 클린룸 및 공기정화설비의 주기적 성능유지시험을 한다.

8장. 수술실에서의 기구 전달법

1. 수술실에서의 기구 전달 법

수술 중 기구전달은 즉각적인 기구전달과 무균을 유지하며 술자에게 취급하기 편하게 전달하는 과정으로 성인학습에 입각한 체계적인 훈련이 요구되는 분야이다.

또한 수술 중 무균감시의 목적과 수술감시 장치의 team approach의 중요성을 강조하는 요소로 무균실패의 영향을 줄 수 있는 사항을 사전에 탐지하고 예방하는 고도의 업무를 요구한다.

구강 내, 외과에서 수술이라는 침습 적이고 제안적인 구강의 좁은 공간에서 질병을 치료하는데 그 학문적인 중점이 있다.

정형외과의 관련학과는 이미 기초의학과 임상의학의 분야에서 기구전달 체계의 구축이 이루어져 있으나, 치위생학(과)에서는 아직 이렇다할만 한 구축이 미흡한 실정이다.

미래 지향적인 학문의 전문성과 수술실에서의 정량적인 업무의 권한과 업무수행에 있어 반드시 발전시켜야 할 임상학문이며, 축적된 기술을 기반으로 접근해야할 분야이다.

일반적으로 수술 중 감시 장치로 이용되는 적용 및 해석에 대해 객관적으로 설명하고자 한다.

1) 수술이라는 현장상황은 예기치 못할 변수를 수반하며 여러 형태의 기구를 제공 및 사용하고 즉각적인 대응이 요구되는 만큼 동일한 규격의 기구준비가 완료되어야 한다.

2) 수술 중 감시 장치에 영향을 줄 수 있는 위험인자를 엄격히 차단하며 언어전달체계로부터 비말의 원인제공을 근절하고자 기구전달법이 고안되었다.

특히, 기구 떨어트림의 안전사고에 만전을 기하며 집중이 필요하다.

3) 여러 형태의 장비로 인한 중, 저 소음이 항상 발생하므로 수술지원의 업무에서 기구 충돌로 이한 중, 저 소음을 억제하는데 노력한다.

4) 수 시간의 수술지원 업무는 육체적인 피로의 한계로 매우 열악한 현장이다.

기구전달의 실수를 줄이기 위해 정신적 스트레스를 경감시키도록 자기관리가 요구 된다.

5) 수술실에서의 치과위생사는 타임아웃을 실시하고 안내하며 환자안전과 심리적인 불안감을 완화시키는데 최대한 노력을 한다.

또한 team approach를 중심으로 술자의 비부가적 업무를 줄여주고 유연하게 안내하도록 하여 불필요한 행위를 단속하고 수술에 집중도를 높이는 수술실 현장을 만들도록 한다.

6) 기구전달법은 각 병(의)원만의 개성에 따라 수용과 응용의 차이가 있을 수 있다.
효과적인 team approach를 개선할 수 있으며 일부 생략은 가능하다.
허나 국제적 요건의 기본동작은 인식이 필요하며 절도 있는 기구전달의 제공과 접수방법은 크게 변할 수 없다.

2. 기구전달의 주의사항

1) 치과위생사는 술자의 암묵적 신호를 확인하고 동시에 타임아웃 시작을 알린다.
2) 모든 기구는 특별한 경우가 아닌 경우 환자의 흉부 상공에서 전달하도록 한다.
3) 제공하는 기구를 전달할 때는 경우에 따라 기구명칭을 작은 소리로 알리며 술자의 손바닥 또는 손가락에 닿을 때는 다소의 압력을 주어 전달한다.
   이는 전달자(치과위생사)와 접수자(치과의사)간의 위험의식을 고취하고 안전사고를 예방하기 위해 수행되는 방법이다.
4) 환자 피부에 닿는 기구(팁)부위는 절대로 잡아서는 안 된다.
5) 수술실 테이블에서 사용 된 모든 기구는 수량을 수술 전 숫자 파악을 하고 수술 완료 후에도 같은 방법으로 숫자를 파악한다.

■ MESS HOLDERS 전달법

수술에 있어 가정 첫 번째로 제공되는 기구로써 여타 기구제공에 보다 각별한 안전사고에 주의를 요하는 부분이다.

기구를 제공하는 손의 높이는 술자의 손보다 낮게 잡아 기구 손잡이 부분을 정확히 잡을 수 있도록 공간 확보를 정확히 제시한다.

12, 15 BLADES를 준비한다.

수술 완료 후 손상성 폐기물로 처리하도록 한다.

수술실 매뉴얼을 작성할 경우 사용된 메스 종류와 폐기처리방법을 표시하도록 하여 수술의 안전성과 신뢰성을 증명하게 된다.

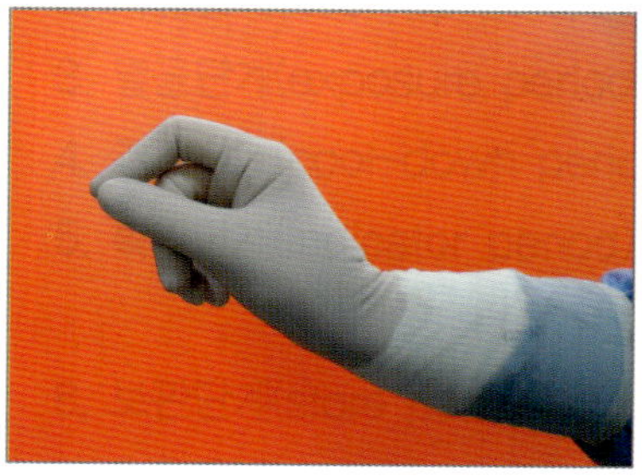
손목 들기

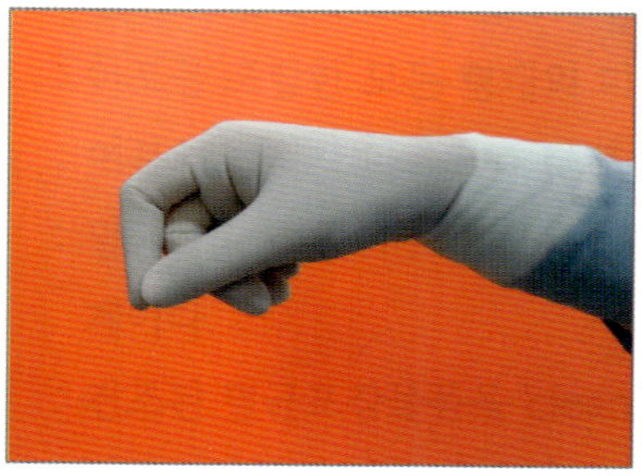
손목 내리기

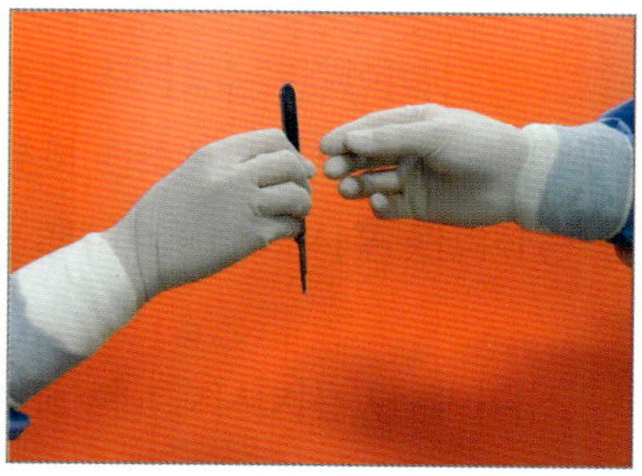
HOLDERS 전달

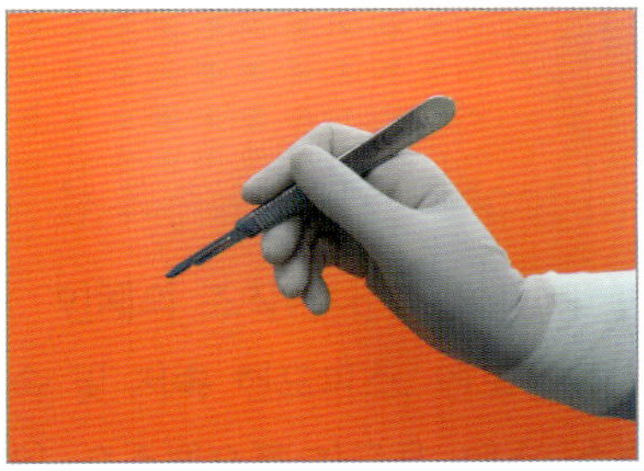

HOLDERS 잡은 자세

■ PERIOSTEAL ELEVATORS 전달법

기구의 특성상 양쪽 팁을 사용할 수 있으므로 기구의 중앙을 잡고 제공한다.

이때 전달 과정을 보다 안전하게 제공하기 위해 핸들을 약지 손가락으로 지지한다.

기구를 제공하는 손의 높이는 술자의 손보다 낮게 잡아 기구 손잡이 부분을 정확히 잡을수 있도록 공간 확보를 정확히 제시한다.

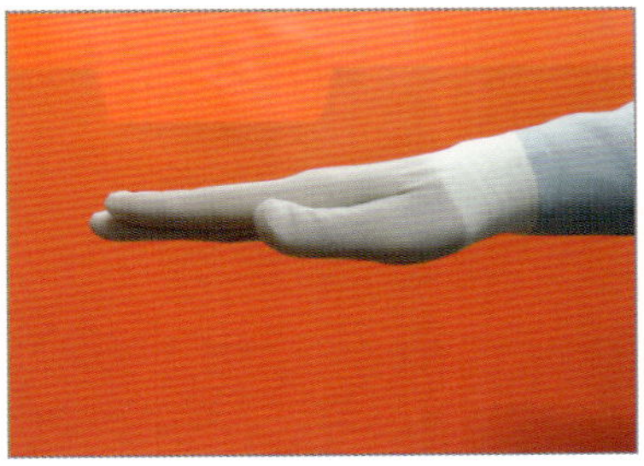

손바닥 펴기

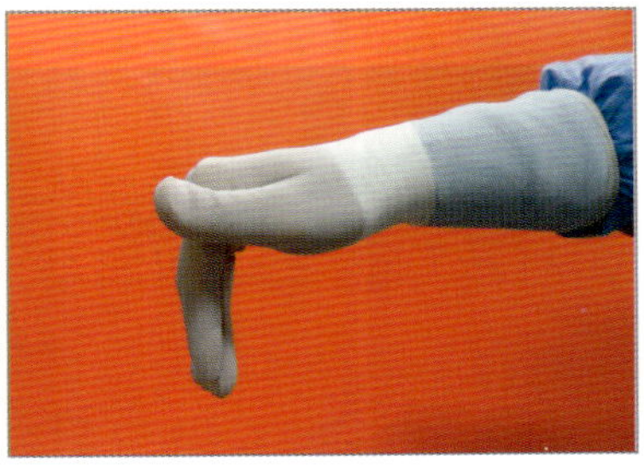

손등 꺽기

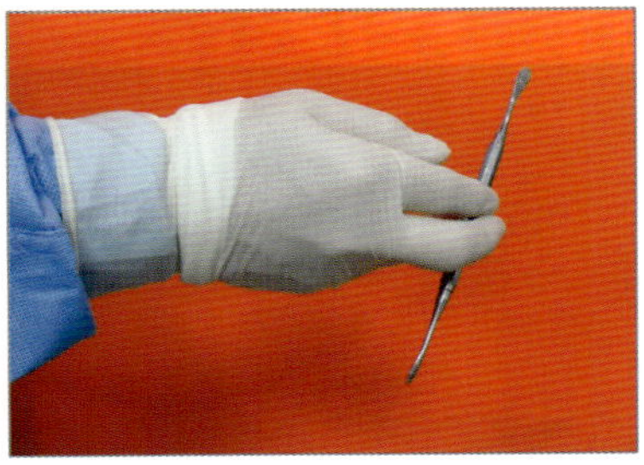

PERIOSTEAL ELEVATORS 전달

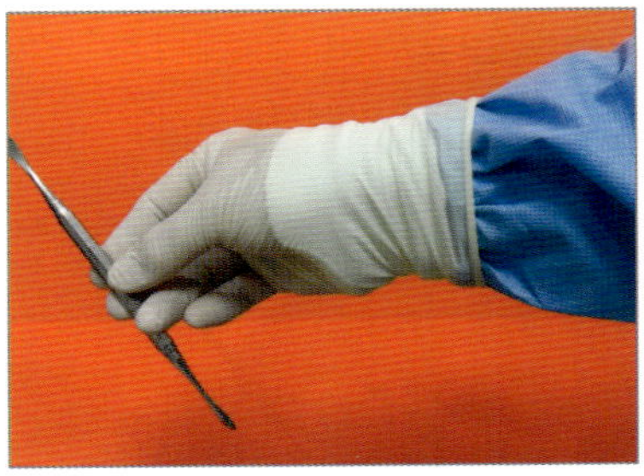

약지 손가락 고정하기

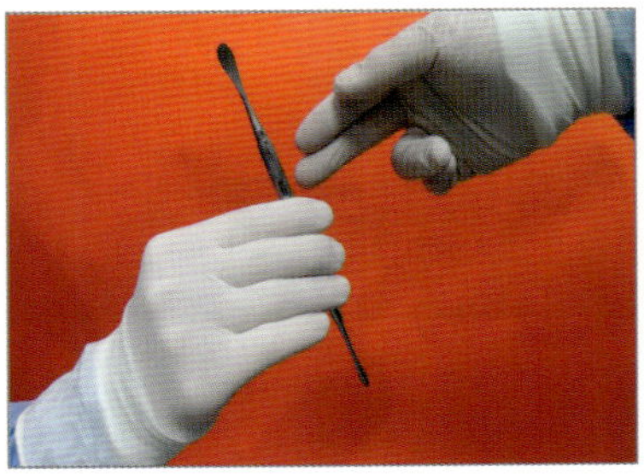

기구 전달

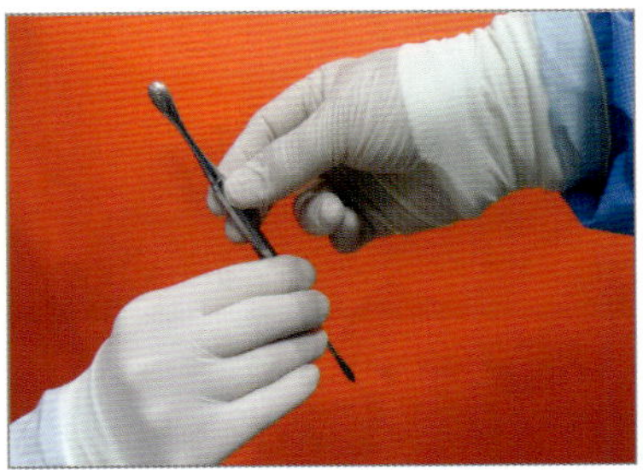

기구 잡기

■ TISSUE PLIERS 전달법

기구의 중앙을 잡고 제공한다.

기구를 제공하는 손의 높이는 술자의 손보다 낮게 잡아 기구 손잡이 부분을 정확히 잡을 수 있도록 공간 확보를 정확히 제시한다.

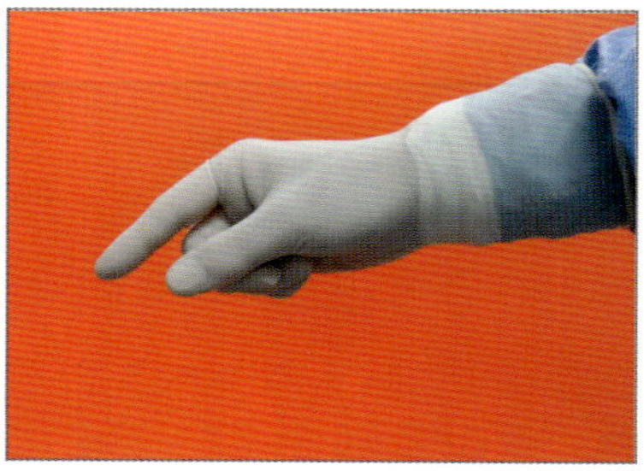

검지 손가락 벌리기

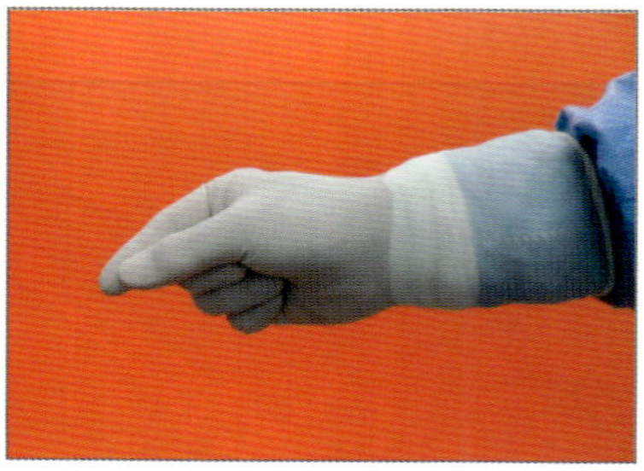

엄지 손가락 집기

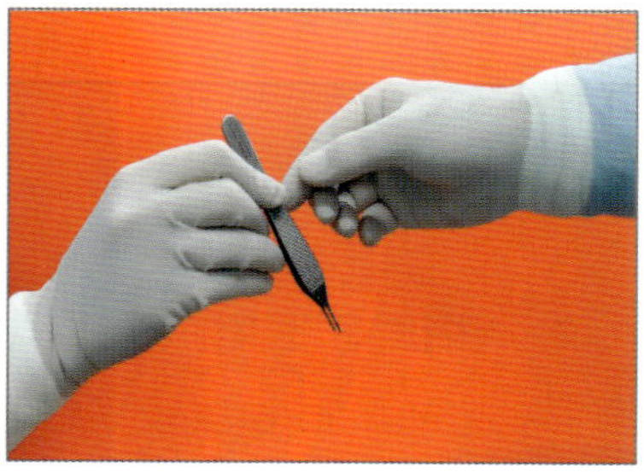

TISSUE PLIERS 전달

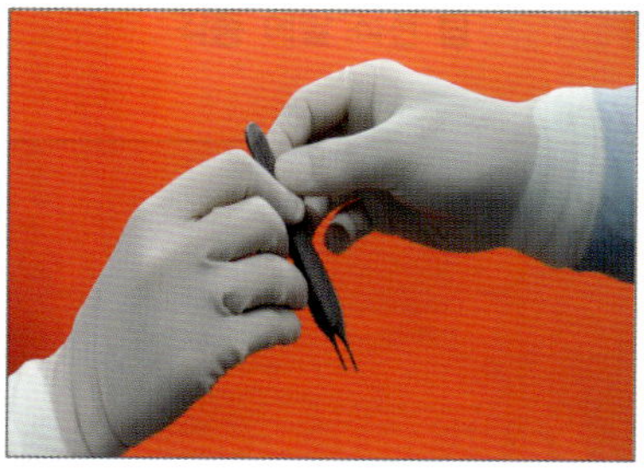

기구 전달

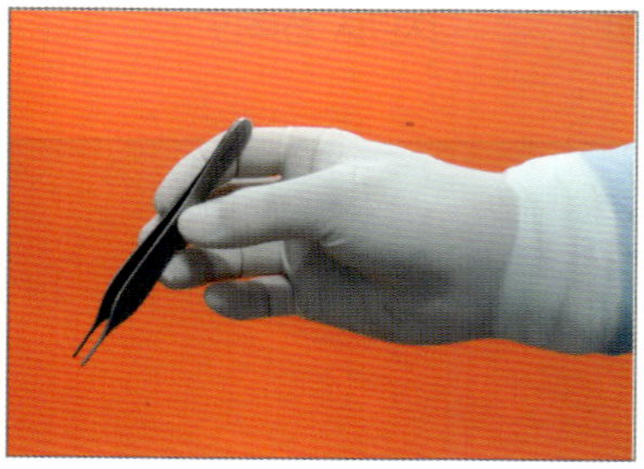

기구 잡기

■ GRACEY CURETTES 전달법

기구의 중앙을 잡고 제공한다.

이때 전달 과정을 보다 안전하게 제공하기 위해 핸들을 약지 손가락으로 지지한다.

기구를 제공하는 손의 높이는 술자의 손보다 낮게 잡아 기구 손잡이 부분을 정확히 잡을 수 있도록 공간 확보를 정확히 제시한다.

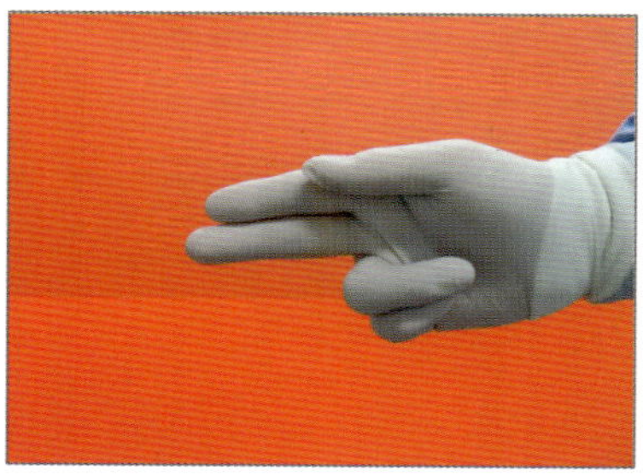

검지와 중지 손가락 펴기

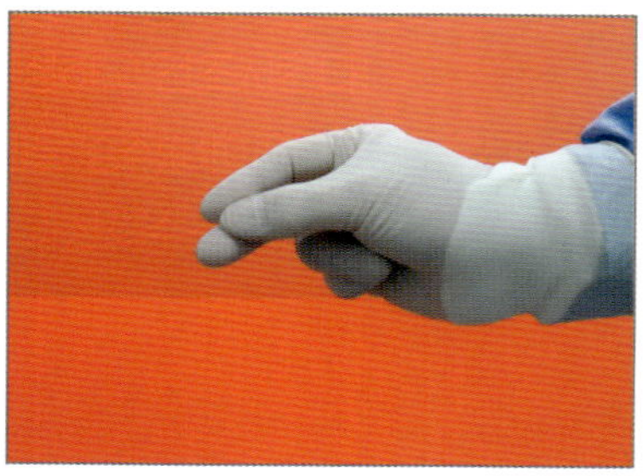

검지와 중지 손가락 집기

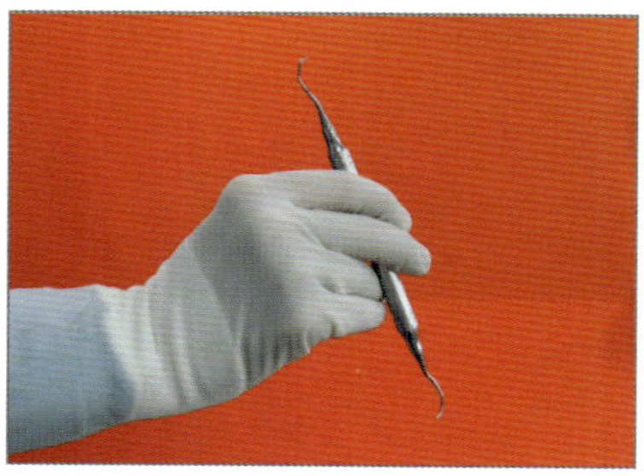

GRACEY CURETTES전달

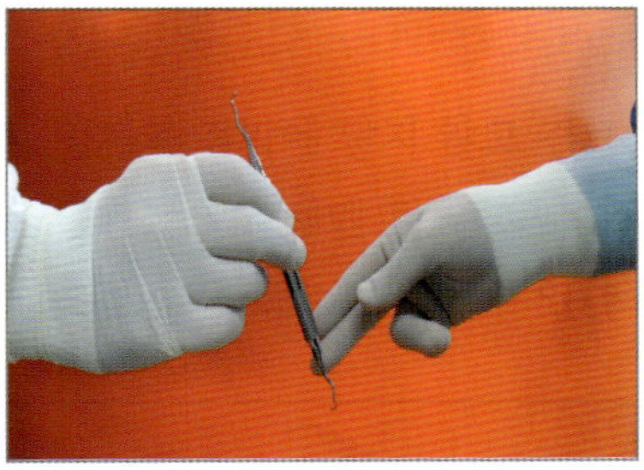
기구 전달

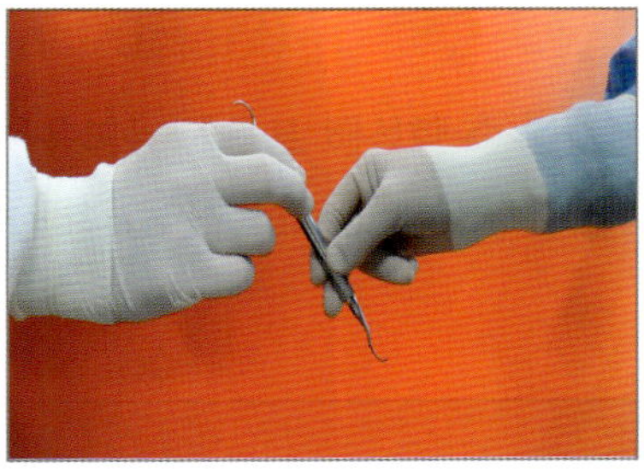
기구 잡기

■ SURGICAL CURETTES 전달법

기구의 특성상 양쪽 팁을 사용할 수 있으므로 기구의 중앙을 잡고 제공한다.

이때 전달 과정을 보다 안전하게 제공하기 위해 핸들을 약지 손가락으로 지지한다.

기구를 제공하는 손의 높이는 술자의 손보다 낮게 잡아 기구 손잡이 부분을 정확히 잡을 수 있도록 공간 확보를 정확히 제시한다.

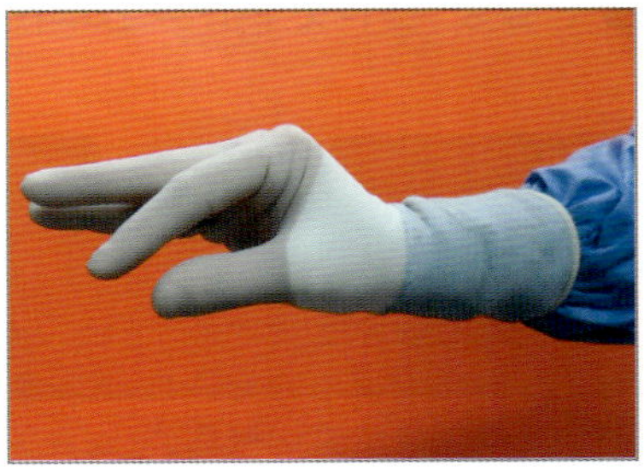
검지 손가락 펴기

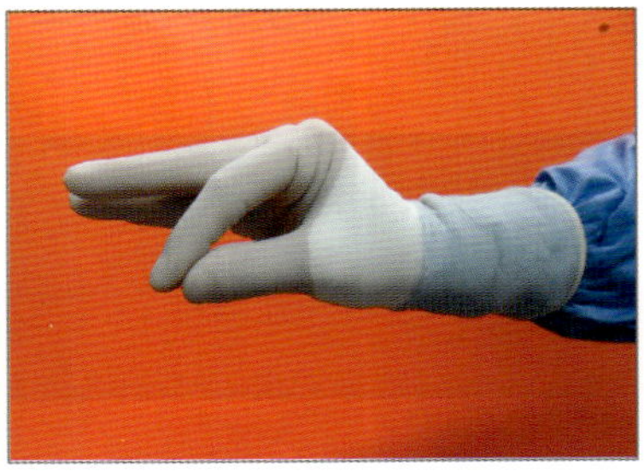
엄지 손가락 집기

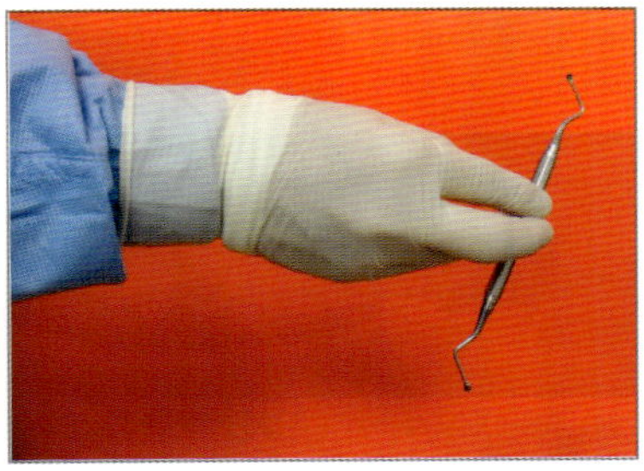
SURGICAL CURETTES 전달

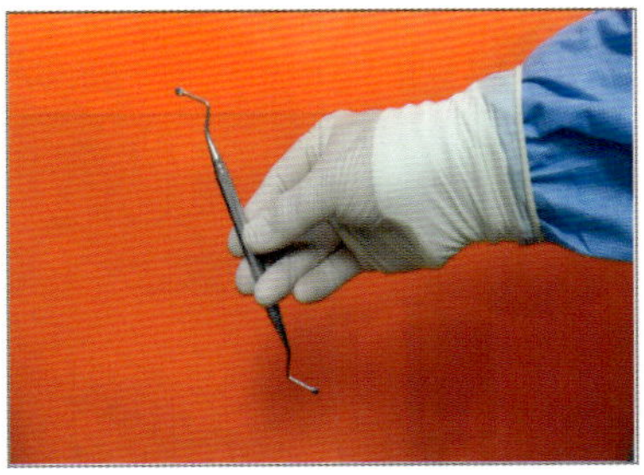
약지 손가락 고정하기

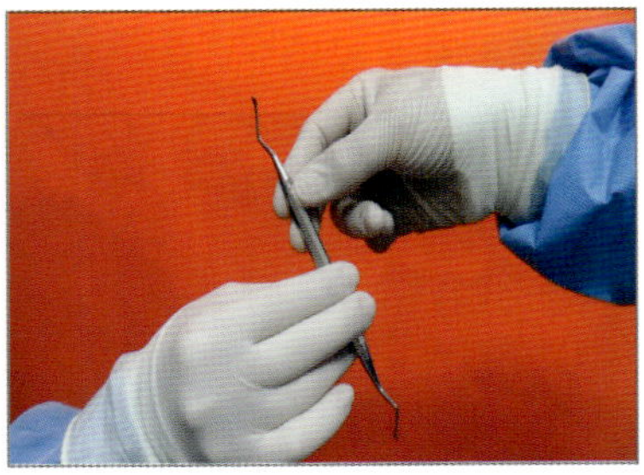
기구 잡기

■ ELEVATORS 전달법

기구 특성상 손잡이 부분이 크므로 가능한 술자 손바닥에 닿게 하여 제공하는 것을 권장한다.

기구를 제공하는 손의 높이는 술자의 손보다 낮게 잡아 기구 손잡이 부분을 정확히 잡을 수 있도록 공간 확보를 정확히 제시한다.

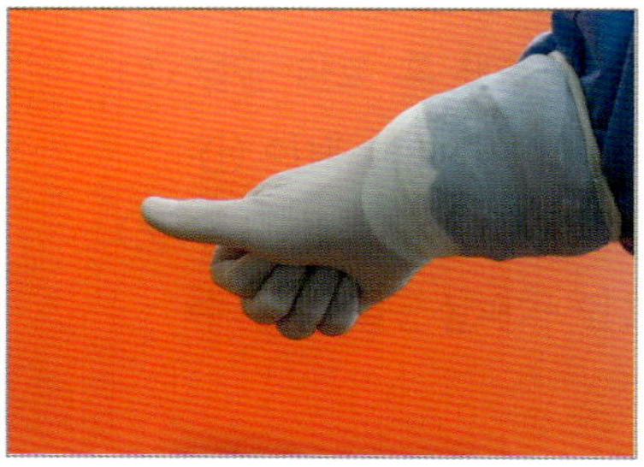
주먹 쥐고 엄 지 손가락 펴기

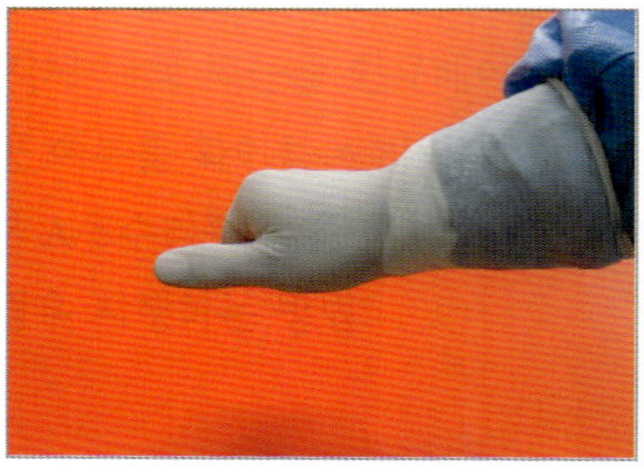
주먹 쥐고 90도 회전

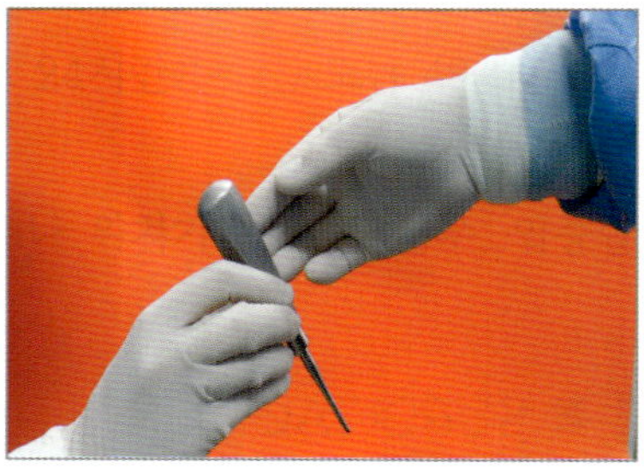
ELEVATORS 전달

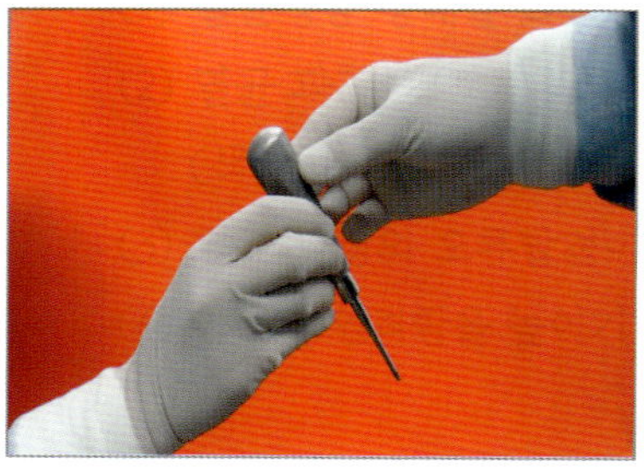
기구 전달

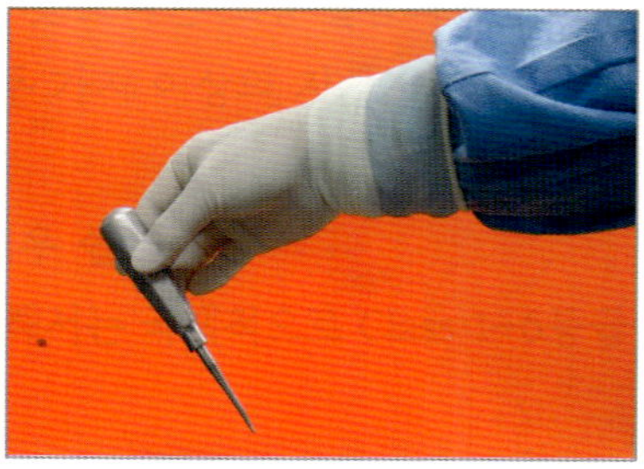
기구 잡기

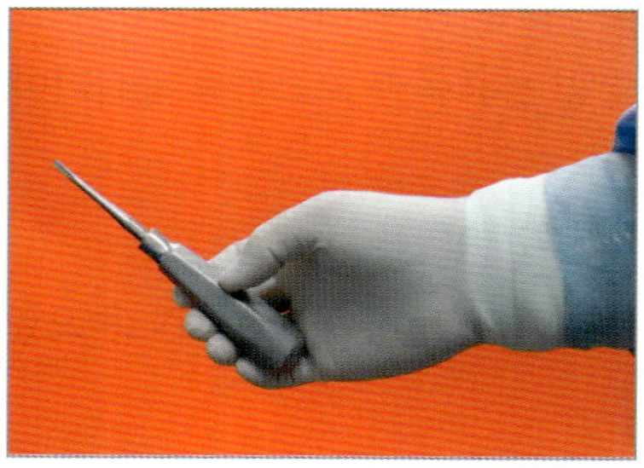
기구 회전

■ SCISSORS 전달법

제공자는 기구의 중앙 부분을 잡고 술자의 손가락 마디에 닿도록 전달한다.

이때 날 부분이 구부러진 방향이 술자의 손바닥 방향으로 향하도록 전달한다.

기구를 제공하는 손의 높이는 술자의 손보다 높게 잡아 기구 손잡이 부분을 정확히 끼울 수 있도록 공간 확보를 정확히 제시한다.

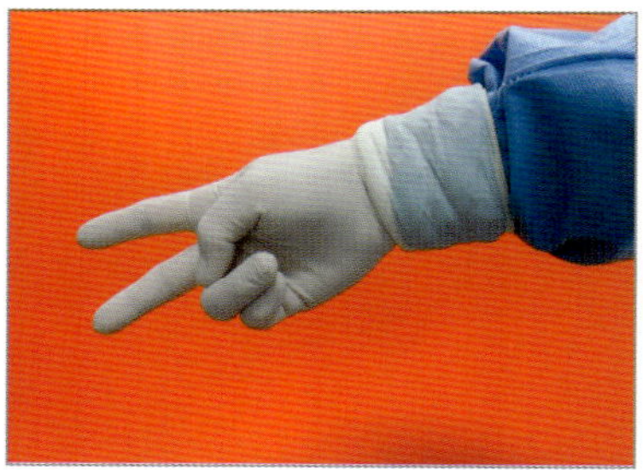
검지와 중지 손가락 펴기

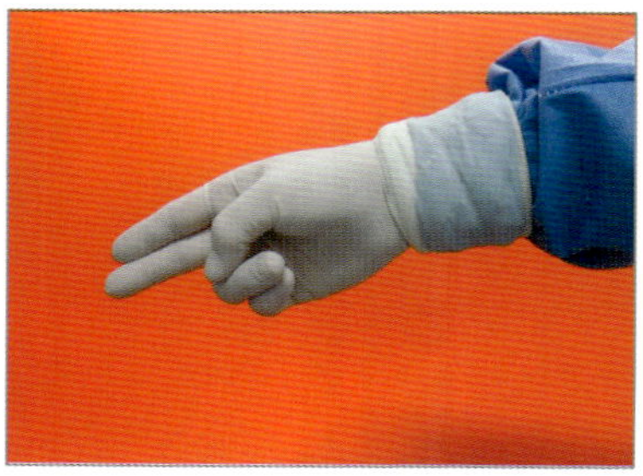
손가락 오므리기

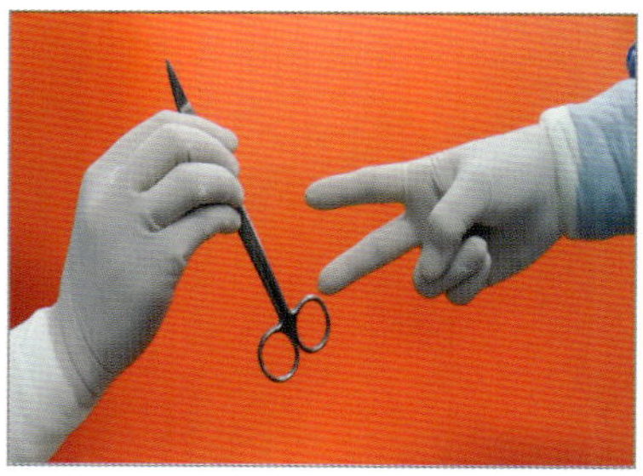
SCISSORS 전달

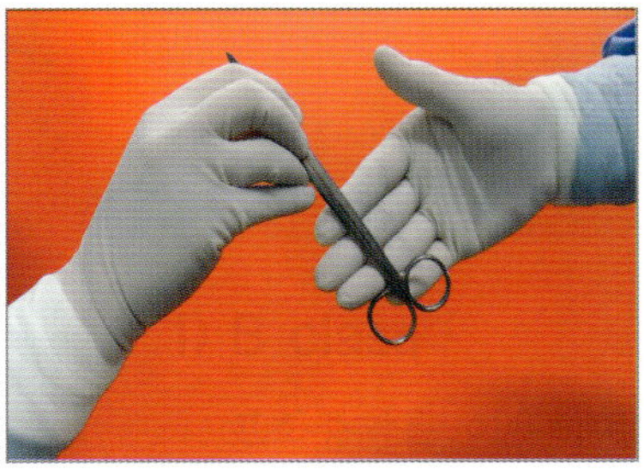
기구 전달

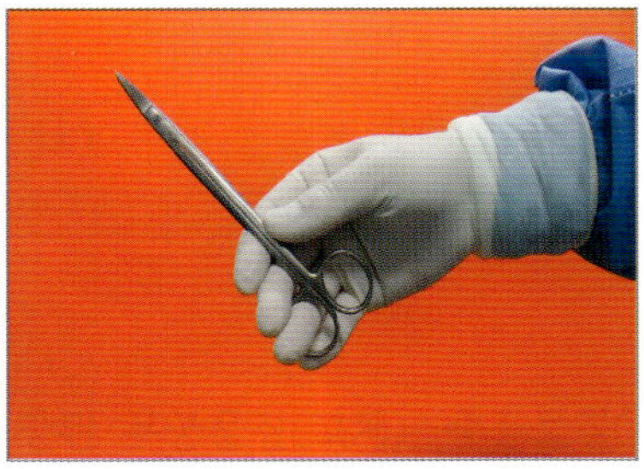
기구 잡기

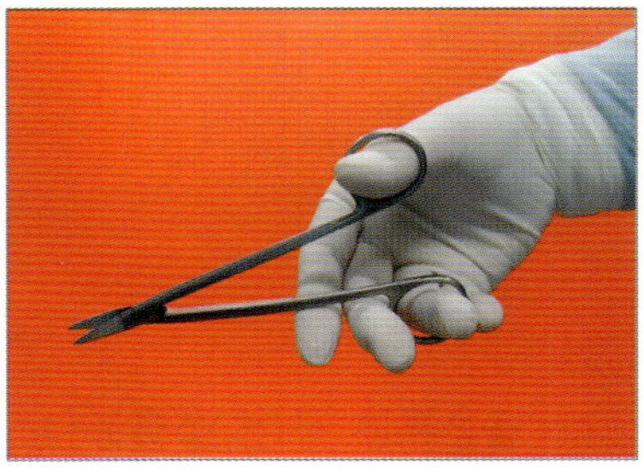
기구 회전

■ NEEDLE HOLDERS 전달법

제공자는 기구의 중앙 부분을 잡고 술자의 손가락 마디에 닿도록 전달한다.

이미 각침과 실크는 조립 된 상태로 제공하며 기구를 기울여 이동하며 가능한 실크가 제공자의 손에 닿지 않도록 하는 것을 권장한다.

기구를 제공하는 손의 높이는 술자의 손보다 높게 잡아 기구 손잡이 부분을 정확히 끼울 수 있도록 공간 확보를 정확히 제시한다.

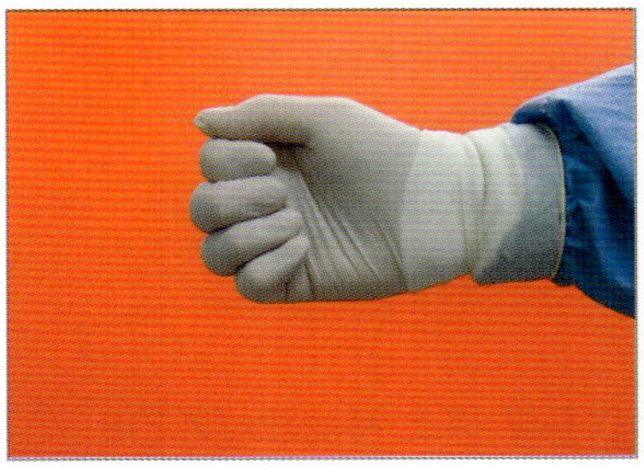
주먹 쥐기

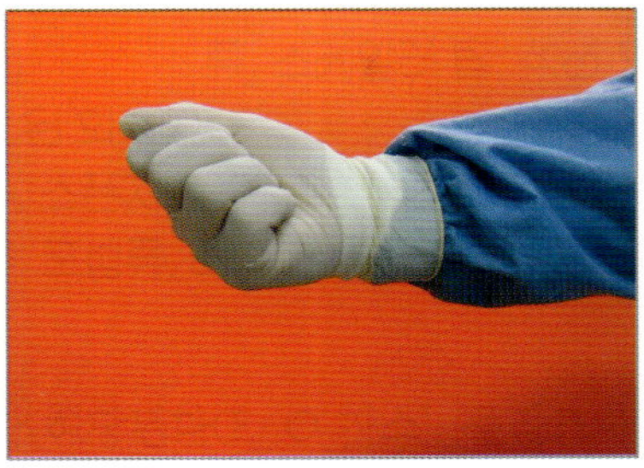
주먹 쥐고 손목 비틀기

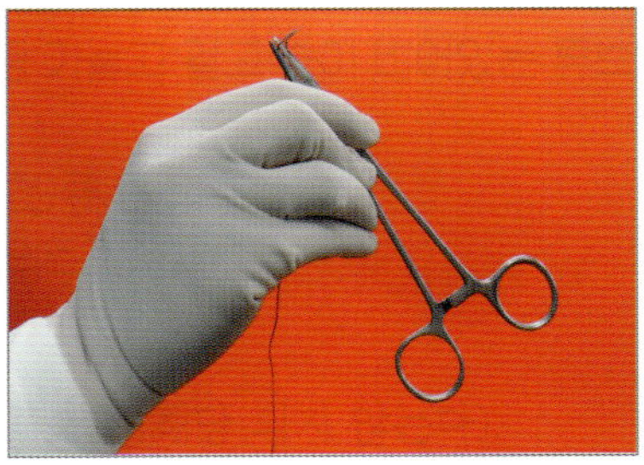
NEEDLE HOLDERS 전달

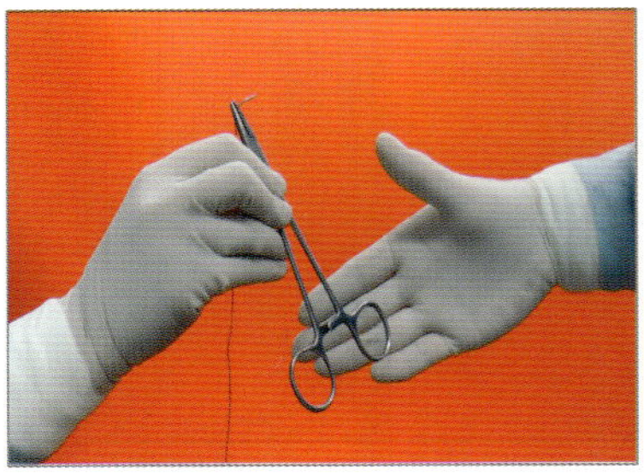
기구 전달

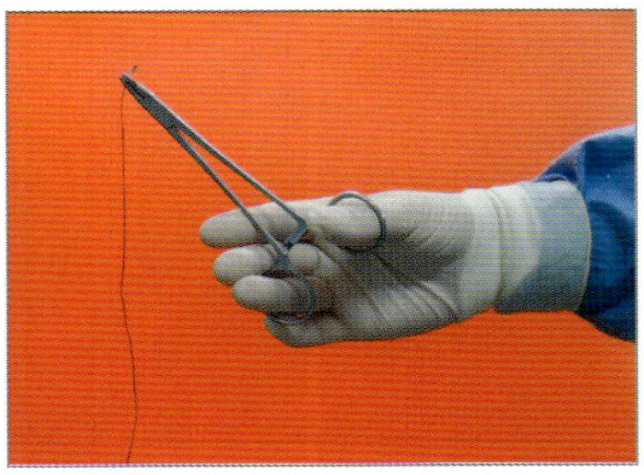
기구 잡기

■ BLACK SILK 전달법

정형외과에서의 실크 전달법으로 술자가 실크를 요청할 때의 모습을 재현했다.

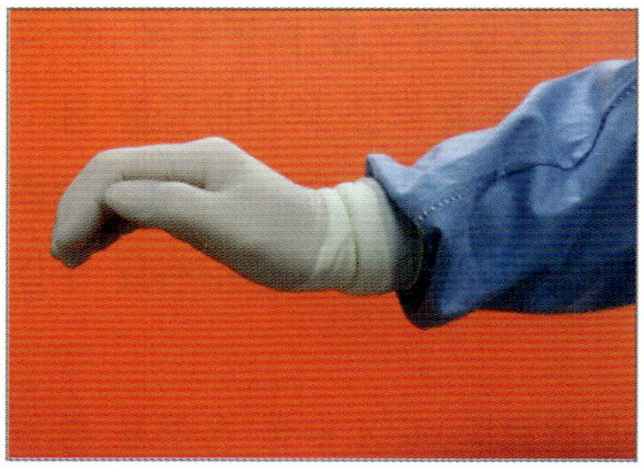

손바닥 오므리기고 쳐들기

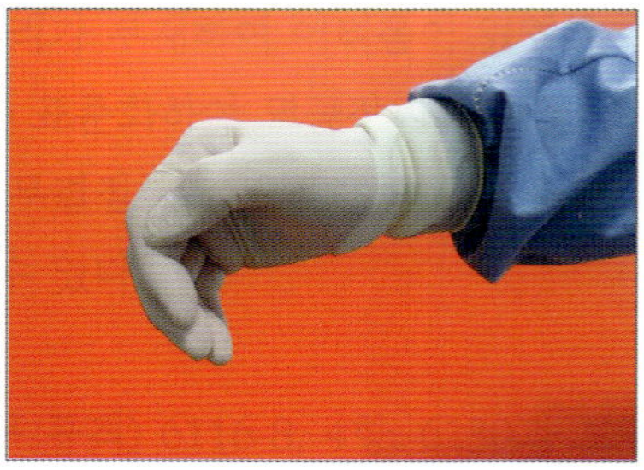

손목 내리기

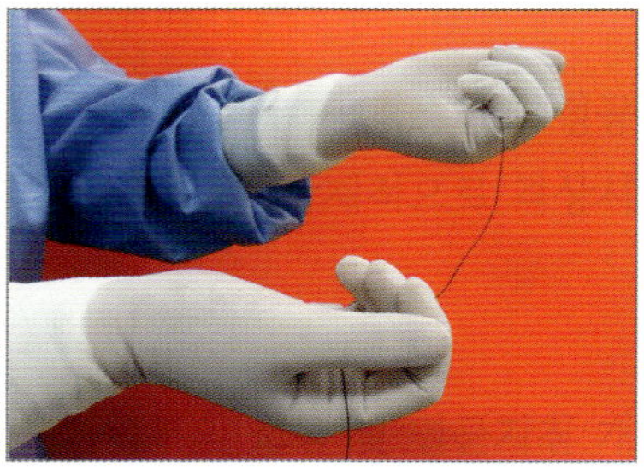

BLACK SILK 전달

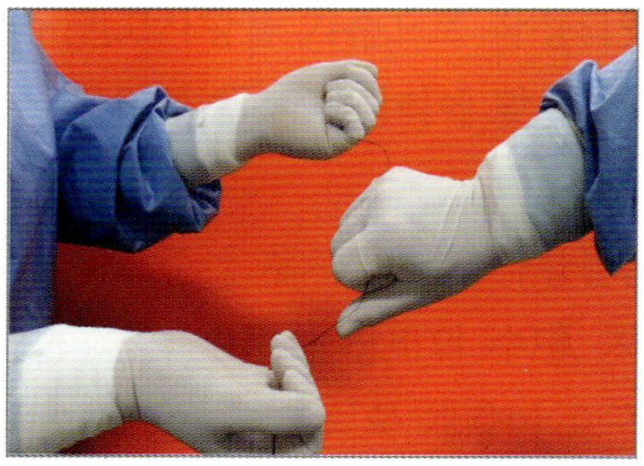

실크 쥐기

■ HEMOSTATS 전달법

제공자는 기구의 중앙 부분을 잡고 술자의 손가락 마디에 닿도록 전달한다.

기구를 제공하는 손의 높이는 술자의 손보다 높게 잡아 기구 손잡이 부분을 정확히 끼울 수 있도록 공간 확보를 정확히 제시한다.

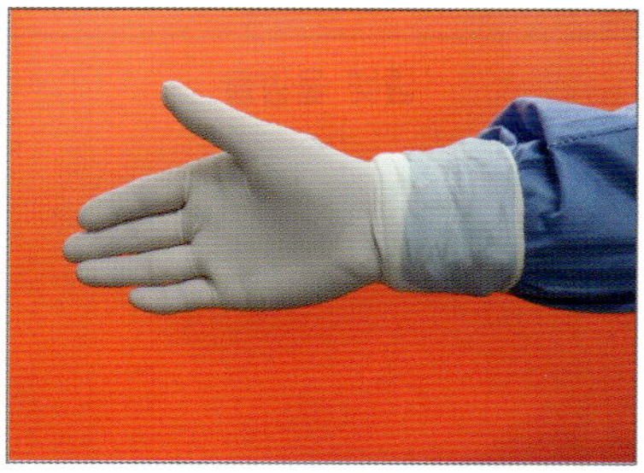

손바닥 펴기

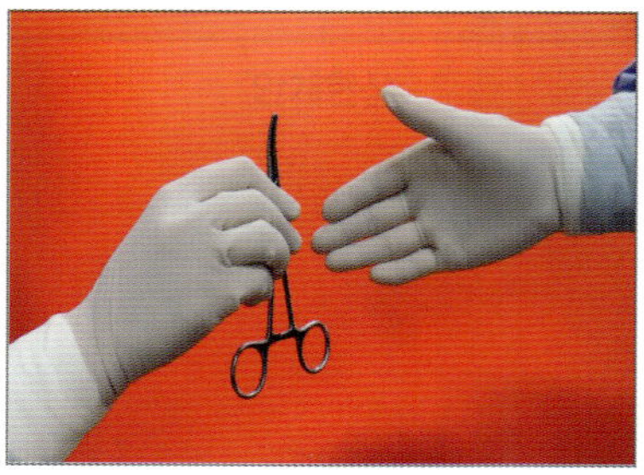

HEMOSTATS 전달

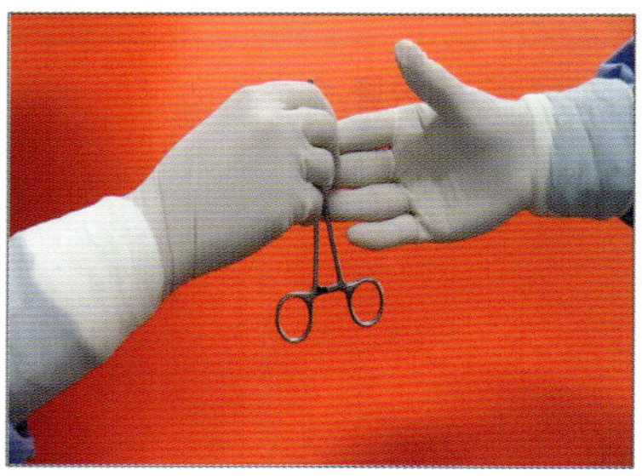

손마다에 닿기

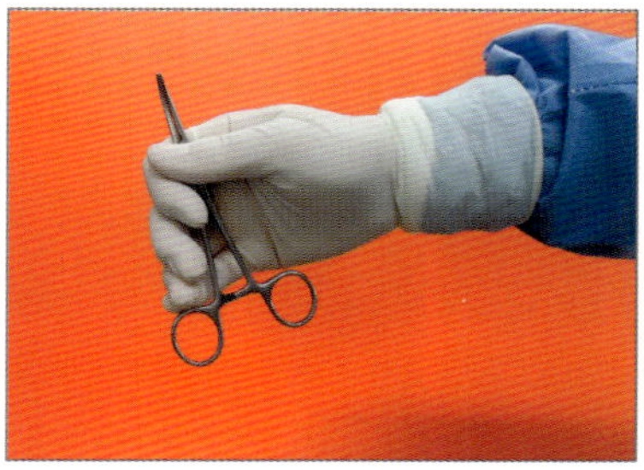

기구 잡기

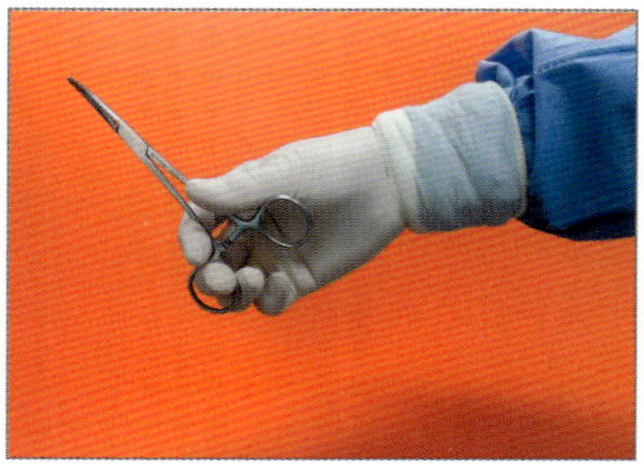

기구 끼우기

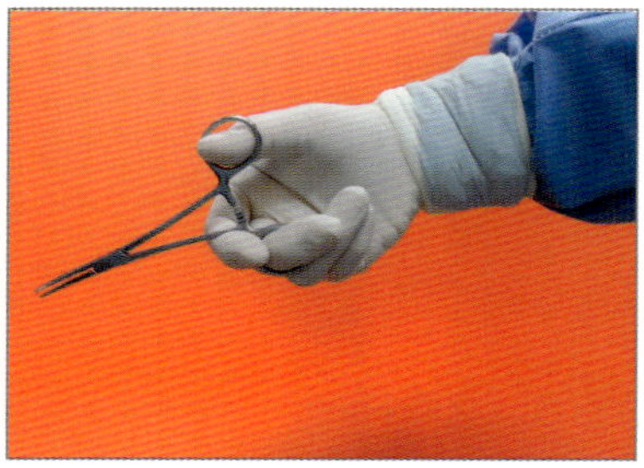

사용 방향으로 전환

9장. 방호복 착용과 마스크 선택

1. 방재용 방호복 착용순서

최근 세계적으로 이슈화되고 있는 법정 전염병(에볼라 바이러스)확산과 개인방어에 대한 경각심이 고취되고 있는 관점에서 의료진 및 검역자의 안전에 관해 다시한번 조명하는 계기가 되었다.

외부 미생물(호기성 바이러스)환경의 악 조건에서 최소한의 개인방어 체계는 의료의 시작단계 전에 완벽한 무결점 상태에서만 이루어 질수 있다.

그저 먼 나라의 문제로 치부하기엔 국내 산업 전반의 환경에서도 이와 유사한 물리적 이화학적 산업재해와 재앙은 우리환경 가까이 접하고 있다.

환자의 안전은 곧 의료진의 안전과도 밀접한 관계이고 의료진의 방어체계 단계를 격상하여 고도의 생물학적 환경반응에 대응할 수 있도록 훈련되어야 한다.

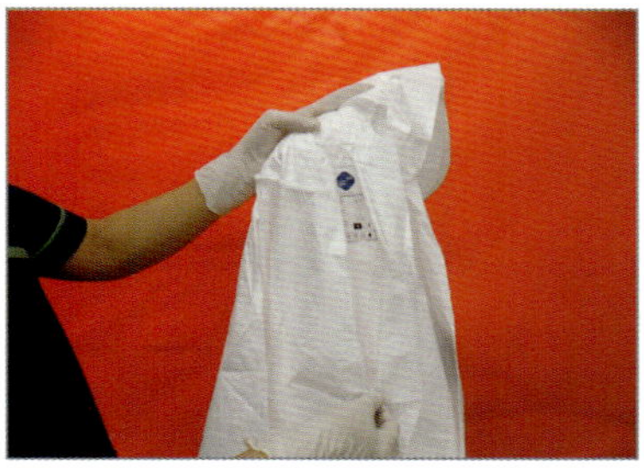
개방 및 전개

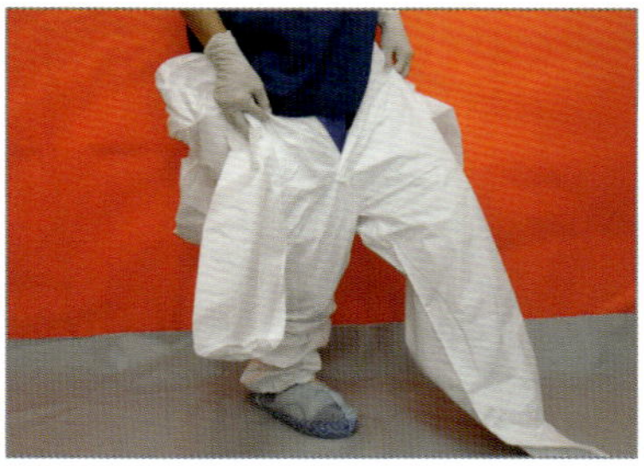
발 밑에서 끌어 올려 넣기

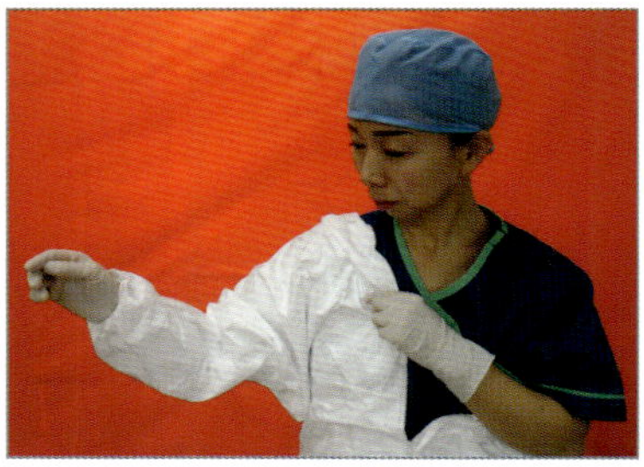
방호복 상의 소매 끼우기

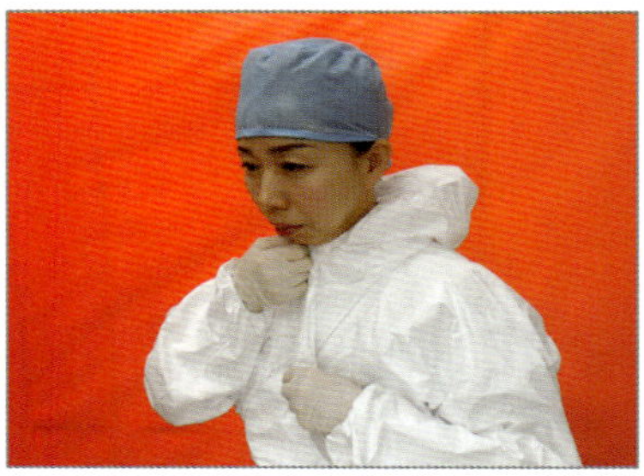
지퍼 올리기

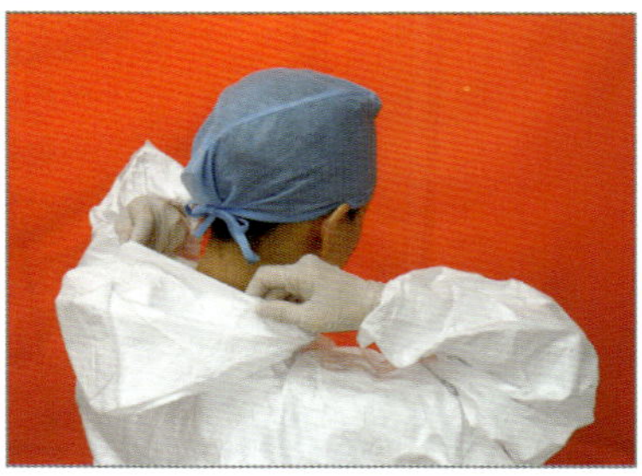
머리덮개 착용

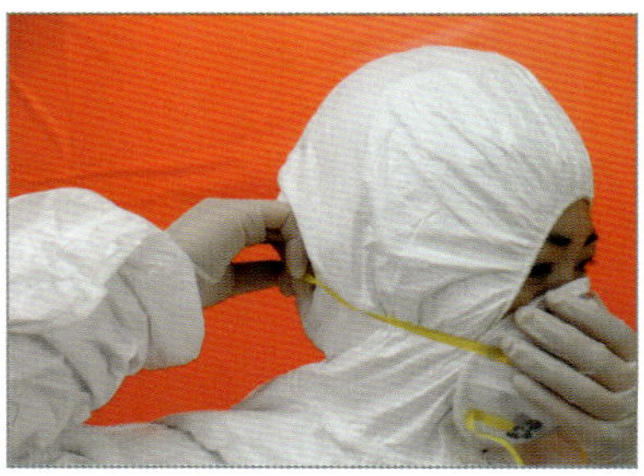
마스크 착용하기

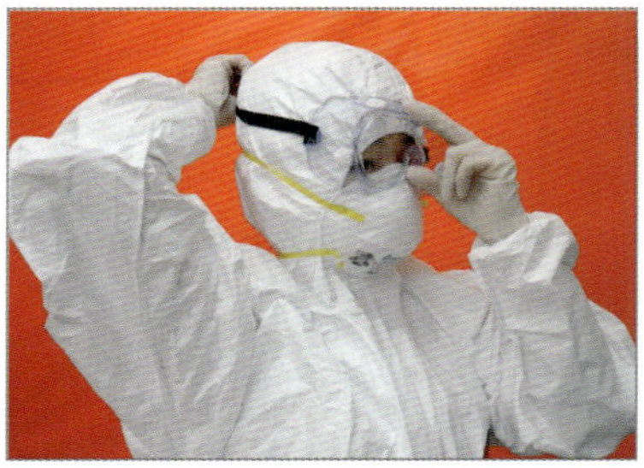
보안경 착용하기

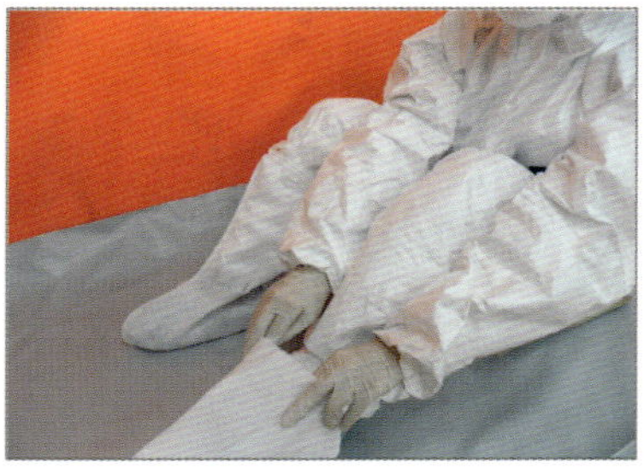
방호복 착용 후 덧신착용

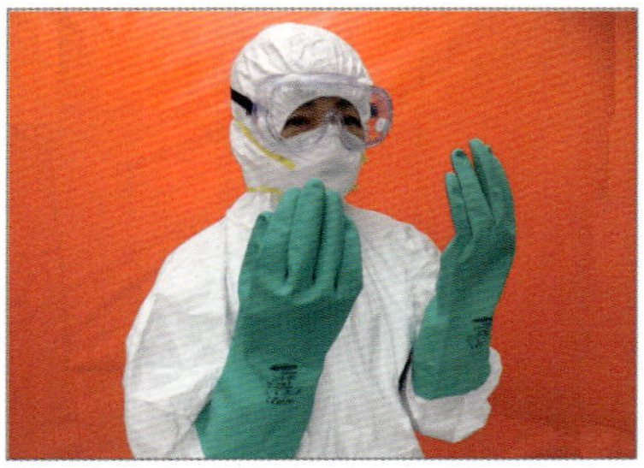
상태완료 장갑 착용

1) A 40 방재용 방호복의 특징

비산되는 기체 및 박테리아 방어에 우수하다.

미세 기공이 있는 통기성 필름과 부직포가 이상적으로 결합(SF2중 구조) 제작되었다.

다량의 미세분진 및 액체 방어력이 탁월하다.

화학약품에 대한 방어력이 뛰어나고 방어자 보호에 적합하다.

내화학성이 뛰어난 통기성 필름을 적용했다.

무게가 가볍고 촉감이 뛰어나고 먼지 발생이 없다.

2. 헤드셋 착용순서

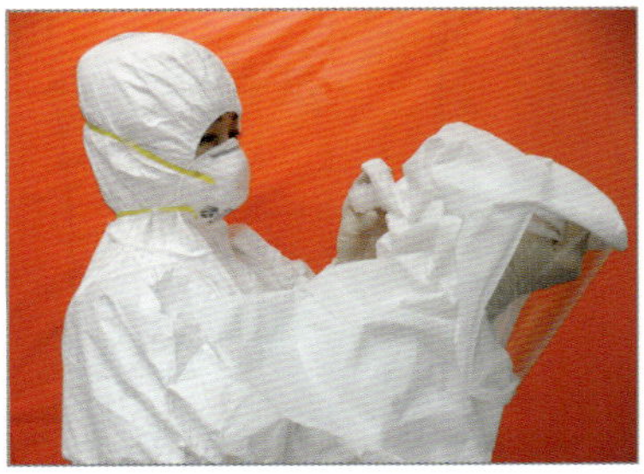
헤드셋 준비

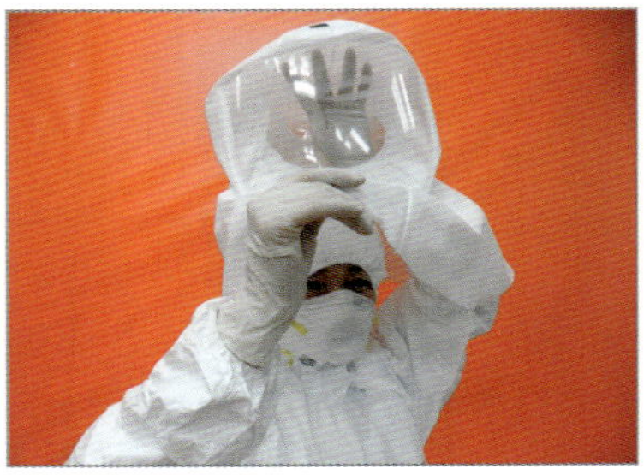
헤드셋 착용과정

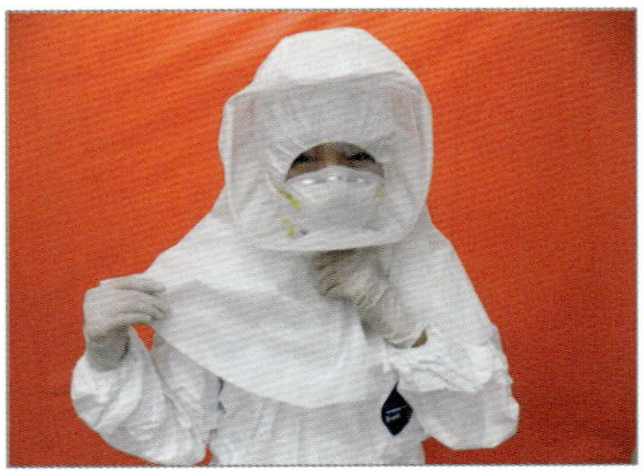
헤드셋 착용완료

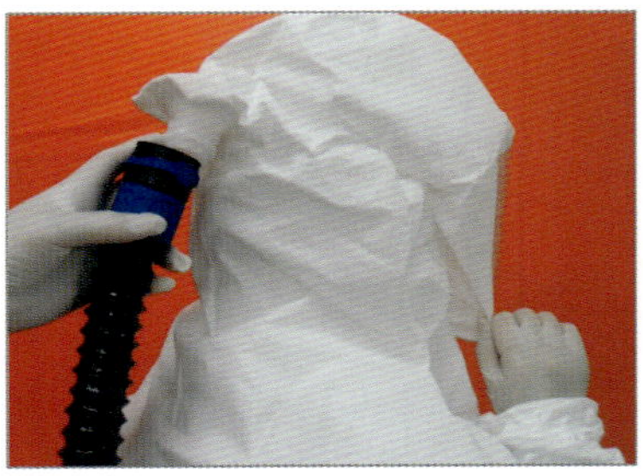
헤드셋에 산소호스연결

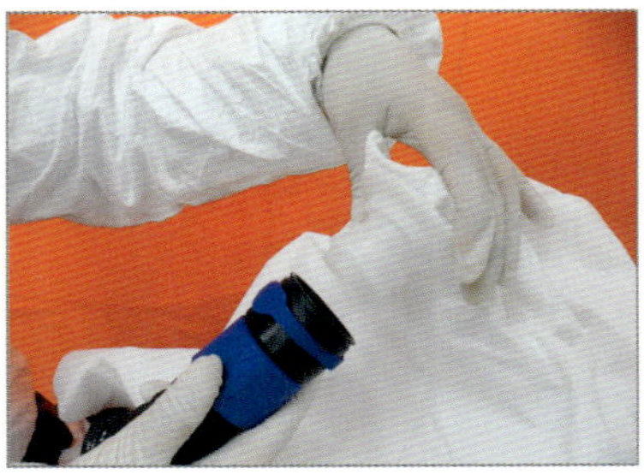
산소호스 연결과정 1

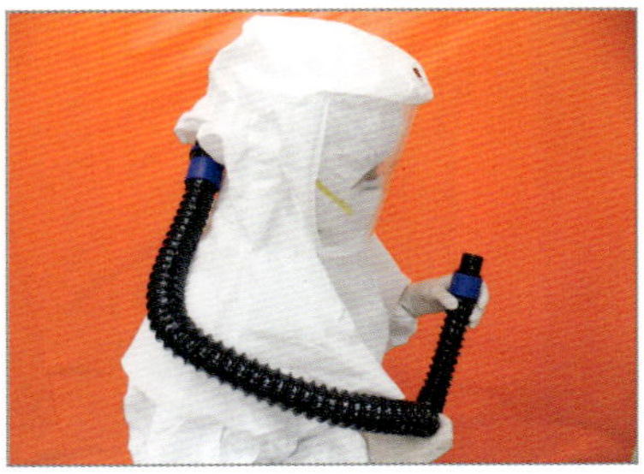
산소호스 연결완료

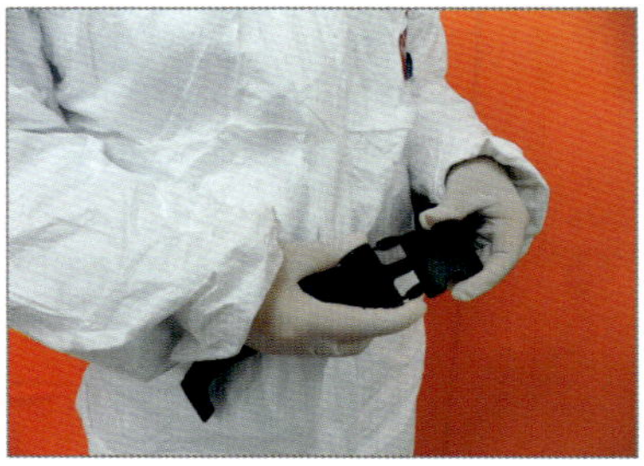

필터 백 착용과정

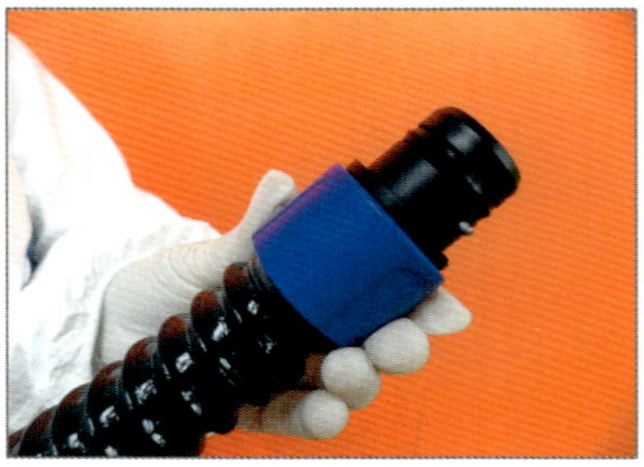

산소호스 연결과정 2

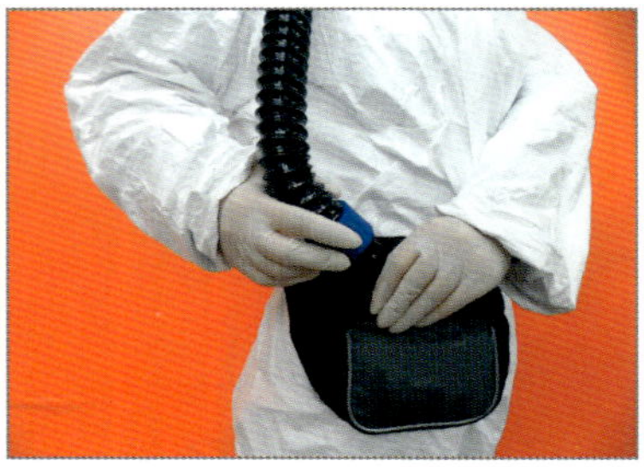

필터 백에 산소호스 연결

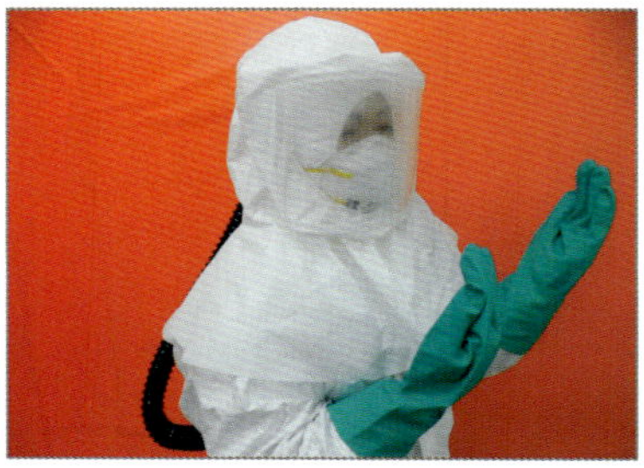

헤드 셋 착용완료

3. 방호복 착용의 주의사항

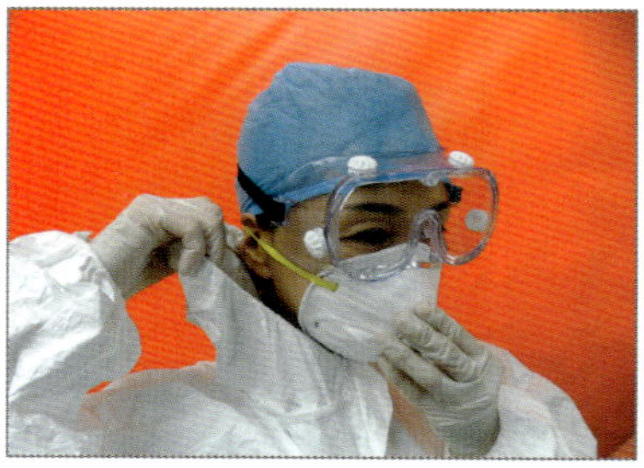

머리덮개 전 보안경(마스크) 미리 착용주의

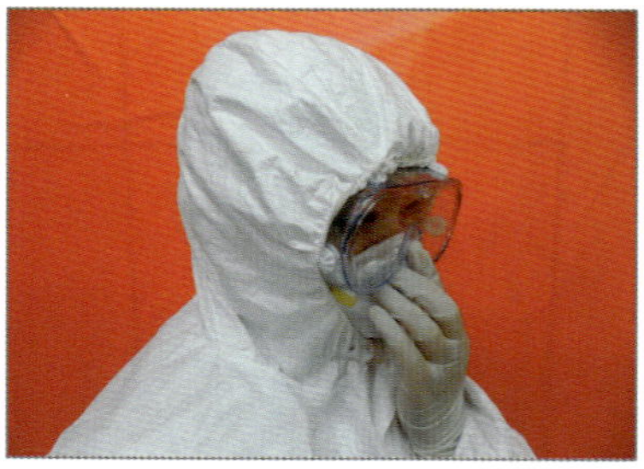

마스크, 보안경 내부 착용 상태(불량)

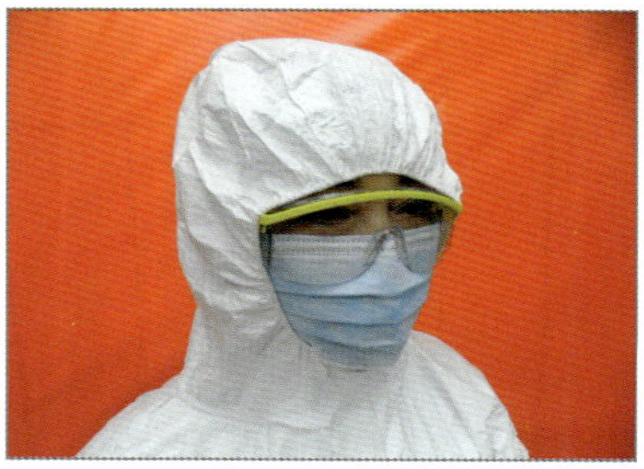

불량 착용 상태

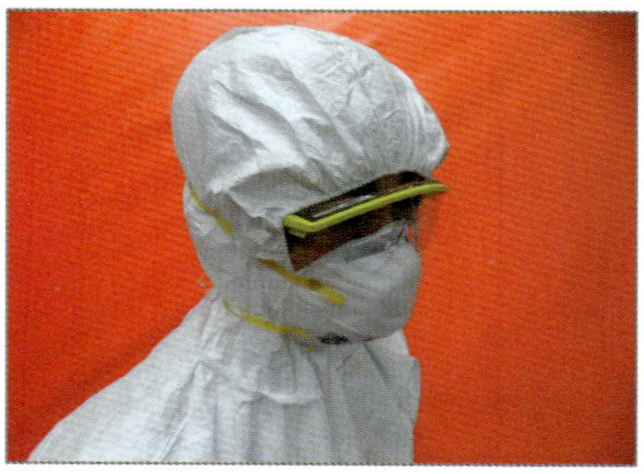

일반 보안경 착용금지

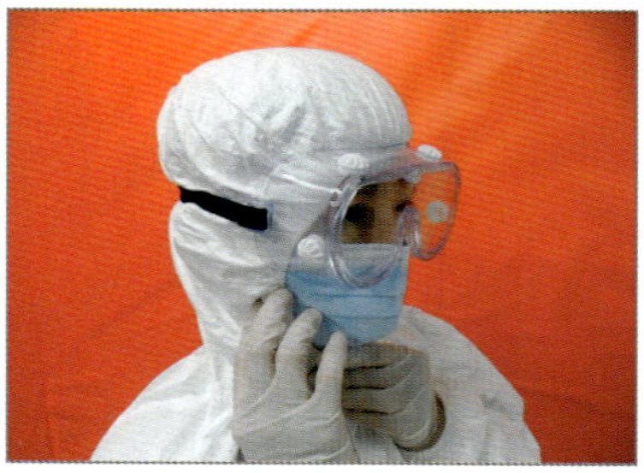

일반 마스크 착용금지

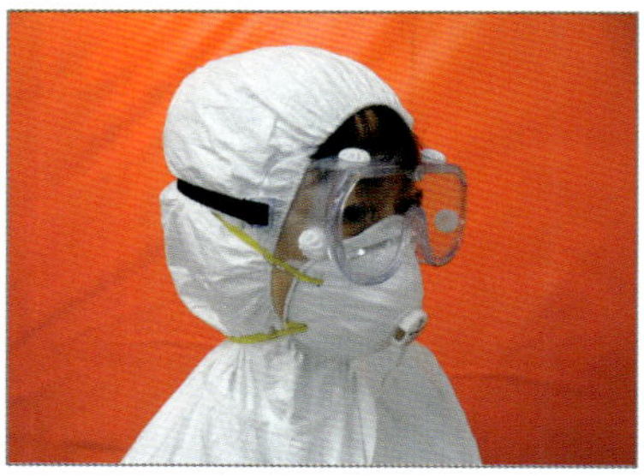

피부 및 머리카락 노출금지

4. N 95 마스크 착용순서

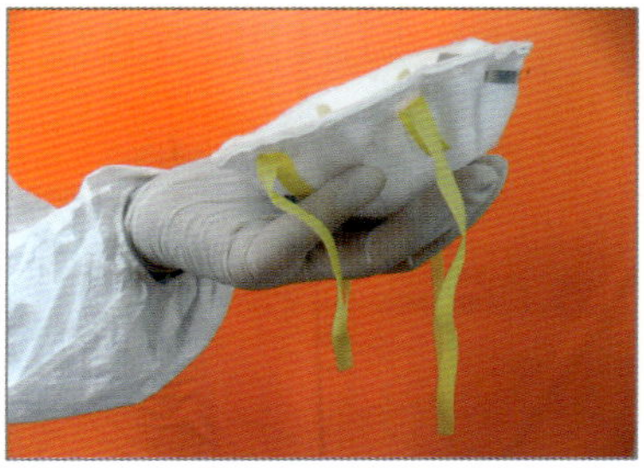

고무줄을 밑으로 늘려 정리한다.

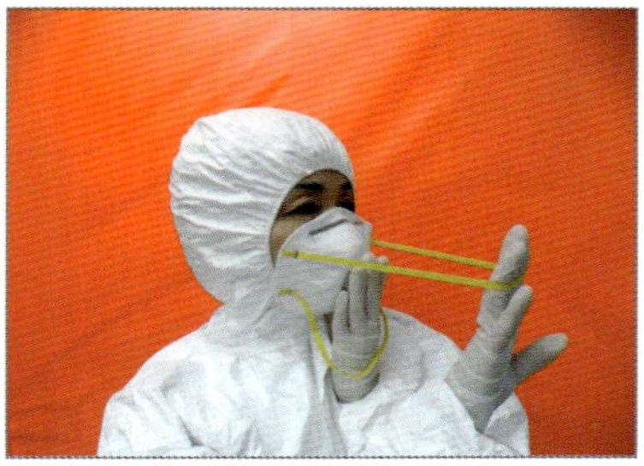

코와 턱을 감싸도록 얼굴에 맞춘다.

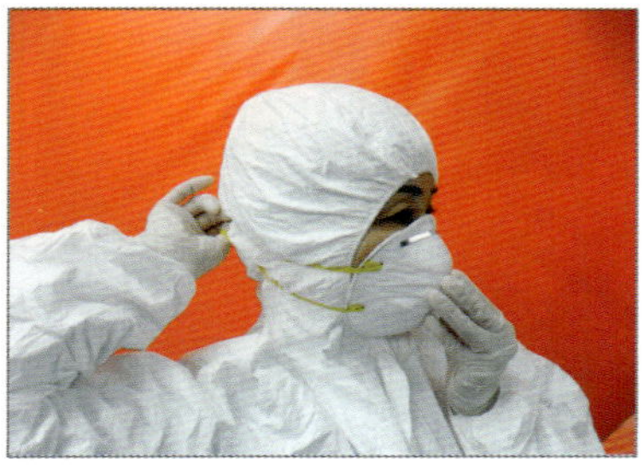

긴 쪽의 고무줄 뒤통수 고정

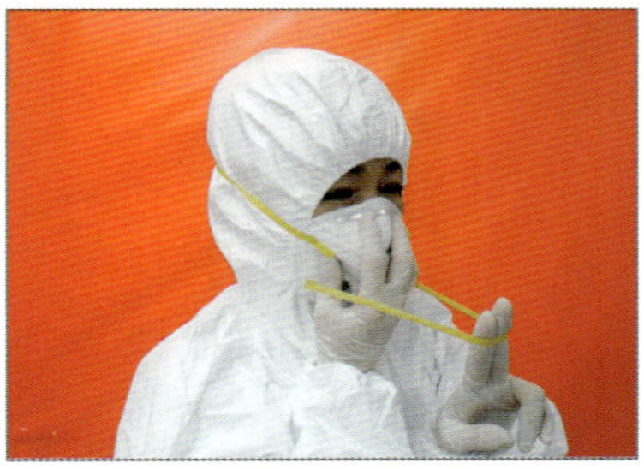

짧은 쪽 고무줄 목 고정

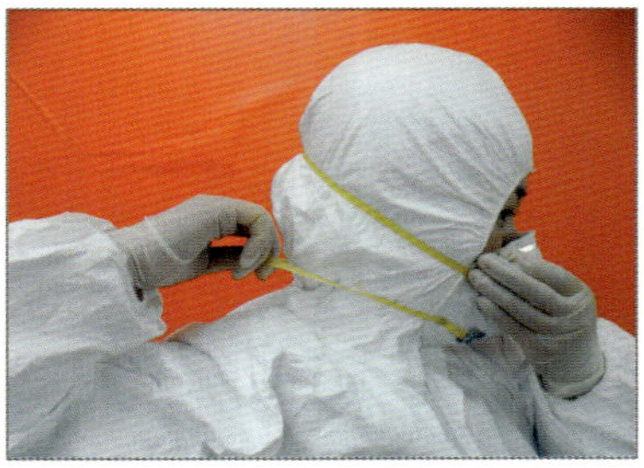

짧은 쪽 고무줄 정리

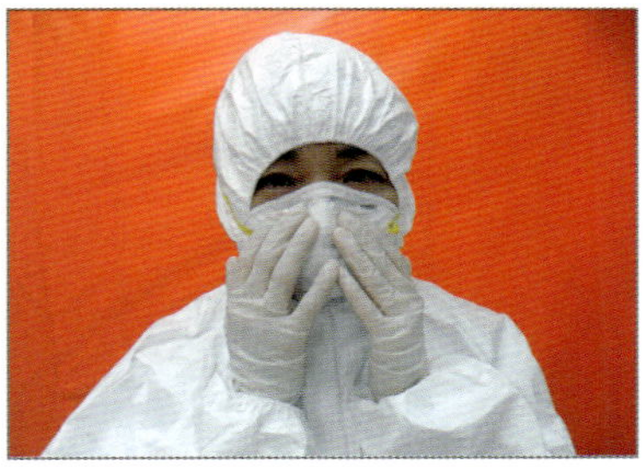

마스크 통기 및 밀폐확인

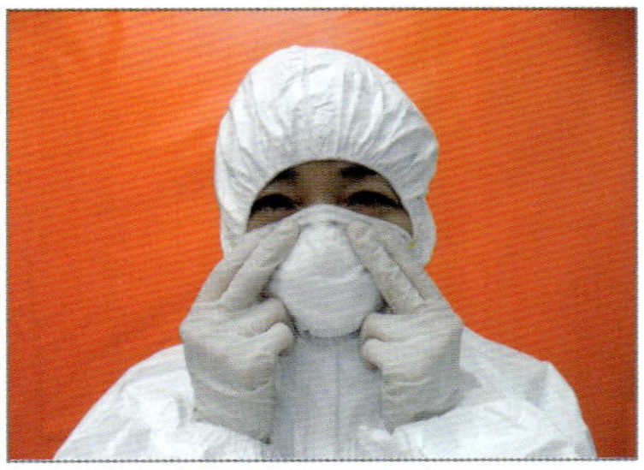

금속클립 맞추기

1) N 95 마스크란

산업계에서 사용되고 있는 마스크로, 감염예방의 유효성과 CDC 등이 추천하는 마스크이며 미국 NIOSHDML 규격 42CFR, Part48에 적합한 마스크 가운데 N 95클래스에 적합한 마스크가 N 95 마스크로 불리고 있다.

N 95는 감염 중의 물보라 핵을 흡입하지 않게 하기 위한 미립자용 마스크로 CDC의 "의료시설에 있어서의 결핵 감염방지의 가이드라인"에 적합한 것으로 명시하고, 숫자의 95 의미는 "0.3마이크로미터 이상의 공기 중의 미립자를 95% 이상" 여과한다는 해석이다.

5. 보안경 착용 순서

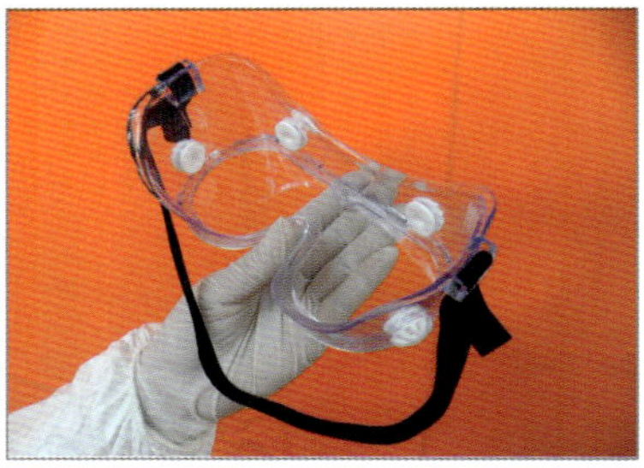
보안경 잡기

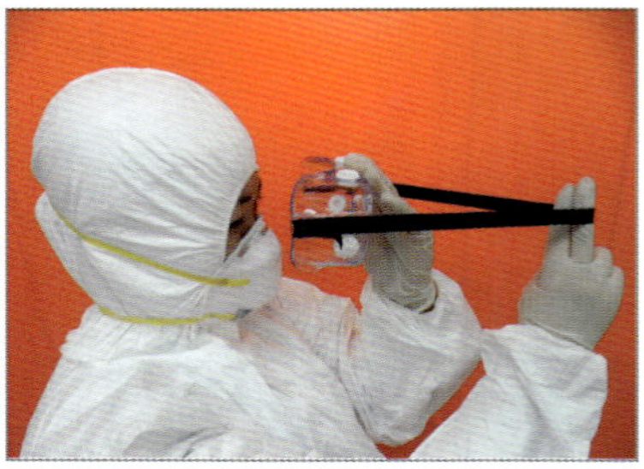
보안경 정면 고정 후 자세

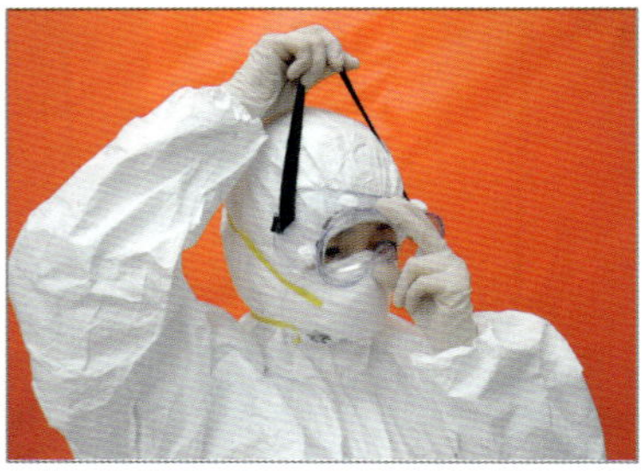
보안경 밴드 머리위로 올리기

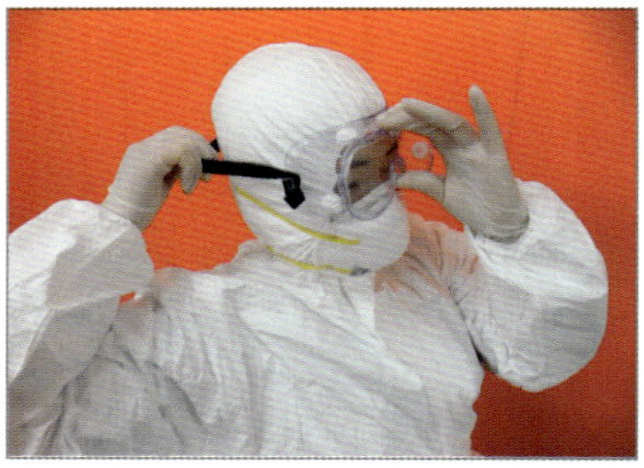
보안경 밴드 뒤통수 고정

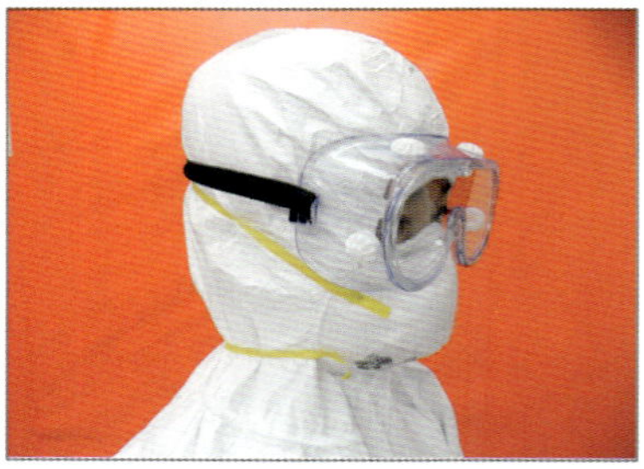
정상 상태

1) 마스크 폐기의 주의사항

오염된 장갑 또는 손으로 마스크의 매듭을 풀거나 매만지는 행위는 주변 오염을 초래 하므로 N95 마스크와 끈 마스크 사용 후 반드시, 마스크 앞쪽에 접착(압착)된 끈을 절단하여 폐기처리 하여야 한다.

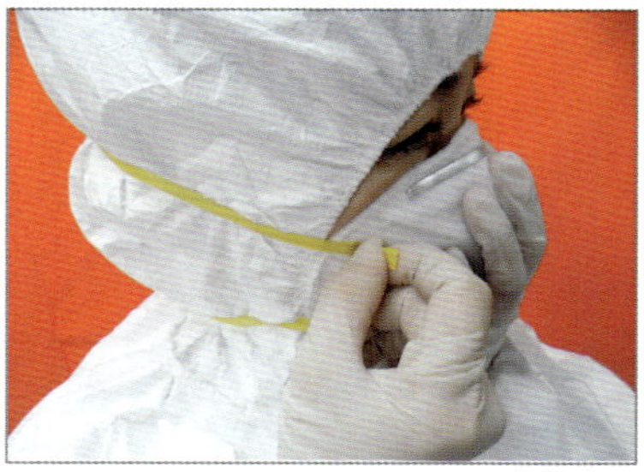
마스크 접착면 밴드 잡기

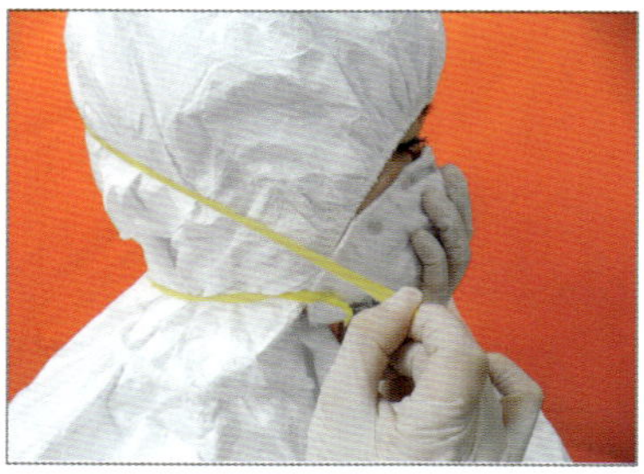
마스크 밴드 뜯기

6. 기공실 N 95마스크 착용

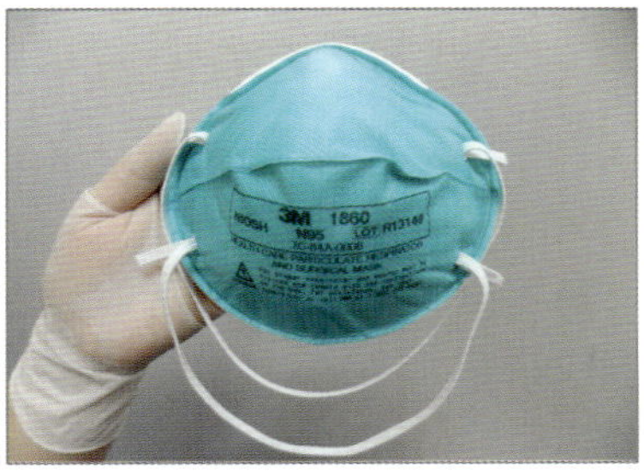
N95(1880) 마스크

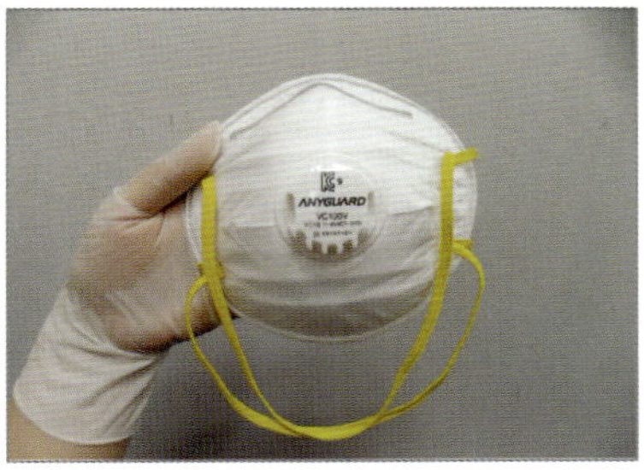
필터 마스크 부착형

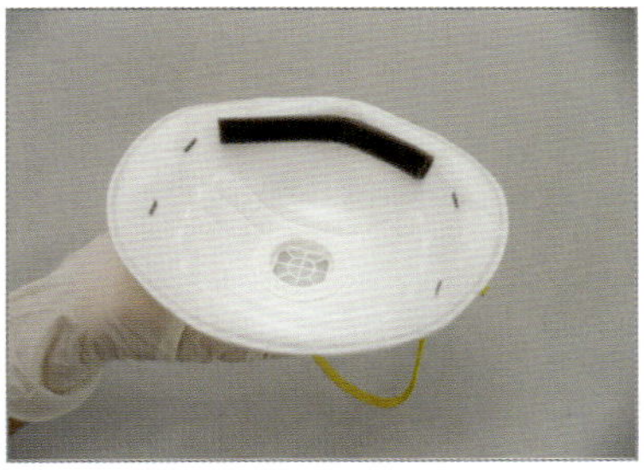
마스크 내부 필터

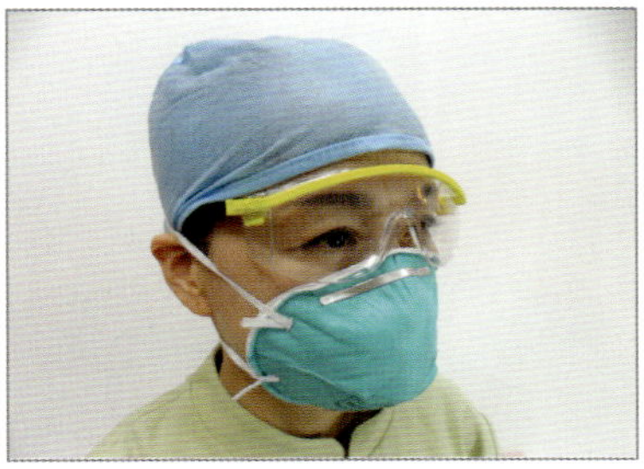
N95(1880)마스크

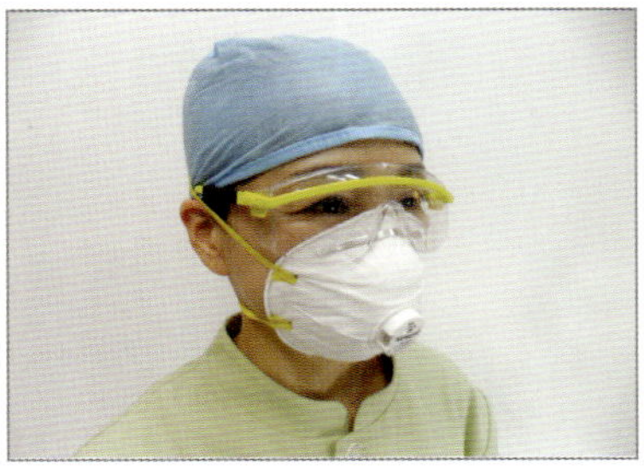
필터 마스크 착용

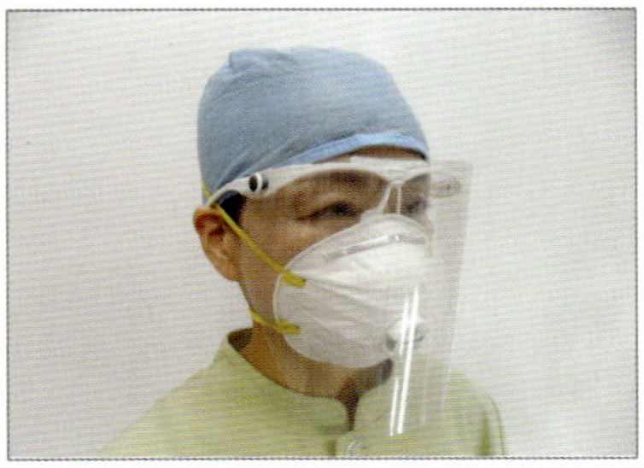
쉴드 및 필터 마스크 착용

7. 일반 마스크 착용의 주의사항

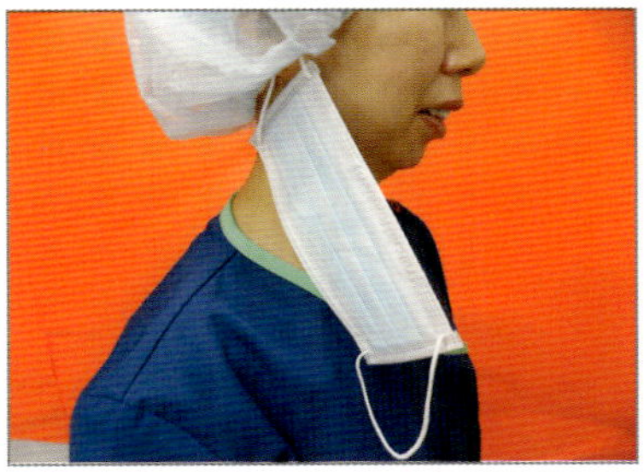
사용 후 귀 걸기금지

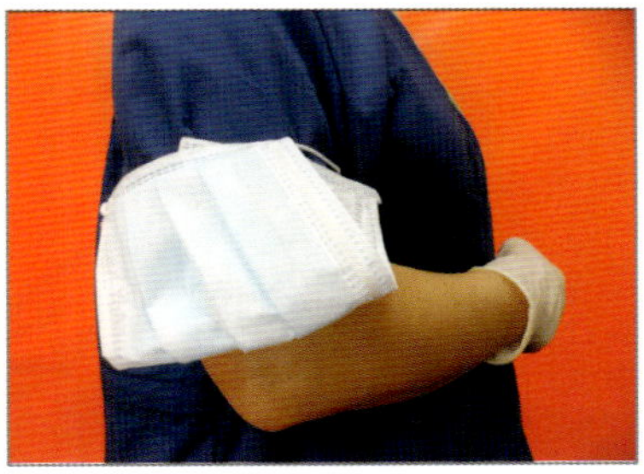
사용 후 팔뚝 걸기금지

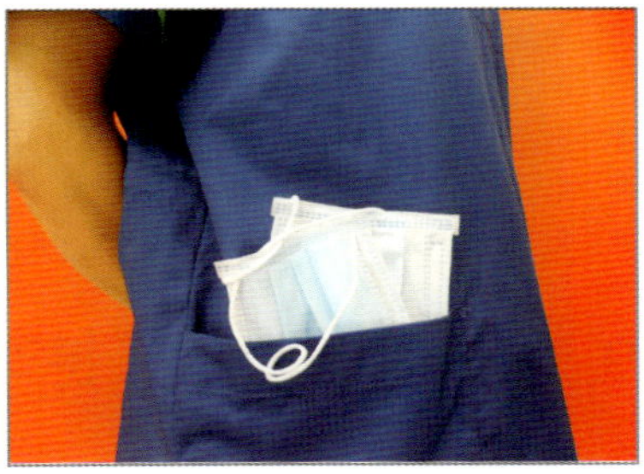
사용 후 주머니 삽입금지

8. 끈 마스크 착용의 주의사항

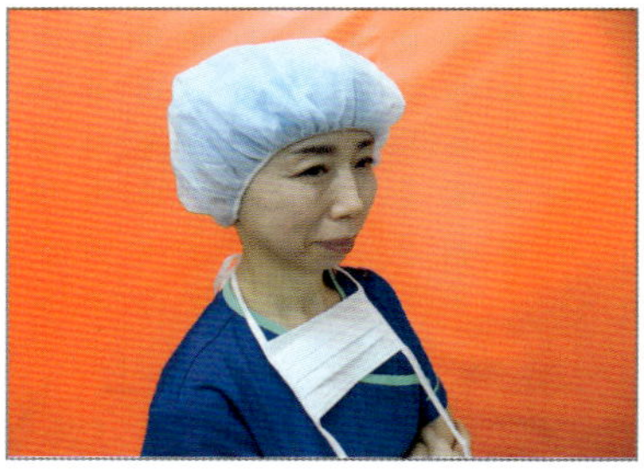
끈 마스크 걸고 이동금지

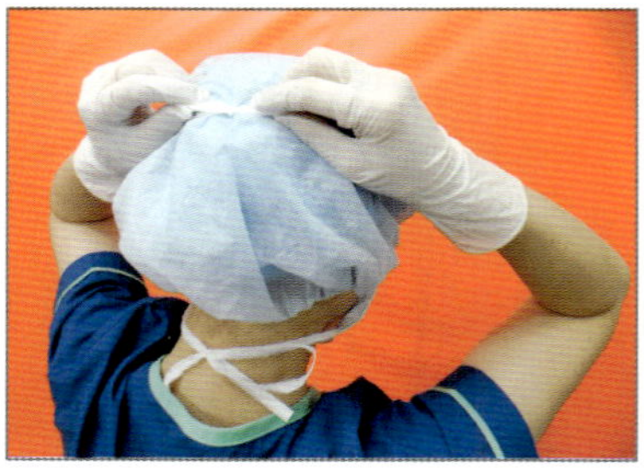
오염된 장갑으로 매듭풀기 금지

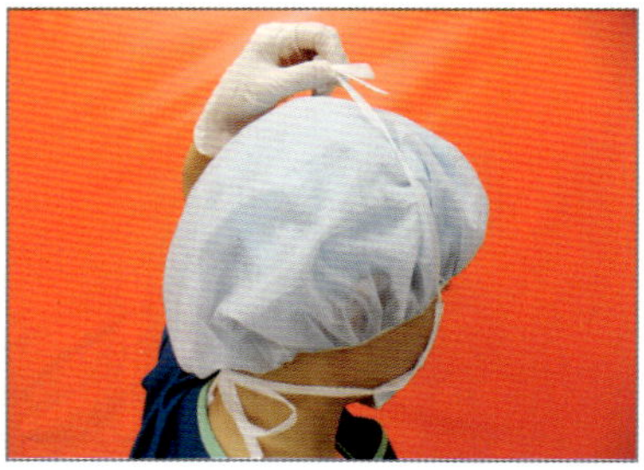
뒤통수 매듭 잡기

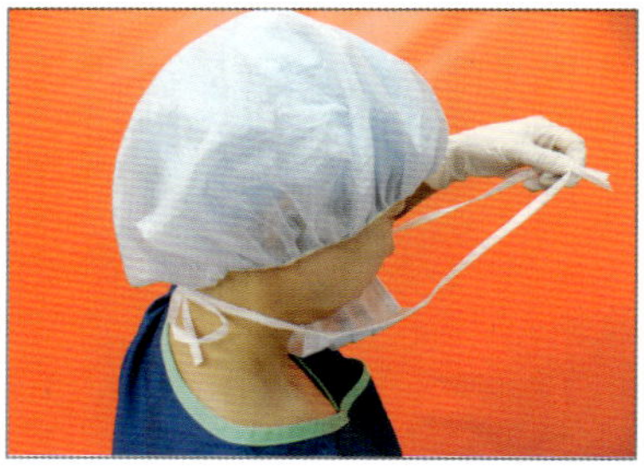
매듭 앞으로 내리기

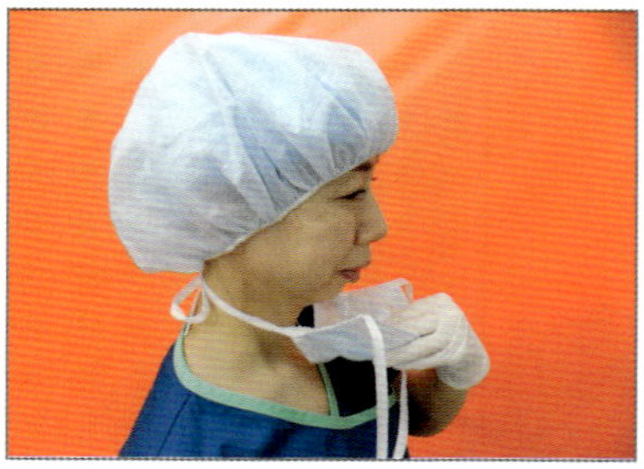
마스크 잡고 앞으로 당기기

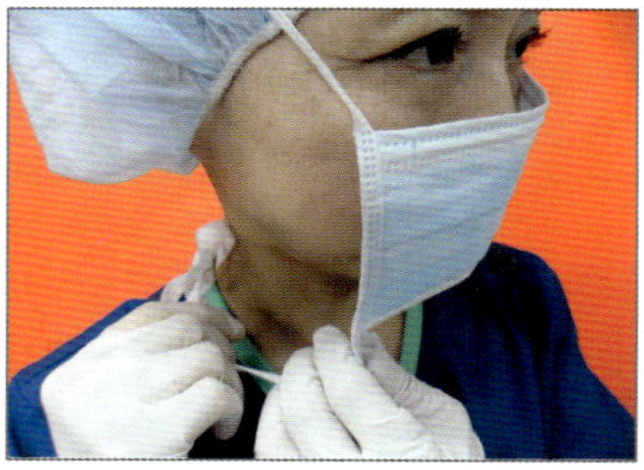
마스크 끈 잡기

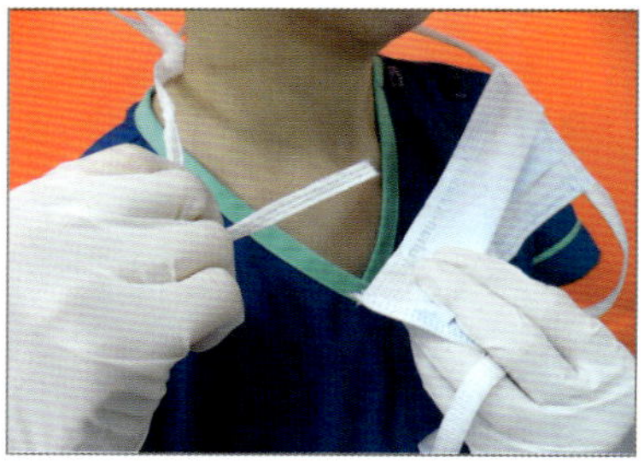
마스크 옆에서 뜯기(절단)

9. 필터 마스크(N95) 분리 방법

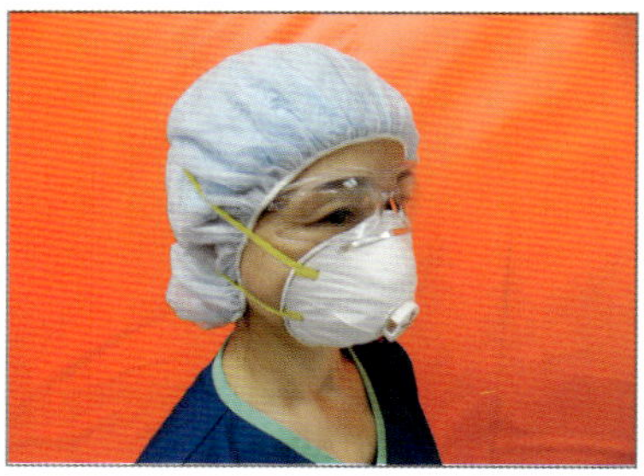
필터 마스크

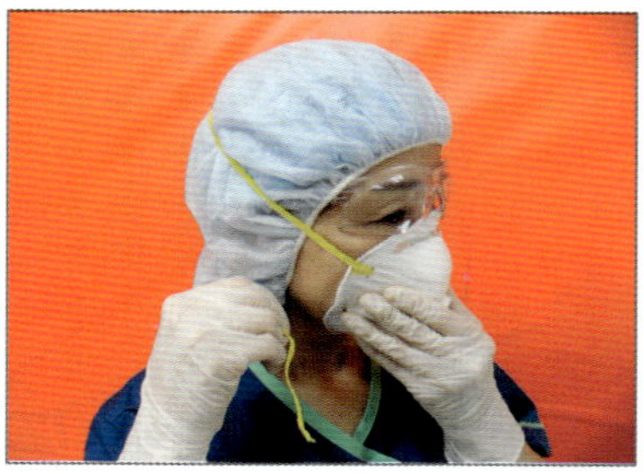
필터 마스크 밴드 뜯기

PART 2
메커니즘 구조

1. 멸균의 이해와 신뢰성 검사
2. 멸균 팩(파우치)관리와 포장방법
3. 초음파 세정의 이론
4. UV 소독기 이론
5. 수술실 오염접착 패드
6. Compressor 오염경로 진단과 관리
7. Suction Motor 오염경로 진단과 관리
8. 소독제 이론과 효과적인 선택기준
9. 치과에서의 기공물 관리

1장. 멸균의 이해와 신뢰성 검사

1. 멸균(Sterilization)이란

멸균(sterilization)이란 물리적 및 화학적 방법을 이용하여 세균의 포자를 포함 한 모든 형태의 미생물을 파괴, 사멸하는 과정으로 친화적이고 완전한 무균 상태를 의미한다.

의료기술의 비약적인 발전에도 불구하고 계속되는 병원 교차 감염문제는 인력과 의료자원의 낭비, 환자의 고통과 의료비용의 상승을 초래하고 있다. 감염관리 문제를 억제할 수 있는 방법은 멸균 이다.

환자를 진료하기 위하여 모든 의료기관은 동등하고 높은 수준의 멸균 시스템를 갖추고 모든 의료 기구는 멸균대상물에 따라 우수하고 효과적인 멸균방법을 수행하여야 한다.

환자의 구강 안에 접근되는 모든 기구는 멸균이 반복되고 높은 온도에 견딜 수 있는 조건이어야 한다.

멸균과정이 실제로 모든 미생물을 사멸시키는지 확인하기 위해 고도의 저항력을 가진 미생물을 검증 표본으로 선택한다. 그 처리가 모든 미생물을 사멸시키면 멸균처리로 간주한다.

세균의 내생포자(endospore)는 열과 화학물질에 높은 저항력을 갖기 때문에 이를 사멸시킬 수 없다면 멸균이라 할 수 없다.

국제적인 요건충족과 이상적인 멸균이란 과정은 의료기술의 발전으로 멸균시간 단축과 품질개량으로 진화하고 있다.

■ 멸균의 단계는 아래 여덟 단계로 정의 할 수 있다.

1. 진공단계(vacuum period) : 챔버 내부에 차있는 오염된 공기를 강제로 챔버 밖으로 방출시키는 단계이다.
2. 가열단계(heat-up period) : 일정한 온도까지 오르도록 하는 단계이다.
3. 멸균단계(exposure period) : 아포를 포함한 모든 형태의 미생물이 사멸되는 단계이다.
4. 건조단계(cool-down period) : 여분의 습기가 마르도록 하고 충분히 건조시키는 단계이다.
5. 확인단계(Indicator period) : 멸균물의 성공여부와 사용여부를 모니터링하고 사후 관리하는 단계이다.
6. 보관단계(store period) : 건조된 멸균포장물품을 'clean zone' 에 대기시키는 단계이다.
7. 유효단계(available period) : 멸균대상물에 따른 유효기간의 단계이다.
8. 노출단계(exposure period) : 공기 중 노출을 최대한 억제하여 오염과의 접촉을 줄이는 단계

2. 치과기구의 위험도 구분에 따른 분류

1) 고 위험기구(Critical instrument)

인체의 조직이나 혈관에 직접 접촉하는 품목으로 수술기구나 주사바늘, 임플란트 기구 및 나사류와 고속 및 저속 핸드피스, 엔도용 핸드피스, 스케일러 핸드피스, 페리오 스틸 엘리베이터, 치주용 큐렛, 본파일, 오스테오톰 기구류, 매스, 수술용 Bur, 각종 파일류 등 다양한 기구류가 포함된다.

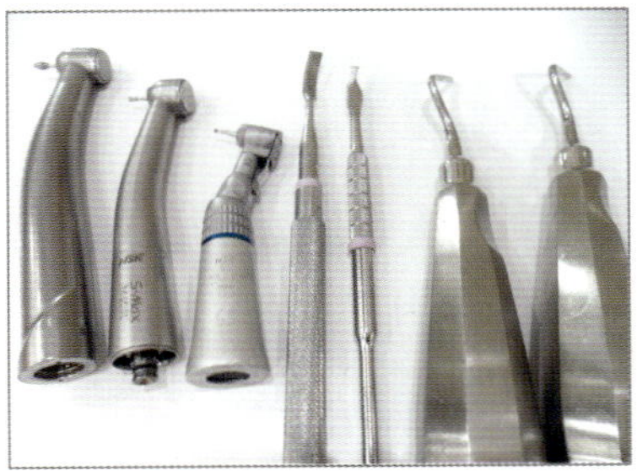

고속핸드피스, 본파일, 큐렛 기타

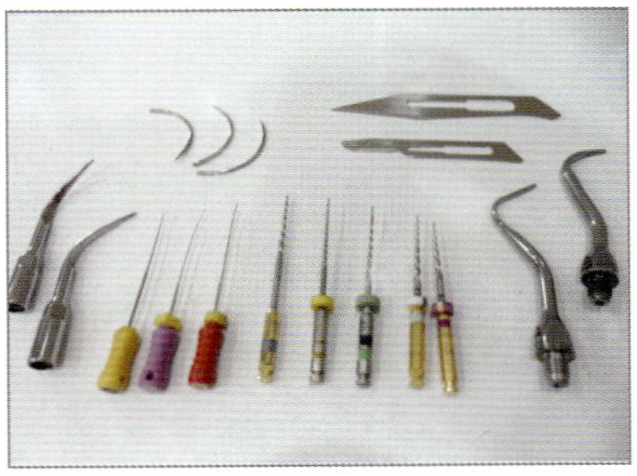

스케일러 팁, file 기타

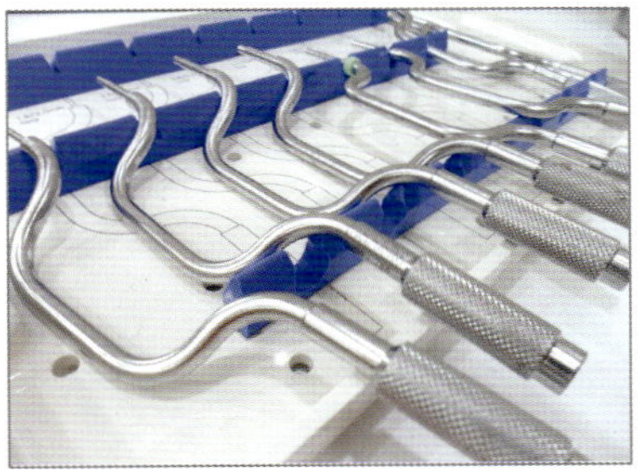

오스테오톰 Kit 기타

주의사항

1. 치과장비감염관리자(치과위생사)는 멸균물의 세정과정부터 건조과정까지의 진행을 매뉴얼에 따라 감독, 지시하고, 멸균 전에 포장상태가 양호한지, 멸균용 지시제는 Kit내부에 삽입되어 있는지, 유효기간의 여부와 멸균기 상태를 확인하여야 한다.
2. 선진공 고압증기멸균(Prevacuum sterilization)기 사용일 경우 일정 시간의 예열을 하고 Bowie-Dick 검사를 하여 내부의 지시제 색상 변화를 판독한 후 멸균을 진행한다.
3. 일반고압증기멸균기(pressuresteamsterilization)와 산화에틸렌가스멸균(Ethylene oxide gas sterilization)기 사용은 반드시 생물학적 지시제 및 화학적 지시제를 동시에 검사 후 24시간(1시간) 또는 48시간(3시간) 이내 아포(배양)검사를 시행 후 음성판정을 받아야 한다. 만약 양성 반응판정을 받았다면 사용하는 멸균기는 해당제조사의 A/S및 정비를 받아 다시 지시제 검사를 하여야 한다. 또한 감독자는 상기 모든 진행을 서류로 작성하거나 전산으로 자료를 저장하여야 한다.

2) 준 위험기구(Semicritical instrument)

높은 수준의 소독개념을 적용하며 피부나 점막에 접촉하지만 인체조직을 뚫고 들어가지 않는 기구류로 해석할 수 있다. 단, 피부 및 점막을 뚫고 들어갈 경우는 멸균을 하여야 한다.

일반적으로 레진용 인스트루먼트, 아말감용 인스트루먼트, 메탈 석션팁, 치경, 핀셋, 3-웨이 시린지팁, 인젝션 시린지 본체 등으로 분리할 수 있다.

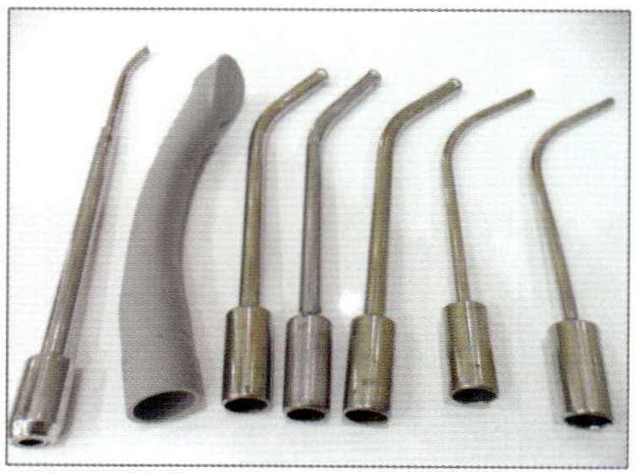
각종 메탈 석션 팁

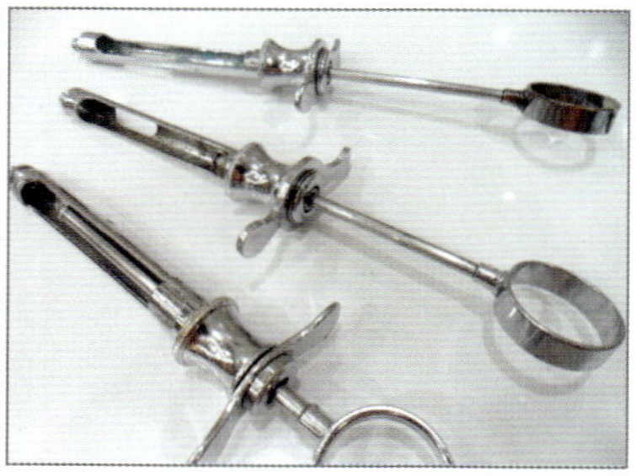
인젝션 시린지

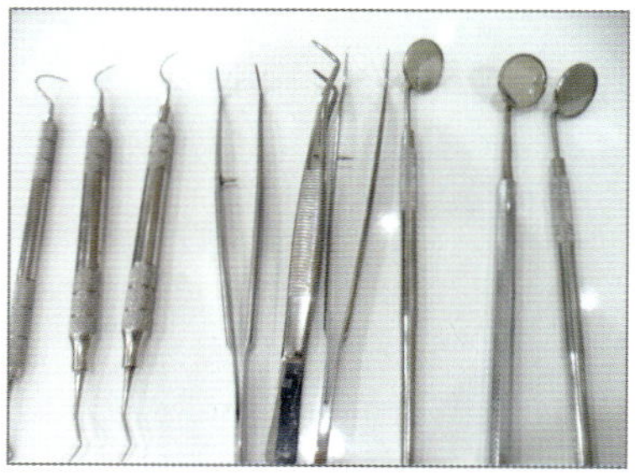
익스플로러, 치경, 핀셋

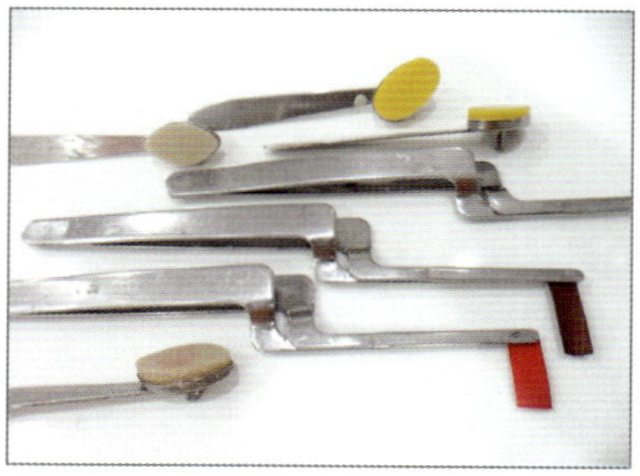
인레이세터, 교합지 홀더

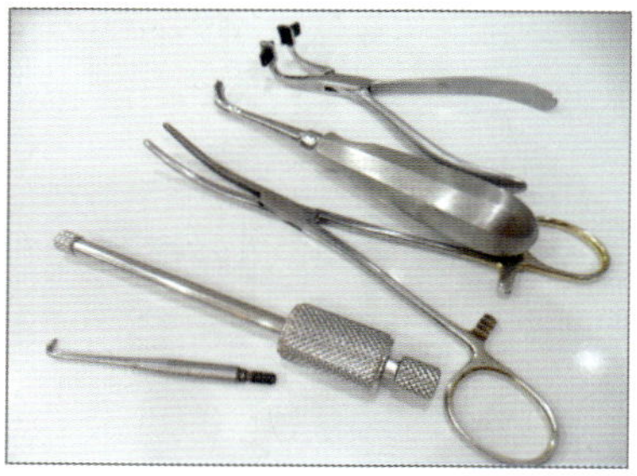
크라운그립, 크라운 리무버

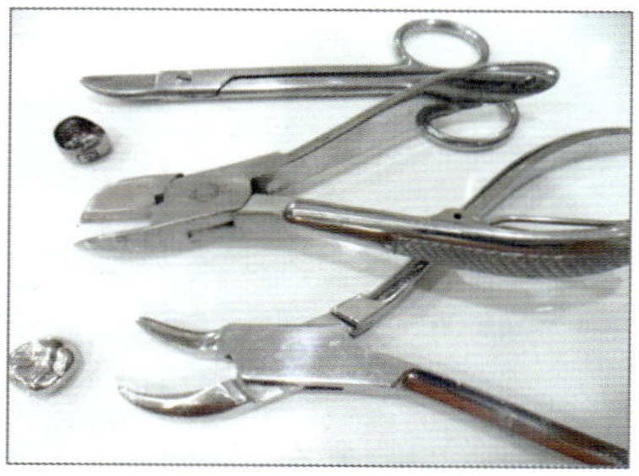
크라운 시저, 영 플라이어

(1) 소독 수준

세균의 아포를 제외한 모든 형태의 미생물을 파괴시키는 '높은 수준' 의 소독이 요구된다.

주의사항

1. 수준 높은 교차 감염예방을 위해서는 멸균을 할 수도 있으며, 고도의 소독능력을 가진 소독제로 침전시킨 한 후 멸균된 증류수로 깨끗하게 헹구어 건조한다. 만약 증류수를 사용할 수 없을 경우는 일반 수돗물로 헹군 다음 알코올로 세정하고 건조시킨다.
2. 또는 병원 내 저장되는 물은 미생물 증식(바이오필름)을 막기 위해서 염소처리 하여야 한다.
3. 소독용액으로 글루탈 알데히드, 과산화수소, 과초산 등이 사용 된다.

3) 비 위험기구(Noncritical instrument)

인체와 점막에 닿지 않고 진료에 사용되는 기구로 해석할 수 있다.

일반적으로 세멘 및 알지네이트용 스파출라, Rubber bowl, 고글이나 쉴드, 방사선 촬영용 카세트, 혈압측정기 등으로 분리할 수 있다.

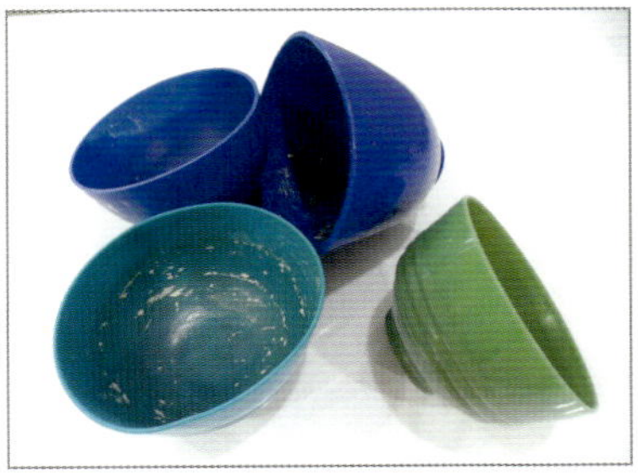

Rubber bowl

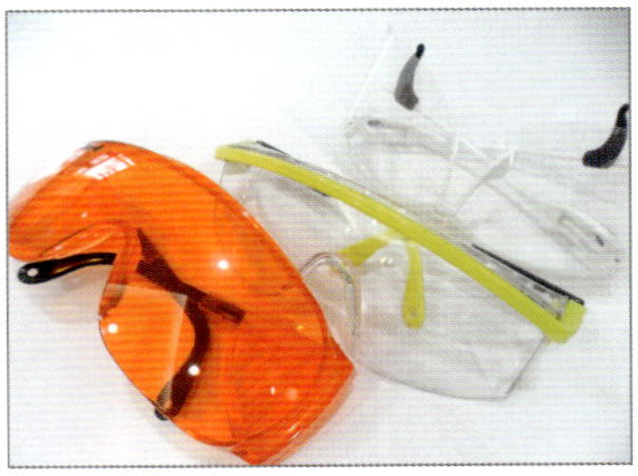

고글

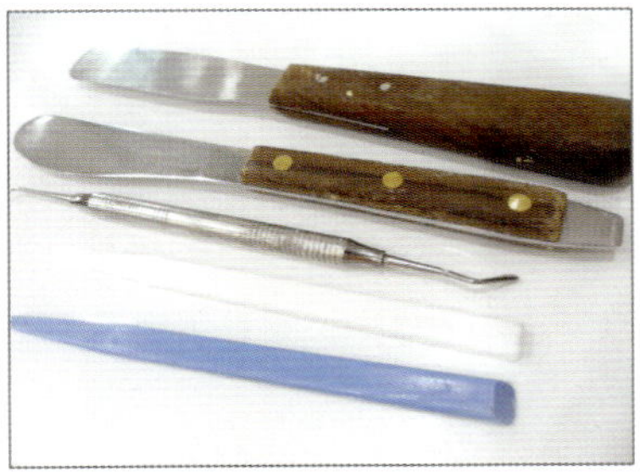

세멘 및 알지네이트용 스파출라

(1) 소독 수준

일반적으로 세균, 바이러스, 일부 곰팡이를 죽이지만 결핵균이나 세균 아포는 죽이지 못하는 '낮은 수준' 의 소독을 적용한다. 다만, 피가 묻은 비위험기구는 세균, 바이러스, 진균과 결핵균은 죽이지만 세균 아포만 죽이지 못하는 '중간 수준' 의 소독을 적용한다.

주의사항

수준 높은 교차 감염예방을 위해선 U.V건조기에 장재할 수 있다.
모든 소독 및 멸균물은 철저하고 완벽한 건조를 수행 한 후 해당하는 작업을 진행하는 것을 권장한다.

4) 위험 별 소독제

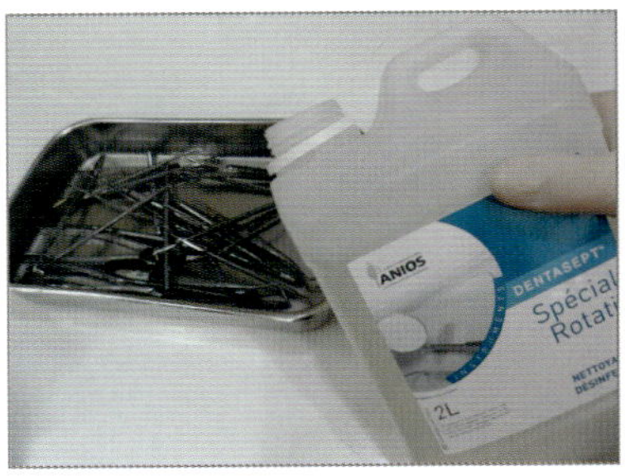

고위험 멸균용

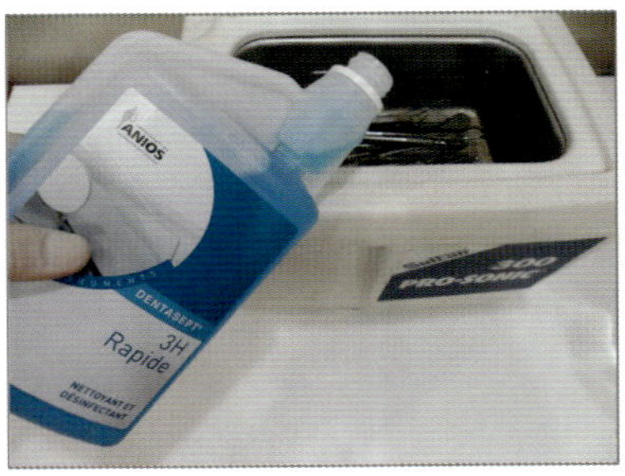

준 위험용

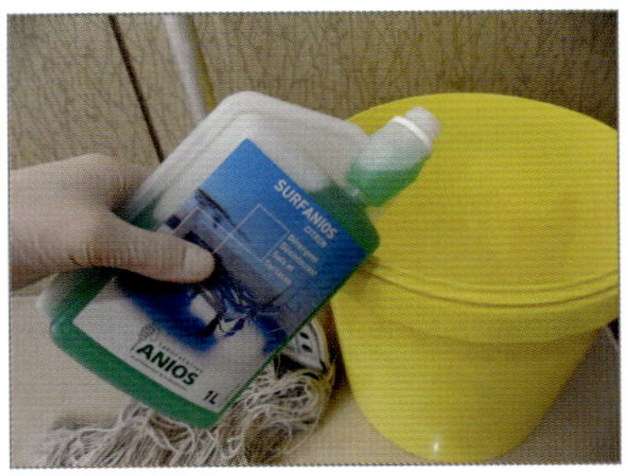

비 위험용 소독제

3. 멸균기 검사방법과 구분

1) 생물학적 검사방법(Biological test)

(1) 생물학적 지시제로 Bacillus subtilis 또는 Bacillus stearothermophilus(스테아로테르모필루스)spore가 담긴 앰플을 멸균기 문 앞쪽부분 아래쪽에 놓고 검사하는 방법
(2) 멸균 완료 후 생물학적 지시제 내의 세균을 인큐베이터에 놓고 24시간(1시간) 또는 48시간(3시간) 이내 배양하여 멸균성공 여부를 확인하는 방법
(3) 멸균기 작동에 이상이 있어 A/S수리를 받은 후, 또는 설치장소나 위치가 변경 될 경우, 입증할 수 없는 멸균실패가 있을 경우 시행하는 방법

2) 화학적 검사방법(Chemical test)

(1) 멸균성공 상태를 확인하는 것 보다는 포장 물품의 멸균과정이 진행 되었는지 확인하는 방법
(2) 멸균 과정에서 하나 혹은 두 가지 이상의 지시계(화학적 인디게이터)를 육안으로 판독하는 방법(색상변화로 판단)
(3) 멸균 과정의 오류발견이 매우 쉽다.
(4) 판독의 엄격함을 높이기 위해서는 국제적으로 Class 1~6등급이 있으며, 가능한 5등급을 권장한다.

3) 기계적(물리적)검사방법(Mechanical test)

(1) 멸균과정 동안의 진공상태, 압력게이지변화, 시간, 온도, 증기누기 등을 측정하는 방법
(2) 점검일지에 멸균 사이클과 항목을 표시하고 기록하는 방법
(3) 멸균기 내부의 성능검사가 아니라 외부적 상태를 육안으로 점검하는 방법

4. 멸균기 등급과 기준

1) B class

포화증기를 이용하여 포장된 무공물질(고체), 중공물질(관), 다공물질(천)등 침투성을 가진 제품을 멸균할 수 있는 등급

2) S class

포화증기를 이용하여 포장하지 않은 고체류의 제품과 제조자에 의해 특별히 명시된 제품을 멸균할 수 있는 등급

3) N class

포화증기를 이용하여 포장하지 않은 고체류의 제품을 멸균할 수 있는 등급

참고설명

A. 중공물질: 내시경, 핸드피스류, 스케일러 팁, 석션 팁 등 가늘고 길고 속이 비어있는 튜브 형태로 된 의료기자재
B. 다공물질: 섬유류, 스폰지, 붕대, 거즈, 마스크 등 린넨(천)류 된 의류품
C. 무공물질: 기구류, 포셉류, 버, 파일, 등 금속형 고체의 의료기자재

⚠ B(S.N) class는 스팀 멸균기에만 해당된다(E. O 가스 · 플라즈마 멸균기는 해당 되지 않는다).

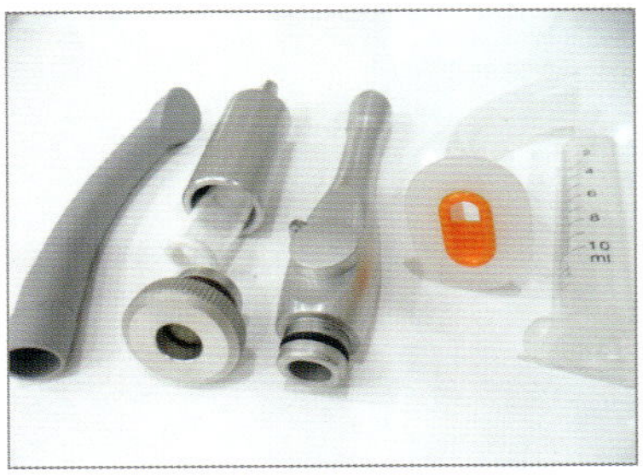

중공물질

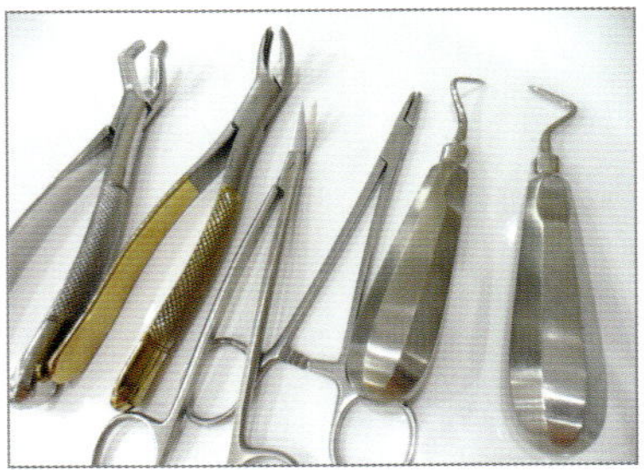

무공물질

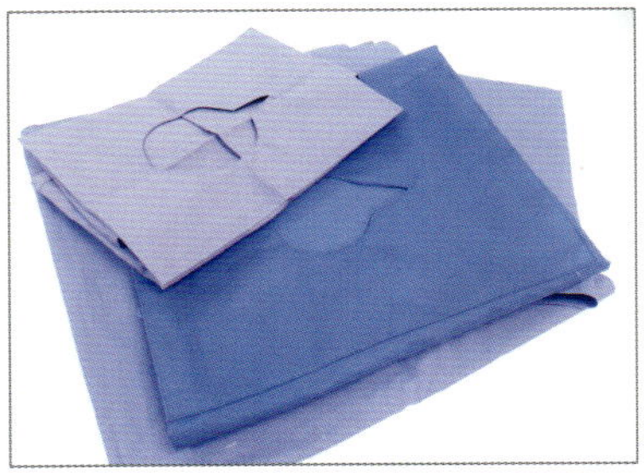

다공물질

5. 멸균기 신뢰성 검사의 배경

멸균과정에서 발생할 수 있는 비 신뢰성(멸균 물 젖음, 파우치 내 안개현상, 응축수 고임 등)의심과 치과 병, 의원만의 참고할 만한 표준관리가 부재하여 어려움이 있었다.

본 멸균관리의 신뢰성 검사방법을 표준화하여 멸균장비를 취급하는 과정에서 올바르게 적용하고 성공적인 멸균 확인을 강화하여 병원의 무결점 품질관리와 의료의 질관리 및 가치평가를 잠재적으로 격상시킬수 있는 존경과 신뢰의 수단이 될수 있다.

본 표준은 국내 KSP(의료기기용구 규격) 6116-8, 4항, 6130과 보건복지가족부의 소독 및 멸균지침 개정(2010년8월 입법고시)내용과 국제규격의 EN, ISO11140-1,ANSI ST8,AAMI ST7.9등에 의한 참고문헌과 권고사항을 기준으로 작성되었으므로 각 병, 의원(치과위생사, 장비 감염예방 관리자)의 담당 관리자는 병원의 체질과 생리에 맞게 적용할 수 있으며, 시스템을 개발하고 선행할 것을 권장 한다.

본 표준에 제시된 권장사항들은 치과 감염관리와 멸균관리의 위기의식과 멸균 물의 보존성, 치과위생사의 실무수준과 장비의 수명, 지역사회의 구강보건 관리의 배경에서 점진적인 발전에 부응하기 위하여 주기적인 분임토의와 개량이 요구된다.

진보적인 멸균 소독실의 멸균관리는 시대적으로 요구되고 있으며 철저하고 완벽한 친환경 멸균관리를 준수하여 병원 재량에 맞는 적용과 국제적 요건충족에도 이바지 하여야 한다.

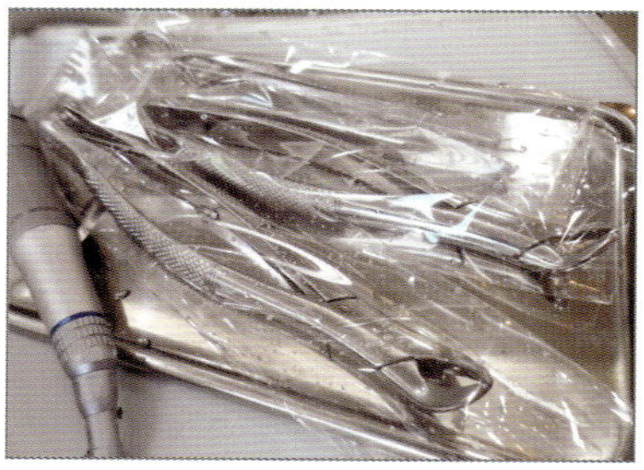
물방울 맺힘

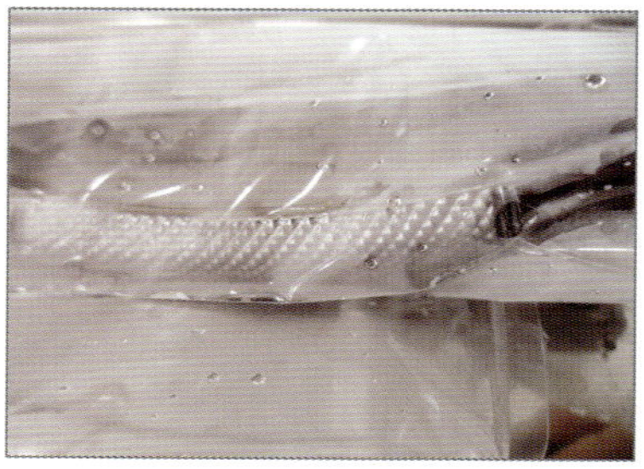
안개현상

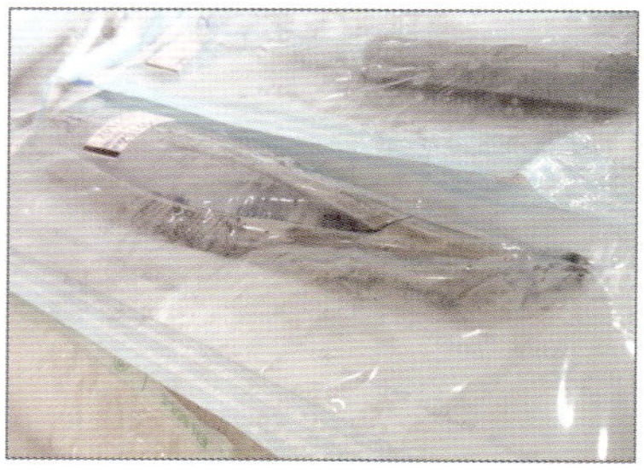
응축수 발생

6. 멸균기 신뢰성 검사방법과 설명

1) 생물학적 지시제 BI(Biological indicator)검사방법

고압증기멸균기용(Gravity sterilization)

(1) 시험의 목적

생물학적 지시제는 멸균방법에 있어서 가장 내성이 큰 표준화 된 생존미생물(Micro organism)의 균주를 활용한 멸균 과정 감시방법(Sterilization process monitoring method)으로 멸균 과정에서 확인 할 수 있는 가장 확실하고 신뢰할 수 있는 방법이다.

(2) 시험의 적용

생물학적 지시제는 세균아포(Bacterial spore)를 포함하여 모든 미생물의 생존여부를 육안으로 확인함으로써 성공적인 멸균여부를 증명하기 위해 사용한다.

제조사의 기능에 따라 다르나 일반스팀 멸균기는 Gravity용 생물학적 지시제를 구분하여 사용하여야 한다. 반면, 선(후)진공방식 스팀멸균기는 반드시 Prevacuum용 생물학적 지시제를 적용하여야 하며, 각기 배양시간이 다르다.

(3) 시험의 순서

① 감염 및 멸균관리(치과위생사 또는 장비감염관리자)자는 Bacillus stearothermophilus의 생물학적 지시제를 선택하여야 한다.
구입할 때는 생물학적 지시제의 보편성, 안전성, 신뢰성, 취급의 조작성을 고려하며 성능상의 특성, 보관 및 사용에 관한 참고자료를 확인한다.

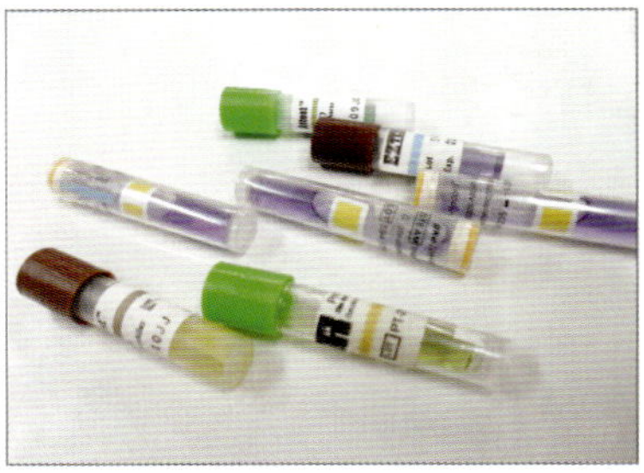

생물학적 지시제의 종류

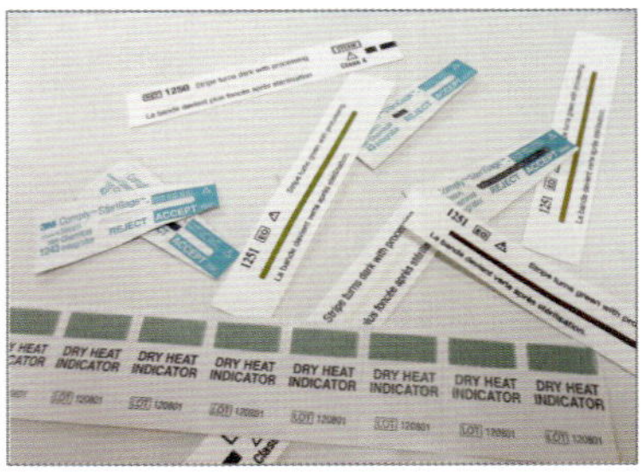

화학적 지시제의 종류

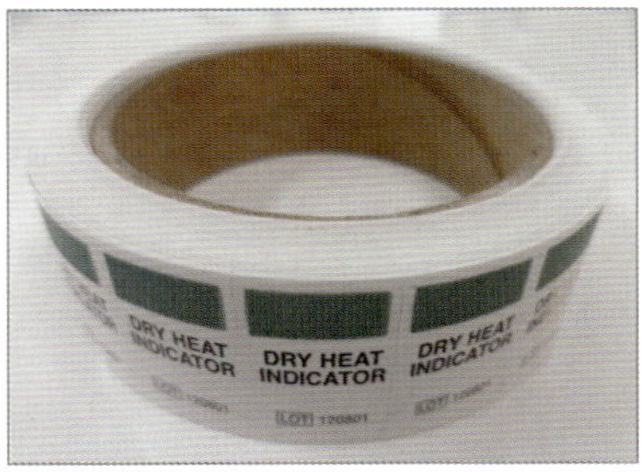

건열멸균기용 화학적 지시제

② 멸균의 신뢰성을 검사하기 위해서는 최소 일주일에 1회 정도 하는 것을 권장한다.

③ 특히 임플란트 또는 Surgical Kit, osteotom이 있을 경우 매 회 검사를 하고 결과가 음성반응으로 판독 될 때까지 수술기구는 사용하지 않는 것이 바람직하다.

④ 최근에는 생물학적 지시제 검사 시간이 1시간 이내에 배양을 통해 판독하는 장비가 판매되고 있다.
종전 24~48시간의 대기시간을 단축할 수 있는 장점은 있으나, 구입비용과 특정 제조업체의 지시제만 판독할 수 있어 공용화가 단점이다.

(3-1) 생물학적 지시제 검사 사례 1

① 멸균의 신뢰성을 검사하기 위해서는 최소 일주일에 1회 정도 하는 것을 권장한다.
② 파우치(90mm × 260mm)에 대한약전 치과용 일반거즈(2X2)규격의 거즈를 1장 이상을 겹치고, 거즈 중심부분에 2개의 생물학적 지시제와 2개의 화학적 지시제를 넣고 밀봉(접착)한다.

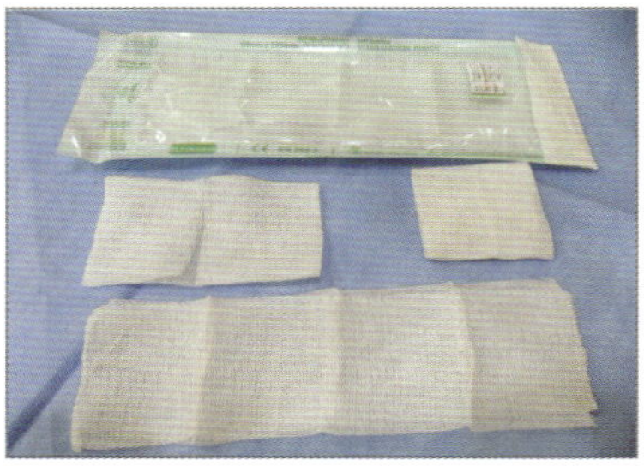
파우치와 약전 거즈

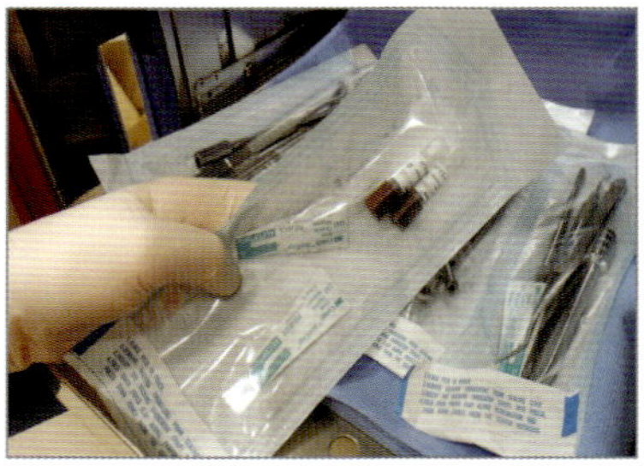
멸균 전 신뢰성 검사

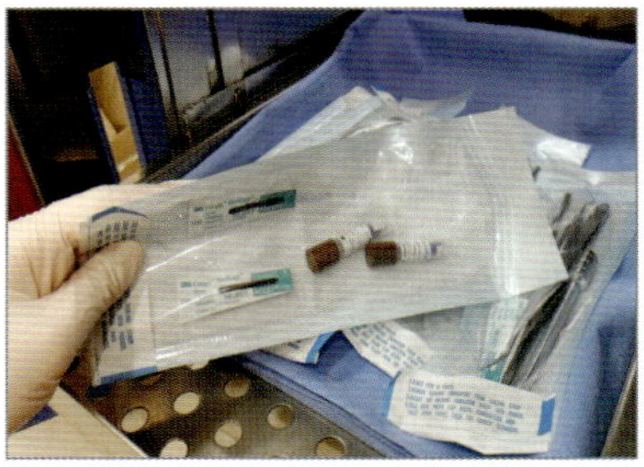
멸균 완료 후 화학적 지시제 색상변화

③ 멸균 신뢰성 검사 후 2개의 생물학적 지시제를 파우치에 꺼낸다.
④ 생물학적 지시제를 배양 할 때는 2개는 시험용으로 멸균을 하고 박스에 있는 다른 1개는 표준대조군으로 멸균하지 않고 배양한다.
이유로는 배양기 자체의 품질과 성능을 의심할 경우 멸균되지 않은 대조군의 색상변화가 있는 것을 확인하기 위해서이다.
⑤ 생물학적 지시제를 배양기에 1시간 또는 48시간 이내 균주변화 를 확인 하도록 한다.
⑥ 색상 변화가 없을 경우 음성이므로 치과 위생사 또는 장비감염관리자는 그 이후부터 멸균기를 정상적으로 사용할 수 있는 판단을 한다.
⑦ 특히 임플란트 또는 Surgical Kit, osteotome이 있을 경우 매 회 검사를 하고 결과가 음성반응으로 판독 될 때까지 멸균기를 사용하지 않는 것이 바람직하다.
⑧ 생물학적 지시제 2개를 넣는 이유는 확실한 안전성을 획득하기 위해 사용된다.
또한 외주(외부 검사의뢰) 처리 할때 택배송 중 파손으로부터 보존성을 높이기 위해서이다.
특히 겨울철의 택배송 과정에서 자주 발생하는 문제는 생물학적 지시제 2개중 1개는 어느부분 결빙되거나 반파된 사례가 많다.

주의사항

1. 멸균검사일지에 검사일자와 시간 및 검사완료 시간 등을 세부적으로 기록하도록 한다.
2. 인큐베이터를 외부로 위탁 할 경우 "검사 의뢰서"와 접수대장을 준비하도록 하며, 서명을 받도록 한다.
3. 멸균기의 기계적(관능검사로써 압력계 정상작동 유무, 증류수 공급, 증기 누기여부, 압력변화 주기, 실내온도 등)검사 일지를 자체 제작하여 정기적으로 점검하도록 한다.
4. 치과 위생사 또는 장비감염관리자는 주기적으로 교차 감염의 중요성과 교육과 훈련을 정기적으로 개최하여 전체 감염관리의 중요성을 확대하도록 실천하여야 한다.

참고설명 상기 검사방법의 대상은 E. O 가스멸균기, 건열멸균기, 일반 고압증기 멸균기, 플라즈마 멸균기에 동일하게 적용한다.

(3-2) 생물학적 지시제 검사 사례 2

쳄버 용량 56리터 이상이면 대형 멸균기로 구분되며, 상기와 같은 파우치 내 지시제 방법은 무의미하다.

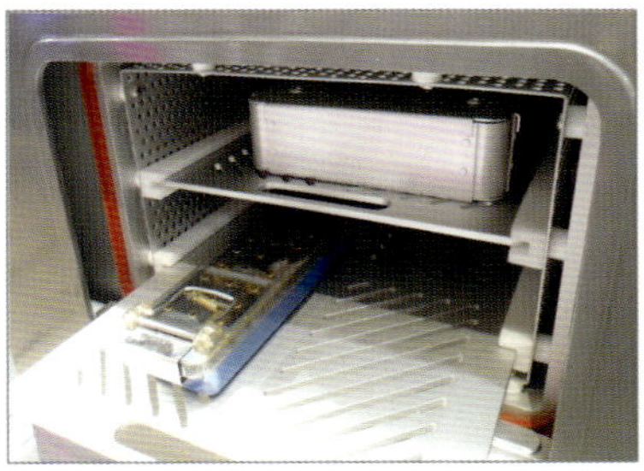
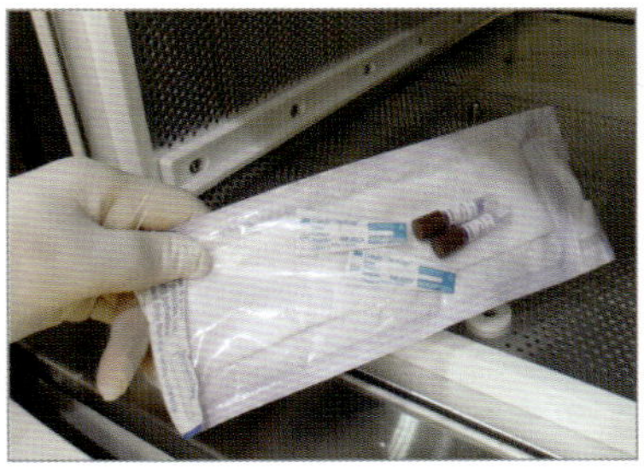

생물학적, 화학적 지시제 검사(금지)

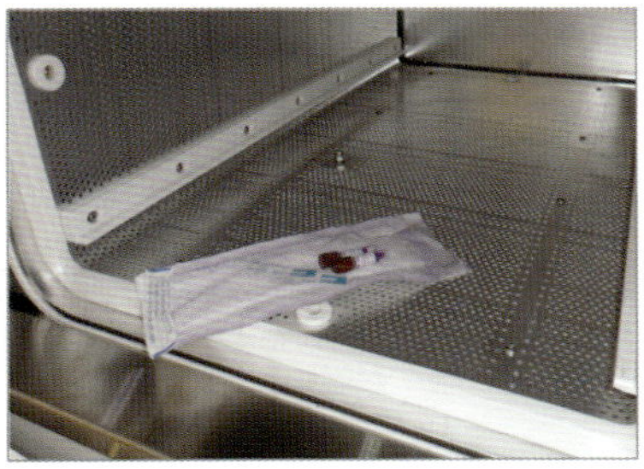

불합리 한 검사방법(금지)

① 바닥에 60cm × 60cm 크기의 린넨을 2장을 펼쳐 놓는다.
② 40cm × 66cm크기의 흡수가 잘 되는 린넨(Surgical towel)을 16장을 준비한다.
(준비 한 16장의 린넨을 각각 길이로 3번 접고 다시 반으로 접어 6등분이 되도록 한다)
③ 린넨은 100% 면으로 깨끗하고 다림질을 하지 않은 것을 준비한다.
④ 7번째나 8번째 린넨 위에 생물학적 지시제 2개와 화학적 지시제 4장 정도를 올려놓는다.

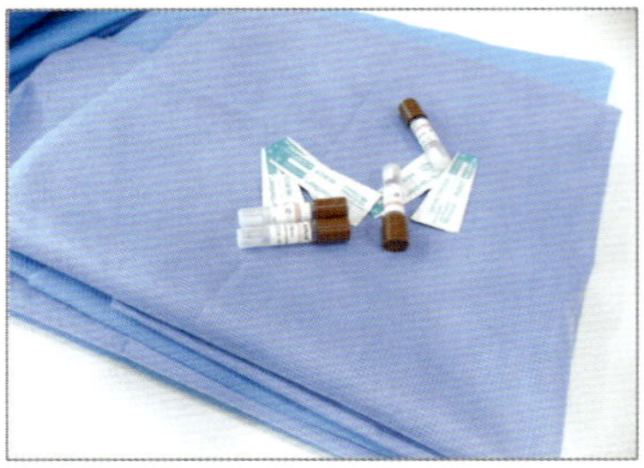

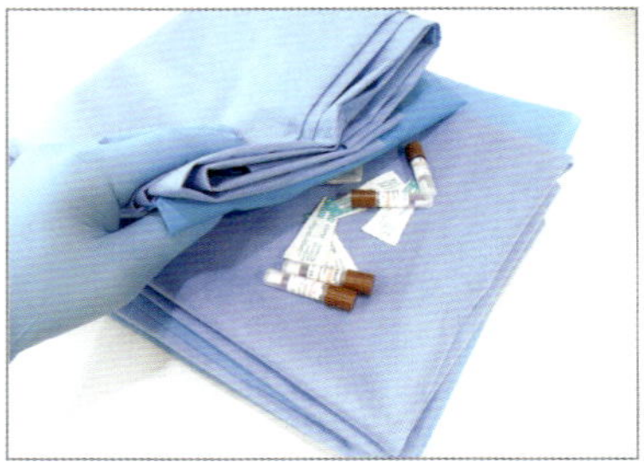

생물학적 지시제 와 화학적 지시제

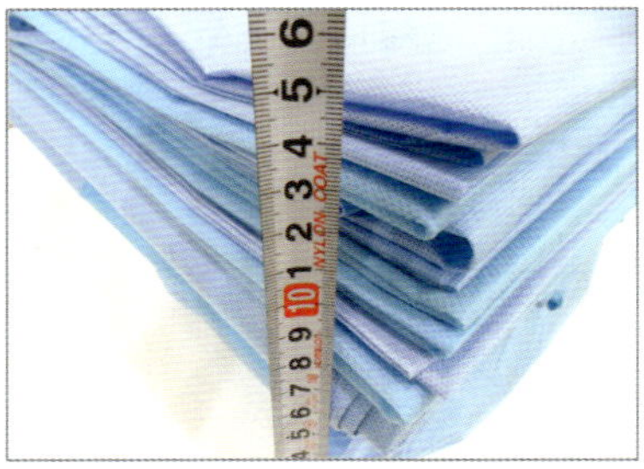

린넨의 높이

⑤ 접은 린넨은 반으로 접힌 쪽과 반대쪽을 서로 엇갈리게 쌓도록 하고 높이는 대략 15cm에 가로 20cm, 세로 22cm정도로 접는다.

⑥ 검사하는 멸균 품을 포장 한 뒤 쳄버 문 앞부분과 쳄버의 가장 아래 부분에 놓도록 한다.

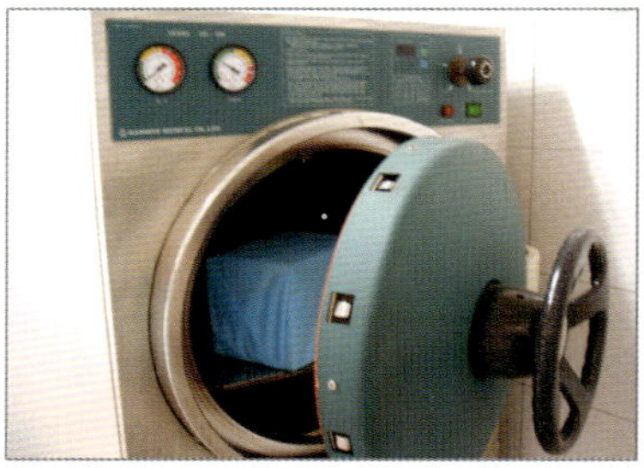

쳄버 앞쪽

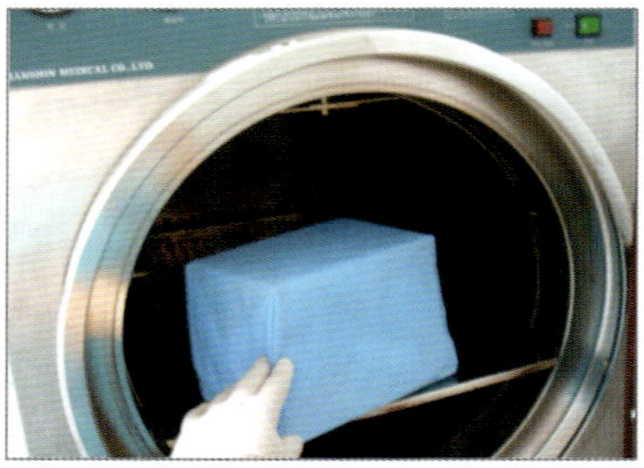

쳄버 아래 쪽

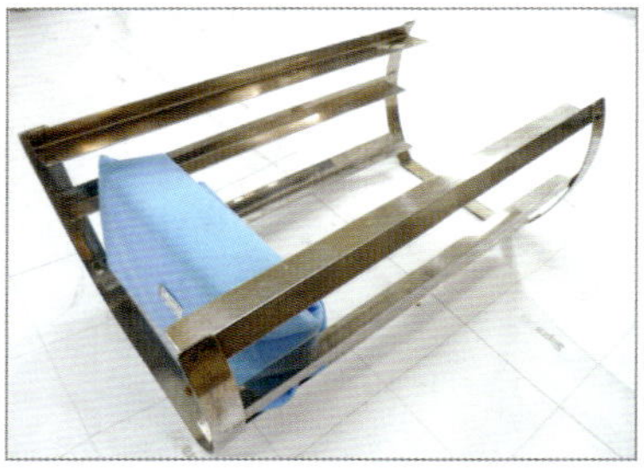

쳄버 앞쪽

⑦ 포장은 대각형 포장법을 권장한다

(4) 참고사항

① 생물학적(Biological Indicator)지시제를 배양 할 때는 2개는 시험용으로 멸균을 하고 같은 상자에 있는 다른 1개는 표준 대조군으로 멸균하지 않고 배양한다.

② 1시간에서 48시간 이내 배양 후 세균의 성장도를 관찰한다.

③ 공기침투가 없으면 색깔이 변하지 않고, 공기 침투로 양성반응 일 경우 지시제는 노란색으로 변한다.(색상변화는 제조사마다 다를 수 있다)

④ 실험한 생물학적 지시제는 다시 한 번 멸균한 후 의료폐기물로 분리한다.

⑤ 모든 멸균기는 1주일에 1회 정도 생물학적, 화학적 지시제 검사를 하여 성공적인 멸균 효과를 측정한다(EN, ISO, ANSI ST8, AAMI 근거).

⑥ 멸균기 종류 별 균주 검사 주기

멸균기 종류	Test 균주	Test 주기	멸균기 내 지표 위치
고압스팀 멸균기	Bacillus stearothermophilus	주1회 (가능한 매일)	chamber 아래쪽 및 문 앞에 놓는다.
E. O 가스 멸균기	Bacillus subtilis	주 1회	chamber 중앙에 놓는다.
프라즈마 멸균기	Bacillus subtilis	주 1회	chamber 문 앞에 놓는다.
건열 멸균기	Bacillus stearothermophilus	주 1회	chamber 문 앞에 놓는다.

(5) 생물학적 지시제의 내부구조

유리병의 액체는 Bacillus subtilis 또는 Bacillus stearothermophilus(스테아로테르모필루스)균주가 혼합되어 대장활동을 촉진하기위한 물질이며Media ampoule은 외부의 물리적 압력에 쉽게 깨지게 되어 있다.

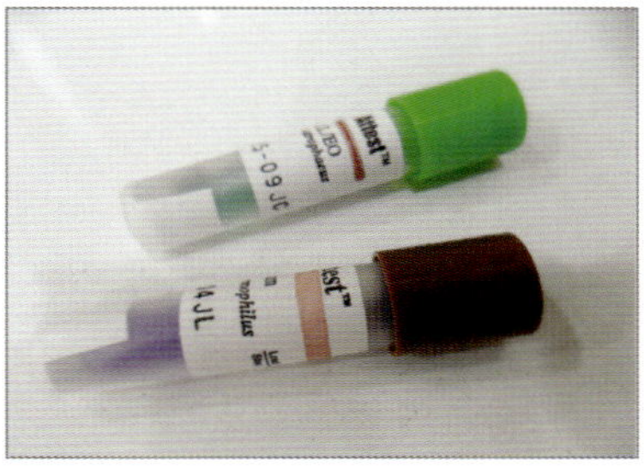

생물학적 지시제 외형

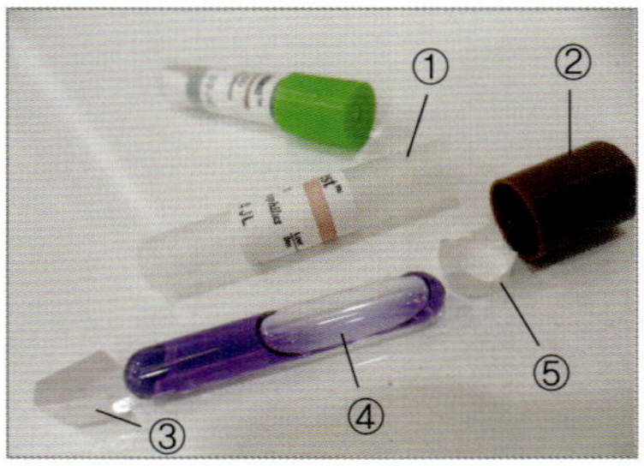

생물학적 지시제 내부구조

① 케이스
② 캡
③ 균주 종이
④ 바이알
⑤ 필터

1-1) E. O 가스 생물학적 지시제 BI(Biological indicator)검사방법

E. O 가스 멸균기용(Ethylene oxide gas sterilization)

(1) 시험의 목적

생물학적 지시제는 세균아포(Bacterial spore)를 포함 한 모든 미생물의 생존여부를 확인함으로써 멸균여부를 증명하기 위함이다.

(2) 시험의 적용

장비감염관리자(치과위생사)는 Bacterial subtilis 아포(Spore)로 구성된 생물학적 지시제를 선택하여야 한다.

구입할 때는 E. O 가스용 생물학적 지시제의 보편성, 안전성, 신뢰성을 고려하며 성능상의 특성, 보관 및 사용에 관한 참고자료를 확보한다.

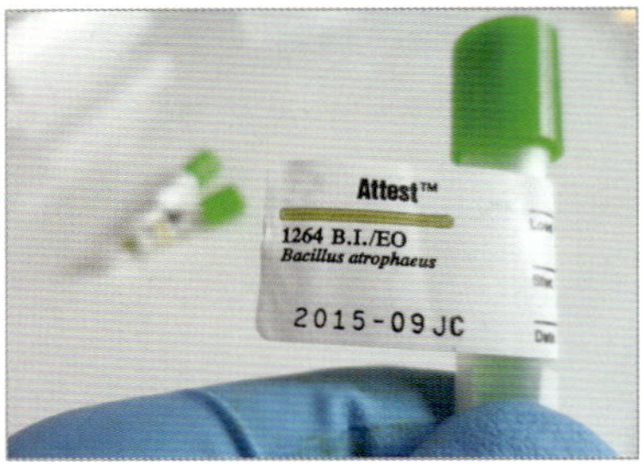

생물학적 지시제 (E. O 가스용)

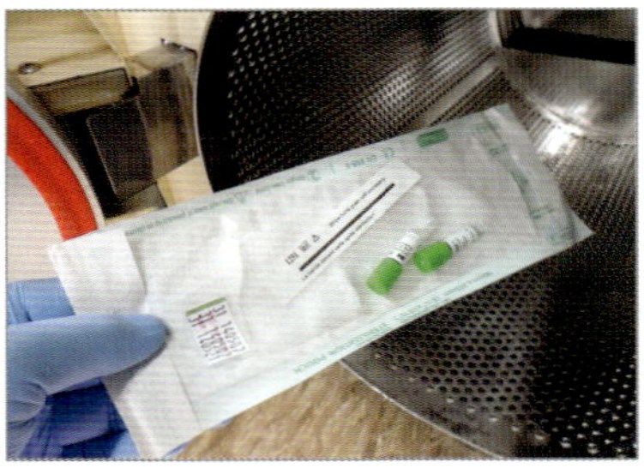
멸균 전(밤색)

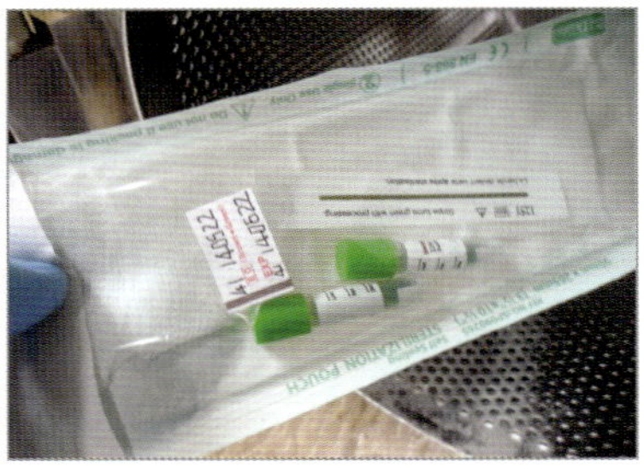
멸균 후(연두색으로 변함)

(3) 생물학적 지시제 검사 사례 1

① 멸균의 신뢰성을 검사하기 위해서는 최소 일주일에 1회 정도 하는 것을 권장한다.

② 특히 임플란트 또는 Surgical Kit, osteotome이 있을 경우 매 회 검사를 하고 결과가 음성반응으로 판독 될 때까지 사용하지 않는 것이 바람직하다.

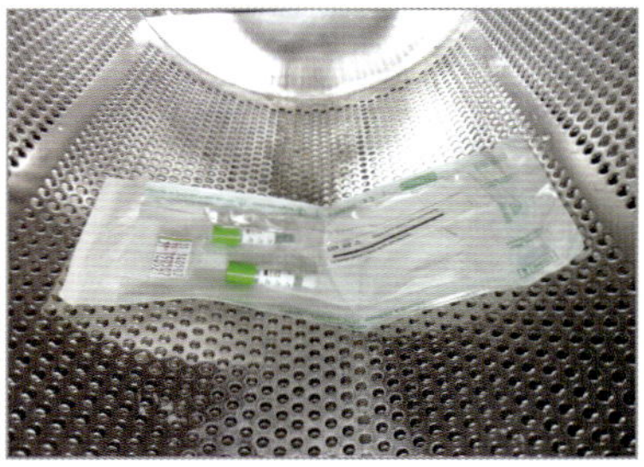
파우치에 담긴 생물학적 지시제

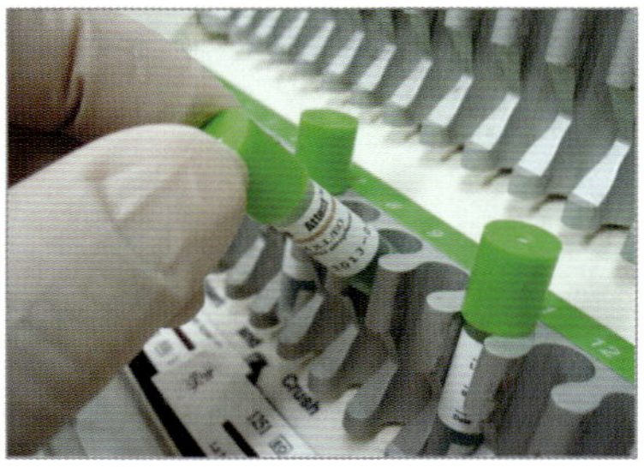
인큐베이터(배양기)

③ 대한약전거즈 2 × 2 규격의 거즈를 2장 겹치고, 거즈 중심부분에 2개의 E. O 가스용 생물학적 지시제와 1개의 화학적 지시제를 넣고 폴리에틸렌멸균용 파우치로 밀봉 포장한다(파우치는 보통 3.5″ × 10″(90mm × 260mm) 규격을 사용한다).

④ 또 하나는 파우치 멸균 팩에 생물학적 지시제 2개를 넣고 내경 4.0mm × 길이 1m의 염화비닐제 튜브를 지름 약 25~30cm로 감고 밀봉 포장한다.

⑤ 시험이 완료되면 생물학적 지시제 제조사의 지정된 배양방법을 따르도록 한다.

⑥ 생물학적 지시제를 멸균(E. O 가스)후 35~37°C의 온도조건에서 24~48시간 또는 3시간 배양 뒤 검사 포자 및 미생물 성장이 없어야 한다.

(3-1) 생물학적 지시제 검사 사례 2

챔버 용량 56리터 이상이면 대형 멸균기로 구분되며, 상기와 같은 파우치 내 지시제 방법은 무의미하다.

① 바닥에 60cm × 60cm 크기의 기구포를 2장을 펼쳐 놓는다.

② 린넨은 100% 면으로 깨끗하고 다림질을 하지 않은 것을 준비한다.

③ 46cm × 75cm크기의 흡수가 잘 되는 린넨(Surgical towel)을 9장을 준비한다(준비 한 9장의 린넨을 길이로 세 겹으로 접고 다시3번 접어서 9등분이 되도록 접는다).

④ 한 개의 Bi를 충분한 크기의 일회용 주사기 안에 넣는다(주사기 내관을 넣을 경우 내관이 생물학적 지시제에 닿지 않고 밀착되지 않도록 주의하고, 니들 연결부위는 개방되어야 한다).

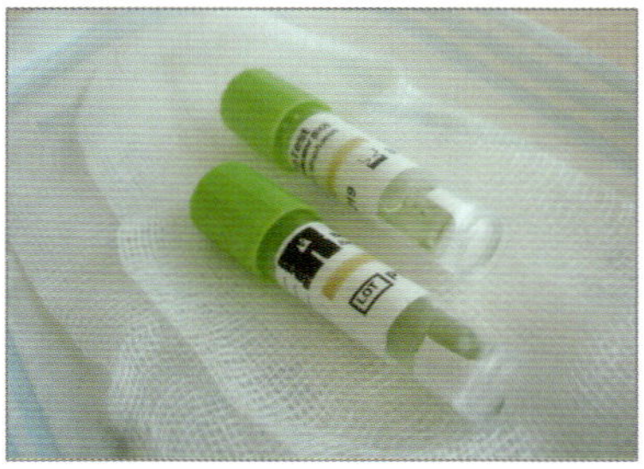
생물학적 지시제

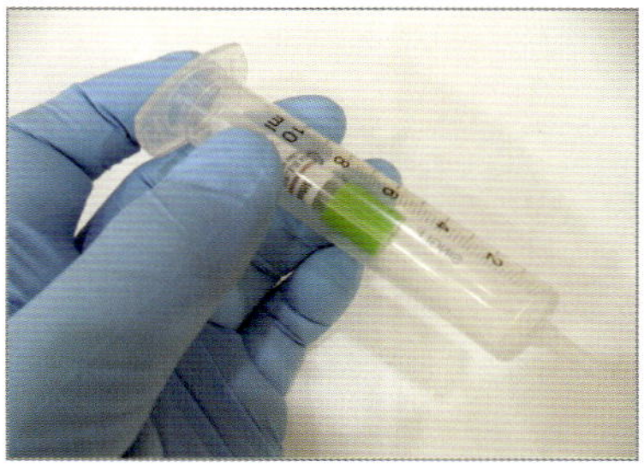
내관이 없는 상태

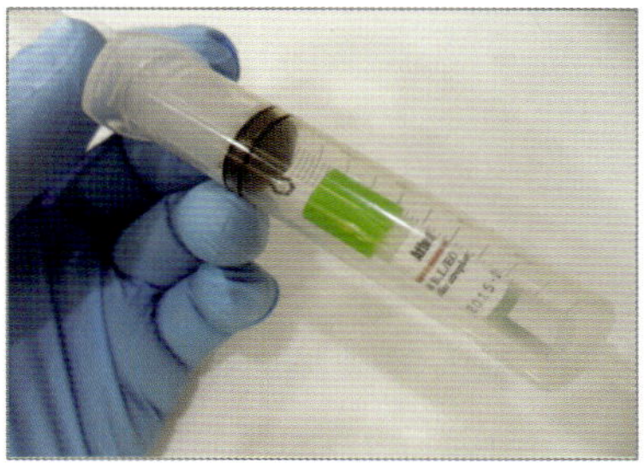
내관이 있는 상태

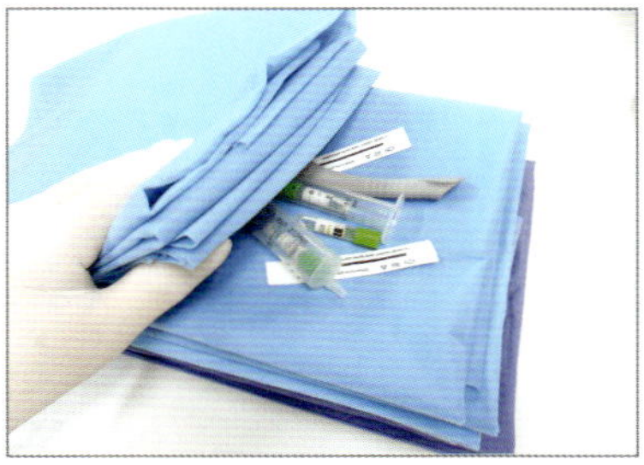
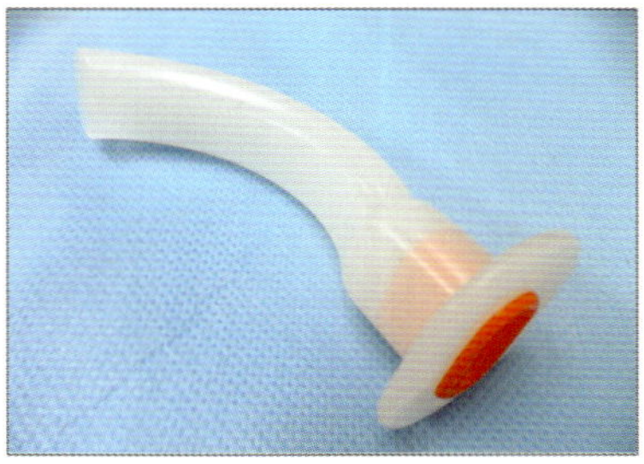
린넨 위에 놓인 지시제와 플라스틱 석션팁, 에어웨이

⑤ 에어웨이 또는 석션팁을 포함시키는 이유는 내관 안에 가스(공기)흐름의 경로 및 오염 된 공기를 물리적으로 만들고 혹시나 제거되지 못한 가스가 관 안에 남는지 가옥 한 검사 환경을 만드는데 목적을 둔다.

⑥ 4번째나 5번째 린넨 위에 생물학적 지시제가 삽입된 시린지를 올려놓고 나머지 린넨을 덮는다.

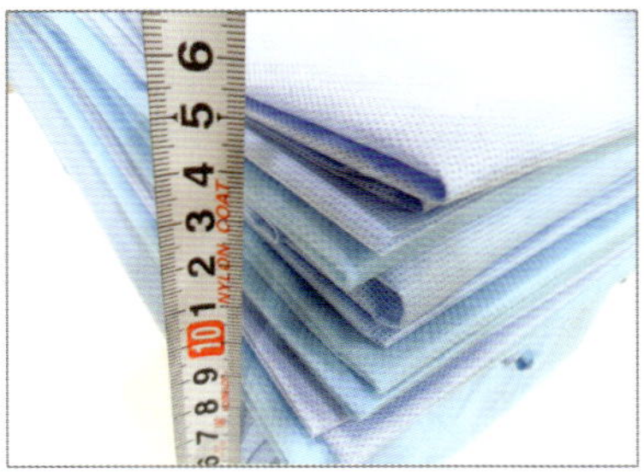
린넨의 높이

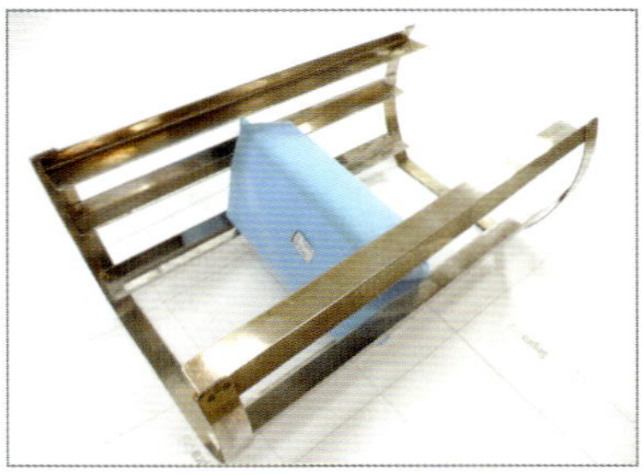
챔버 중앙에 놓는다.

⑥ 검사하는 멸균물을 포장한 뒤 첌버 중앙부분과 쳄버의 가장 아래 부분에 놓도록 한다.

(4) 참고사항

① 생물학적 지시제를 배양 할 때는 2개는 시험용으로 멸균을 하고 같은 상자에 있는 다른 1개는 표준 대조군으로 멸균하지 않고 배양한다.

② 24시간 배양 후 세균의 성장도를 관찰하고 이상이 없으면 48시간 배양을 한다.

③ 공기침투가 없으면 색깔이 변하지 않고, 공기 침투로 양성반응 일 경우 지시제는 노란색으로 변한다.

④ 실험한 생물학적 지시제를 다시 한 번 멸균한 후 의료폐기물로 분리한다.

⑤ 모든 멸균기는 1주일에 1회 정도 생물학적, 화학적 지시제 검사를 하여 성공적인 멸균 효과를 측정한다(EN, ISO, ANSI ST8, AAMI 근거).

⑥ 1번 째 시험방법은 KS P 6116, 8.4항4에 의한 기준근거

2) 화학적 지시제 CI(Chemical Indicator)검사방법

(1) 시험의 목적

멸균기의 오류나 고장, 멸균 물품의 포장이나 장재방법의 부적절함을 식별하기 위해 사용한다.

(2) 시험의 적용

① External Indicator용

멸균품의 표면에 부착시켜 멸균시작 날짜와 유효기간을 식별하는 방법으로 라벨러 및 테이프가 이에 해당한다.

② Intemal Indicator용

멸균 될 팩 내부에 사용한다. 엔도박스, 임플란트 등 특히 Implant ket는 반드시 넣는 것을 원칙으로 하며 멸균과정에서 포화증기 또는 E. O 가스 등이 침투하기 어려운 곳에 놓는다.

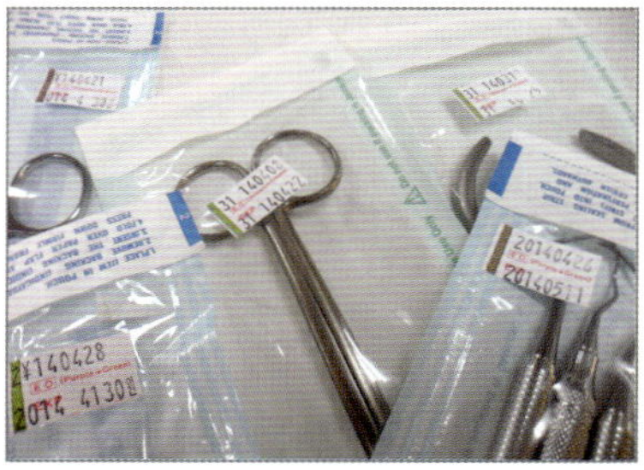

External Indicator용 라벨

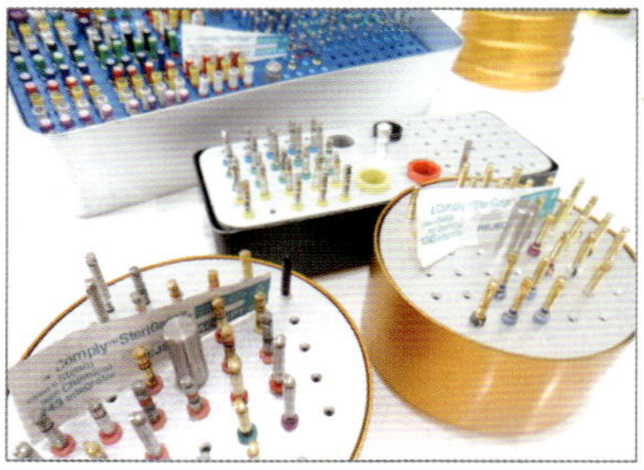

Intemal Indicator용 라벨

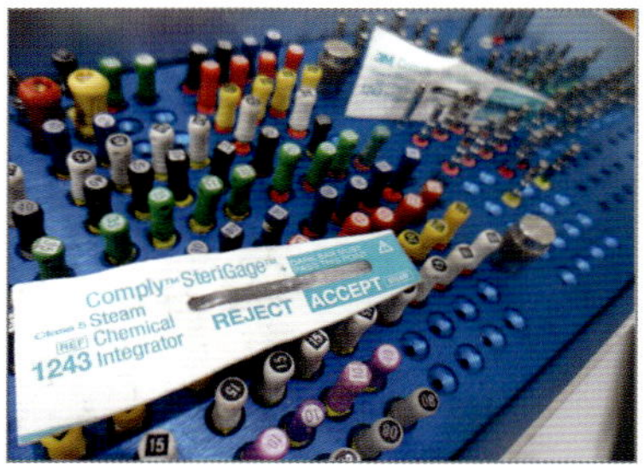

엔도박스

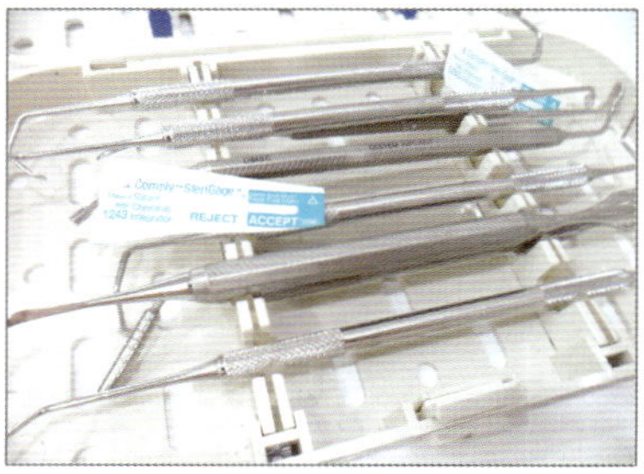

화학적 지시제 삽입

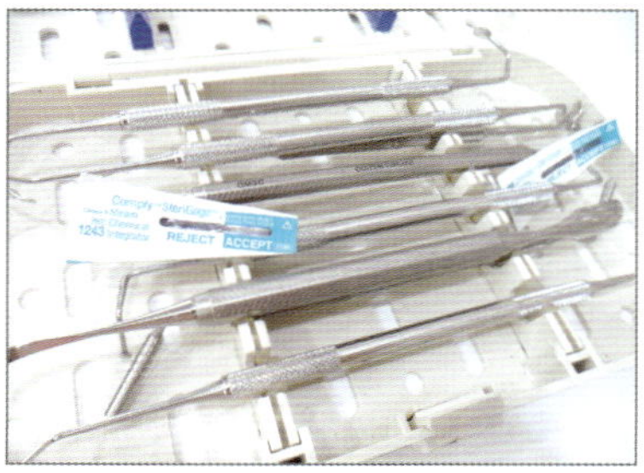

멸균 후 색상변화(성공)

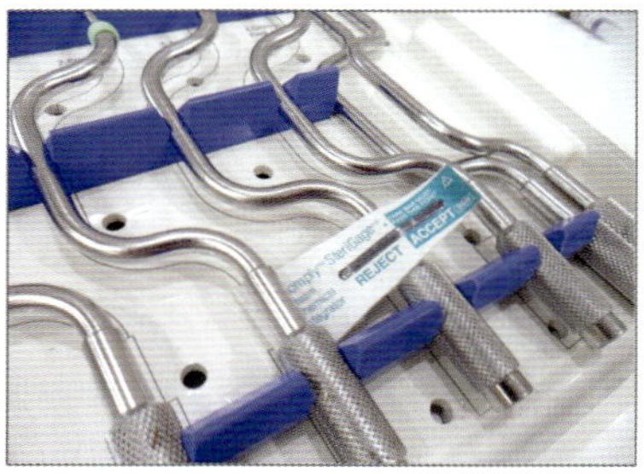

엑정 화면의 색상변화

(3) 참고자료

① 화학적 지시제는 멸균기와 멸균 사이클(순환)을 화학적으로 식별하기 위해서다.

② 화학적 지시제는 모양과 크기, 제조사마다 각기 다른 색깔을 보유하고 있으므로 국제인증의 요건충족에 맞는 것을 선택하여야 한다(ANSI/AAMI/CE).

③ 챔버에 여러 개의 멸균물 중 한 멸균(꾸러미)물에 부착된 화학적 지시제의 색상변화가 수상하다고 판단하여 나머지 모든 멸균물이 같은 증상이 나타나는 것은 아니다.

화학적 지시제는 단지 멸균 사이클을 검증하는 하나의 과정일 뿐 성공적이고 신뢰하는 멸균을 결정할 수 없다.

④ 멸균물(꾸러미)표면과 카세트 내부에 2중으로 지시제를 부착하여 멸균 신뢰성을 높일 필요가 있다.

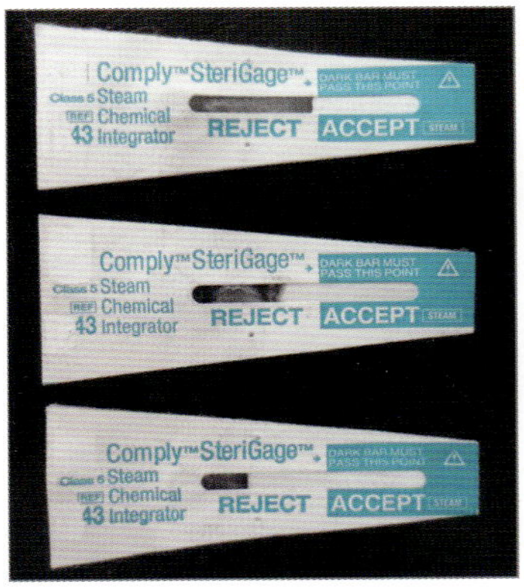

멸균 실패 상태(스팀용)

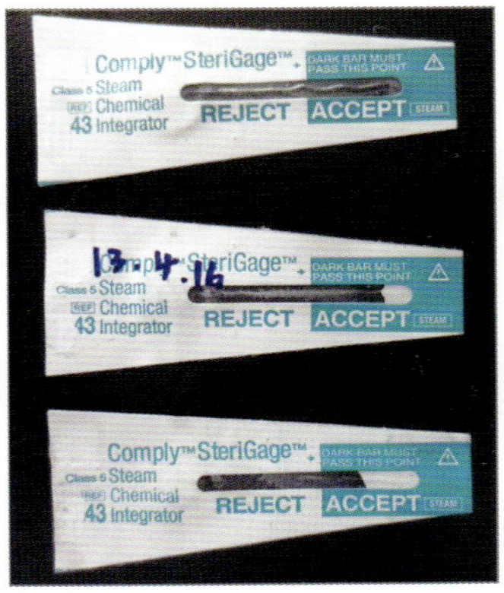

멸균 완료 상태(스팀용)

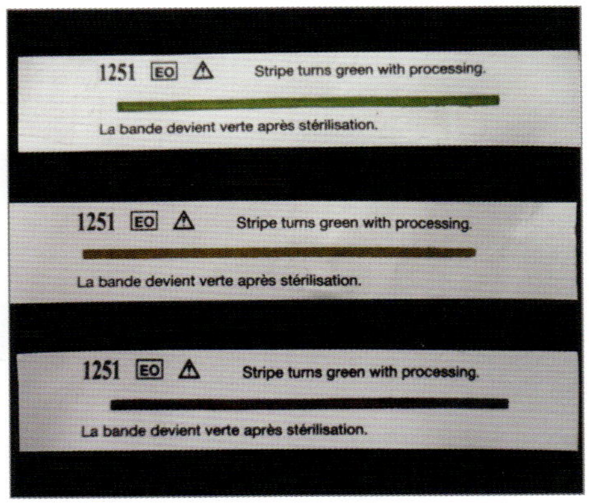

하 : 멸균 전, 상 : 멸균 후(E. O용)

⑤ 화학적 지시제는 멸균 물품을 사용할 때 즉시 판독 되어야 한다.

External Indicator용은 외부로부터 기본사항(날짜, 유효기간)을 판독하는 안내역할을 맡는다면, Intemal Indicator용은 멸균의 신뢰성을 높이고 증명하는 역할을 맡는다.

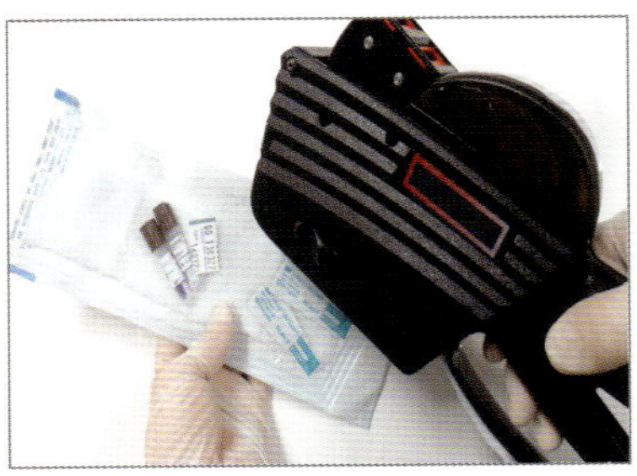
외부 부착용 라벨

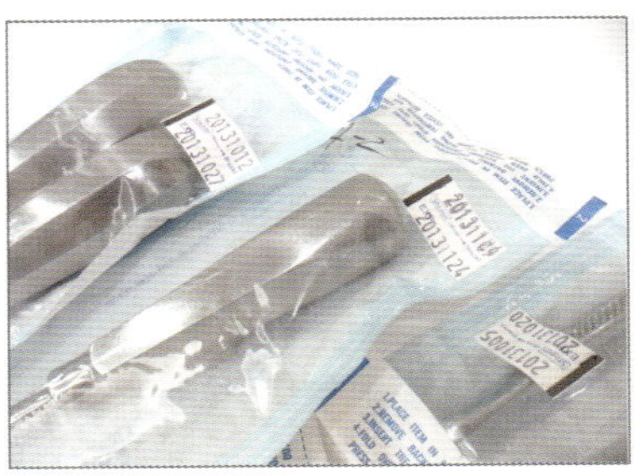
스팀용 외부라벨(색상 : 청색)

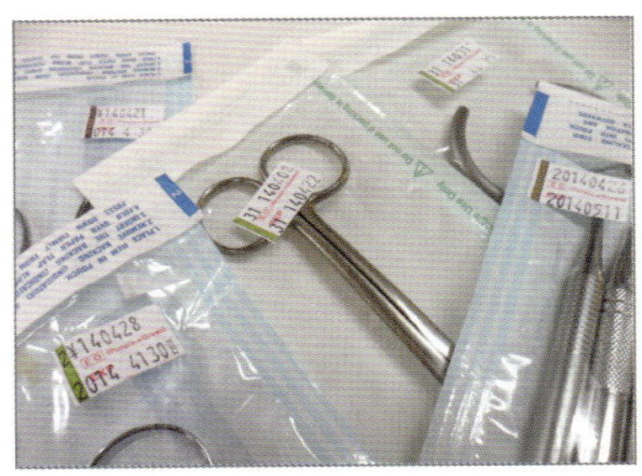
E. O용 외부라벨(색상 : 밤색)

만약 화학적 지시제에 색 변화가 없거나 의심이 있다면 멸균과정을 비정상으로 판단하고 물품을 의심하고 사용하지 않는 것이 바람직하다.

⑥ 제조사의 성능과 색상, 모양, 규격, 취급방법이 각각 다르므로 임상에 적용할 때는 보편적이고 취급이 용이한 것을 채택하여야 한다.

⑦ 장비감염관리자는 담당자로서 자격을 이수하고 내부교육과 연수 및 훈련이 요구되어야 한다.

3) 기계적(물리적, Mechanical monitors)검사방법

기계적 또는 물리적 통제 모니터링은 진공, 게이지압력, 시간, 게이지온도, 날짜, 실내온도, 멸균기 수평상태 등 장비감염관리자의 관능적 외관검사를 측정하고 평가한다.

① 멸균기 일지를 포함하여 실제 멸균이 되었는지를 확인하는 것이 아니라 멸균기 기능을 확인하는 것이다. 사이클이 시작되어 정확한 날짜와 멸균기 사이클을 표시하고 기록계를 확인해야 한다.
사이클이 끝나면 물품을 꺼내기 전 사이클 파라미터가 확실하게 기록되었는지 검사한다.

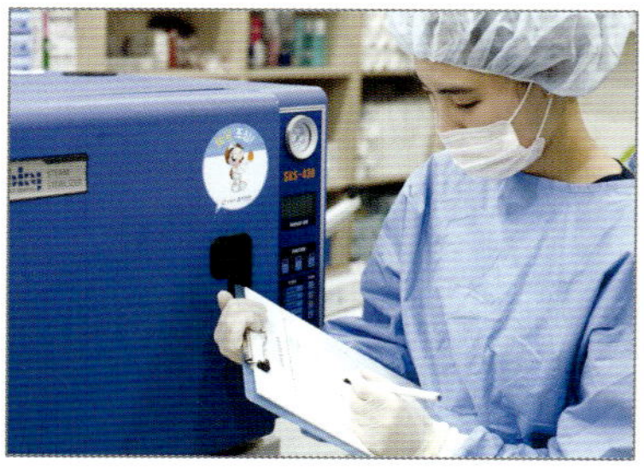

장비감염관리자의 평가

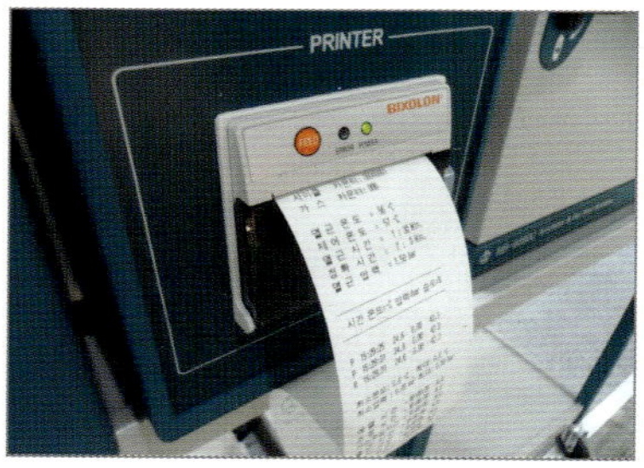

기록계 프린터 출력

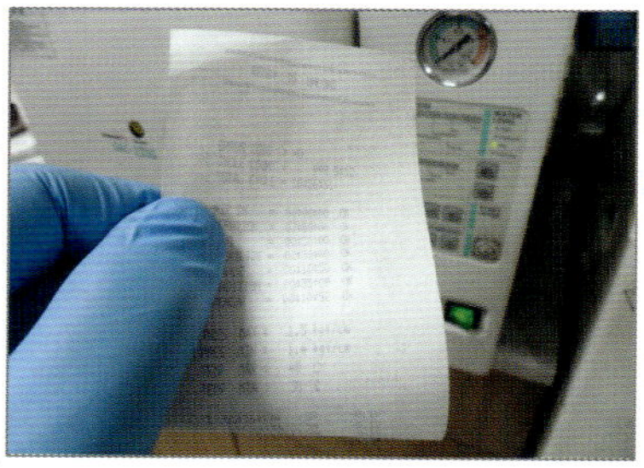

기록계 판독

② E. O 가스 멸균의 경우 엄격하게 관리되어야하므로 기록계의 보관 및 기본사항(프로그램, 멸균온도, 멸균압력, 멸균시간, 정화시간, 챔버 압력, 챔버 온도, 습도)를 반드시 확인 하여야 한다.

③ 특히 법정전염병 등 감염환자 및 수준 높은 임플란트 수술의 경우 모든 멸균물의 안전성과 추적성, 의료사고의 대비와 병원의 진료 및 수술품질 관리를 위해 해당 환자의 차트에는 프린터 된 기록계를 부착하는 것이 바람직하다(이는 식립 된 임플란트 사이즈 라벨을 부착하는 것과 같은 해석이다).

4) 보이딕(Bowie-Dick) 검사방법

선(후)진공 고압증기멸균용

(1) 시험의 목적

선(후)진공 멸균기(Prevacuum Sterilization)는 챔버 내에 차있는 공기를 강제로 배출시켜 진공상태로 만드는데 이때 Air pocket(공기주머니 현상)이 발생 하였는지를 검사한다.

스팀의 침투력 확인과 공기제거 능력을 확인하고, 멸균의 효과적인 신뢰성을 확인 검사하는 방법이다. 대기 중 공기에는 불포화가스가 내재되 있으며 일반스팀 멸균기로는 제거 되지 않는다.

(2) 시험의 적용

① 진공 사이클을 사용하기 위해서는 매일(보이딕 검사)사이클을 실행 하여 실행 전에 멸균기의 진공성능을 확인해야 한다(ANSI St8, 5.6.1항 참고/AAMI St79참고/KS P 참고).

② 매일 멸균 물을 멸균하기 전에 첫 번째로 시행하여야 한다(사이클에 의한 예열을 하고 나서 Test를 하여야 한다).

③ 단 일반 고압증기 멸균기의 사이클을 사용하는 경우에는 불필요 하다(ANSI ST8, 5, 6, 1항 참고).

④ 주사바늘이나 튜브와 같은 기구의 작은 관에 잔류하는 증류수는 스팀멸균에 도움이 되는것으로 건조시키지 않는다.

⑤ 진공방식이 선 또는 후 방식 1개의 기능 만 채택 된 멸균기일 경우는 일반 스팀멸균기로 간주하므로 보이딕 검사는 무의미하다.

(3) 보이딕(Bowie-dick) 검사 사례 1

① 보이딕을 챔버의 문 앞쪽과 맨 아래에 놓는다.

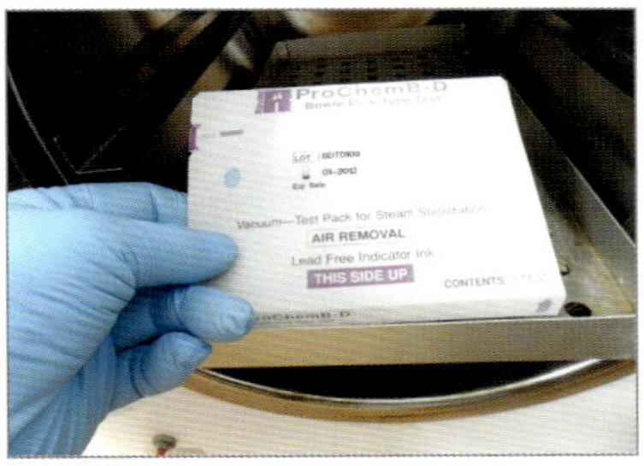

보이딕 원형

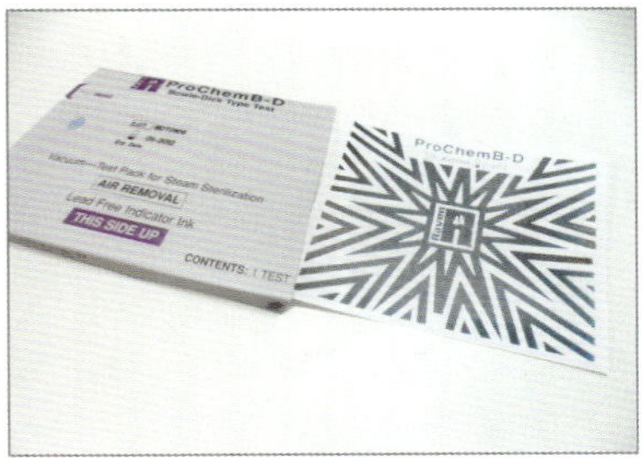

검사 완료 후 색상변화

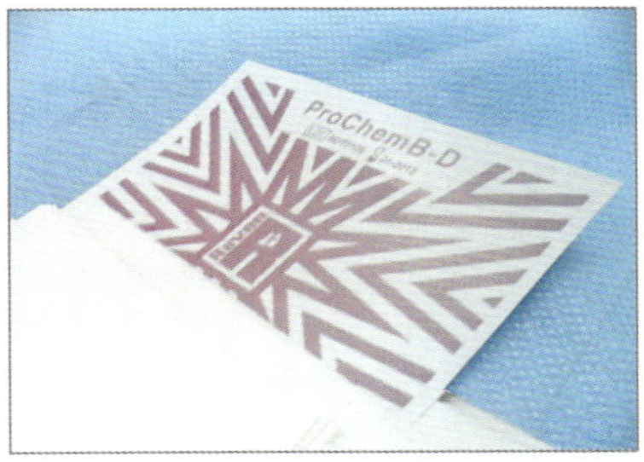

검사 하기 전 색상

② 멸균 완료 후 보이딕을 수집하여 색이 변했는지 확인한다.

* 겉표지의 지시제 색상변화는 단순 한 시각적 표시이며 또한 다소의 색상차이가 있으므로 문제 삼지 않는다.

③ 개봉 레일을 이용하여 내부 보이딕의 색상변화를 판독한다.
평균 18장~20장의 두꺼운 종이사이에 보이딕 지시제가 삽입되어 있다.

④ 실패한 보이딕 검사는 책임자에게 보고하여 사후 조치를 취한다.

⑤ 검사한 결과는 기본적인 멸균 물 상태를 문서화하여 기록하도록 한다.

⑥ 챔버 내부에 제거되지 못한 오염 된 공기는 내부 포화증기 압력에 의해 보이딕 내부로 스며들거나 또는 내부에 잔존해있는 공기가 제거되지 않은 상태를 판독하기 위한 것이다.

3-1) 보이딕(Bowie-dick) 검사 사례 2

56리터 이상의 챔버 구조는 반드시 아래와 같은 검사방법을 준수하여야 한다.

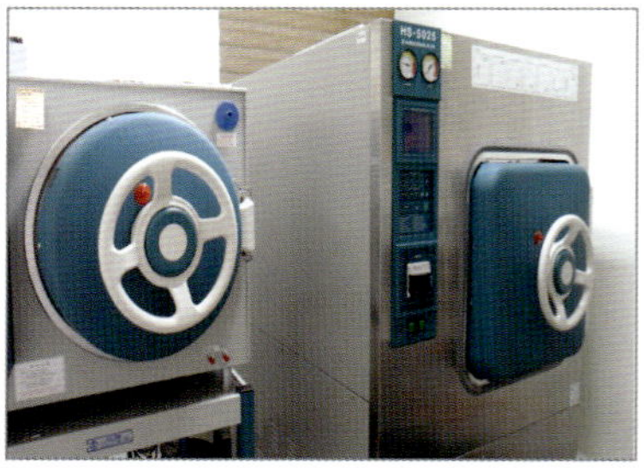
대형 멸균기

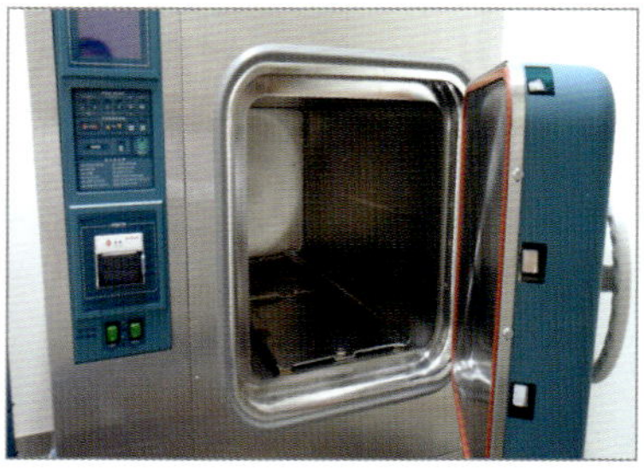
실험용 멸균물 장재 A

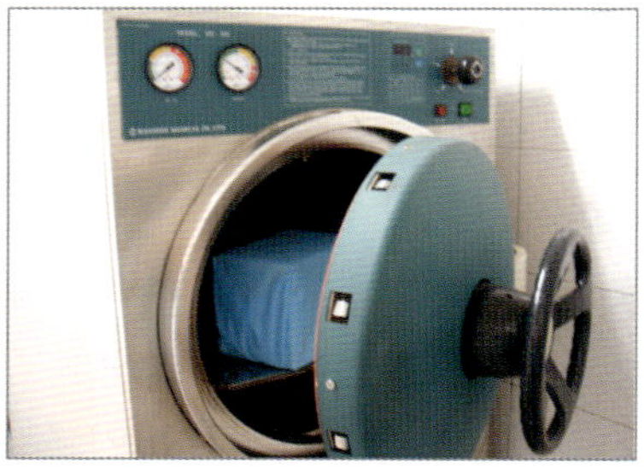
실험용 멸균물 장재 B

① 보이딕 검사용지를 준비한다.
② 흡수력이 있는 린넨(기구포; Surgical towel)을 준비한다.
③ 바닥에 60cm × 60cm 크기의 린넨(기구포)을 2장을 펼쳐 놓는다.
④ 펼쳐 진 린넨 중앙부분위에 린넨(기구포)을 23cm × 30cm 규격으로 접어서 쌓도록 한다.
⑤ 린넨의 높이는 평균 25에서 28cm높이로 쌓는다(린넨의 장수는 두께(구겨짐, 유격, 공간)에 따라 높이가 달라질 수 있으므로 가능한 밀착하여 28cm가 되도록 한다).

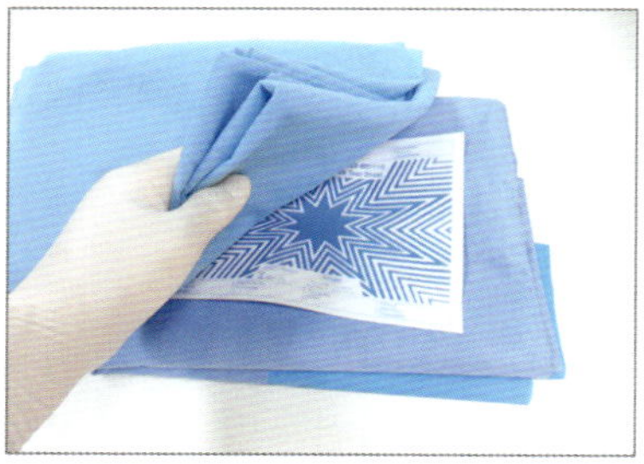
나머지 린넨 포개기

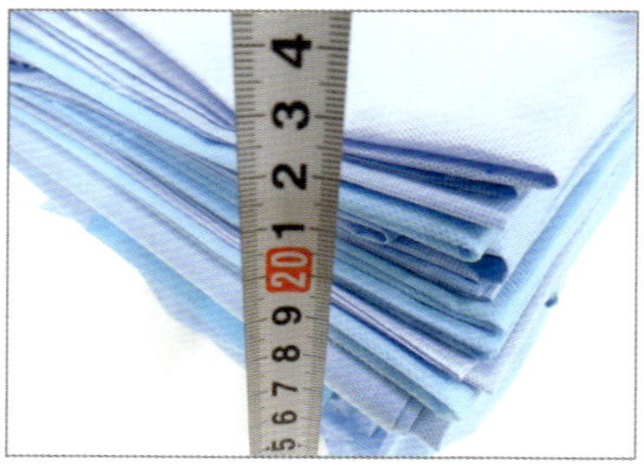
높이 측정하기

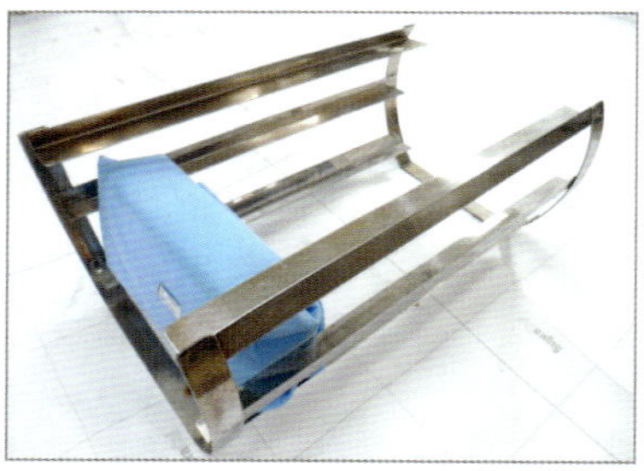
챔버 앞 쪽에 놓는다.

⑥ 린넨(기구포)중간에 보이딕을 놓고 그 위에 나머지 린넨을 얻는다.
⑦ 검사하는 멸균 물을 포장 한 뒤 챔버 문 앞부분과 챔버의 가장 아래 부분에 놓도록 한다.
⑧ 포장은 대각 형 포장 법을 권장한다.
⑨ 멸균시간은 3.5분이며 설정이 어려우면 4분으로 설정 하도록 한다.
(무 부하상태 즉 멸균기를 예열로 한 사이클을 동작시킨 후 검사를 하여야 한다)
⑩ 검사 용지를 꾸러미 속에서 꺼내 결과를 판독한다.
⑪ 멸균 및 건조 완료 후 보이딕의 전체색깔이 진한 검정색으로 변하는 것이 정상이며 중앙부분이 열분 검정색이나 회색, 처음과 같은 노란색을 띄고 있으면 성공적인 멸균으로 간주할 수 없으며 불량, 즉 진공이 안 됨을 의미한다.

* (선택 한 보이딕은 제조사 마다 색상과 크기가 다르다.)

⑫ 실패한 보이딕 검사는 책임자에게 보고하여 사후 조치를 취한다.

⑬ 검사한 결과는 기본적인 멸균물 상태를 문서화하여 기록하도록 한다.

(4) 참고사항

① 보이딕 검사는 쳄버 내 공기누출을 감지하고 선(후) 진공 스팀 멸균기에서 공기가 강제로 배출된 후 스팀이 주입될 때 공기주머니 (Air pocket)현상을 만들지 못하도록 하고 진공을 만드는 능력을 평가 하기위해 개발된 검사방법이다.

만일 배큠펌프의 작동이 불량하여 공기의 강제배출이 불충분하게 되면, 결과적으로 스팀은 주위에 공기를 다시 스며들게 하여 완벽한 멸균 물속으로 몰아넣어 공기 주머니 현상을 일으키고 멸균조건에 도달하지 못하게 된다.

	물의 온도	80˚C	100˚C	121˚C	134˚C
Ⅰa	병원충, 편모충, 바이러스, 포자가 없는 박테리아 효모, 곰팡이	1~5 min	–	–	–
Ⅰb	낮은 저항성을 갖는 포자균	5~10 min	1 min	–	–
Ⅱ	낮은 저항성을 갖는 포자균	–	1~60 min	1 min	–
Ⅲ	강한 저항성을 갖는 포자균 (G. stearothermophilus)	–	60 min ~ 6 hrs	8 min	1 min
Ⅳ	열 저항성을 갖는 포자균	–	–	–	Up to 6 hrs
Ⅴ	프라온(변형 단백질) (크로이츠펠트야콥)				30~60 min

온도와 사간에 따른 주요 병원성 미생물의 생존 저항성

박테리아 형태	모니터링 멸균 공정	ATCC-NO	배양 온도
B. atrophaeus (formerity: B.subtilis)	건열 멸균 E. O gas 멸균 포르말린 멸균 ★ 스팀 멸균 ★	No 9372	35~37˚C
★ 감염방지 목적으로만 이용			
G. stearothermophilus	스팀 멸균 포르말린 과산화수소	No 7953	55~57˚C
B. pumilus	감마. 코발트 방사선 멸균	No 27142	35~37˚C

멸균 모니터링에 이용되는 생물조직 규격(*ATCC:국제생물자원 센터) 번호

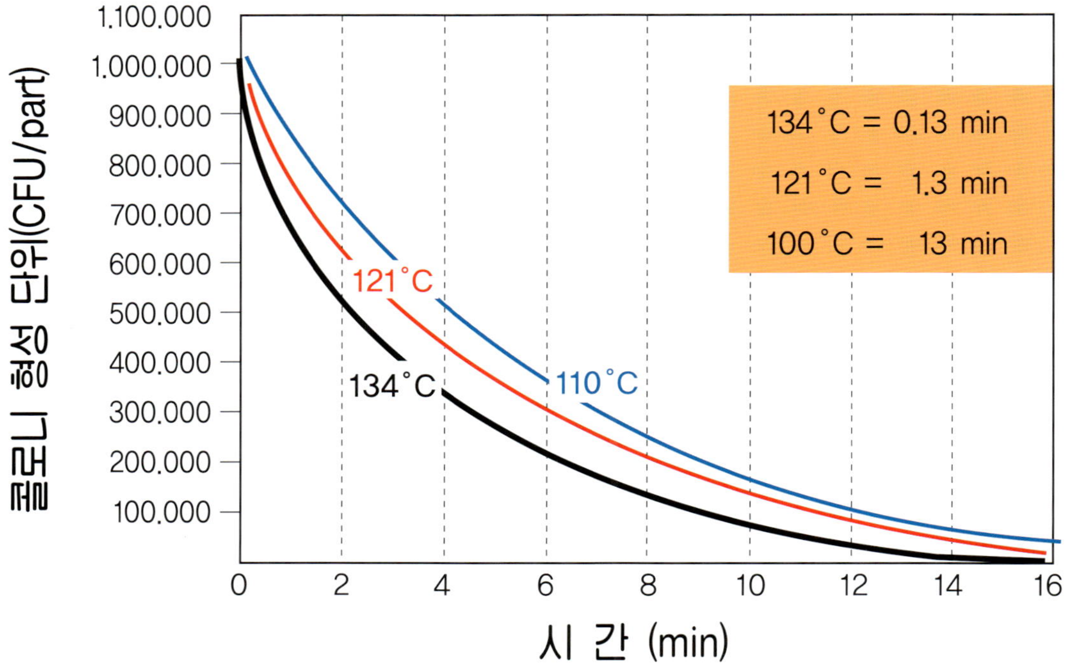

스팀멸균 공정에서의 미생물의 생존곡선

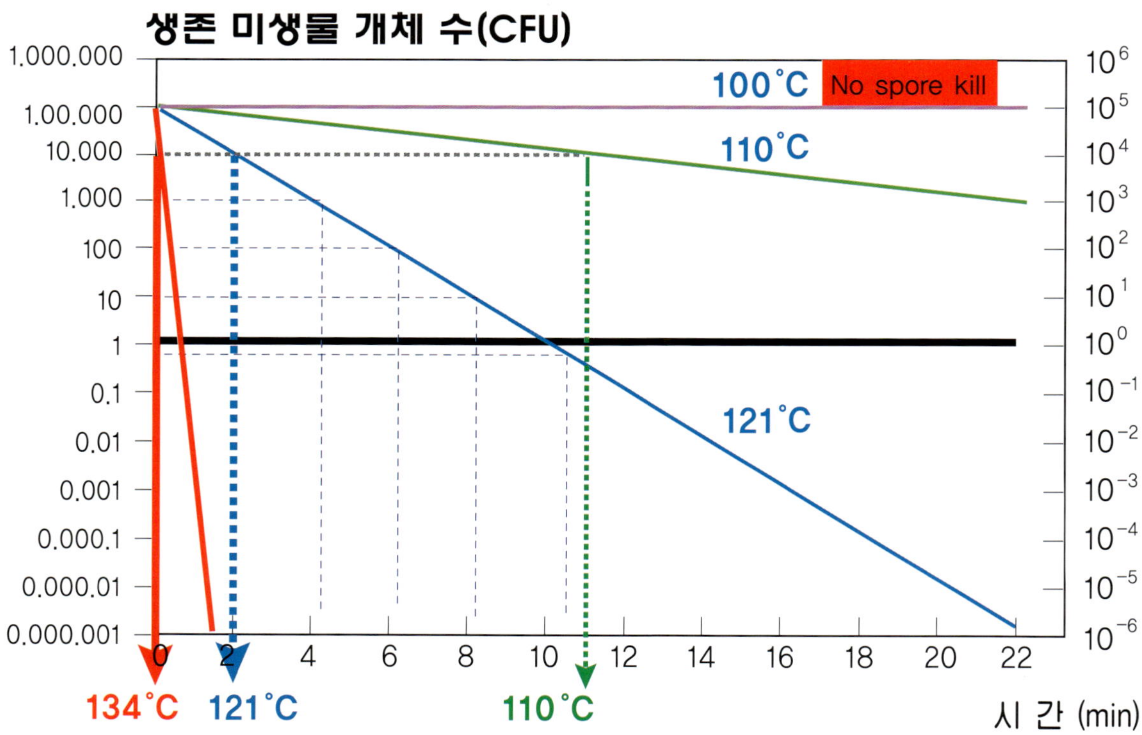

G.Stearothermophilus의 온도-시간과 사멸 역학의 연관성

$$\frac{1}{10} = \frac{\text{감염된 개체}}{\text{전체 개체}} = 0.1 = 10^{-1}\ (\text{CFU/part})$$

$$\frac{1}{100} = \frac{\text{감염된 개체}}{\text{전체 개체}} = 0.01 = 10^{-2}\ (\text{CFU/part})$$

$$\frac{1}{1{,}000} = \frac{\text{감염된 개체}}{\text{전체 개체}} = 0.001 = 10^{-3}\ (\text{CFU/part})$$

⋮

$$\frac{1}{1{,}000{,}000} = \frac{\text{감염된 개체}}{\text{전체 개체}} = 0.000.001 = 10^{-6}\ (\text{CFU/part})$$

} **S**terility **A**ssurancr **L**evel

EN 556-1 : 포장된 멸균 물품 : SAL = 10^{-6}(CFU/part)

EN 556-2 : 액체 멸균 : SAL ≥ 10^{-3}(CFU/part)

Sterility Assurance Level(SAL) 무균보증 레벨

다음의 사항에 연관성 : (1) 개체수 로그지표(lgPop)
(2) 균의 생존 저항성(D-value)

전체 저항성 = F_{BIO} − vaiue(min) = lgPop × D − value(min)

<table>
<tr><td colspan="5">F_{BIO} − value는 개체수가 1 CFU(66% growth)로 감소하는데 걸리는 시간이다.</td></tr>
<tr><td>% Growth</td><td>(lgPop − 2) × D-value = survival</td><td rowspan="2">개체수 (CFU)</td><td rowspan="2">D-value (min)</td><td rowspan="2">F_{BIO} (min)</td></tr>
<tr><td>100</td><td>(lgPop-2) × D-value</td></tr>
<tr><td>90</td><td>(lgPop-1) × D-value</td><td rowspan="2">10^6</td><td rowspan="2">1.5</td><td rowspan="2">9</td></tr>
<tr><td>66</td><td>lgPop × D-value</td></tr>
<tr><td>10</td><td>(lgPop+1) × D-value</td><td rowspan="2">10^5</td><td rowspan="2">2.0</td><td rowspan="2">10</td></tr>
<tr><td>1</td><td>(lgPop+2) × D-value</td></tr>
<tr><td>0.1</td><td>(lgPop+3) × D-value</td><td colspan="3" rowspan="2">위의 표와 같은 경우에는
개체수가 적어도 전체 저항성이
더 높을 수 있다.</td></tr>
<tr><td>0.01</td><td>(lgPop+4) × D-value = kill</td></tr>
</table>

생물학적 인디케이터의 전체 저항성

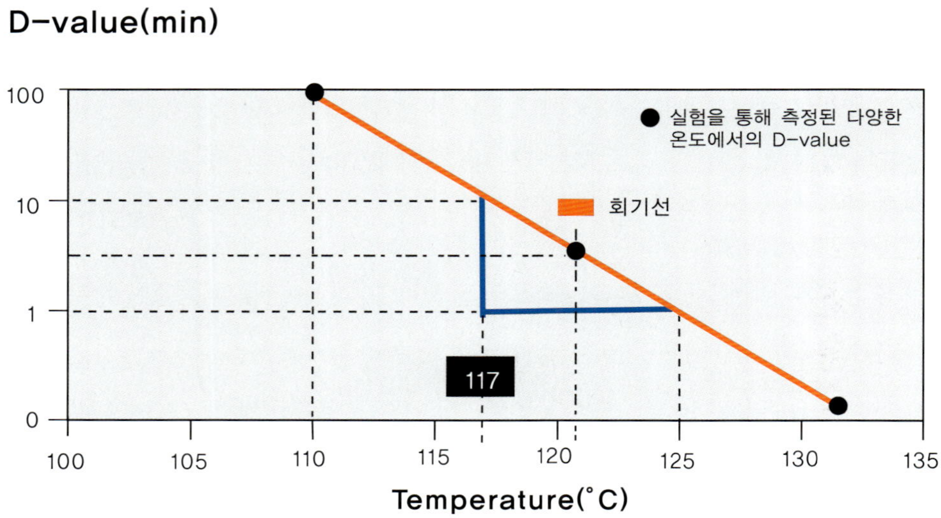

Z-value(°C)는 D-value를 10정도 변화하는데 필요한 온도차이 값이다.
그래프의 Z-value는 8°C이다.

Z-value의 정의

② 공기노출 또는 불충분한 공기제거는 진공멸균을 실패시킬 수 있고 멸균되지 않은 채(외과용 Implant, Surgical Kit, osteotome)인체 및 구강 내 점막과 피부를 뚫고 수술이 진행될 수 있어 각별한 감독과 관찰이 요구된다.

③ 검사 팩의 재료, 크기, 구조는 공기 누출을 감지하도록 화학적으로 제작되었으며 검사 이외의 목적으로는 사용하지 말아야 한다.

④ 멸균 검사 시간이 4분 이상이면 무의미하다.
즉 4분을 초과하면 팩 안에 있는 검사용 지시제 잉크색의 민감도가 과잉반응하여 성공적인 멸균 결과에 영향을 줄 수 있으므로 진공과 관련 된 문제가 있는지 구분할 수 없기 때문이다.

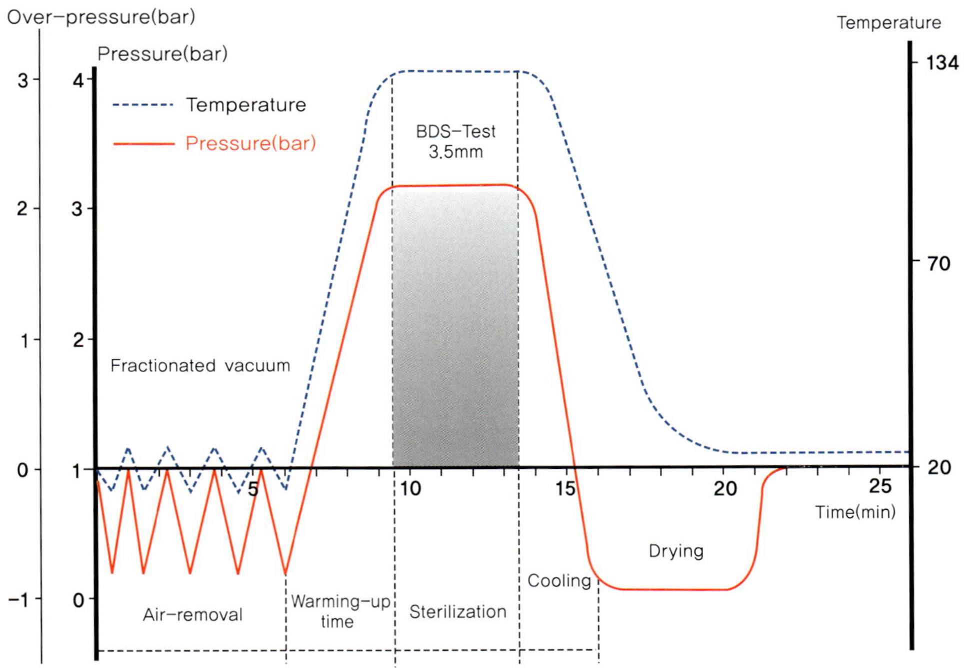

진공펄스 멸균방식

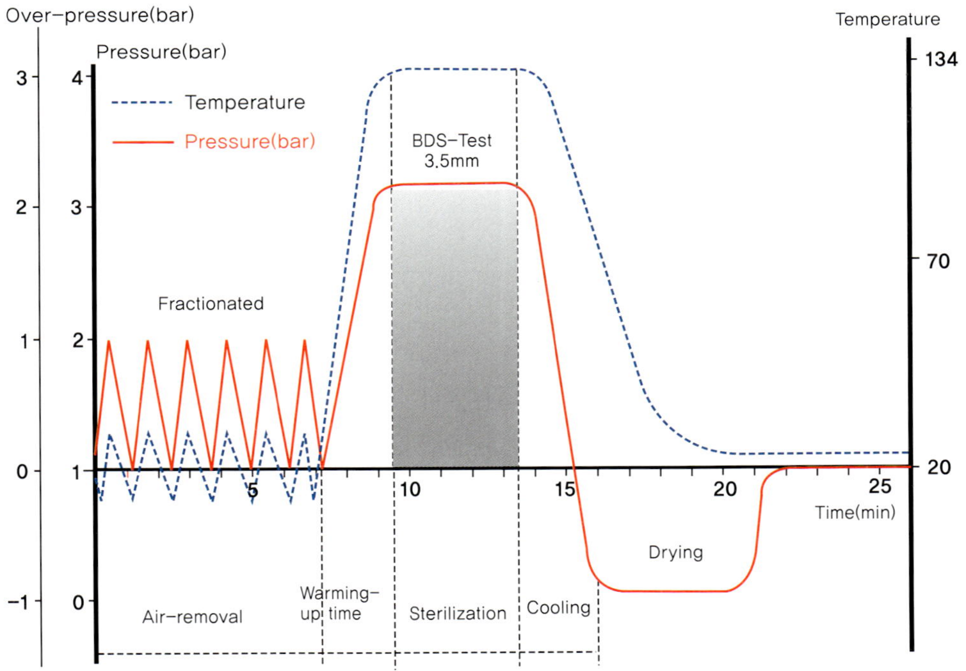

고압펄스 멸균방식

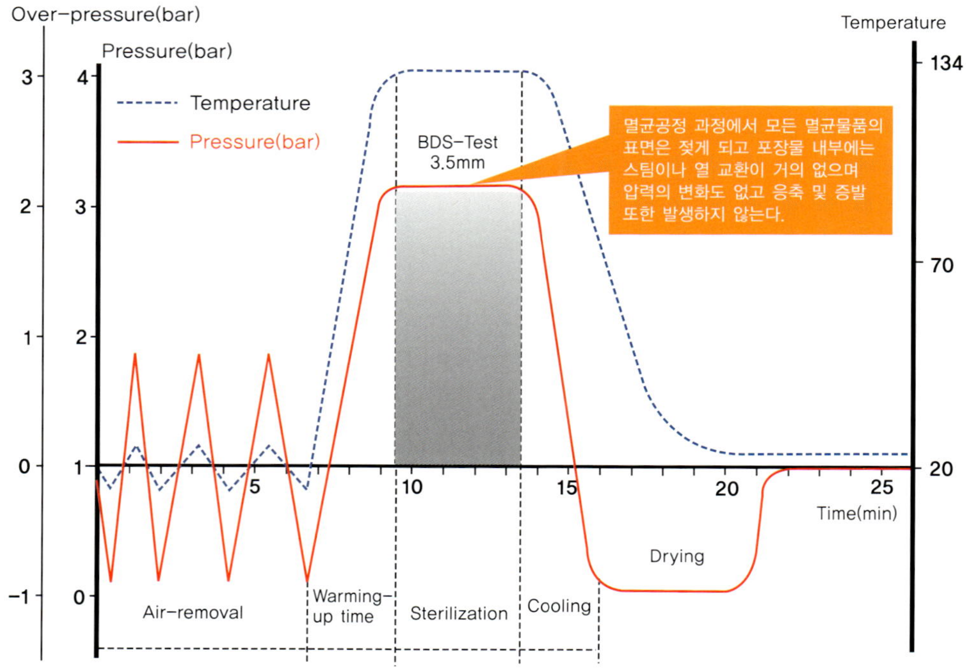

펄스진공 멸균방식

건조한 섬유질 포장물은 응축수를 흡수하여 비응축 과열 스팀을 형성한다.

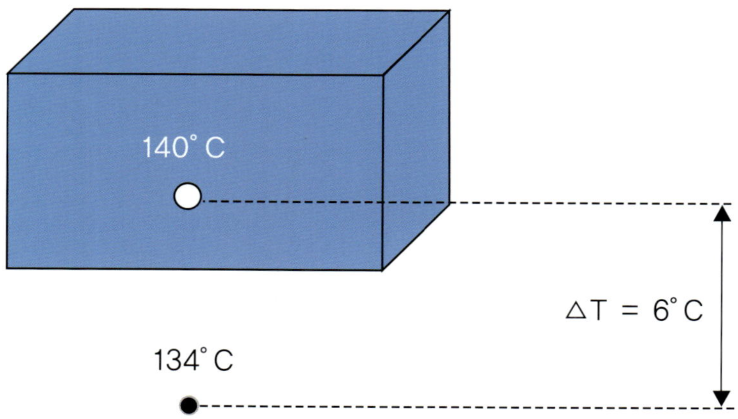

펄스진공 멸균방식

▶ 스팀 멸균공정에서 필요한 멸균 파라미터는 무엇인가(1)

1. 스팀
2. 스팀의 응축작용
3. 압력
4. 온도와 시간관계

▶ 스팀 멸균공정에서 필요한 멸균 파라미터는 무엇인가(2)

1) 스팀

스팀은 물의 기체 상태이다.

사멸 속도를 비교해 볼 때 스팀멸균과정의 세균 및 생물학적 지시제들은 같은 온도 - 시간상태의 과열상태 스팀 속에서와 같은 속도로는 사멸되지 않는다(121° C 5분, 134° C 3분).

비응축 스팀에서는 사멸속도는 건열이나 무수용액에서의 사멸속도와 유시하다.

유사한 온도 - 시간관계를 요구한다(160° C 2시간, 180° C 30분).

2) 스팀의 응축작용

스팀멸균 공정의 주입액 내부의 멸균과정(유리병 내부에서의 응축작용이 일어나지 않는다)

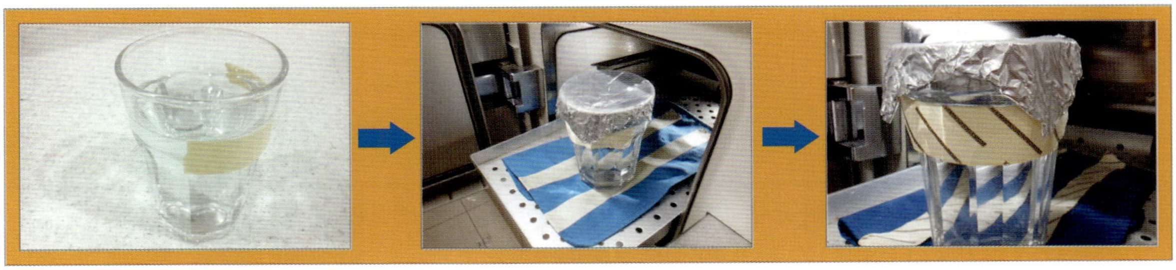

▶ 스팀 멸균공정에서 필요한 멸균 파라미터는 무엇인가(3)

응축스팀은 응축수가 발생할 수 있는 모든 곳에 우수한 열 전달을 이루게 해준다. 하지만, 스팀 멸균공정과 같은 온도-시간관계 하에 물을 이용한 액체 멸균모의 실험에서 균의 사멸속도는 응축작용이 없는 물속에서와 동일하다. 스팀 멸균과정에서 안정구간 동안에는 응축을 하지 않는다.

▶ 스팀 멸균공정에서 필요한 멸균 파라미터는 무엇인가(4)

3) 압력

압력게이지 눈금이 1~10, 또는 100~1kpa에서는 어떠한 멸균 과정에서도 균의 사멸속도에 영향을 주지 않는다. 스팀 멸균공정의 압력은 온도를 요구조건까지 상승시키기 위해 필요하다.

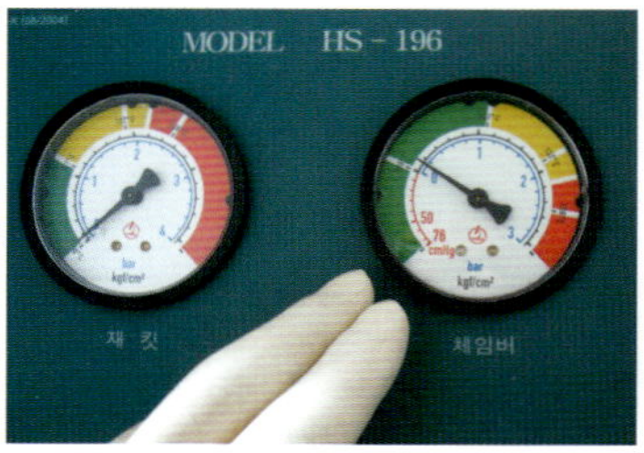

Pressure(bar)	Temperature(°C)
1	100
2	121
3	134

4) 온도 - 시간관계

온도(°C)	멸균시간 ● (min)	평형형성시간 ●● (min)	F o 121(°C) (min)	확인
121	15	0.5이하	15	물이 존재하는 상태에서 조건이 성립한다. (표면이 젖어야 한다.)
134	3	0.5이하	ca.60	

건열멸균 및 고열멸균 공정

온도(°C)	멸균시간 ● (min)	평형형성시간 (min)	확인
160	120	10-50	온도 평형 형성 시간은 물품 및 포장의 열 용량성에 따라 달라진다.
180	30	10-50	

● 멸균 시간은 멸균 물 표면과 내부가 규정의 온도까지 도달한 후부터의 시간이다.

●● 공기가(Air)가 완전히 제거 된 상태이여야 한다.

EN ISO 17665-1에서 요구하는 스팀 멸균공정의 온도-시간관계

▶ 스팀 멸균공정에서 필요한 멸균 파라미터는 무엇인가(5)

스팀 멸균공정에 적용되는 온도-시간 상관관계는 건열이나 무수용액 멸균공정에서도 이용된다(121°C 15분, 134°C 3분). 균이나 생물학적 지시제의 사멸속도와 반응에는 같은 온도-시간관계에서 스팀 멸균공정보다 매우 느리다.

▶ 스팀 멸균공정에서 필요한 멸균 파라미터는 무엇인가(6)

순수한 물을 사용한 액체 멸균 시 균이나 생물학적 지시제의 사멸역학은 같은 온도-시간조건의 스팀 멸균공정과 같다.

생물학적 지시제의 저항성 실험을 통해 물이 과열상태가 되는 것을 방지한다는 결과를 도출한다.

스팀멸균 공정의 멸균 매개체

Water

멸균물품의 표면에 멸균 온도-시간 조건이 정의되는 경우

(예: 121°C-15min, 134°C-3min-Fo value)

멸균물품의 모든 표면은 물이 닿을 수 있어야 한다.

국제규격 EN ISO 11140-1의 5.2항에 제시하고 있다.

스 팀	시간, 온도, 물(포화스팀)
건 열	시간, 온도
E O	시간, 온도, 적정습도 및 EO Gas 농도
포름알데히드	시간, 온도, 물(포화스팀), 포름알데히드 농도
플라즈마	시간, 온도, 과산화수소 농도, 플라즈마의 안전 상태

스팀 멸균공정의 멸균 매개체

대략 350~40리터/10kg, 1000ml 스팀-거의 1ml 응축(물)

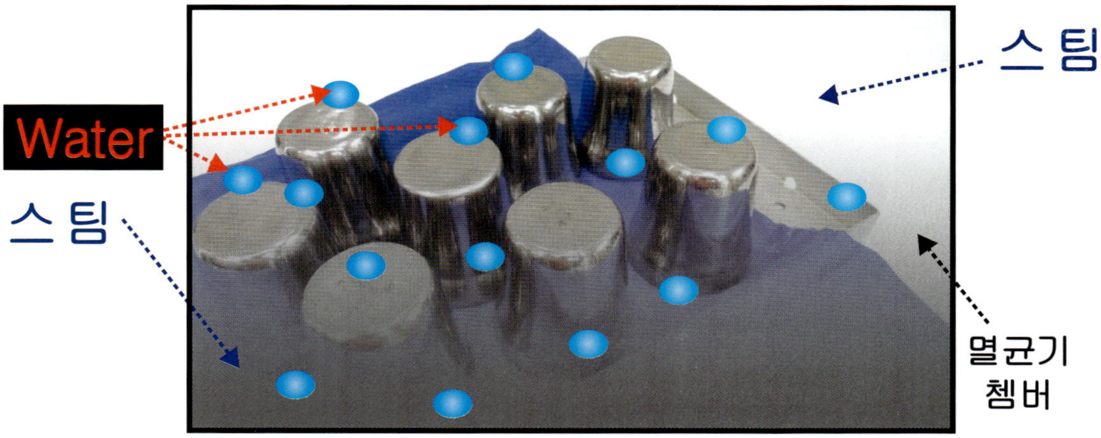

응축 작용이 일어나는 곳에서 열 교환이 이루어 진다.
스팀이 응축된 후 사라지며(쳄버 밑으로 하강하여 배출된다)
새로운 스팀(뜨거운)이 공급된다.

응축 구간의 스팀 소모 및 수축

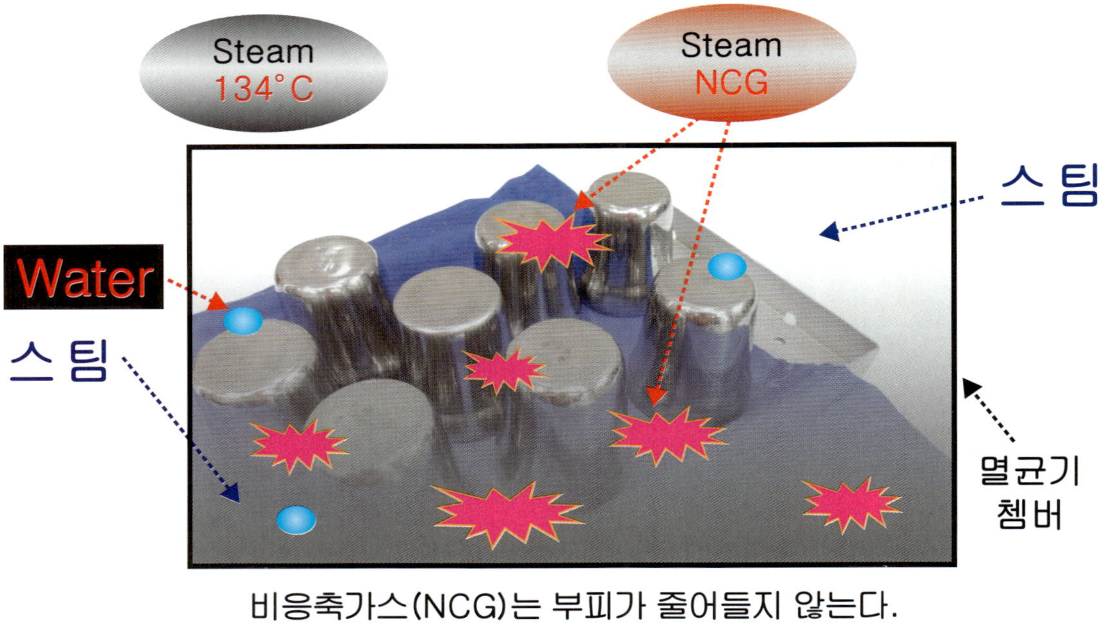

물의 응축작용 및 부피 축소

NCG란

기체 속에는 Non-Condeable Gases(NCG,불포화가스)가 존재하는데 일반적인 중력상태에서는 이러한 NCG를 제거하기 어려우며, 배큠(Class B type 멸균기)방식으로 챔버 내 존재하는 오염공기를 물리적으로(강제적)배출시켜 멸균에 방해되는 NCG를 완벽하게 제거된다.

NCG가 존재하는 곳에 스팀이 접근하여도 성공적인 멸균을 보장할 수 없다.

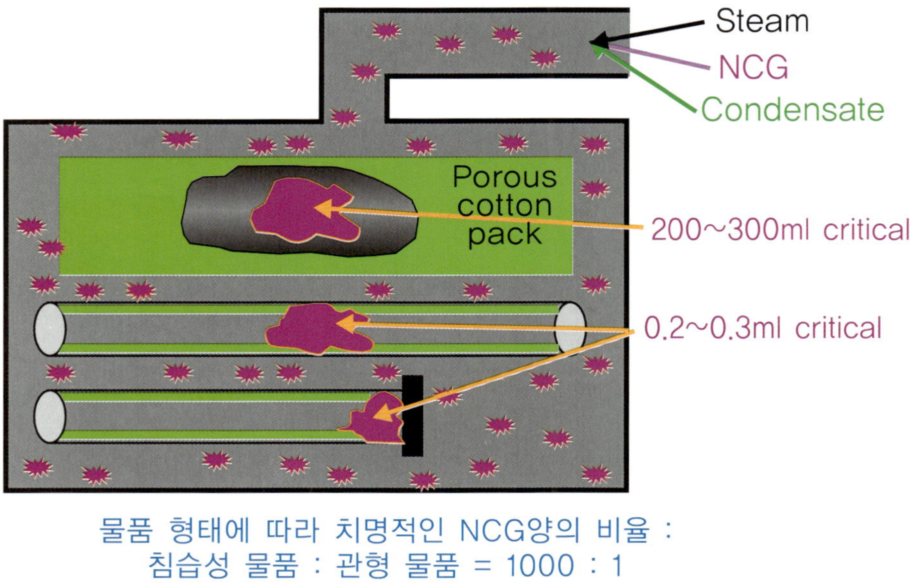

관형 물품과 침습성 물품의 NCG의 영향비교

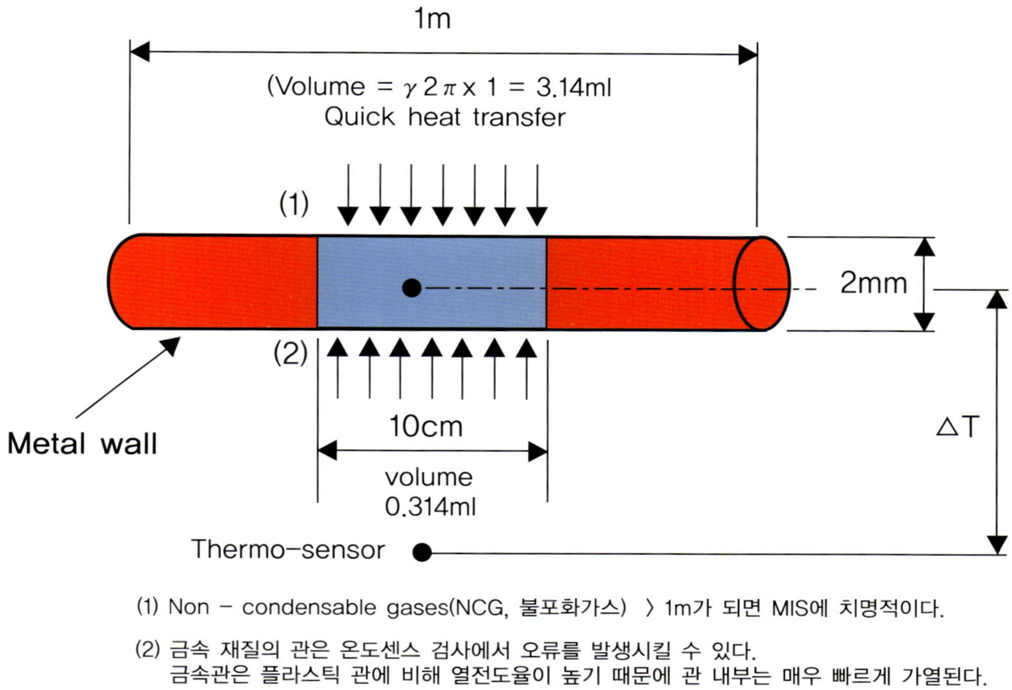

튜브, 최소 침습성 수술기구(MIS)등 관 내부의 온도센서 검사

⑤ 보이딕 검사의 결과가 좋지 않을 경우 멸균 시간을 연장하여서는 안 된다.

⑥ 멸균기의 위치이동 또는 기능장애로 인한 A/S를 받은 후에는 반드시 생물학적, 화학적 지시제 검사와 보이딕 검사를 하여정상 유무를 확인하도록 한다.

7. 멸균작업일지 작성

1) 멸균작업일지 작성과 근거자료

장비감염관리자는 멸균 예정과 준비 및 멸균과정 완료에 관한 모든 내용을 멸균작업일지로 문서화 하여 기록을 남긴다.

| 주요기입내용 |

날짜 및 요일, 멸균작업시작 시간, 종료시간, 멸균기 설치위치, 멸균기 기종, 대표물품 2종 이상기입, 멸균기 종류(Pre-vacuum steam, Gravity steam, E. O gas, Plasma, Dry heat, Formalin) 생물학적, 화학적 지시제 색상판정 및 합격판정, 보이딕 합격판정, 배양기 온도(스팀 : 55~57°C 사이, E. O : 35~37°C 사이) 문서번호, 작업 및 작성자, 멸균감독자, 최종 승인자의 서명을 기록 등을 남긴다.

2) 보이딕 지시제의 부착 공간이 부족 할 경우 일지 뒷면에 부착하여도 무방하다.

3) 멸균작업일지 특성과 유효기간

문서보존 유효기간은 평균 2년으로 하며, 병원 재량에 따라 연장할 수도 있다. 또한 스캔하여 문서를 전산처리할 수 있도록 하는 것이 좋다.

배양기가 없는 경우 외주업체 또는 기관에 위탁하여 검사를 받을 수 있으며, 검사성적서를 발급 받도록 하고, 배양검사의 신뢰성을 높이기 위해 생물학적, 화학적 지시제의 배양 전과 후의 자료(사진)를 남기도록 하는 것이 좋다.

검사외주의뢰서를 발급하여 병원 외부로 유출 된 근거를 남기도록 하고, 입고의 경우도 같은 방법으로 담당자가 확인한다.

멸균작업(업무)일지는 의료기관 가치평가제도, 인증심사 및 대학병원 수련기관의 필수 근거자료 표본으로 적용될 수 있으며, 여타 기관의 감염관리 평가의 한 부분으로 사용되므로 체계적인 관리가 요구되고 있다.

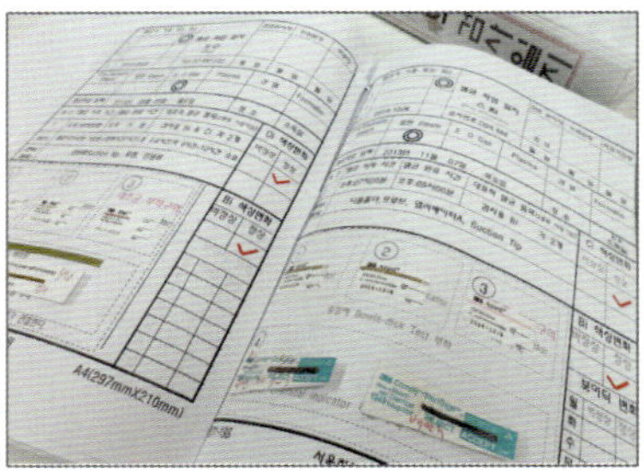
멸균작업일지 파일

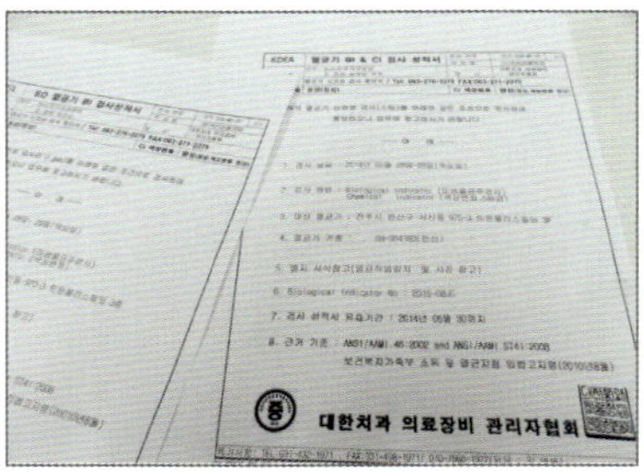
멸균 생물학적 검사성적서

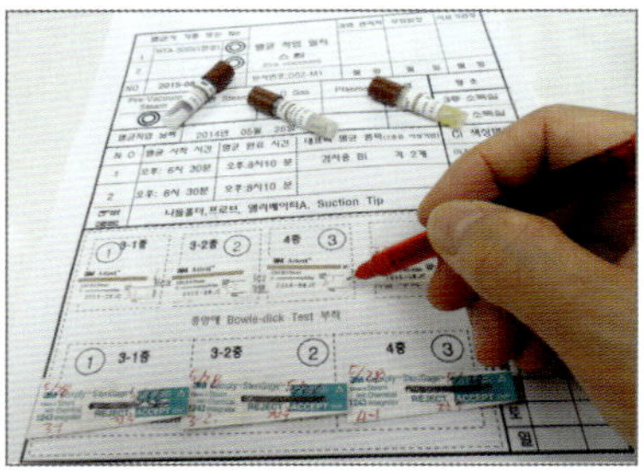
주1회 멸균업무일지 작성

8. 멸균물 운반요령

(1) 멸균물이 실내온도까지 냉각하면 기구트레이를 카트에서 내리도록 한다.
실내에서 냉각되는 시간은 주위환경에 따라 다르나, 평균 4시간~7시간 이상 소요된다.
냉각되는 과정 중 멸균 물은 이동하는 접촉 물과 간섭이 있어서는 안되며, 포장 표면이 뜨거우므로 경고 또는 주의 표시로 알려야 한다. 운반요령은 장재 된 멸균물 위에 린넨으로 덮고 이동시킨다.

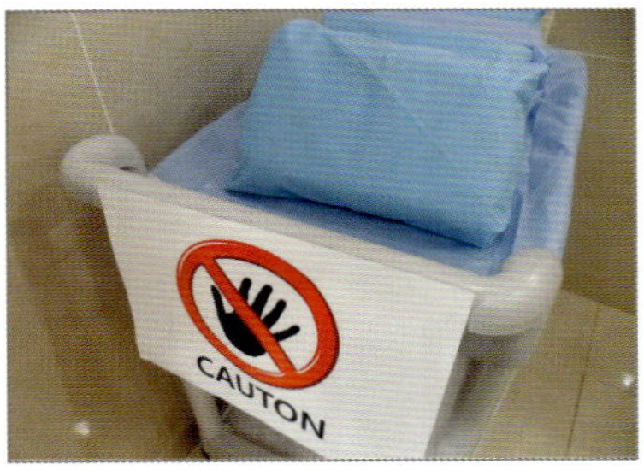
손 접근 금지(화상주의)

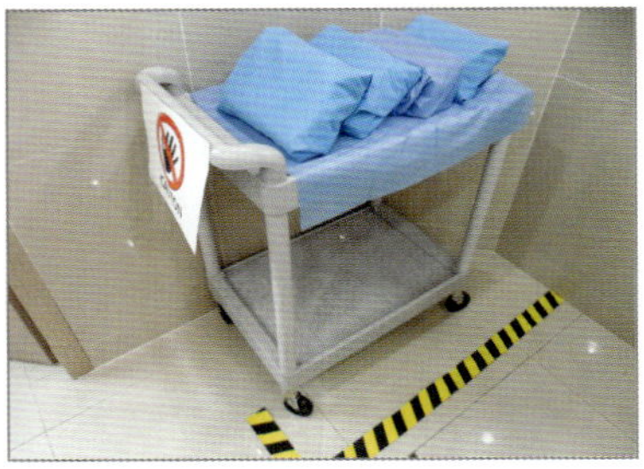
건조 구역

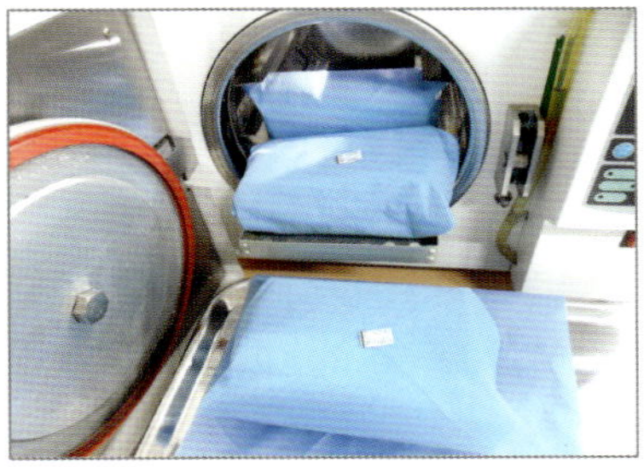
개방 후 건조 1차 건조

(2) 멸균물의 포장표면을 필요 이상으로 매만지는 것을 주의하도록 한다.
멸균 물 표면의 건조 상태를 육안으로 확인하고, 포장 표면 또는 봉합 탭에 습기나 물방울이 있다면 멸균실패로 간주 한다. 멸균 물을 장재 할 때는 바닥으로부터 습기가 발생할 수 있으므로 넓은 린넨을 깔도록 한다.
일반 스팀멸균기에서 완성 된 멸균 꾸러미 이동은 카트를 밀면서 진행한다.

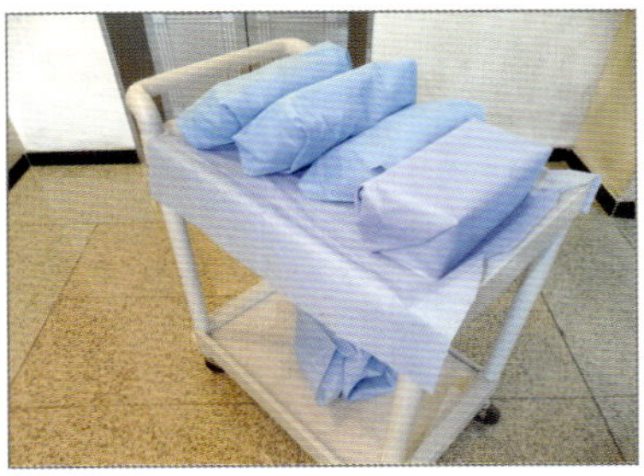
장재 차(Cart)

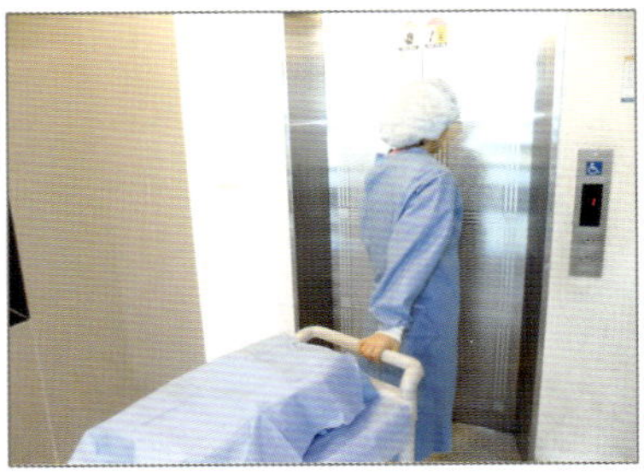
카트 끌기. 그림 A

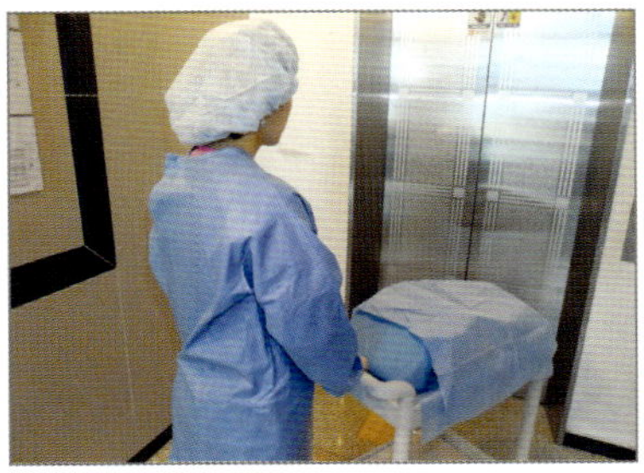
카트 밀기. 그림 B

(3) E. O 가스(Ethylene oxide gas)멸균기에서 15분간 방치된 후 꺼내진 멸균 물은 그림 B와 같이 밀지 말고 반드시 그림A와 같이 끌어야 한다(혹시 제거되지 않은 E. O 가스의 잔류 량이 밀면서 이동하는 작업자 방향으로 전파될 수 있기 때문에 안전사고를 위해서 앞에서 끌어야 한다).

주의사항

멸균이 완료된 물품을 트레이 통째로 들고 이동 및 운반하는 것은 매우 위험한 행동이다.
일반 진료실은 여러 동선이 겹치고 비좁아 경우에 따라 미끄러지거나 동료 간 부딪치는 문제가 발생할 수 있으므로 안전사고를 예방하여야 한다. 가능한 모빌 카트로 이동하는 것이 바람직하다.

9. 효과적인 멸균관리방법

1) 트레이 포장의 장재방법

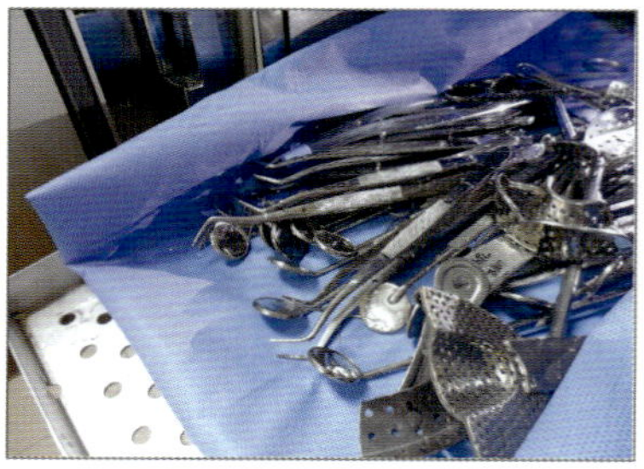
개방형 기구멸균

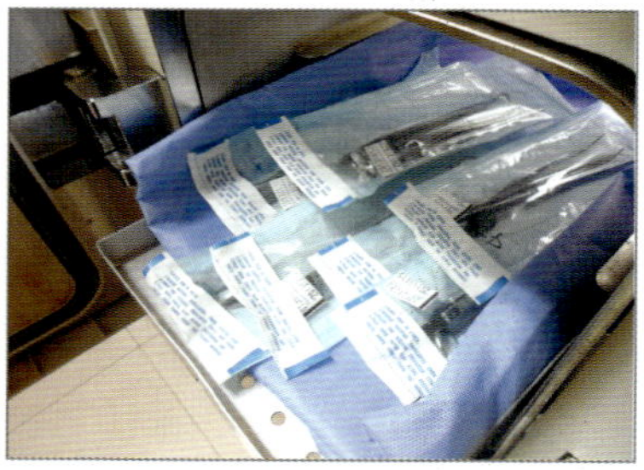
밀봉형 기구멸균

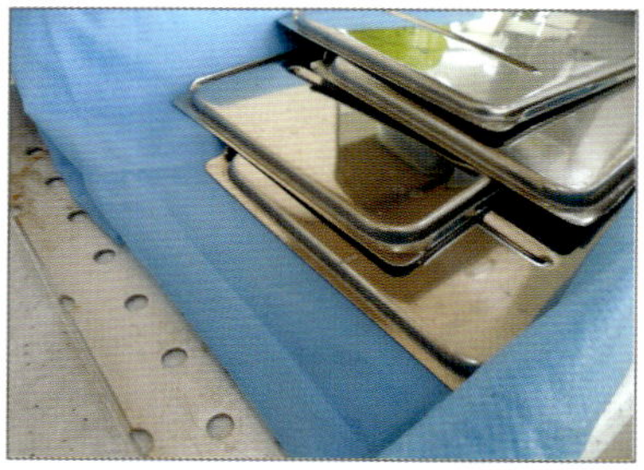
개방형 기구 트레이

기구는 개방(open), 이완(unlock), 분해(disassemble)하여 모든 표면에 증기(가스)가 침투할 수 있도록 해야 한다.

기구의 건조를 높이기 위해 트레이 바닥에 린넨을 깐다. 린넨의 여분은 기구 위로 접도록 하고, 기구물이 한쪽으로 몰리는 것을 예방하도록 한다.

금속성 기구물이 한쪽으로 몰리면 국부적으로 습기가 형성될 수 있다.

2) 카세트 포장의 장재방법

챔버 내 압력과 스팀의 순조로운 순환을 위해서는 멸균 물을 밀착시키거나 겹치지 않도록 주의하여야 한다. 린넨들이 여러 겹 겹침으로 수분에 의해 젖게 된다.

멸균 후 린넨의 중량이 수분에 의해 20%를 초과하면 안 된다(ANSI ST8,5.5.3.5규정).

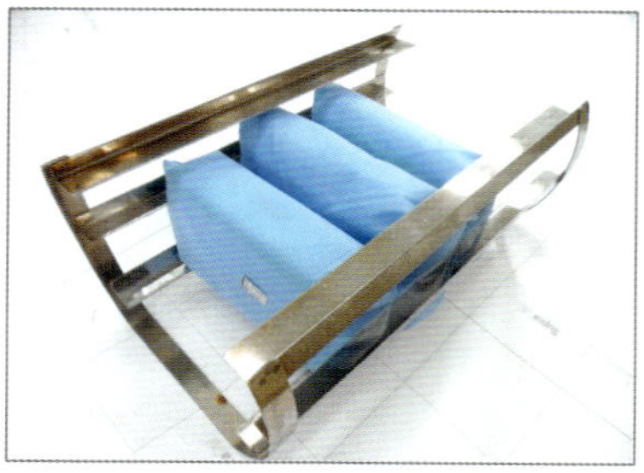
잘못 장재된 사례

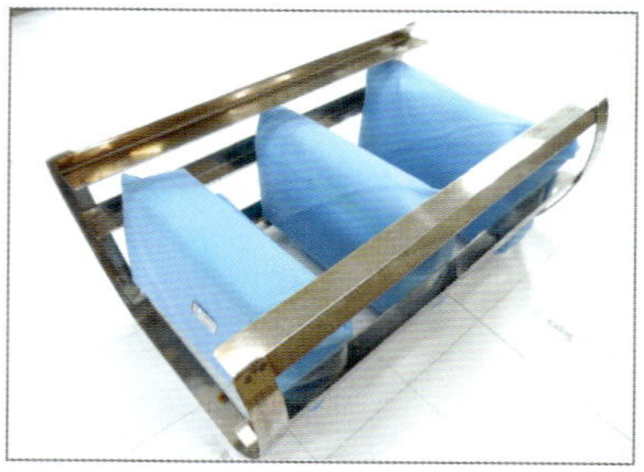
멸균물 간격유지

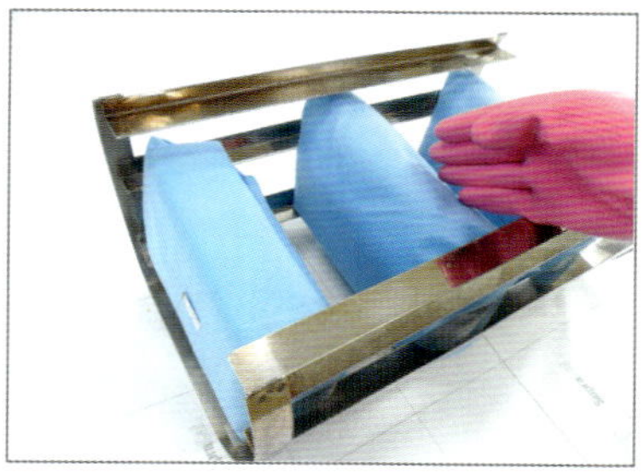
손바닥 두께만큼의 간격

3) 멸균 물 장재 간격유지

챔버 내 스팀 순환도는 중요한 요소로 작용하나 멸균물이 내벽에 가능한 닿지 않도록 하여야 한다.

멸균 물과 천장의 간격은 가능한 5~7cm를 유지하고 측면에 닿지 않도록 한다.

멸균 물을 1겹 정도 포장했을 경우 금속의 마찰과 열전도율로 멸균기능을 저하시키고, 챔버 내측에 닿아 린넨을 태우거나 멸균 물에 손상을 야기할 수 있다.

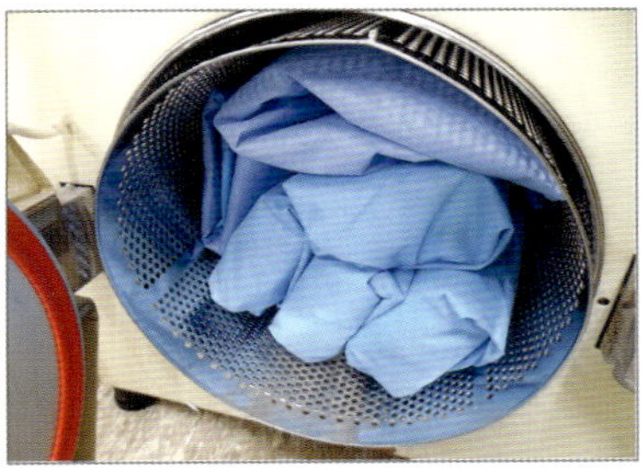
E. O용 멸균물의 과도한 장재

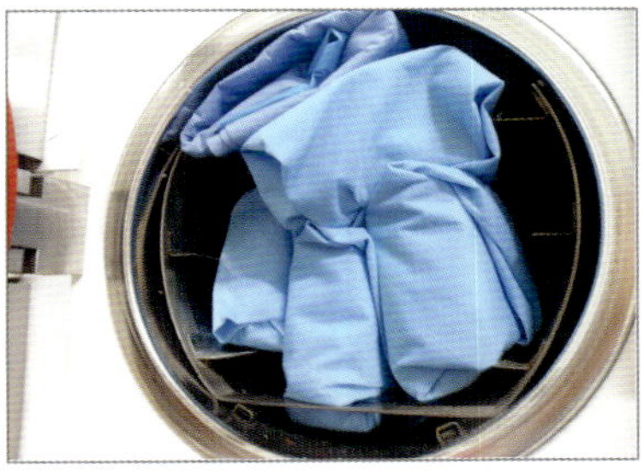
스팀용 멸균물의 과도한 장재

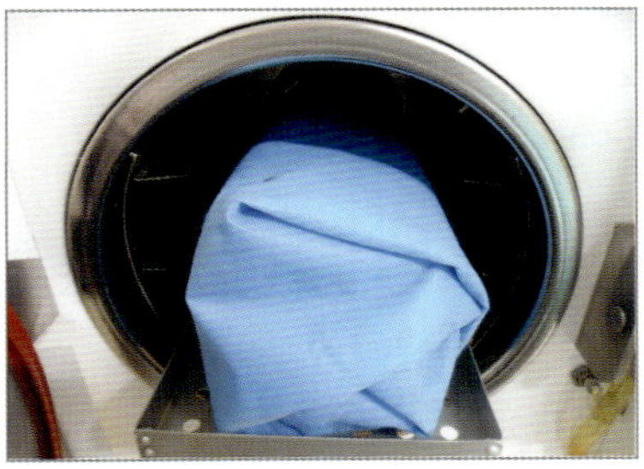
천정에서 5~7cm 간격유지

(1) 챔버 하부에 부착 된 밴드히터는 면적에 알맞게 체적 설계되어 있다.

(2) 열전도 및 전류, 저항 등을 고려하였으나, 본체 기울기가 발생 할 경우 밴드히터 기능과 멸균의 효과적인 시간이 연장되는 등 기타 고장의 원인이 된다.

4) 챔버 내부 세척 및 부유물질 제거

(1) 챔버 내부 세척 할 때는 증류수를 흡착시켜 거즈 나 타월을 사용한다(챔버 전용세제 사용 가능, 가능한 제조사 추천품 사용).

(2) 수세미 또는 철 수세미 사용 금지한다.

(3) 멸균기 상부에 기타 물품을 올려놓을 경우 저수통으로 이물질이 낙하하여 오염시킬 우려가 매우 높다.

5) 챔버 내부 기구류(금속) 이물질 제거

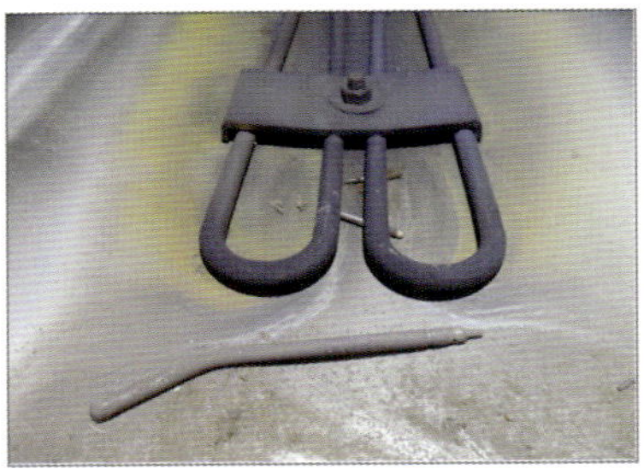
쳄버 오염물질 1

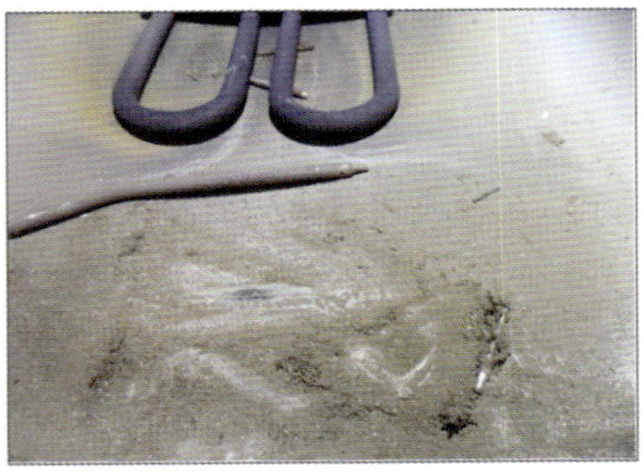
쳄버 오염물질 2

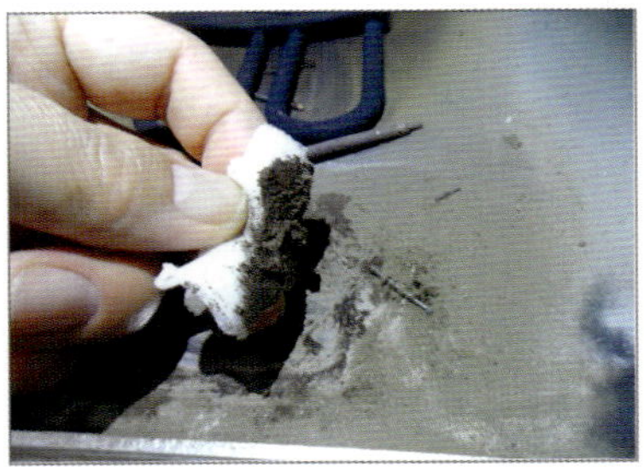
쳄버 오염물질 3

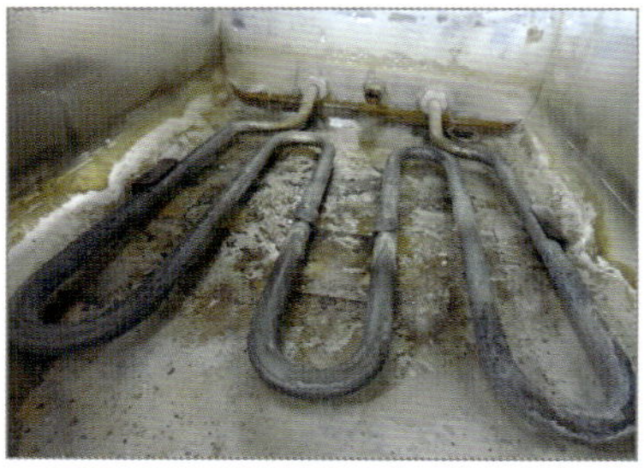
쳄버 오염물질 4

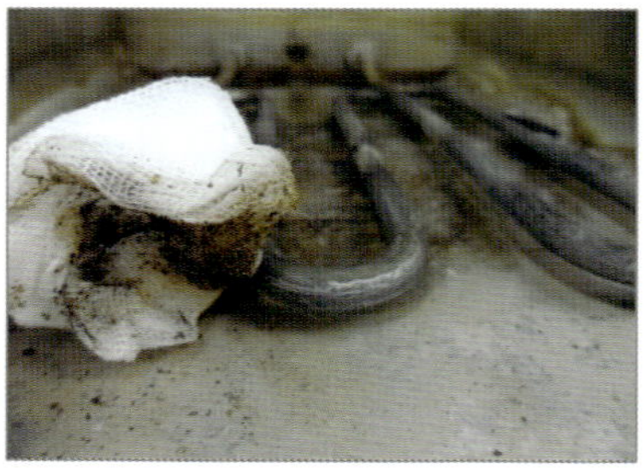
쳄버 오염물질 5

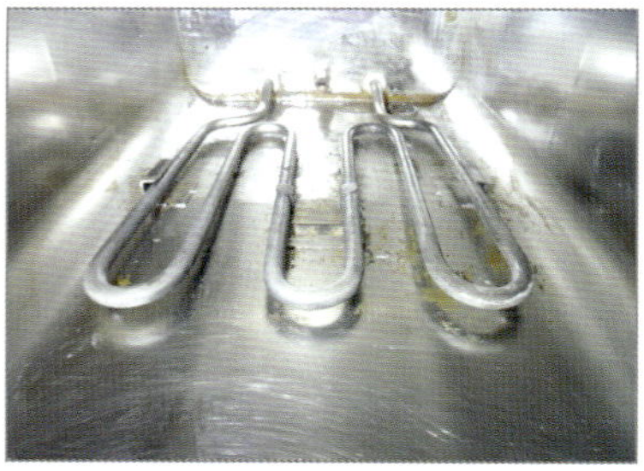
세척 후 쳄버 내부

(1) 엘리베이터, 포셉류 등 비중이 높은 기구류가 밴드히터 주변에 놓일 경우 밴드히터의 국부 현상과 전기적 저항이 발생하므로 주의하여야 한다.

Tip 멸균기 쳄버 내부의 오염 원인

① 모든 기구물은 초음파 세정을 거치지 않기 때문이다. 핀셋, 니들 홀더, 교합지 홀더 등 물체를 집기 위한 톱니 모양의 구석진 공간에 이물질은 일반적인 흐르는 물에 세정하며 브러싱으로는 제거가 되지 않는다.

② 권장하는 증류수를 사용하지 않기 때문이다.

6) 저수통 증류수 정기적 보충 및 배수

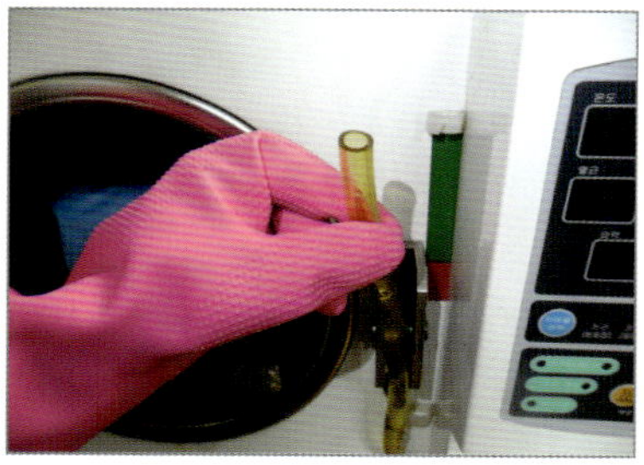
드레인 호스 고정 유무

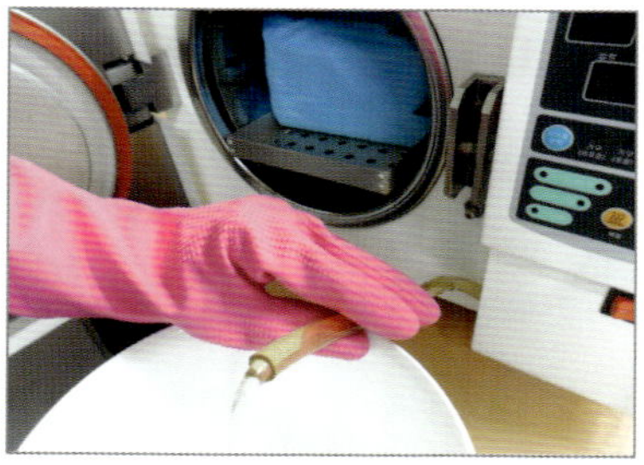
저수통의 증류수 제거

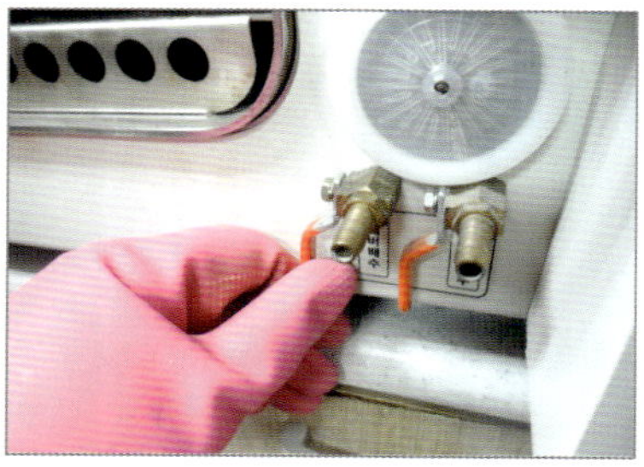
드레인 밸브

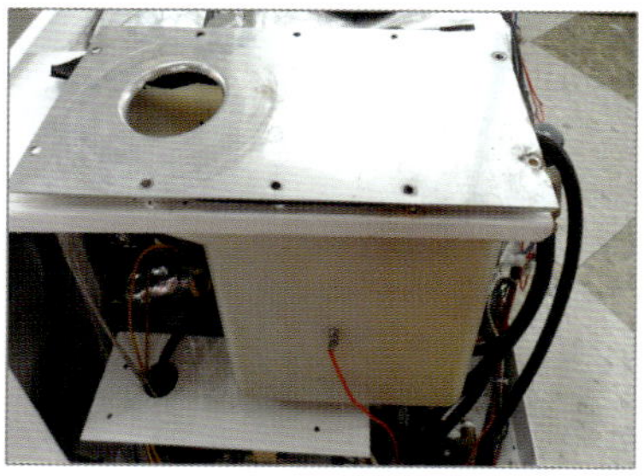
저수통 외부

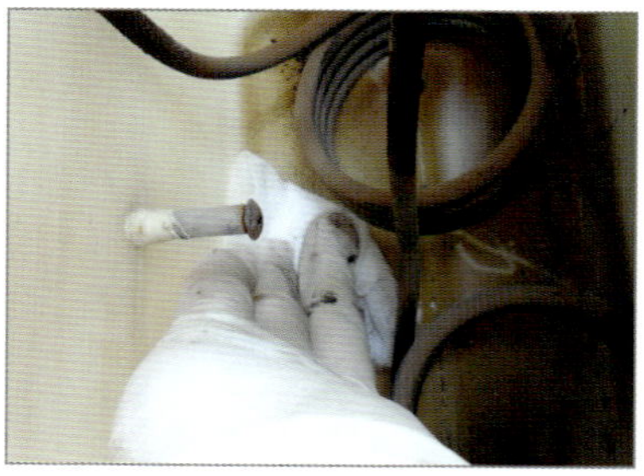
저수통 내부

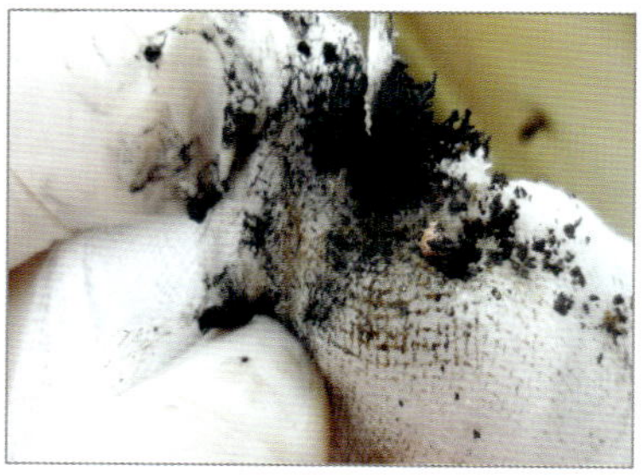
저수통 내부 오염물질

(1) 1개월에 최소 4회 이상 저수통의 증류수를 교환하여야 한다.

(2) 기타 구체적인 내용은 각기 제조사마다 관리사항이 다르므로 상품설명서를 참고하여야 한다.

(3) 일반 수돗물, 식염수, 정수기에서 정재 된 물은 멸균기에 부적합하므로 반드시 "증류수"를 사용하여야 한다(챔버에 부식을 유발시키고 각 구간별 기능에 문제점을 발생시킨다).

주의사항

약국에서 구입된 식염수통과 증류수통의 크기와 모양이 비슷하여 이를 육안으로 정확히 구분하지 못하는데서 발생한다.
치과위생사와 장비감염 감독자는 일반 직원들에게 상기내용부터 정확히 인식시키도록 하여야 한다.

7) 가스켓의 교환

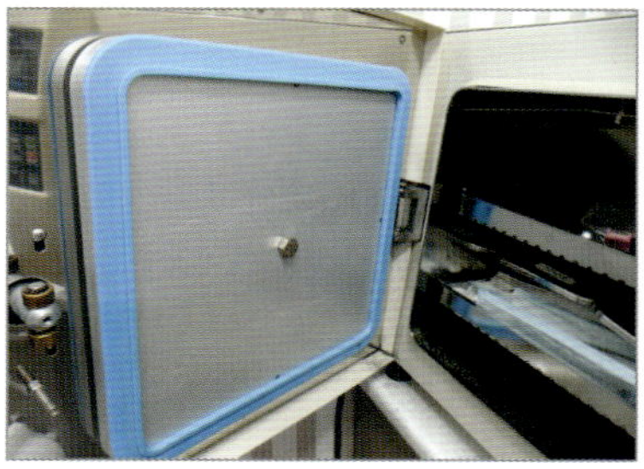
스팀멸균기 패킹 A

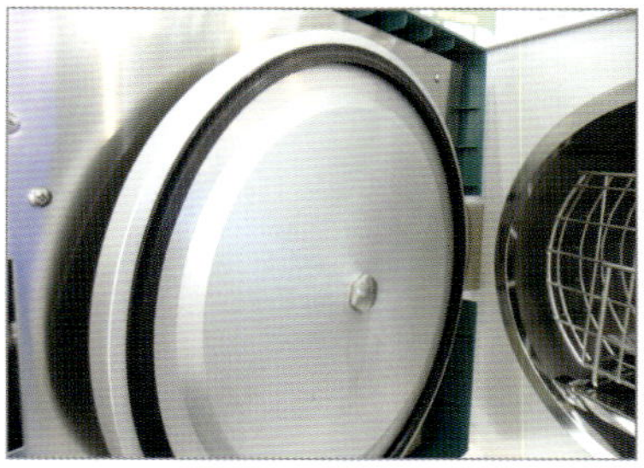
스팀멸균기 패킹 B

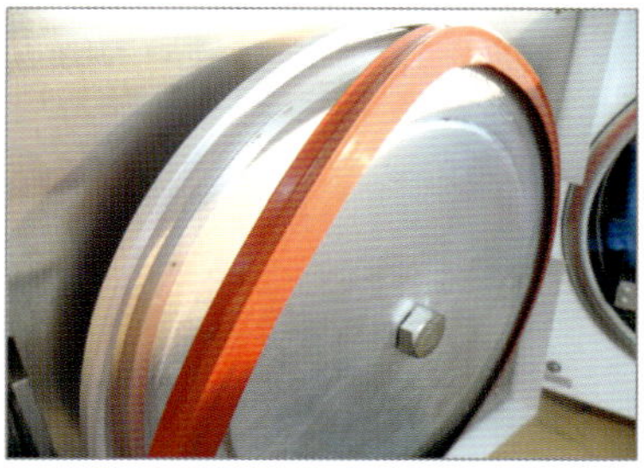
스팀멸균기 패킹 C

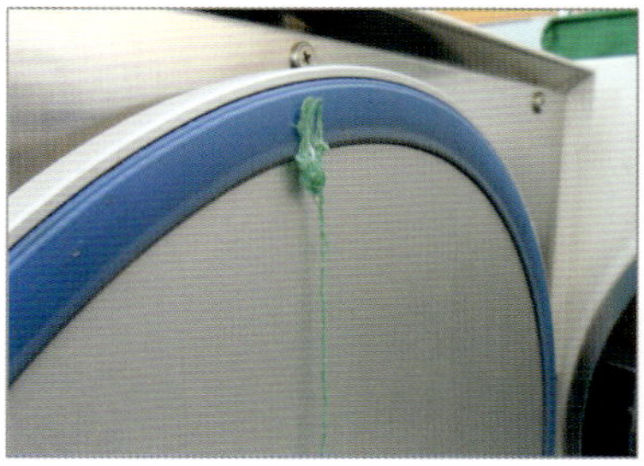
이물질 부착 1

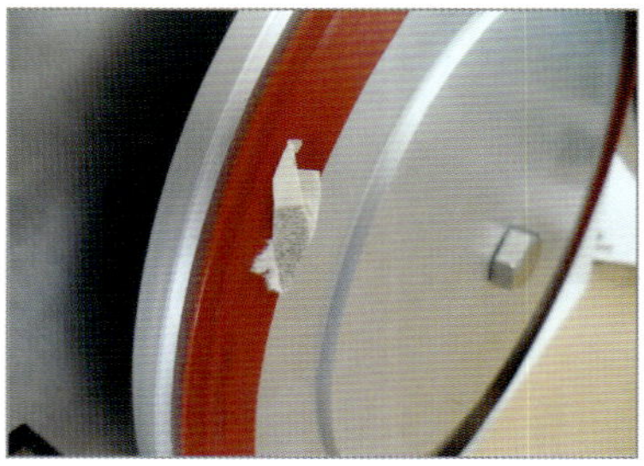
이물질 부착 2

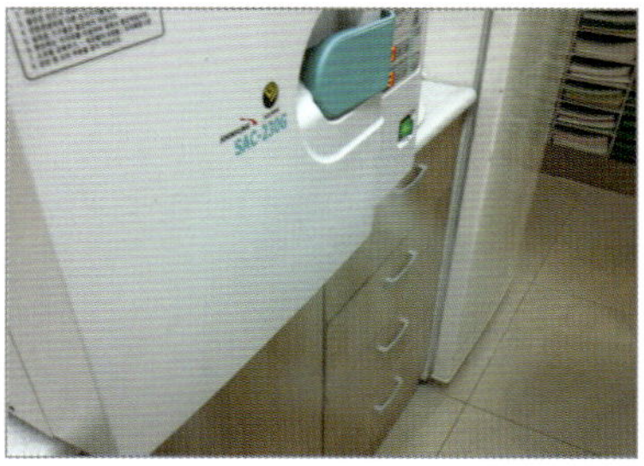
스팀 누기

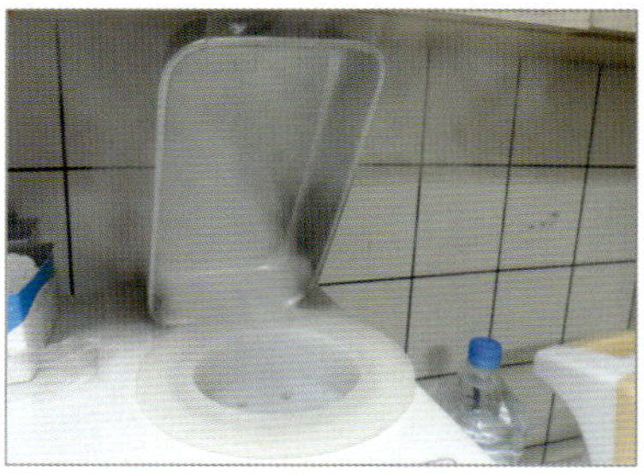
스팀 누기(멸균 완료 후 증상)

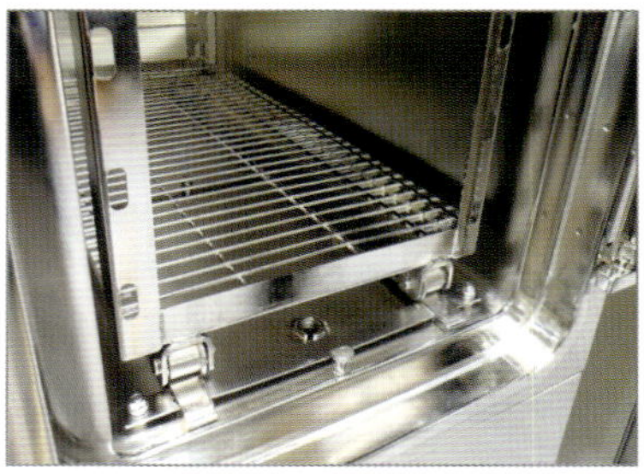
대형 쳄버 내부

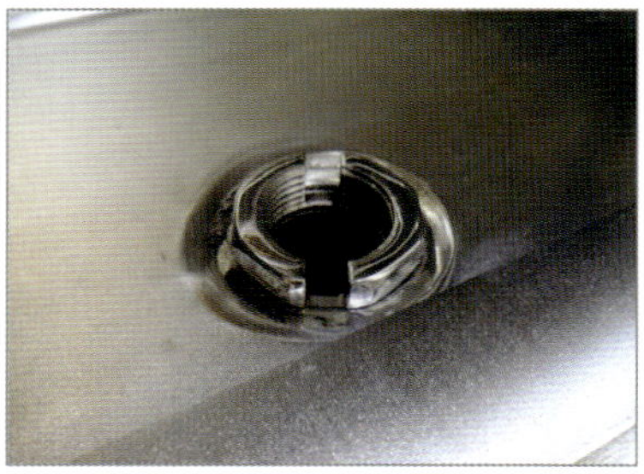
대형 쳄버 필터 접속부

고압증기멸균기는 높은 열과 포화증기를 이용하여 멸균이 이루어지며 패킹을 중요시한다.

그 역할인 가스켓은 변형의 항복점을 최소화할 수 있는 실리콘 계열의 재질로 제작되지만 성공적인 멸균과 안전을 위해 정기적인 교체를 해 주어야 한다.

국부적인 변형이 있을 경우 밀폐기능이 저하되며 포화증기 압력과 멸균 사이클(순환) 시간의 연장으로 멸균의 신뢰성에 문제를 발생시킬 수 있다.

제조사 마다 다르지만 평균 1,000회 정도에서 교환하는 것을 권장한다.

10. Hollow Load A 검사(다공질 및 중공부하의 공기제거/증기침투 시험)

공기제거가 안 되는 증기멸균기로는 엄격한 멸균성공의 기준을 충족시킬 수 없다. 공기 중에는 불포화가스(NCG)의 요소가 존재하기 때문이다.

멸균처리 후 미생물의 생존가능 개체수를 일백만분 일(Sterility Assurance Level of 10^{-6} CFU/part)이하로 규정하고 있다.

이 정도의 악조건에서 멸균효과를 얻기 위해서는 체임버나 멸균물 내부에 오염된 공기 또는 비 응축성(No-condensable)기체가 남아있으면 일반적인 멸균(고압스팀, E. O 가스)기능으로는 제거가 불가능하기에 진공장치를 사용하여 오염된 공기를 제거해야 한다.

1) 중공부하(Hollow Lond A) 시험에 대한 규정

중공기구(Hollow Lond)의 내부공기 존재여부를 시험하는 기구명칭은 PCD(Process challenge device) 및 지시제 시스템은 유럽표준(EN867-1, EN867-5:2001, 4.5 및 EN13060:2004,8.9)에 규정되어 있다.

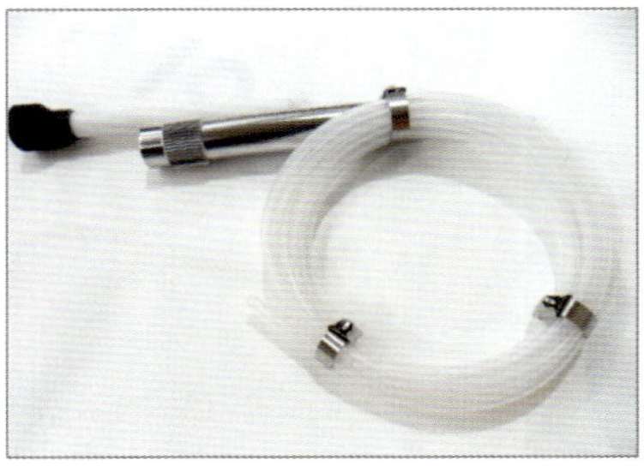

PCD 구성품

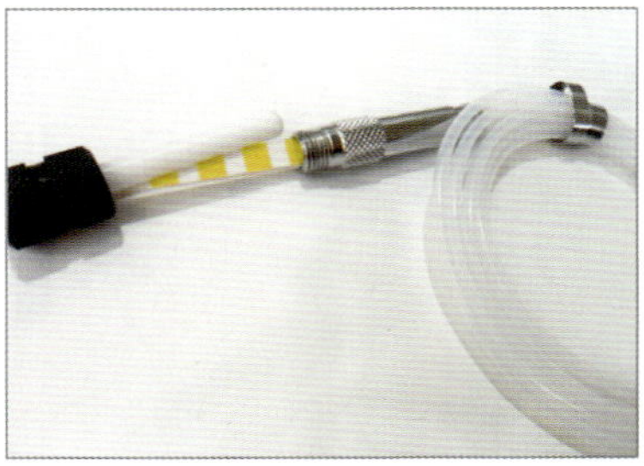

PCD 색상변화

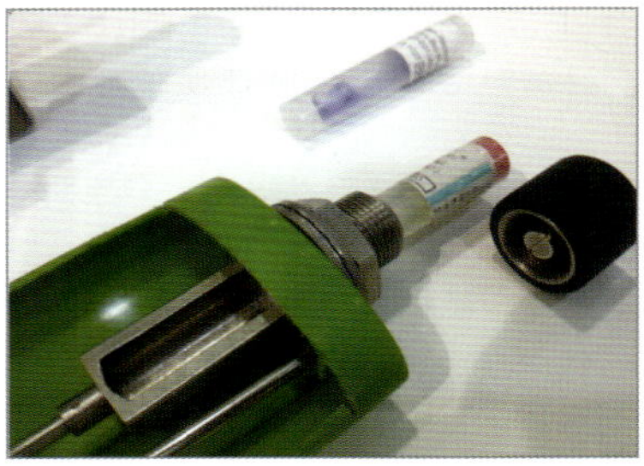

PCD 생물학적 검사

2) 중공부하(Hollow Lond A) 시험규격(일명 Helix 검사)

PCD(Process challenge device)는 PTFE (Polytetrafluorethylene) 재질의 튜브(내경 2mm × 길이 1.500mm)에 지시제 시스템을 담는 금속제 캡슐을 연결한 장치이다.

또한 물리적 압력과 열에 대한 강한 내구성과 저항성을 지니고 있으며, 멸균과정에서 스팀 침투력의 한계성의 결과를 얻는데 매우 우수한 품질을 보장한다.

3) PCD 검사의 판정기준

화학적 지시제 시스템은 공기제거 및 증기침투를 확인하고, 멸균성을 보증하는 기준이 된다.

(1) 지시제 색상이 전부 노란색에서 검정색으로 변하면 "합격" 판정

(2) 지시제 색상이 일부 노란색이 남아있거나, 다갈색 일 경우 오염된 공기나 비 응축성 가스가 존재하는 것으로 판단하고 "불합격"판정한다.

(4) PCD 검사 장점

- 튜브 형태의 기구내부에 대한 멸균능력에 대해 정확히 감지할 수 있다.
- 뚜렷한 색상의 변화로 멸균 성공여부를 판단한다(결과에 대한 해석이 쉽다).
- 지시제 스트립 색상변화의 등급은 멸균성공 및 실패에 대한 정도를 제시한다.
- 멸균 공정이 끝난 후 포장을 해체할 필요 없이 사용을 위해 바로 불출할 수 있다.
- 56리터 이하의 멸균기에는 노란색 케이스를 사용하여야 한다.

5) PCD test의 온도와 시간조건

134°C/3분, 121°C/15분이라는 최소한의 조건에서 멸균과정을 진행한다. 일반 스팀(Gravity type)멸균기에는 적용할 수 없다.

6) 진공누설 검사(Vacuum Leak test)

멸균실의 밀폐 상태를 확인하는 검사로 매일 작동하기 전에 멸균 실을 무 부하상태 즉, 첸버 내부를 비운 상태에서 실시한다.

멸균실의 밀폐가 확실하지 못하면 멸균실과 부하로부터 공기제거 성능이 떨어진다.

멸균기는 측정시간동안 1mmHg/min 이하의 평균 누설율(Average leak rate)을 나타내야 한다(ANSI/AAMI ST55:2003 Tabletop steam sterilizers 참고).

7) 멸균부하 건조도 검사(Dry test)

멸균 건조 후 부하의 중량이 멸균 전 중량과 비교하여 얼마나 증가 되었는가를 확인하는 검사방법이다.

AAMI ST55(미국)	섬유직물 패키지: 2.0 % 이내 허용	포장 금속 기구류: 0.5% 이내 허용
EN 13060 (유럽)	섬유직물 패키지: 1.0 % 이내 허용	포장 금속 기구류: 0.2% 이내 허용

11. 데이터 쉬트와 라벨러

한 대의 멸균기에 한 장의 멸균작업일지 또는 데이터 쉬트가 사용되며 문서는 멸균과 관련된 모든 정보를 기록 보존하여야 한다(로트 번호, 멸균 날짜, 만료 기한, 멸균기 번호, 멸균 물품 및 멸균 담당자).

CSSD 차원에서 각각 배치의 모든 멸균 물품에는 멸균 정보와 함께 라벨이 부착되며, 동일한 정보가 문서에 기록된다.

완전한 환자 문서 시스템을 갖추고 있다면 이중 접착식 라벨을 멸균 물품에서 떼어서 환자 관련 문서에 부착 할 수 있다.

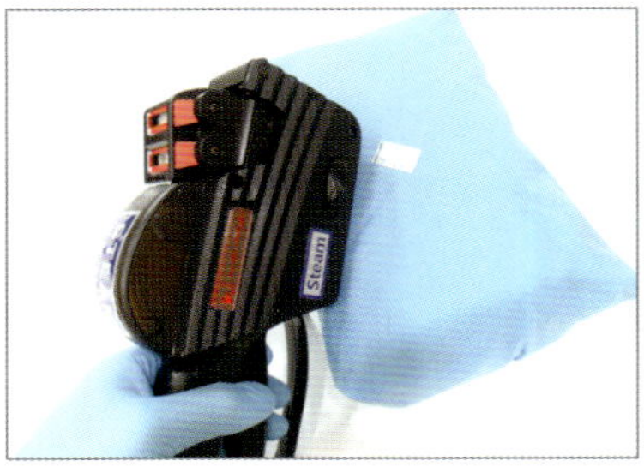

핸드 라벨러

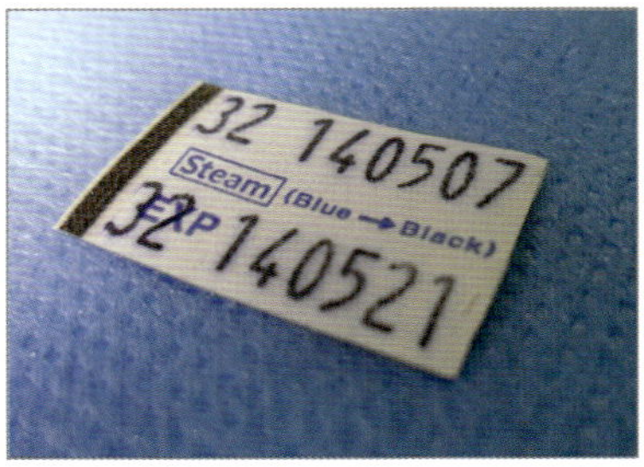

라벨 부착

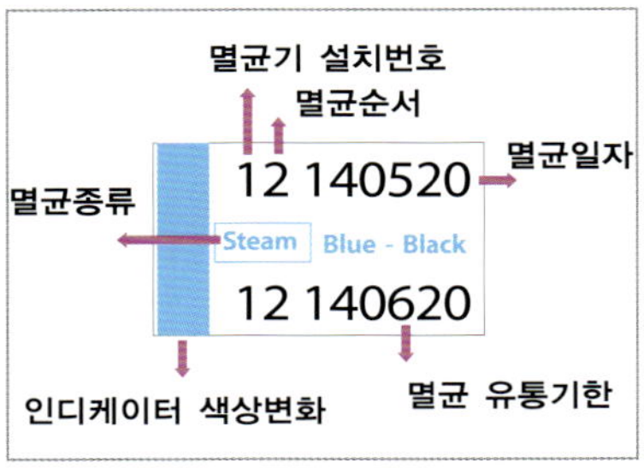

라벨 해석

라벨에 기록되어 있는 정보는 멸균 관련부분에 대해 완전한 역추적이 가능하게 한다.

만약 병원에서 환자의 2차 감염이 문제가 되었다면 환자관련 문서는 환자에 사용된 모든 물품에 대한 멸균정보를 담고 있기 때문에 역 추적성과 원인규명에 유용한 자료로 이용될 수 있다.

이로 인하여 실무적, 법적 분쟁요소를 규명하고 병원은 입원기간 연장에 따른 비용증가를 예방할 수 있다.

12. 호일 사용의 문제점과 개선

외과적 수술의 경우 임상에서 오랜 기간 사용 되 왔던 호일의 용도는 교차 감염방지용으로 지금도 널리 사용되고 있다.

비교적 취급이 용이하고 교차 감염구역의 경리 및 취급 성형이 쉬우며 경제적인 부담에 자유로운 편이다.

문제는 멸균을 하여도 안전하게 신뢰할 수 있는 가이며, 여러 겹 밀착한 상태로 많은 량의 멸균을 하는 것이다.

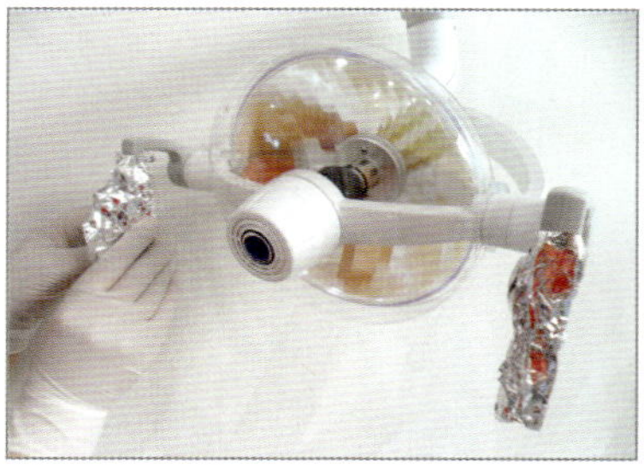

라이트 손잡이 마감

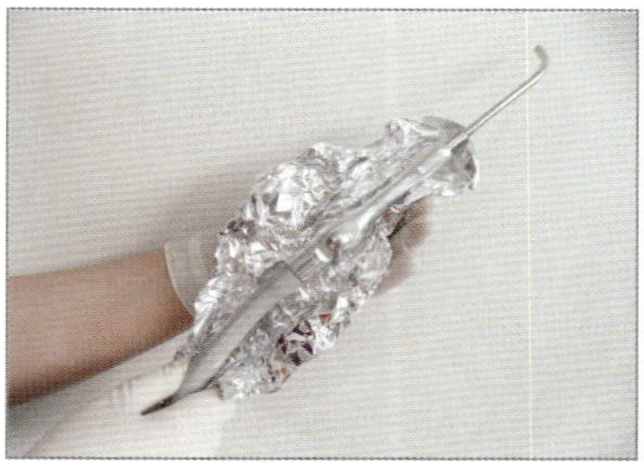

배큠시린지 마감

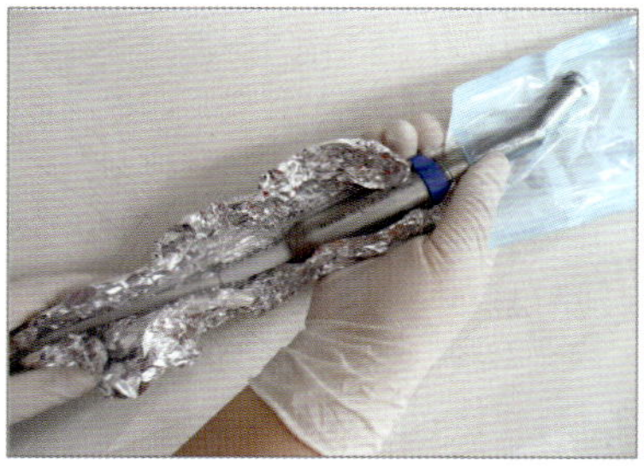

임플란트 핸드피스 마감

1) 여러 개의 표본 실험을 한 결과 생물학적 지시제의 실패 가능성이 높다는 것이고, 밀착 시킨 상태 내부에는 공기주머니 현상이 내재하고 있다.

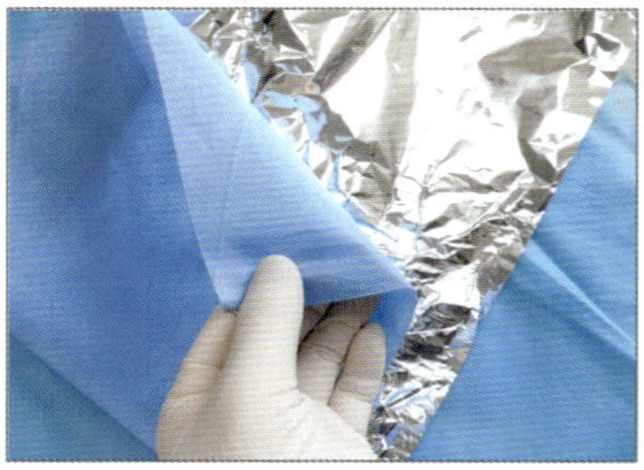

밀착 된 호일

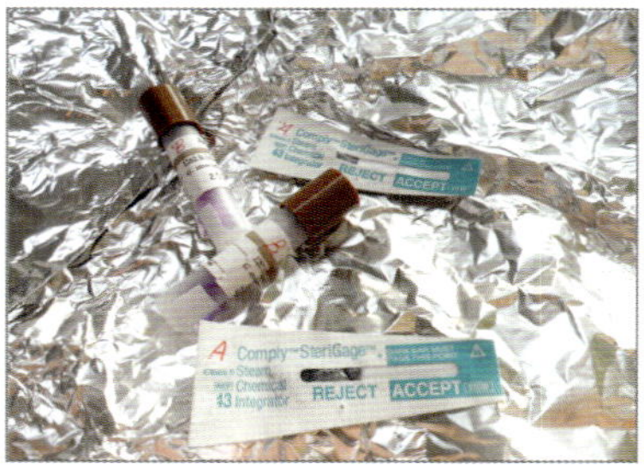

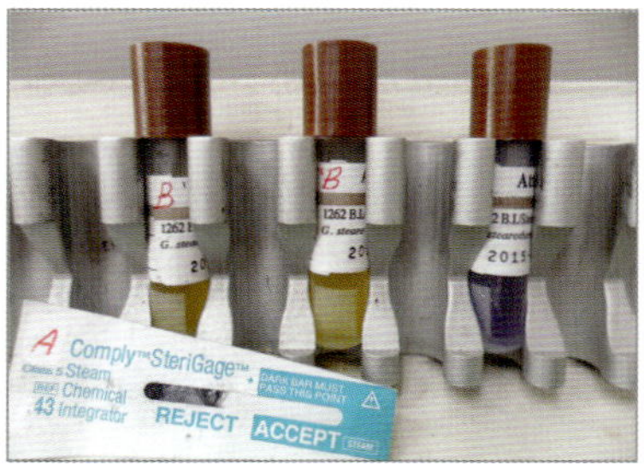

화학적 지시제 실험 후 색상변화(멸균 실패)

2) 개선 방법

린넨 위에 일정 한 규격으로 재단 된 호일을 전개하고, 달력 또는 김밥 말듯이 린넨 2장과 함께 크고 둥글게 유격이 있게 감도록 한다. 이는 스팀의 침투능력을 향상시키고 순환을 돕니다.

양 끝은 외부로 노출 될 경우 공기오염을 방지하기위해 린넨으로 포장하도록 한다.

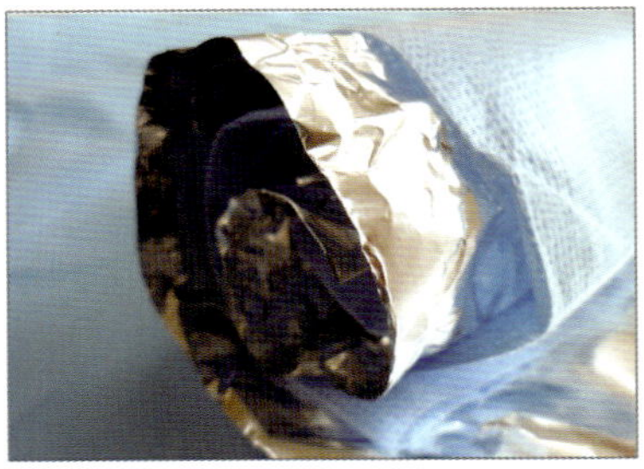
김밥 말듯이 포장

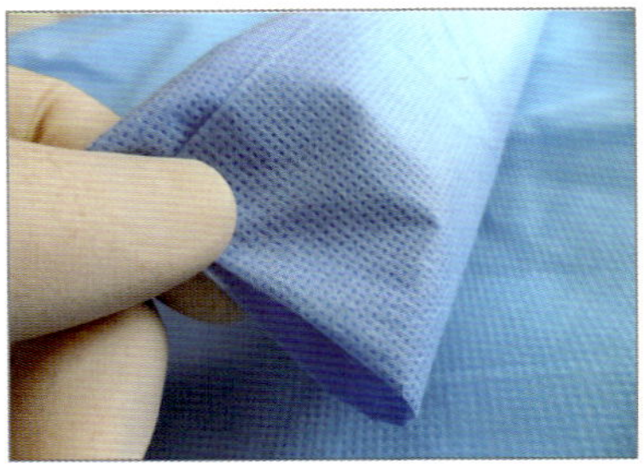
모서리 절곡

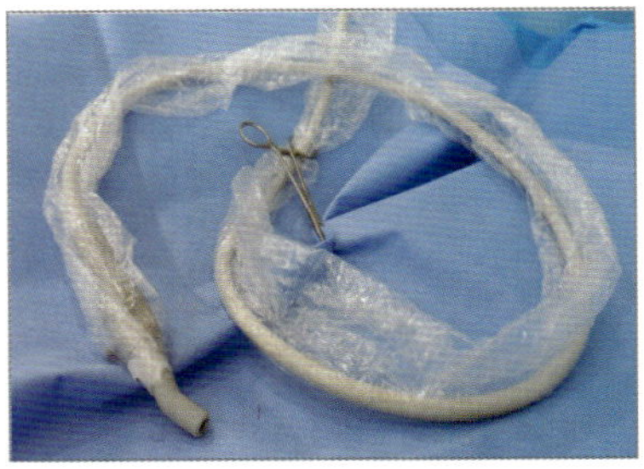
세니슬리브 권장

주의사항

멸균기 챔버의 깊이를 고려하여 호일을 재단한다.
챔버에 넣을 때는 여타 멸균 물 맨 위에 놓도록 하고 가능한 꾸겨지지 안도록 주의한다.
린넨과 호일을 겹쳐서 크게 둥글게 말면 린넨 사이로 스팀(가스)이 침투하게 되어 완전한 멸균 효과를 얻을 수 있다.
상기 실험은 챔버 내부에 놓는 위치와 호일의 밀착 정도에 따라 생물학적 지시제의 색상 변화가 다를 수 있다.

13. 비닐 팩(일반 비닐)사용의 문제점

1) 비닐 팩 과연 신뢰할 수 있을까

임상에서 흔하게 사용되는 일반비닐 팩(재질:PP,PE)은 기구를 육안으로 확인하기 쉽고 경제적인 도움이 되는 장점이 높아 많이 사용되고 있다.

문제는 과연 가옥 한 멸균조건에서 스팀(가스)이 비닐 내부로 침투하여 막연하게 있을 수 있는 균주사멸이 가능한가에 대한 의구심이 남는다.

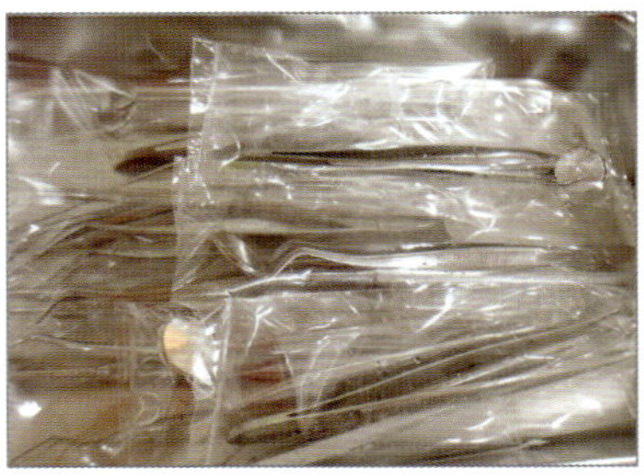
용도 별 비닐 팩

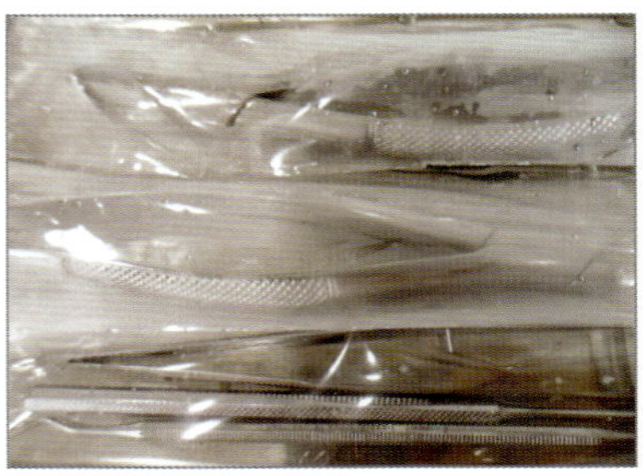
기구 Kit 비닐 팩 포장 A

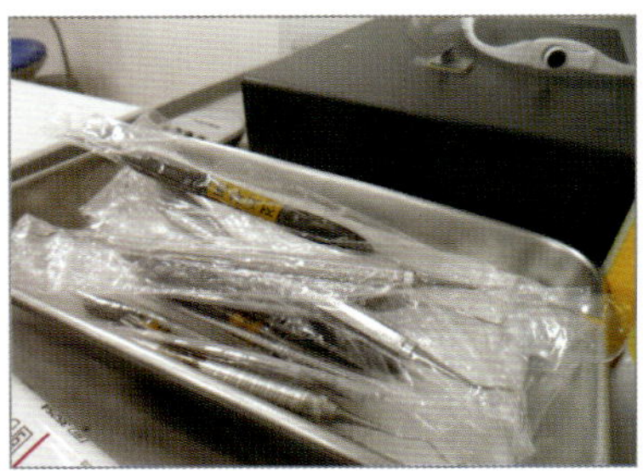
각종 기구 비닐 팩 포장 B

2) 실험 방법

표본 실험을 통해 멸균성공 여부를 확인하고 우리병원의 올바른 감염관리와 고품격 품질관리의 개선점을 시사하고 자 한다.

각각(A, B, C)의 비닐 팩에 외과용기구와 공기침투가 쉽고 가늘고 긴 파이프 형태의 메탈 석션팁을 넣었으며, 생물학적, 화학적 지시제를 각각 넣어 균주변화와 온도변화를 고찰하였다.

이상적인 멸균 사이클로 실험을 완료하였다. 단, 실험 군"C"의 비닐 팩에는 스팀 주입구멍(□ 6mm)을 뚫어 직접적인 스팀영향을 받도록 유도하였다.

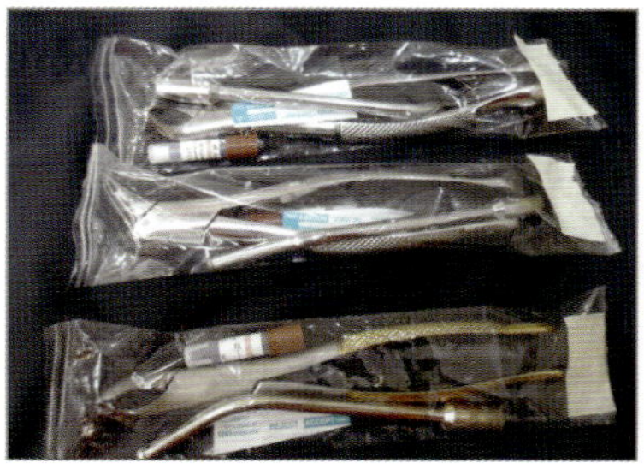
실험 군 A, B, C 준비

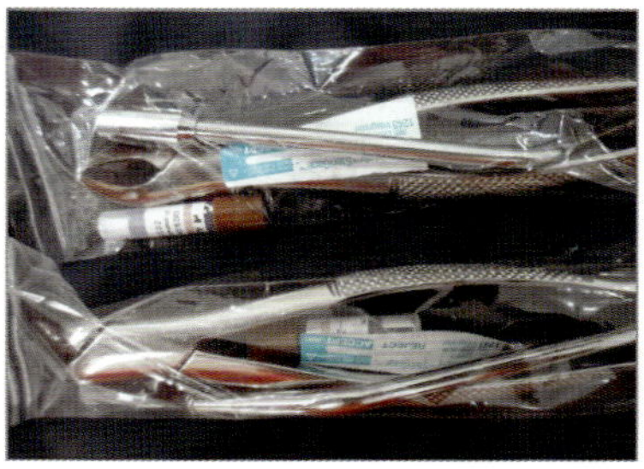
실험 군 A, B

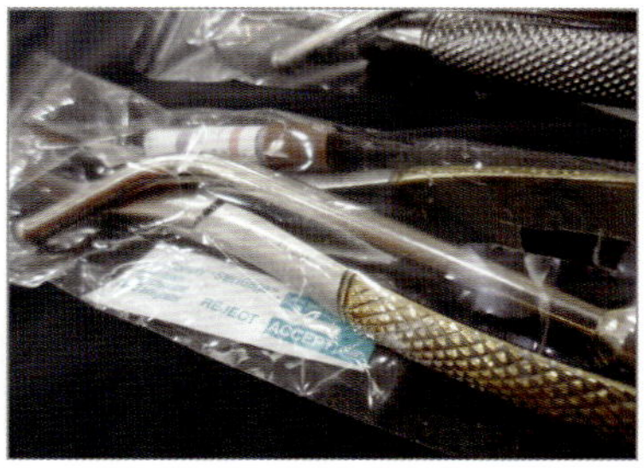
실험 군 C

또한 일반적인 이해를 돕기 위해 각각 비닐 팩에는 멸균 탭을 부착하여 원시적인 멸균확인을 참고하기로 하였다.

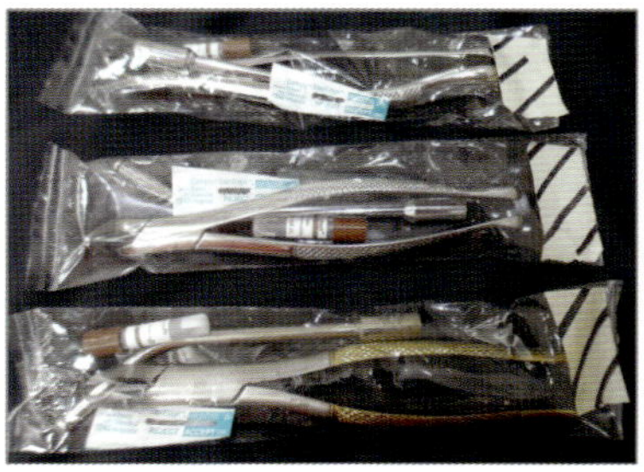
색상변화 고찰(실험 군 A, B 미 진행)

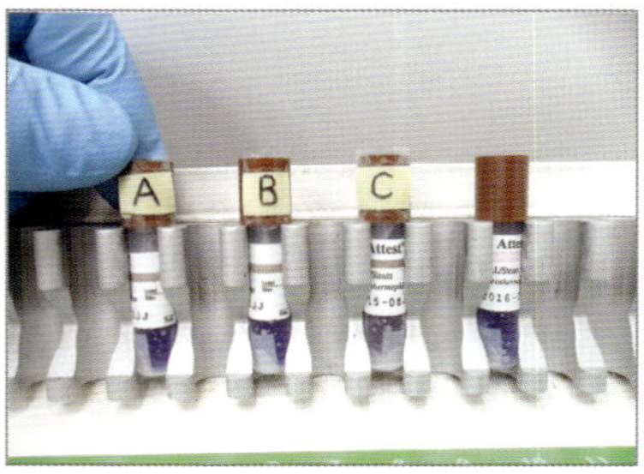

배양과정

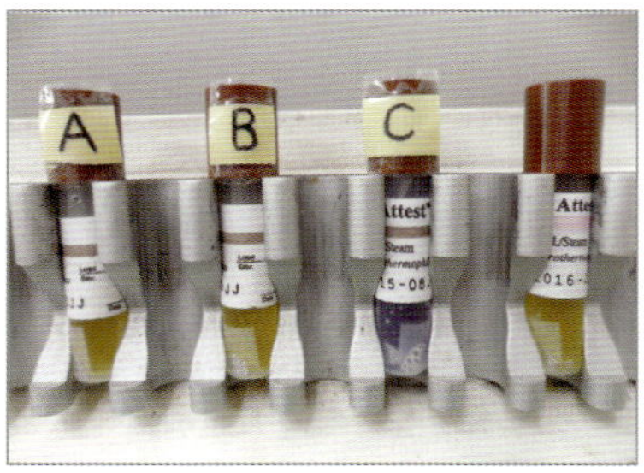

배양결과(실험 군 C 멸균성공)

3) 결론

일반적으로 비닐 팩에 기구를 넣고 양쪽을 밀봉 한 채 멸균하는 과정은 스팀이 비닐을 뚫고 침투할 수 없는 상태를 증명한다.

또한 내부 화학적 지시제 역시 스팀온도에 부적합하여 완전한 반응을 보이지 못했으며, 배양기에 의해 24시간 고찰한 결과 실험 군 A, B의 생물학적 지시제는 균주의 사멸이 되지 않아 "노란색"으로 변화한 것을 고찰할 수 있었다(정상 : 보라색 유지). 반면, 실험 군 "C"의 생물학적 지시제는 멸균과정에서 효과적인 스팀의 침투로 균주사멸이 되어 안전성을 입증하였다.

감염관리의 유, 무형적 도구는 우리병원에 접목하는 데는 여러 가지 장애와 장벽이 있을 수 있으나, 결과론적으로 해석해 보면 의료 종사자와 고객, 환자 모두의 생명과 안전은 공평하게 적용되어야 한다.

가장 기초적인 감시와 감독, 우리들 손에 쉽게 길들러지지 않은 감염관리 습관화 속에 반복적인 임상절차가 요구되어야 한다.

14. E. O 가스 사용의 주의사항

(1) E. O 멸균 시설은 증기나 건열, 플라즈마 등 다른 멸균시설과 완전히 차단되어야 하며 E. O 가스 모니터를 설치하여 항상 실내공기의 가스농도를 측정하고 경보할 수 있어야 한다(ANSI, ST41, 3.3항 참고).

(2) E. O 멸균 공간의 실내공기는 매시간 10회식 외부의 신선한 공기로 바꿀 수 있는 환 장치를 설치하여 24시간 운영하여야 한다(ANSI ST41, 3.4항 참고).

(3) 적어도 2주에 1회씩 진공누설실험(Vacuum leat test)사이클을 실행하여 챔버 및 배관의 기밀성을 검사해야 한다(ANSI ST41, 6.5.3항 참고).

(4) 노동부고시 "유해물질의 허용농도"및 미국직업안전 보건국(OSHA)기준: 작업자의 E. O 노출은 허용노출한도(PEL) 즉 8시간(TWA) 작업에 1ppm,그리고 단기간노출한도(STEL) 즉 15분간 작업에 5 ppm의 공기 중 E. O 농도를 초과할 수 없도록 규정하고 있다.

(5) 급성흡입

과다한 E. O 노출은 호흡기의 자극, 현기증, 쇠약증, 욕지기, 가슴통증, 신경 독 등을 일으킬 수 있다. 반복적인 과다 노출은 후각의 피로현상(E. O 냄새 감지능력 감소)을 초래할 수 있다. E. O는 농도가 500ppm 이하인 경우 냄새를 감지할 수 없다.

(6) 만성흡입

동물 독성과 인간역학의 연구 결과는 장시간 E. O를 흡입하도록 노출되면 인간에게 위험을 초래한다는 것을 지적하고, OSHA는 E. O가 발암물질이라는 것을 확인하였다.

(7) E. O가 눈에 접촉하는 것을 피해야 한다.

E. O가 눈에 튀기면 심한 부상을 가져올 수 있다. 고농도의 증기는 눈에 심한 자극과 상처를 줄 수 있다.

(8) E. O가 피부에 접촉하는 것을 피해야 한다.

액체 E. O는 피부자극, 피부염, 수포를 일으킬 수 있다.이러한 증상은 초기에 몇 시간의 잠복기가 있을 수 있다.

(9) 액체 E. O를 삼키면 안 된다. 섭취한 액체 E. O는 소작제로서 심한 자극과 입이나 목의 궤양, 복통, 간의 손상, 욕지기, 허탈 및 혼수상태를 일으킬 수 있다.

(10) 응급처치

① 흡입한 경우

즉시 신선한 공기가 있는 공간으로 옮긴다. 만일 호흡을 못하면 인공호흡을 실시하고, 호흡이 곤란하면 산소호흡을 실시한다.

즉시 의료진의 진료를 받아야 한다.

② 눈에 접촉한 경우: 즉시 최소한 15분 동안 물로 씻어 낸다. 즉시 의료 진의 진료를 받아야 한다.

③ 피부에 접촉한 경우

즉시 접촉부위를 최소한 15분 동안 물로 씻어 낸다. 물로 씻는 동안 오염된 의복을 탈의한다. 접촉부위 그 이상은 세제와 물로 씻는다. 오염된 의복은 건조(에어레이션)를 하고 세탁한다.

오염된 구두나 가죽제품은 폐기해야 한다.

④ 섭취한 경우

만일 사람이 의식이 있고 경련을 일으키지 않으면 최토제 시럽을 먹여서 구토를 유발시킨다. 효과가 없으면 20분 동안 반복해야 한다. 즉시 의료진의 진료를 받아야 한다.

15. E. O 가스의 참고자료

1) 에틸렌옥사이드 유효성분 및 2차 생성물의 성상

(1) 감지할 수 있는 농도는 사람에 따라 다르나 약 700ppm이다.

(2) 미국산업위생감독관회의 ACGIH(American conference of Governmental industrial hygienists) 1995~1996년 권고 값이다. 에틸렌옥사이드(E. O)는 멸균물 속의 염소이온과 반응하여 에틸렌 클로로히드린(ECH)수분과 반응하고, 에틸렌글리콜(EG)을 생성한다.

2) 2차 생성물의 독성

(1) 에틸렌 클로로히드린(사람에 대한 급성독성)

에틸렌 클로로히드린의 증기를 흡입하면 토기, 현기증, 구토, 순환기의 실조, 마비가 나타나고 사망에 이른다.

독성작용은 18ppm 이상의 에틸렌 클로로히드린은 점막을 자극하고 신장이나 간장에 변성을 일으킨다(이 작용은 축적성이다).

(2) 에틸렌글리콜(사람에 대한 급성독성)

사람에 경구 1회 투여에 의한 에틸렌글리콜의 치사량은 1.4m1/kg로서 평균적인 대인을 50kg으로 계산하면 70ml가 된다.

3) 에틸렌옥사이드 멸균을 실시한 다음 의료기기에 잔류하는 E. O, ECH, 등 독성물질의 허용한도는 다음과 같다(의료기기의 생물학적 안전에 관한 '에틸렌옥사이드잔류량시험,공통기준규격참고, 2011년 기준 참고).

제품 카테고리	에틸렌옥사이드	에틸렌클로로히드린
제한(<24h)	4 mg	9 mg
장기(>24h <30d)	60 mg/30d	60 mg/30d
영구(>30d)	2.5 g/평생	10 g/평생
허용접촉한계 (TCL, tolerable contact limit)	10 μg/cm² 또는 무시 가능한 자극	5 mg/cm² 또는 무시 가능한 자극
인공수정체 (IOL, intraocular lens)	0.5 μg/렌즈/일 1.25 μg/렌즈	4 x 에틸렌옥사이드 한도 기준
혈액 세포 분리기 (혈구성분 채집술)	10 mg	22 mg
혈액 산소공급기	60 mg	45 mg
심폐소생 장치	20 mg	9 mg
혈액 정화 장치(혈액투석기)	4.6 mg	4.6 mg
정상피부와 접촉하는 드레이프	10 μg/cm² 또는 무시 가능한 자극	5 mg/cm² 또는 무시 가능한 자극

16. 증기의 질

"증기의 질"이라는 용어는 증기 내에 있는 수분의 정도를 나타내기 위해 사용된다.

증기의 질은 증기배관 시스템과 공정에 영향을 준다.

이것의 측정 방법은 건도이고, 물방울이 함유된 증기를 "습증기"라고 한다.

1) 습증기와 건도

100 % 건조 상태라는 것은 최대 보유 가능한 증발잠열의 양을 가지고 있는 증기를 의미하며, 이를 건포화증기라고 한다. 대부분의 증기보일러는 약 95~99% 정도의 건도를 갖는 증기를 생산한다. 100% 건포화 증기를 건도 1.0(x)인 증기라고 말한다.

질량으로 5%의 물을 함유하고 있는 증기는 95 % 건조하다고 하고, 0.95(=1-0.05)의 건도를 갖고 있다고 말한다.

건도를 실험실외에서 측정하는 것은 어렵기 때문에, 주로 일반적인조건에서 경험 있는 기술자에 의해 추정된다. 대기압 하에서 물에 공급된 열량과 건포화증기의 생성과정을 보여주고 있다.

A와 B점 사이의 선에서, 물이 가열되어 끓는점(100° C)인 B점까지 온도가 상승된다.

B점에서는 증기가 증발하지 않기 때문에 건도는 0 이다.

더 가열되면 100℃의 일정온도에서 증발하여 증기가 되고, C점에서 증기는 100 % 건조해진다.

B점과 C점의 중요한 차이점은 물이 완벽히 증발하기 위해 흡수한 증발 잠열의 양이다.

B점에서 1 kg의 물은 419kJ(=100 kcal)의 열량을 가지고 있고,C 점에서 1kg의 건포화 증기는 2,676 kJ(=639 kcal)의 열량을 가지고 있다.

두 점 사이의 차이는 공급된 증발잠열의 양이고, 대기압에서 1kg당 2,257 kJ(=539 kcal)만큼 차이가 난다. 그림은 오직 하나의 압력 즉, 대기압에서만 다루어진 것이다.

17. 멸균기 종류와 이해

1) 고압증기멸균기

(1) 고압증기멸균의 정의

증류수가 쳄버 내에 설정 된 일정량으로 급수시켜 쳄버 하부에 부착 된 전열기(밴드히터)로 가열하여 온도를 높이며 포화증기(1.0-2.06kg/cm^2)를 생성시켜 쳄버 내부온도가 상승되며, 포화증기를 이용하여 쳄버 내부에 있는 비멸균물을 멸균하는 의미이다.

(2) 일반적인 고압증기멸균의 작동원리

① 저수통에서 증류수 경로인 차단밸브를 개방하여 쳄버로 이동하는 단계

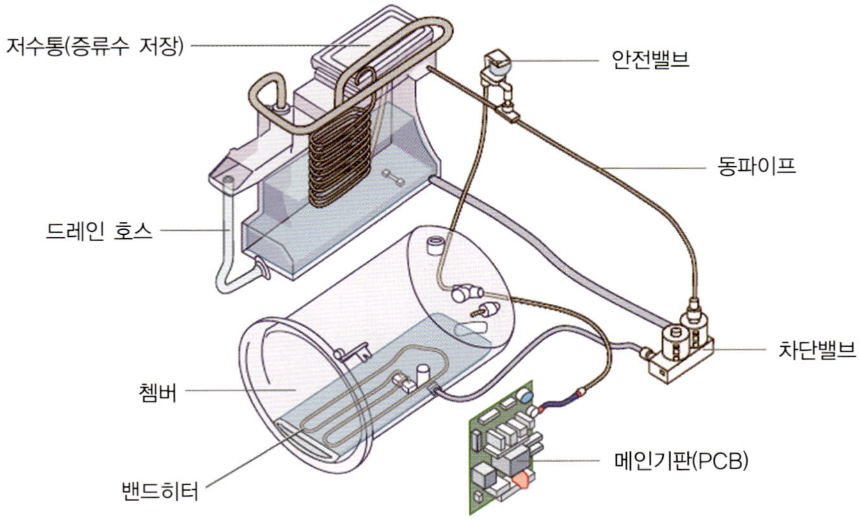

증류수 쳄버 내부로 유입

② 일정량의 증류수를 챔버에 저장하면 전열기(밴드히터)가 가열하는 단계

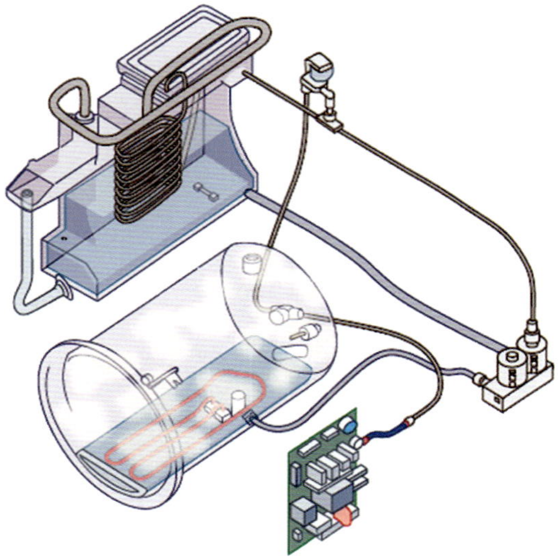

전열기 가열상태

③ 챔버 내부에 신속하게 포화증기를 충전할 수 있도록 설정온도에 도달하면 자동 예압기능으로, 챔버 내 공기를 강제배기 시키는 단계선 진공방식으로 작동 시간은 보통 10분에서 15분 사이(제조사 마다 다름, 옵션)

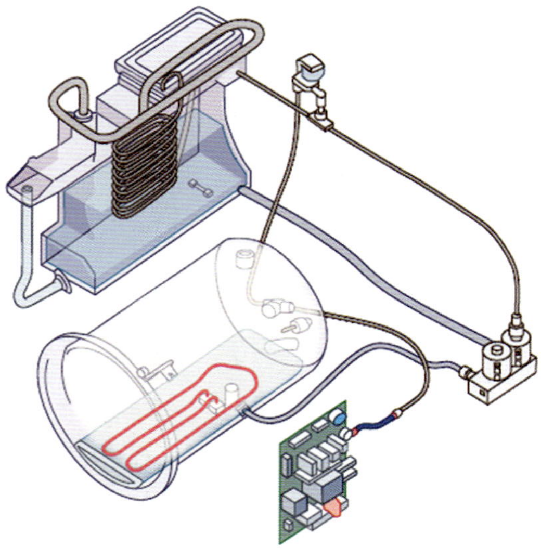

멸균과정

④ 각 가열 모드 별 시간은 다르나 보통 상온에서 가열시간은 0°C에서 131°C 전까지 20분에서 25분정도 단계.

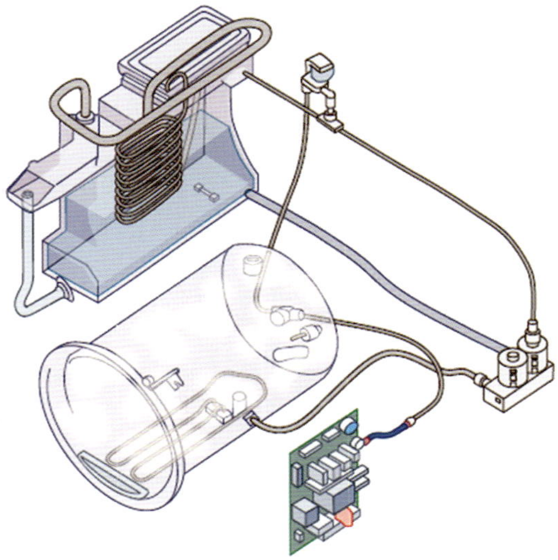

건조 과정

⑤ 132°C에서 134°C 도달하여 멸균과정 시간은 보통 5분에서 7분 이내 단계
⑥ 포화증기를 만들고 남은 증류수는 저수통으로 역류하는 단계
⑦ 멸균 완료 후 자동 후압 기능으로 체버 내 미세하게 발생 된 공기를 강제로 배출하는 단계
⑧ 기계적 특성으로 밴드히터를 2, 3회 작동 반복하며 드라이 과정을 거치는 단계

1-1) 선진공(후진공) 고압증기멸균기(Prevacuum sterilization)

(1) 선진공 고압증기멸균기의 작동원리

일반 고압증기멸균기와 과정은 동일하나 처음 시작(끝날 때)할 때 쳄버 내부에 차 있는 공기를 강제(인공적)로 진공펌프 모터를 이용하여 외부로 오염되었을 공기를 배출 하는 기능이 추가된다.

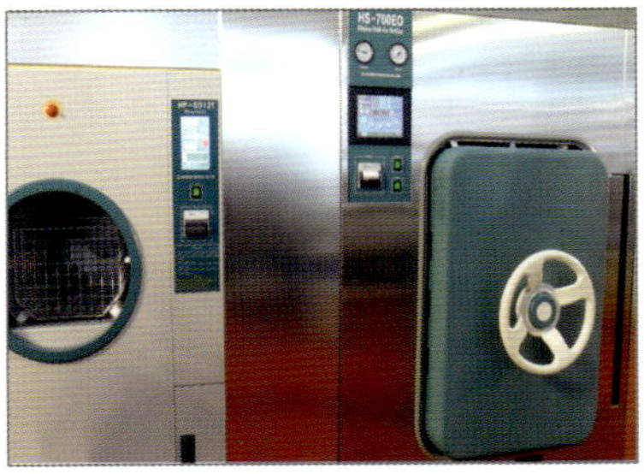

대형 선진공 멸균기

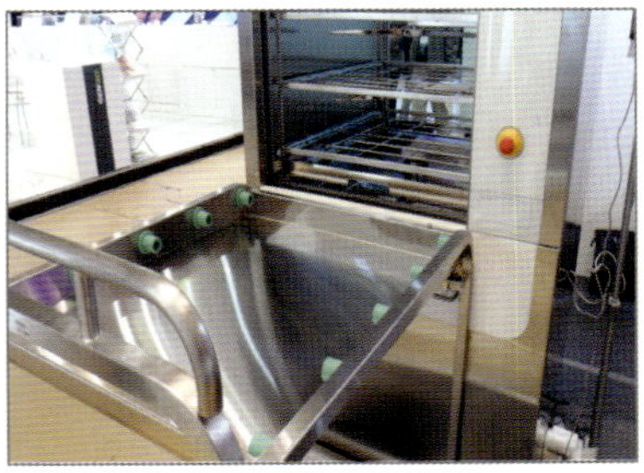

쳄버 레일

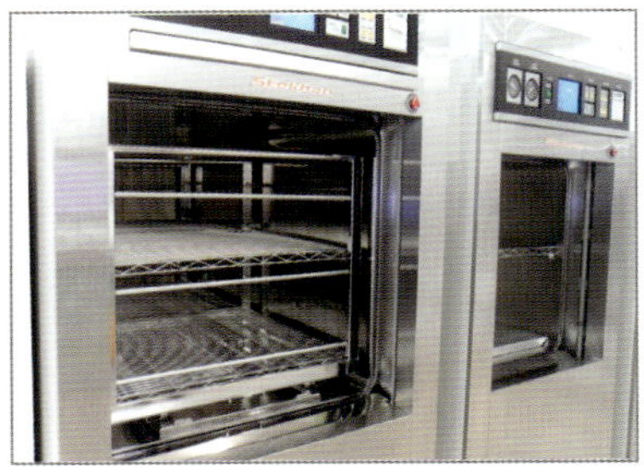

쳄버 내부

1-2) 급속고압증기멸균 (Quick pressur esteam sterilization)

(1) 짧은 시간에 소 기구를 멸균하는데 적당하며 비교적 취급이 용이하다.
(2) 카세트에 기구를 담을 때는 반드시 트레이를 이용하여 하며, 증류수는 1개월 1회 교체하여야 한다.
(3) 카세트를 삽입하는 사각구멍 내부에 정기적으로 세척하도록 한다.
(4) 카스킷은 가능한 평균 1000회 정도에서 교환하는 것을 권장한다.
여타 멸균기의 기능과 성능에 비해 밀폐성이 중요하며 사각 챔버의 구조적인 특징 때문에 미세한 마모가 발생할 우려가 높다.

1-2-1) 불포화 화학증기 멸균기(Unsaturated chemical vapor sterilization)

2004년 이후에는 수입되지 않고 있으며 고압증기멸균기의 대중적인 보급으로 일반치과병원에서는 사용되지 않고 있다.

1-2-2) 건열멸균기(Dry heat sterilization)

건열멸균법은 특정 멸균품목과 기구를 위한 선택적인 멸균과정이다.
뜨거운 바람의 형태로 진행되며, 세포 성분을 산화시킴으로서 미생물을 사멸시킨다.

(1) 처리 가능한 품목

내열성이 좋은 금속기구, 절삭기구, 바늘, 주사기, 유리제품, 분말, 오일 등이 가능하다.

(2)멸균 사이클(Cycles)

사이클	온 도	멸균 시간	냉각 시간
Sterilization	160°C ~ 200°C	60 ~ 120 min	60 min

1-2-3) 전기 멸균기(Electrical sterilization)

주로 임상병리에 검체를 시험할 때 사용되는 기구를 급속 전기가열을 하여 미생물을 사멸 시키는데 사용된다.

2) 산화에틸렌가스멸균기(Ethylene oxide gas sterilization)

(1) E. O 가스의 특성

① 멸균기에 사용할 수 있는 멸균매체는 3종류의 에틸렌옥시드 혼합가스로서 그 비율은 중량비로 E. O 12% + CFC 88% , E010% + HCFC90% , E. O20% + CO280%로 분리한다.

② 멸균매체로 사용하는 에틸렌옥시드는 가연성 및 유독성 물질이므로 취급할 때 안전사고에 대비하여야 한다.

(2) E. O 가스 멸균의 주의사항

① 에틸렌옥시드에 대한 물리적, 화학적 특성이 검증되지 않은 멸균물은 반드시 제조업체가 명시하는 근거에 따르도록 한다.

② 사용자는 작동중인 멸균기를 수시로 관찰하여야 하고, 경보나 가스 탐지기를 설치하여 안전사고에 대비하여야 한다.

③ 가스용기의 밸브는 췜버에 가스를 공급하는 시간, 즉 가스충전과정과 멸균과정 중에만 개방하여야 한다.

④ 멸균 실에서 가스를 흡입하여 두통이나, 메스꺼운 증상이 있을 때는 즉시 신선한 공기를 쐬도록 한다.

⑤ 기타 사항은 제조사의 권고사항을 따르도록 한다.

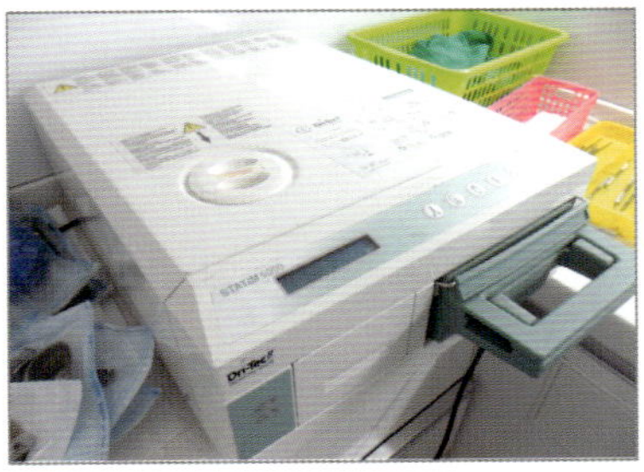

급속 고압증기멸균기

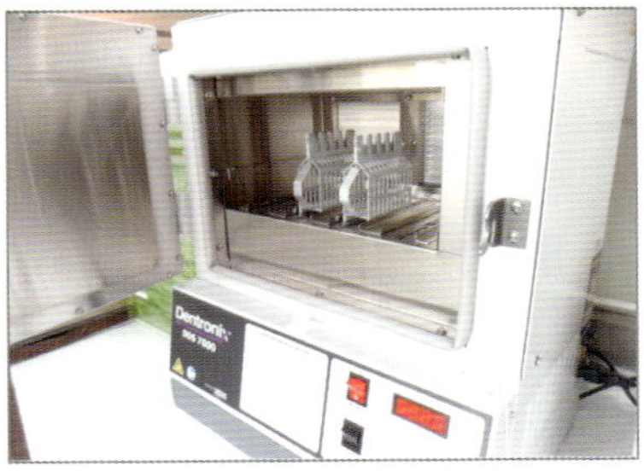

건열멸균기

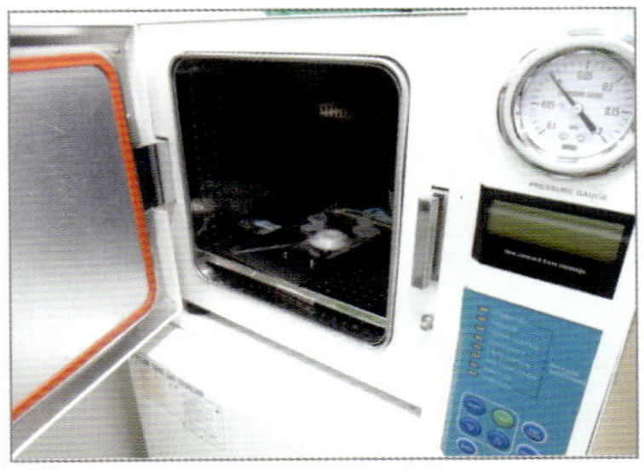

E. O 가스 멸균기

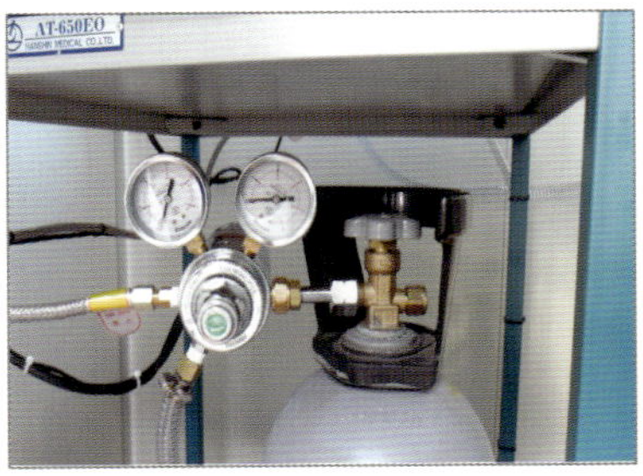

충전 가스통 및 감압기

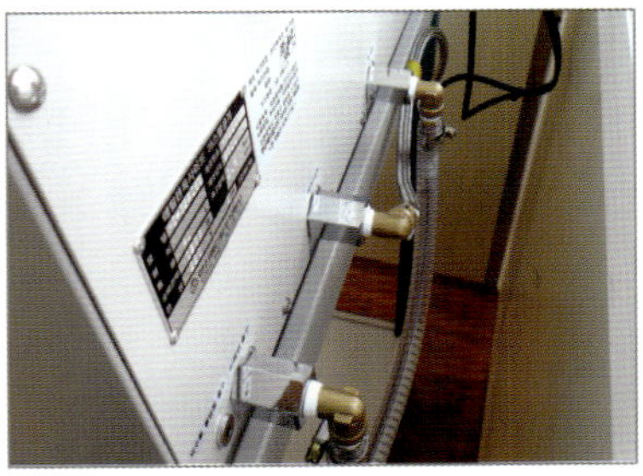

에어 드라이용 호스 관찰하기

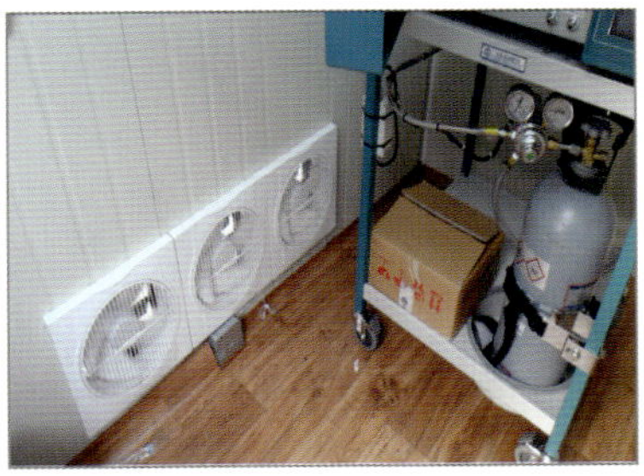

가스 환기구(바닥기준)

3) 플라즈마 멸균기(Plasma sterilization)

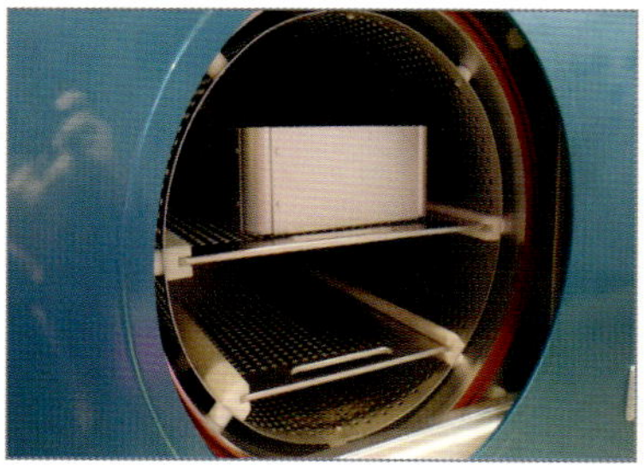

플라즈마 멸균기

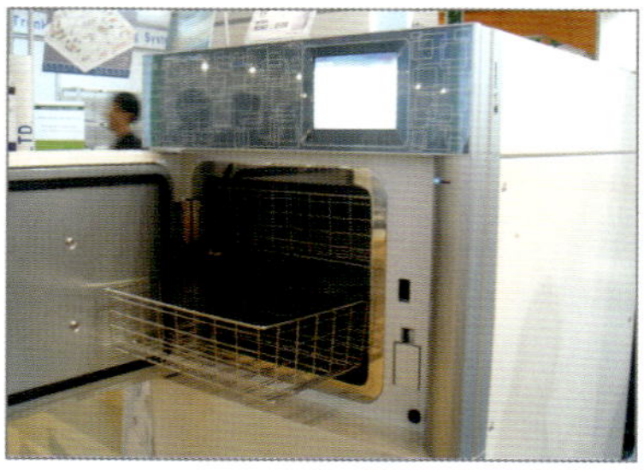

쳄버 외부

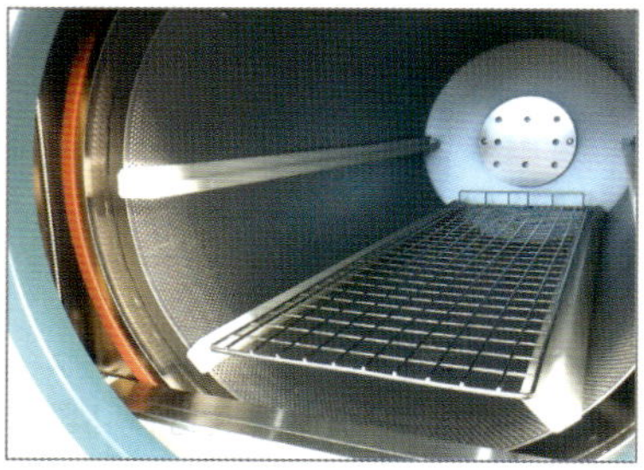

쳄버 내부

(1) 플라즈마멸균의 정의

플라즈마라 물리학 용어로 처음 사용한 사람은 미국의 물리학자 Langmuir' (랑뮈어)로, 전기적인 방전으로 인해 생기는 전하를 띤 양이온과 전자들의 집단을 플라즈마라고 그 물리적인 성질을 연구하는 것이 플라즈마 물리학이다.

플라즈마란 소위 '제 4의 물질상태' 라고 알려져 있으며,우주의 99%가 플라즈마 상태로 이루어져 있다는 사실 또한 이미 잘 알려져 있다. 물질 중 가장 낮은 에너지 상태는 고체이다.

이것이 열(에너지)을 받아서 차츰 액체로 되고 그 다음에는 기체로 전이를 일으킨다.

양과 음의 총 전하수는 거의 같아서 전체적으로는 전기적인 중성을 띄는 플라즈마 상태로 변환된다.

(2) 플라즈마 멸균과정

두개의 전극을 갖는 플라즈마 발생용기 속으로 멸균반응을 하고 남은 과산화수소 증기가 유입되면, 앞에서 설명한 네온 싸인 과 같이 고전압 에너지가 가해진 두개의 전극사이에서 플라즈마가 발생되어 빛을 발산하게 된다.

13.56MHz의 고주파 전력을 정확하고 일정하게 생성하여 실시간 자동으로 임피던스를 정합시켜 멸균실의 전극으로 연결하므로 플라즈마가 원활하게 발생되고, 설정시간동안 끊어짐 없이 유지되어야 한다.

이렇게 빛을 발산하는 것 이외에도 역시 앞에서 설명한 공기청정기와 같은 원리에 의해 플라즈마 발생기 속으로 유입되는 과산화수소 증기가 고전압 에너지를 받아 물과 산소로 분해되어 배출되게 된다.

(3) 멸균 원리

과산화수소 용액을 수증기화하여 멸균하고자 하는 물품이 적재되어 있는 진공상태로 존재하는 멸균용기 내부로 유입시키면, 강력한 침투력(Penetration Force)에 의해 과산화수소 증기가 파우치(멸균팩)를 뚫고 멸균물품 속으로 유입되어 멸균물품에 존재하는 미생물들과 표면 산화반응을 일으키게 된다.

여기서 산화반응은 피부가 산화되어 즉, 노화되어 죽어가는 것과 같은 원리입니다. 미생물들과의 표면산화반응에 의해 아포(芽胞)를 둘러쌓고 있는 벽이 깨지면서 침투되어 결국 아포(芽胞)를 죽이게 되는 원인이다.

(4) 주의사항 및 단점

수십 년간의 E. O 및 스팀멸균의 포장방법과 절차로 수행하기에는 무리가 따른다.

수준 높은 차세대 멸균방식으로 공정방식을 새롭게 인식해야만 이상적이고 완벽한 플라즈마 멸균 효과를 얻을 수 있다.

① 기존의 린넨(천)을 사용해서는 안 된다. 그레이프(부직포)로 멸균 물을 2중으로 포장하여야 만 완벽한 멸균 효과를 얻을 수 있다.

② 멸균 물의 표면과 구석 진 공간에는 물기가 없는 완벽한 건조 상태에서만 멸균효과를 얻을 수 있다.

③ 실리콘 재질과 러버 재질 중 모양이 큰 형태로 깊고 가늘고 관이 좁은 형태의 모양은 제조사의 제품 성능에 따라 멸균 침투 및 표면 멸균을 할 수 없는 제품이 있으므로 제조사의 권고사항을 따르도록 한다.

④ 멸균 팩(파우치)재질 중 일반 종이 재질을 침투 할 수 없는 제품이 있으므로 제조사의 권고사항을 따르도록 한다.

⑤ 과산화수소의 취급은 매우 위험하므로 취급의 안전성을 고려하고 인체에 닿으면 화상의 위험성이 있으므로 각별이 주의를 하여야 한다.

앞에서 언급하듯이 차세대 멸균법으로 낮은 온도에서의 멸균과정으로 인해 멸균물의 피로와 수명을 연장하고 비교적 짧은 시간에 반복적인 멸균을 수행할 수 있어 시대적 수요가 증가하고 있으나, 취급 및 포장방법의 변경사항 등 교육의 부재로 소형 병(의)원에서의 관심을 충족시키지 못하고 있는 사항이다.

제품의 안전성과 제조사의 주기전인 교육훈련과 감시 및 부가적인 재원의 서비스가 충족된다면 앞으로 권장하는 바 이다.

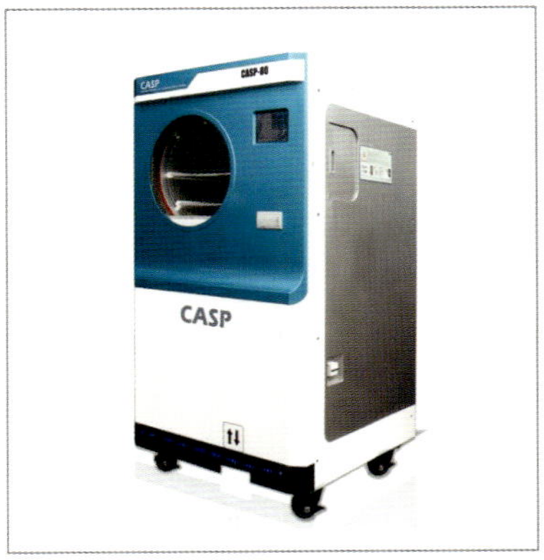

80리터

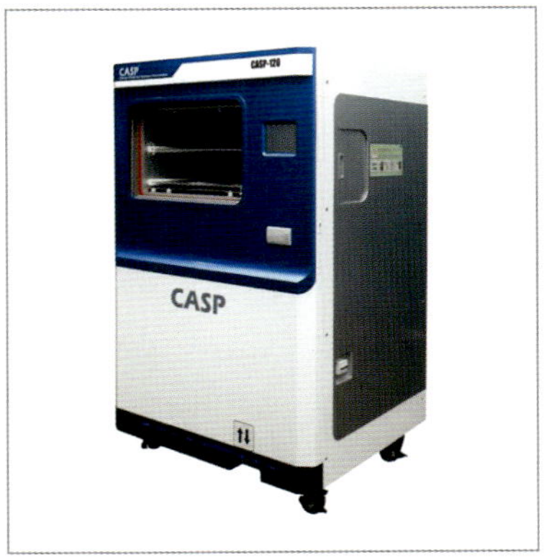

120리터

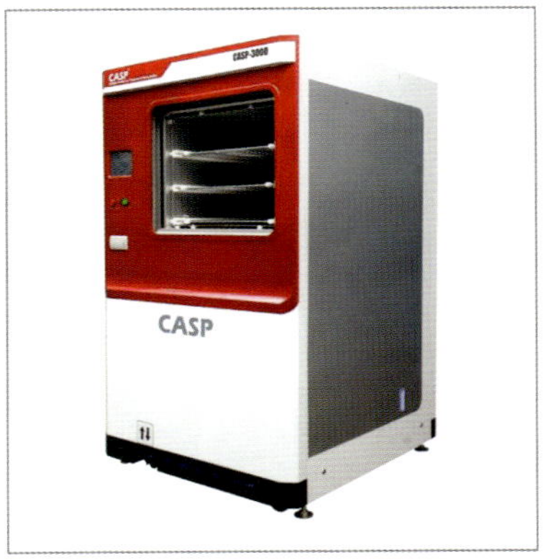

300리터

4) 감마 멸균법

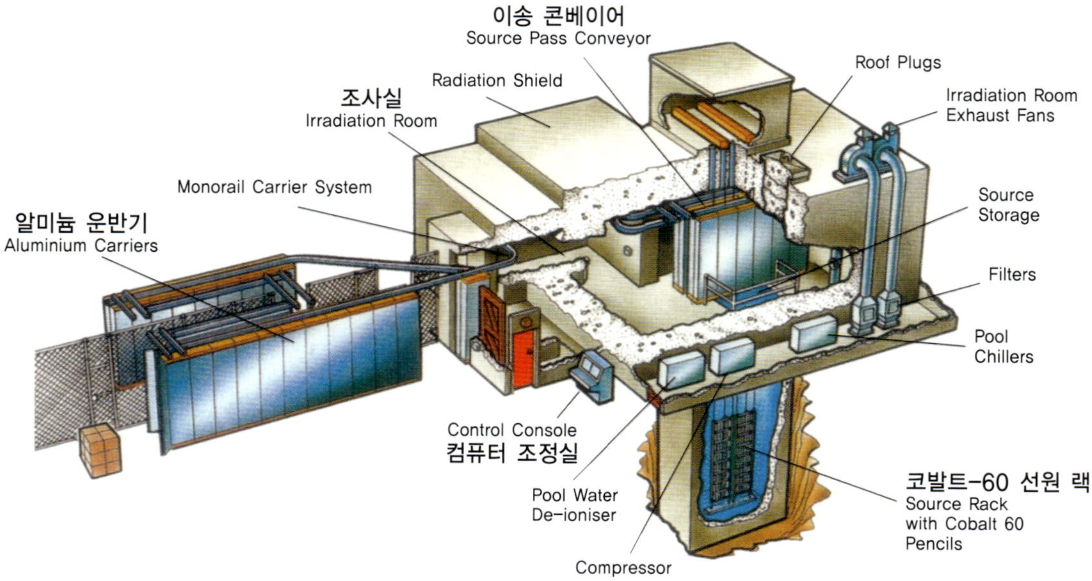

척도 : N/S

(1) 감마멸균의 정의

① 대상 제품에 감마선을 쬐어 유해한 세균을 제거하는 것이 목적이다.

② 감마선을 발생하는 방사선동위원소(co-60)가 부착 된다.

감마선 조사 기술이란?

방사선의 종류

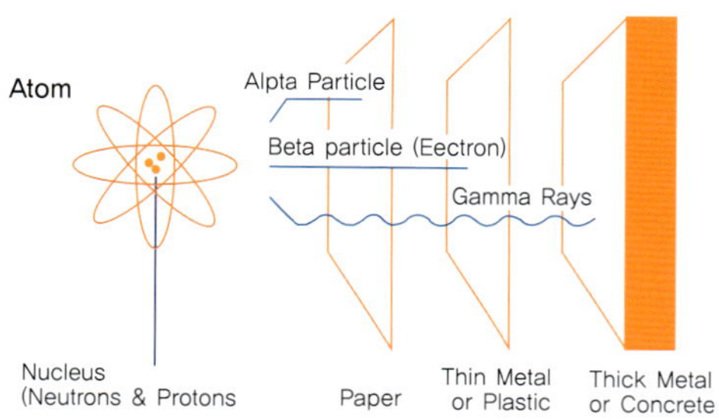

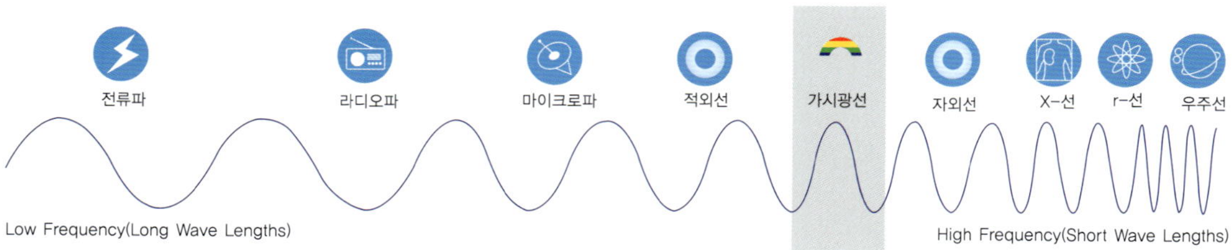

(2) 감마멸균의 특징

감마선은 코발트 60에서 방출되는 전자파 에너지로써 태양광선(가시광선) 전자레인지의 마이크로 웨이브, 병원의 진단 X-선과 같은 종류의 방사선이다.

감마선은 강력한 투과력이 있어 밀봉 포장된 어떠한 제품도 내부까지 투과해 유해한 미생물이나 해충을 살균, 살충 시키면서도 인류건강에 해로운 어떠한 물질도 남기거나 생성하지 않는다.

① 물을 끓일 필요가 없어 온도 상승이 거의 없으며, 완전 밀봉된 포장 제품의 내부까지 고르게 멸균한다.
② 고(高) 침투력의 단파장만이 제품을 투과되어 잔류되는 물질 없이 멸균 물에 오염된 세균과 곰팡이 등과 같은 유기체들만 사멸한다.
③ 고압증기법의 기술적 한계점을 극복할 수 있다.
④ 환경에 오염된 배출가스를 발생시키는 E.O를 사용하지 않는다.
⑤ 세계보건기구(WHO)와 국제식량농업기구(FAO)등에서 적극 권장하는 기술이다.
⑥ 제품의 온도상승 없이 처리할 수 있기 때문에 완제품 포장상태 유지된다.
⑦ 미국 등 선진국에서 급식사업에 첨단멸균방법으로 적용되고 있다.

(3) 감마멸균의 단점

① 대용량 감마선 조사시설이 필요하다.
② 수출입, 또는 대용량 완전 밀봉한 채로 파렛트 규모로 처리할 수 있기 때문에 대단위 멸균에 적합하다.
③ 15시간에서 길게는 28시간 정도 걸린다(멸균 물에 따라 다름).

(4) 적용물품

GP cone, 매스, 임플란트 고정체, 실크, 인체조직(뼈)

치주조직 재생유도재 등 스팀(증기) 및 유해성 가스로 제품성질 및 재질 변화, 변질, 변형에 민감한 영향을 미치는 것에 적합하다.

2장. 멸균 팩(파우치)관리와 포장방법

의료기기 안전성 시험기준에는 포장에 관한 시험 봉합과 밀폐 안전성 등의 규정을 두고 있다.

멸균 팩은 가속노화시험으로 충격저항 및 포장강도, 찢겨짐, 또는 충격저항, 습도 저항성 등 성능 한계 시험을 통해 제작되며 ISO-11607-1:2006, EN ISO-868에 규정하고 있다.

이만큼 국제적으로 멸균 팩 제작은 품질이 우수하며 엄격한 과정에서 생산이 이루어지고 있다.

문제는 중앙 공급실(소독실)에서 작업자의 부주의로 팩 포장의 업무 공정을 잘못하고 있어 애써 세척하고 공들이 멸균 기구는 미생물의 침입으로 포장단계부터 실패하여 멸균의 가치가 없어지게 된다.

1. 멸균 팩 접착식의 주의사항

접착식 팩의 경우 접착 면에 유격이 있을 경우는 실험을 통해 확인할 수 있듯이 실링이 안전하다면 파랑색 감색체가 외부로 누수 되지 말아야 한다.

견고하고 안전하게 접착하지 않고 경계선을 무시하고 접착 할 경우 실링을 육안으로는 확인할 수 없으므로 반드시 경계선을 지키도록 한다.

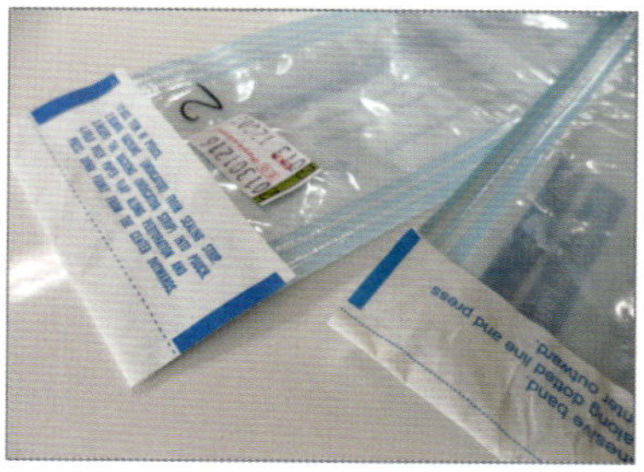

접착 경계선 무시

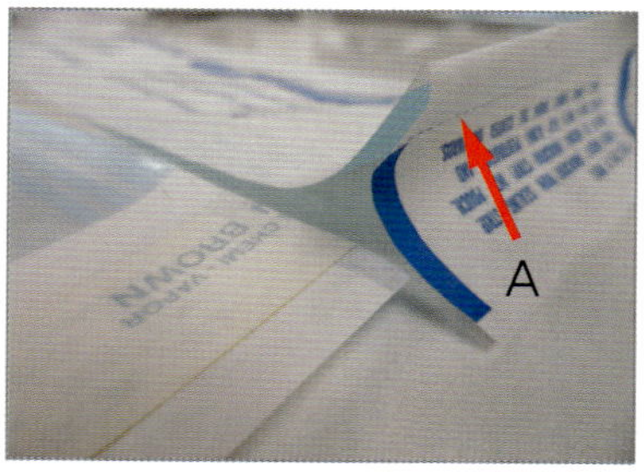

경계선 무시 A

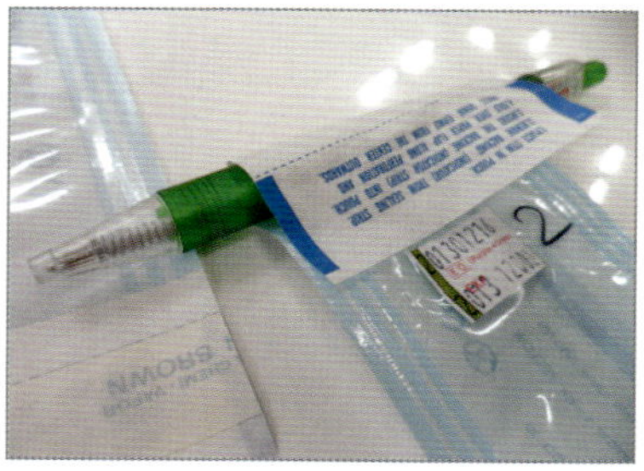

접착 내부의 유격

경계선을 무시하고 접착할 경우 볼 펜 두께만큼의 유격이 발생하고 이 틈 사이로 오염된 공기나 미생물이 침입하는 경로가 발생하게 된다.

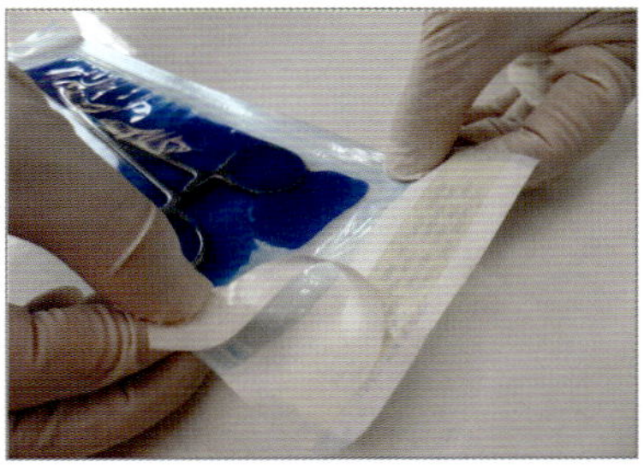	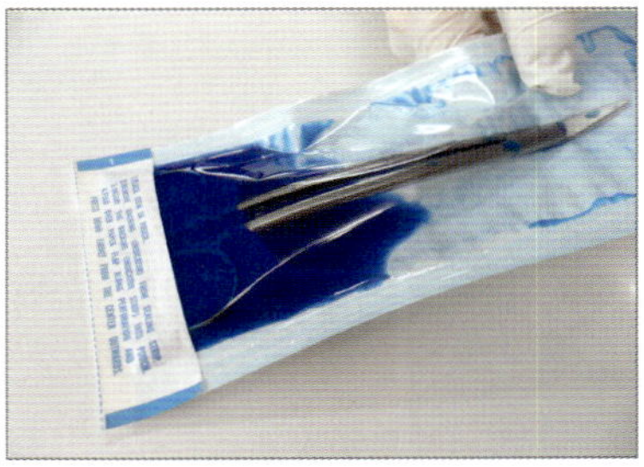	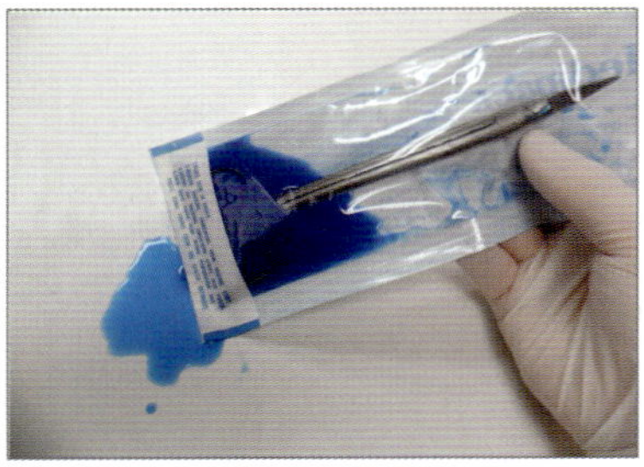
접착 라벨 분리	정상적인 실링	불량 실링(누수)

2. 멸균 팩 압착식의 주의사항

국내 유통되는 롤 타입의 멸균 팩은 품질이 매우 우수하고 안전하다.

앞서 언급한 것과 마찬가지로 일정한 규격으로 제단 한 후 압착기에 실링을 하게 되는데 대부분 편의상 1회 압착으로 실링을 마무리 하는 문제점을 지적할 수 있다.

또 한 가지는 압착기의 열선 폭이 좁아 압착하였을 때 멸균 팩 포장의 유효기간 보증과 안전성을 신뢰하기 매우 어렵고 위험하다는 것이다.

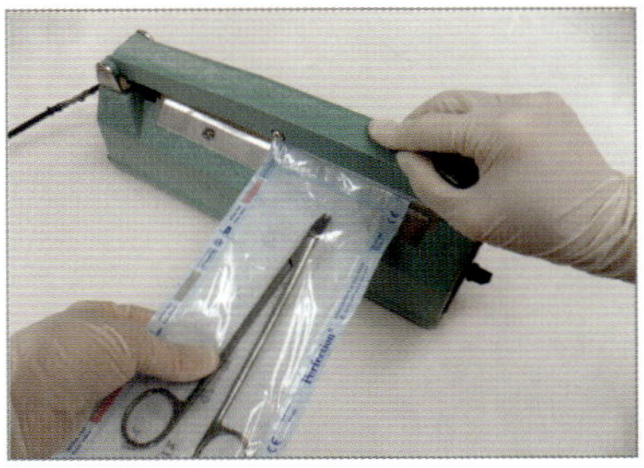	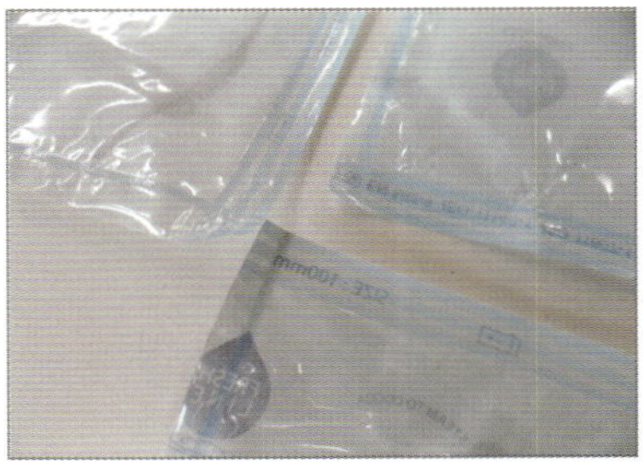	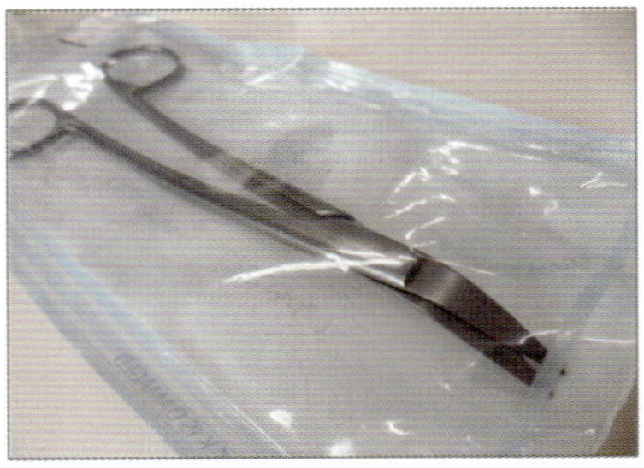
압착 과정	1회 압착 상태	기구 미끄러짐으로 터짐

우선적으로 점검하고 지도할 수 있는 부분으로는 압착기의 열선(니크롬 선)의 폭을 확인하여야 한다. 최소한 3.8mm의 두께를 유지하고 있는지 확인 한다.

유통되는 압착기의 열선은 보통 3.8mm이나 의외로 2.0mm또는 1.5mm 경우도 많으며 이를 그대로 사용할 경우 팩 포장의 안전성을 신뢰할 수 없게 된다.

압착기에 실링을 할 경우 최소 2회, 최대 3회 실링을 하여야 팩 포장의 안전성을 보장 할 수 있게 된다.

멸균 팩을 1회 실링(압착)할 경우 팩 내부의 기구의 미끄러짐과 여타 포장물의 눌림 또는 기구의 사용(팁)되는 부분으로부터 접착 된 실링부분이 닿아 터질 우려가 매우 높다.

이를 예방하기 위해 3중으로 접착하여야 하는 이유이며, 모든 멸균 팩의 실링 규정에도 3중으로 실링하여 제작되고 있기 때문이다.

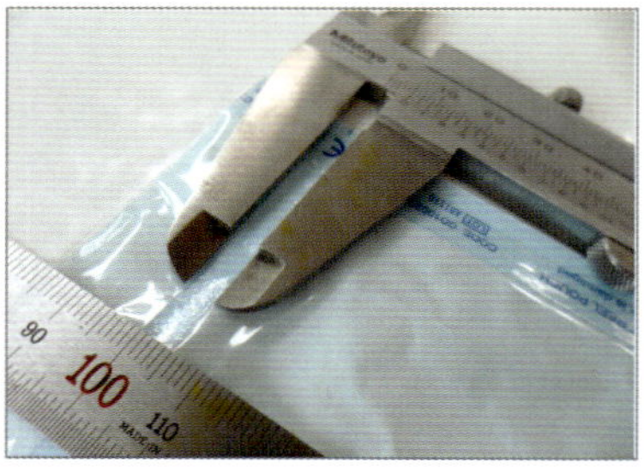

압착 폭 5mm

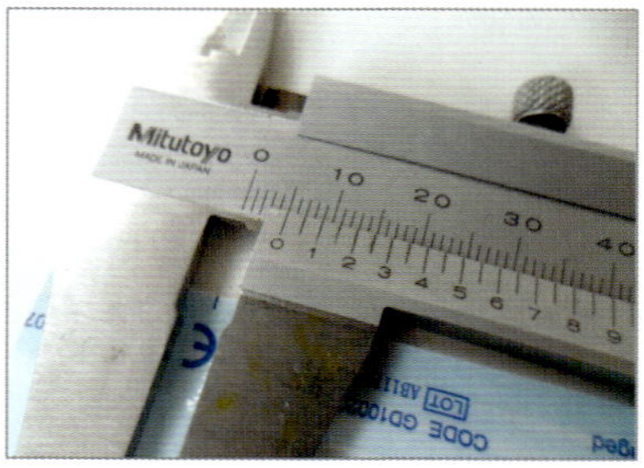

압착 폭 5mm

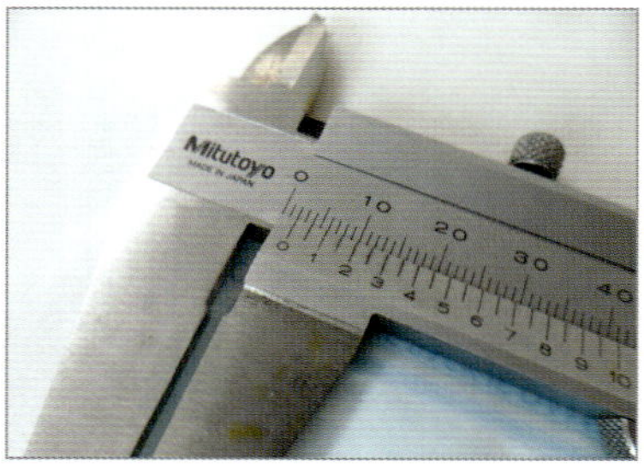

압착 폭 2mm

멸균 팩 포장의 안전성을 더욱 높이기 위해서는 압착기의 열선 폭을 5.0mm로 사용하는 것을 권장한다. 단, 기존의 압착기에서 열선의 폭을 넓은 것으로 교체할 경우 전기적인 문제점이 발생할 수 있으므로 제조사 측에 자문을 구하고 교체하는 것이 바람직하다.

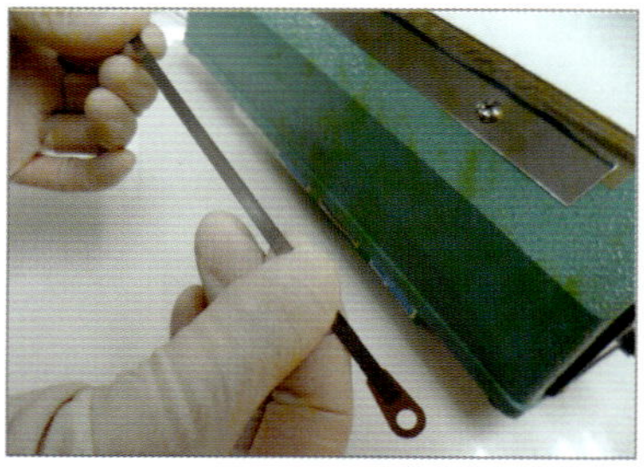

열선(니크롬)교환

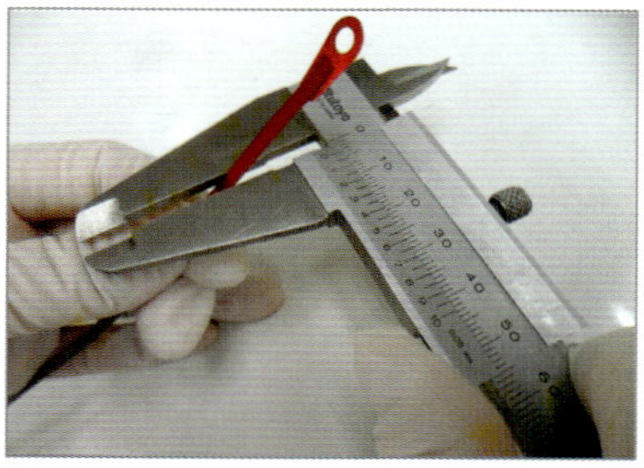

3.8mm 열선

멸균 팩의 압착과정에서 발생할 수 있는 흔한 문제점으로 구겨진 상태의 압착상태로 실링을 마무리하는 문제점을 지적할 수 있다. 이는 멸균팩의 재사용에서 발생하는데 보관상태가 불량하거나 습기에 의해 멸균 팩 종이의 재질이 변형될 때 발생한다.

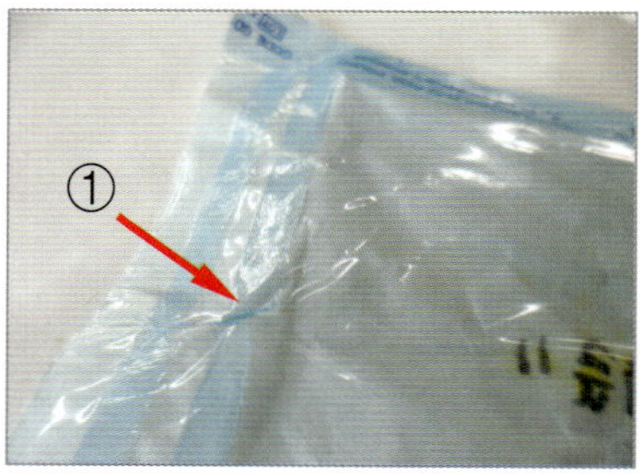

압착 및 실링 불량 1

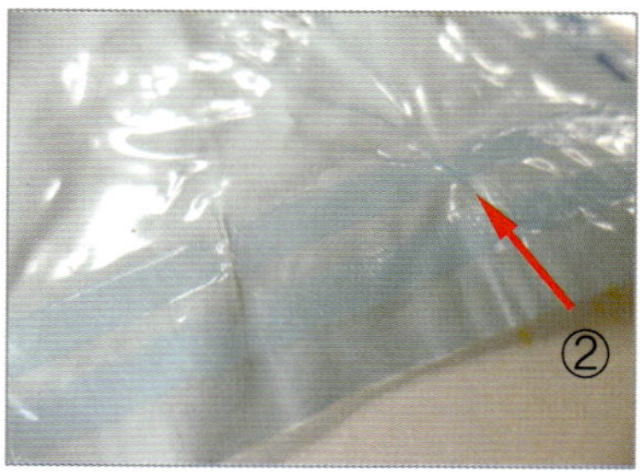

압착 및 실링불량 2

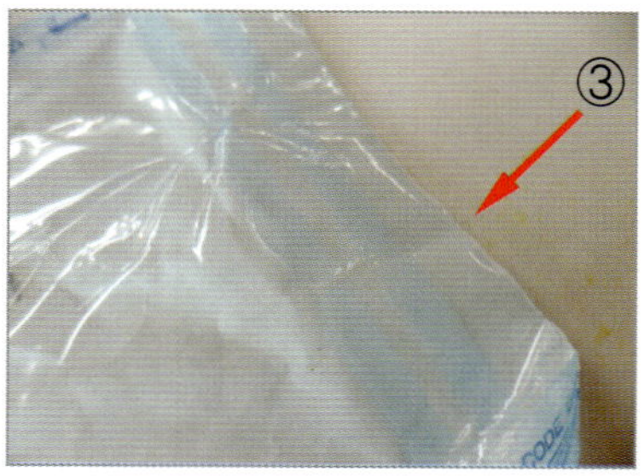

압착 및 실링불량 3

보관방법을 개선하고 팩 취급 시 압력을 가해 다소 비틀어서 잡게 되면 비닐과 종이 사이가 벌어져 압착과정에서 구겨지게 될 수 있다.

다른 문제점으로는 장시간 멸균 팩 포장을 수행할 경우 작업자의 앉은 자세와 압착기간의 작업 공간이 불합리하기 때문이다.

한 손으로 팩을 잡고 한손으로 압착기 핸들을 취급하며 양 팔을 들고 작업하기 때문에 일정한 압력을 주입할 수 없기 때문이다.

압착기 핸들은 작업자의 전방에 있어 핸들을 밀어 압착할 수 있도록 하며 양 팔의 행정거리에 맞게 압착기 부착 높이와 거리를 작업자에 맞추어 설치하여야 한다.

이는 작업자의 육체적 피로를 경감시키고 팩 포장의 불량률을 줄이는 효과를 얻을 수 있다.

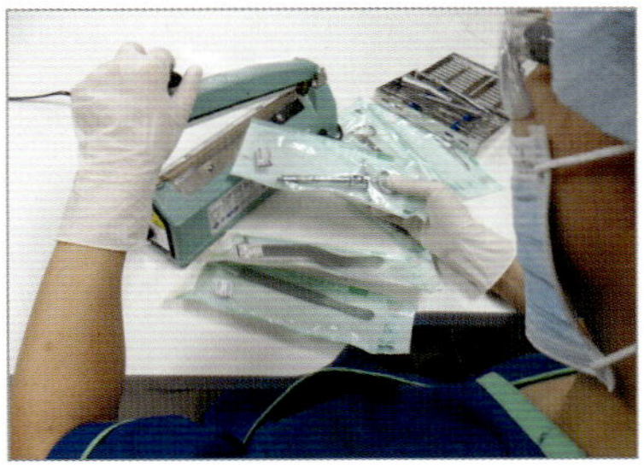

위에서 눌러 압착하기

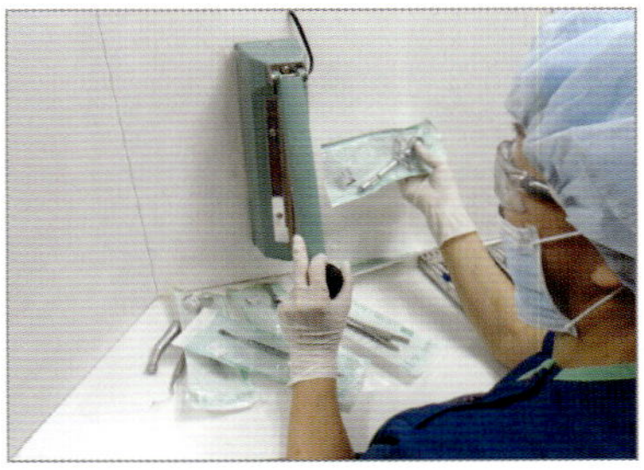

팔을 뻗어 밀면서 압착하기

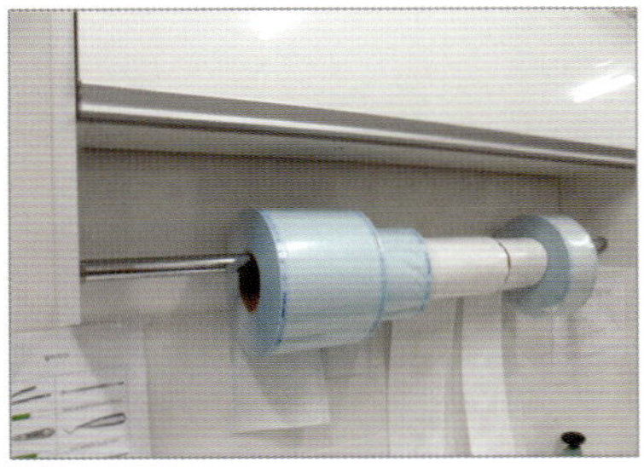

롤파우치 걸이

압착기 열선의 폭이 5.0mm의 경우 비교적 포장의 안전성을 유지하며 내부 충격이나 기구의 미끄러짐에도 실링의 저항성을 유지하였다.

가능한 2회 압착을 하여 보다 견고한 포장의 안전성을 향상시키길 권장한다.

반면 2.0mm 압착 실링의 경우는 동일한 기구의 충격과 미끄러짐 실험을 통해 확인할 수 있듯 실링부분이 쉽게 개방되는 것을 확인할 수 있다.

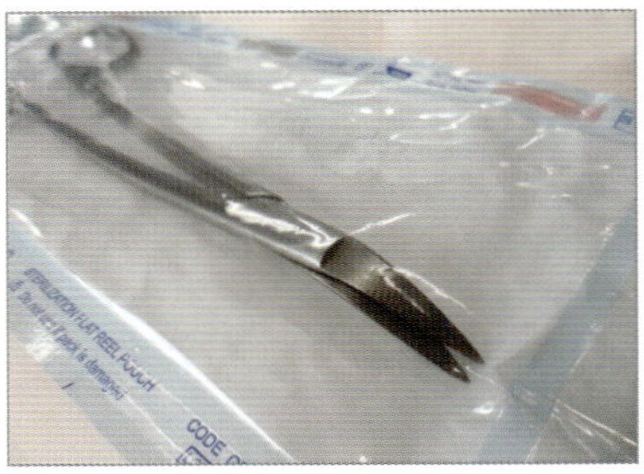

5mm 폭으로 압착 상태

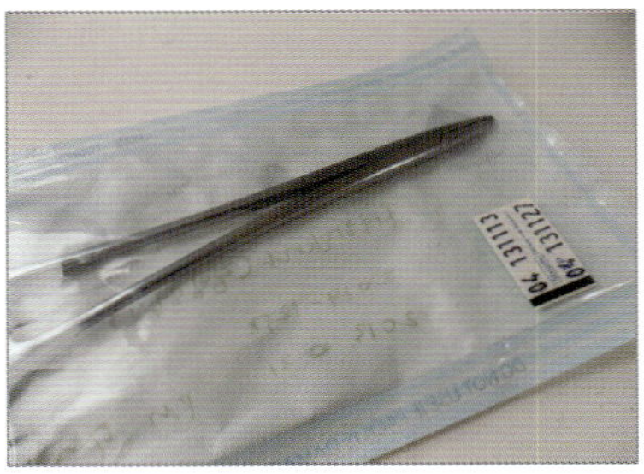

2mm 폭으로 압착 상태

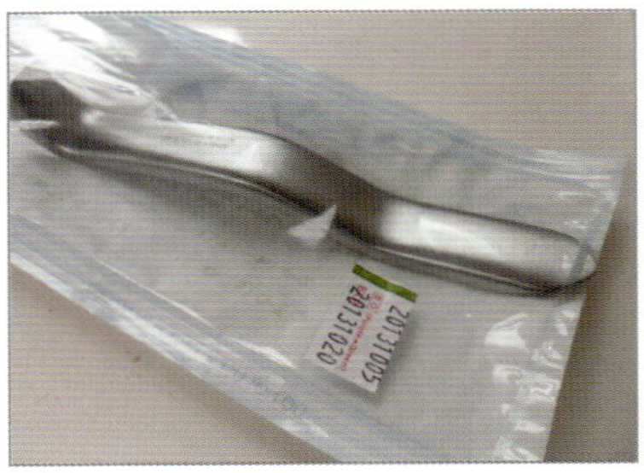

2mm 폭으로 압착 터짐

접착식 멸균 팩과 롤 타입의 멸균 팩에 감색채를 넣고 실링의 저항 및 안전성 실험에서 1회 압착 한 5.0mm의 실링부분에서 미세한 누공이 발생하여 누수 되는 것을 확인할 수 있었고, 3회 압착 한 3.8mm의 실링부분에서는 최초 실링 한 압착 부분에서 누공현상이 발생하여 누수 되었으나 안전성을 확보하기 위해 3회 접착한 결과 두 번째와 세 번째 압착 한 실링부분은 안전한 효과를 얻을 수 있었다.

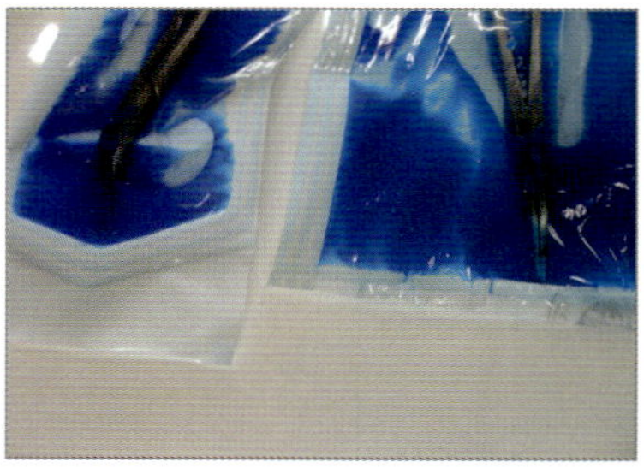

팩 내부 누수 실험

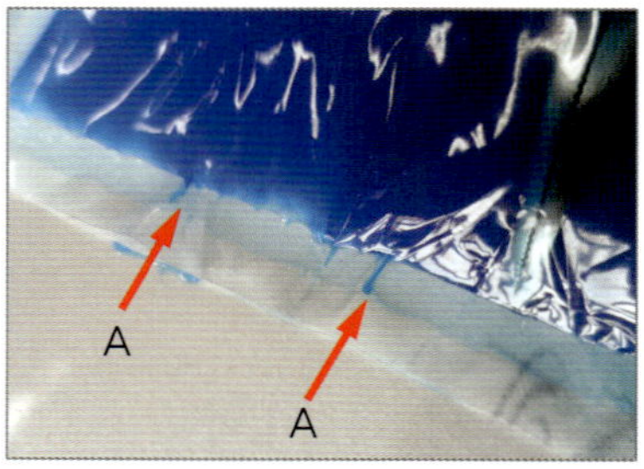

1회 압착 시 누공 발견 "A"

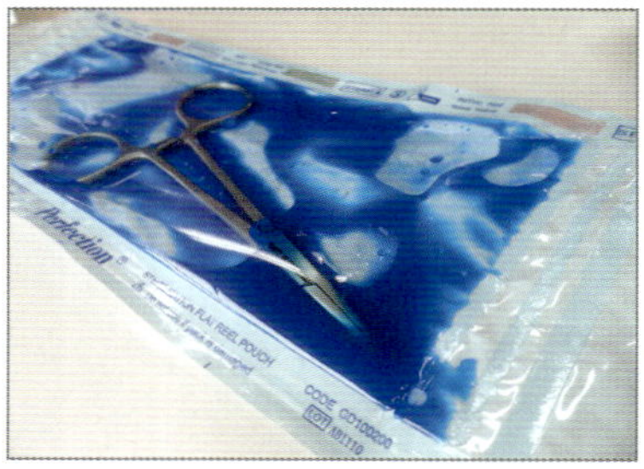

압착의 불량과 3중 압착

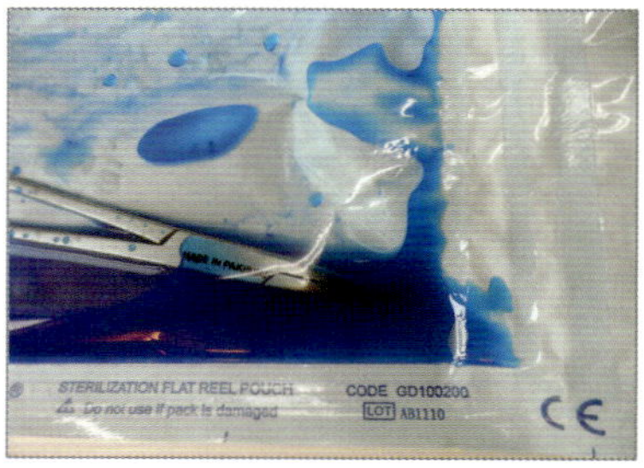

3중 압착과 안전성

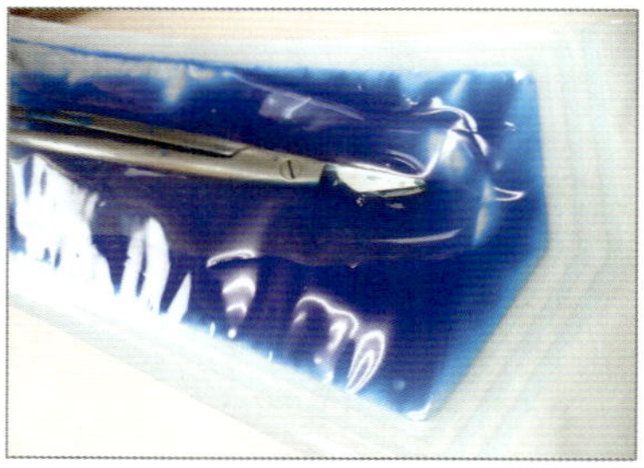

이상적인 실링 제품

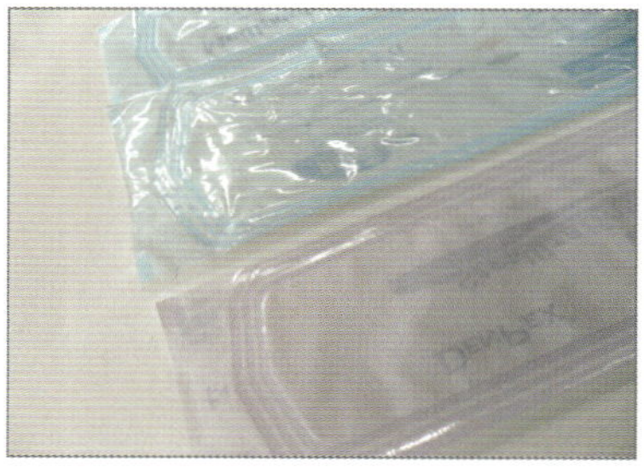

3중 실링 제품

롤 타입의 멸균 팩 포장은 유효기간과 안전성을 유지하기 위해 작업자는 최대 3회 압착 및 최소 여유부분을 제단 하는 등 간접적인 추가시간 발생과 작업시간의 연장 및 근로의 육체적 피로 등이 상승되는 점을 관리자는 깊이 관찰하여 경영에 기여하기를 바라며, 불필요한 원가비용을 절감하는데 노력하기를 권장 한다.

3. 파우치에서 멸균 물품 꺼내는 순서

진료실이나 수술실에서 파우치에 포장 된 멸균 기구를 꺼낼 때 접착탭 부분을 물리적으로 개봉하여 기구를 인출하는 관경을 자주 목격하게 된다.

이는 소독실(중앙 공급실)에서 단순 세척 및 포장을 담당하는 위생미화원의 업무 중에 주의사항을 고지하지 않아 발생할 수 있으며, 업무 표준화 매뉴얼이 부재하기 때문이다.

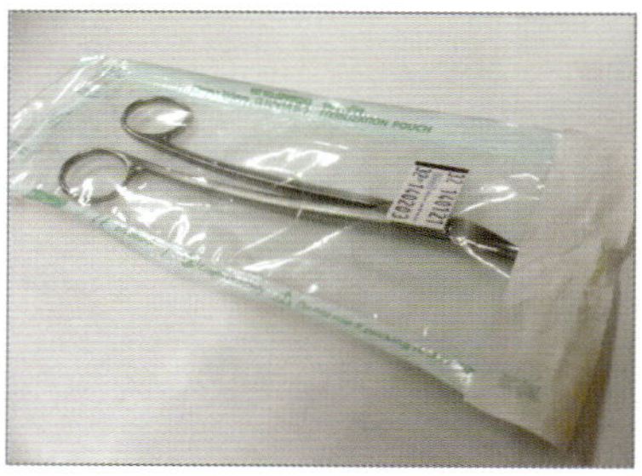

손잡이부분이 아래(정상)

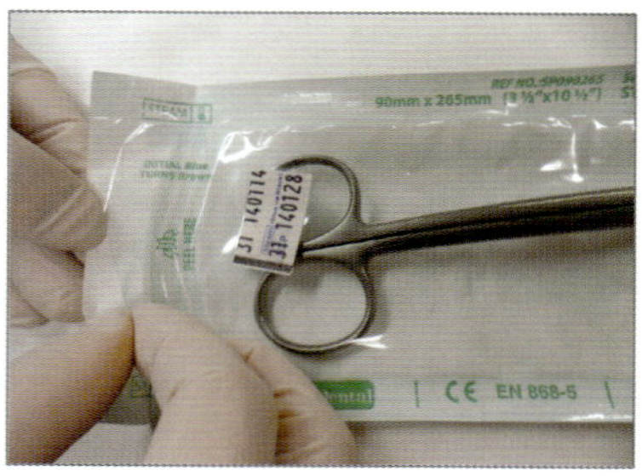

실링부분을 개봉(아래쪽)

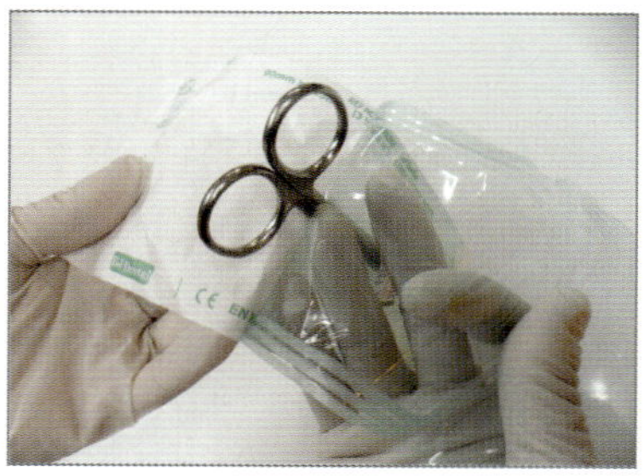

손잡이 부분 노출

멸균 팩(파우치)에 기구를 넣을 때는 손잡이 부분을 먼저 넣어야 하며 인체에 접촉되어 사용(팁)되는 부분이 접착부분에 있어야 보다 안전하다. 또한 개봉할 때는 팩 뒤 부분의 날개부분을 벌려 팩의 종이와 비닐을 찢어 벌려서 내부의 멸균 물 손잡이를 술자가 잡기 쉽고 눈에 잘 뛰게 높이 노출 시켜야 한다.

가능한 사용되는 부위에 시술이 시작될 때 개봉하기를 권장한다.

멸균 물은 대기 중에 노출을 최대한 억제하는데 노력을 기울려야 하며 공기 중의 접촉과 오염을 예방하여야 한다.

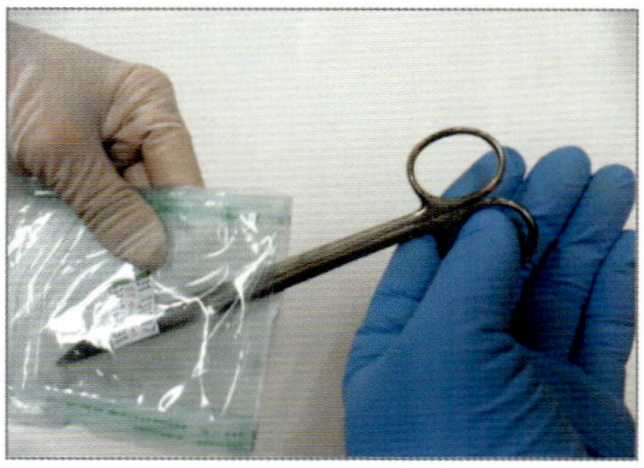
노출 된 기구 손잡이 잡기

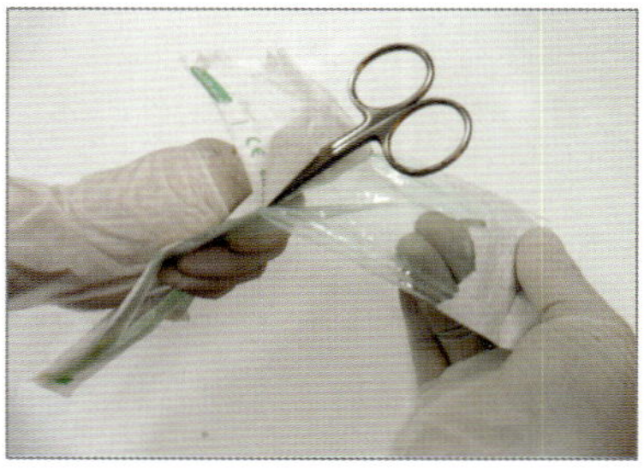
배면(종이부분) 찢기

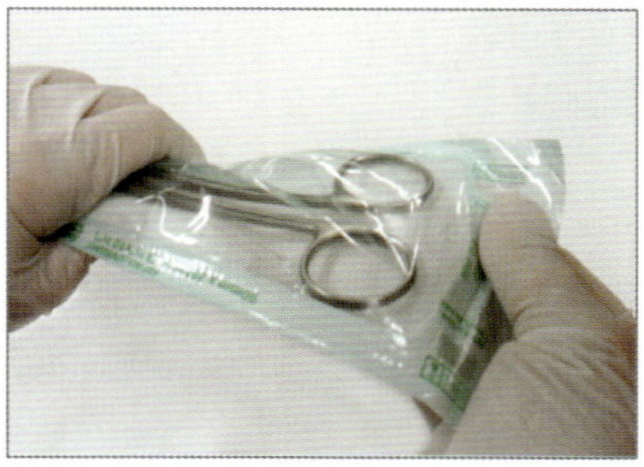
안전한 고정자세

4. 멸균 팩의 배면 개봉 법

사항에 따라서는 팩(파우치)을 쥐고 배면(종이)부분을 강제로 찢어 기구를 밀쳐서 대기 중에 노출시키는 방법을 권장한다. 이때 사용(팁)되는 부분이 팩 밖으로 노출되지 않도록 주의하며 제공하여야 한다.

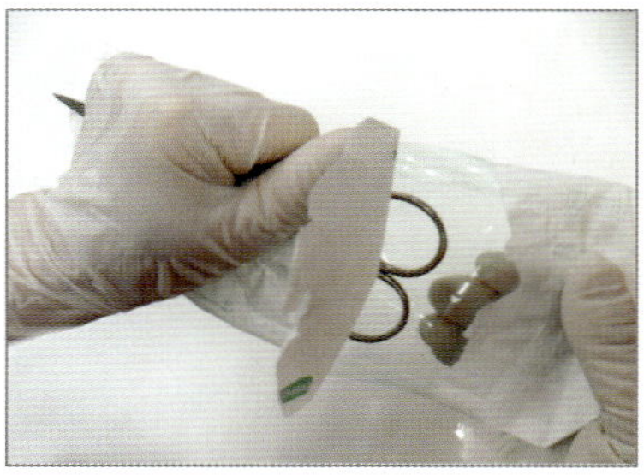
기구 노출 주의

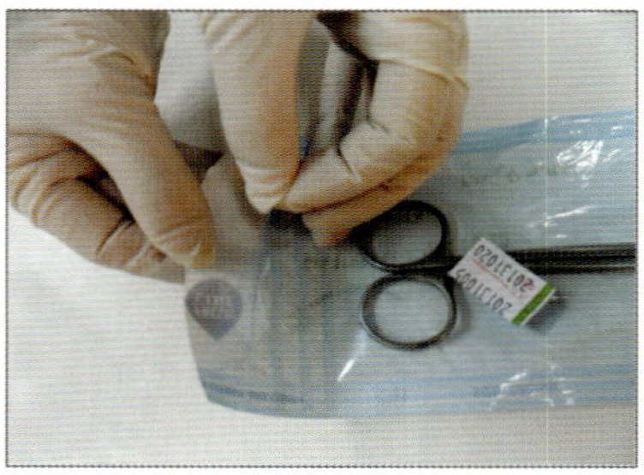
20mm 손잡이 부분

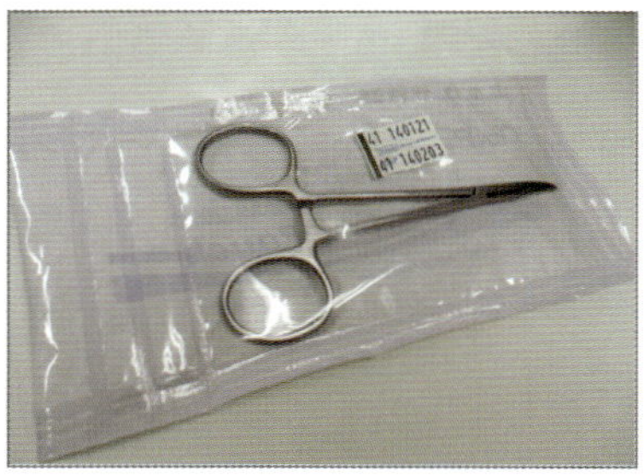
압착 간격

일반 압착식 팩의 경우 날개부분은 손가락이 진입할 수 있도록 여유 있게 20mm정도로 제단하고 접착간격은 사용(팁)되는 부분보다 넓게 접착하기를 권장한다.

멸균 물의 사용(팁)되는 부분에 닿는 압착 간격은 좁게 접착하고 손잡이 부분이 놓이는 부분은 간격을 넓게 접착한다. 이는 사용(팁)되는 부분이 혹시나 있을 사고로 내부에서 미끄러져 접착간격에서 벗어나 터져 다음 단계의 접착 공간으로 진입할 때 오염을 최대한 차단하고자 하는 것이다.

접착된 다음 공간으로 이동될 때 각 간격마다 내포하고 있을 에어 포켓(공기 주머니)현상에 오염을 우려하기 때문이다.

5. 종이 포장의 주의사항

과거 멸균팩 제품이 없던 시절 스팀의 침투력과 취급성이 용이하여 사용되었으며 원가비용이 저렴한 이유로 지금도 일부 병원에서 사용되고 있다. 허나 관리자 입장에서 관찰해 보면 간편함 보다는 포장시간이 부여되어 원가비용면으로 해석할 땐 상승요인으로 작용한다.

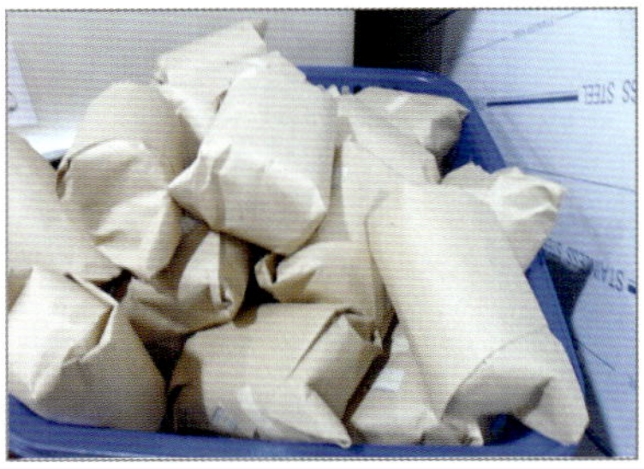

종이포장

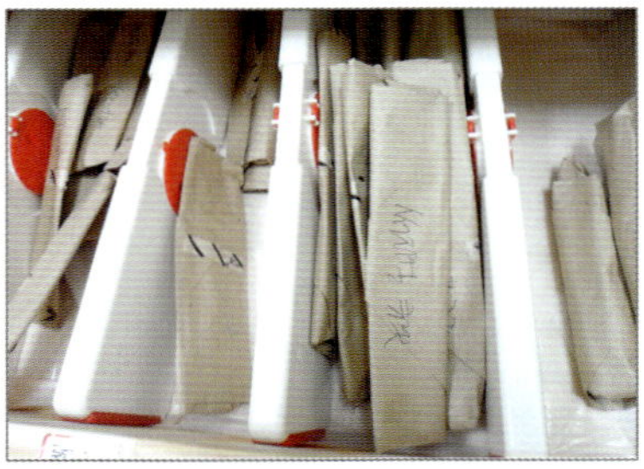

종이포장2(불량)

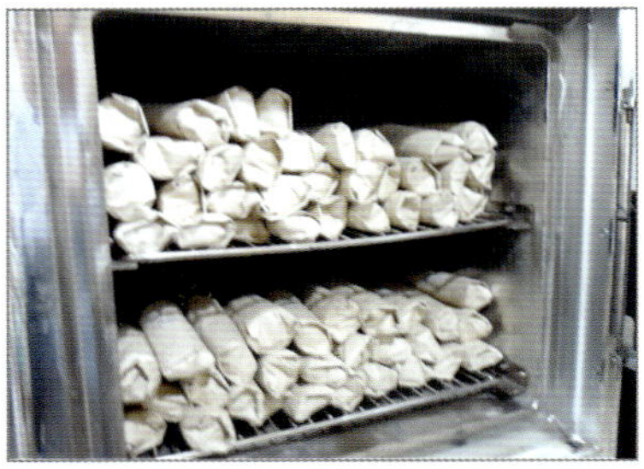

종이 꾸러미 멸균

주의사항

포장의 견고함을 유지하여야 하며 반드시 제한적인 짧은 기간 안에 소모되어야 한다.
금지할 부분으로 수술용 장갑에 절대 적용하지 말아야 한다.
의료의 품질과 병원 전체의 브랜드 가치를 위해서는 시대가 요구하는 완벽하고 엄격한 멸균팩 사용을 권장한다.

3장. 초음파 세정의 이론

사람의 청력은 일반적으로 16Hz ~ 20.000Hz(진동 초당)사이의 주파수를 지각할 수 있다.

청력(소리)으로는 느낄 수 없는 주파수인 약 20.000Hz 이상의 음파(소리의 파동)를 초음파라고 한다.

초음파의 진동이 인간이 지각할 수 있는 이 범위를 넘어서 시작되며 들을 수 있는 범위의 음파와 본질적으로 같지만 파장이 짧고 주파수가 높기 때문에 강한 진동과 흐름을 동반한다.

1. 초음파 세정의 이론

초음파 세정이란 피 세정 물에 부착된 오염물질을 물리적(초음파 충격), 화학적(새정제) 요소를 이용해서 박리(떨어트림)또는 제거하고 다시 부착되지 않게 하는 과정으로 해석한다.

초음파에 의한 물리적 현상이란 초음파의 케비테이션(cavitation공동)현상에 의해 이루어지는 것을 말한다. 이 케비테이션 현상이란 초음파의 에너지가 액 중에 전파 될 때 초음파의 압력에 의해 미세기포가 생성되고 소멸되는 현상으로 매우 큰 압력(수십 기압에서 수백 기압)과 고온(수 백도에서 수천도)을 동반한다. 이러한 현상은 극히 짧은 시간(수 만분의 일초에서 수십만 분의 일초)내에 생성과 소멸을 반복하게 된다. 이 충격파에 의해서 액속에 담겨있는 피 세척 물(파일, bur)의 내부 깊숙이 보이지 않는 곳까지 짧은 시간 내에 세정이 이루어진다.

실제의 경우에는 케비테이션에 의한 충격 에너지에 더하여 초음파 자체의 방사압에 의한 교반효과 열작용 등이 세제와 상승작용을 일으켜 높은 세정효과를 이루어 낸다.

초음파 세정이 많은 장점을 가지고 있지만 실제 응용에 있어서는 초음파 특성을 저해하는 여러 가지 요인이 있기 때문에 이에 대한 고려와 신뢰할 수 있는 안전한 상품을 사용하기를 권장한다.

또한 최적의 세정을 수행하기 위해서는 초음파 전용 세제를 선택하여 초음파 세정의 저해되는 문제점으로부터 자유로워야 한다.

케비테이션(cavitation)효과란

액 중에 무수한 기체분자가 존재하는 20KHz에서 100KHz정도의 강력한 초음파가 액 중에 조사될 때에 양압(+)음압(−)의 압력이 그 기체 분자에 교호로 가해져서 양압의 압력에서 압축된 기체분자는 다음의 순간에는 음압의 압력에 의해 격렬히 팽창한다.

이 반복에 의해 기체분자는 매우 높은 압력을 가져 그 한계에서 터지면서 소멸을 반복한다. 이 기포가 터질 때의 충격파가 피세정물에 작용하여 이물을 박리시키는 작용을 케비테이션 효과라 한다.

2. 초음파 세정기 관리방법

(1) 초음파 진동자는 금속에 초음파 발생 세라믹을 부착시켜 놓은 것으로 무거운 금속류나 흔들림이 심한 제품은 진동자에 고여 있을 경우 세라믹을 손상시킬 우려가 있으며 세라믹 접착부분이 오랜 시간이 경과하여 탈락 할 경우가 있다. 이때 제품 내부에서 탈락되어 육안으로는 확인할 방법이 없으며 일반적인 세정 소음도 거의 동일하여 구분하기 힘들다.

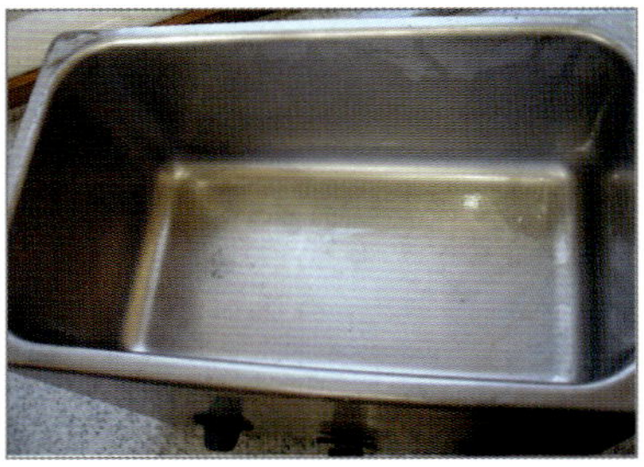
세척기 챔버 내부

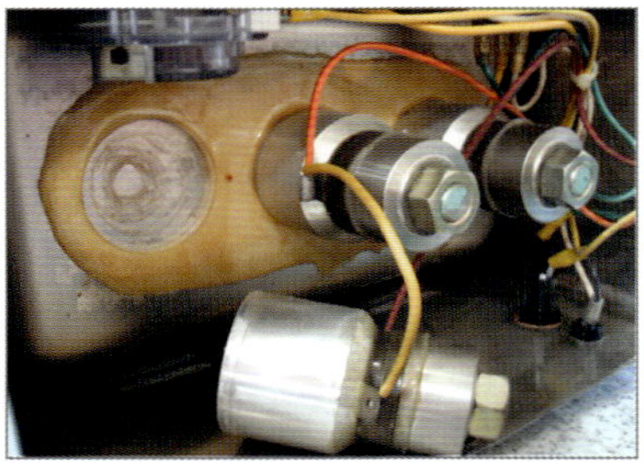
진동자 탈락 상태

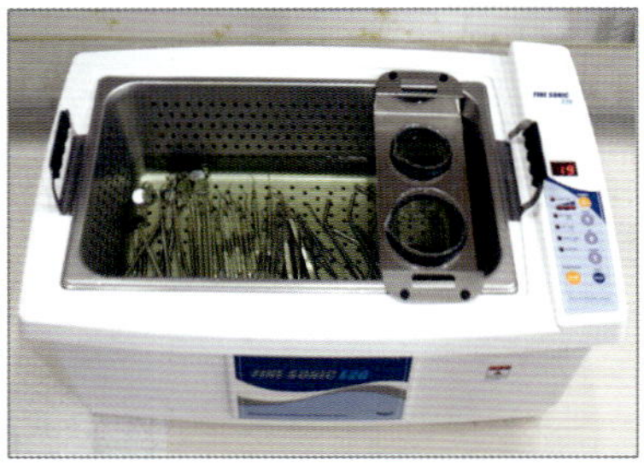
대 용량 세정기

(2) 초음파 진동자에 무거운 것이 직접 닿으면 음파가 무거운 물건 쪽으로 먼저 전달되는 국부현상이 발생한다. 챔버 내 수중에 잠겨 발생되는 케비테이션이 적어 세정의 효과를 저하시킬 수 있다.

(3) 그물망으로 된 플라스틱 그릴이나 바스켓을 반드시 사용하여 초음파 챔버 바닥에 닿지 않도록 주의 하여야 한다.

(4) 온도는 초음파 세척의 중요한 요소이며 평균 40°C ~ 60°C 부근에서 가장 효과적인 작용을 나타낸다.

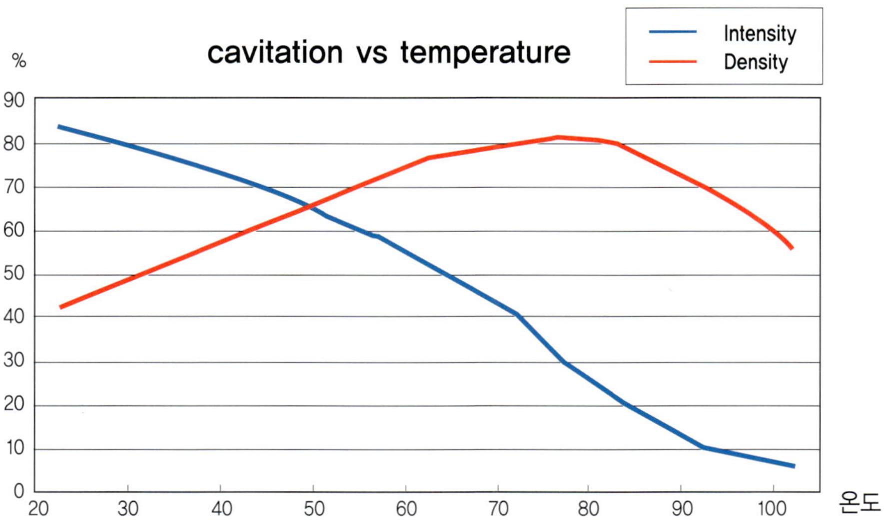

온도 및 케비테이션 강도와 밀도의 상관관계

(5) 세정능력은 그 충격력에 의하여 피 세정 물이 물리적(초음파 진동)충격력이 약한 것에서는 얼룩이 생기며 그 충격력이 너무 클 때는 피 세정 물에 손상을 줄 수 있으므로 피 세정 물에 따라 power조절을 탄력적으로 조절이 필요가 있다.

항 목	28KHz	40KHz	고주파	메가
세정 원리	케비테이션	케비테이션	분자의 가속도	분자의 가속도
입자 가속도	1.500 G	2.500 G	10.000 G 이상	100.000 G 이상
충 격 파	수백 기압	수십 기압	무	무
정 재 파	매우 강력	강력	무	무
파동의 특징	회절이 강함	회절이 감함	직진성이 강함	직진성이 강함
제거 가능 입자	3㎛이상	2㎛이상	1㎛이상	0.1㎛이상
용 도	일반 세정용	일반 세정용	정밀 세정용	초정밀 세정용

초음파 세정의 성능 및 주파수 비교

(6) 일반적으로 표면장력이 큰 액체에서는 케비케이션 강도가 강해진다.
이것은 표면장력이 클수록 케비테이션 기포에 축적되는 에너지가 커지기 때문이다.

항 목	28KHz	40KHz	68KHz	130KHz
케비테이션 크기	2~3㎛	1~2㎛	0.5~1㎛	0.1~0.5㎛
충격력(28KHz)	100%	50%	20%	5%
투과율(5mm망)	45%	60%	80%	95%

표면 장력 비교

(7) 점성이 강한 액체일수록 케비테이션 현상이 일어나기 어렵다. 즉 세정제 선택에 있어 물성의 점성이나 점도 문제를 고려하여야 한다.

3. 초음파 세정기의 성능검사

세정기 용기에 맞게 가정용 호일을 깔고 물을 침전시킨 후 작동 시킨다.
호일 표면에 미세한 타공이 균형적으로 원형을 유지하는지 관찰한다.
미세한 타공이 전혀 없고 우구러 지거나 부풀기만 하면 A/S를 요청한다.
초음파 체척기 전용 세척제나 약제침전의 경우 재제 성분의 보증을 확인한다.

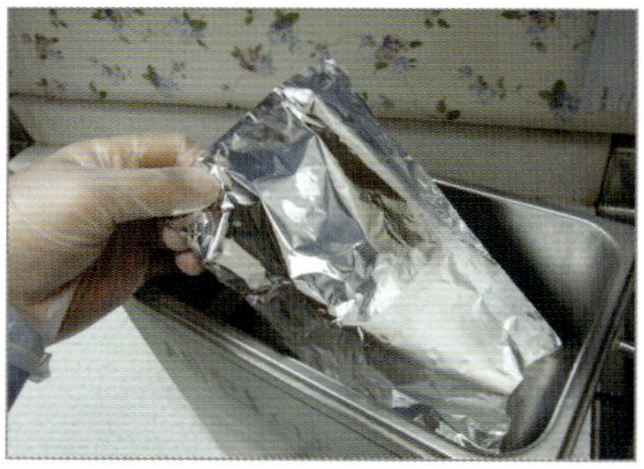
호일 재단

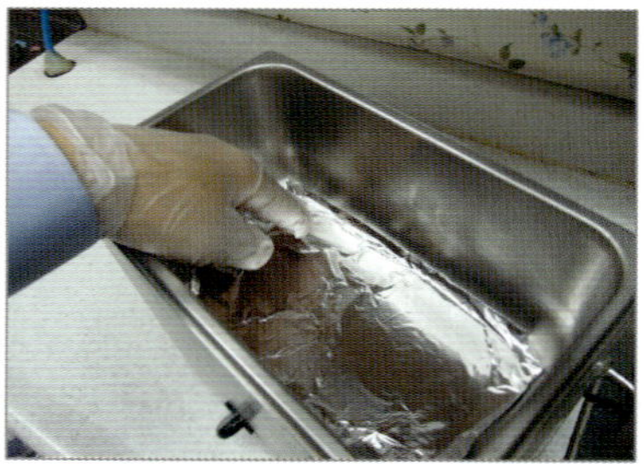
바닥에 호일 마감

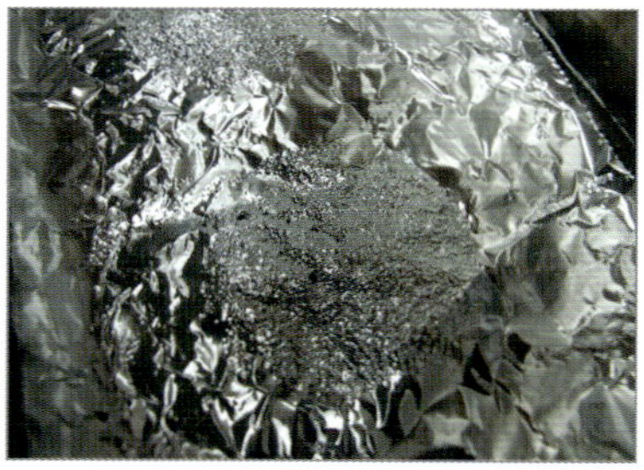
타공 증상

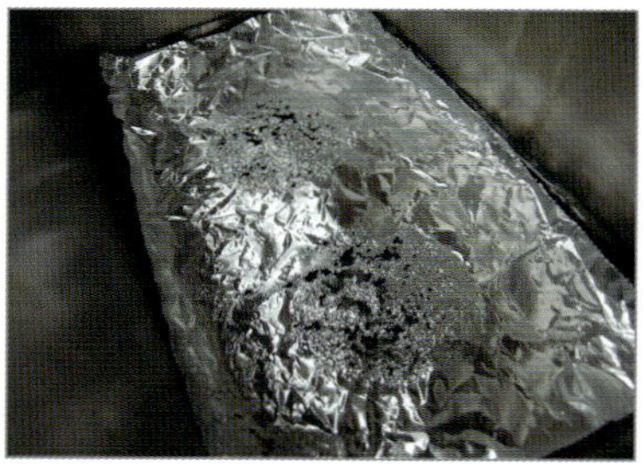
이상적인 타공

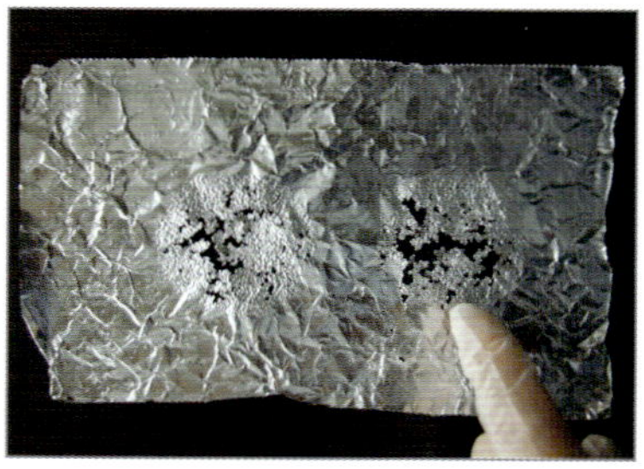
타공의 크기

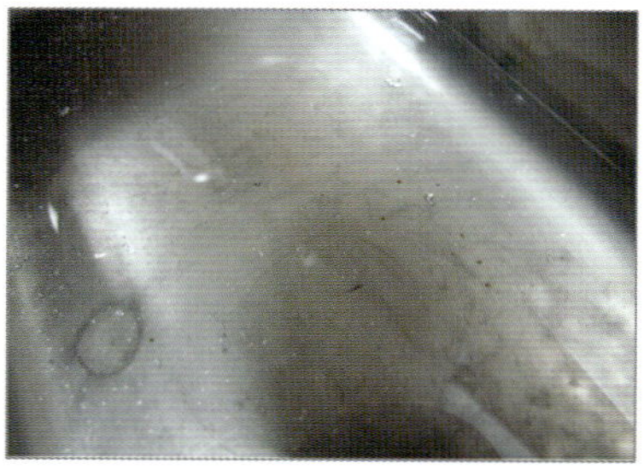
침전물 제거

※ 물이 잠기는 상태에서 호일은 수면으로 뜨게 되므로 세정기 작동 전까지는 첸버 밑으로 가벼운 압력을 가해 뜨지 않도록 한다.

4. 일반적인 관리

날카롭고 손상되기 쉬운 각종 파일, bur, point, 로터샤프트 등은 플라스틱 그물망 바구니에 담아 초음파 세정을 시행한다. 세정시간은 평균 1분 이내로 하는 것을 권장한다.

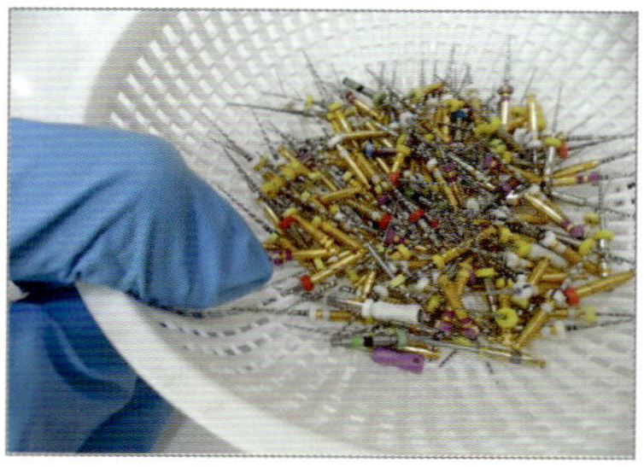
파일 세정

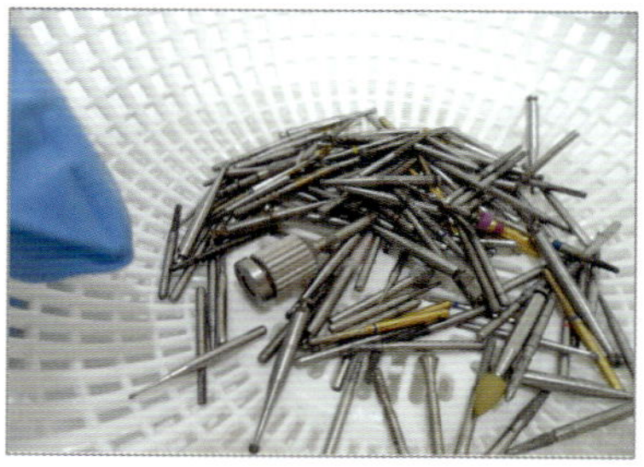
bur 세정

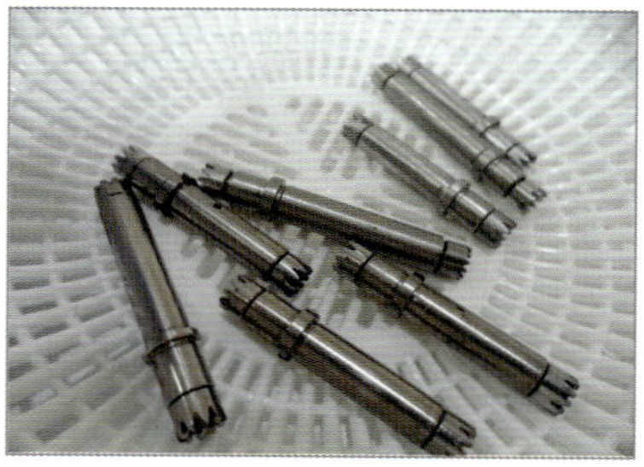
로터샤프트 세정

초음파 세정기 용액에 불출 된 바구니는 흐르는 물에 1차 세정을 충분히 수행하고 건조는 3-웨이 에어로 건조하도록 하며 이때 분사되는 압력으로 바구니 망 사이로 튕겨 날아갈 수 있으므로 마른 수건으로 가려주고 수분을 흡수할 수 있도록 한다.

다른 방법으로는 물기를 완전히 제거하기 위해 드라이기를 사용하는 것을 권장한다.

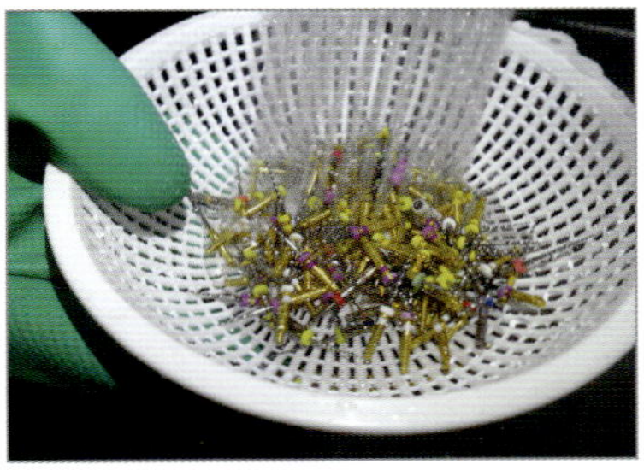
1차 세정 파일

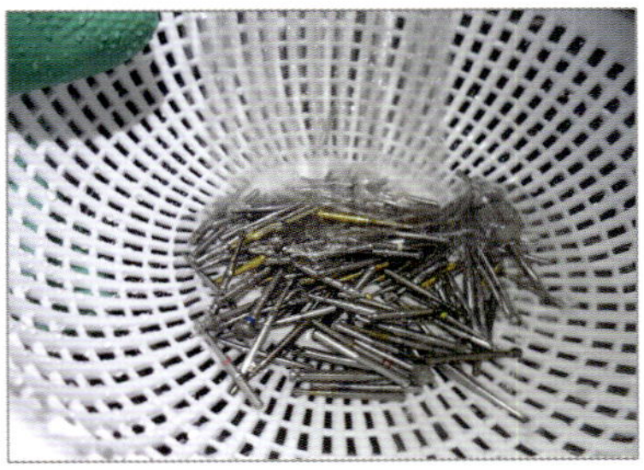
1차 세정, bur

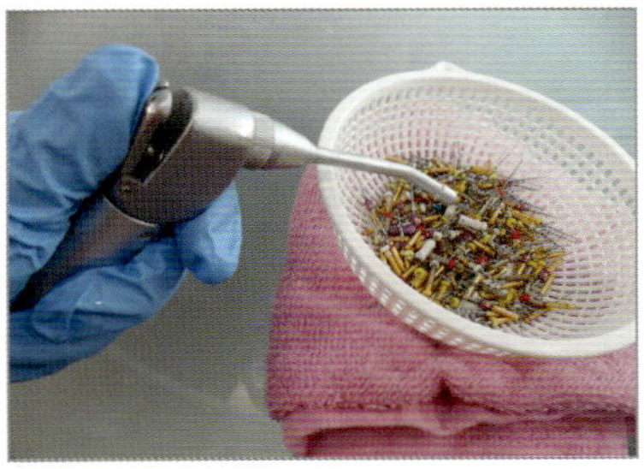
건조

5. 일반적인 주의사항

초음파의 탁월한 효과에 의존하여 모든 것을 만족시킬 순 없다.

특히 엔도 앵글 및 콘트라 앵글의 헤드, 콘트라 앵글 몸체, 알루미늄 재질의 bur 스텐드, 파일 박스 등은 시각적으로는 초음파 세정이 가능하지만 장기적으로는 표면의 도금(크롬도금)이 벗겨지거나 미세하게 홈이 파이는 증상이 발생한다.

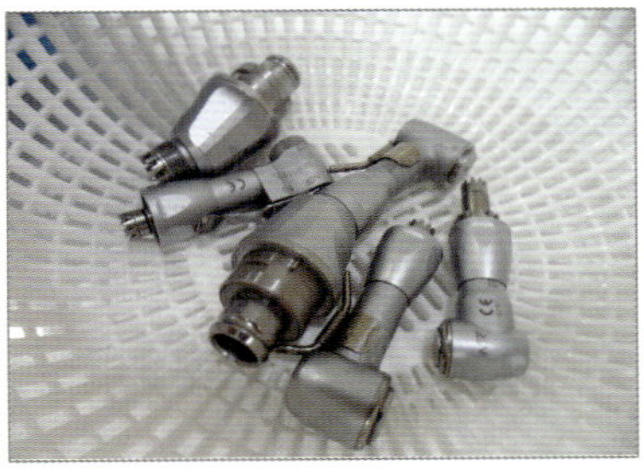
콘트라앵글 헤드 세정금지

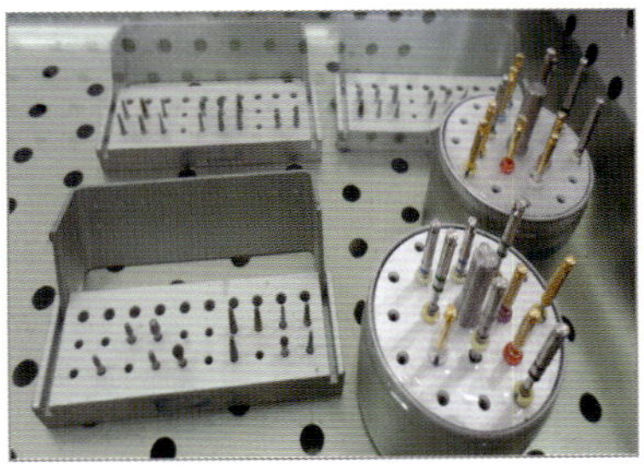
알루미늄 재질 침전금지

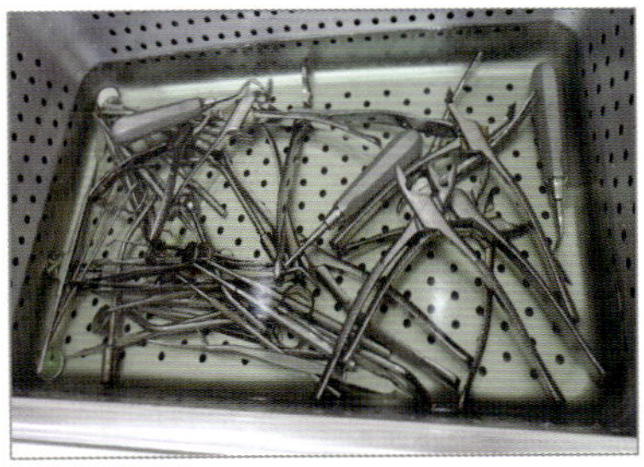
국부현상

고속 핸드피스 통 체로 침전시키지 않도록 한다.

핸드피스 헤드 내부에 카트리지의 성능을 저해할 수 있으며 특히 카트리지 베어링의 이탈이 있을 수 있다.

파이프 형태의 관을 세정할 때는 세우지 말고 눕혀서 침전시키고 가벼운 플라스틱류의 세정은 수면 위로 뜨지 않도록 내부에 얇은 기구(미러 핸들)를 같이 넣고 바구니 밑으로 잠기도록 한다.

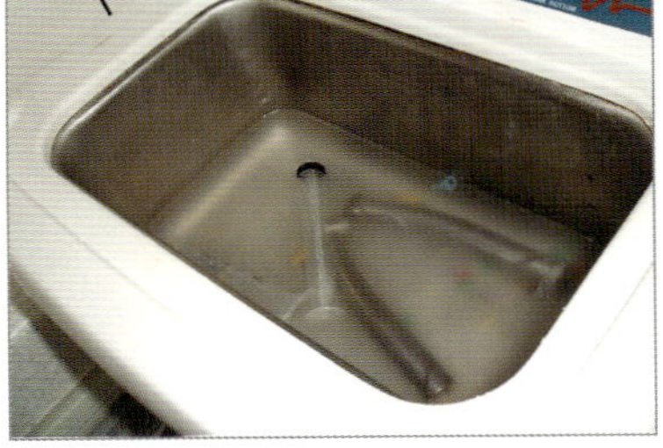
고속 핸드피스 세정금지

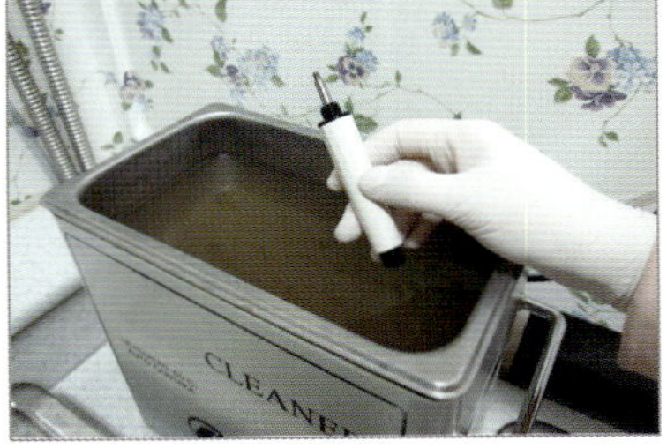

스케일러 핸드피스 세정금지

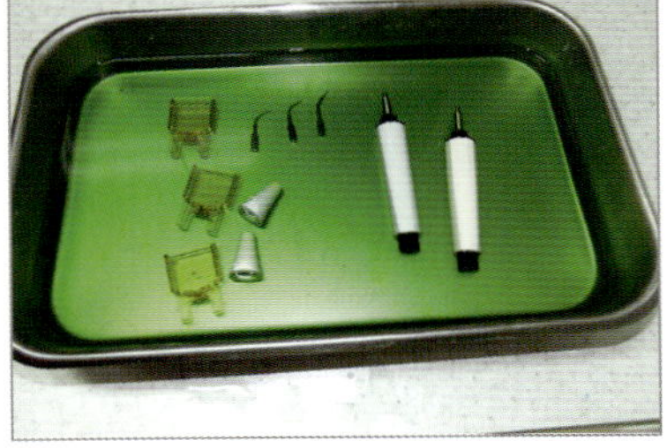
약제 침전허용

스케일러 핸드피스는 초음파 세정을 금지한다.
핸드피스 내부의 진동자 성능을 저해 할 수 있다.
또한 실리콘, 고무, pvc 재질은 초음파 진동을 흡수하기 때문에 세정이 불가능 하다.

6. 직원 및 작업자의 보호

세정에 참여하는 직원은 개인보호구(방수가운, 특수 장갑, 보안경, 마스크, 귀마개 등)를 착용하고 세정이 끝난 후에는 보호 장비를 제거하고 손 위생을 수행한다.

세정 업무뿐만 아니라 업무와 관련된 노출위험, 예방법에 대하여 직원들을 대상으로 교육하고 수행능력을 실시한다.

4장. UV 램프의 이론

가시광선 파장영역에 이어 그 단파장 쪽에 있는 전자기파. 1801년 독일의 화학자 J.W. 리터가 태양스펙트럼의 보랏빛 바깥쪽에 염화은을 보다 세게 흑화시키는 힘을 가진 빛이 존재하는 것을 처음으로 확인함으로써, 자외선을 발견하였다.

자외선은 파장이 약 397~10nm인 전자기파의 총칭으로서, 극단적으로 파장이 짧은 자외선은 x선과 거의 구별되지 않는다.

즉, 자외선(UV Light)은 가시광선의 파장(400nm)보다는 짧고 X선(100nm)보다는 긴 파장을 가진 전자 방사선을 말한다. 적외선을 열선이라 하며, 자외선은 화학작용이 강하므로 화학선이라 하기도 한다.

또 파장의 길이에 따라 근자외선(파장 290nm 이상), 수정범위의 자외선(수정을 투과하는 290~190nm), 슈만선(190~120nm), 라이만선(120~60nm), 밀리컨선(60nm 이하) 등으로 세분하거나, 190nm 이하의 파장을 가지는 자외선을 원자외선 이라고도 한다.

1. 자외선(Ultra Violet)

빛은 파장이 짧은 순서에 따라 우주선, 감마선, x-선, 자외선, 가시광선, 적외선, 마이크로파, 라이오파로 분류되는데, 이중 100-400nm(1nm=10억분의1m)사이의 파장을 자외선이라고 한다.

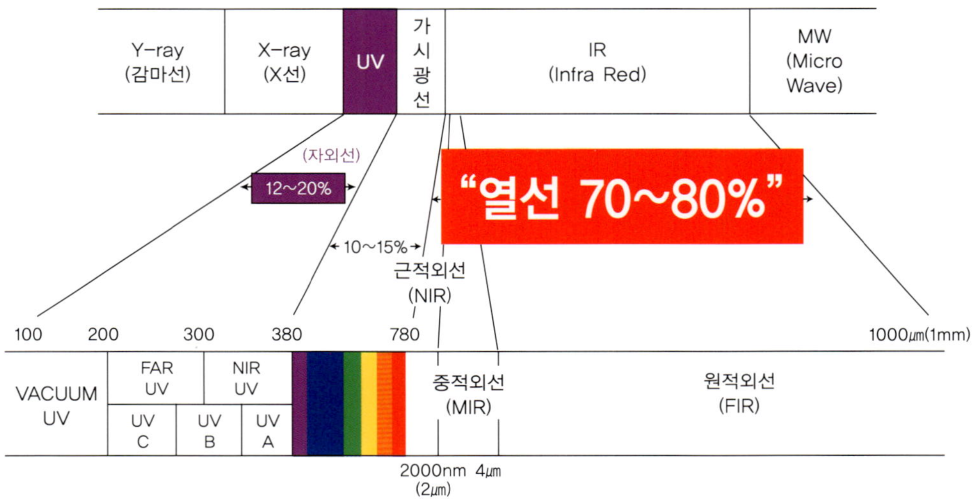

자외선의 분류

국제조명위원회(CIE)와 국제전기표준회의(IEC)가 정한 파장별 명칭은 아래와 같다.

10nm ~ 60nm : 밀리칸선(X-선)
60nm ~ 100nm : 라이만선(X-선)
100nm ~ 200nm : 슈만선(진공자외선)
200nm ~ 280nm : C-자외선(의료용)
280nm ~ 315nm : B-자외선(의료용)
315nm ~ - 400nm : A-자외선(Black Light)

2. 자외선 살균의 원리와 효과

1) 광화학적 효과와 독성

자외선은 자체 에너지에 의해 각종 유기물들의 결합 고리를 차단하므로써 화학반응을 일으킨다.

각각의 유기물이 지닌 분해수율(Quantum Yield)과 흡광계수(Molar Extiction Coefficient)에 따라 차이는 있으나 유기물을 이산화탄소로 분해시키기도 하고 일부는 분해독성이 강한 포스겐(Phosgen)으로 전환시키는 작용을 한다.

자외선의 광화학작용을 이용하여 염산, 메칠렌청의 산화, 유화아연의 환원, 형광, 인쇄 잉크경화, 시사 프린터등에 사용되고 구루병 방지, 곰팡이 검출, 광전작용, 보석류감정 등에 다양하게 이용한다.

2) 생물학적 독성

성층권의 오존은 자외선과 반응하면서 소멸과 생성되는 과정을 반복하면서 일정농도를 유지하며 유해한 자외선을 차단하여 주는데, 인간이 인공적으로 만든 물질이 그 균형을 깨는 것이다.

자외선이 320~380nm 파장의 자외선은 상피층(두께 0.05mm), 즉 각화층과 말피기층(Mal-pighian Layer)에서 흡수되고 나머지는 진피층에서 흡수된다.

강한 홍반작용을 나타내는 자외선 파장은 260nm와 290nm이고 320nm 이상의 파장에서는 홍반작용이 거의 없다.

자외선이 흡수되면 2~5시간 후에 히스타민 호성물질이 유리되어 모세혈관을 확장시킨다.

자외선 조사량이 너무 많을 때에는 모세혈관의 투과성이 증대되고 조직의 부종이 생기며 수포현상과 박피현상이 생긴다. 그 과정을 간략히 설명하면, 기저세포층에 도달한 자외선에 의하여 말피기층에 있던 색소가 진피층으로 이동하고 또 한편으로는 색소가 증식한다.

자외선에 의하여 표피와 진피의 두께가 증가하는 일종의 순화현상을 일으키는데 자외선량이 많을수록 현저하다.

280~320nm 파장의 자외선에 의하여 피부암이 발생하는 수가 있다.

옥외작업을 하면서 코울타르유도체, 벤즈피렌(Benzpyrene), 메틸콜라스렌(Methyl Cholanthrene), 그밖에 안트라센(Anthracene)화합물에 폭로되는 근로자에게 피부암이 많이 발생하는 것으로 보고되어 있는데, 여기에는 자외선이 크게 작용하는 것으로 생각된다.

3) 일반적 부작용

240~310nm 파장의 자외선은 눈의 각막상피에 흡수되며, 수정체 전면에까지 도달하는 에너지량은 매우 적다.

3.5Ev(3600)의 광전자 에너지는 수정체를 흥분 시키거나 방수(Aqueous Humor) 또는 유리 체액(Vitreous Humor)에 형광을 발하게 하여 시력이 흐려지고 눈의 피로를 초래하게 한다.

이와 같은 안구내에서의 형광발생현상은 일시적인 것으로 아무런 장애를 남기는일 없이 회복된다.

전기용접 작업자와 자외선살균 등의 취급자는 전광성 안염으로 급성각막염(Photokeratitis)이 발생한다. 잠복기는 자외선의 흡수량에 따라 다르지만 보통 30분내지 24시간이다.

4) 대응방법과 경과

UV 램프를 단 시간 직시하여 볼 경우 부작용이 나타나는데 일반적인 증상은 다음과 같다.

처음에는 눈이 침침하고 사물이 흐리며 안구에 무엇인가 낀 것같이 반응이 온다.

램프를 직시하는 시간에 따라 다르지만, 보통은 램프를 직시하고 2~4시간 후부터 사물이 흐려지고, 특히 밤에는 차량의 전조등이 퍼져 무지개 빛으로 보이는 증상이 나타난다.

그 후부터는 매우 게로 운 증상들이 나타난다.

눈에 모래가 들어간 것 같은 이물감을 느끼며 자주 비비게 된다.

눈꺼풀이 붙는 느낌이 나며 눈에 충혈이 심해지고, 눈물이 많이 나며, 눈꺼풀을 뜰 수가 없게 된다.

이는 안검경련(Blephelospam)을 일으킨다.

이 안검경련은 눈을 감아서 손상된 각막을 보호하기 위한 반사 작용이다.

필자의 경험으로는 12시간 정도는 고통스러웠으며 대략 12시간 정도 지나고 나서야 평정심을 찾게 되었다. 안과에서 다음날 치료를 받았고 그리 대수롭지 않은 진료였다.

3. 램프의 구조

살균램프는 유리관에 자외선(253.7㎚)을 효율적으로 투과시키는 특수한 재질을 사용하여 램프양 끝에는 텅스텐필라멘트코일이 있으며 코일에는 에미터(산화발륨, 산화스트론티윰, 산화칼슘 등의 열전자를 방사하기 쉬운 물질)가 구성되어 있다.

유리관에는 한 번 진공으로 한 다음 적당량의 수은과 적당한 압력의 알곤가스 또는 알곤 가스와 다른 불활성가스와의 혼합가스가 주입되어 있다.

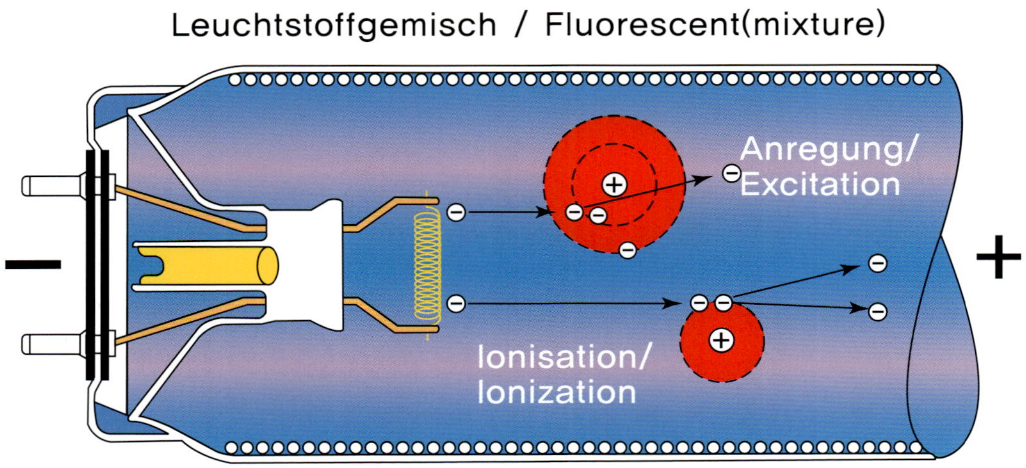

4. 자외선의 발생과 살균램프

1) 자외선의 종류

2개의 전극에 전류를 흘려 예열하고 에미터에서 열전자를 방출시키면 알곤가스를 매개로하여 방전(점등)이 일어난다. 방전에 의해 관내에 흐르는 전자는 포화상태의 수은열기와 급격히 충돌하여 수은공명선인(253.7nm)을 발생한다.

살균램프는 이 253.7nm의 자외선이 갖는 살균작용을 이용하는 것으로 유리 관내에서 발생한 자외선을 자외선투과율이 높은 특수유리 또는 투명석영초자를 사용함에 따라 이것을 효율적으로 관내에 조사시키는 것이다.

(1) UV-A(320~400nm)

자외선 중 파장이 가장 길며 피부의 진피까지 침투가 가능하여 여름철 피부를 검게 만들고 피부노화를 촉진시키는 역할을 한다.

광화학작용(빛에 의해 일어나는 화학 반응으로 대표적인 파장대는 365nm임)으로 섬유산업, 고고학,

지질학적 암반탐사, 범죄수사, 위폐감별(식), 특수조명 등에 널리 쓰인다.

(2) UV-B(280~320nm)

자외선 파장 중 중간 부분으로 UV-A보다 피부 깊숙이 침투하진 않지만, 에너지가 크고 혈관을 확장시켜 피부를 빨갛게 붓게 하거나 심하면 화상을 일으키기도 한다.

썬팅 효과와 비타민 D의 합성을 도와 건강선 이라고도 하며, 네일아트. 미용 썬탠, 피부병치료, 기상학적 검사장비 등에 널리 쓰입니다.

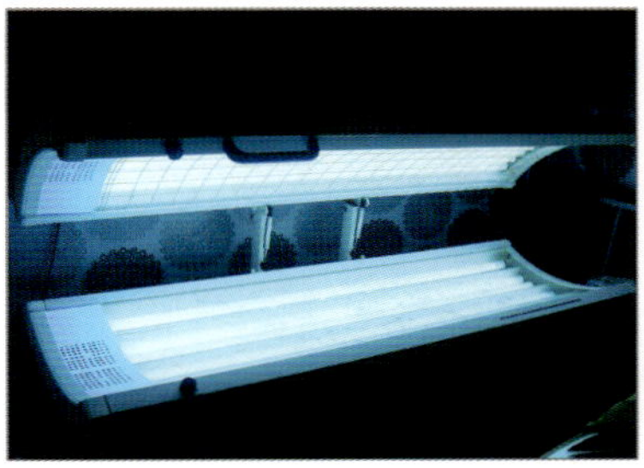
바디 썬틴기

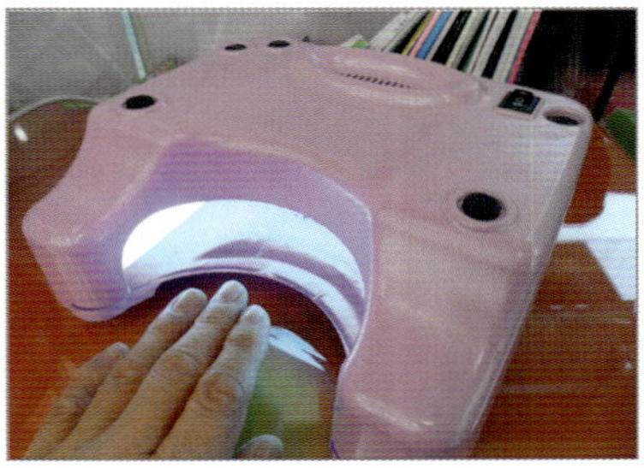
손톱 썬틴기

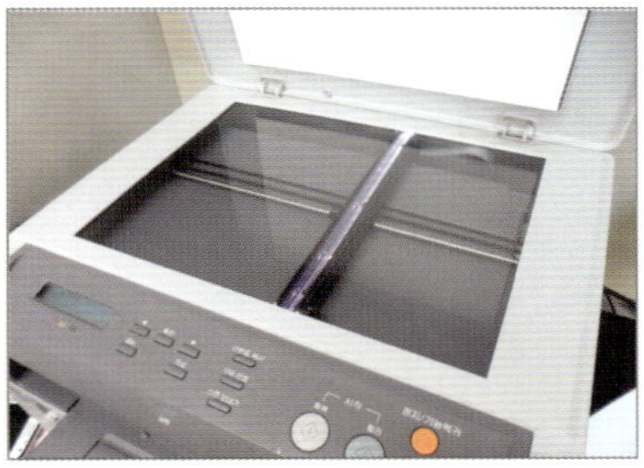
스케너

(3) UV-C(100~280nm)

자외선 파장 중 가장 짧은 파장대로, 눈에 보이지 않는 각종 미생물을 죽이는 효과로 인해 살균선이라 명칭 한다.

UV-C는 253.7nm 파장 부분이 오존이 발생하지 않으면서 살균력이 가장 강력하며 최근 인공적으로 이 파장대의 살균 선을 개발하여 각종 살균(특히 공기살균에 최적)에 사용되고 있다.

UV-C 중에서 184.9nm파장의 자외선은 오존을 발생시킨다. 이것은 살균, 탈취에 큰 효과가 있으나, 독성이 강하여 많은 주의가 요구되며 특히, 실내공기 정화용으로는 사용하지 않아야 한다.

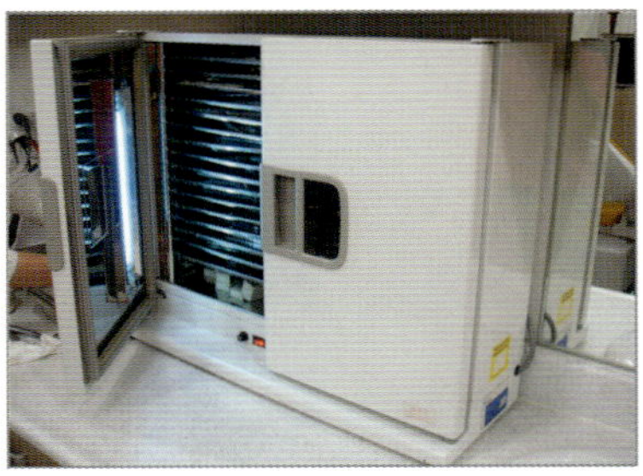
UV 소독(살균)기

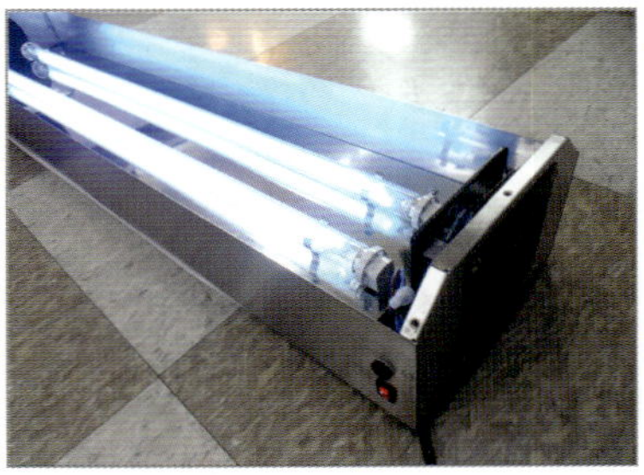
UV 공기 살균기

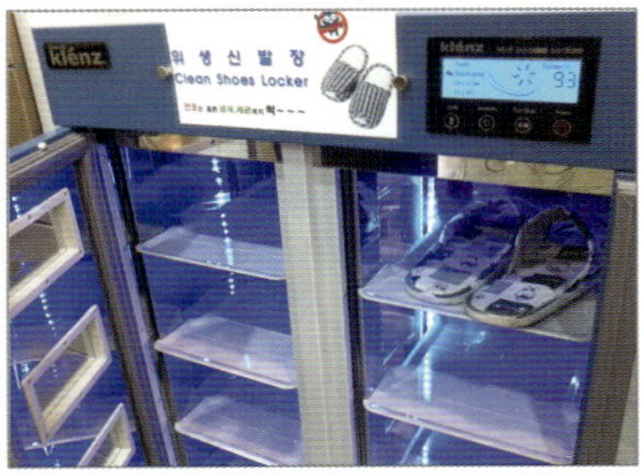

UV 살균 신발장

UV-A	섬유산업, 고고학, 지질학적 암반탐사, 범죄수사, 위폐감별(식), 특수조명 등
UV-B	썬탠닝 효과, 경화, 미용 썬텐, 피부병치료, 기상학적 검사장비, 의료용 등
UV-C	세균 살균에 최적이며 특히 253.7nm 파장 부분이 살균력이 가장 강력

5. 자외선 살균의 특징

- 모든 균종에 대해서 유효하다.
- 약물이나 가열 등에 의한 살균방법과 달리 물리적 피조사물에 거의 변화를 주지 않는다.
- 사용방법이 간단하며 경제적이다.
- 공기, 물의 살균에 가장 적당하다.
- 공기, 물 이외의 대부분의 물질은 조사를 받은 표면의 살균에 한정한다.
- 살균효과는 조사 중에 한하여 잔존하지 않는다.
- 자외선은 눈 및 피부에 대해 유해하기 때문에 안정상의 주의를 필요로 한다.
- 자외선의 살균효과는 자외선의 파장 및 조사량(방사강도×조사시간)에 관계되며, 균종에 따라서 거의 동일하며, 파장 250~260nm 부근이 가장 높다.
- 각종 세균을 살균하는데 필요한 자외선 조사량은 균주, 균의 발아단계, 환경, 조작조건 등에 따라 조금씩 다른 수치가 보고되어 있다.
- 적리균, 티브스균, 콜레라균 등의 그램 음성균은 대장균과 같은 정도, 화농균, 결핵균, 녹농균, 고초균 등의 그램 음성균은 대장균의 1.5~5배, 효모균은 2~6배, 곰팡이는 3~50배의 조사량이 필요하다.

1) 자외선 살균의 대상 미생물

균 종		배지상의 균을 99.9% 살균시키는데 필요한 조사량 (mW.sec/cm^3)
그램 음성균 (Gram-negative strains)	Proteus Vulgaris Hau. 赤型菌	3.8
	Shigella dysenteriae. 赤병균	4.3
	Shigella Paradysenreriae.	4.4
	Eberthella typhosa. 티푸스균	4.5
	Escherichia coli communis. 대장균	5.4
	Vibrio comma-Cholera. 콜레라균	6.5
	Pseudomonas aeruginosa. 녹농균	10.5
	S.tyhimurium. 살모텔라균	15.2
그램 양성균 (Gram-positive strains)	Strepococcus hemolyticus.(Grooupa-Gr.13)	7.5
	Staphylococcus albus. 백색포도구균	9.1
	Staphylococcus aureus. 황색포도구균	9.3
	Streptococcus hemolyticus.(Group D.C-60)	10.6
	Streptococcus fecalis R. 장구균	14.9
	Mycobacterium tuberculosis. 결핵균	10.0
	Bac. mesentericus.	18.0
	Bac. mesentericus fascus.(Sposres)	28.1
	Bac. subtilis Sawamura. 고초균	21.6
	Bac. subtilis Sawamura. (Spores)	33.3

균 종				배지상의 균을 99.9% 살균시키는데 필요한 조사량 ($mW.sec/cm^3$)
효 모 (yeasts)	Bakers Yeast 빵효모			8.8
	Saccharomycds eilipsoidesus 포도주효모			13.2
	Saccharomycds cerevi untergar. Munchen.맥주효모			18.9
	Saccharomycds Sake. 일본주효모			19.6
	Zyga-Dacchaaromyces Barkeri.			21.1
	Willia anomala.			37.8
	Pichia miyagi.			38.4
곰 팡 이 (mold stores)	종 류	포자색	주번식장소	
	Oospora lactis	백	크림, 버터	10.2
	Mucor rocemosus	회색	고기	35.4
	Penicillum roqueforti	녹	치즈	26.4
	Penicillum expansum	올리브	사과, 과일	22.2
	Penicillum digitatum	올리브	귤	88.2
	Aspergillus glsucus	청녹	흙, 穀物, 乾草	88.2
	Aspergillus flavus	황녹	흙, 穀物	120.2
	Aspergillus niger	흑	전식품	264.0
	Rhizopus nigricans	흑	과일, 야채	222.0

2) 자외선 살균효과

자외선의 살균효과는 방사강도 및 조사시간과 관계가 있으며, 균의 생존율은 조사량(방사 강도×조사시간)에 대해 거의 지수관계수적으로 감소하고, 다음과 같은 식으로 나타낼 수 있다.

S=P / P0 =e (-Et) / Q}--------(1)

S : 살균의 생존율

P : 조사후의 살균수

P0 : 조사전의 살균수

e : 살균선의 방사강도 [$\mu W/cm^2$

Et : 조사시간 (min)

Q : 생존율 S을 1 / e(36.8%)로 하는데 필요한 살균선 조사량 [$\mu W \cdot min$] 이식에서,

균종, 발육단계, 환경조건이 같을 경우는 살균선 조사량과 생존율과는 다를 수 있다.

그러나 Q의 값은 동일균종이라도 그 환경에 따라 다르며, 예를 들면 비교적 건조한 상온공기 중의 대장균에 대한 Q의 값은 약 5$\mu W \cdot min/cm^2$이며, 습한 공기 중에서는 이 2배정도, 배지 상에서는 3~5배, 수중에서는 약 8배의 값이 된다. 아래의 표에 대장균에 있어서 환경별의 유효 자외선 조사량을 나타낸다.

6. UV 공기 살균기의 응용

공기는 살균 선을 거의 흡수하지 않기 때문에 공기살균 램프가 가장 효과적으로 유익하게 적용할 수 있다.

실내전체를 고도의 무균상태로 보호하고 특정 공간에 직원이 자주 들어가지 않는 방(기계실, 설비실, 저장실, 냉장실, 양조실, 공조실 등)에서는 바로 붙이는 형태의 램프를 천정 또는 벽면에 부착하여 실내를 조사 하는 것으로 가장 이상적인 공기살균이 가능하다.

따라서 고도의 살균효과를 기대할 경우는, 어느 정도의 살균방법을 병용해도 좋다.

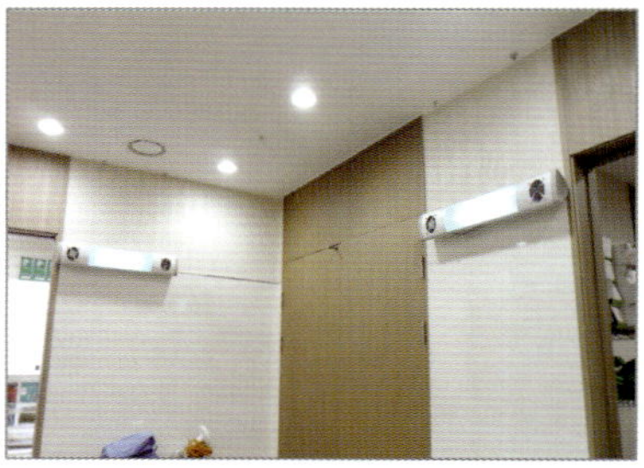

치과 수술실 내부

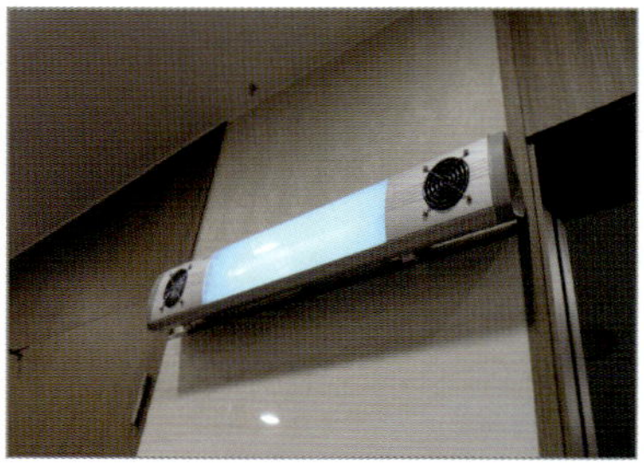

공기 살균등 부착상태

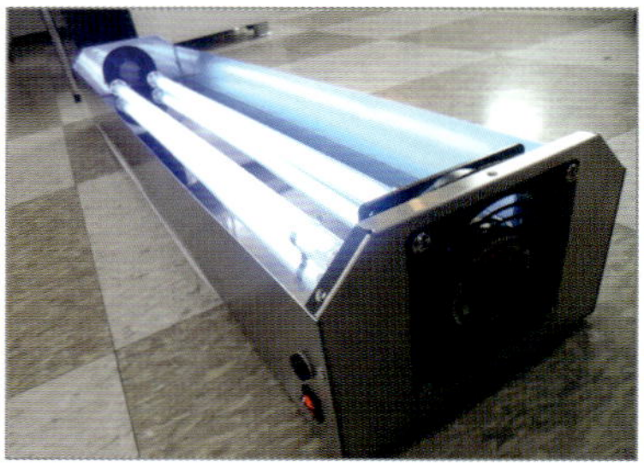

공기 살균등 내부

특히 수술실의 경우는 무균상태를 완벽하게 유지하고 관리할 경우에는 권장한다.

바닥이나 벽, 테이블 등의 표면 살균도 겸하고, 천정이나 벽, 마루 바닥의 곰팡이도 방지할 수 있다.

중국 치과의 경우는 아래 그림처럼 진료실과 수술실, 멸균실 등에 UV 램프를 설치하여 오염된 실내공기를 살균하는 방식을 채택하고 있다.

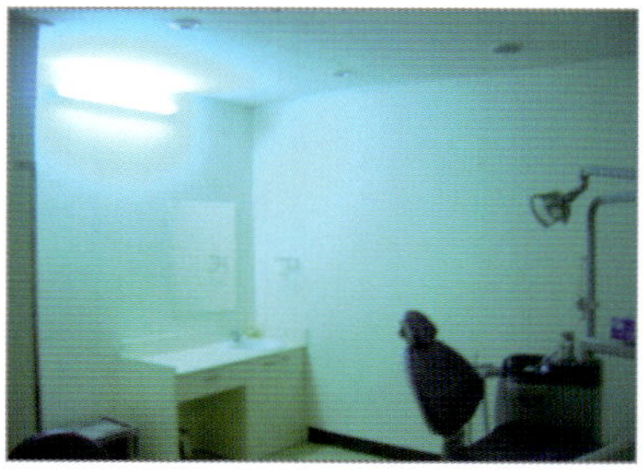

일반 진료실(중국)

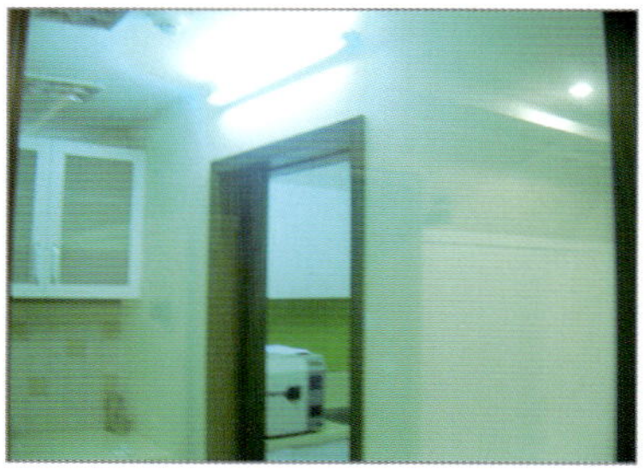

멸균실(중국)

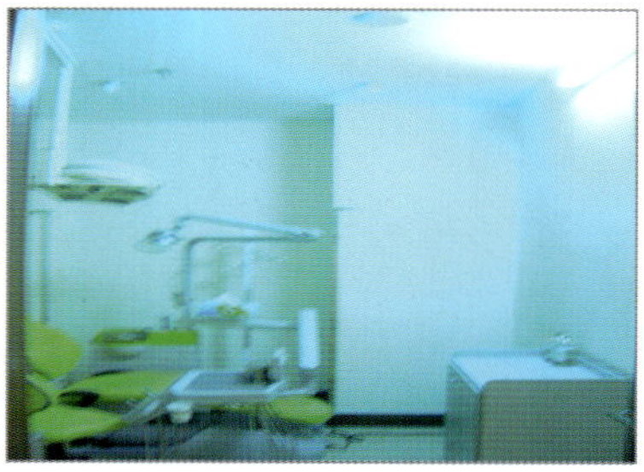

수술실(중국)

자외선 살균은 빛으로 행하는 것으로 선반이나 책상의 그늘 등 램프의 광화학적 조사영역에 닿지 않는 곳에는 살균력이 저하될 수 있고, 살균램프나 반사판의 표면에 먼지가 부착되면 살균효과가 현저하게 저하되기 때문에 주의가 필요하다.

또한 치과 환경관리에서 가장 취약하고 침습적인 문제점을 앉고 있는 기계실은 각종 미생물이 증식되는 공간으로 실내 공기오염도가 심한 곳이다.

환기가 부족하고 대부분 비좁고 밀폐 된 공간에 Compressor와 석션모터가 가동되어 기계실 내부의 온도는 상대습도에 비교해 매우 높고 실내소음을 물리적으로 감소시키기 위해 저급 소음 막으로 마감하는 사례가 많다.

이러한 실내 환경의 공기 질 관리에도 UV 램프를 주기적으로 조사하여 오염된 공기를 현격하게 개선하여 의료의 안전관리에 이바지할 수 있다.

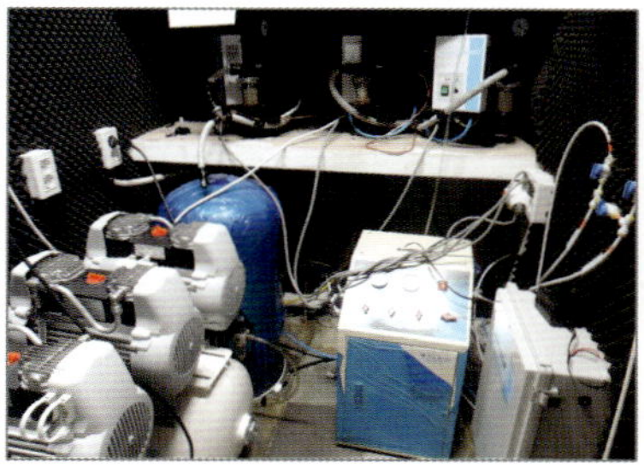

기계실 밀폐 1

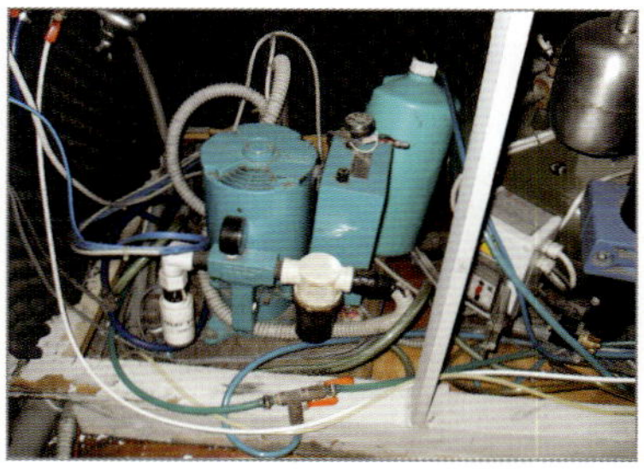

기계실 밀폐 2

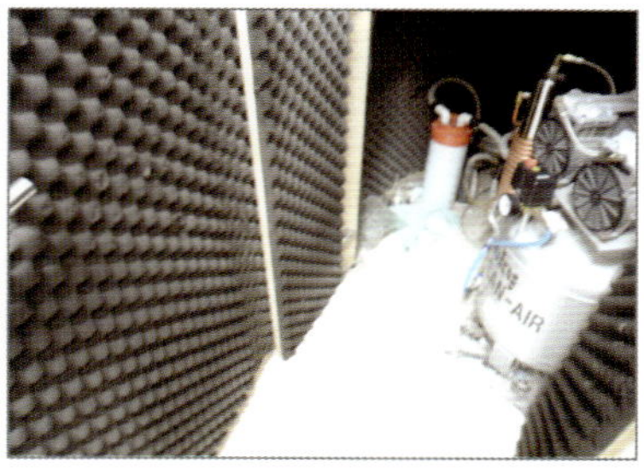

소음막 밀폐

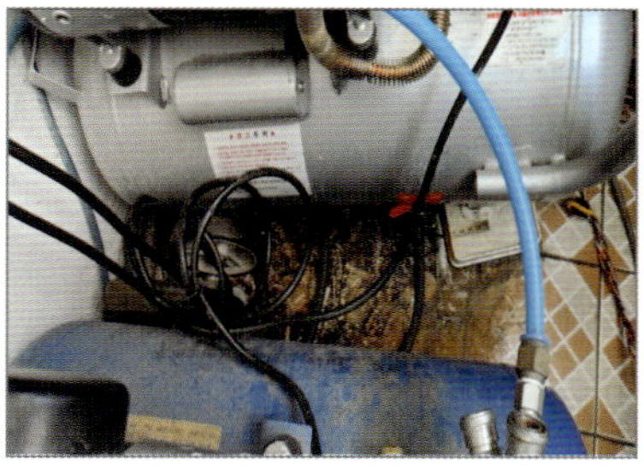

오염된 바닥

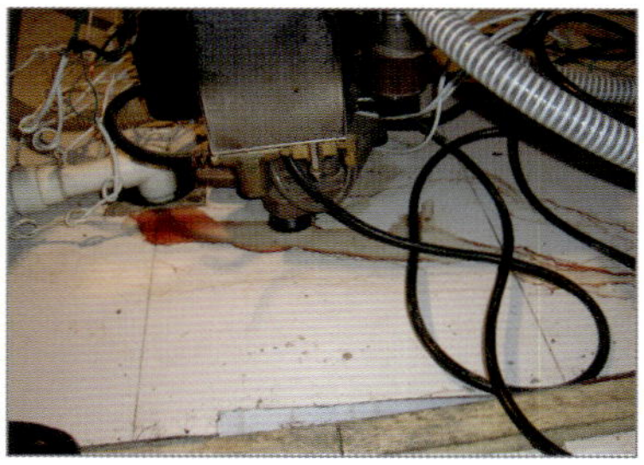

누혈 된 바닥

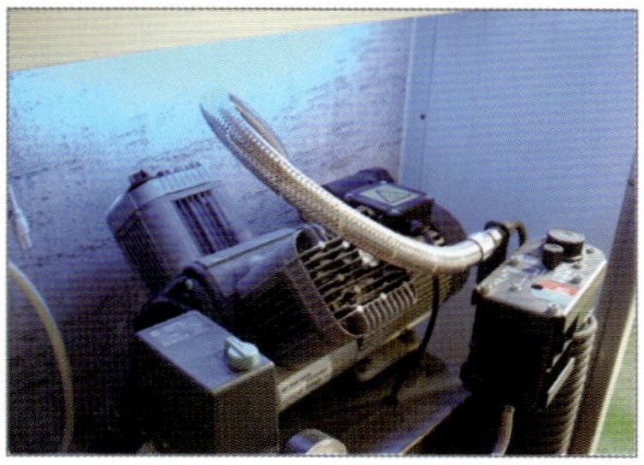

UV 공기 살균

주의사항

1. Clean, gray zone영역에서 진료 및 수술이 종료되면 실내 환경은 오염된 것으로 간주 한다.
2. 환자나 직원 출입이 없는 시간, 즉 퇴근 후 UV 램프를 점등하여 실내오염 공기를 물리적으로 순환하여 조사하는 것을 권장한다.
3. 기계실 공간의 경우 UV램프를 작동할 때는 출입문이 열리면 램프는 즉시 점멸되어야 한다.
4. 기계실에 설치 된 UV 램프는 주기적으로 점멸, 등 하도록 타이머 방식을 채택하여야 한다.
5. 급기구, 배기구가 설치된 공간에는 UV 램프를 가능한 중간에 설치한다.

7. UV 소독(살균)기 관리와 이해

치과 진료실에서 오랜 기간 동안 사용돼 왔던 UV소독(살균)기는 점차 가정용 식기 건조기의 대중적인 보급과 대체로 제조 및 판매율이 낮아지고 있는 추세이다.

과거 멸균물품의 장재나 비멸균 된 물품들을 일괄 보관하는 방식이 새롭게 지적되고 있으며 철저한 멸균물품의 보관방법과 관리에 관해 정립하고자 한다.

1990년대 의료기관의 멸균기 의무설치 조항이 입법고지 되어 멸균 완료된 물품들을 제각기 보관하게 되었고 대다수 UV소독(살균)기에 장재하여 현재에 이르게 되었다.

문제는 멸균처리 된 물품을 완벽하게 파우치에 포장하여 clean zone에서 보관 및 불출이 되었어야 했으나, 당시 감염관리 제도와 오염에 관한 의식수준, 파우치 포장의 적용이 높지 못해 개방된 채 인스트루먼트 기구를 현재까지도 UV소독(살균)기에 의존하는 방식을 의식적으로 채택하고 있다.

일반 가정용 식기 건조기의 경우 UV-C 램프를 대다수 적용을 하지만 의외로 그렇지 못한 경우를 쉽게 발견하게 된다. 즉, UV-B 계열의 램프를 내장하는 경우도 있으며 푸른색의 LED 조명을 내장하는 경우도 있다. 대기업 브랜드만 믿고 건조기를 구입하기에는 한계가 있다.

대다수 저가 수입품이나 OEM방식의 제품으로 내구성 또는 상품 디자인에 의존하여 구입 되는 경우다.

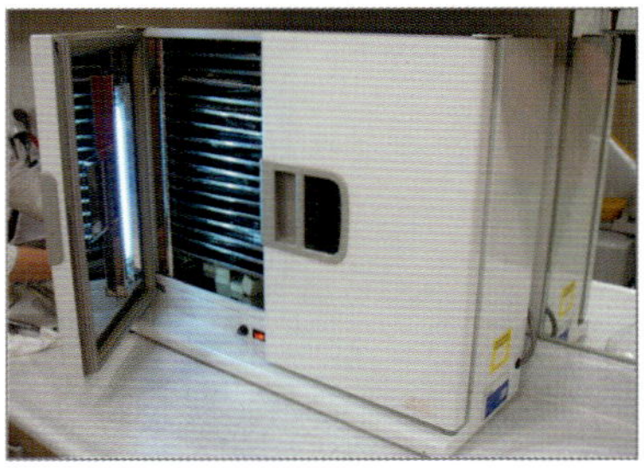
치과용 UV 소독(살균)기

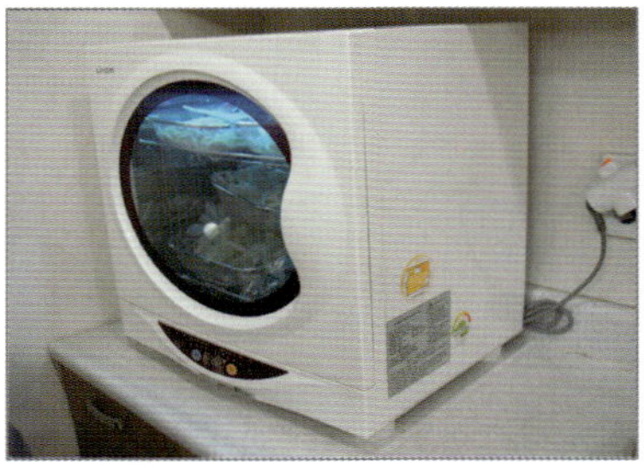
식기 전조기 응용

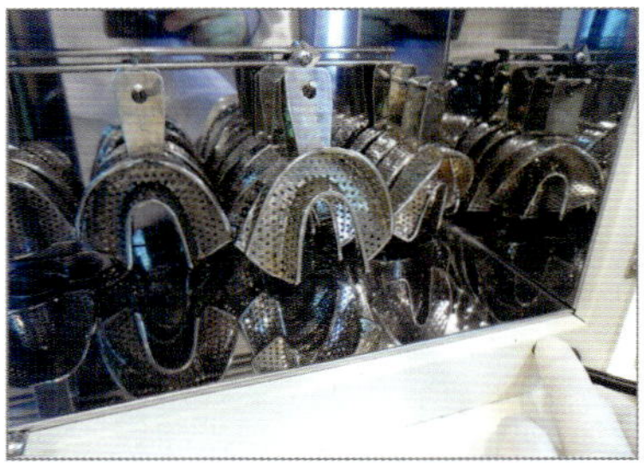
바이트 트레이 살균

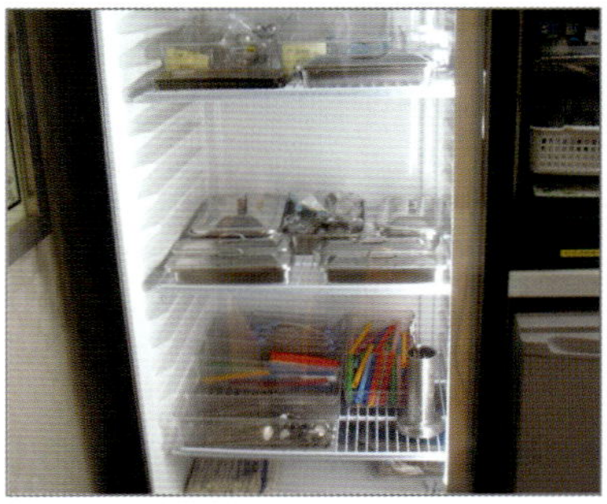
※ 잘못 설치 된 램프(백색등)

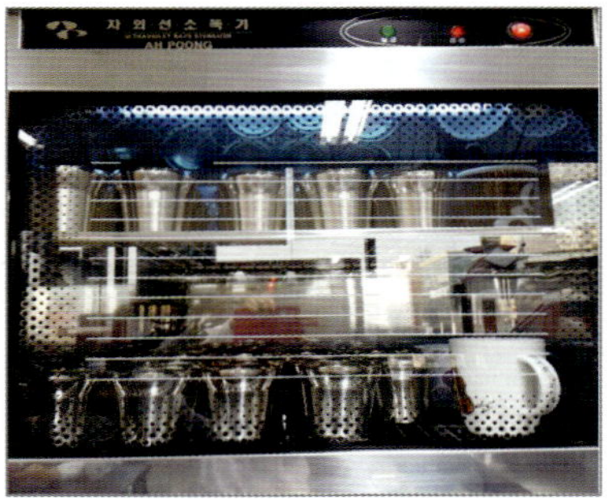
컵 건조기

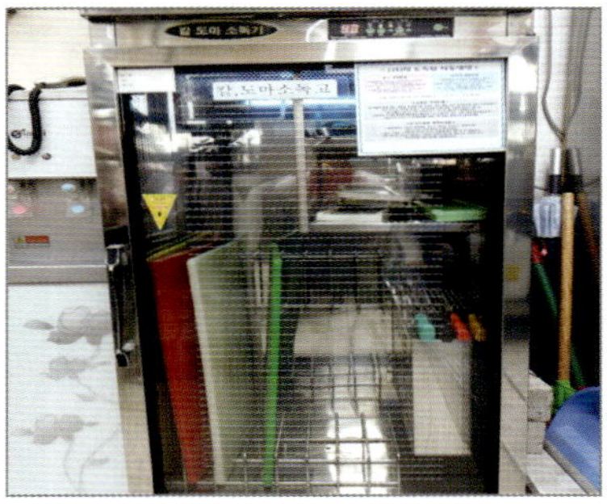
도마 건조기

한번쯤은 내부에 설치 된 램프를 확인 할 필요가 있다.

램프교환을 잘못하여 UV-B 계열의 형광조사나 산업용 계열의 높은 자외선의 조사를 할 경우 인체에 유해하며 특히 안구 건조 또는 안구에 심한 피로를 야기할 수 있다.

*상기 치과의 경우는 잘못 된 램프를 적용하고 있다.

1) UV-C 램프 구분방법

UV-C 램프에는 삼각형 모양이 마킹되어 있으며 그 안에는 UV-C란 표시가 되어있고 기호는 "G15T8" 이란 문자가 마킹되어 있다.

여기서 G15란 의미 중 G는 UV-C를 말하며, 숫자 15는 와트(W)의 크기를 의미한다.

UV-C 램프의 와트 범위는 6~30 이내의 와트로 출력되어 광화학적 작용이 가장 효과적이다.

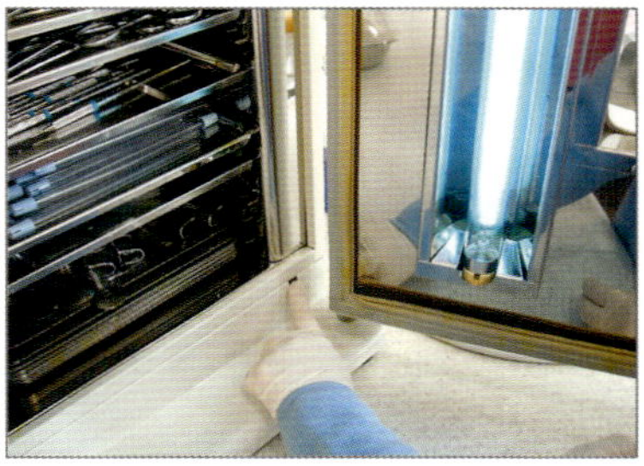

램프점등 상태

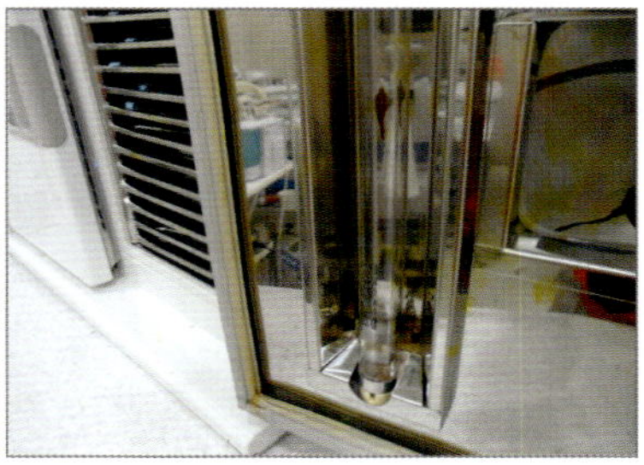

램프점멸 상태

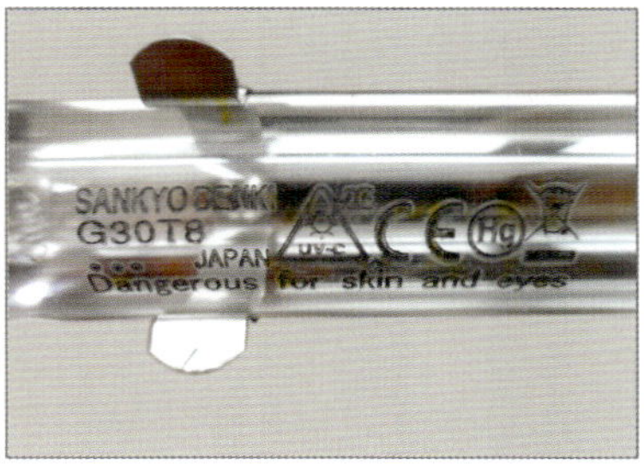

UV-C 램프 사양

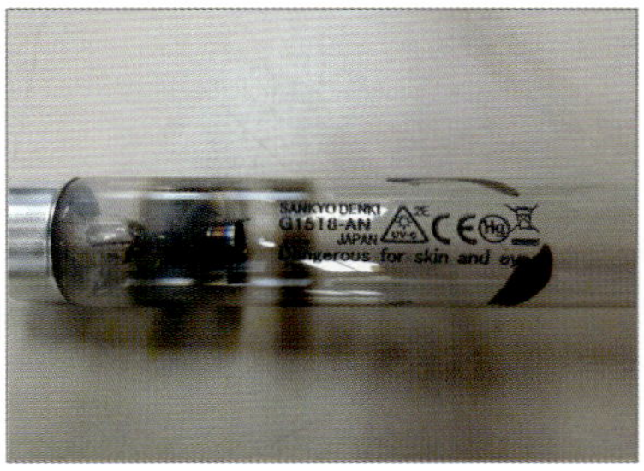

램프사양. G15T8AN

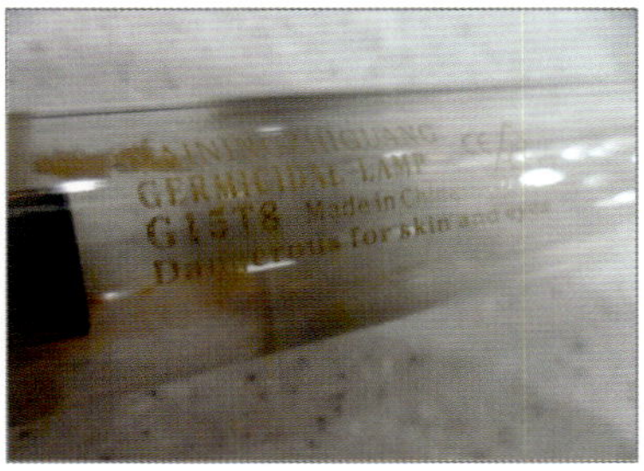

램프사양. G15T8

이중 파장 253.7nm 자외선의 살균력이 매우 강하여 살균선이라고도 불리는데 파장이 상대적으로 긴 UV-A, UV-B에 비해 약 1,000-10,000배의 살균력이 있어 대장균 및 일반세균의 경우 6-10초 이내에 살균된다. 가끔 자외선 살균기 제조업체에서 이 램프의 모델번호를 자회사의 고유번호로 지정해놓고 호환성이 없는 것처럼 이야기하는데 램프의 사양을 비교해보면 거의 같다.

2) 일반적인 권고사항

비포장 된 기구 또는 비 위험 물품을 일정 공간에 보관하여 램프를 조사할 때 가능한 UV-C 램프를 적용하여야 한다.

이 경우는 기구를 비 포장한 개방 된 상태로 멸균하여 지속적인 경리와 보관의 경우에 해당한다.

기존 파우치에 포장되어 멸균 처리 된 기구들은 UV 소독(살균)기에 장재하지 않아도 무방하다.

과거 잘못된 업무처리에서 습관적으로 처리되는 일이므로 개선되어야 한다.

멸균품의 안전과 오염을 억제하기위해 UV 소독(살균)기에 장재하는 것은 오히려 비효율적인 업무로 해석할 수 있다.

또한 기본기구 구성 품들의 완전건조 상태가 불량한 상태로 장재될 경우 기구표면이 얼룩지거나 국부 현상으로 물기가 오랜 시간 남아있게 되어 외부로부터의 오염전파의 매개체가 될 수 있다.

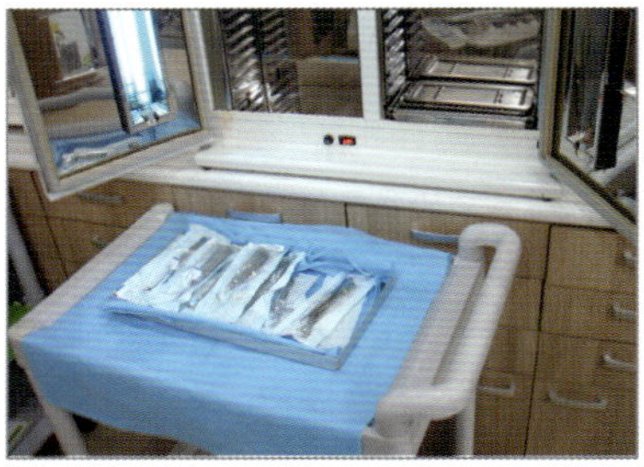

장재 대기상태

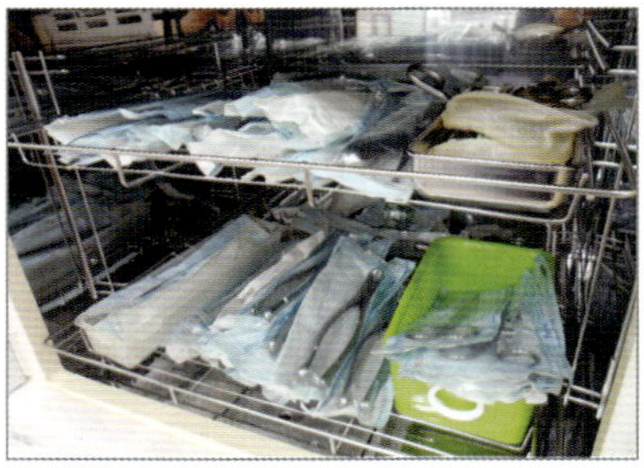

장재상태 1

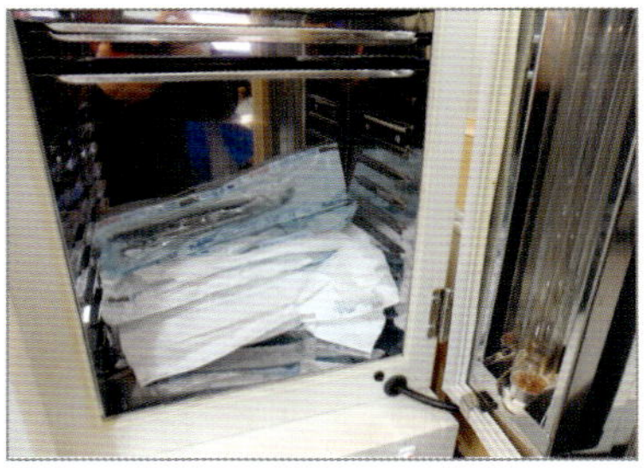

장재상태 2

3) UV 소독(살균)기 보관의 정의

의료용 자외선을 광화학적으로 조사하여 기구표면의 살균을 지속적으로 유지하며 비포장 되고 개방 된 비 멸균품을 보관하여 단기간 내에 사용되는 물품을 보관하는 공간으로 정의 한다.

4) UV 소독(살균)기에 보관 할 필수 물품

(1) 보안경 (사용 후 티슈 소독 세정 후 보관)

(2) 쉐이드 가이드 (사용 후 티슈 소독 세정 후 보관)

(3) 믹싱 스랩

(4) 러버 볼

(5) 알지네이트 스파츌라

(6) 레진 인스트루먼트 set

5) UV 소독(살균)기 물품보관의 주의사항

(1) 멸균 포장된 파우치는 넣지 않는다.

(2) 물방울이 매친 멸균된 파우치는 넣지 않는다.

(3) 린넨(천)으로 포장되거나, 멸균된 물품은 넣지 않는다.

(4) 케이스 형태의 물품은 넣지 않는다(엔도박스, 콘케이스 등 기타).

(5) 멸균된 거즈나 실크 및 니들(각침, 환침)을 넣지 않는다.

8. 기타 살균적용과 효과

수중 자외선으로 살균할 경우, 살균효과는 균의 종류, 수온, 물의 투과율, 램프의 자외선출력의 열화, 램프표면의 더러움, 처리유량 등에 좌우된다.

1) UV 수중 살균 응용

UV살균 방식 중 가장 오래전부터 사용되는 방식입니다.

강력한 자외선을 이용하여 수중세균을 살균하는데, 유수전량이 자외선을 거치게 되며 이론적으로는 완벽한 살균을 기대할 수 있다. 그러나 현실적으로는 최대 유수량, 수온, 탁도 등을 고려하여 자외선 접촉시간이 충분할 수 있도록 살균기 용량을 정하여야 한다.

자외선은 램프에서 생산되는데, 전극의 전기적인 아크가 램프의 관내의 수은을 증발시킨 가스를 통과할 때 생성된다.

이 수은전자는 높은 에너지에 의하여 전압이 가해지고 저에너지로 되돌아오면서 253.7nm의 파장을 발사하는 이론이다.

2) UV 살균LED의 응용

최근에는 UV LED로 고 효율화, 고출력화가 발전되면서 수은형 램프를 빠르게 대체되어 새로운 용도로 개발도 여러 각도로 진행되고 있다. 이는 기존에 주로 사용되는 Hg 램프에 비해 U V 램프를 이용한 자외선 광원이 많은 장점을 갖추고 있기 때문이다.

장점으로는 친환경적인 측면을 들 수 있다.

구 분	주요 파장영역	세부 용도
살균작용 (Sterilization)	255nm ~ 310nm	• 소독(Disinfection) • 정수(Water Purifier) • 공기정화(Air Purifier)
	265nm ~ 385nm	• 탈취작용(Deodorization)
의학 및 과학적 응용	265nm ~ 340nm	• 의학 분광기, 계측기
	310nm ~ 340nm	• 광선치료(Phototherapy) – 건건, 진균증, 습진 등
	385nm~395nm	• 치아 미백
산업적 이용	365nm~395nm	• UV 경화기(UV Curing)
Black light	310nm~395nm	• 위폐 감별기
	365nm~420nm	• 법의학 응용 : 혈흔 검출기 • night-club 등
기타	365nm~405nm	• 백색광원

기존의 램프는 글라스 재질로 되어 깨질 수 있고 취급하기가 불편하며, 수은과 같은 중금속 규제물질을 포함하고 있는 반면 LED는 견고하고 취급하기가 쉽다.

또한 수명 면에서 기존의 글라스 램프는 평균 8,000시간에 비해 수만 시간의 수명을 유지할 수 있으며 전원을 켜고 빛이 발광을 위해 동작하기까지의 응답시간이 늦는 반면 LED는 즉시 응답할 수 있다.

이러한 장점을 바탕으로 UV LED는 파장대역 별로 살균작용, 의학 및 과학 응용분야, 산업분야, 기타 보안 분야 등으로 응용되고 있다.

치과의 경우 LED 큐징라이트와 미백기 유니트헤드에 포함된다.

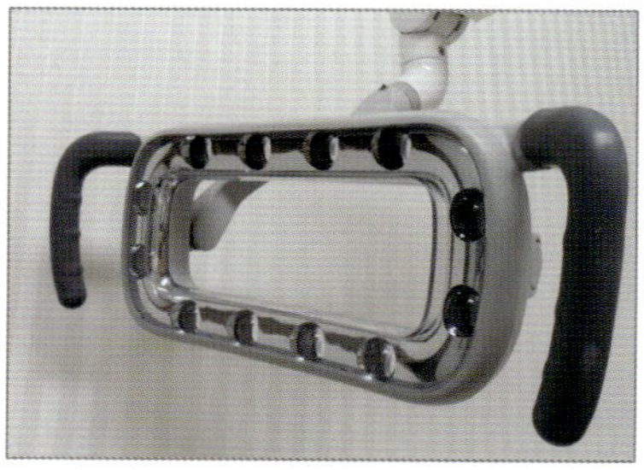

LED 라이트헤드

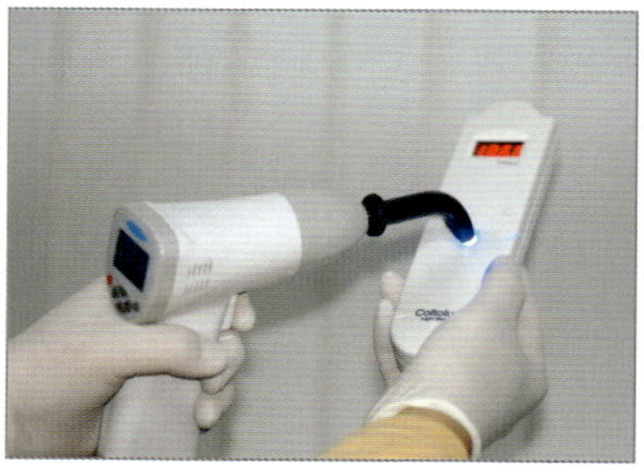

LED 큐링 라이트

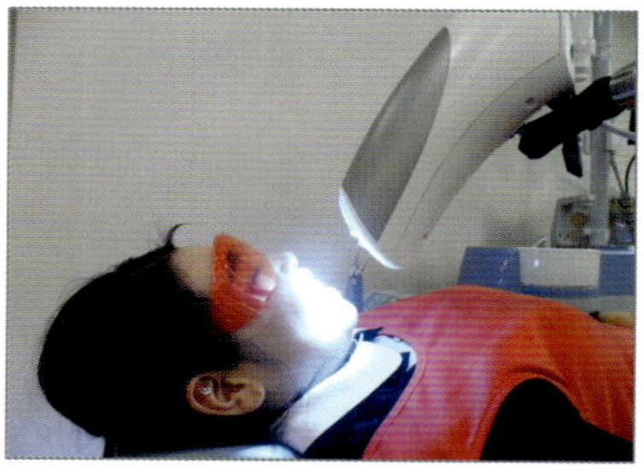

LED 미백기

3) 자외선이 일반 재질에 미치는 영향

살균 램프로부터의 자외선은 태양의 자외선과 마찬가지로 인공적인 벽지나 천 등 여러 물질을 변색시킬 우려가 있으며 노화 될 가능성이 잠재적으로 있다.

따라서 직접 조사를 받는 장소에서는 객관적인 주의가 필요하다.

인공적인 재질에는 자외선에 대해 비교적 강한 성질이지만, 유기물질의 재질이나 성분에는 강한 살균선을 장시간 조사하면 변색하거나 변질된다.

유기물질의 경우는 같은 재료라도 함유하는 첨가물에 따라 노화의 정도에 큰 차가 나온다.

변색은 산화노화에 있어서 산화반응이 담백 작용을 지니고 있기 때문이며 변질은 분자 결합의 변화나 결정화가 진행하기 때문이다.

4) 각종 재질의 살균선 반사율

재질의 반사율은 투과율과 마찬가지로 비교적 쉬운 것과 중간 정도인 것이 있다.

반사율은 기구의 설계, 설치 및 설치장소와 높이 등으로 고려해야 할 특성이 있으며, 반사율이 좋은 재질을 사용하는 것은 권장하며 살균선을 효과적으로 이용하는 하나의 수단이다.

또 기구 등을 벽에 설치할 경우 반사를 무시하면 생각지 못한 사고를 일으키기 때문에 실내의 천장 반사면이나 살균램프를 사용한 근방에 반사율이 높은 것을 마감하지 않도록 주의해야 한다.

5장. 수술실 오염접착 패드

신발바닥은 외부로부터 여과되지 않은 오염 된 상태로 치과 대기실에서 1차적으로 정체되는 구간이다.

2차적으로 진료실로 유입되어 무방비로 교차오염의 요인이 된다.

침습적인 오염요소는 진료실 바닥을 오염시키고 의료장비 인 유니트, 체어 시트를 잠재적으로 오염을 시킨다.

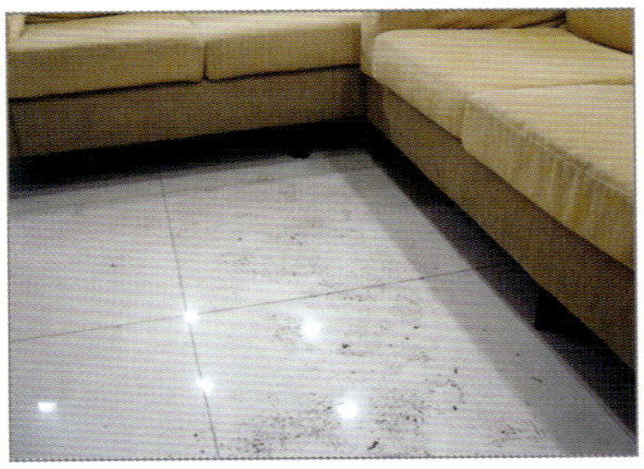

오염된 진료실

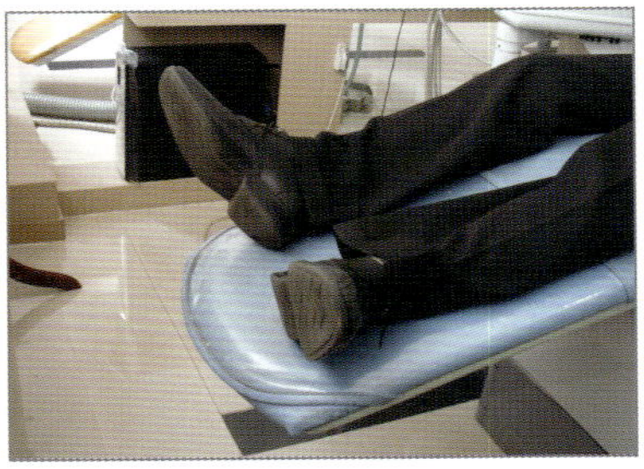

오염된 시트

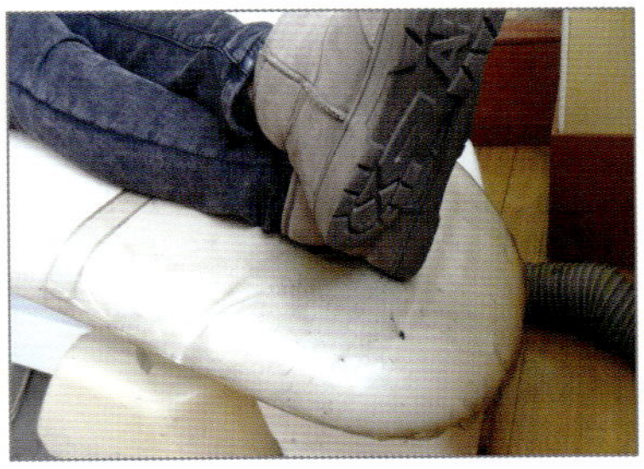

오염된 시트

이를 예방하고 억제하기위해 대기실 또는 dirty zone 구역에서 환자 스스로가 오염 전파방지 및 청결유지를 위해 시스템에 참여할 수 있도록 환경을 만들고 유도하여야 한다.

공중보건의 공감대가 성립되기 위해 눈으로 보고, 인지하고 체험하고 느낄 수 있도록 하여 궁극적인 교차오염의 실천과 성취욕을 부여하여야 한다.

특히 수술실 내부의 바닥은 환자 및 의료종사자의 출입이 빈번한 공간으로 무균영역보존과 감시구역의 사각지대로 남는 것이 사실이다.

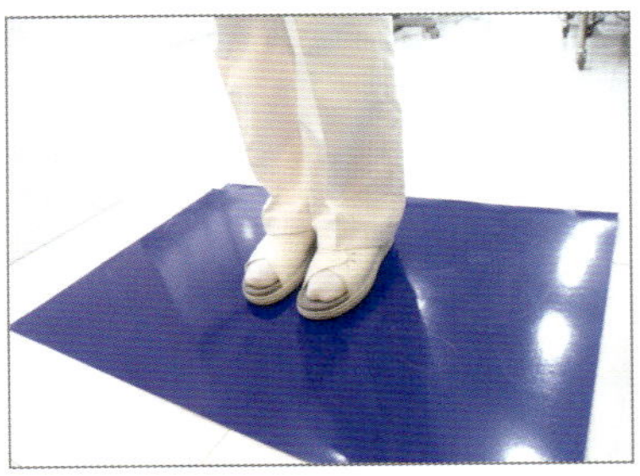

오염접착 패드

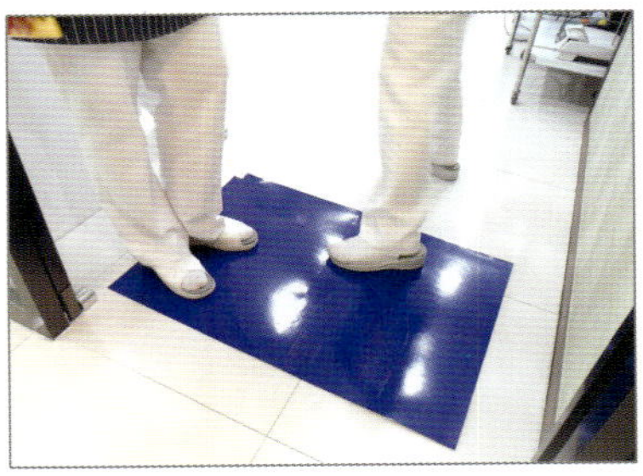

수술실 접착패드

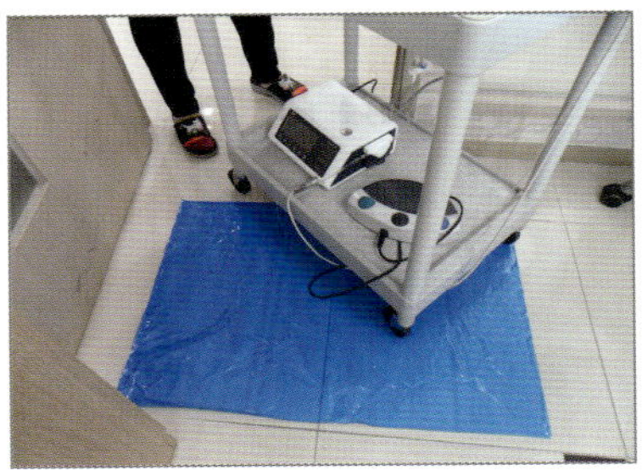

수술실로 카트 이동

오염접착 패드는 이를 보완하고 실내 바닥오염을 억제하고 예방하기위해 적용할 수 있으며, 선진국에서는 널리 사용되고 있고 산업현장과 제약사에서는 엄격하게 적용되고 있다.

일반 진료실 진입로에 응용이 가능하고 여러 구간을 이동하는 카트 바퀴(케스터)에 흡착 된 오염물질을 직접적으로 제거하는 효과가 높다.

색상은 화이트와 블루가 대다수이며 1팩에 30장의 패드가 구성되어 사용횟수를 파악할 수 있다.

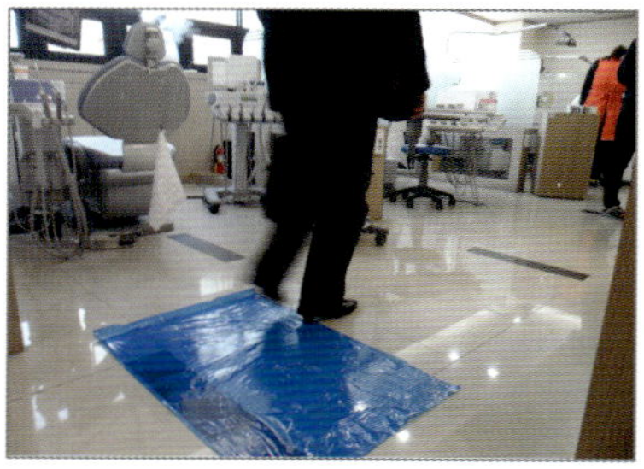

오염접착 패드(진료실 입구)

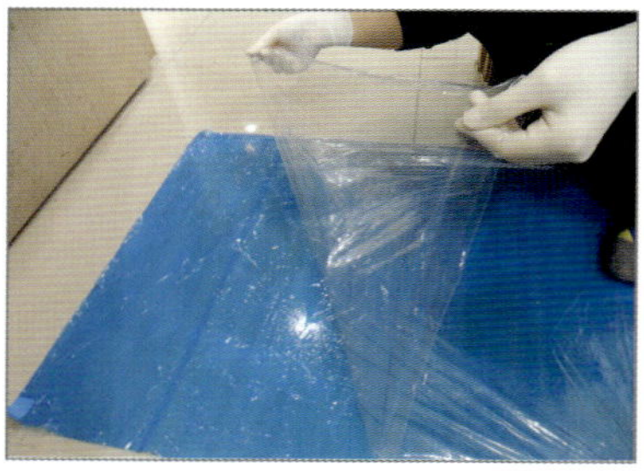

접착 과정

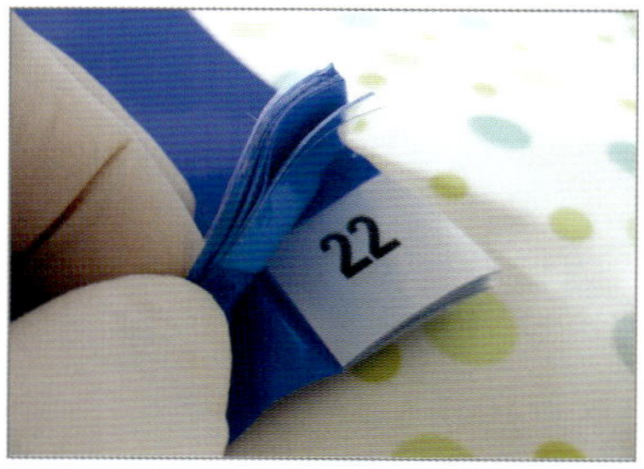

오염접착 패드의 사용횟수 파악

그 외에도 산업현장의 PCB 업체 및 반도체 제조업체에서는 신발바닥의 오염물질과 분진을 배큠으로 제거하는 시스템을 갖추고 있다.

신발이 닿는 부분만 배큠이 가동되어 흡입하는 방식이며, 의료기관 중 조리시설에는 장화의 신발바닥을 세정제로 세척하는 시스템을 갖추기도 한다.

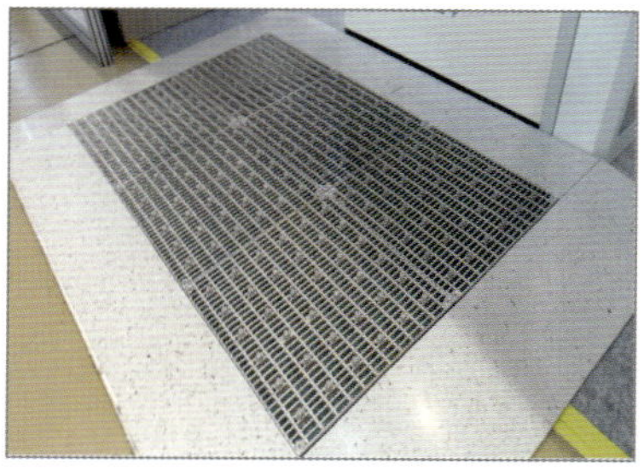

바닥집진패드

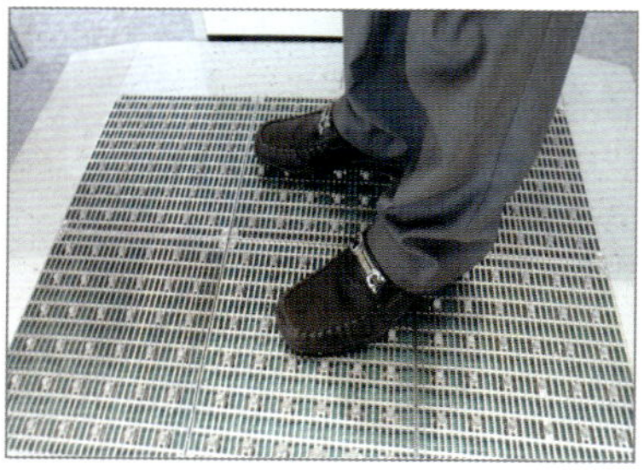

신발 닿는 부분만 배큠

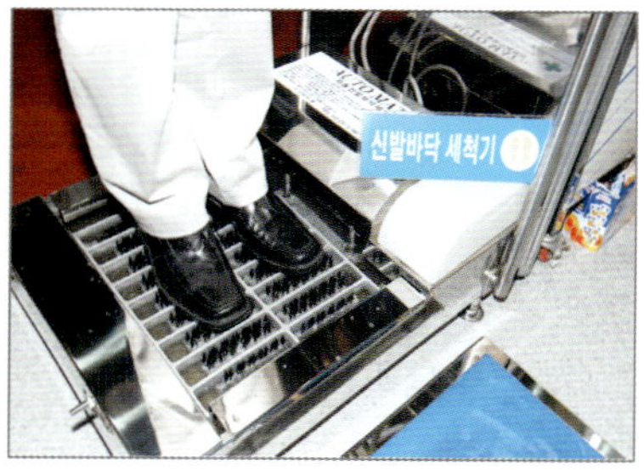

주방시설 중 신발세척기

6장. Compressor 오염경로 진단과 관리

1. Compressor란

대기 중의 흐르는 공기를 강제로 흡입하여 자체 여과기능(dry system)을 거쳐 오염되고 유해한 공기를 완전히 제거하고 건조한 공기만을 탱크에 저장하는 기능을 한다.

용도로는 3-웨이 시린지에어 공급, 고속 저속 핸드피스 카트리지 회전 전달과 공기신호를 주어 유니트, 체어를 움직이게 한다.

2. Compressor 기계실의 친환경 설계와 교차 감염의 위험성

인체의 심장부와 같은 기능으로 치과 병, 의원에서는 핵심적인 장비요소이다.

진료실과 대기실 공간에 미려함을 중요시 하다 보니 의례 기계실이란 곳은 마지막에 적당한 공간을 확보하여 밀폐시키거나 비좁은 공간에 장비를 설치하는 경우가 많은데 이는 시급히 개선하여야 할 부분이다.

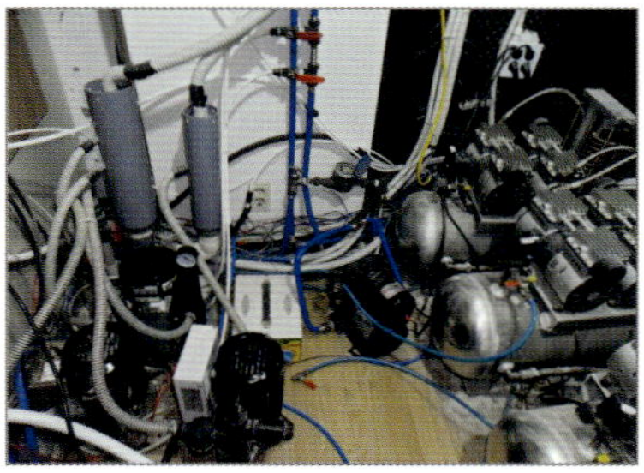
밀폐된 공간

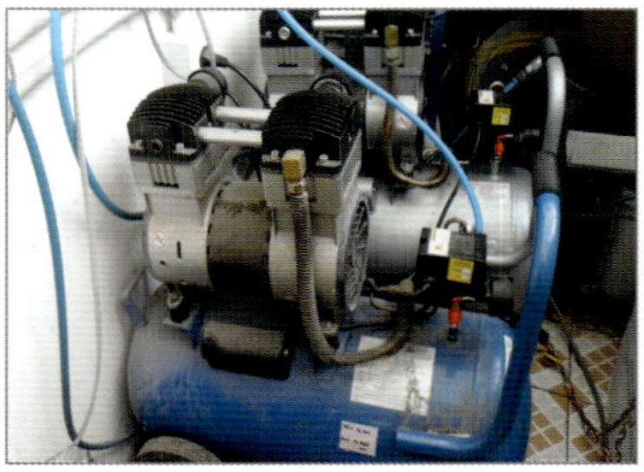
접근 불가 1

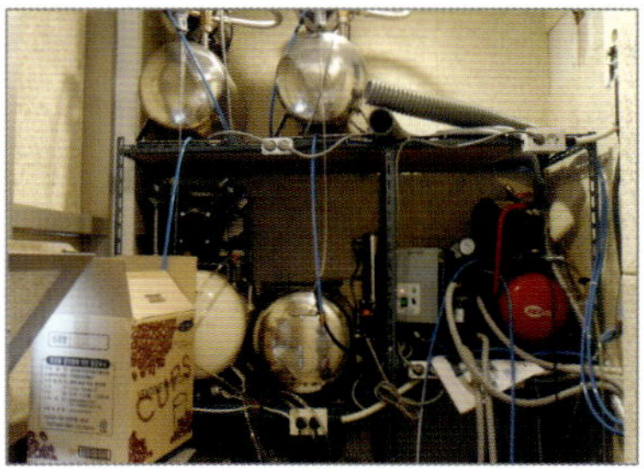
접근 불가 2

3. 기계실 내의 오염물질 이동경로

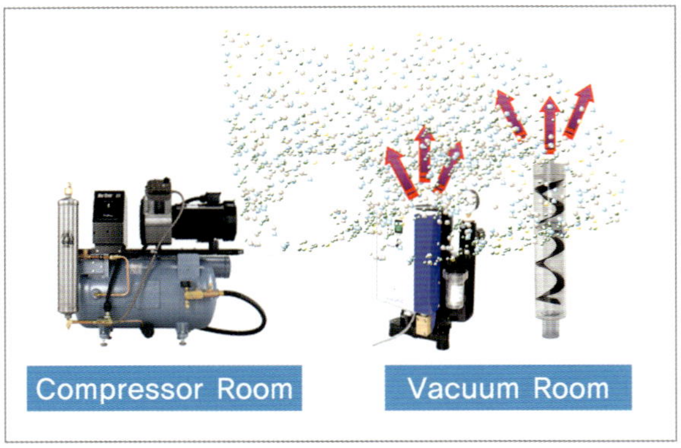

소음기에서 오염된 비말공기가 기계실 내부로 노출되는 과정

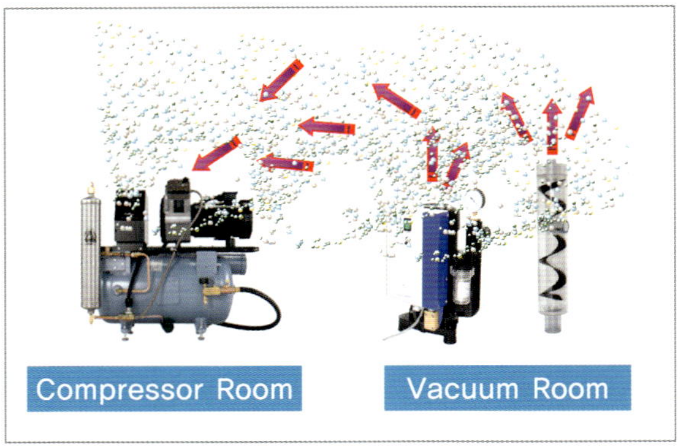

소음기에서 오염된 비말공기가 compressor 헤드로 흡입되는 과정

Compressor와 석션모터(습식 모델)는 반드시 분리 설치하여야 한다.

기계실에 Compressor와 석션모터가 같이 설치된 경우 상기와 같이 소음기를 통과한 이물질 중 비중이 무거운 물질은 무겁기 때문에 바로 하수구로 흘러가지만, 가벼운 미스트와 오염된 공기는 가벼우므로 자연 배기 쪽으로 방출된다.

물론 배기 쪽 호스를 옥외로 분리된 상태라면 다행이지만 대다수 기계실내부로 방치된 상태이므로 악순환이 거듭되는 셈이다.

내부 보온 및 방음벽 소재를 무분별 한 소재를 사용하여 오히려 소음증폭과 화재의 위험까지도 발생시킬 수 있다.

4. Compressor 기본관리와 이론

Compressor에는 탱크 내부에 고이는 응축수를 배출할 수 있도록 밸브가 부착되어 있다(위치는 제조사 마다 다름).

시스템 성능과 상관없이 가능한 진료가 끝나면 의무적으로 응축수 배출을 권장한다.

드라이 시스템의 경우 응축수를 배출하는 기능은 있으나 이는 모터 헤드에서 이어지는 배관과 드라이 본체까지의 구간에 차 있는 공기와 수분만 제거하고, 순간 모터가 기동을 할 때 배관에 공기가 꽉 차있으면 유체역학적으로 기동에 장애를 주어 움직일 수 없게 된다.

이러한 문제점을 해결하기위해 드라이 본체에서 수분과 공기를 탱크에 저장하기 전에 배출시킨다.

즉, 탱크에 고여 있는 응축수는 자동으로 배출되지 않는 제품이 있기 때문이다.

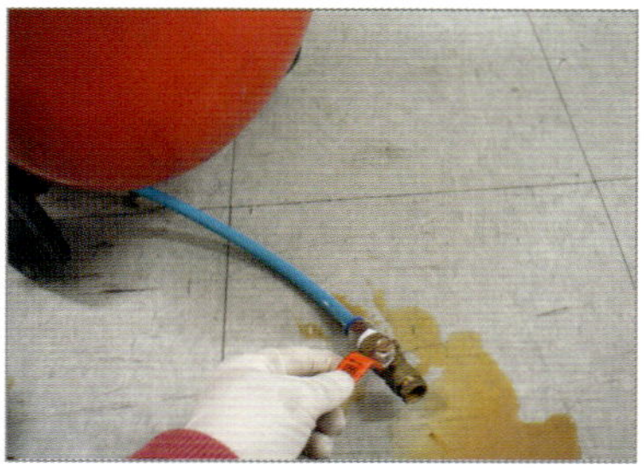
정기적인 응축수 배출 필수

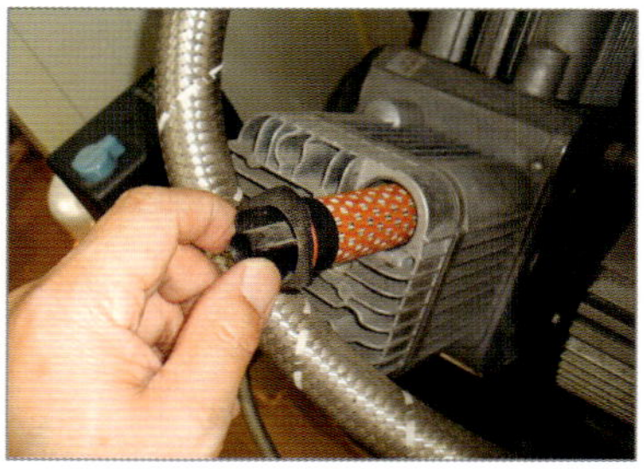
필터오염 및 교환주기 점검

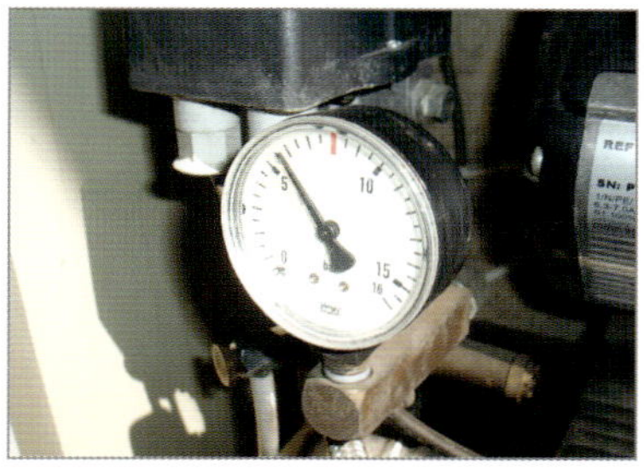
공기적정압력 확인

산업용Compressor를 사용할 때는 더욱더 주기적인 점검을 하여야 한다.

반복적으로 수 시간씩 응축수를 배출하도록 하고, 정기적으로 실린더용 오일을 보충하여야 한다.

오일 게이지를 관찰하여 기존 급유하던 오일 색상과 차이가 크게나면 즉각 교환하는 것이 실린더 헤드 표면의 내 마모를 예방하고 장비 보존을 연장할 수 있다.

더 중요한 것은 실린더 헤드 표면의 스케일(마이크로 흠집)이 발생할 경우 소음이 발생하고 압축 성능을 저하 시킨다.

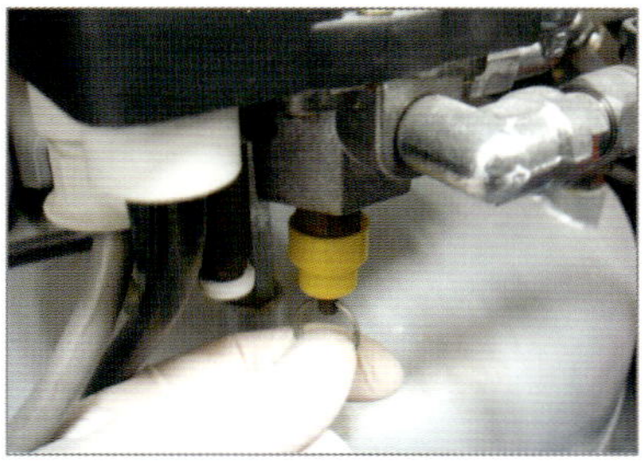
안전밸브 작동확인 1
1개월 1회 수동검사

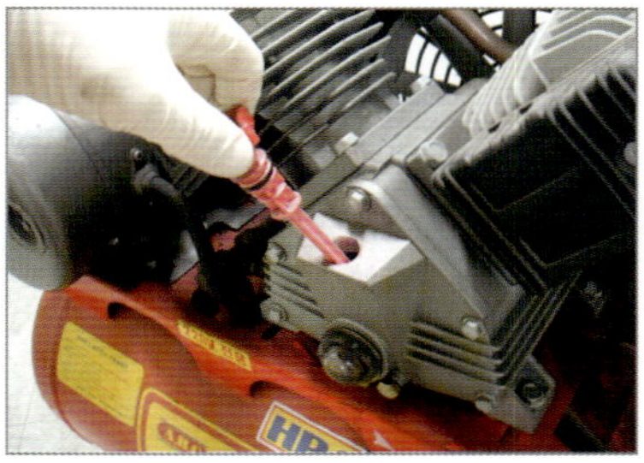
오일 미 급유,
산업용 Compressor의 경우

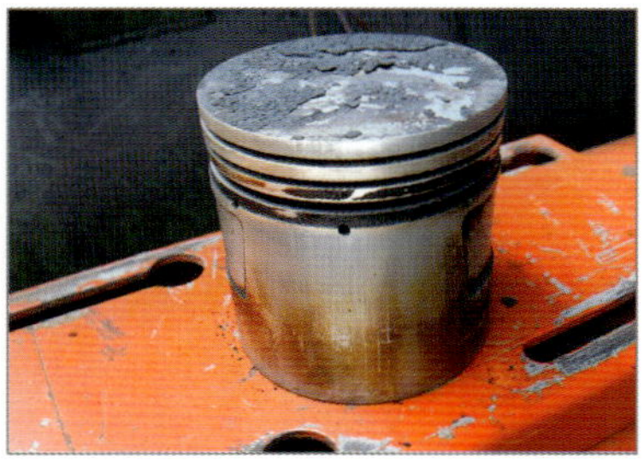
피스톤 내 오일 찌꺼기 발생
산업용 Compressor의 경우

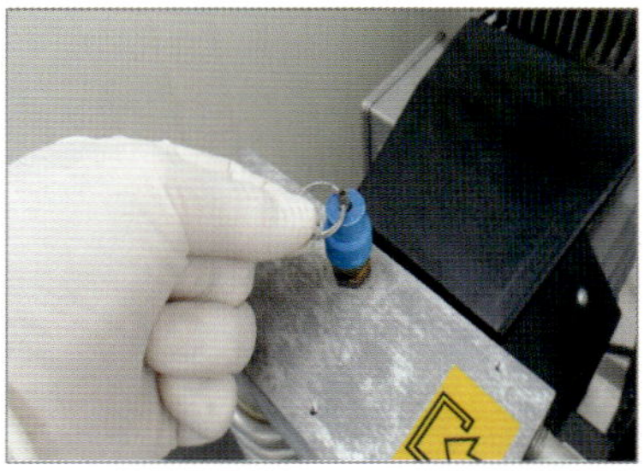
안전밸브 작동확인 2

1) 기계실 친환경 관리의 위험요소 사례 1

대부분 기계실 관리와 설치장소는 인테리어 초기과정에서부터 세심하게 고려되지 못한 점에서 발생한다. 건물 또는 공간 한 귀퉁이에 놓는 개념으로 인식하고 있기 때문이다.

병원 모서리나 구석에 설치된 장비는 응급사항이나 AS가 발생할 경우 정비기사의 접근이 어렵고 정돈되지 못한 불결한 공간이라 복잡한 배선들이 어지럽게 엉켜버린 배선과 배관으로 순간 당황하는 경우가 많다.

사항이 이쯤 되면 역시나 병원 직원도 이곳에 접근이 불편할 것이고 정기적인 청소나 장비점검은 제외될 수 밖게 없다.

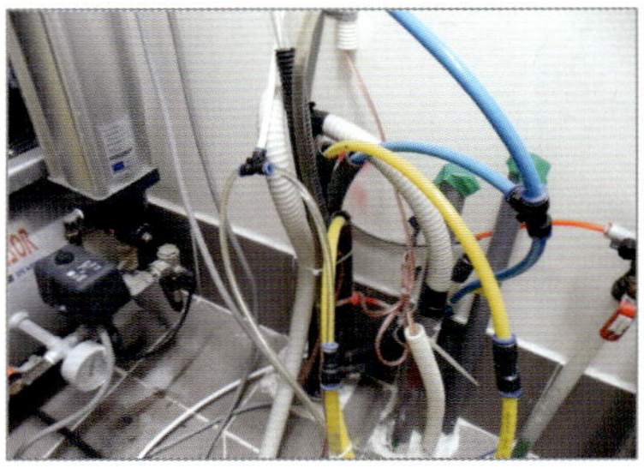

기계실 미 정리, 정돈 상태

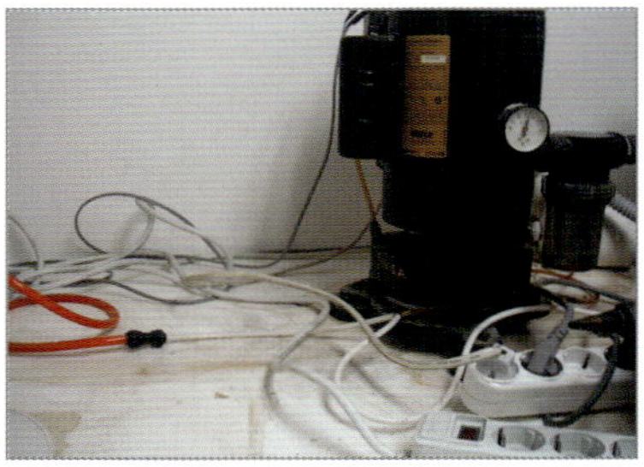

바닥의 배선, 배관 미 정돈 상태
명찰 미 부착

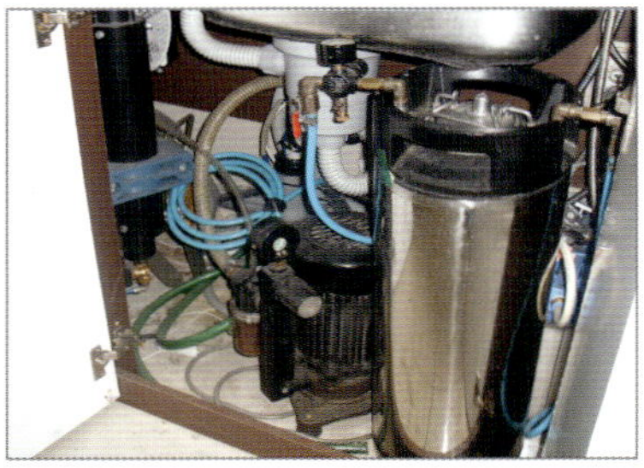

붙박이장 형태의 설치(밀폐형)

배선, 배관은 최초 입력과 출력 방향에 명찰을 부착하여 응급사항이 발생하면 해당 명찰 부분을 추적하면 응급사항 대응이 쉽게 처리될 수 있다.

평상시 모든 직원은 기계실 응급사항 대응 훈련을 하여 만전을 기해야 한다.

모터헤드 표면의 온도는 제조사의 품질과 재질에 따라 차이는 있으나 평균 80~100°C 이상 높은 온도로 뜨겁다.

밀폐되거나 비좁은 공간일수록 실내 온도는 상대습도에 비해 매우 높아진다.

더욱이 석션 하수관이 같이 설치되어 있다면 기압이 낮은 동절기 및 장마 기간에는 하수관에서 황화수소 암모니아계열 냄새가 역류하게 된다.

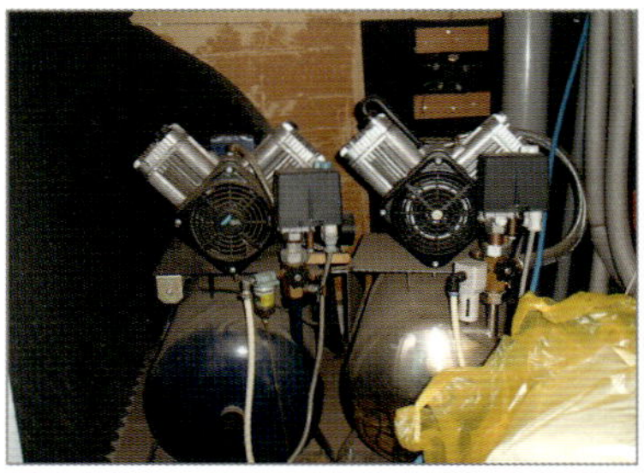

소음 판 접착불량 및 탈락

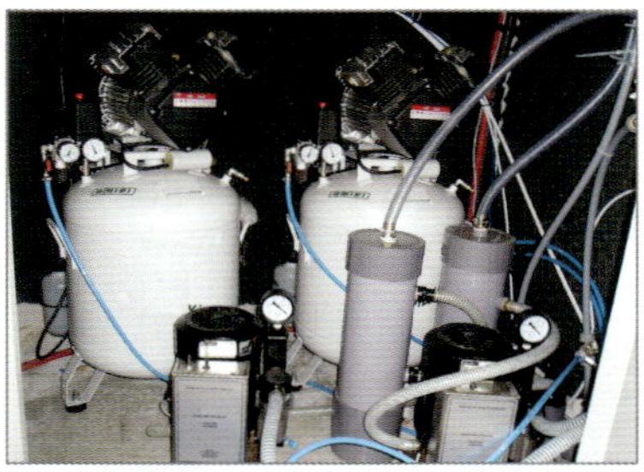

장비의 통합설치 문제점

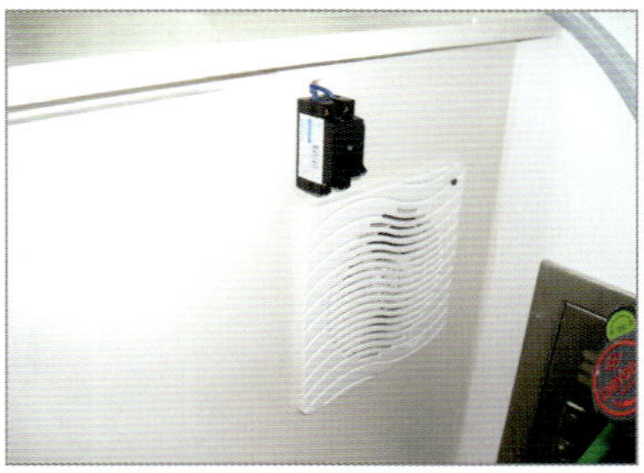

오염된 공기의 실내 방출 문제점

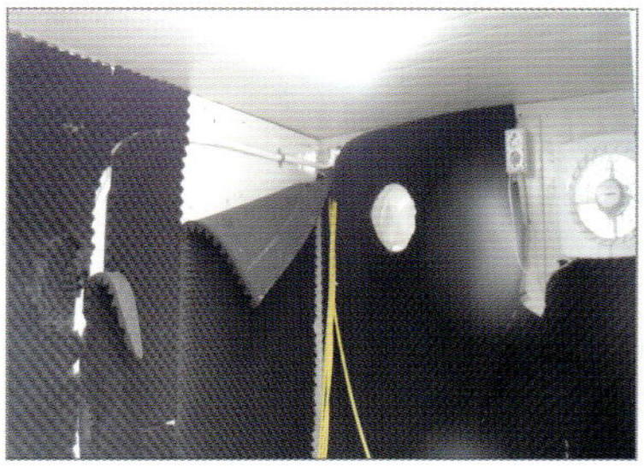
소음 판 접착 불량

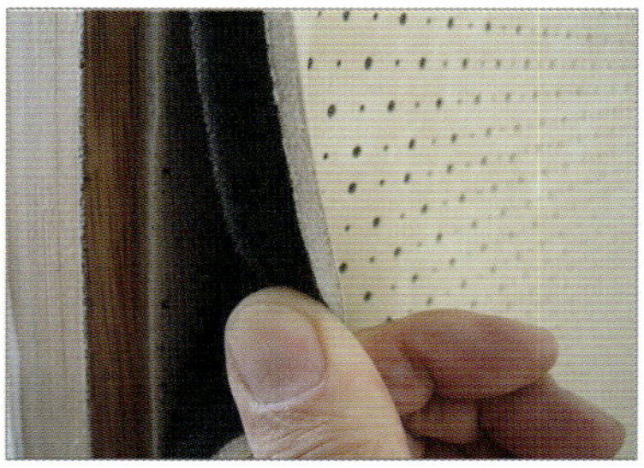
고급 소음제

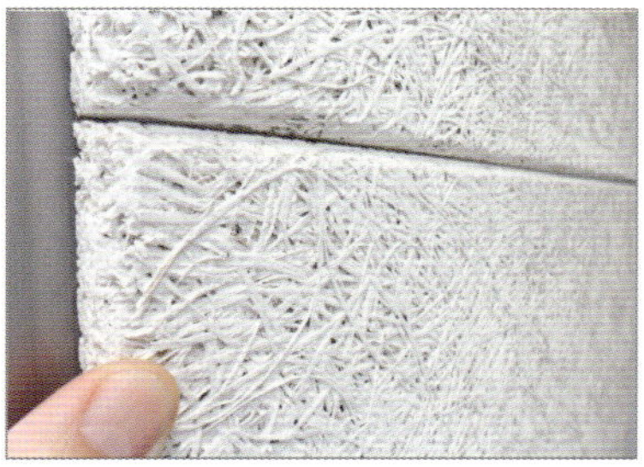
화재 방어용 소음막

2) 기계실 친환경 관리의 위험요소 사례 2

기계실 내부의 온도상승과 부적절한 환기로 compressor로 유입되는 대기공기는 더욱 오염되기 쉬우며, 모터헤드에 삽입된 필터의 성능을 조기에 저하시킬 수 있다.

또한 온도상승으로 인해 필터 조립품 일부는 헤드 내부에서 녹는 경우를 관찰되었다.

옥외 또는 병원 구역범위에서 벗어나 설치된 장비는 동절기에 매우 취약한 문제점으로 탱크내부의 응축수가 어는 경우이며, 이는 모터작동에도 큰 악 영향을 미치게 된다.

이를 억제하기 위해서는 단열 및 보온과 전기적인 환기 시스템이 요구된다.

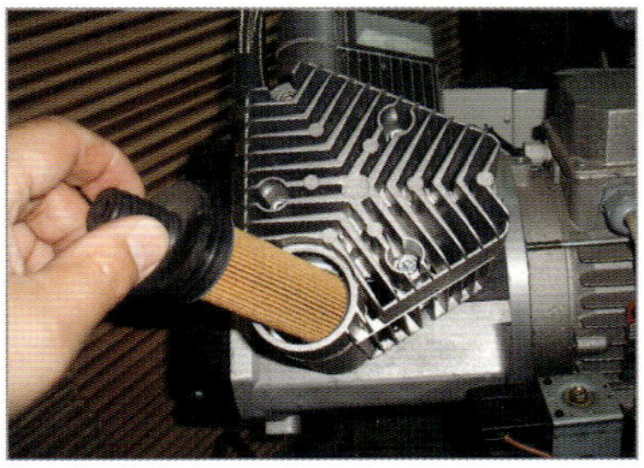
compressor필터교환 주기초과

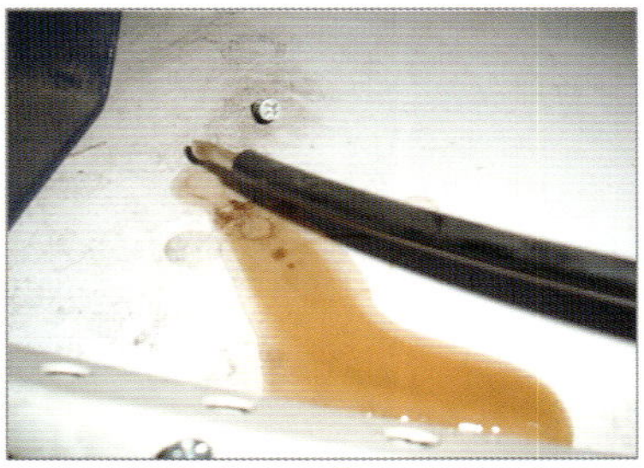
동절기 옥외설치로 결빙

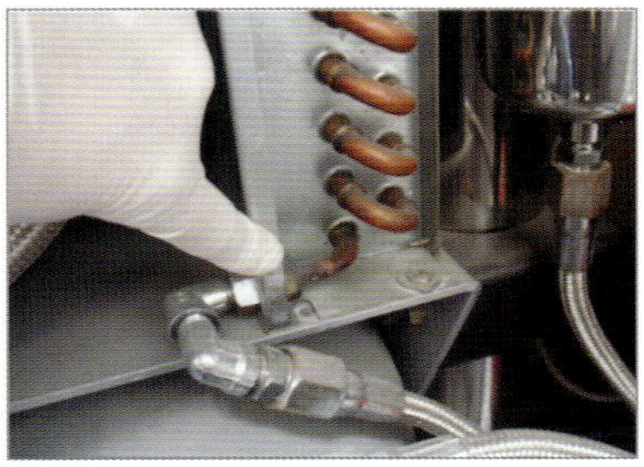
쿨링 드라이 파이프

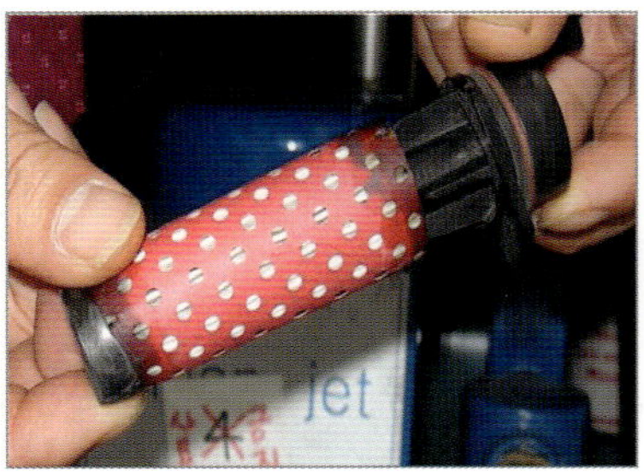

헤드 과열로 필터 녹음

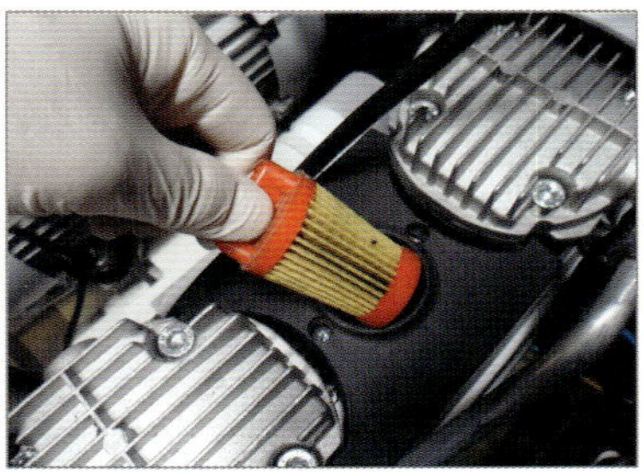
필터 점검 1

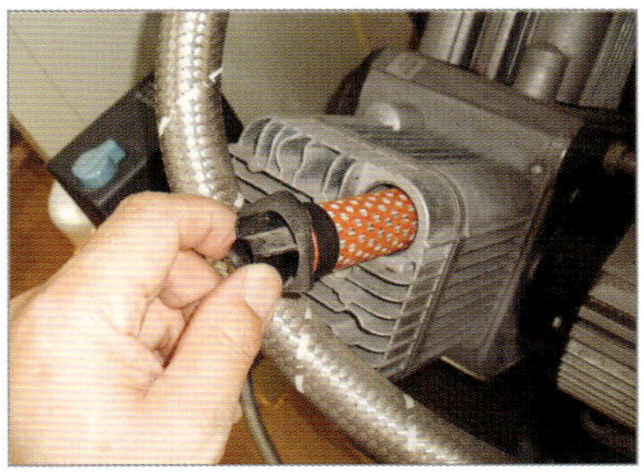
필터 점검 2

필터는 평균 6개월에 1회 교환하는 것이 바람직하다.

완벽한 실내조건의 경우 육안검사를 통해 필터의 오염이 적다고 판단된다면 3-웨이 시린지에어로 흡착된 이물질을 제거하기로 한다.

공조 드라이 시스템의 경우는 외부공기의 유입이 절대적으로 중요하며 쿨링 드라이 장비의 정기적인 교체가 요구된다. 이를 예방하기위해서는 출력쪽 공기 필터의 주기적인 교체가 필요하다.

기계실 소음을 억제하기 위해 소음막을 내부에 마감하게 되는데 실내온도의 상승으로 접착력이 떨어져 탈락되기 쉽다.

또한 헤드 표면에 닿을 경우 소음 막이 녹아 화제의 위험성을 잠재적으로 내재하고 있으므로 공사 및 설치과정에서 견고하게 마감하도록 주문하여야 한다.

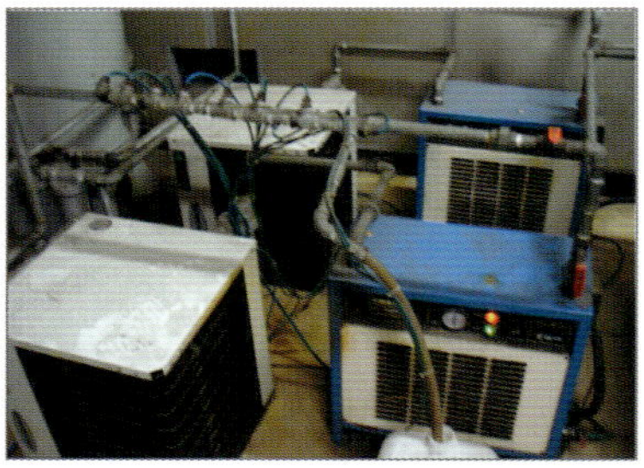
공조 드라이 시스템의 실내 미환기

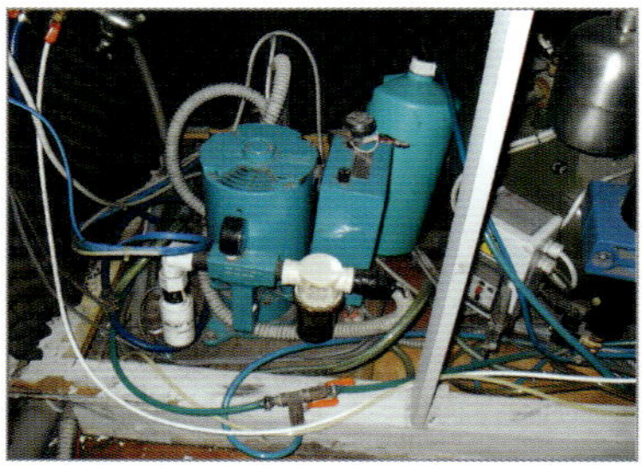
불안전한 설치 및 환경

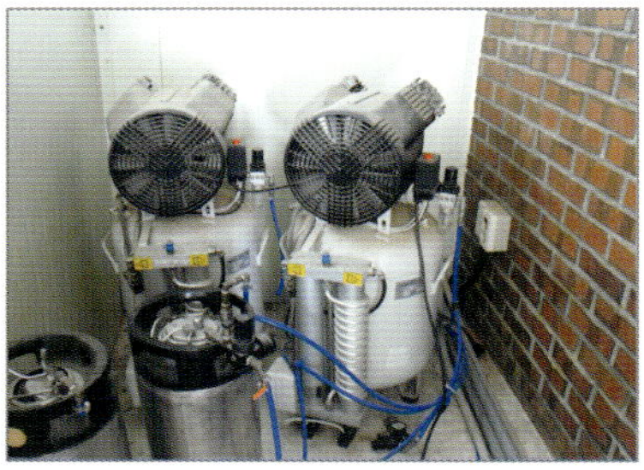
물탱크 옥외설치로 인한 결빙사고

3) 기계실 친환경 관리의 위험요소 사례 3

기계실 내 장비의 통합관리인 경우 석션모터의 하수관 밀봉 여부는 매우 중요하다.

소음기(separator)설치에는 흡입된 공기를 배기쪽에서 배출하도록 개방된 상태와 오물이 흘러가는 하수쪽 호스를 밀봉하지 않고 개방해 놓으면 하수관에 형성된 고기압, 저기압 가스층이 역류하여 오히려 오염된 공기가 기계실에 차게 된다.

석션쪽 호스의 밀봉 상태가 완벽하지 못하면 배출된 오물과 혈흔은 바닥에 흐르고 이로 인하여 악취가 발생하고 설치류의 유인과 증식 및 기생공간으로 오염전파의 침습적 경로가 된다.

※ 소음기 설치는 습식 석션 모터일 경우에만 적용된다.

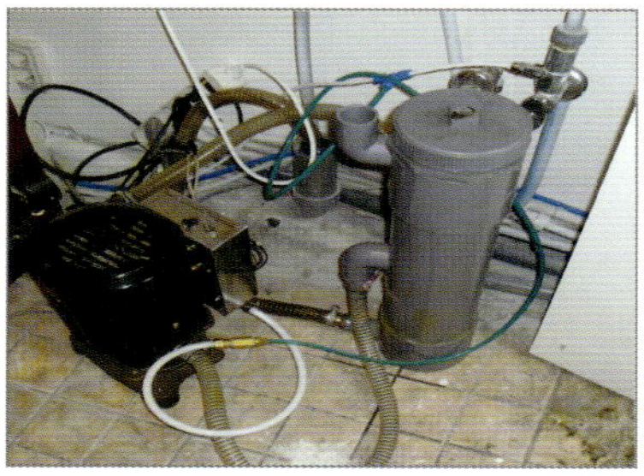
석션 배관의 무방비개방

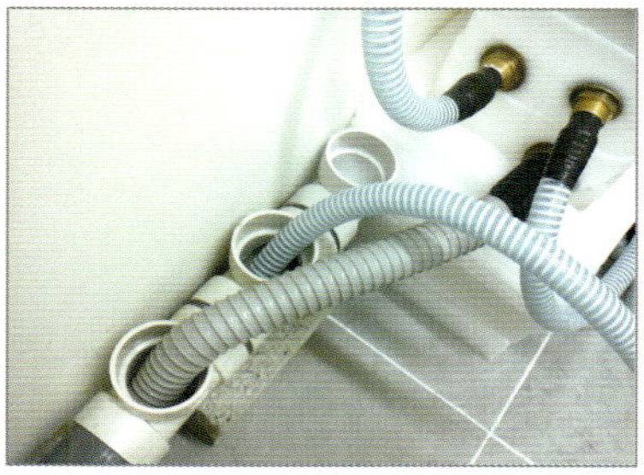
석션 하수관 무방비노출

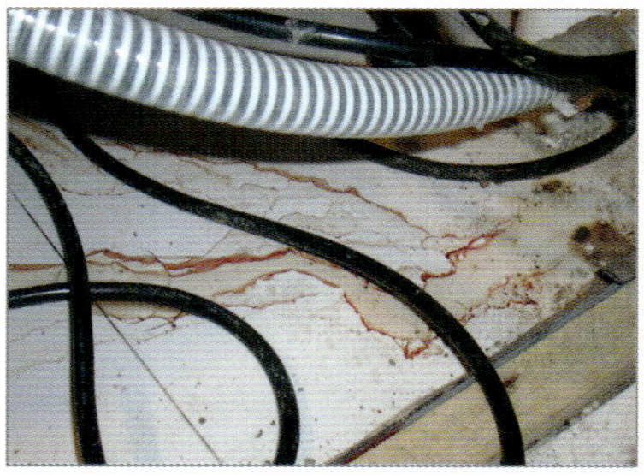
석션 배관의 밀봉불량으로
혈흔 및 오물 노수

석션모터는 순간적으로 기동할 때 미세하게 움직이는 이유는 수압이 높은 곳일수록 진동이 발생하게 된다. 이때 움직이게 되고 배관에 틈이 발생하게 된다.

배큠필터 케이스 내부에 고여있는 오물을 정기적으로 제거하여야 한다.

겉으로 관찰할 때는 오물이 차있지 않은것처럼 보이지만 케이스 내부에는 상당량의 오물이 침전되어 있으며 이는 배출에 장애를 초례하며 석션 효율에 큰 영향을 준다.

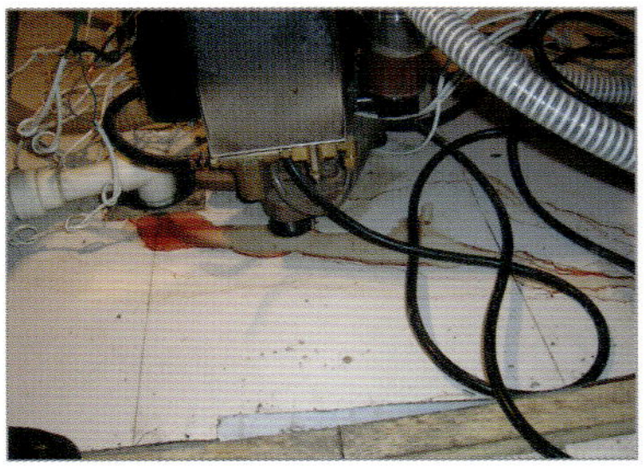
석션 배관의 밀봉 불량으로 오물 누수

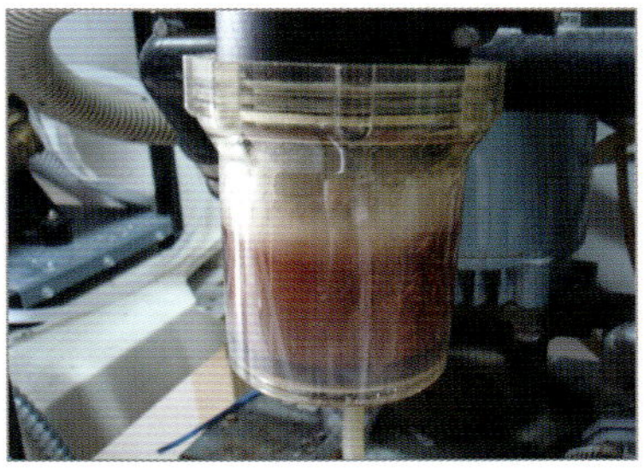
모터 측 필터케이스 관리소홀

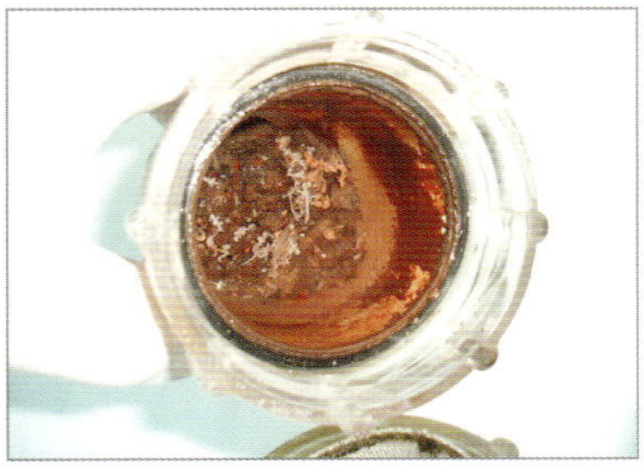
모터 측 필터 케이스 내부 이물질

4) 기계실 친환경 관리의 위험요소 사례 4

Compressor탱크 내부의 단면을 관찰하였다.

우수한 제품일수록 탱크 내부는 일반 철재의 경우"우레탄코팅"또는 "테프론 코팅"의 전착도장 기법으로 부식을 차단할 수 있으며 수년 전부터는 스테인리스로 탱크를 제작하여 표면의 도장 공정을 줄이고 미려함과 위생적인 면을 부각시켜 탱크내부의 부식을 해결하였다.

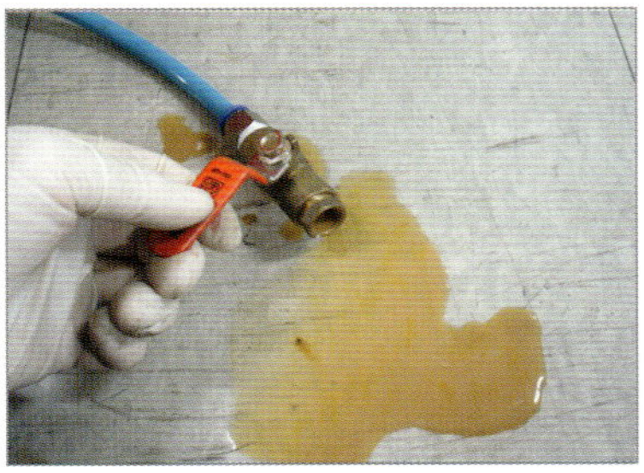
정기적인 응축수 미 배출

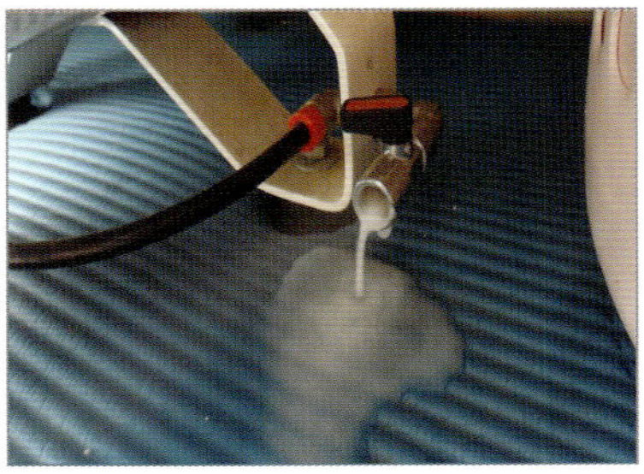
탱크 응축수 초기발생과정

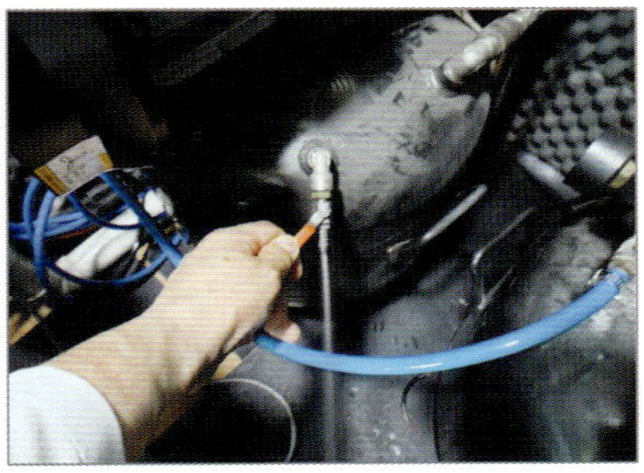
탱크 응축수 과다 발생

(1) 각 병원마다 진료방식은 다르지만 일반적으로 점심시간에는 Compressor전원을 off 하여 노후예방과 휴식시간을 주도록 하여야 한다.

(2) 기기 성능에만 의존하지 말고 일일 진료 후에는 반드시 전원을 끄고 응축수를 제거하도록 한다(전기적 시스템의 경우 제외 된다). (퇴근 전 메인전원을 차단과 동시에 Compressor에 연결된 전기적 신호에 의해 컨트롤밸브가 자동으로 개방되는 시스템으로 응축수를 배출한다.)

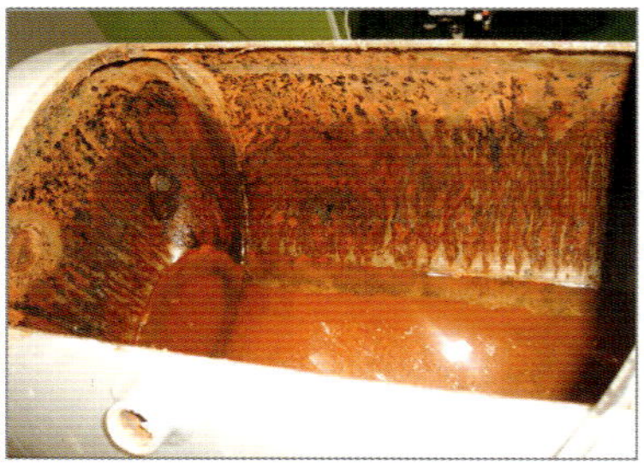
응축수 고임으로 인한 탱크부식 단면

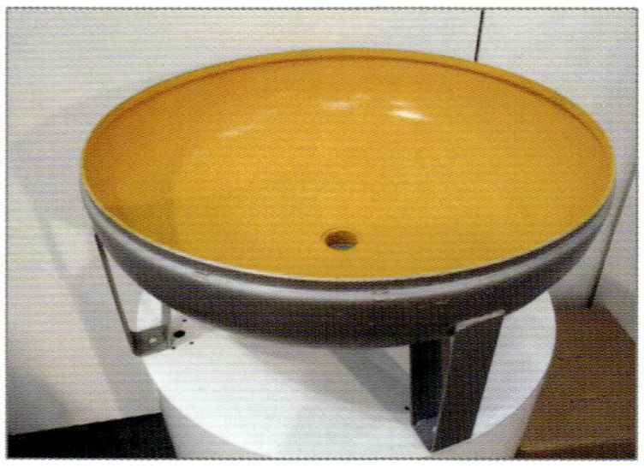
탱크 내부 테프롤 코팅

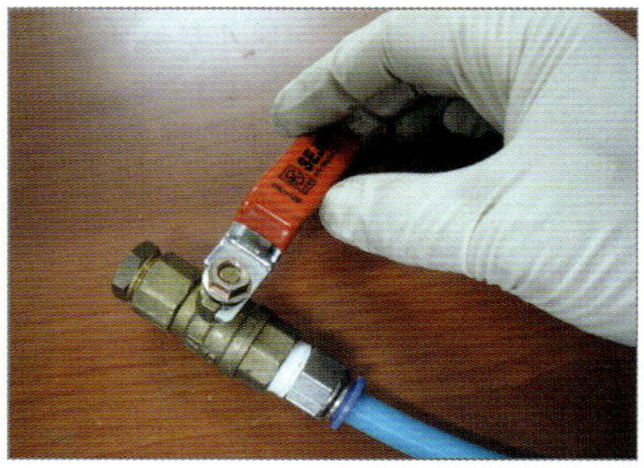
응축수 밸브 ON

(3) 진료 마감 전 탱크에 남아있는 공기를 빼기위해 응측수용 밸브를 개방 한 채 퇴근하는데 이는 매우 잘못 된 습관이다.
응축수 밸브를 개방하고 방치하게 되면 밀폐된 공간에 차있던 습한 공기는 차가운 금속표면과 차가운 탱크 내부로 쪽으로 유입되는 경로가 된다.
이로 인해 탱크내부가 쉽게 부식되는 원인 중에 하나다.
몇 년 전부터는 탱크 부식을 개선하기위해 금속 재질을 스테인리스로 제작 공급되어 위생적이고 미려함을 강조하는 상품들이 있다.

5) 드라이 시스템(Dry system)의 이론

(1) 드라이 시스템 내부의 수분 여과재는 설치 된 환경과 사용 빈도에 따라 그 수명을 가늠할 수 있으나, 평균 3, 4년에 1회 교환하는 것이 건조한 공기를 만드는데 도움이 된다.
(2) 수분 여과재의 재질은 오염과 변형 및 재질의 파손으로 수분 함수율이 저하되므로 최신형 재질 인 "알루미나겔"로 교체하는 것이 바람직하다(제조사 마다 다름).
(3) 드라이 시스템 내부에서 압축 된 공기를 건조한 공기로 여과하지 못하면 수분이 발생하고 이로 인한 탱크 내부로 유입되는 악 순환이 반복되게 된다.

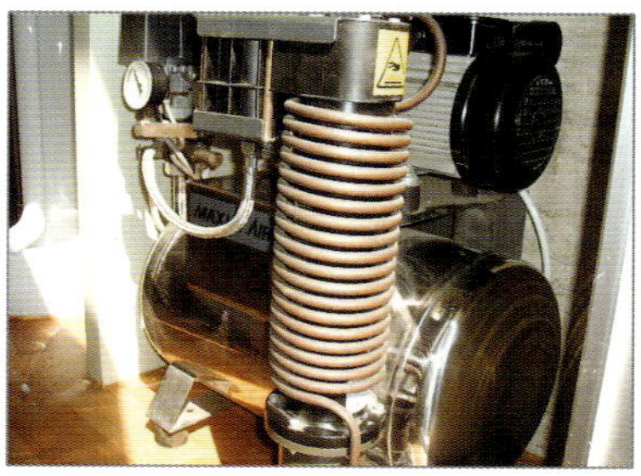
드라이 시스템 모습

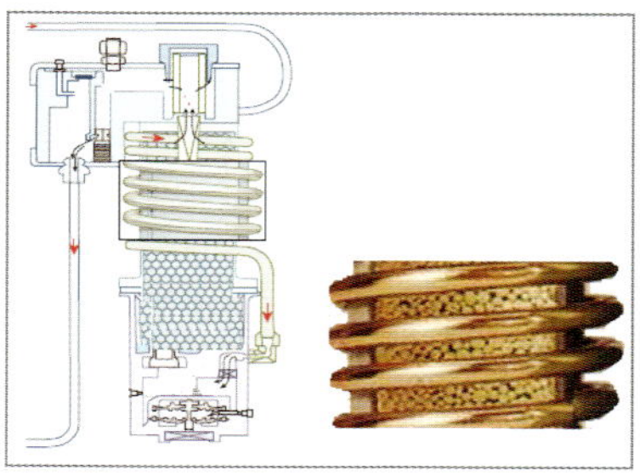
드라이 시스템 단면도

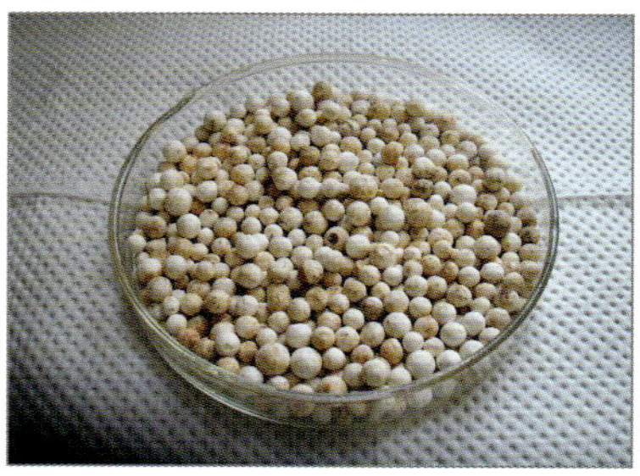
오염 된 알루미나겔

6) 응축수의 발생원인

대기는 항상 수분 또는 분진과 수증기를 포함하고 있다.
공기에 포함될 수 있는 수분의 양은 공기의 온도에 따라 결정된다.
계절의 온도와 바람의 압력에 의해서도 변화가 생긴다.
온도를 낮추거나 압력을 높여주면 공기로부터 수분이 자연적으로 응축된다.

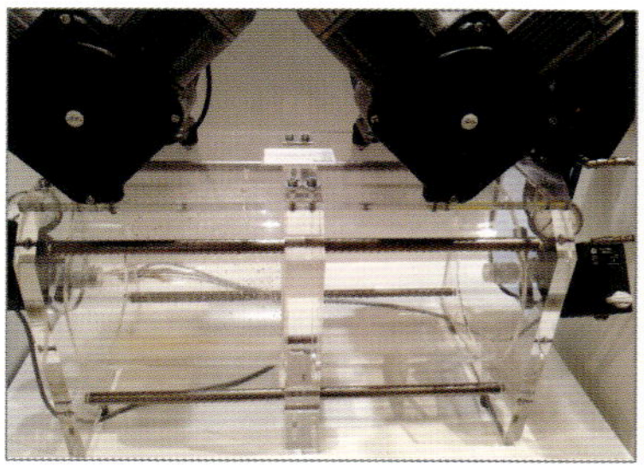
응축수 비교

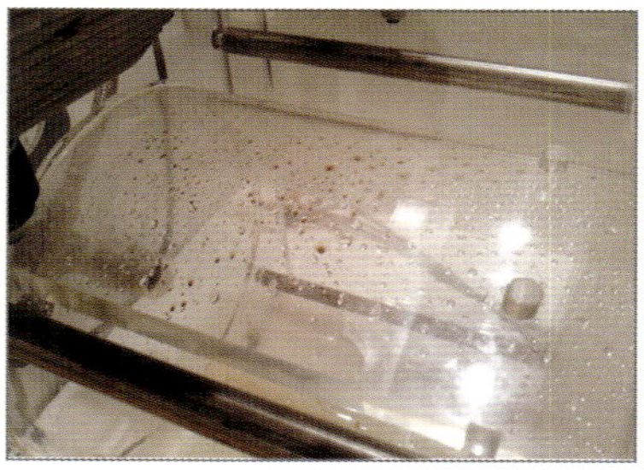
불량 드라이의 탱크 내부 응축수

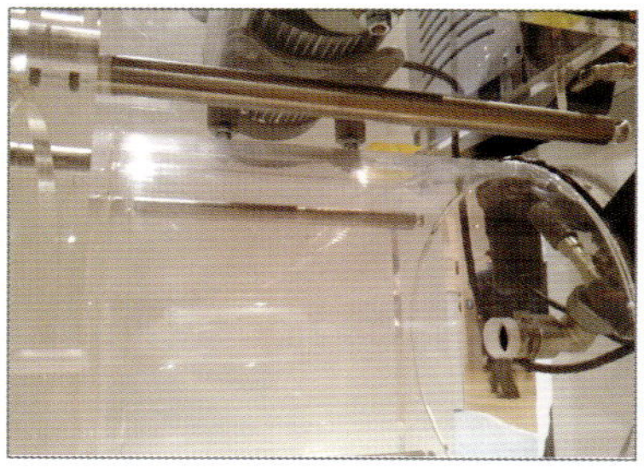
알루미나켈 드라이의 탱크 내부의 경우

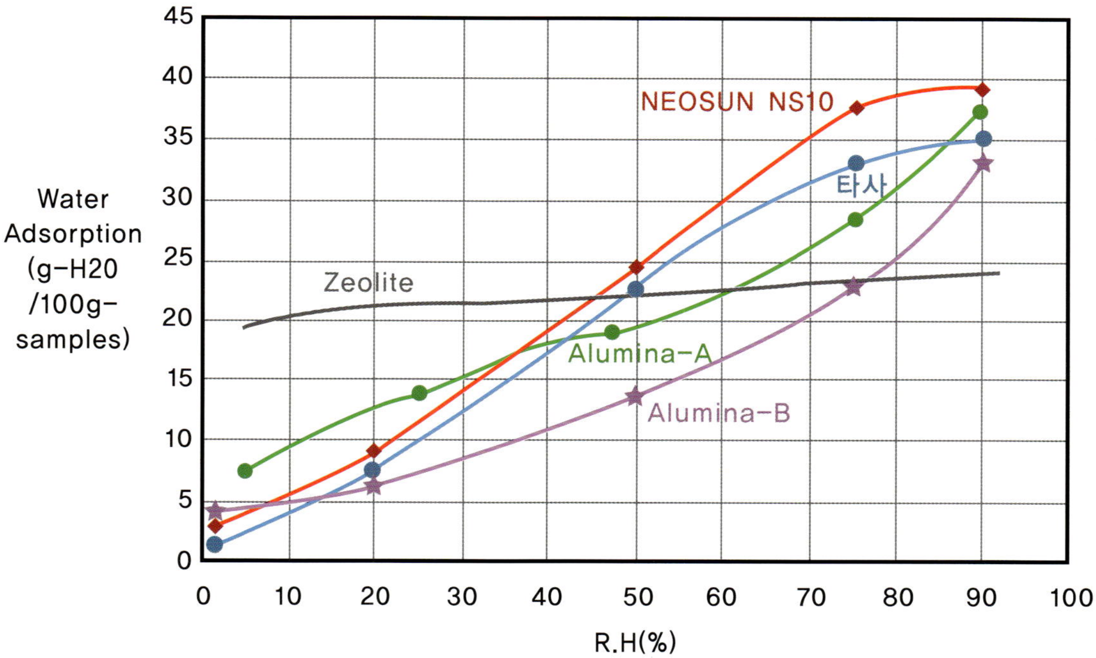

알루미나 겔의 수분흡수도와 건조도 비교

(1) 상대습도는 어떤 온도에서 공기가 포함할 수 있는 전체수분의 양에 대해 현재 존재하고있는 수분의 양을 나타내는 것이다.

(예를 들어)

섭씨 27°C에서 $1m^3$의 공기가 포함할 수 있는 수분입자의 수가 10개라면 상대습도는 100%이고, 즉, 포화되었다고 하고, 만약 5개가 포함되어 있다면 상대습도는 50%라고 한다.

(2) 포화온도는 공기가 포함할 수 있는 수분을 전부 포함한다.

상대습도가 100%에 놓여지는 온도를 말한다.

포화공기에 수증기를 포함하면 수증기는 물로 응축한다. 또한 포화공기의 온도를 내려 주거나 압력을 높여주면 수분이 응축된다. 즉, 응축(Condensation)이란 수증기가 물로 바뀌는 것을 말한다.

(3) 이슬점(노점, Dew point)이란 공기중의 수증기가 물로 응축되는 온도를 말한다.

압력하 노점(Pressor dew point)이란 주어진 압력하에서 물이 응축되는 온도를 말한다.

최근 경제성과 제작의 편의성을 고려하여 탱크를 "알루미늄 '으로 제작하는 사례가 급증하고 있어 잠재적인 문제점을 지적할 수 있다.

문제는 일부 영쇄한 제작업체는 보이지 않는 탱크 내부는 전착도장을 하지 않는 점과 이로 인해 금속의 피로한도와 노점현상으로 알루미늄 재질에서 미세한 이물질이 내부에서 떨어져 나가는 경우다.

이럴 경우 여과되지 못할 경우 최종적으로 고가의 핸드피스 카트리지를 파손시키는 사례가 발생한다.

또한 알루미늄 재질의 두께(t)를 얇은 것을 제작하므로써 공기저장 압력을 평균 $6.0kgf/cm^2$까지만 저장하게 되어 비효율적인 공기유체를 형성하게 된다.

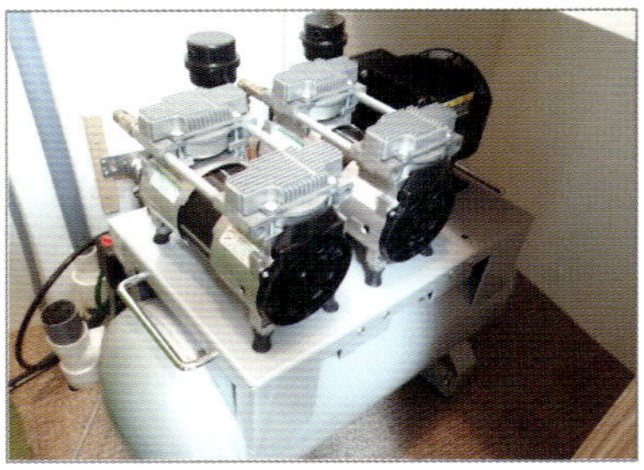

알루미늄으로 제작 1

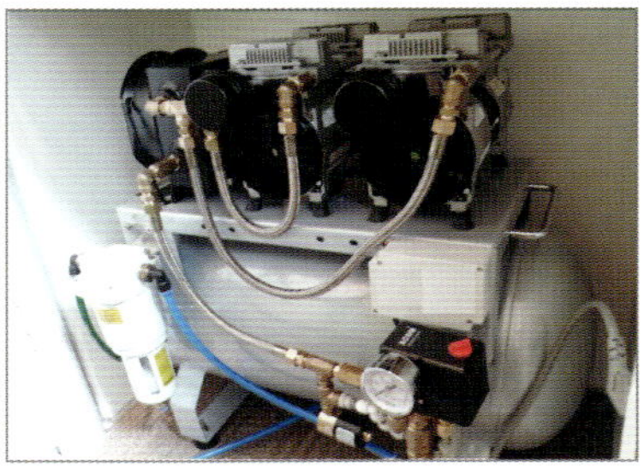

알루미늄으로 제작 2

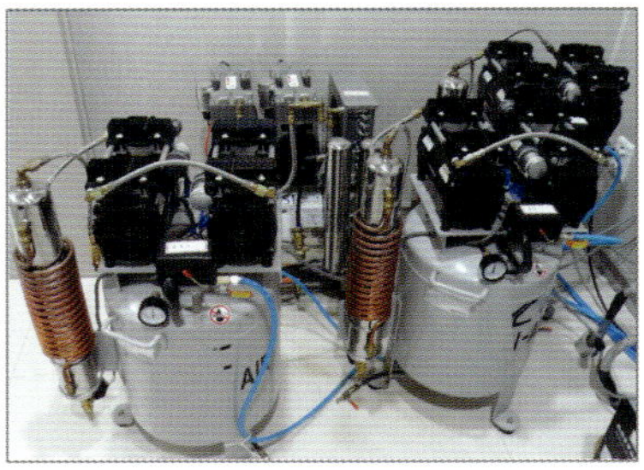

알루미늄으로 제작 3

공기저장 압력을 높이게 되면 탱크 전체의 뒤틀림이 발생하고 휨 현상이 발생하기 때문에 공기저장의 최대 압력을 $6.0kgf/cm^2$까지만 정해놓았기 때문이다.

이로 인해 문제는 공기의 정압조건을 충족할 수 없고 긴 공기 배관에서 공기가 손실되어 체어에 도달할 때는 $5kgf/cm^2$이하로 공급되며 매회 불안전하게 공급된다.

결국은 일정한 공기의 정압이 지속되지 못해 핸드피스 작동에 악 영향을 미치게 되어 카트리지 회전에 방해 요소로 작용하게 된다.

기존 철재로 제작된 compressor의 부식원인이 근본적인 오염원의 경로로 파악되고 예방되어야 한다.

치명적인 문제로 고가의 핸드피스 카트리지를 파손시키는 주범이이기 때문이다.

미세한 금속 입자들이 공기배관을 타고 최종적인 핸드피스쪽으로 전달, 카트리지와 충돌하여 정밀하게 제작된 우수한 카트리지의 고유수명을 단축시키거나 피로한도를 초례하여 소음이 발생하게 된다.

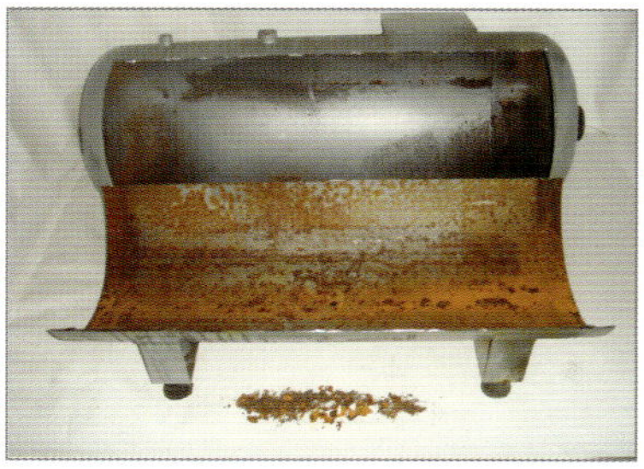
탱크 내부 부식으로 인한 오염물질

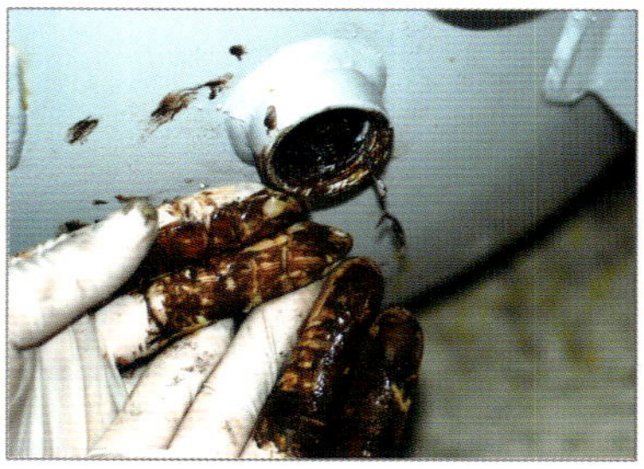
탱크내부 오염상태

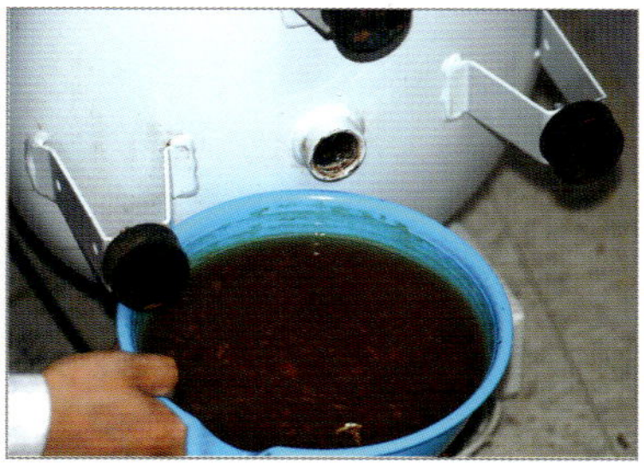
탱크 내 차있는 오염수(응축수)

공간 활용을 위해 기계실 내부에 서버나 컴퓨터 단말기, 전기온수기, 세탁기, 고압펌프 등이 설치되어 있는데 매우 불안전한 방법이다.

특히 전기온수기 배관의 파열이나 양수기 등이 누수되거나 파열될 경우 병원 전체의 통합 전산망 및 핵심 장비의 고장 원인과 진료중단이란 치명적인 문제점을 초례한다.

오래된 건물일수록 기계실로 공급되는 전류의 용량이 부족하거나 여러개의 멀티 전원(분배)을 사용하는데 이 또한 진료에 큰 장애를 초례할 수 있고, 전기 누전과 화재의 잠재적 위험성을 내재하고 있다.

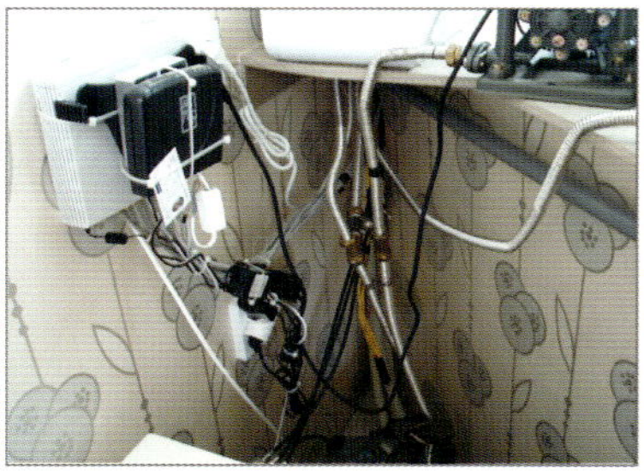
온수기 및 고압펌프 설치 사례

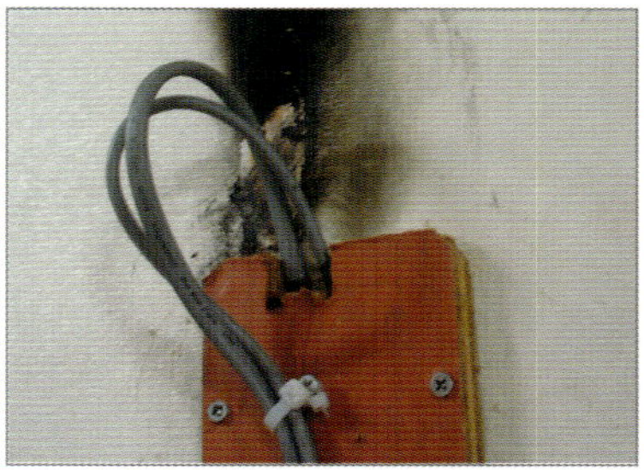
전기용량부족으로 화재 흔적

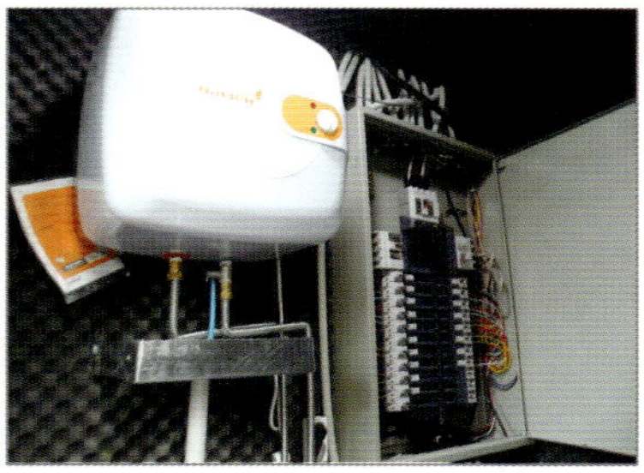
온수기와 배전함의 근접(위험)

주의사항

특히 가정용 온수기의 설치는 가능한 배전함 주변에 근접하여 설치하지 말아야 한다. 온수기는 기능에 따라 수명은 다를 수 있으나 대부분 동파 또는 급수 파이프 접속 부분이 파열(손)되어 고압의 물이 "배전함"에 튀어 전기적 사고를 유발시킨다.

7) 기계실 친환경 관리의 개선 사례 1

병원의 설비나 장비보존의 관리방법에는 여러 가지 경영적 기법이 필요할 수 있으나 필자가 가장 권장하고 싶은 기법으로 5S운동기법을 소개하고자 한다.

5S운동이란

① 정리(seiri)필요한 것과 불필요한 것을 구분, 불필요한 것은 버리는 것

② 정돈(seidon)누구나 필요한 것을 안전, 품질, 능률을 고려하여 기능적으로 보관 하는 것

③ 청소(seosoh)쓰레기와 더러움, 불합리가 없는 상태로 만드는 것

④ 청결(seiketsu)정리, 정돈, 청소의 상태를 항상 유지하는 것

⑤ 습관화(shitsuke)정해진 일을 올바르게 지키려는 습관을 생활화하는 것(마음가짐)

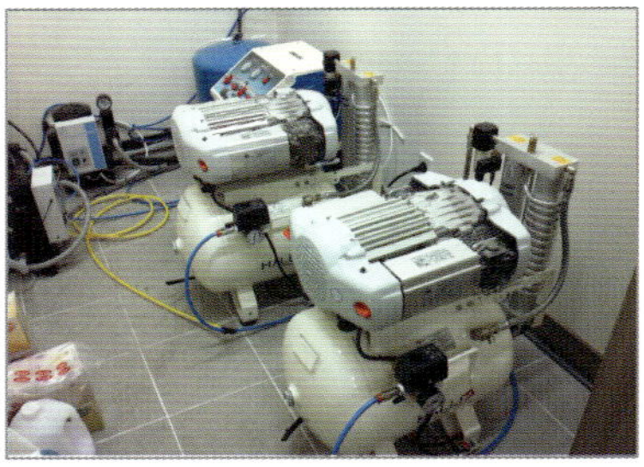

정돈된 기계실

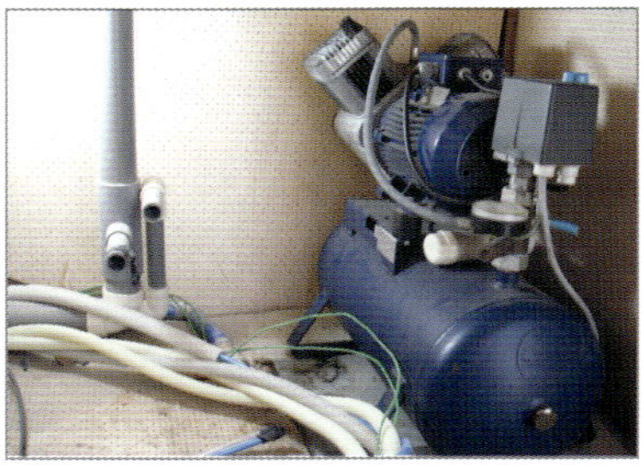

단열, 방음재의 표준화 설치

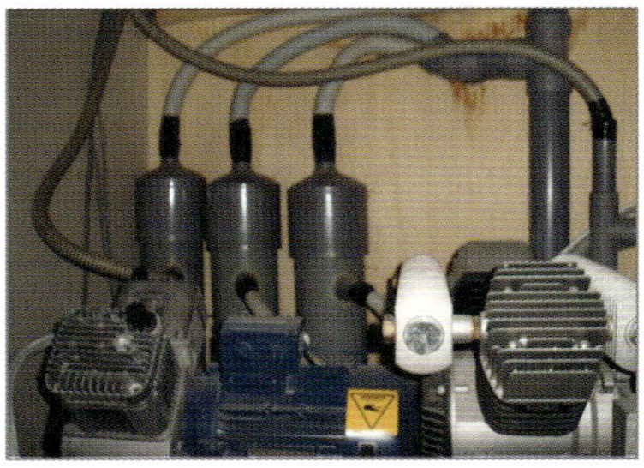

정돈된 소음기 설치

8) 응급전환 밸브란

최소 2대 이상의 석션모터가 설치된 병원은 유체흐름을 단속하고 변환시킬 수 있도록하여 만약에 있을 석션의 고장이나 compressor의 고장이 발생할 경우 나머지 정상적인 장비의 배관으로 전환하여 진료에 차질이 없도록 하기 위한 목적이다.

Compressor의 공기 배관에도 설치하여야 한다.

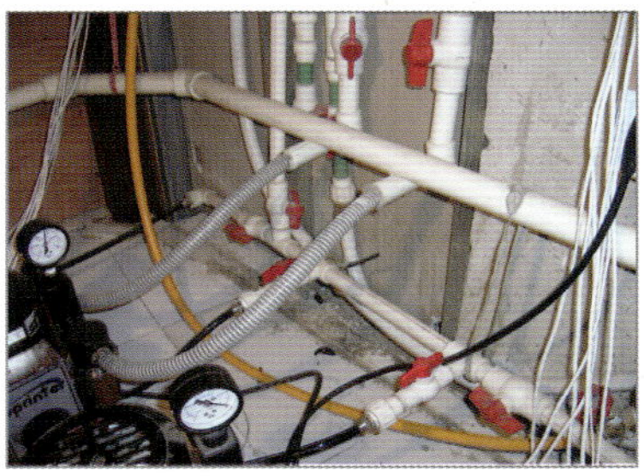

석션 배관의 응급전환 밸브 설치

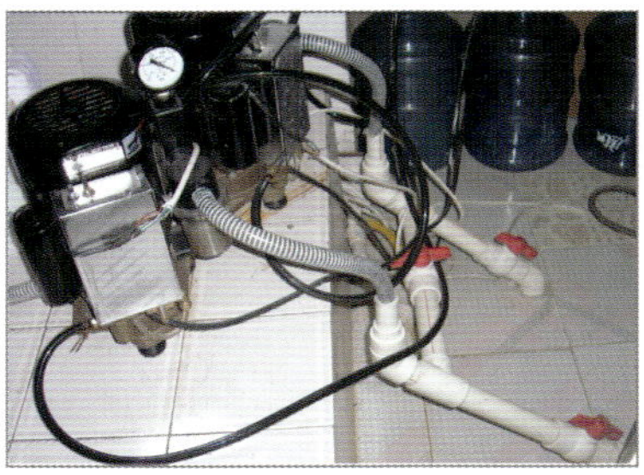

밸브설치 예 1

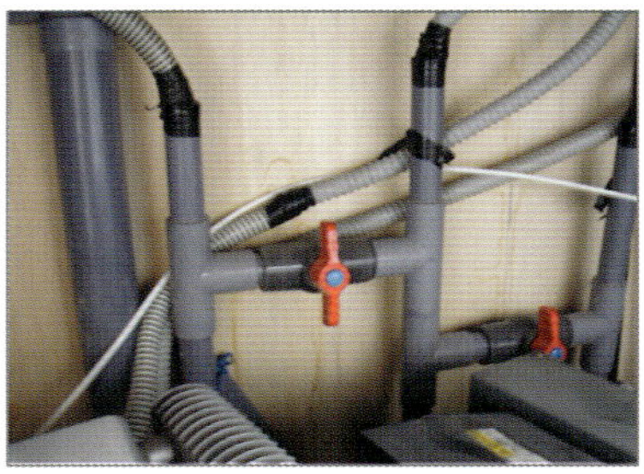

밸브설치 예 2

9) 기계실 친환경 관리의 개선 사례 2

의료용 UV 램프를 기계실 내 설치하여 비산되는 오염공기를 살균하는데 탁월하다.
UV 램프를 주기적인 간격으로 on/off를 반복하여 줄 경우 지속적인 효과를 얻을 수 있다.
발생된 오존이 배기구를 통하여 소멸되지 않도록 배기시설과 먼곳에 설치하는 것이 좋다.
주 1회 정도 표면을 닦아주고 팬(환풍기) 등을 청소해야 높은 살균효과를 지속시킬 수 있다.
253.7nm:C형 자외선(의료용)램프를 사용하여야 한다.

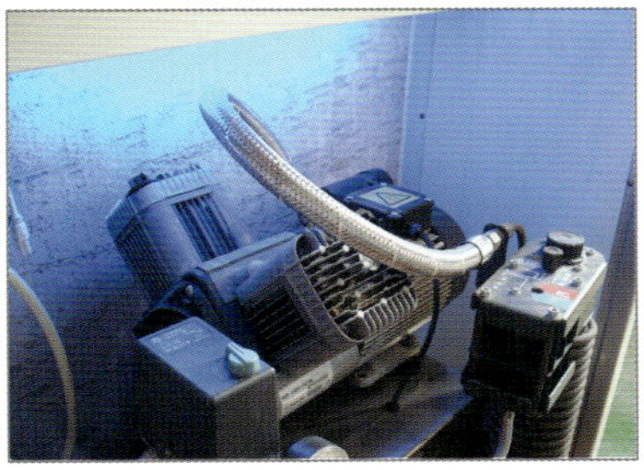
의료용 UV램프 설치 예 1

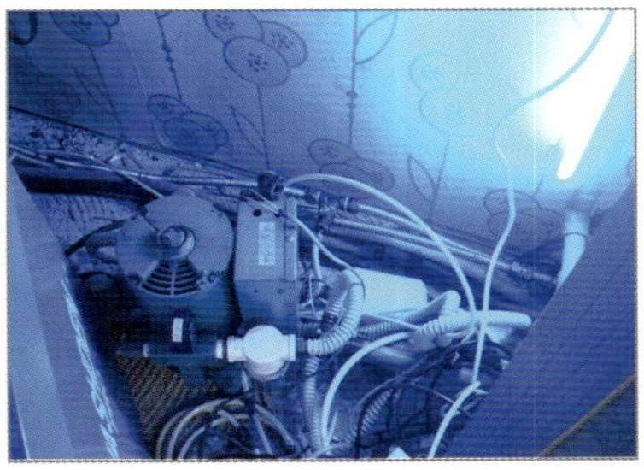
의료용 UV램프 설치 예 2

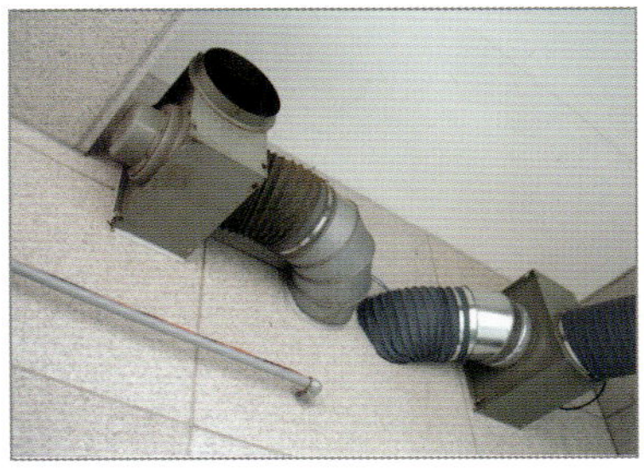
옥외 자동 환기 닥트 1

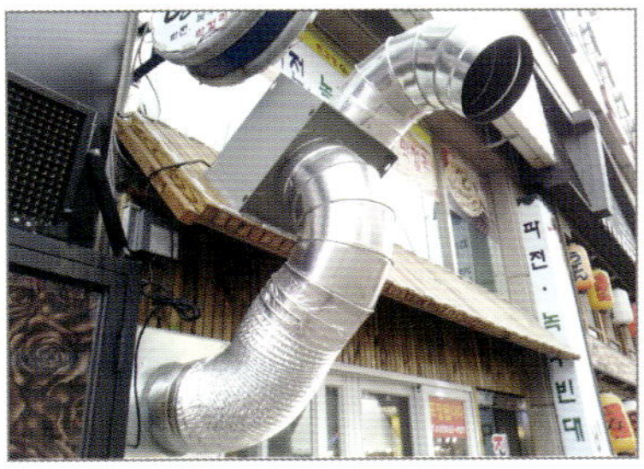
옥외 자동 환기 닥트 2(식당)

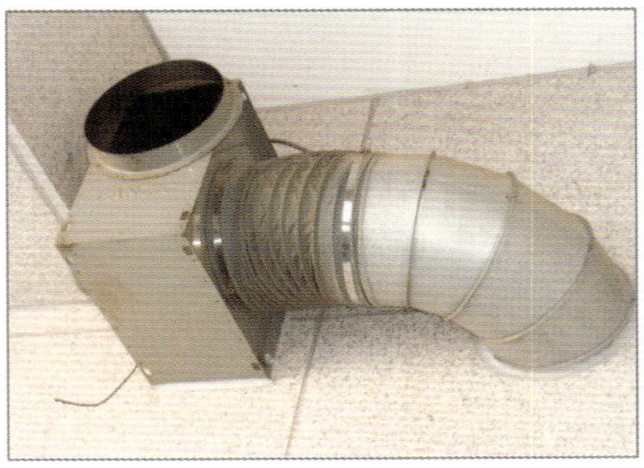
옥외 자동 환기 닥트 3

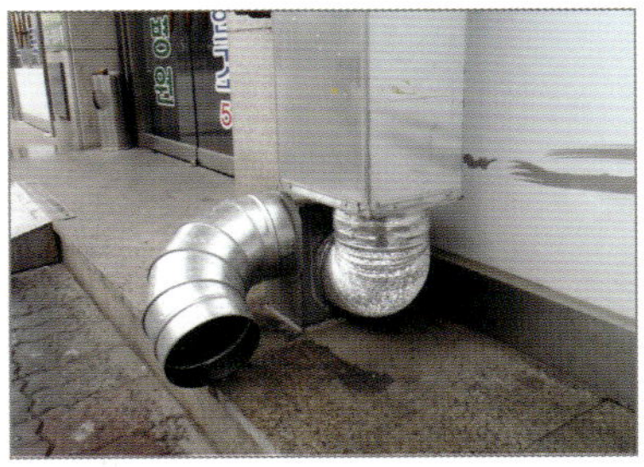
옥외 자동 환기 닥트 4(식당)

오염된 기계실 내 공기의 이상적인 순환을 위해서는 급기 또는 배기구 설치가 요구된다.

포집된 비말의 오염공기는 순환을 시켜야하고 가장 좋은 방법은 닥트를 설치하여 외부로 배출하도록하고 새로이 유입되는 공기가 compressor측으로 압축, 흡입되도록 환경을 개선하여야 한다.

또한 외부로 노출된 배기구의 설비는 우천, 태풍, 황사, 등 자연적인 외부의 영향으로 역류를 차단할 수 있도록 설비를 갖추어야 보다 안전하다.

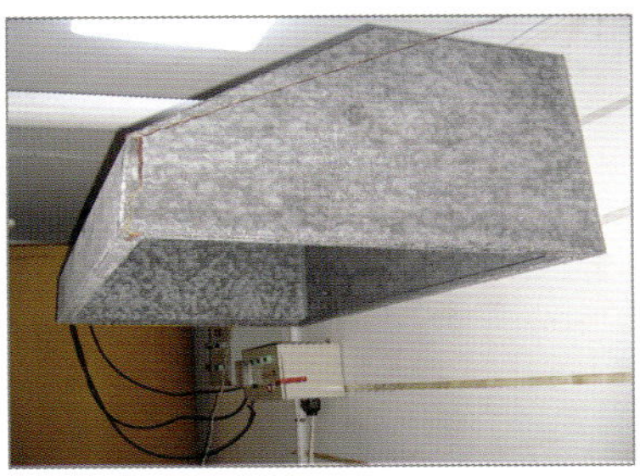
기계실 내 닥트 설치(중국)

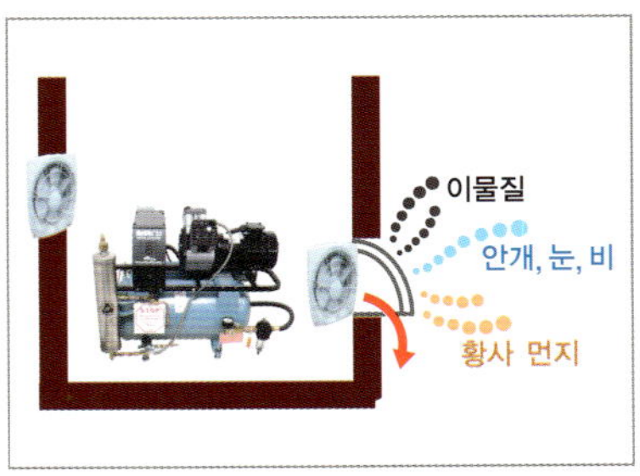

급기, 배기 위치

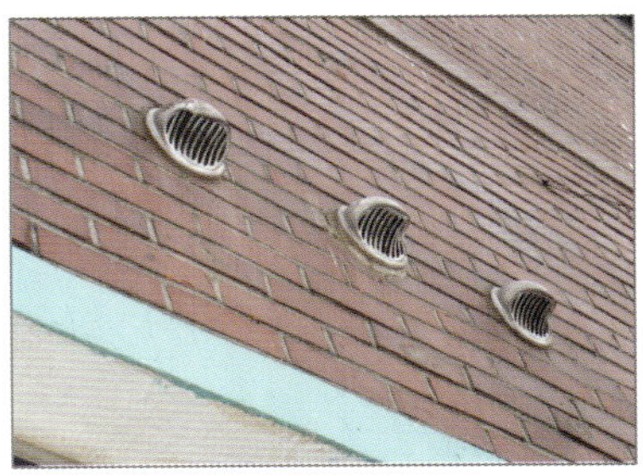
옥외 배기구 커버

- 상층부 환풍기 위치 : 지면에서 100cm
- 하층부 환풍기 위치 : 지면에서 10cm

결과론적으로는 내원하는 고객과 환자, 종사자 모두의 생명과 건강을 보호하고 감염관리를 증진하여야 한다. 그러기 위해서는 구조적으로 기계실 설비의 개선이 최우선과제이며, 조명과 색상, 디자인 요소에 극한 되는 것보다 병원 전체의 위생과 청결, 교차 감염의 통제가 필요한 요소로 환경설계 디자인을 하여야 한다.

기계실의 위치와 환경적 조건에 따라 compressor와 석션모터 성능과 기능 및 수명에 치명적인 영향을 주므로 보존관리와 전문가의 자문을 받아 설치하는 것을 권장한다.

또한 향후 보건행정의 규제와 감독을 대비하여 정화시설 보완과 스톤 채득과 세정실, 무균(멸균실)실로 분리하여 의료의 컬리티와 신뢰성을 높여야 한다.

10) 온수기 설치의 주의사항

온수기 품질에 따라 누수발생 문제점이나 결함은 사전에 발견하기 어렵다. 공통적인 문제점으로 온수기에 직수연결과 온수배출 접속부분이 오랜시간이 되면 결함이 발생하여 누수발생의 원인이 된다.

이를 예방하기 위해서는 가능한 전기적인 배전함과 멀리 떨어져 설치되어야 하고, 직수, 온수 접속배관 아래에 물받이 트레이를 설치하여 누수가 되어 바로 하수로 배수될 수 있도록 설치하여야 한다.

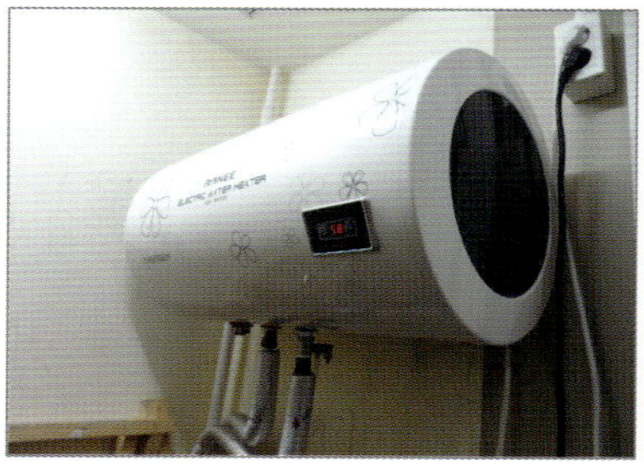

일반 온수기

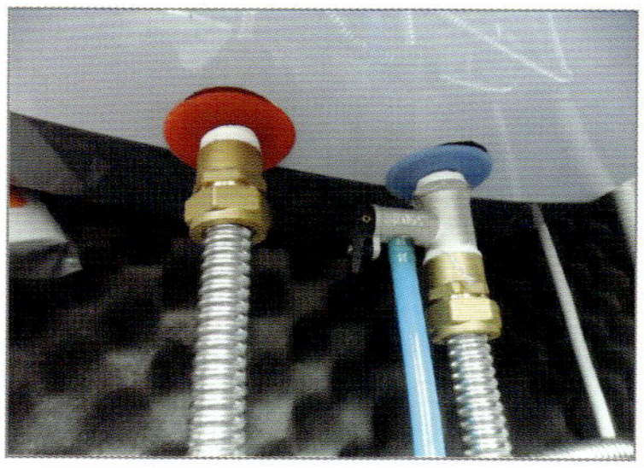

배관 접속부

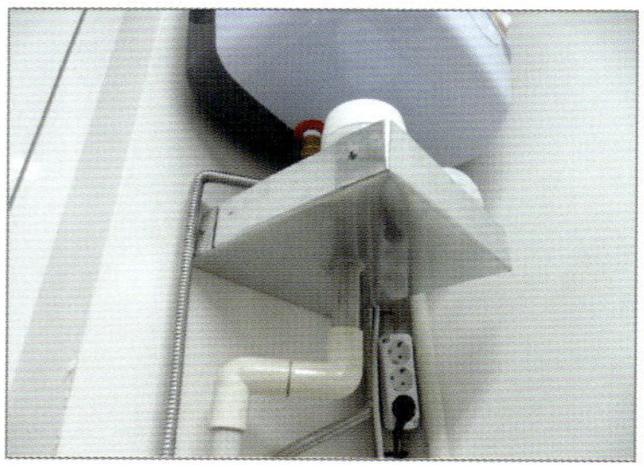

물받이 트레이

7장. Suction motor 오염경로 진단과 관리

환자의 타액과 진료 상 발생하는 각종 이물질 제거 또는 구강 내, 외 비산되는 오염성 미스트를 물리적으로 강제 흡입하는 기기이다.

1. 석션모터의 기계적 종류

1) 건식 석션모터

물을 사용하지 않으며 풍량을 이용하여 진공을 발생시키는 것을 "건식"이라고 한다.

배관의 규격은 평균 PVC 50mm로 설치되어야 흡입효율이 안전적이고 효과적이며 서징현상을 제거할 수 있다.

기존 습식 석션을 사용하던 병원에서는 건식 석션으로 교체할 경우 PVC배관이 25mm인 경우는 배관 교체를 하여야 이상적인 효율을 얻을 수 있다.

최근에는 PVC배관 30mm인 경우 건식을 바로 연결하여 사용할 수 있도록 제품이 생산되고 있어 장기적으로는 건식으로 대체될 전망이다.

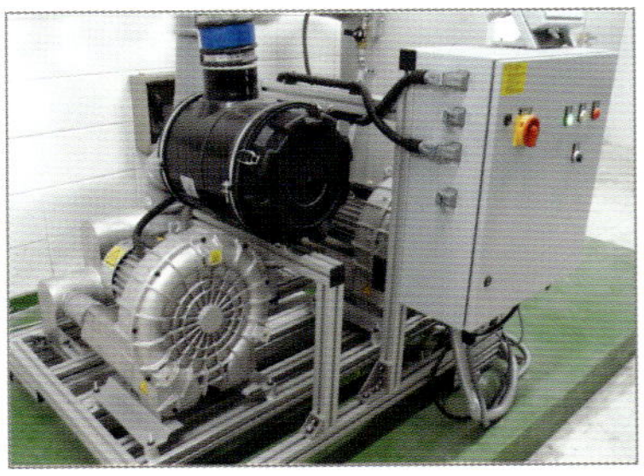
대형 건식 모터

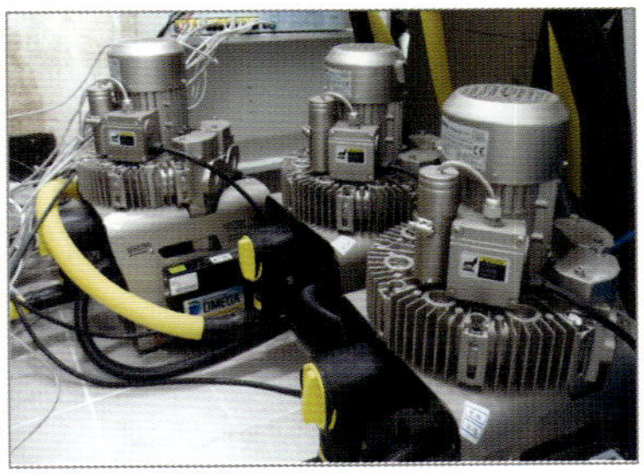
테라 백 5000(건식)

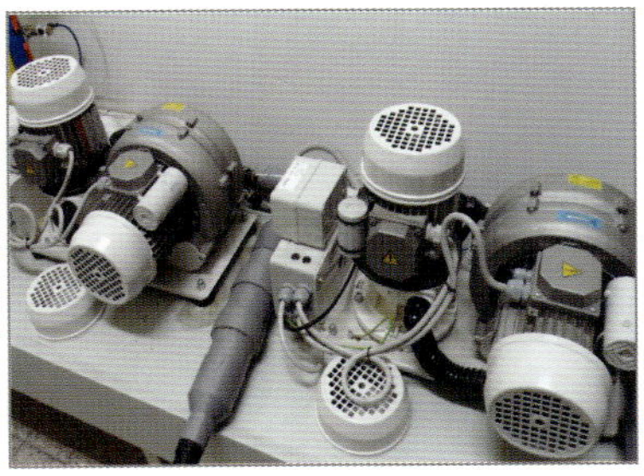
로드200(건식)

흡입 효율이 탁월하여 구강 반경 3M이내 오염구역에서 비산되는 비말 및 부유분진을 이상적으로 흡입할 수 있으며, 기계실 내 소음의 최소화 및 경제성, 습기 제거 등 무엇보다 자원인 물 낭비를 절감하는 효과가 우수하다.

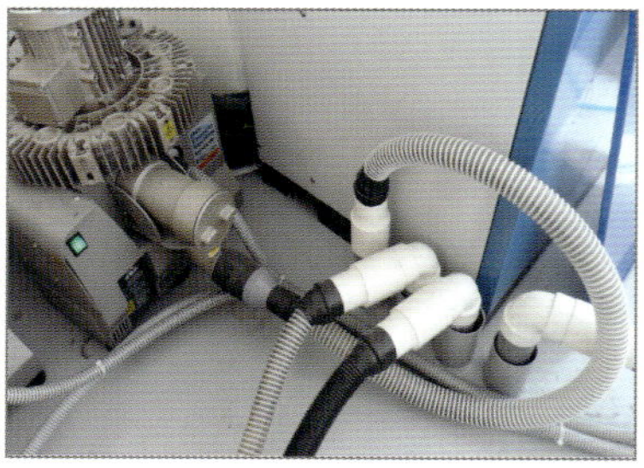
이상적인 배기 파이프 설치 1

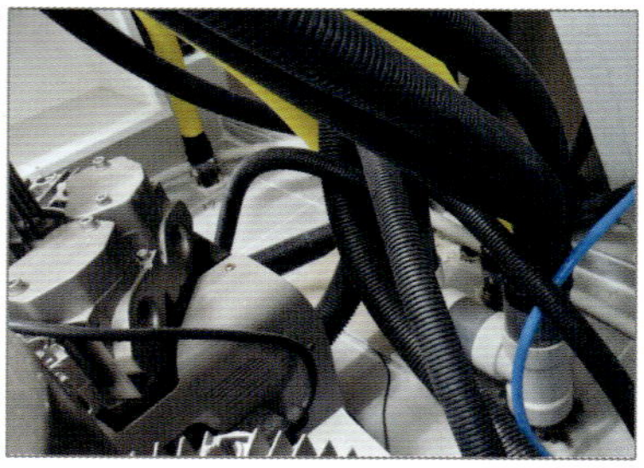
이상적인 배기 파이프 설치 2

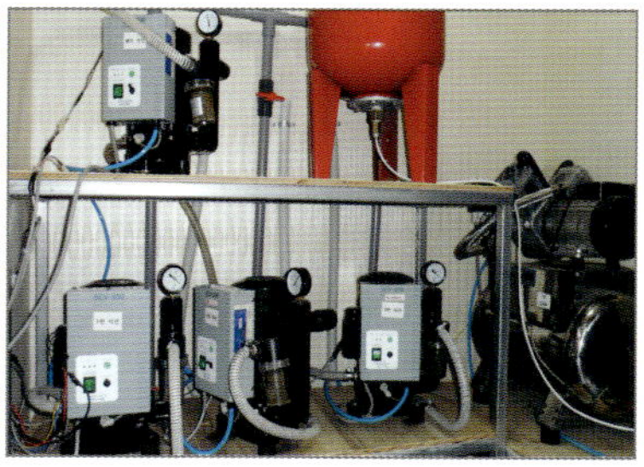
정리, 정돈된 석션

1-1) 건식 석션필터 청소방법(일반 사항)

① 전원을 끈 후에 필터 커버를 시계 반대방향으로 돌려 연 후, 필터를 꺼낸다.
② 필터와 필터커버는 일체형으로 필터를 꺼낼 때 혈흔이나 이물질이 바닥으로 흐를 수 있으니, 용기를 밑에 받치고 꺼낸다.
③ 꺼낸 필터를 흐르는 물에 깨끗이 씻는다.
④ 씻을 때에는 구멍이 막힌 곳 이 없도록 솔 등으로 씻는다.
⑤ 다 씻은 후에는 다시 필터를 원위치에 조립하고 커버를 닫는다.

참고설명 1주일에 2 ~ 3회 정도는 청소해 주는 것이 기계 성능 발휘에 좋으며, 청소 소홀로 필터가 막히게 되면 흡입력이 떨어진다.

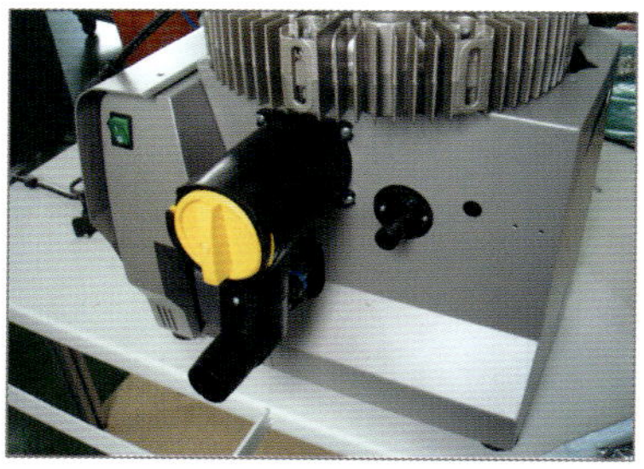
필터커버 열기

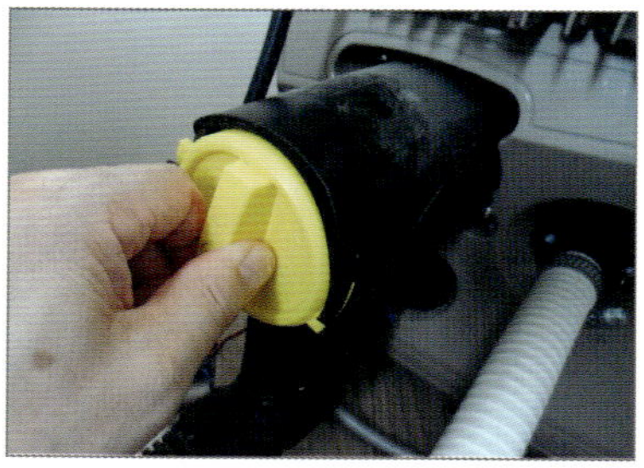
필터커버 개방

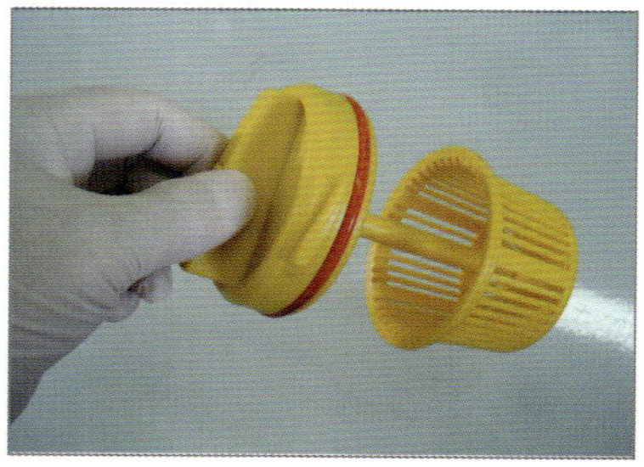
필터커버 세정

2) 습식 석션모터

물을 사용하여 진공을 발생시키는 방식을 "습식"이라 하며 좁은 공간에 설치가 용이하다.

배관의 규격은 평균 PVC 25mm로 설치되어야 흡입효율이 안전적이다.

시대적으로 생산이 줄고 있으며 단점으로는 소중한 자원의 물을 공급하여 사용되어 경제적인 문제점을 앉고 있다.

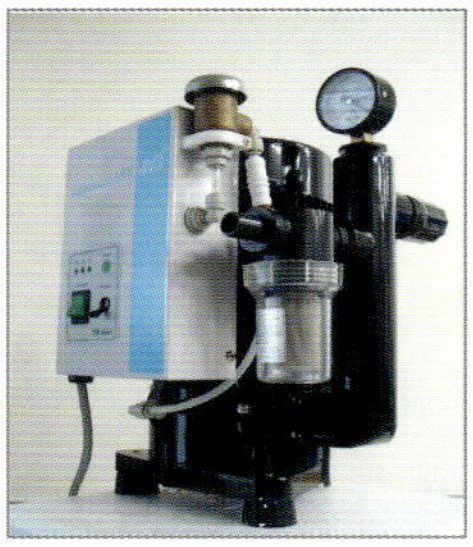

유니백

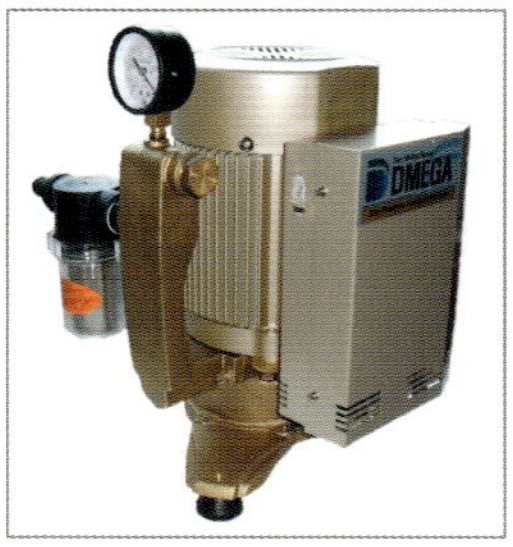

디메가 석션 1

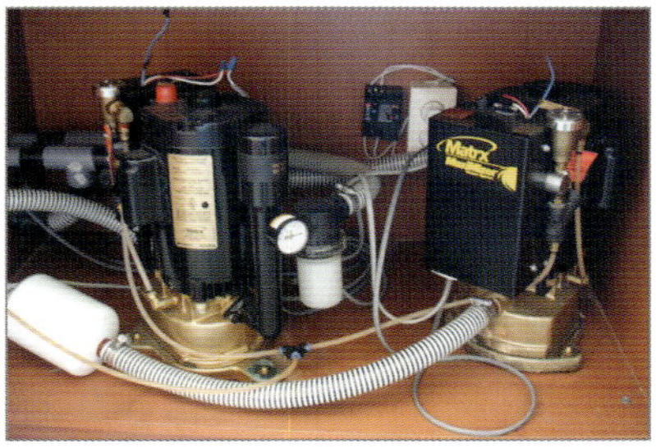

Matrx

2-1) 습식 석션필터 청소방법

① 전원을 끊은 후에 실천한다.

② 필터 커버를 시계 반대방향으로 돌려 연 후, 필터를 꺼냅니다.

③ 케이스 내부의 오염 된 부유 물질을 제거하고 필터를 세척한다.

④ 필터세척 할 때는 비비지 말고 약하게 누르면서 세척해야 옷이나 얼굴에 오염 된 오물이 튀지 않는다.

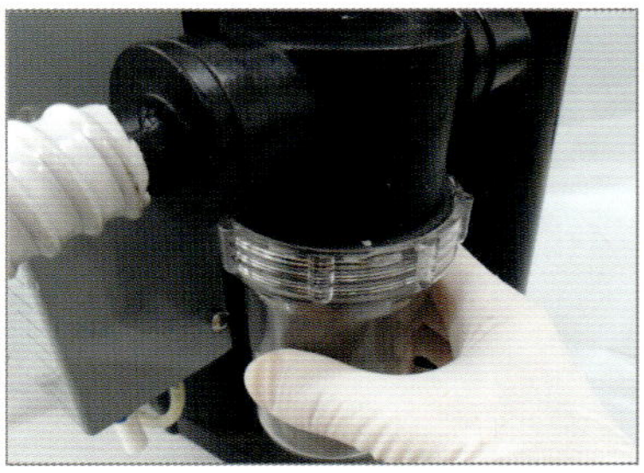

필터케이스 개방

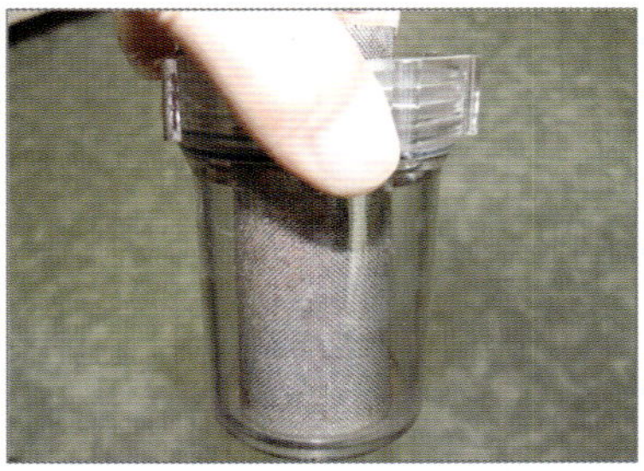

필터 막힘의 육안불가

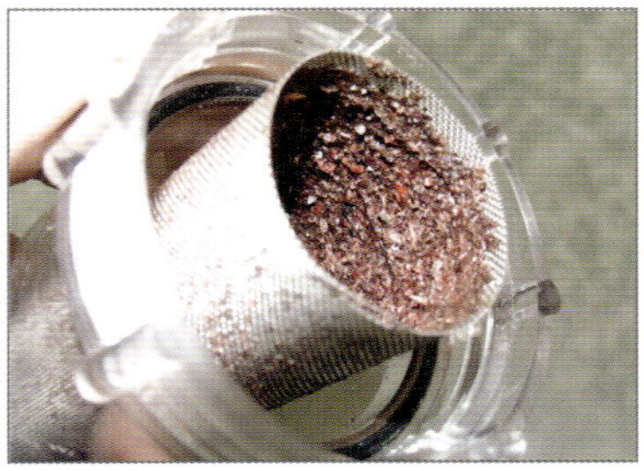

필터 내부 오염물질 침전

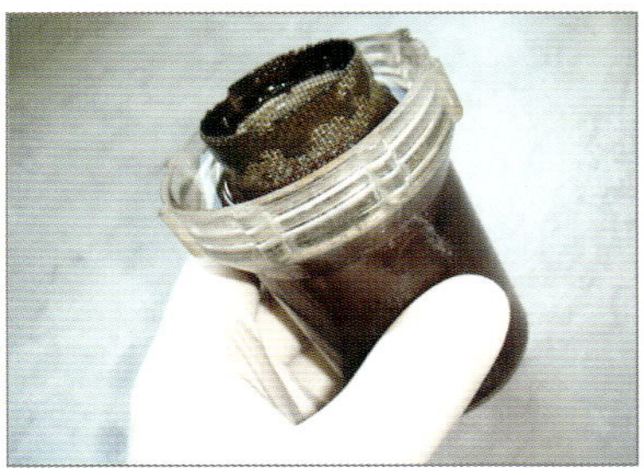

심하게 오염 됨

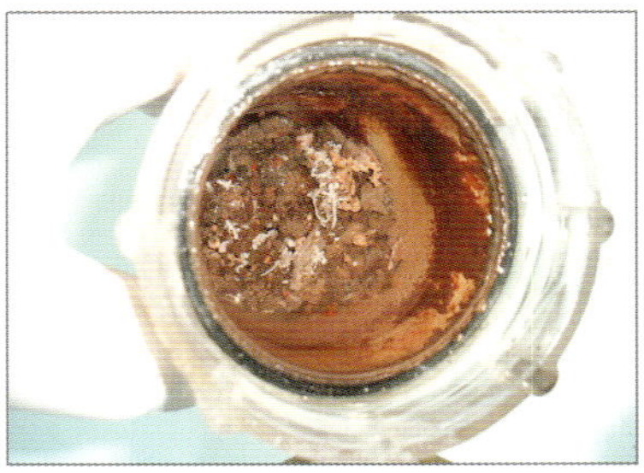

케이스 내 침전물질

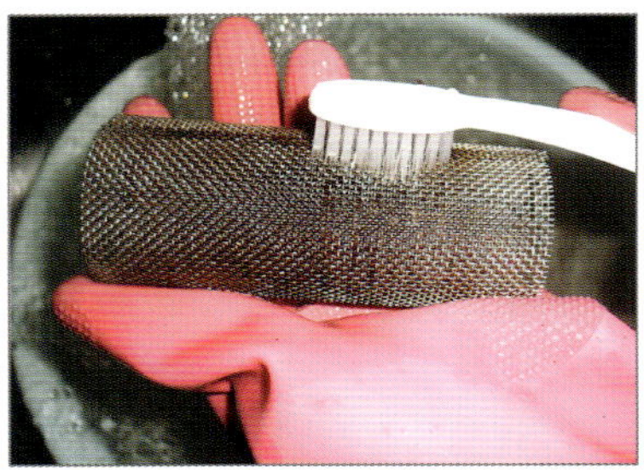

필터 망 세정

⑤ 필터 케이스 주변으로 누수 흔적이 있거나 작동중 케이스 조립부분 틈 사이로 "거품"이 생길 경우 패킹용 "O-Ring"이 조립되어 있는지 확인한다.
⑥ 케이스 내부에 메탈 필터가 반드시 놓여져 있어야 하며 간혹 재조립이 귀찮아 방치된 채 조립되는 경우가 있다.

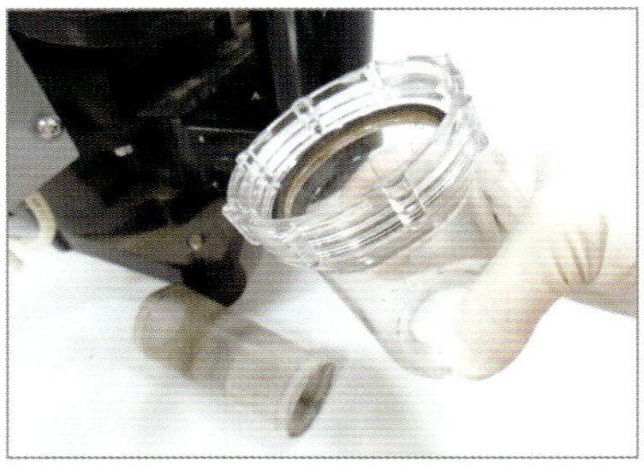
메탈 필터 조립 확인

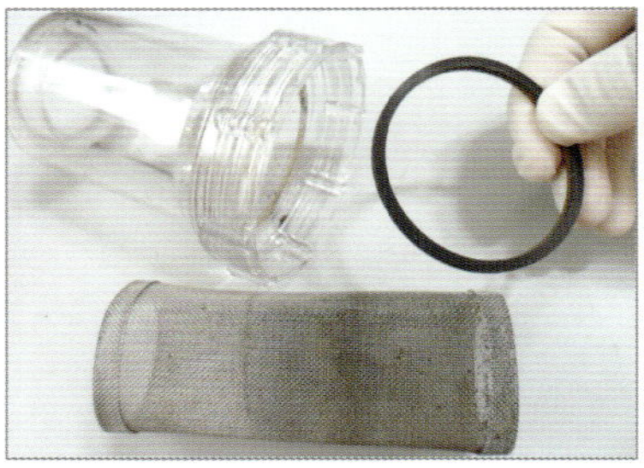
케이스 내부 : O-Ring 확인

3) 워터 햄머 현상

석션을 들 때나 홀더에 꼽는 순간(석션모터에서 워터밸브가 On, Off 순간)건물 내 수압이 높아 충돌할 때 발생하는 수중 소음. 특히 화장실 물 내린 후 발생하는 "쿵" 하는 현상이 많다.

4) 체터링 현상

석션을 들 때 진료실과 원내 전체에서 "웅"하는 소리나 특히 소독실 싱크대의 걸름망이 "덜그덕" 거리며 위 아래로 움직이는 현상은 석션할 때 부여 물질과 함께 구강주변 공기까지 동시에 흡입되어 여과되지 못한 공기가 원내 PVC 하수관 내벽에서 충돌하는 현상이다.

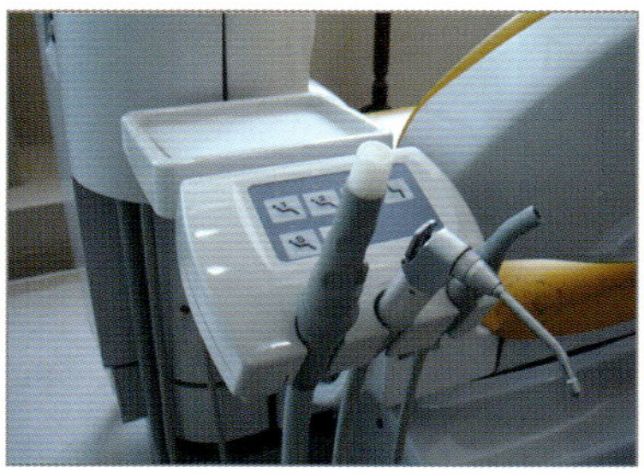
보조 홀더

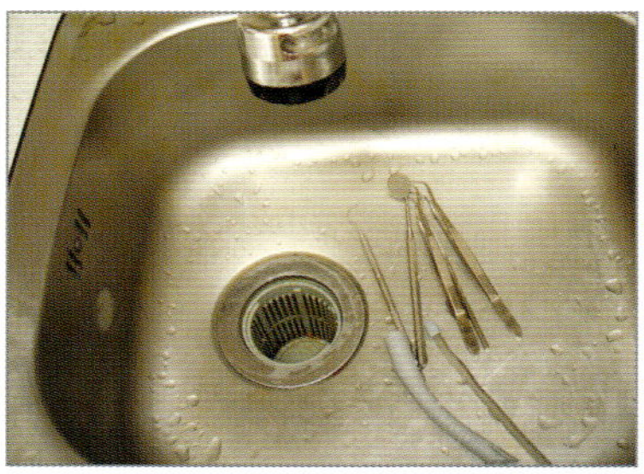
싱크대

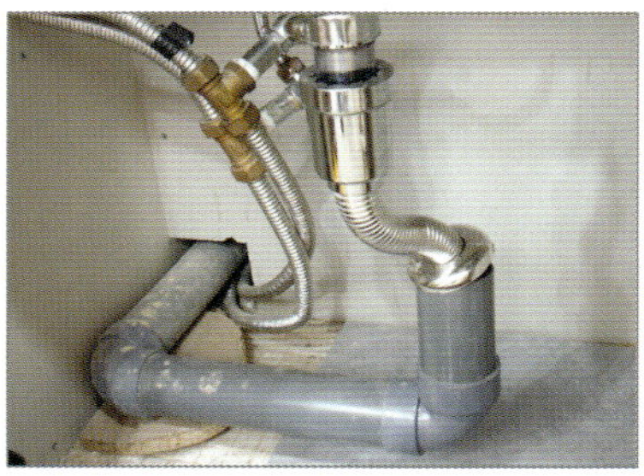
세면대 하수관

4-1) 체터링 현상의 예방법(습식 석션의 경우 만 해당)

세퍼레이터(소음기)를 설치하여 석션할 때 동시에 흡입 된 공기를 별도로 여과되도록 옥외로 분리하여야 한다.

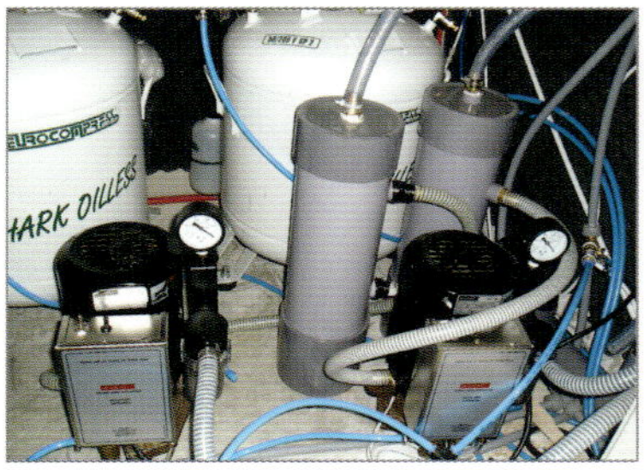

소음기 1

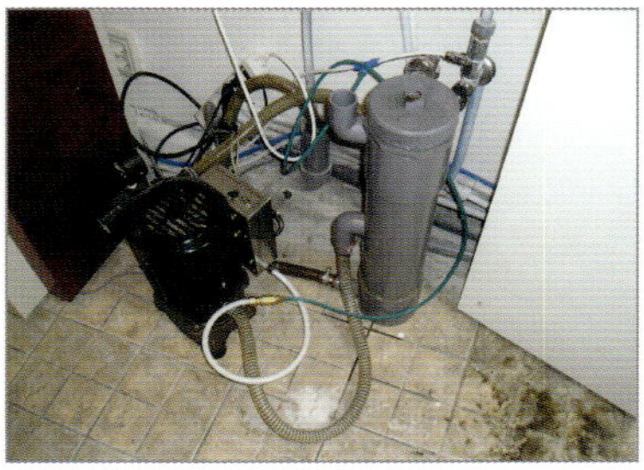

소음기 2

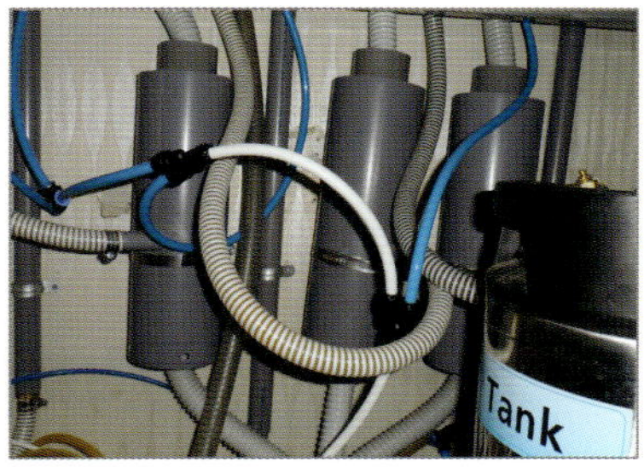

소음기 3

주의사항

옥외(건물 밖)로 배기. 비산시키는 hose는 외벽으로 그냥 노출되어 맞바람이 받지 않도록 하며 냉매 또는 황사로 인한 이물질이 기계실로 역류되지 않도록 주의하여야 한다.
대부분 compressor와 석션모터를 밀폐 된 공간에 같이 설치하는 형태는 매우 위험한 상태이다.
즉, 석션에서 혼입 된 공기는 다시 기계실 내부에서 역 순환되고, 다시 compressor로 유입되어 오염 된 혼탁 한 공기를 재 생성시키는 교차감염의 원인이 된다.

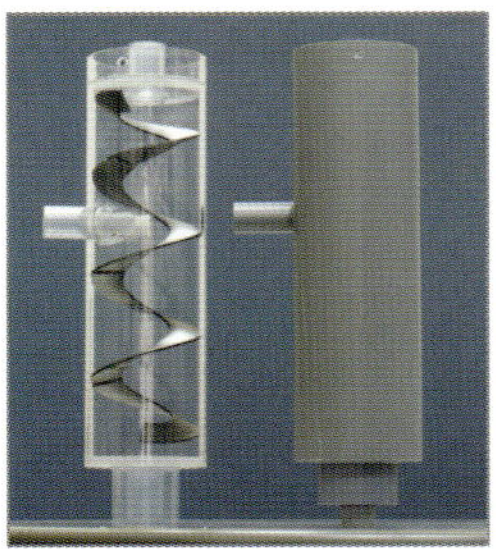

소음기 내부구조(옵션)

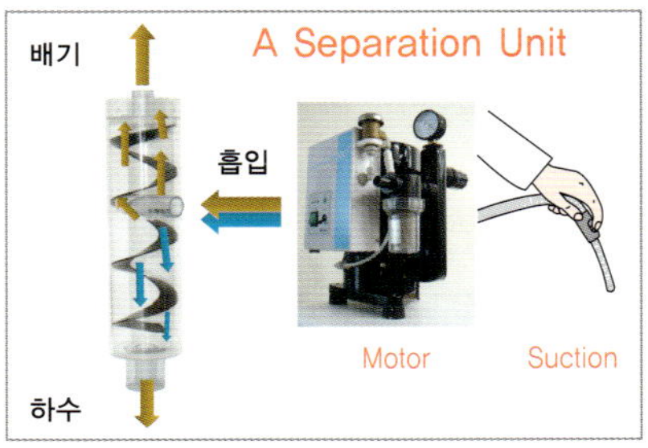

소음기 흡입구조

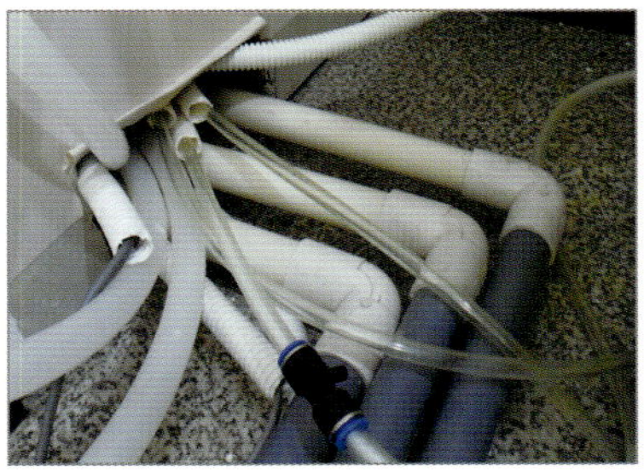

배기용 파이프 설치

시대적으로 습식 석션모터의 보급이 점차 줄고 있으나 소음기 설치 자체가 병원균의 침전물이 고여 군락을 이루고 있기에 폐기되어야 할 기능이며 특히, 비전문가들의 미숙한 설치로 인해 소음기측 배기호스는 대부분은 기계실로 방출하게 되어있어 공기 질 관리란 측면으로 해석한다면 큰 문제점으로 지적 할 부분이다.

또한 진공도를 높이기 위해 물을 공급하게 되는데 설비과정에서 배관의 정리가 미흡하여 기계실 공간이 복잡한 현장을 자주 목격하게 되는데 응급사항이 발생하거나 직원이 접근하여 간단하게 조취 할 수 없는 환경을 만드는 원인 중에 한 부분이다.

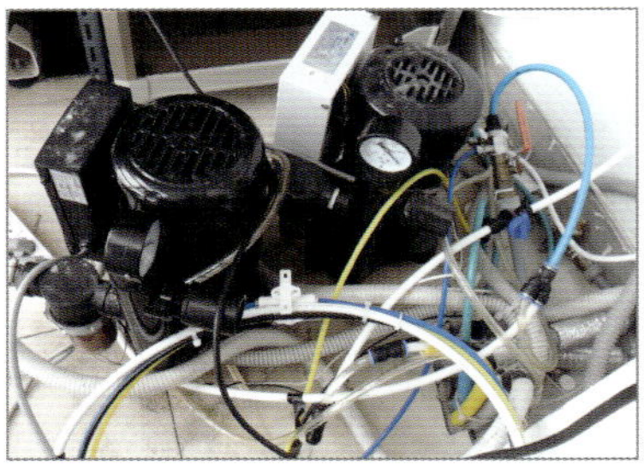

복잡한 배선과 배관 1

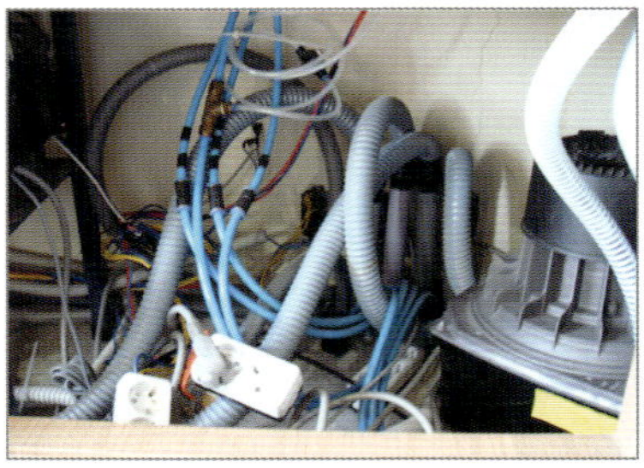

복잡한 배선과 배관 2

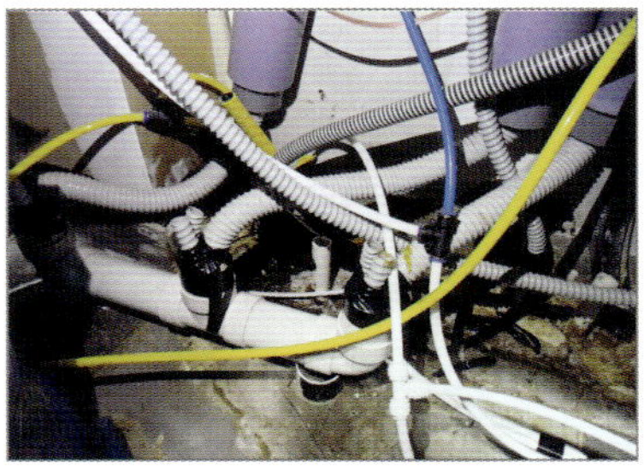

하수구 노출 상태

5) 석션 클리너 중요성과 선택

치과하수관 내벽에 흡착된 오염물질과 응고성질의 물질을 제거하고 또한 석션모터 내부의 응고로 인한 기계파손을 방지하기위해 반드시 수행되어야 한다.

하수관 내부의 오염물질로는 합성 무기 악취물질로 황화수소(H2S)로 하수도와 관련 된 가장 대표적인 물질과 암모니아(NH3)로 질소를 함유 한 유기물의 미생물학적 분해를 통해서 산물로 생성되는 요소이다.

즉, 치과 환경오염의 주요요소로 작용하고 원내 친환경과 교차 감염의 예방이 중요한 부분이다.

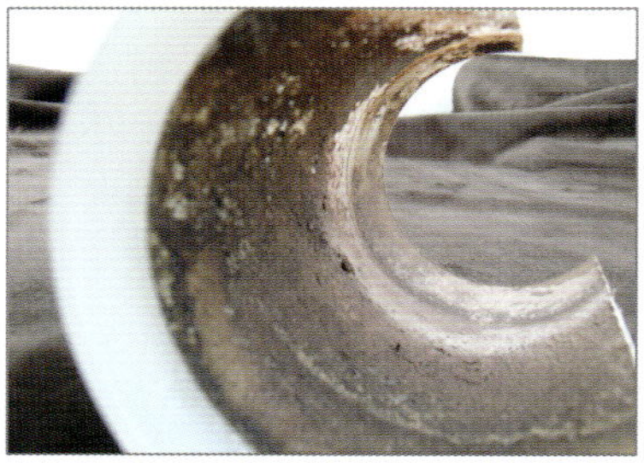

석션 PVC배관 내부 1

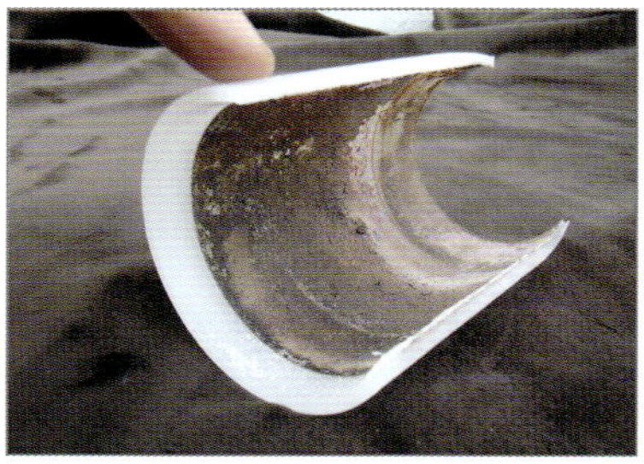

석션 PVC배관 내부 2

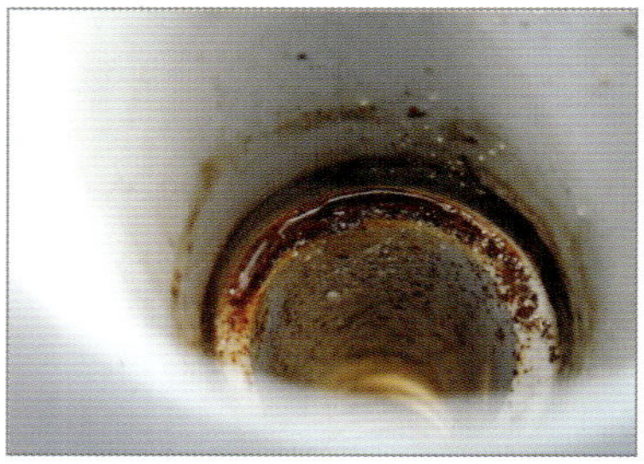

유니트 석션 배관의 일부

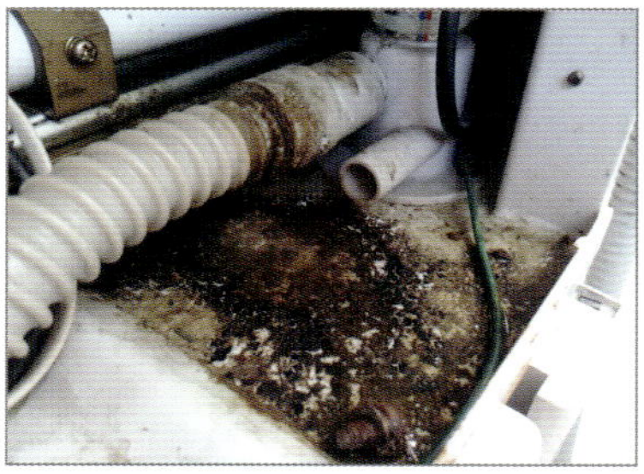

유니트 바디 내부의 오물누수

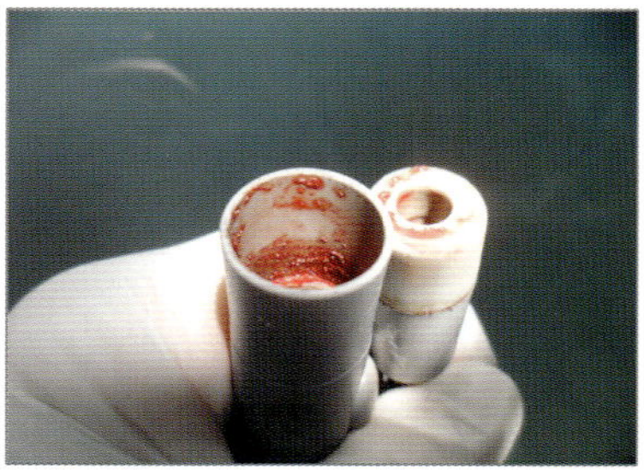

혈흔 고임 1

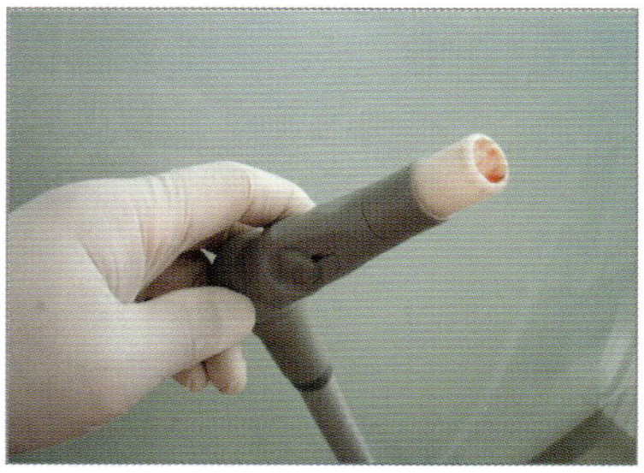

혈흔 고임 2

2. 유니트 필터 교환과 보관

석션튜빙 클리닝 후 유니트 바디의 배큠 필터는 진료실에서 즉각 교환하도록 한다.

종례의 방법처럼 회수하여 용기에 계면활성제(트리오)또는 염소계 원액을 불량희석 침전시켜 자연방치 후 퇴근하는 일은 금지되어야 한다.

기존의 방법은 과거 이렇다 할 만 한 클리너 용액이 부재하여 임시방편으로 응용 되 오던 오랜 방법을 현재까지도 학교 교육과 임상에서 우리 스스로 자행해 오고 있기 때문이며, 오염 균으로 군락을 이룬 필터는 용기에 밤새 잠긴 채 광범위한 균주확산으로 성장하여 오히려 문제점을 유발시키게 된다.

첨가 한 용액(계면활성제, 염소계)의 살균력, 희석 액의 불배합성, pH영향, 유기물 및 경도의 영향 등 특히 계절에 따른 무분별한 물의 온도영향으로 이상적인 세정의 효과를 얻을 수 없기 때문이다.

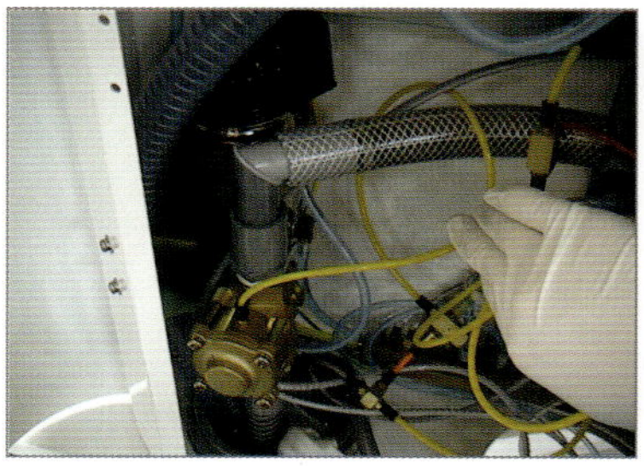

필터 및 필터 케이스 침전금지

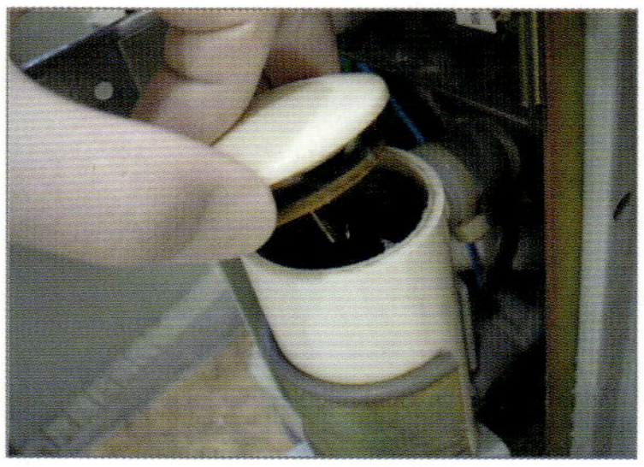

유니트 필터 케이스

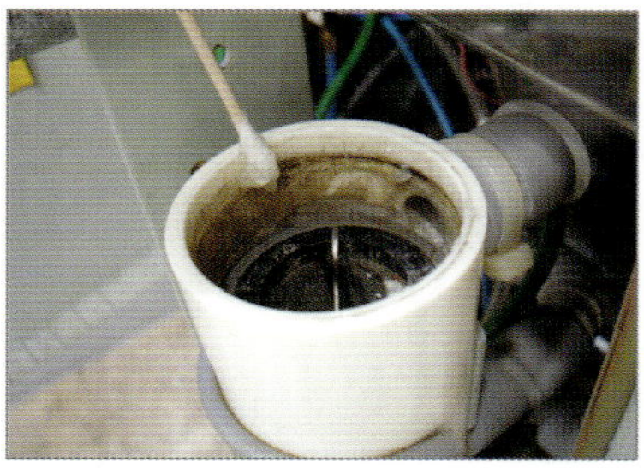

바셀린 도포

1) 필터보관방법

교체 된 필터는 흐르는 물에 깨끗이 세정한 후 검증 된 기구침전 용액(준 위험용액)에 잠긴 채 보관하도록 한다.

이상적인 방법으로는 기구침전 용액에서 건조되어 UV램프에 조사되는 상태로 보관하는 것을 권장하며 또는 옥외 직사광선에 조사되어 자연건조 방식으로 관리되는 방법도 있다.

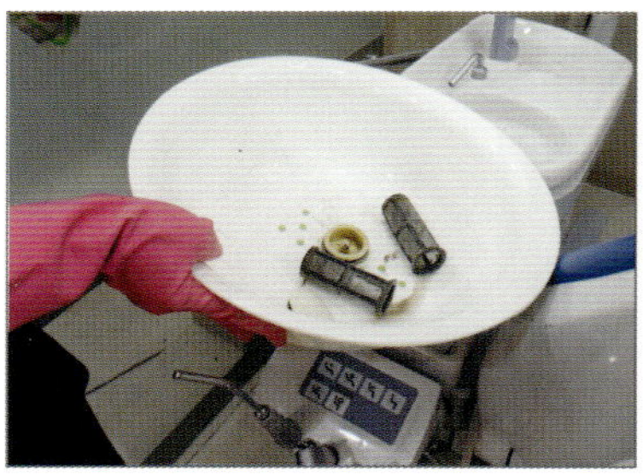

회수되는 필터

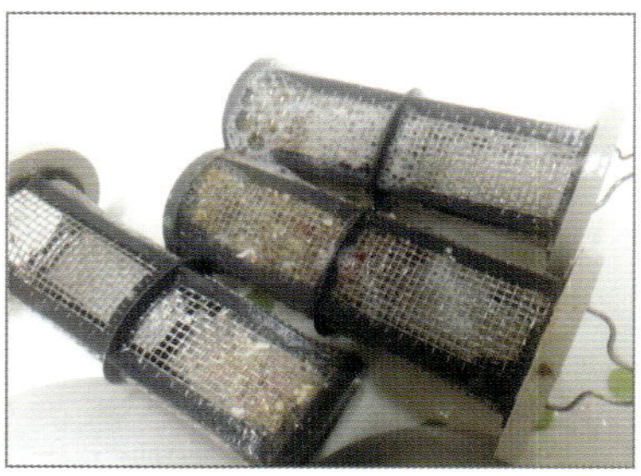

용기에 담긴 필터

배큠 필터 케이스 뚜껑의 탈, 삽입 과정에서 빡빡할 경우 바셀린을 뚜껑의 O-ring부분과 케이스 내부 원 둘레에 도포하도록 한다.

2) 유니트 트랩 필터의 관리

진료 과정 중에 타구에 오물을 헹구거나 재료들의 조각들이나 또는 "아말감 중금속 조각"보철 미세분 진가루 등이 발생하여 타구를 통해 하수구로 바로 유입되어 지하수 및 토질의 오염의 1차적으로 예방하기 위한 목적으로 제작되었다.

타구 배관 아래쪽(유니트 바디 아래)에 회수용 거름망을 설치하고 있다.

타구로 뱉은 오물은 낙차에 의해 트랩필터로 오물 조각이나 찌꺼기가 고이므로 정기적인 세척과정을 주문한다(제조사에 따라 기능이 없는 경우가 많다).

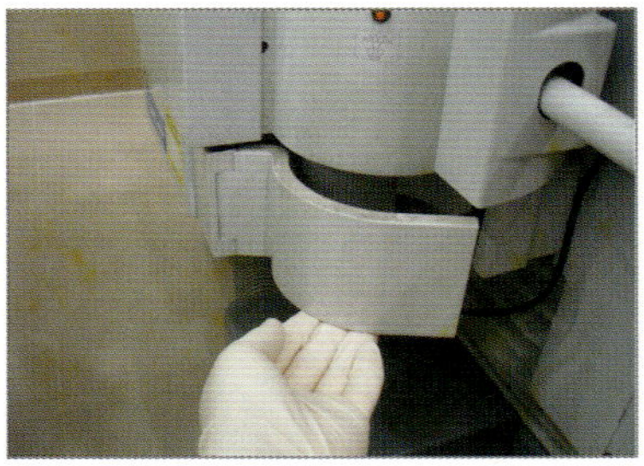
트랩커버 개방

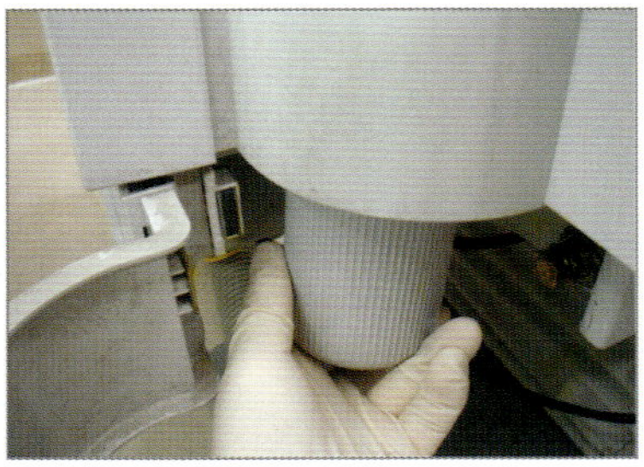
트랩케이스 열기

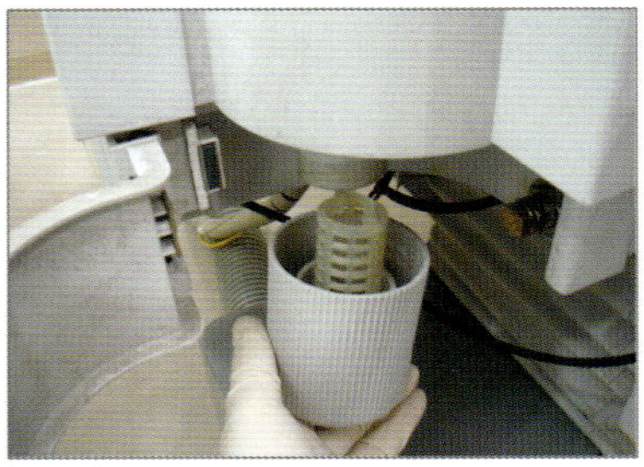
트랩필터 개방

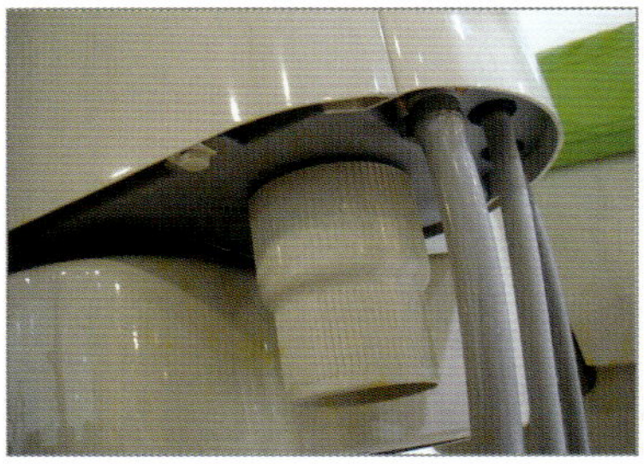
S1트랩케이스

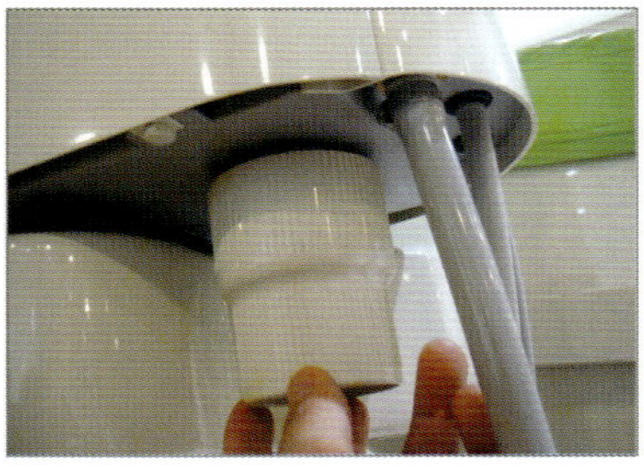
S1트랩커버 열기

간혹 보철물 인레이나 테세라 조각을 가 접착 과정에서 환자의 구강 헹금 과정에서 탈락되어 타구를 통해 하수구로 들어가 재 제작하는 사례가 있기에 안전성과 친환경 면으로 이상적인 기능이다.

제조사마다 본 기능은 없을 수 있다. 청소를 할 때는 타구에 적당한 물을 내려 보내고 나서 트랩 아래쪽에 용기를 대어 오물이 바닥으로 튀지 않도록 주의한다.

3. 진료실 공기 질 관리와 교차 감염 예방의 설비

삭제 과정 중 일반적으로 배큠시린지를 이용하여 석션을 하지만 구강의 반경 3M범위 이내 비산되는 미스트와 감염물질을 완전하게 흡입하는데 환경적인 요인과 기계성능의 한계가 있다.

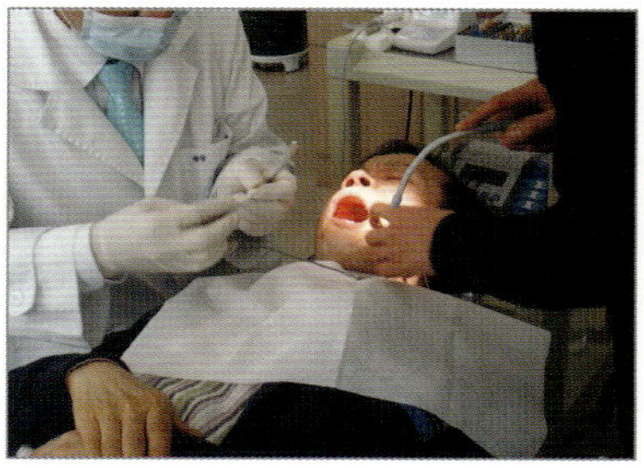

구강 중심으로 확산

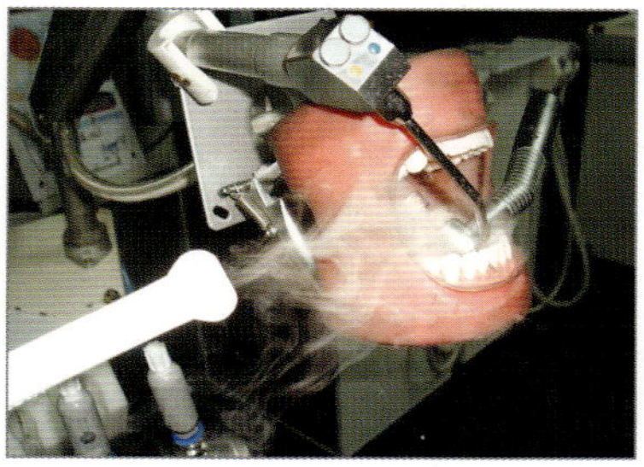

가상 실험

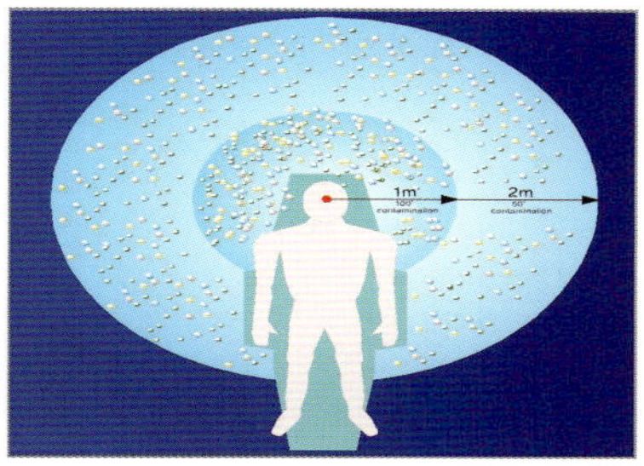

교차 감염범위 3M이내

- **환경적인 요인 :** 냉, 난방 공조시설의 가동으로 인한 실내 풍속 기류에 혼류된다.
- **기계적인 한계 :** 석션모터의 용량부족 또는 동시 다발적인 석션 작동으로 흡입력이 급격히 약해지는 원인과 기초적인 배관설비의 문제이다.

이를 보완하기 위해 강력하고 탁월한 중앙집중식 배큠 시스템을 설치하여 원내 교차 감염예방과 친 환경설계 시스템이 가능해 지며 인테리어 초기과정에 전문가에게 의뢰하여 배관의 손실수두 효율과 이상적인 배관설계의 자문을 받는 것을 권장한다.

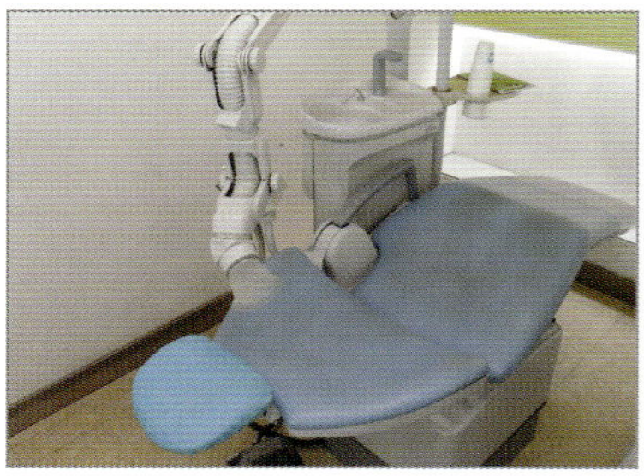

free arm 설치모습

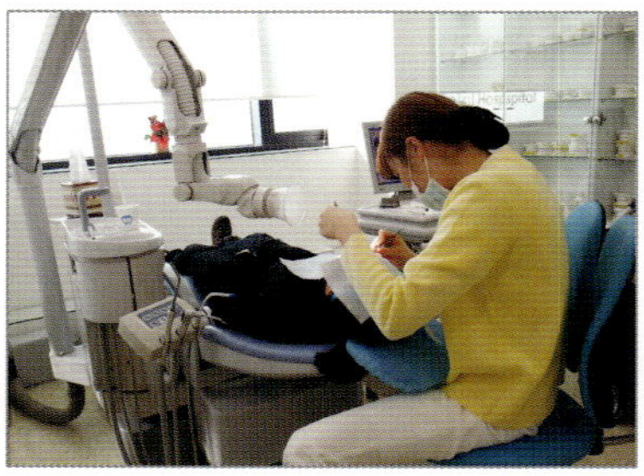

free arm 진료모습

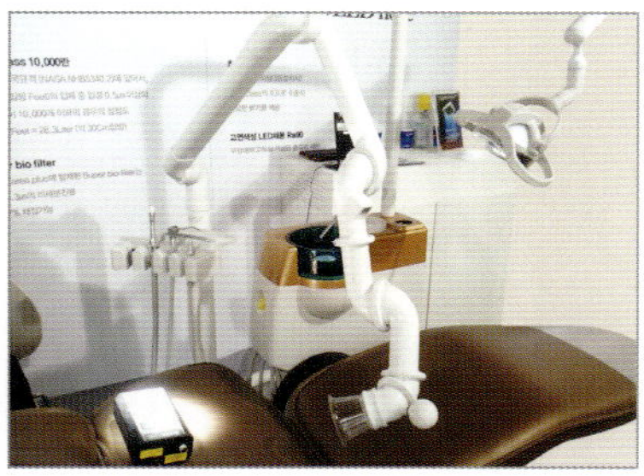

free arm

4. 유니트, 체어의 이상적인 교차 감염예방을 위한 메커니즘

1) 일반적인 배관연결 사례(일부 유니트 제품의 경우)

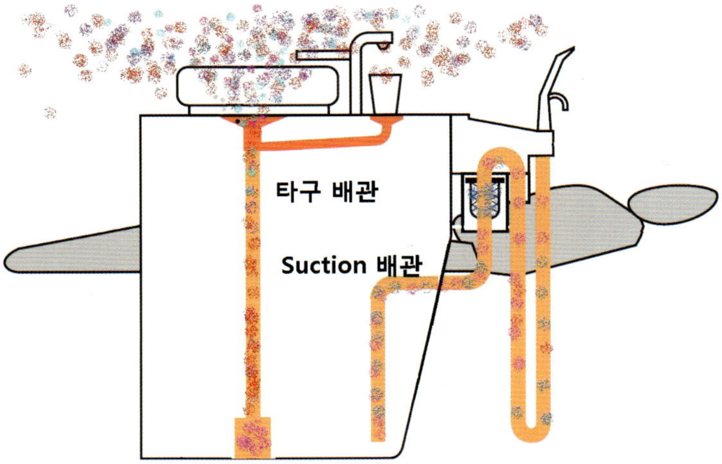

2) 친환경 교차 감염예방 시스템 배관연결 사례

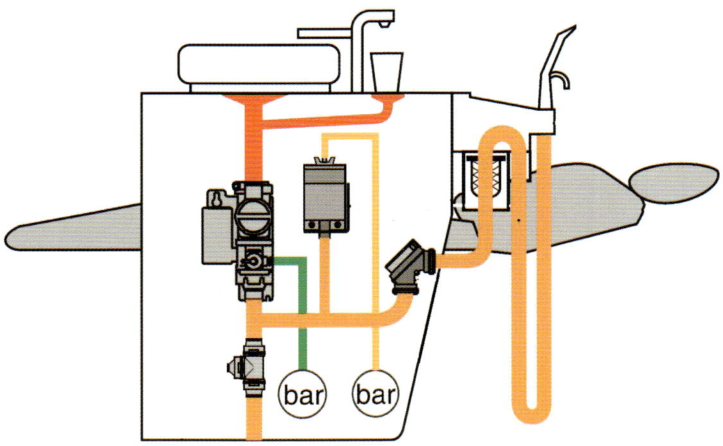

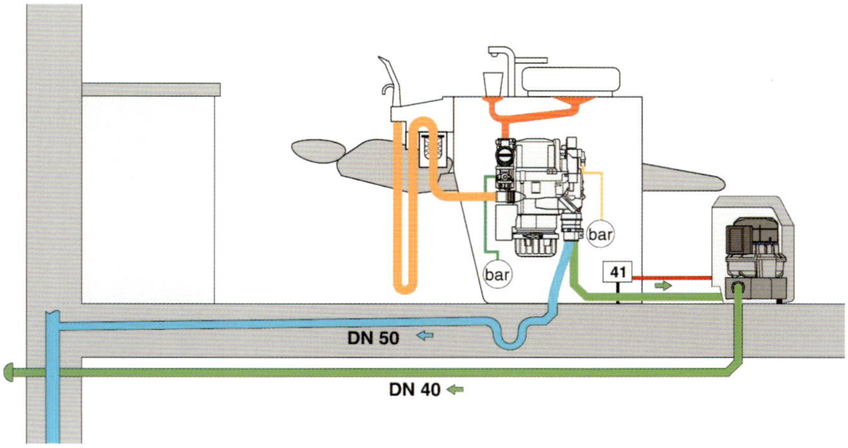

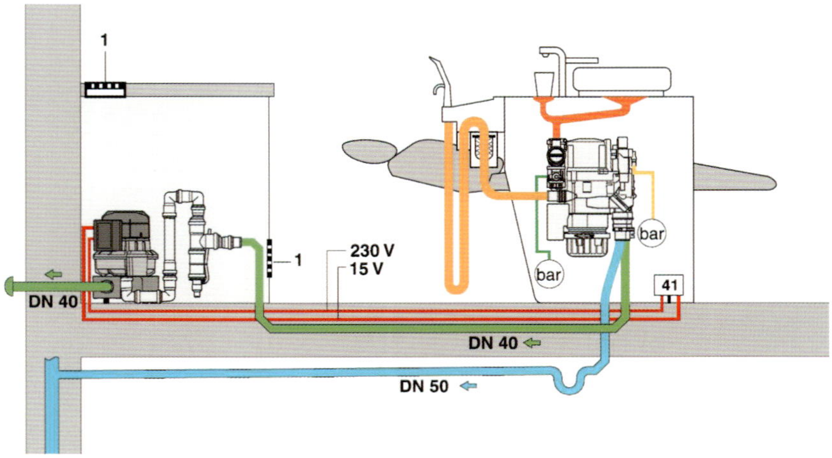

유니트 내부의 세퍼레이터(옵션)설치로 하수관의 경로를 석션 배관으로 흐르도록 하여 차단하고 근본적인 하수관의 가스 역류 및 교차 감염을 예방하는 시스템

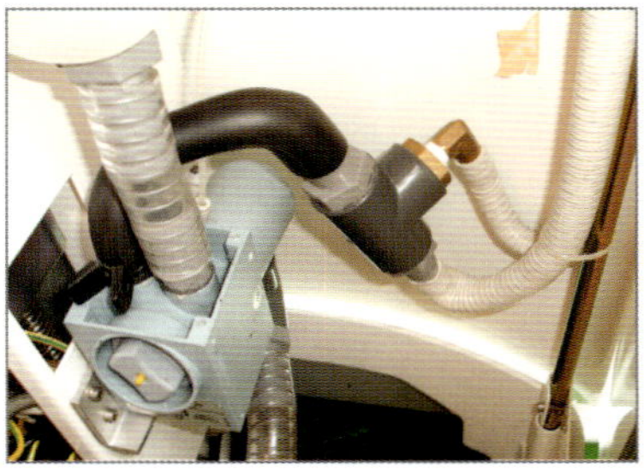
타구 배관과 석션 배관을 연결

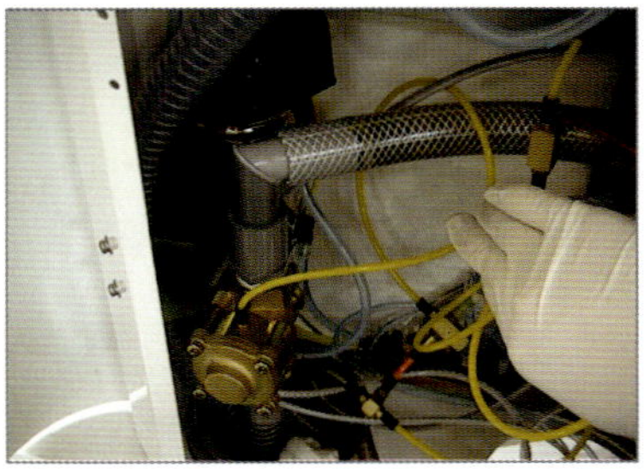
석션 배관 중간에 에어 차단밸브

8장. 소독제 이론과 효과적인 선택기준

사용자의 편의성 및 인체에 대한 독성, 자극 등을 최소화하여 사용자의 안전성에 중점을 둔 소독제로 다용도의 사용에 적합한 검증된 제품을 사용하고 인체에 무해하고 의료기구의 소재의 부식 등의 적합성 문제를 개선한 세정, 소독제를 이상적으로 선택해야 한다.

CDC는 현존하는 과학적 자료, 이론적 근거, 적응 증에 기초하여 구체적으로 환경 감염관리 부분에 등급을 규정하고 있으며 일반적인 지침 category IB, IC와 환경의 표면 categoryII, IB로 엄격하게 분류하고 있다.

구 분	감염관리 권고사항의 분류와 중요도
Category I A	반드시 준수해야하는 지침 과학적으로 잘 설계된 실험적, 임상적, 역학적 연구에 의해서 강력하게 지지되고 반드시 지켜야 하는 것으로 권고되는 지침
Category I B	반드시 준수해야하는 지침 일부 실험적, 임상적, 역학적 연구와 강력한 이론적 논리에 의해서 지지되고 반드시 지켜야 하는 것으로 권고되는 지침
Category I C	정부의 기준이나 표준에 의해서 의무적으로 지켜야 하는 것으로 지정된 권고안
Category II	추정적인 임상실험, 역학조사, 이론적 근거를 통하여 인정받고 있고, 임상적용이 추천되는 권고안
Unresolved issue	권하지 않는다. 증거가 불충분하고 효능에 관한 합의문이 없다.

1. 기구 소독제의 선택기준과 적용

높은 수준의 소독개념을 적용하며 준 위험기구(semicritical instrument)의 세정과 소독의 화학적으로 반응하고, 무공물질(엘리베이터, 루트피커, 파일류,bur, 기본기구 외기타)과 중공물질(핸드피스, 콘트라앵글, 메탈 석션 팁, 메탈 이리게이션 팁 외기타)등 치과기구의 전반적인 적용을 대상으로 해야 한다.

금속 표면의 부작용이 억제되며 니켈, 티타늄, 텅스텐, 알루미늄을 포함하여 광범위한 금속물질의 적합성에 부합해야 한다.

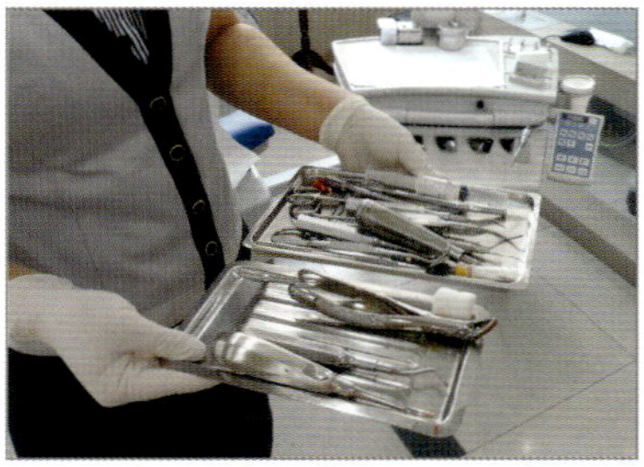
오염기구 1

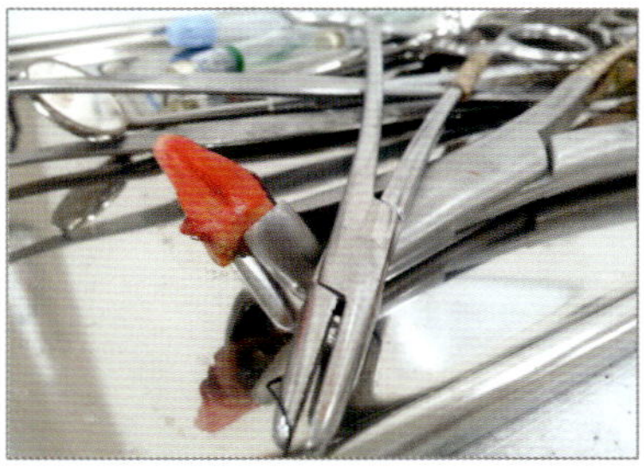
오염기구 2

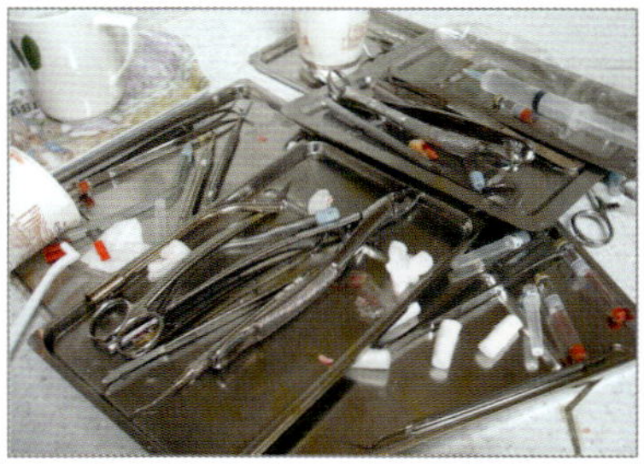
오염기구 대기

비교적 짧은 침전(15~20분 이내)과정에서 강력한 세정과 살균의 효과가 탁월해야 한다.

세균, 진균, 바이러스, 결핵균에 이르는 폭 넓은 항균의 스펙트럼을 유지한다.

국제적인 요건충족으로는 EU 소독제 분류기준에 따라 Medical Devices Directive 93/42/EEC class lla로 분류되고 CE0459와 상응하는 국제규정을 획득한 제품을 권장한다.

1) 권장 유효균주 및 특징

Mycobacterium tuberculosis(Tb)

Yeasticide : EN 1275, EN 13624, EN 14562 규정

Virucide : HIV-1, HBV, BVDV(surrogate of HCV)and Herpes virus적용.

2) 클리너 주성분

Polyhexamethylene biguanide, hydrochloride, N, N-didecyl-N-methylpoly(oxyethyl) amphoteric surfactants외 기타 부성분으로는 비이온계 계면활성제, 연화제와 성상은 무색의 향이 있는 액상으로 선택하는 것을 권장한다.

3) 사용방법

침전 용기에 각종 기구가 완전히 침전시켜야 이상적인 소독 조건을 갖출 수 있다.

15분간의 침전으로 초음파 세정, 소독을 수행하며 흐르는 물에 2차 세정을 하고나서 건조과정을 진행한다.

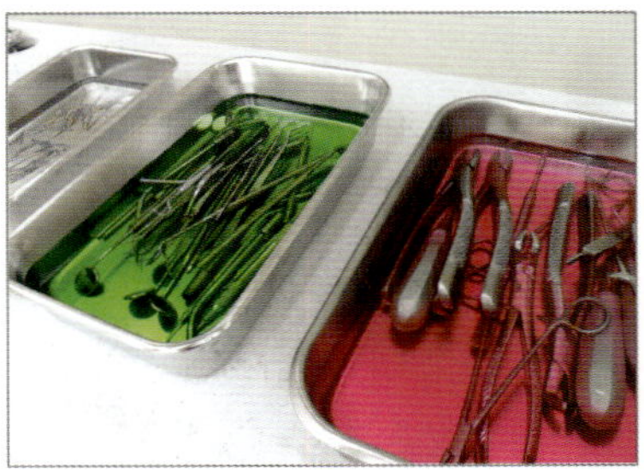
용기 별 소독침전과정

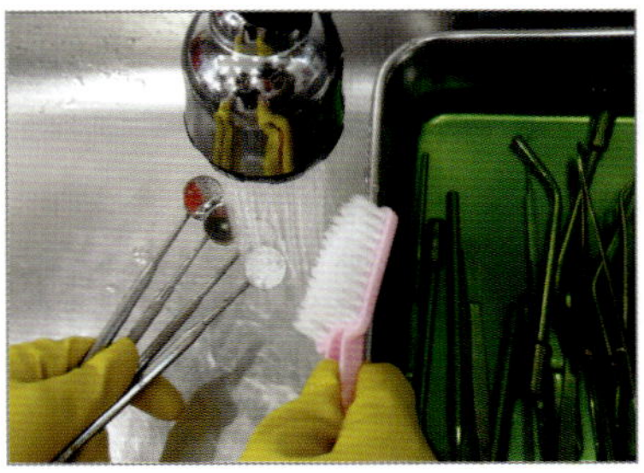
2차 세정

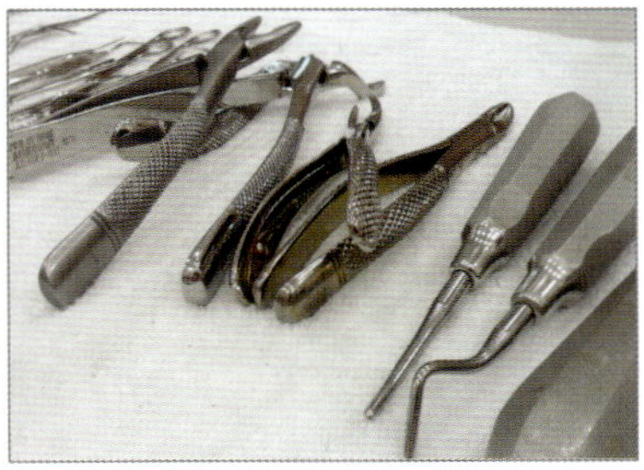
건조대기

건조 후 멸균 팩 또는 린넨으로 멸균포장 단계로 진행한다.

가능한 1일 경과 후 용액은 교체하는 것을 원칙으로 하고 1일 이내 재사용의 유효성을 유지하기 위해 용기 덮개를 이용한다.

4) 주의사항

- 수준 높은 교차 감염예방을 위해서는 멸균공정을 적용할 수 있으며, 고도의 소독능력을 갖은 소독제로 침전한 후 세정하여 건조과정을 거친다.
- 제조사의 권고에 따라 보관방법을 따라야 한다.
- 평균 실온보다 높거나 낮을 경우 강렬한 조명이 조사되거나 하면 살균의 유효성을 신뢰할 수 없게 된다.

2. 환경표면 소독제의 선택기준과 적용

1) 권장 유효성분 및 특징

의료 환경에서 폭 넓은 범위에 적용됨에 따라 친환경 제품이어야 하며, 첫 째로 취급의 편의성으로 치과 임상의 제약적인 현장에서는 희석 없이 바로 사용해야 한다.

용도에 따라 2차 부산물이 없이 사용되는 티슈 타입과 경제성으로 거품 타입을 권장하며 풍부한 거품 생성력을 유지하고 위생적이어야 한다.

분사타입의 표면 소독제는 에어로졸 현상으로 임상현장의 냉난방 기류와 혼류되어 면역이 약한 노약자와 소아 아동의 피부 및 점막, 기관지의 호흡으로 교차 감염을 유발할 수 있어 CDC에서는 사용을 자제하기를 권고하고 있다.

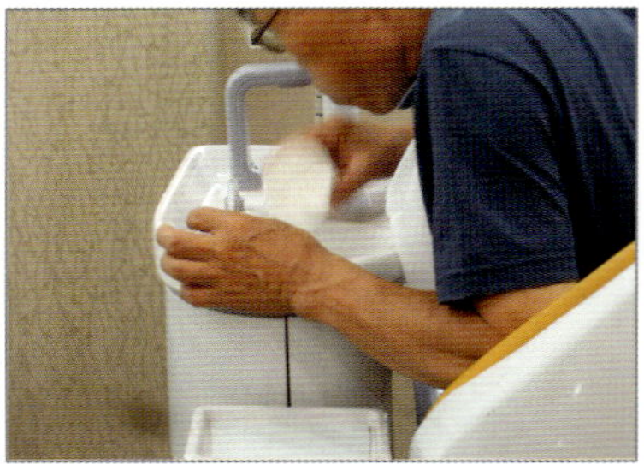

타구 접촉

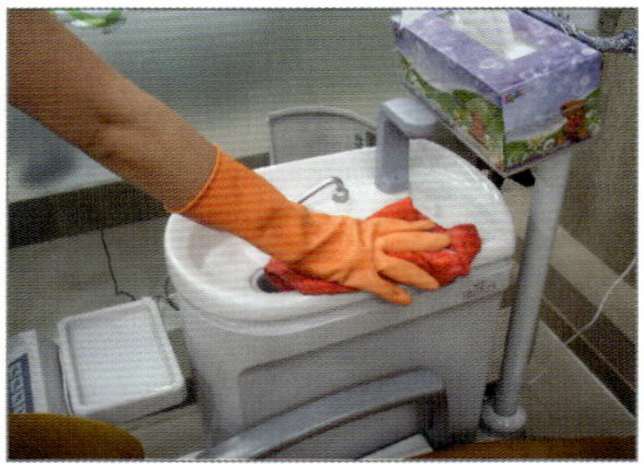

일반 세정제 사용

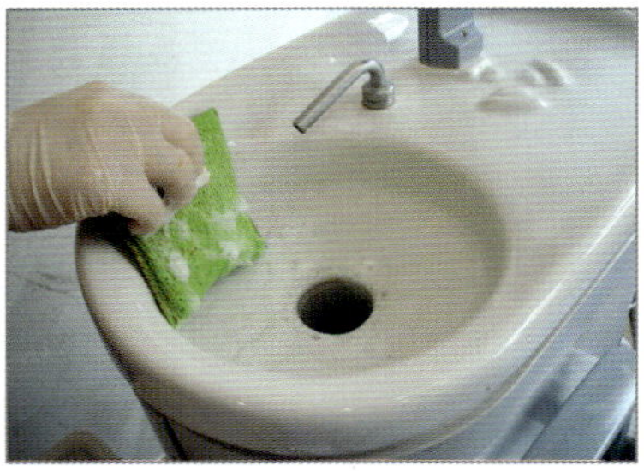

계면활성제 사용(금지)

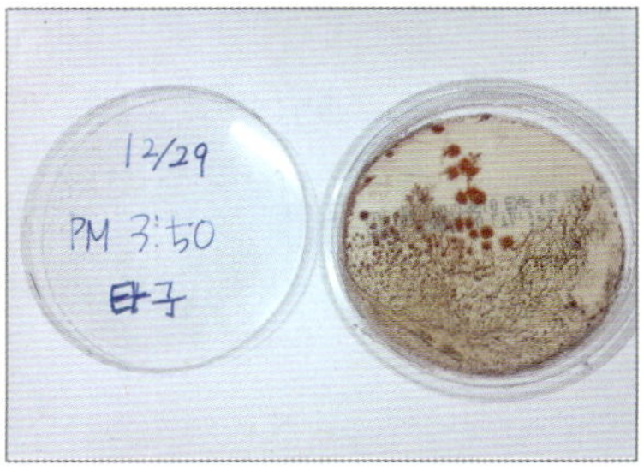

타구 미생물 사용

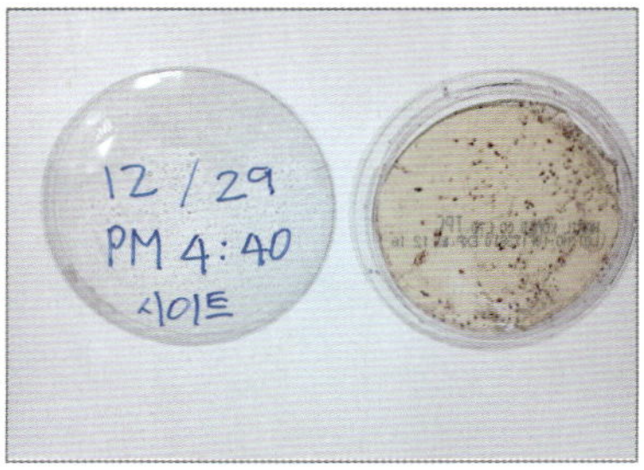

시이트 미생물 결과

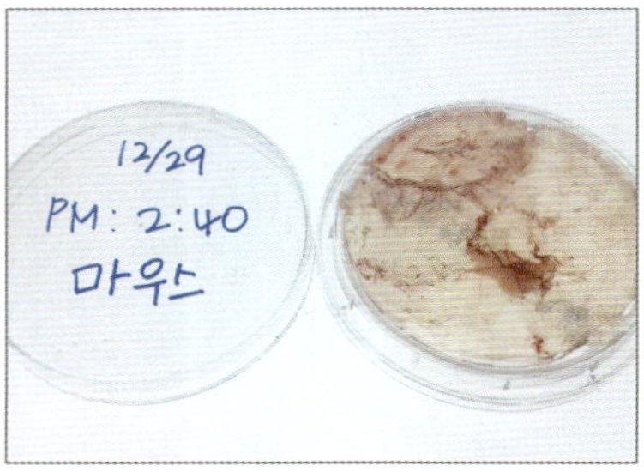

마우스 미생물 결과

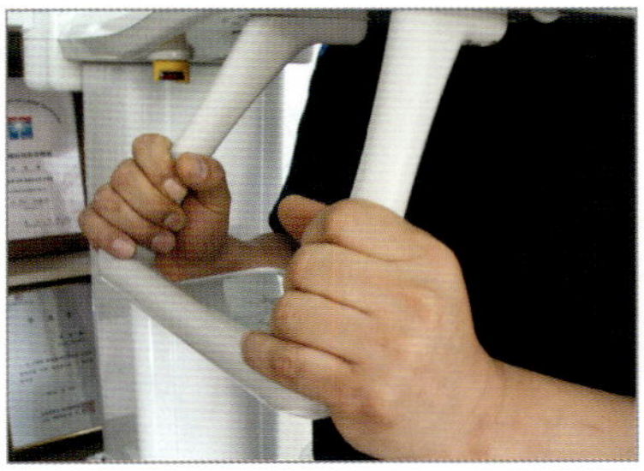

파노라마X-ray 손잡이

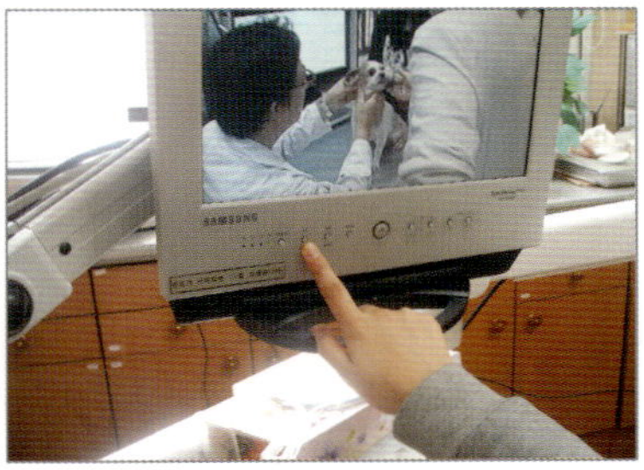

진료실 모니터

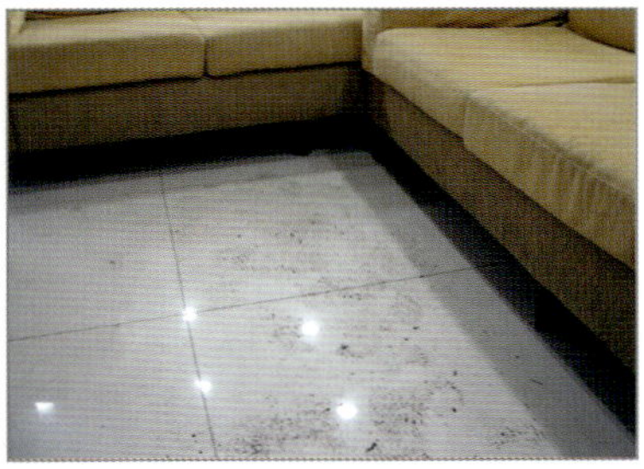

대기실

두 번째로 유효성으로 광범위한 항균 스펙트럼을 지니며 표면 흡착이 용이하고, 바이러스, 결핵균에 이르는 세정, 소독에 접착해야 한다.

또한 친환경 성분으로 병원 내 의료기구와 설비 뿐 아니라 식품과 접촉하는 각종 장비 및 설비의 표면에도 효과적이어야 한다.

셋째로 안전성이다.

무향, 무알코올 성분으로 발암, 유전자변이, 독성유발이 없는 표면의 세정, 소독제가 적합하다.

표면도포에 효과적으로 반응하고 다양한 재질의 기구와 장비에 적응하는 물질적합성이 우수해야 한다.

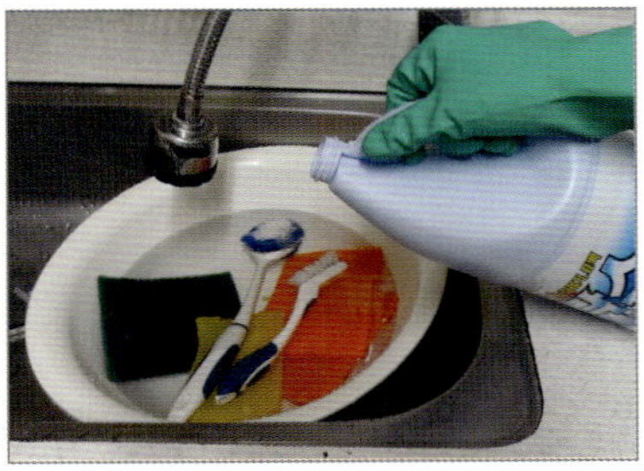

불량희석으로 효과상실

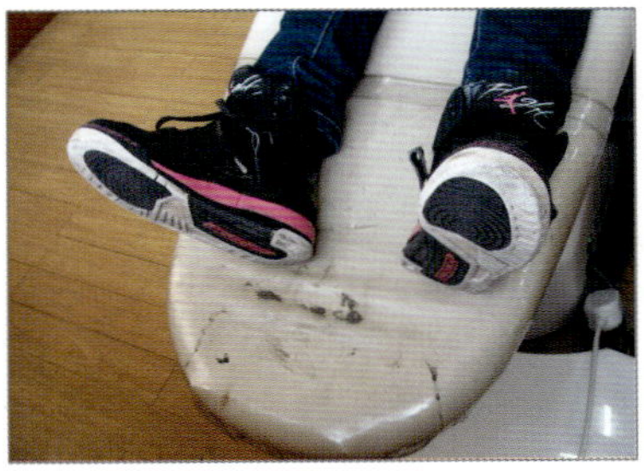

침습적 오염부위

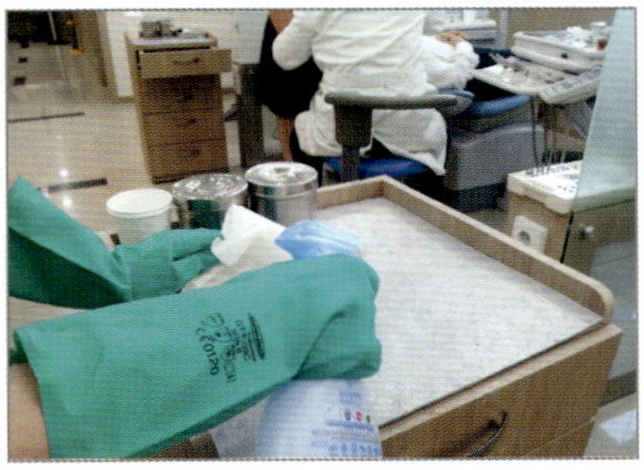

스프레이(진료실)소독제 금지

2) 클리너 주성분과 규정

Didecyldimethy iammonium chloride : 0.14%

Polyhexamethylene biguanide hydrochioride : 0.096% 외 기타 성분으로 세정제, 안정화제, 분산제 등이 첨가된다.

pH농도는 neutral이고 국제 인증기준으로는 ISO 9001 컬리티시스템 규정에 따라 AFAQ에 충족하며 Biocide 규제규정 Directive 98/8/CE충족과 EC-N:648/2004, 98/45/CE Directive에 따른 라벨부착을 원칙으로 한다.

또한 바이러스의 반응범위는 BVDV(virus modele HCV), PRV(virus modele HBV), rotavirus, herpes virus influenza virus A NIBRG14(H5 N1), HIV-1에 적용되는 제품을 권장한다.

3) 사용방법

대상물 표면에 티슈 타입으로 세정할 때는 면적을 가늠하여 세정하고 거품타입은 부직포에 분사하여 거품을 형성한 후 의료장비 또는 표면에 도포하여 세정 하도록 한다.

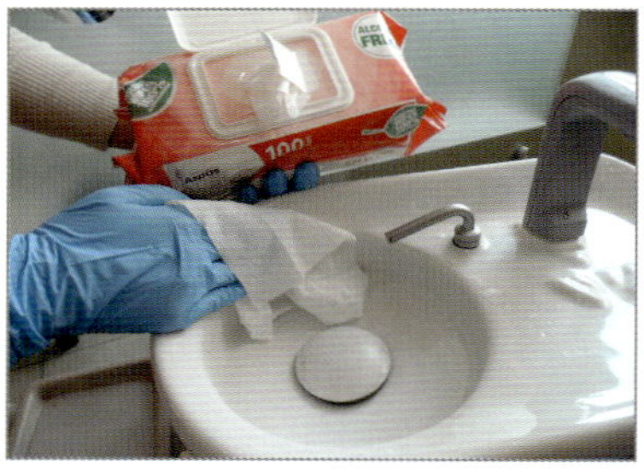
타구 세정

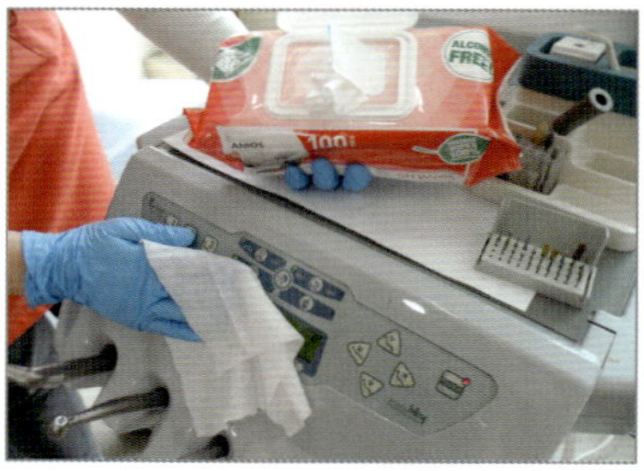
패널 스위치 세정

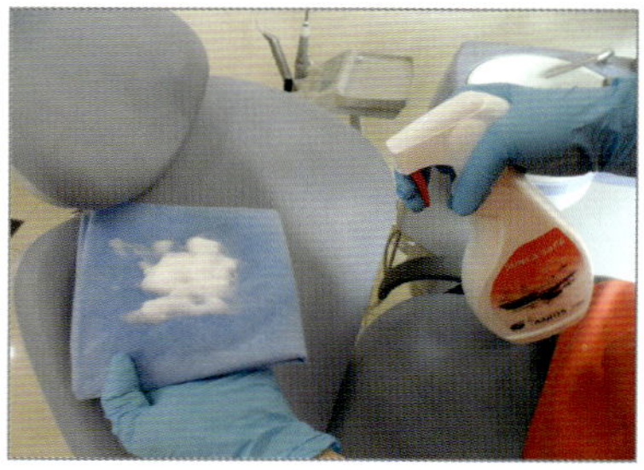
시이트 세정

3. 초음파 세정제의 선택기준과 적용

치과기구의 대표적인 특징으로는 가늘며 물체를 집을 수 있도록 한 너얼링(+ -홈)부분(핀셋)과 미끄러짐을 방지하기 위한 손잡이부분, 뒤틀어(screw)진 형태의 파일(침), 치아삭제용 다이아몬드 코팅의 bur 등 정교하고 미세한 홈의 구조로 일반세정으로는 제거하기 매우 어려운 한계를 안고 있다.

1) 권장 유효성분 및 특징

초음파 세정제는 일반세정(흐르는 물에 닦는 과정)에서 제거되지 못하는 마이크로 입자의 조각과 지질피막 탈락 및 혈흔, 단백질과 바이오필름, 균주분해를 높여 효과적인 멸균과정을 지원하는 단계의 세정제이다. 아말라아제, 셀룰라아제, 리파아제, 만난아제, 프로테아제로 이루어진 5중 복합 효소세제로 모든 오염물질에 신속한 화학적 반응을 해야 한다.

시중에 유통되는 일부 초음파 세정제 중에는 효소세정 일부를 첨가하여 우수성을 강조하지만 기구의 표면손상과 금속 피로한도 가중 및 입자 미 탈락 등으로 신뢰할 수 있는 멸균공정과 의료 질 관리에 문제점을 유발 시킬 수 있어 가능한 엄격하고 국제적인 기준에 부합하는 제품을 선택하여야 한다.

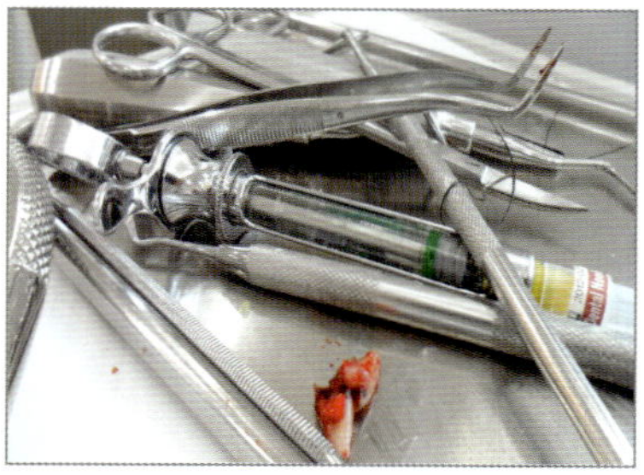
진료 후 오염기구

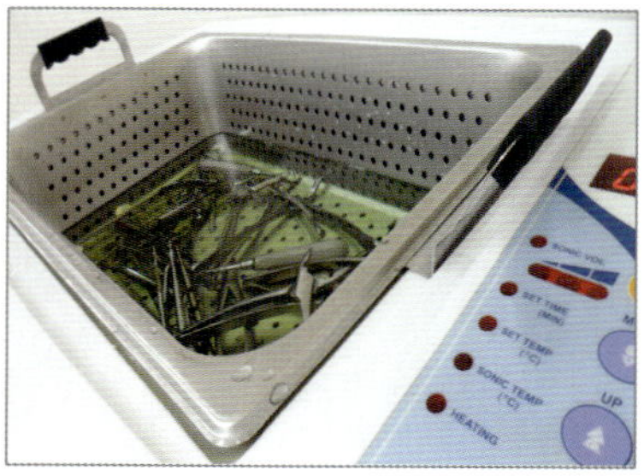
초음파 세정

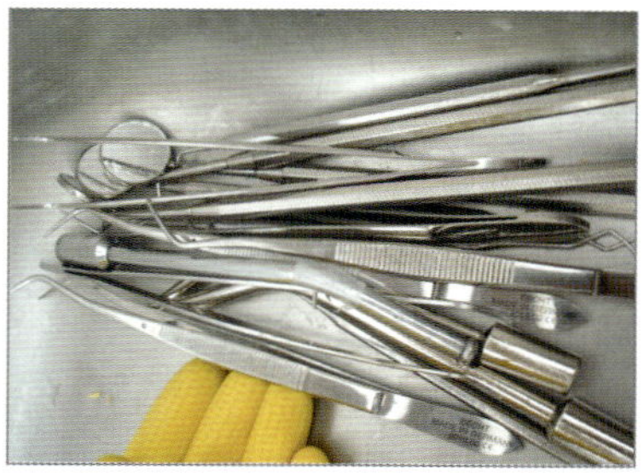
초음파 대기(불량대기)

기초적인 조건으로는 희석 후 pH농도는 7.25(중성)이내이며 물의 온도변화에 화학적 반응이 없이 효력을 유지해야 한다.

휘발성 유기화합물 성분이 첨가되지 말아야하며 최소 1분 이내에 세정효력을 입증 할 수 있어야 한다.

2) 클리너 주성분

아말라아제, 셀룰라아제, 리파아제, 만난아제, 프로테아제, 로 이루어진 5중 복합 효소세제로 모든 오염물질에 대해 뛰어난 세정효과에 반응하며 이중 만난아제는 다른 효소들이 분해할 수 없는 갖가지 다당류 혼합물을 가수분해하여 효소세정 효과를 극대화 시키는 장점이 높다.

또한 비이온계, 음이온계 계면활성제, 거품방지제, 부식 억제제를 첨가하여 기구 손상 및 성분의 유효성과 안전성을 뒷받침해야 한다.

3) 사용방법

0.05~0.5%희석하며 용량에 따라 농도 조절을 경제적으로 사용할 수 있다.

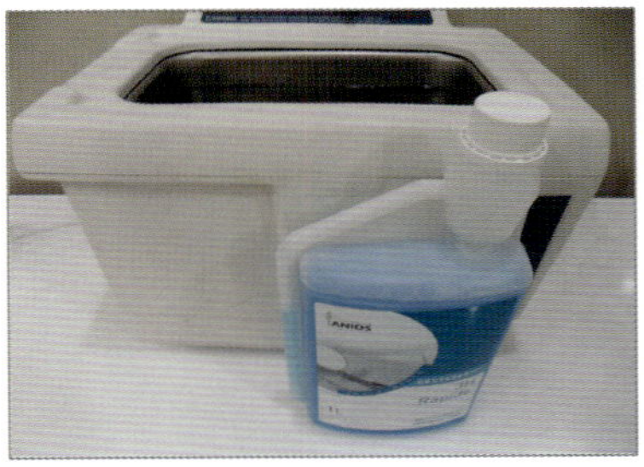

초음파 세정액

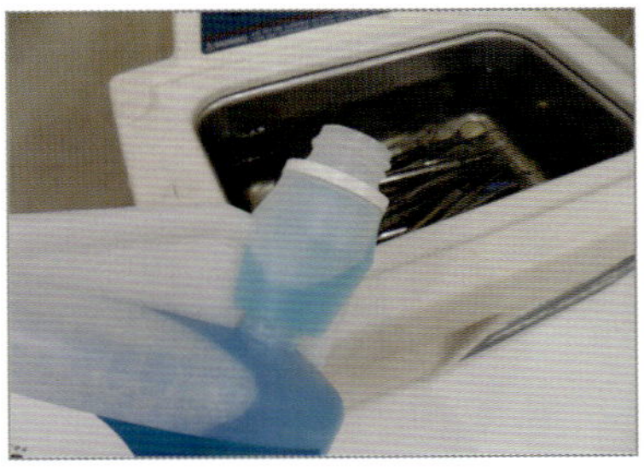

정량 눈금확인

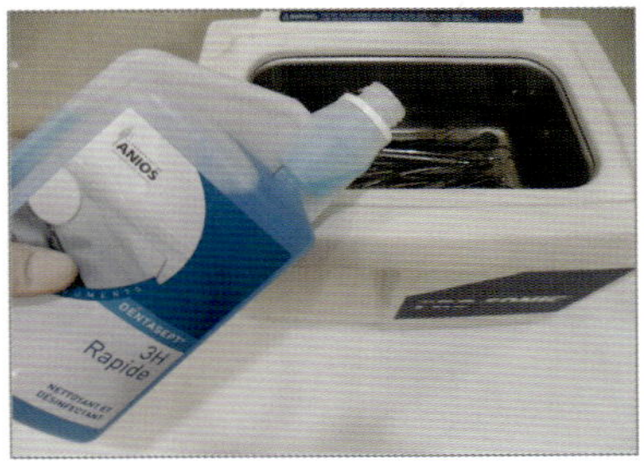

세정액 침전

4. 석션클리너 선택기준과 적용

치과병원 관리자 또는 치과위생사는 석션클리너 선택에 있어 국내 및 국제적으로 검증 된 제품을 취급하기를 권장하며, 취급의 편의성, 안전성, 탈취기능, 거품방지, 오염균주의 유효성분 등을 확인하여야 한다.

1. 규정된 용기에 제조사가 권장하는 용량에 맞추어 물과 희석하도록 한다.
2. 1일 진료 후 1회 이상 배관 클리링을 선행하도록 한다.

1) 권장 유효균주 및 특징

Bactericide : EN 1040, EN 13727, EN 14561 규정

MRSA : EN 13727 규정(메티실린 내성 황색 포도알균)

Mycobacterium tuberculosis(Tb)
Yeasticide :EN 1275, EN 13624, EN 14562 규정
Virucide : HIV-1, HBV, BVDV(surrogate of HCV)적용.
세균, 진균, 바이러스, 결핵균에 이르는 폭 넓은 항균작용

2) 클리너의 주성분

Polyhexamethylene biguanide, hydrochloride, Quaternary ammonium, 부식억제제, 석회 제거제 외기타 성분이 함유된 용액과 성상 100% 농축원액이 이상적인 조건을 갖추고 있기에 권장한다.

3) 사용방법

① 2%(50배),2L 희석 액을 혼합하기 위해 준비된 2L규정 용기에 1,960ml 눈금까지 물을 채운 후 40ml의 클리너 원액을 혼합하도록 한다.
② 석션, 배큠튜빙을 용기 노즐에 삽입하여 흡입시키도록 하며 1,400ml 까지만 석션용으로 사용하고 나머지 600ml는 타구배관 세정용으로 사용하도록 한다.
③ 클리닝 후 최소 15분간 자연방치 후 배큠 필터를 교환하도록 한다.
④ 강력한 배관세정을 원할 경우 2회 실시를 권장하며 하룻밤 동안 자연방치하면 된다.

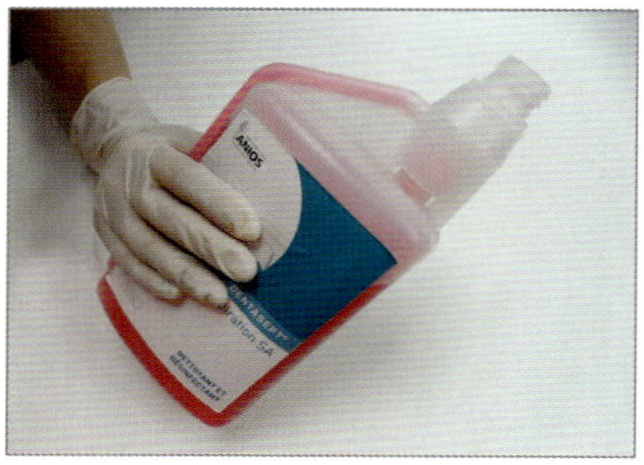
배관 세정제

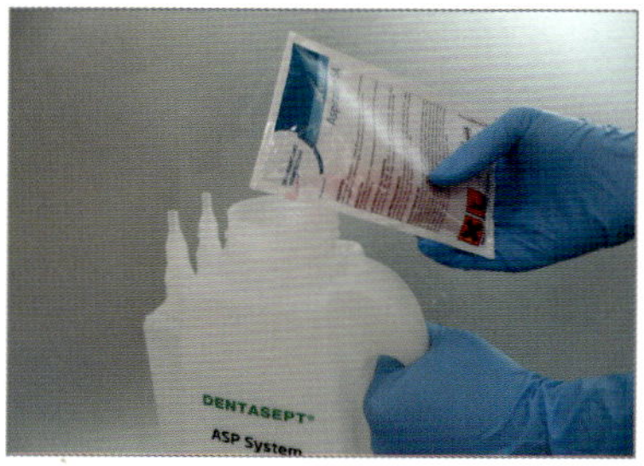
2%(50배) 농축원액 희석

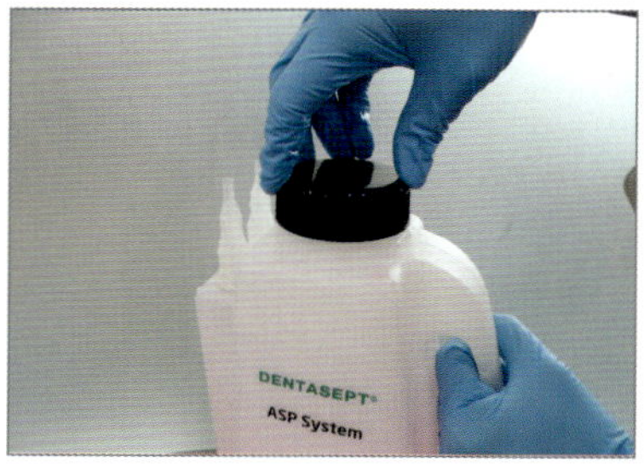
마개 개방

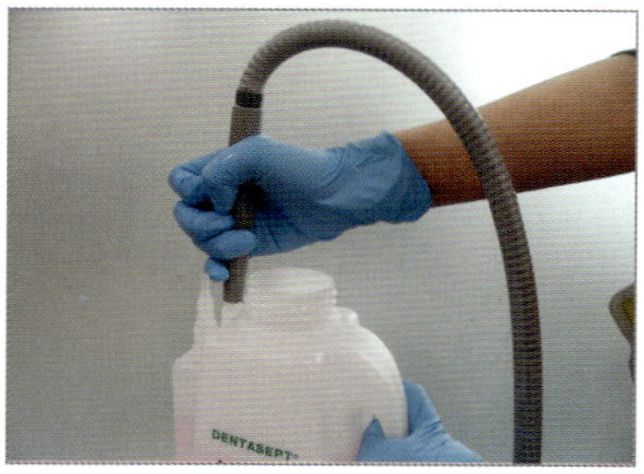
배큠 튜빙 세정

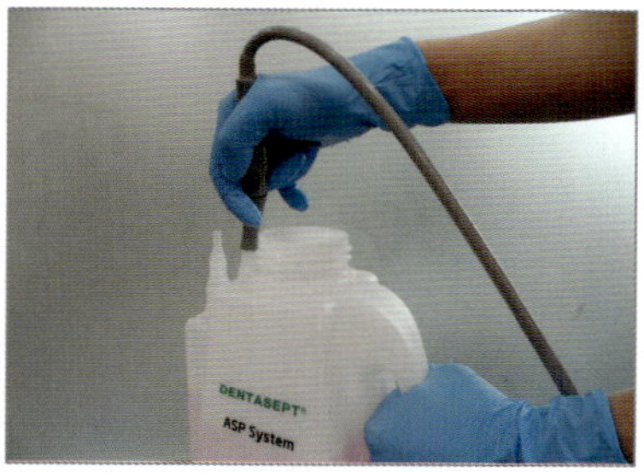
살리바 이젝터 튜빙 세정

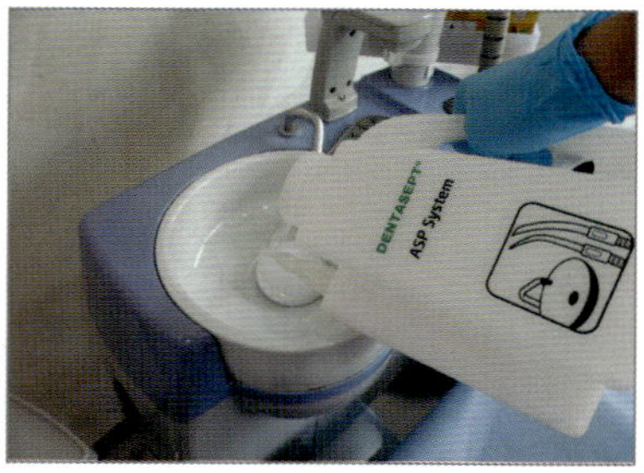
잔액으로 타구 세정

5. 바닥 세정제의 선택기준과 적용

친 환경 표면세정제로 세정 및 소독, 탈취가 동시에 반응하며 세균, 진균, 바이러스, 결핵에 이르는 폭넓은 살균력을 유지해야 한다. 특히 치과는 물과 공기를 동시에 분사되는 의료 환경에서 치명적인 에어로졸(aerosol)과 하이드로졸(hydrosol)의 비산으로 잠재적인 오염원을 전파하는 레지오넬라균에 대한 강력한 항균작용에 요구되어야 한다.

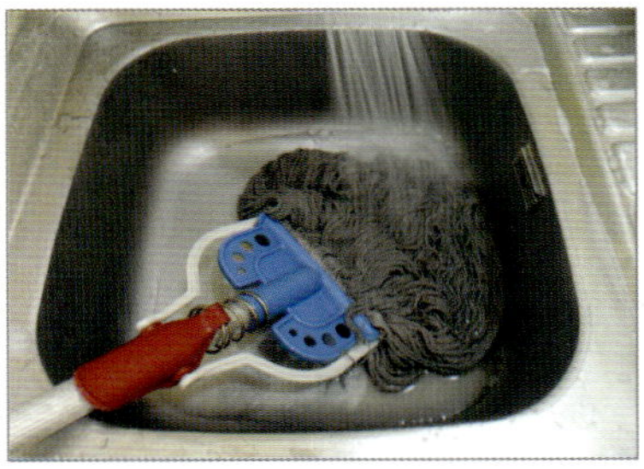

밀대 세정

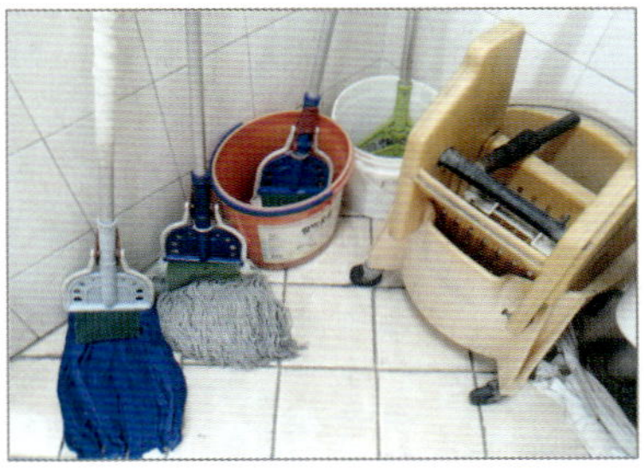

정돈, 청결의 밀대

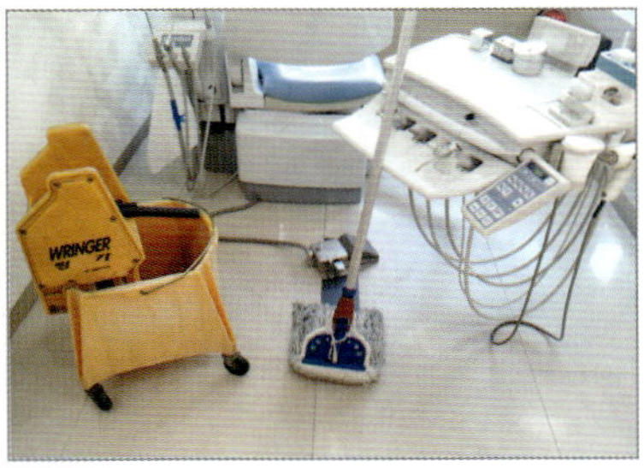

진료실 밀대

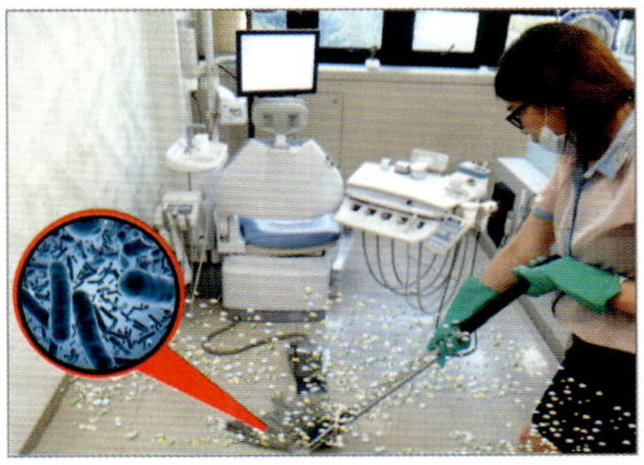

교차 오염의 사례

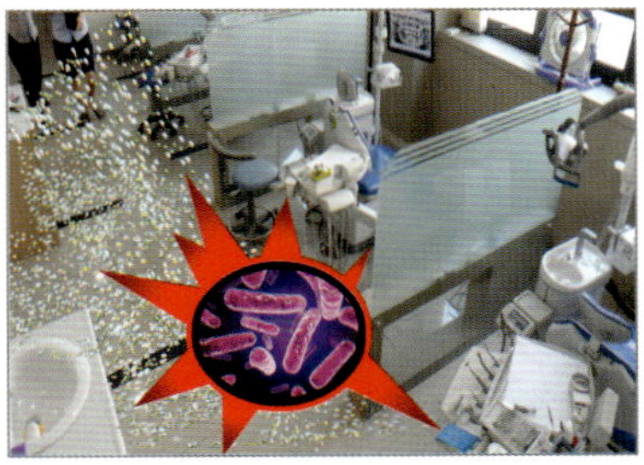

교차 오염의 확산

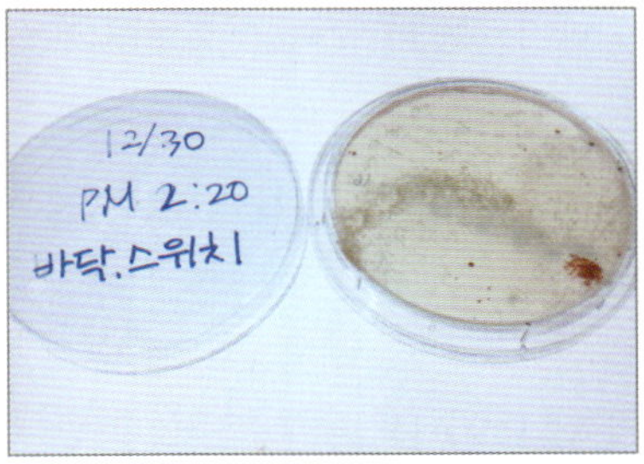

바닥 미생물 결과

1) 권장 유효성 및 특징

세정제의 특징으로는 냉, 온수에 화학적 변화가 없어야 하며 희석 액의 pH농도 8.5(중상)유지하고 물질적합성이 국제적 요건 충족에 적합해야 한다.

ISO 9001에 따른 AFAQ의 평가기준과 EN 1040, EN 13727, EN 1276, EN 1650과 HIV-1, BVDV(surrogate of HCV), PRV(surrogate of HBV), Influenza virus A(H1. N1)에 부합해야 한다.

피부 민감 반응이 매우 낮을수록 좋으며 불쾌한 향이 없고 미끄러짐의 영향을 억제해야 한다.

소모성과 적용범위가 넓은 특징으로 희석비율이 400배를 유지하는 것을 권장 한다.

2) 클리너 주성분

4세대 4급 암모늄염(DDAC),바이오필름 제거제, 비이온계면활성제 등이며 성상은 100% 농축원액의 액상으로 pH8.5(중성)를 효력을 유지하며 최소 1일 이내 재사용이 가능한 경제적인 제품이어야 한다.

3) 사용방법

0.25%(400배)희석, 15분간 방치 8L물에 혼합할 경우 20ml 원액을 첨가하여 가볍게 섞어 15분간 방치 후 사용한다(5L 제품의 경우 1회 펌프 시 20ml배출 됨).

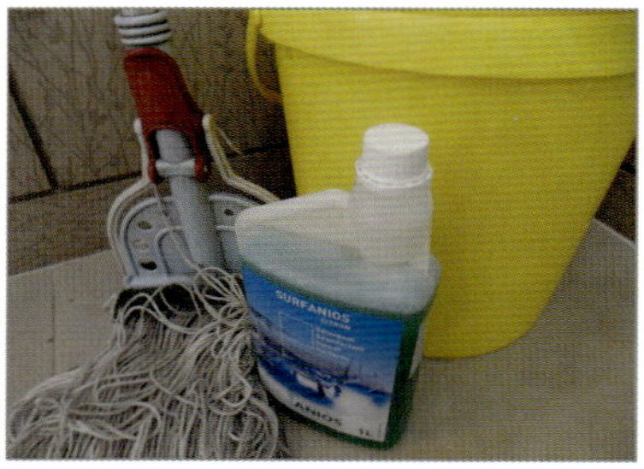

세정액 대기

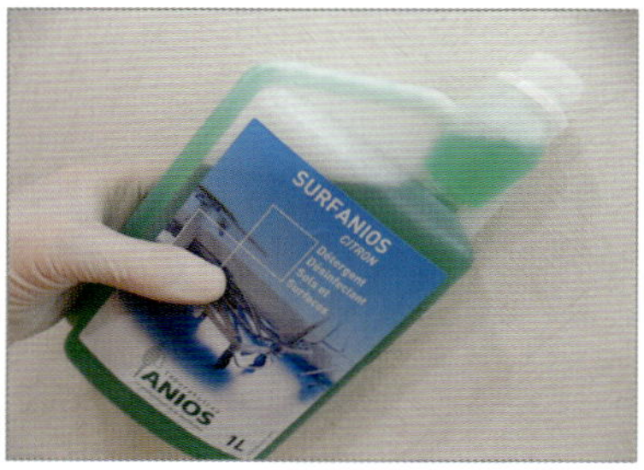

정량 용액

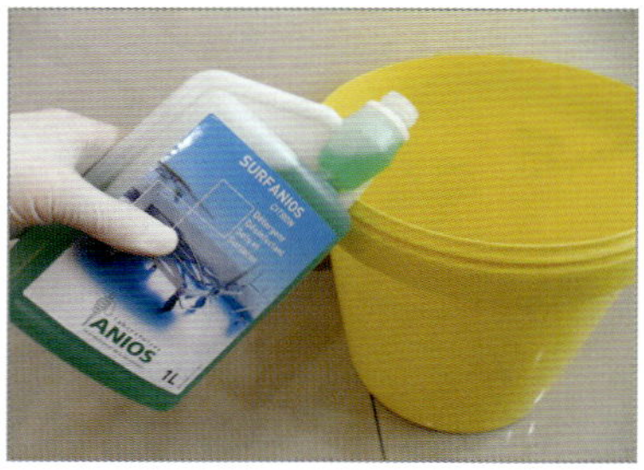

세정액 희석

바닥 세정작업에 있어서는 구석진 공간에서부터 점차 출입구 방향으로 동선을 옮기는 쪽으로 수행하며 밀대를 잡은 자세는 가능한 허리를 펴고 밀대에 가하는 압력은 가볍게 한다.

바닥세정의 효력을 유지하기 위해선 평균 건조시간을 15~20분 이내의 여유 있게 시간을 부여한다.

작업과정에는 출입구 방향에서 누구나 식별 할 수 있도록 안내표지판 또는 미끄럼 표지안내를 알릴 수 있도록 하는 것이 이상적인 안전사고를 예방할 수 있다.

6. 작업자의 안전과 방어체계

다중시설인 의료 환경에서 다제내성균의 오염전파를 억제하고 엄격한 방어체계를 구축 · 활용하는데 있어 인력의 효과적인 행동요령과 잠재적인 안전사고의 중요성을 인식하고 성인학습에 입각한 훈련이 요구된다.

소독실에서의 환경은 눈의 피로를 야기할 수 있는 조명을 개선하고 반복적인 환기를 함으로써 생리적인 피로로부터 자유로울 수 있다.

세척 대상에 따라 기립자세와 앉은 자세를 반복적으로 수행하므로 작업공간의 활용과 주변 간섭을 최소화 한다.

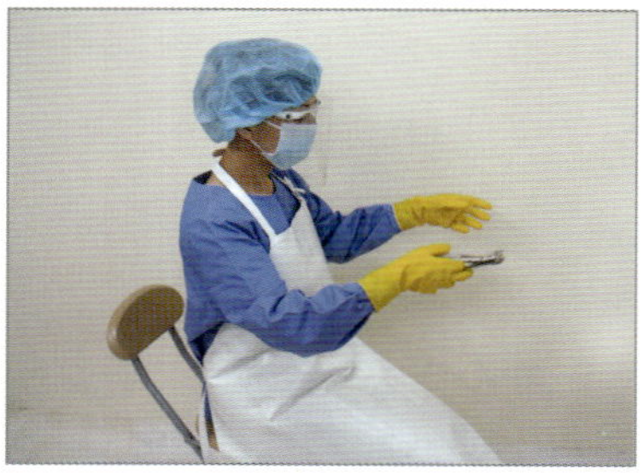

방호복 착용

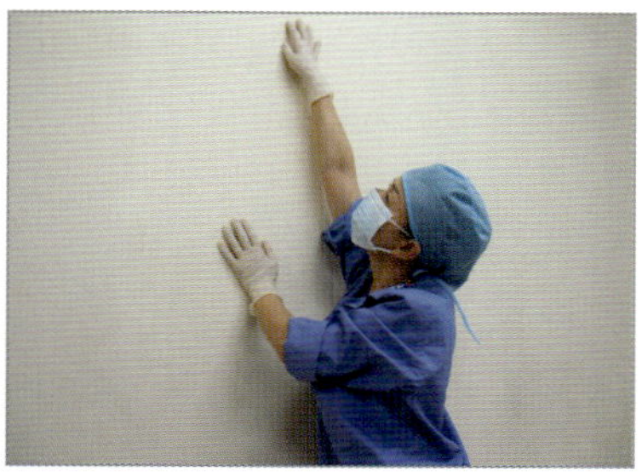

불안전 한 자세와 불출

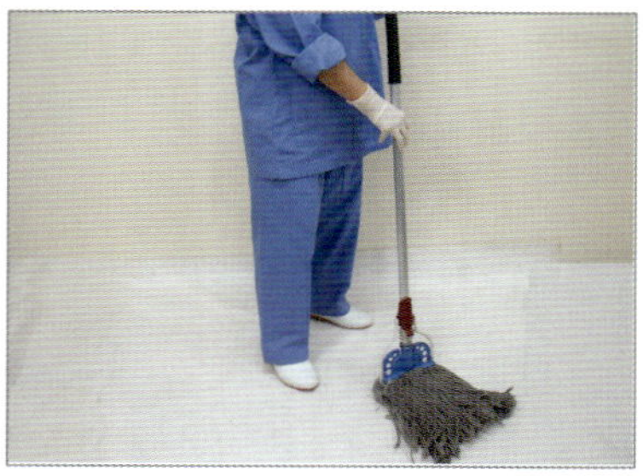

올바른 자세

작업자의 신변 안전을 위해선 방수 앞치마, 의료용 장갑, 보안경, 마스크 경우에 따라 방수장화 또는 귀마개를 착용하며 이를 선행하기위해선 무엇보다도 쾌적한 공기흐름과 환풍기 시설이 갖추어야 한다.

기존 밀폐된 공간에서 개인방어용품을 착용하며 근로를 유도하는 행위는 안전사고의 원인제공을 한다는 것은 유의하여야 한다.

세정제 용액은 액체이고 중량의 물품으로 보관과 경납위치는 작업자의 인체공학적 행동반경에 보관 할 수 있도록 하여 무리한 동작으로 안전사고를 유발하지 않도록 한다.

노동의 피로 중 잘못된 행동과 불필요한 자세에서 기인 한 문제점이 많으므로 적절한 행동규범을 제공하여 주기적인 훈련을 제공하여야 할 책임이 있다.

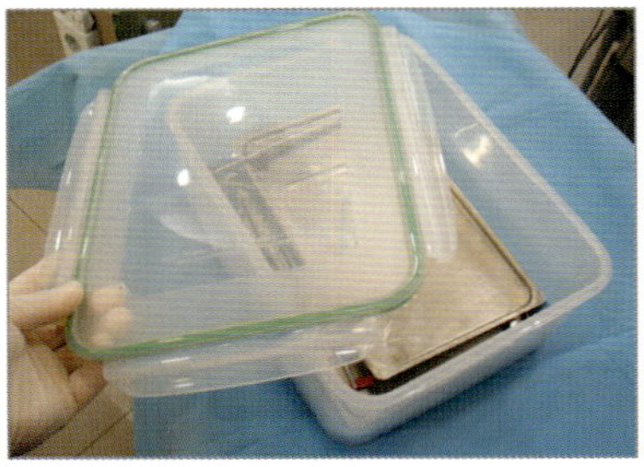
오염기구 용기담기

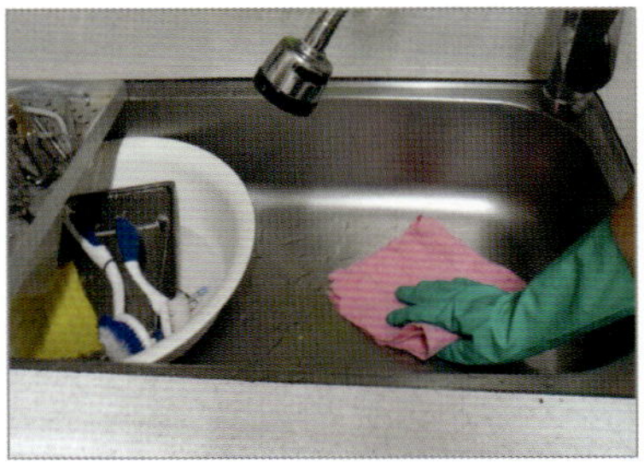
세척실 청소, 청경 유지

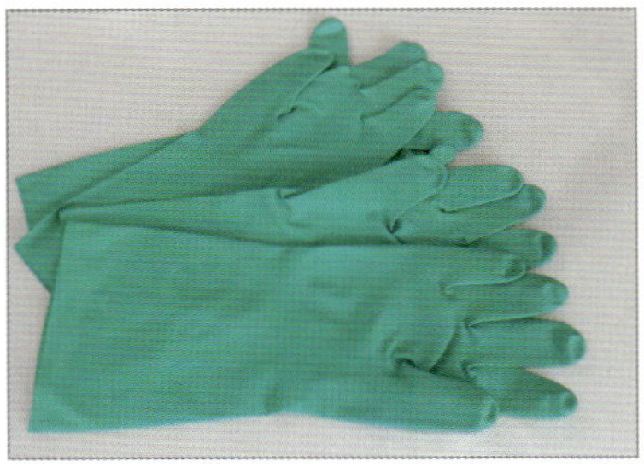
의료용 특수 장갑

임상 진료실에서의 불필요한 동작과 동선 겹침을 최소화하기위해선 오염기구 회수를 완충할 수 있는 대기공간을 마련해야 한다.

이동은 반드시 용기에 담아 잠시 대기와 회수를 반복하고 용기에는 최소로 담길 수 있도록 한다.

용기 표면에는 오염기구이동 임을 알리는 명찰을 부착하고 오염임을 강조하여야 한다.

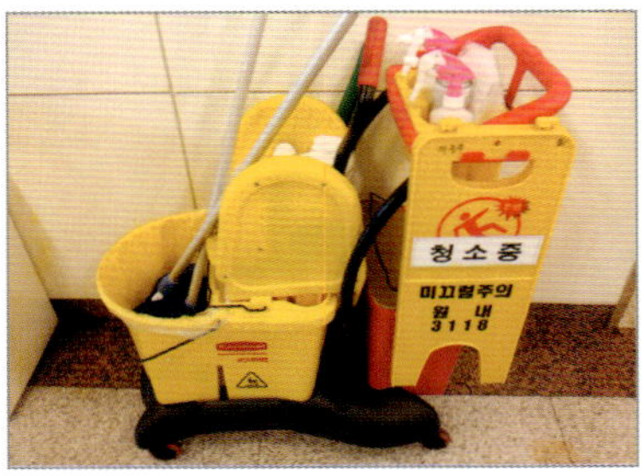
미끄럼 경고안내

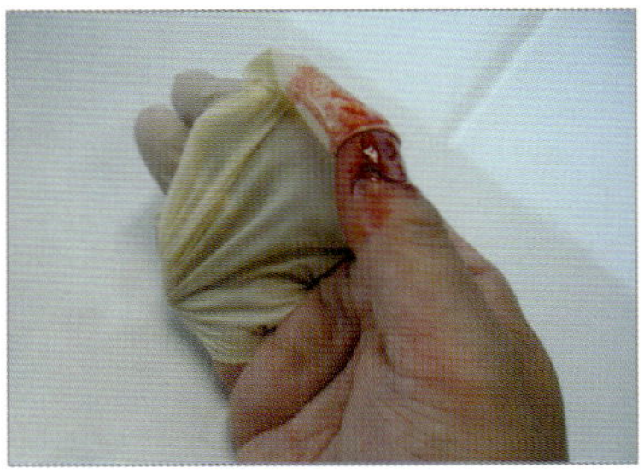
안전사고

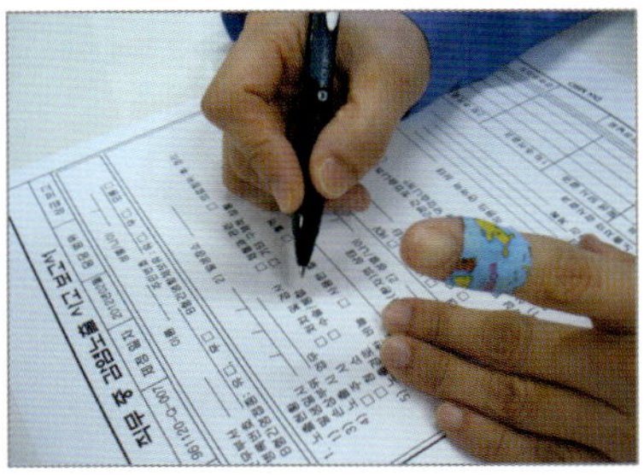
감염노출 신고보고서

7. 소독제의 이론과 종류

1) 과산화수소(Hydrogen peroxide)

과산화수소는 세포막의 지리, DNA기타 세포필수 구성요소 등을 파괴하는 작용을 하며 작용기전으로는 hydroxyl-free radicals를 생산한다.

살균범위는 세균, 진균, 바이러스, 아포, 결핵균에 적용된다.

6~25% 농도에서는 화학 멸균제로 사용이 가능하나 취급에 각별히 주의하여야 한다.

7.5% 과산화수소에 0.85% 과 초산을 배합하면 멸균제로 사용할 수 있으나, 용액 자체가 불안전하므로 안식향산(benzonic acid)이나 다른 안정제(stabilizer)를 혼합하여 첨가제를 사용해야 한다.

(1) 주의사항

- 차광용기에 보관되어 있으면 일반 환경에 안전하다.
- 3% 농도의 과산화수소는 환경표면 소독제로 사용가능하며 매우 안정적이며 효과적이다.
- 사용 후 충분한 헹굼이 안 되는 경우 각막손상, 위막성 결장염 등이 발생할 수 있다.
- 치과의 경우 수관 관리(감시)에서 배관 내부의 물때(바이오필름)제거 목적으로 사용되고 있으나 최소 유효농도를 초과하거나 수차례 배관 헹굼이 없을 경우 위험할 수 있다.

2) 알코올(Alcohol)

알코올은 탈수를 통해 단백질을 변성시켜 살균시키며 최적의 유효농도는 60~90%이다.

알코올(에틸알코올과 이소프로필알코올)은 실험에서 다제 내성균(MRSA,VRE)등을 포함한 증식형 그람양성 및 음성균, 결핵균, 다양한 바이러스에 효과적인 것으로 증면되었고 지질피막 바이러스(herpes-simplex virus, HIV, influenza virus, RSV, vaccinia virus)등에도 탁월한 효과를 나타내고 있다.

Hepatitis B virus, Hepatitis, C virus는 피막바이러스이면서 알코올에 감수성이 떨어지지만 60~70% 농도에서는 사멸된다.

세균에 대한 효과는 좋지만 세균의 아포, 원충의 난모세포, 비피막(비지질)바이러스에 대해서는 효과가 급격이 떨어진다.

알코올은 피부에 적용 시 신속한 살균효과를 얻을 수 있지만, 잔류효과는 없이 증발된다.

그러나 알코올 제제 사용 후에는 미생물이 다시 성장하는 속도는 매우 느리다.

알코올 용액에 클로르헥시딘, 4급 암모늄염, 옥테니딘, 트리클로산 등을 첨가로 잔류효과를 얻을 수 있다.

(1) 사용범위

- 앰플, 바이알 표면
- 물과 세제를 이용해 청소한 깨끗한 표면
- 일부 기구의 표면(라이트 손잡이, 암레스트, 손거울, 이동요 카트 등)
- 일부 기구의 건조 환경

- 주사 전 피부 소독
- 물 없이 사용되는 핸드 럽

(2) 주의사항

- 증발이 쉬우며 이로 인해 농도가 50% 이하로 살균력이 급격히 감소하게 된다.
- 유기물이 남아 있을 경우 비 활성화되기 때문에 사전 세정작업이 필수적이다.
- 세척제로는 권장할 수 없고 단백질로 오염되었을 때 알코올 세제 사용은 권장하지 않는다.
- 증발되고 난 후 잔존 효과가 전혀 없다.
- 일반적으로 점막에 적용하지 않는다.(구강 점막)
- 고무, 플라스틱 등의 물질은 성질이 변형되거나 안과 기구 특히 렌즈 등은 깨질 수 있다.휘발성이 있어 고열의 장소는 피해야 한다.

3) 4급 암모늄염

4개의 알킬 구성에 직접 연결된 질소원자로 구성되어 있으며 구조와 구성이 다양하다.

표면장력을 약화시키는 계면활성 소독제 중 양이온 소독제에 속한다.

미생물의 세포질막에 흡착되어 내용물이 유출되어 세포가 파괴된다.

여러 화합물 중 alkyl benzalkonium chloride가 피부 소독제로 널리 사용된다.

세균이나 진균 증식을 억제하며 그람 음성균보다 그람 양성균에 더 효과적이며 지질 바이러스에 대하여 효과가 탁월하고 진균이나 결핵균에 대해서는 효과가 미약하다.

유기물이 있을 때는 소독효과가 저하되며, 음이온 세척제와 물질적합성이 맞지 않는다.

(1) 사용범위

- 의료환경의 바닥이나 기구, 벽, 손잡이, 등의 청소용 환경 소독제로 광범위하게 적용된다.
- EPA에 등록된 4급 암모늄염의 경우는 손상되지 않는 피부에 접촉하는 의료 기구를 소독하는데에 사용한다.
- 4급 암모늄염은 세대나 유형에 따라 소독력이 다르며, 3세대 이상의 제품들은 기존 제품의 단점을 개선하고 소독력이 향상되었으므로 주의하여 선택 적용하여야 한다.

(2) 세대별 제품의 특징

- 제 1세대 제품 : Benzalkonium chlorides. 방부제 정도의 낮은 소독력
- 제 2세대 제품 : Benzalkonium chlorides보다 소독력이 증가 됨.Alkyl dimethyl benzyl ammonium chloride
- 제 3세대 제품 : 기존 제품에 대해 소독력과 세척력이 증가 됨
  사용자의 안전성에 고려한 제품으로 생산됨 "Dual Quats" 제품들은 Alkyl dimethyl benzyl ammonium chloride와 Alkyl dimethyl ethylbenzyl

ammonium chloride가 혼합되었다.

- 제 4세대 제품 : 물과 단백질 존재에 덜 민감하며 기존 제품의 문제였던 거품문제를 감소시키고 소독력이 증가 됨
Dialklmethyl amines(didecyl dimethyl ammonium chloride or dioctyl dimethyl ammonium chloride)
- 제 5세대 제품 : 4세대와 2세대 결합함으로서 소독력과 안전성이 더욱 증가 됨.

(3) 주의사항

- 상대적으로 제품 수용성이 좋고 알러지가 낮은 편이나 농도가 높아지면 피부나 점막에 자극을 야기할 수 있다.
- 그람 음성균 오염으로 인한 유행발생으로 인체 표면 소독제로는 사용을 권장하지 않으나 최근 티슈형태나 핸드럽 제품의 연구 결과 손의 미생물 감소효과가 있는 것으로 알려져 추가 연구가 요구되고 있다.

4) 글루탈알데하이드(Glutaraldehyde)

글루탈알데하이드는 산성용액으로 소독효과가 매우 적지만 염기를 첨가하여 pH농도를 7.5~8.5로 향상시키면 활성화되어 미생물의 설파드릴, 하이드록실, 카복실과 아미노 구성을알킬화하여 RNA, DNA와 단백질 합성을 변형시켜 미생물 을 무력화 시킨다.

결핵균을 포함한 모든 그람얄성균과 그람음성균, 진균, 바이러스(HBV, HIV포함)에 대한 살균능력이 높다.

실험실 환경에서 영양형 박테리아는 2분 이내에 결핵균과 진균, 바이러스는 10분 이내에 사멸되고, 막대균 속(Bacillus spp)클로스트리디움 균주(clostridium spp)는 3시간 이내에 사멸된다.

클로스트리움 디피실(clostridium difficile)아포는 20분 이내에 사멸된다.

(1) 사용범위

금속표면을 부식시키지 않고 렌즈 장착 기구, 고무, 플라스틱을 손상시키지 않아 높은 수준의 소독제로 내시경류, 폐 기능 측정기구, 투석기, 트랜스듀서, 마취 및 호흡 치료기구 등에 적용된다.

일반적으로 환경소독제로는 사용되지 않는다.

(2) 주의사항

- 글루탈알데하이드의 희석 농도를 감소시킬 수 있는 유기물질 또는 젖은 기구로 인한 물 유입 등을 피하기 위해 주의하여야 한다.
- 침전시간은 소독효과에 영향을 미치는 중요한 요소로서 온도와 농도에 의해 영향을 받는다.
- 활성화된 글루타알데하이드는 실온에서 시간이 지날수록 농도가 떨어지기 쉬우므로 제조사에서 권장하는 방법으로 사용 후 폐기해야 한다.

- 일반적으로 2%이상의 농도를 유지할 경우 높은 수준의 소독제로 사용할 수 있다.
- 소독제의 유해한 성분에 환자 및 직원이 노출되는 것을 예방하기 위해 남아 있는 글루탈알데하이드를 제거하기 위해 물로 충분히 헹군다.
- 취급자에게 비출혈, 알레르기성 피부염, 천식, 비염 등의 부작용을 유발시킬 수 있다.
- 국내에서는 안전관리에 대한 규정이 없으나 미국의 경우 0.05ppm보다 높으면 환경에 대한 평가를 받아야 하며 작업장에는 닥트설치 또는 시간당 7~15회의 환기를 하여야 한다.

5) 클로르헥시딘 글루코네이트(Chlorhexidine gluconate)

양 전하를 띤 클로르헥시딘 글루코네이트가 음전하를 띤 세포막에 결합하여 살균효과를 나타낸다.

저 농도에서는 세포막 삼투압 평행에 변화를 주어 정균작용을 나타내며 고 농도에서는 세포질 내 함유물을 침적시켜 살균작용을 일으킨다.

즉각적 효과는 알코올에 비해 느리며, 그람양성균에 효과가 좋고 그람음성균과 진균에는 다소 효과가 떨어지며 결핵균에 대해서는 최소 효과만 반응한다.

아포에는 반응하지 않으며 피막바이러스(herpes-simplex virus, HIV, CMV, influenza virus, RSV)에 반응하지만 비피막바이러스(rotavirus, adenovirus, enterovirus)에는 대체로 효과가 약하다.

특히 구강 안에서 세균이 만드는 플라그와 결합하여 세균이 치아로 흡수되는 작용을 방해한다.

(1) 사용범위

- 피부의 자극이 적고 피부에 잔재효과가 있어 피부소독제로 사용한다.
- 알코올이나 증류수에 희석하여 피부 및 점막 소독제로 사용한다.
- 0.5%, 0.75, 1% 클로르헥시딘 제제는 일반 비누보다는 소독효과가 좋지만 4% 보다는 효과가 떨어진다.
- 2% 는 4%에 비하여 다소 효과가 떨어지지만 4% 클로르헥시딘은 7.5% 포비돈 아이오다인에 비하여 세균감소 효과가 매우 높다.
- 클로르헥시딘은 잔류효과가 있어 알코올제제에 저 농도(0.5~1.0%)의 클로르헥시딘을 배합하면 알코올 단독제제보다 잔류효과가 향상된다.

(2) 주의사항

- 클로르헥시딘은 혈액과 같은 유기물에 의한 효과 감소는 크지 않다.
- 양이온 분자이기 때문에 천연비누, 음이온 무기물질, 비이온성 표면활성제, 음이온 에멀젼 성분을 포함한 핸드크림 사용 시 효과가 떨어질 수 있다.
- 식염수와 희석하면 duad를 생성하며, 증류수에 희석하면 오염가능성이있으므로 오염되지 않도록 보관 및 사용에 주의하여야 한다.
- 피부자극은 농도에 따라 달라지지만 가장 소독효과가 좋은 4%농도록 자주손을 씻었을 때 피부염을 유발시킬 수 있다.

6) 과 초산(Peracetic acid)

산화제의 기전과 비슷하다고 알려져 있다.

단백질을 변형시키고 세포벽 투과율을 방해하고 단백질, 효소, 다른 대사물질과 결합한 sulfhydryl 과 sulfur를 산화 시킨다.

모든 미생물에 단 시간내에 효과가 탁월하며 그람양성 및 그람음성균주, 곰팡이, 효모 등은 100ppm 미만의 농도에서 5분 이내에 불활성화 시킨다.

유기물 제거 능력은 강력하고 잔류물질이 없으며 유기물이 존재하면 200~500ppm 정도가 되어야 한다.

폴리오바이러스를 포함한 바이러스의 경우 12~2250ppm에서 15분간 사용해야 한다.

0.26% 과초산은 결핵균(M. tuberculosis, M. avium-intracellulare, M. chelonae, M. fortuitum)을 20~30분 내에 사멸된다.

세균의 아포를 불활성화 시키기 위해서는 500~10,000ppm에서 15~30분간 적용되어야 한다.

(1) 사용범위

- 수술기구, 치과기구, 내시경, 기구의 화학 멸균제로 사용된다.

(2) 주의사항

- 얇은 금속 부분은 쉽게 부식되거나 도금이 탈색 될 수 있고 주로 구리, 황동, 철 및 아연을 부식 시킨다.
- 희석 시 불안정해진다.
- 1% 용액은 가수분해로 6일 만에 반으로 감소하고 40%의 과초산은 한 달이 지나면 유효성분이 1~2%가 감소된다.

7) 과 초산 및 과산화수소 화합물(Peracetic acid & hydrogen peroxide)

2개의 물질이 서로의 상승작용으로 살균력을 배가 시키는 작용이다.

혈액투석기계의 소독제나 내시경 소독제로 사용되고 있다.

0.08% peracetic acid, 1.0% hydrogen peroxide의 구성으로 배부분의 내시경 기구에 사용되 왔으나 내시경 자체에 미치는 영향으로 사용이 최근 제한되고 있다.

0.23% peracetic acid 7.23% hydrogen peroxide의 배합으로 미국 FDA의 인증을 받아 사용되고 있다.

8) 올소프탈알데하이드(Ortho-phthaldehyde, OPA)

0.55% 1,2-(OPA)로 구성되었으며 연한 푸른빛을 액체이며 중성(pH7.5)을 띤다.

OPA, giutaraldehyde 모두 아미노산, 단백질, 미생물과 상호작용함으로써 살균력이 나타난다.

Mycobacteria를 5log 10만큼 감소시키는데 1.5% 글루타알데하이드가 32분간 소요되던 것에 비해 OPA는 mycobacteria를 5분, M. bovis는 0.21%에서 6분이면 충분하다고 보고되고 있다.

아포의 경우 실온에서 270분 노출해도 살균력이 없다.

요액을 pH6.5~8로 올리면 아포 살균력이 올라가며, 온도가 증가할수록 살균력이 증가한다.

B. subtilis를 5log 만큼 감소시키는데 20°C에서 24시간 필요하지만 35°C로 온도가 높으면 3시간으로 감소된다.

(1) 사용범위

- 높은 수준의 소독제로 내시경류 소독에 사용된다.
- 눈이나 코에 자극이 없으며 활성화제가 필요없다.
- 기구와의 적합성에 문제 없어 여러 가지 소재의 기구에 적용 가능하다.
- 중성이고 거품이 적어 쉽게 헹구어진다.

(2) 주의사항

- 최소 효과 농도는 0.3%이며 최대 14일까지 사용할 수 있지만 이 기간 내에도 0.3% 이상을 유지하는지 테스트 스트립으로 모니터링 해야 한다.
- 개봉 후 사용하지 않은 채로 밀봉한 경우 75일까지 사용가능하다.
- 세척시 남은 오염물질은 OPA의 소독효과를 감소시킨다.
- 침전하기 전 세척 및 건조 한 후 20°C에서 10분간 완벽히 침전시킨 후 제조사의 권고사항을 따른다.

9) 요오드 아이오도퍼(Iodine and iodophor)

요오드 분자는 미생물 세포벽을 침투하고 아미노산과 불포화지방산 결합을 통해 세포를 불활성화 시켜 단백질 결합 저해와 세포막 변성에 의한 소독작용을 한다.

아이오도퍼는 요오드와 아이오다이드 또는 트리아이오다이드와 폴리머 케리어 원소 혼합물로 분자량이 크다.

요오드에 액화시키는 물질을 첨가하여 수용상태에서 유리요오드가 방출되어 미생물과의 직접 결합 또는 산화에 의하여 살균작용을 나타낸다.

그람양성균, 그람음성균과 아포, 바이러스, 진균, 원충까지 살균의 범위가 넓다.

그러나 진균이나 아포에 대한 살균효과를 보려면 오랜시간 침전을 요구한다.

(1) 사용범위

- 피부 및 점막 소독
- 농도에 따른 사용 범위
- 10% 용액 : 창상치료나 침습적인 시술을 하기 전에 피부준비에 적용된다.
- 2 % 용액 : 구강 함수에 적용된다.
- 7.5% 베타스크럽(betaqscrub) : 세척 성분과 혼합되어 수술실, 중환자실 등에서 의료진의 손위생에 적용된다.

(2) 주의사항

- 소독력은 pH, 온도, 노출시간, 총 유효 아이오다인 농도, 유기물 및 무기물(알코올, 세제)존재량에 영향을 받는다.
- 희석할 경우 유리요오드를 운반하는 polymer의 결합이 약해질수 있으므로 제조사의 권고 사항을 따른다.
- 코팅처리가 되지 않은 금속표면은 부식우려가 높다.
- 유기물의 의하여 살균작용이 거의 영향을 거의 받지 않으나 낮은 종도에는 살균력이 현저히 저하된다.
- 소독제 제조 과정이나 보관 중 그람음성 막대균 오염으로 인한 유행이나 가성유행발생이 보고된 바 있다.

10) 클로록시레놀(Chlorxylenol)

클로록시레놀은 파라클로르메타시레놀(para-chloro-meta-xylenol PCMX)으로 알려져 있으며 할로겐 대체 페놀화합물로 화장품이나 항균비누의 보존제로 사용되어져 왔다.

클로록시레놀은 0.3~3.75% 농도가 유효하며 소독력은 세균의 효소를 불활성화하고 세포벽 변성을 통해 나타난다.

클로르헥시딘이나 아이오도퍼보다 소독발현 시간이 낮고 지속효과는 클로르헥시딘에 비해 짧다.

그람양성균에는 효과적이나 그람음성균과 마이코박테리아, 일부 바이러스에는 효과가 적다.

EDTA(ethylene- diaminetetraacetic acid)를 첨가할 경우 녹농균을 포함하여 다른 세균에 효과가 증가하였다.

(1) 주의사항

- 유기물에 영향이 적으나 비이온성 계면활성제에 의해 중화된다.
- 피부에 흡수되나 피부문제 발생이 거의 없다.

11) 염소 및 염소화합물(Chloride & Chlorine compounds)

일반적으로 의료 환경에서는 환경표면 소독제로 널리 사용되고 있다.

유리염소(free C1-)가 미생물을 파괴하는 정확한 기전은 아직 명료하게 설명되지 못하지만 세포나 단백질 변성, 핵산의 불활성화 등 어떤 핵심적인 효소반응의 저해와 관련된 것으로 보인다.

액체(sodium hypochlorite)와 고체(calcium hypochlorite)형태가 있으며 액체상태의 차아염소산나트륨(sodium hypochlorite)이 가장 일반적으로 사용된다.

광범위한 항균 작용을 가지고 있으며, 독성이 잔존하지 않고 표면에 남아있는 세균이나 바이오필름을 제거할 수 있지만 센물, 잔존한 유기물질 등에 의해 비활성화 된다.

염소계소독제는 용액 내의 유리되지 않는 hypochlorous acid(HOCI)의 양에 따라 소독효과가 달라진다.

용액의 pH가 높아지면 HOCI가 hypochlorite 이온(OCI⁻)으로 유리되면서 소독효과가 감소된다.

유기물질이 없는 상태에서 일반 세균은 5ppm미만에서, 마이코플라스마는 25ppm에서 수초안에 사멸된다.

결핵균을 사멸시키려면 유효염소 1,000ppm이 필요하다.

100ppm은 bacillus atropheus 아포를 5분 안에 99.9%사멸할 수 있고 1시간 내에 진균을 사멸시킨다.

산성화된 염소계 소독제나 일반적인 염소계 소독제(5,000ppm)는 10분이면 106 C. difficile 아포를 불활성화 시킨다.

생리식염수를 전기 분해하여 hypochlorous acid와 chlorine가 생성되는 초산화수는 결핵, 바이러스, 세균, 진균 및 세균의 아포까지 살균력이 있다.

바로 생성된 소독제는 2분 미만이며 MDROemddl 5 log 감소된다.

(1) 사용범위

- 낮은 농도의 차아염소산나트륨은 표면을 신속하게 청소 및 소독하는데 유용하다.
- 의료환경에서 환경소독제로 사용되며 검체 접수대나 바닥의 얼룩의 소독등에 적용된다.
- 혈액이 쏟아지거나 묻은 곳에는 유효 염소량 500~5,000ppm으로 희석하여 사용한다.
- FDA 승인을 받은 초산화수의 경우(생성하여 48시간내 사용 가능한 경우) 내시경의 높은 수준의 소독제로 적용할 수 있다.

(2) 주의사항

- 유기물지에 의해 비활성화되기 쉽기 때문에 사전 세척이 요구된다.
- 염소 및 염소화합물은 천과 직물의 염색의 탈색 및 손상을 일으킨다.
- 희석액은 불안전하기 때문에 밀봉하였다 하더라도 실온 방치 시 30일이 경과하면 유효염소량이 40~50% 감소하며 즉시 희석을 권장하며 유효시간은 24시간 이내 이다.
- 온도와 pH가 소독효과에 영향을 비친다.
- 시판중인 차아염소산나트륨의 유효염소량은 4~5.4%이며 유효 염소량에 따라 희석 방법이 다르므로 제조사의 권고사항을 따르도록 한다.
- 5% 농도의 락스 인 경우 500ppm으로 희석하기 위해 1:100으로 희석, 4% 농도의 락스 인 경우 1:80으로 희석 한다.

9장. 치과에서의 기공물 관리

일반 치과 병,의원의 통합 세척실 구조로 싱크대에서 기구세척과 주변에서 스톤 채득을 위해 행해지는 구역을 별도의 룸에서 채득공정을 수행하여야 한다.

대개는 이곳 싱크대에서 손(양말,타월)세탁, 취사(도시락, 과일류, 컵라면)도구 세척, 일반기구세척, 린넨 세탁, 알지네이트 및 러버세척, 기본기구(핀셋, 미러, 익스프로러, 메탈 석션팁)침전대기, 외과용 기구 침전대기, 멸균기 작동, 세탁기 작동, 초음파세척기 작동 등 비좁은 공간에서 복잡, 다양한 공정이 집중되고 있다.

이는 병원 위생과 청결 상태가 직결되는 곳이고 외부로 반출되는 채득물의 위생관리도 제한적일 수밖에 없다.

이러한 노력은 병원 전체의 품질관리 구축과 감염관리 효율성을 체계적으로 개선시킬 수 있다.

효과로는 트랩의 오물침전을 장기간 연장할 수 있으며, 여러 오물의 고 임으로 인한 위생 관리를 분리할 수 있다.

또한 쾌적하고 정리, 정돈된 상태의 설비를 외부 고객과 환자에게 비추어 지므로서 마케팅효과와 타 병원과의 차별화, 향후 까다로워지는 보건제도에 적절하게 대응할 수 있다.

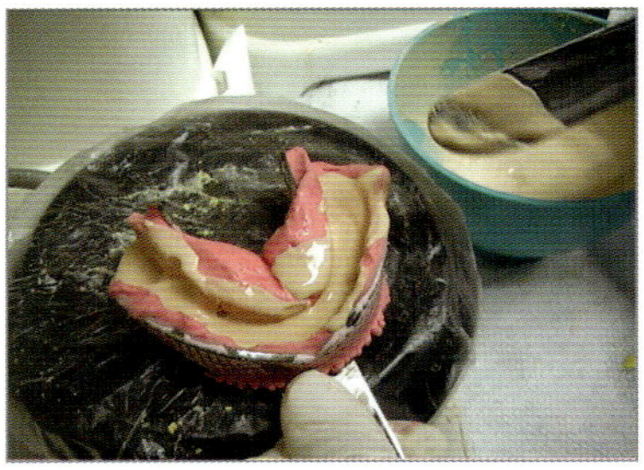

Stone 채득

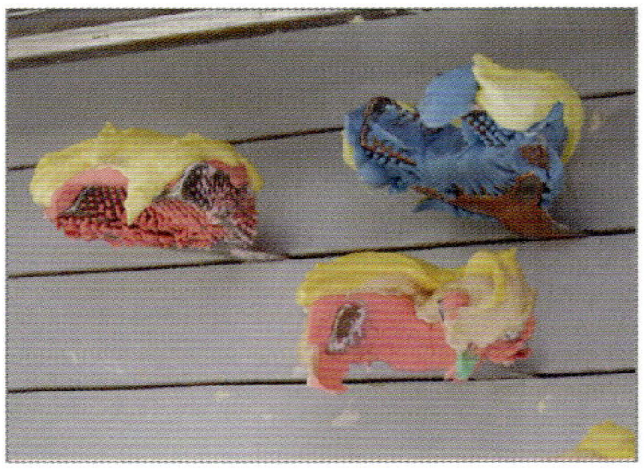

Stone 건조

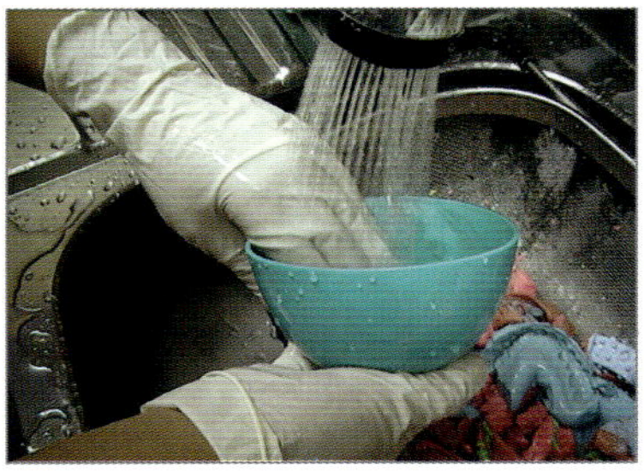

Rubber bole세척

1. 선행사항

① 기공물 운반용 봉투 또는 지퍼 팩은 우리병원만의 전용 팩으로만 순환되어야 한다(기존 기공소에서 순환되는 팩은 여러 치과 병, 의원의 기공물을 혼용되어 사용되므로 병원체의 전파가능이 침습적이다).
② 병원 밖으로 반출되는 인상채득물의 소독 및 위생관리를 철저히 한다.
③ 인상채득물이 장시간 방치될 경우 별도의 UV건조기에 관리되어야 한다.
(기공소에는 여러 병원에서 수집된 인상채득물이 대기상태로 일정시간 방치되며 이는 작업실의 환경적 요인으로 인해 병원체 전파의 위험성을 최소한으로 억제하는데 있다.)

환자의 타액과 분비물 및 혈흔을 수반하는 직접노출의 위험성을 앉고 있다.

인프레션 채득의 고, 준, 비 위험 군으로 등급을 분류하고 고 위험의 경우는 용기에 담겨 소독실로 이동하는 것을 권장한다.

2. 수행방법

① 소독제(HBV, HIV, BVDV, HCV, Herpes virus 외)에 인프레션 트레이 모델을 침전시킨다.
② 침전(Rotatif)후 희석비 또는 유효시간은 각 제조사의 권장을 따르도록 한다.
③ 유효시간에 맞게 침전과 세정을 거친 후 UV 건조기에 보관하는 것을 권장한다.

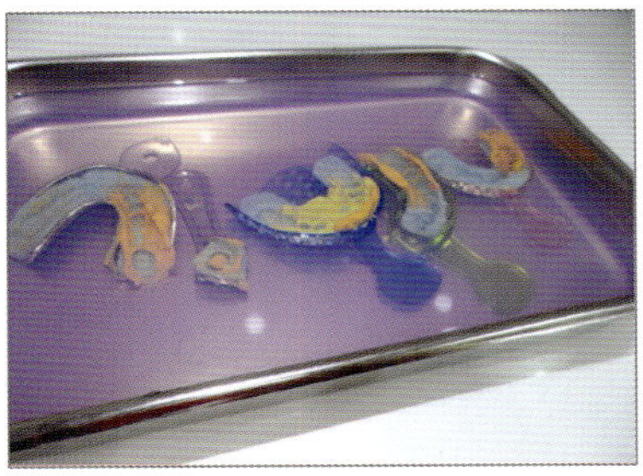

소독제 침전

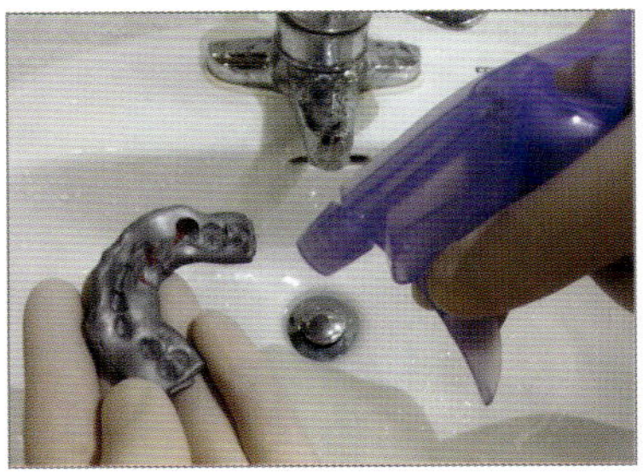

거품 소독제 도포

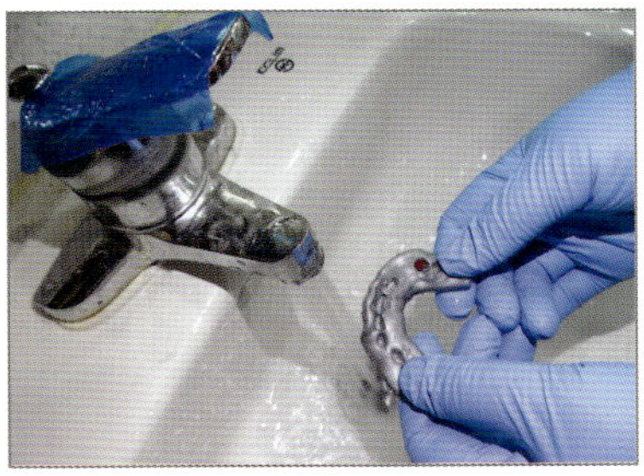

물 세척 금지

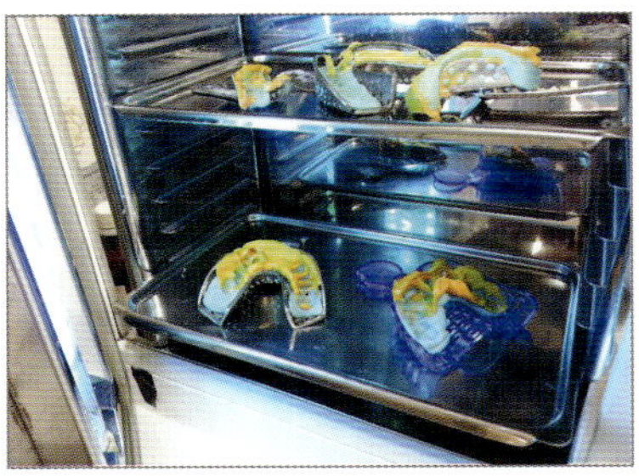

U V 살균기 대기

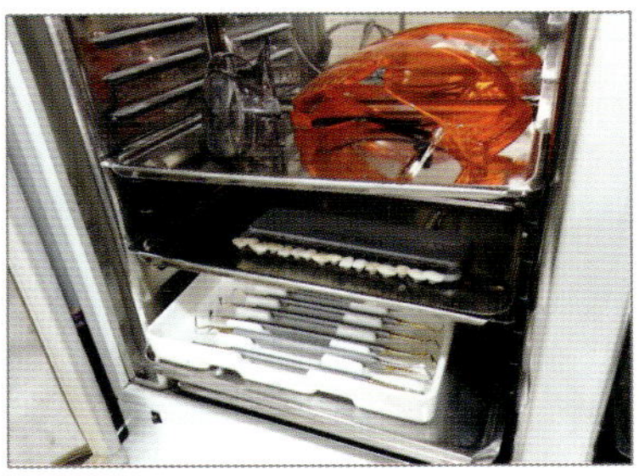

U V 살균기 보관사례

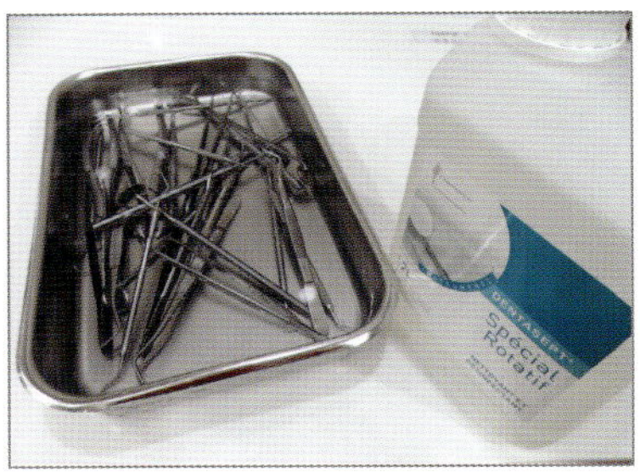

기구 소독제 침전겸용

1장. 일상 감염관리 표준메뉴얼

1. 친환경 장비관리 체크리스트

1) 필수적인 선행 업무

※ 진료 전 유니트 내 잔류 오염수 배출을 필수적으로 수행한다.

(1) 타구쪽 급수 파이프에서 물을 배출한다.

(치과 배관에 정체 된 물을 일시적으로 순환시키고 미생물 기저의 침착을 억제하고 예방하기 위한 목적이다.)

(2) 고속 핸드피스 조립 전 수초 간 물을 배출한다.

(테이블 프레임 밑으로 늘어져있는 핸드피스 튜빙 내 오염수를 직접적으로 제거하는 유일한 경로이다. 또는 환자에게 공급하는 양치용 자동 컵에서 일정량의 물을 제거할 수 있다.)

(3) 의료폐기물 및 의료 세탁물 반출

오염된 일반 및 의료 폐기물은 기존의 습관대로 트레이에 올려놓고 진료실 내에 노출된 상태로 이동을 금지한다.

용기에 담아 이동을 원칙으로 하며 공기 중으로부터의 비산을 예방하고 노출로 인한 혐오스러운 이미지를 감추도록 한다.

2. 1회 사용 후 오일 세척 및 멸균품

- 고속 핸드피스류, 전체세정 및 오일 스프레이(임플란트용, 서지컬 핸드피스 포함)
- 콘트라앵글류, 전체세정 및 오일 스프레이(앤도앵글 포함)

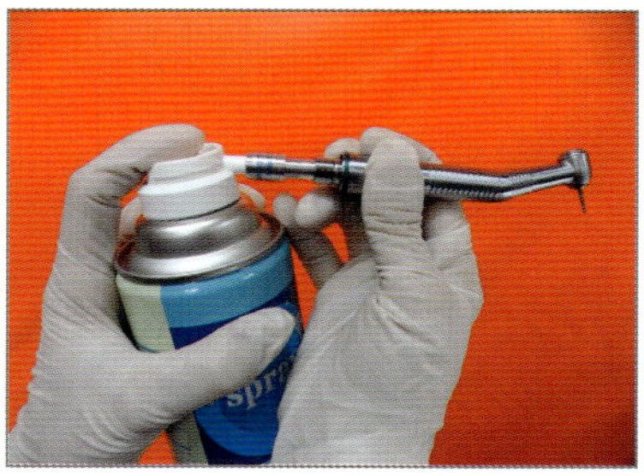

하이 핸드피스

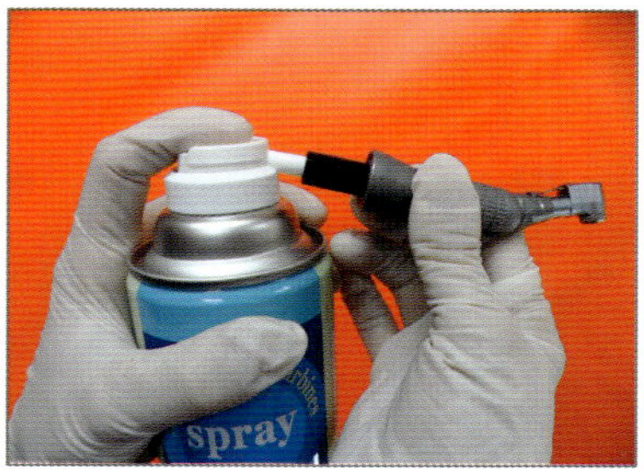

로 핸드피스 C/A, S/T

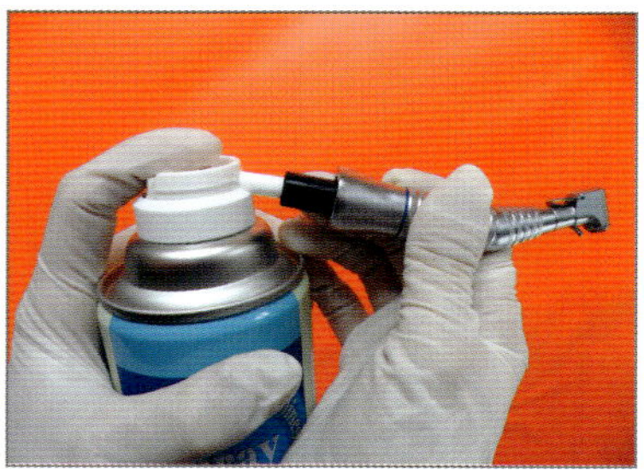

앤도앵글

⚠

① 수동으로 오일 캔 스프레이를 수행 할 경우 수차례 캔을 흔들어 주어야 한다.
용기 내부에는 용액과 가스가 충전되어 균형 있는 혼합이 요구되며, 이를 수행하지 못할 경우 분사거리가 짧아질 수도 있다.

② 초보 스탭이 핸드피스를 느슨하게 잡을 경우 캔의 가스 압력으로 인해 핸드피스가 튕겨져 나가 핸드피스 내부에 조립 된 카트리지 파손의 원인이 되므로 주의하여야 한다.

③ 핸드피스 헤드부분을 잡고 오일 스프레이를 할 경우 오일이 원활하게 배출이 되지 않으므로 반드시 헤딩 핸드피스에 알맞는 어댑터와 조립된 중간을 잡도록 한다.

④ 작업 완료 후 핸드피스는 반드시 헤드가 하늘을 향하도록 세워 놓고 유분이 밑으로 흐르도록 한다.

⑤ 임플란트용 핸드피스는 사용 후 즉시 증류수가 담긴 컵에 헤드부분을 침전시켜 약 1분에서 5분정도 공회전을 시키도록 한다.
이는 헤드 내부로 역류한 미세한 이물질과 혈흔의 고착을 방지하기 위해서다(기타 세부사항은 제조업체의 매뉴얼의 권고를 따르도록 한다).

⑥ 엔도앵글용 핸드피스는 사용 후 즉시 증류수가 담긴 컵에 헤드부분을 침전시켜 약 1분 정도 공회전을 시키도록 한다(기타 세부사항은 제조업체의 매뉴얼의 권고를 따르도록 한다).

참고설명 **약어 표기설명**
C/A(Contra Anger) : 콘트라앵글 S/T(Straight) : 스트레이트

1) 스케일러 핸드피스 및 팁, 3-웨이 시린지팁

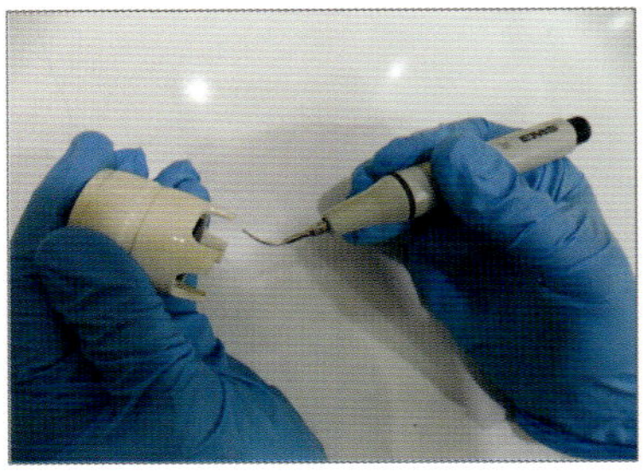
스케일러 팁 분리

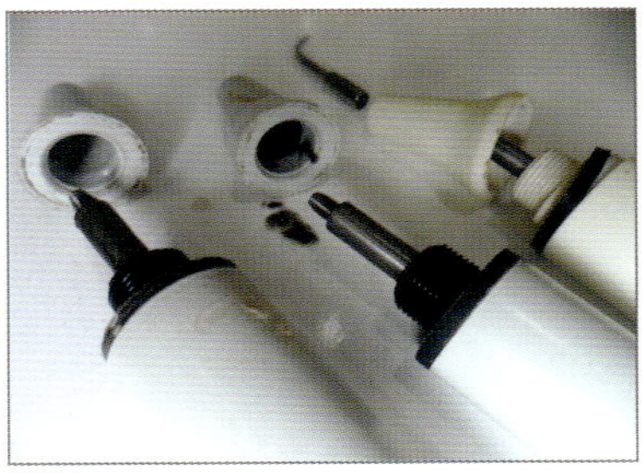
캡 분리

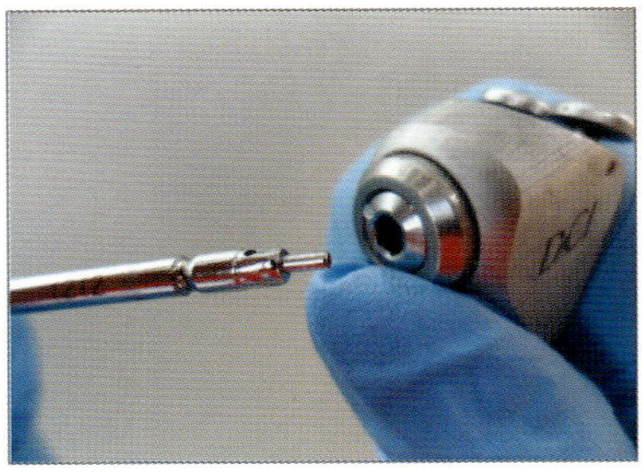
3-웨이 팁 분리

① 스케일러 핸드피스는 환자마다 공급을 원칙으로 한다.

② 어댑터부분을 분리하여 내부 나사부분에 고인 혈흔과 이물질을 제거하고 공정에 맞추어 파우치에 포장하여 멸균기에 넣도록 한다.

⚠

③ 스케일러 팁 마모를 가늠하기 위해 주기적으로 측정 카드를 이용하여 측정하도록 한다(적색선을 넘어서면 정상, 못 미치면 피로경과로 인한 마모로 판단하여 폐기처리 한다).

④ 테이블 쪽 핸드피스 홀더에 조립되는 모든 핸드피스는 분리 및 멸균이 가능하지만, 유일하게 3-웨이 시린지는 일부 분리가 되지 않는 단점이 있다(제조사마다 다름).
헤드 쪽 레버주변에는 먼지 및 오염 물질이 고이기 쉽기 때문에 주기적으로 브러시(A)로 흡착된 이물질을 제거하여야 한다.
⑤ 3-웨이 팁 삽입구멍에는 면봉을 이용하여 내부를 세정 하도록 한다.
⑥ 3-웨이 팁 파이프에 균열이 있을 때는 에어, 워터가 혼류 또는 비 분산되어 기능을 저하 시킬 수 있으므로 즉각 폐기처분 한다.

2) 기본 기구 및 트레이

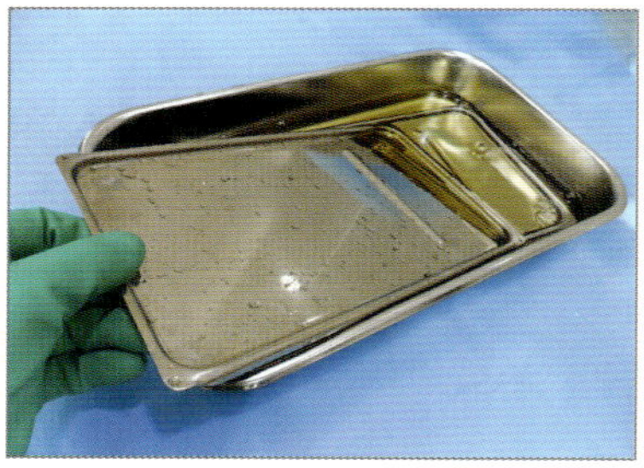
기본 트레이 세정 및 침전

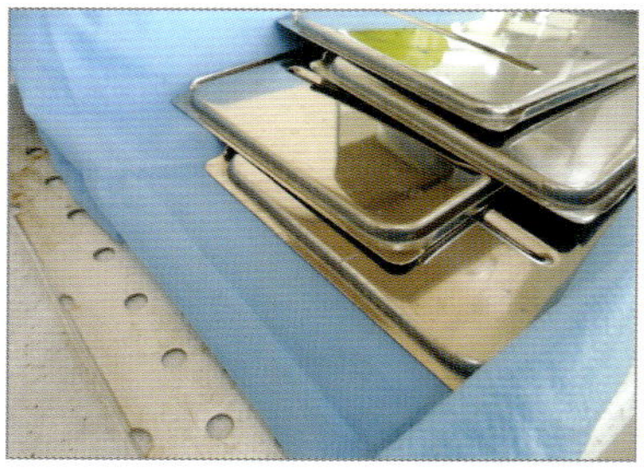
제작 형 초음파 세척 용액침전

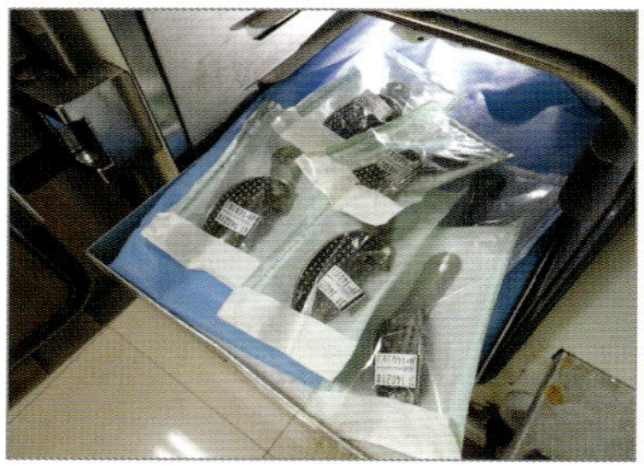
메탈트레이 멸균

① 메탈 트레이를 침전 시킬 때는 평평하게 놓는 것 보다 세워놓는 것이 바람직하다.
② 멸균기에 넣을 때는 "ㅅ"모양으로 서로 경사지게 기대어 놓는다.
③ 비정기적으로 트레이에 고착된 레진 및 세멘 등의 이물질을 떼어 낸다.

3) 타구(스피툰)세정

표면관리 중에서 타구는 여러 환자들이 오물을 뱉는 공간으로 오염범위가 넓고 오염물질로 가장 많이 노출된 곳이므로 엄격하게 감염관리와 악취 및 비산되는 미스트를 예방하는데 노력하여야 한다.

환자(고객)는 병원에서 제공되는 유, 무형적 재화의 서비스를 받지만 직접 체어에 앉아 타구에 오물을 뱉는 행동만큼은 유일하게 환자의 몫이다.

사용하게 되는 타구는 여러 환자들에 의해 오염 된 구역이므로 진료 상황에 따라 완벽한 대응이 시대적으로 요구되고 있으며, 타구 위생관리와 청결에 많은 관리가 필요하다.

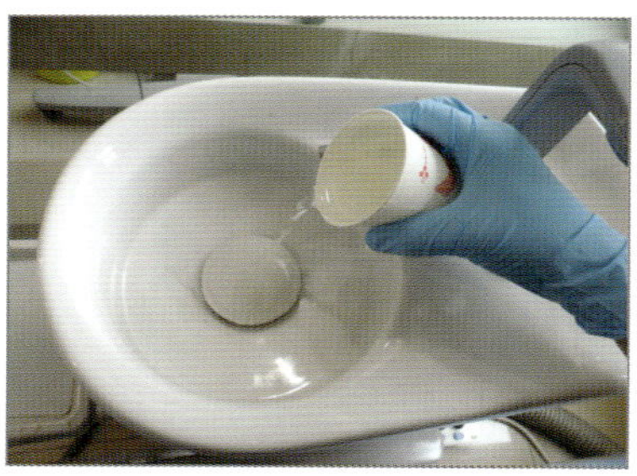
물 컵으로 세정방법

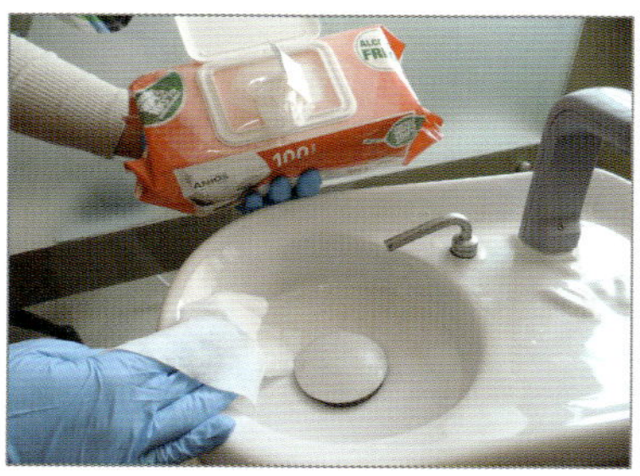
세정제 티슈 세정방법 1

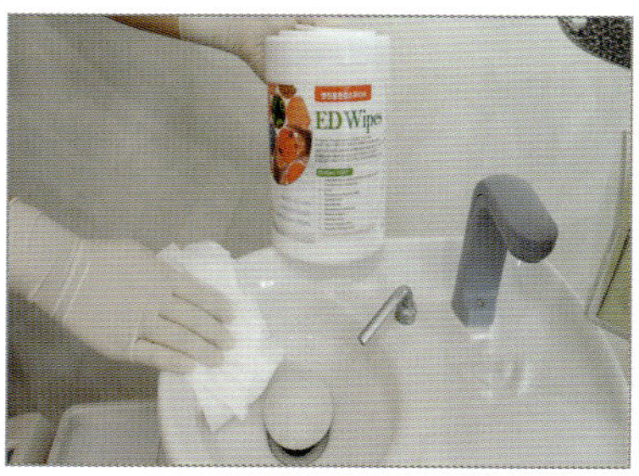

세정제 티슈 세정방법 2

① 유니트 사용 후 타구(스피툰)에 흡착 된 오염물질을 간단하게 4급 암모늄제 성분이 흡착 된 티슈로 세정하도록 한다(권장성분 : 염화벤젤코늄비구아니아드계, 효소성분, 3종류 이상 첨가된 성분 외 기타).

② 정기적인 청소를 실시할 때는 산성 세정제나 염소계(정제 차아염소나트륨) 용액을 사용하지 않는 것을 권장한다.
환자가 구토를 유발하게 되는 이유 중에는 타구에 비린내가 심하게 배어있는 문제와 염소계열 용액으로 인한 냄새가 배어있기 때문이다. 또한 배관의 재질에 변형을 야기할 수 있고 파손 될 우려가 높다.

4) 기공물 소독 및 반출관리

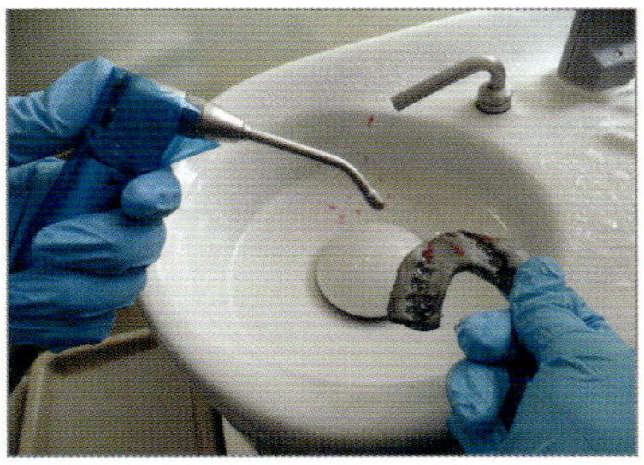
타구대에서 세정 금지

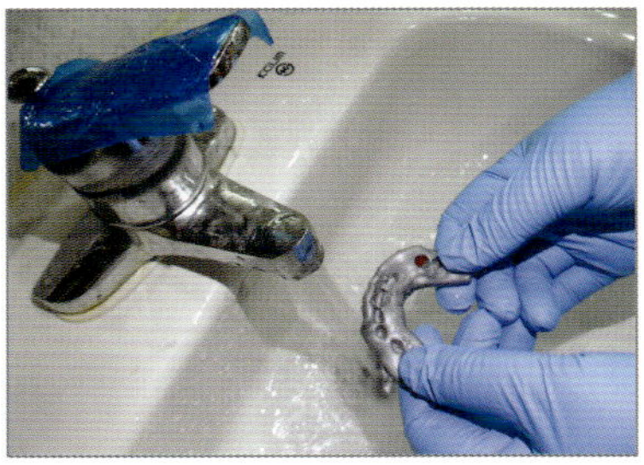
세면대 세정 금지

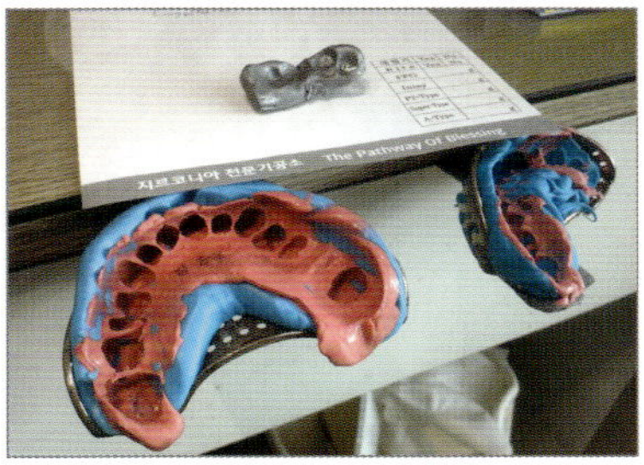
기공물 노출 금지

인프레션 모델(바이트)을 채득하고 환자의 타액과 혈흔이 베인 오염물을 제거하기 위해 3-웨이 시린지를 이용 한 분사세척을 하게 되는데 이는 매우 잘못된 방법이다.
대부분 타구 안쪽에서 모델을 향해 워터를 분사하게 되면 혈흔과 이물질의 밀 입자가 타구 내벽에 튕기면서 굴절되고 압력이 상승하고 기류가 외부로 비산되는 현상이 발생하게 된다.

기구 소독제 및 의료폐기물 적용 소독제의 유효기간을 확인하여 제조사가 권장하는 시일에 맞추어 교환하며, 특히 법정전염병 및 HIV환자전용 침전 소독제는 제한된 시간에 맞추어 건조하도록 한다.

3. 1일 1회 세척품목

- 배큠필터케이스 내부의 필터 세정

⚠

배큠케이스(석션통)의 필터를 청소하기 위해 마개(커버)를 개방(방치)한 채 퇴근하지 말아야하며 준비된 새 필터로 교체하고 마개를 바로 막도록 한다. 석션 배관에 정화되지 않은 오염된 비산물 및 가스가 역류하는 경로이며 공기질 관리차원에서 진료실 환경오염에 예방하여야 한다.

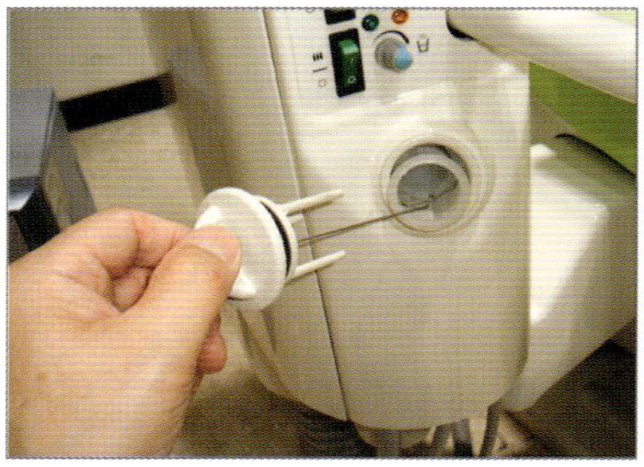
유니트 : S1

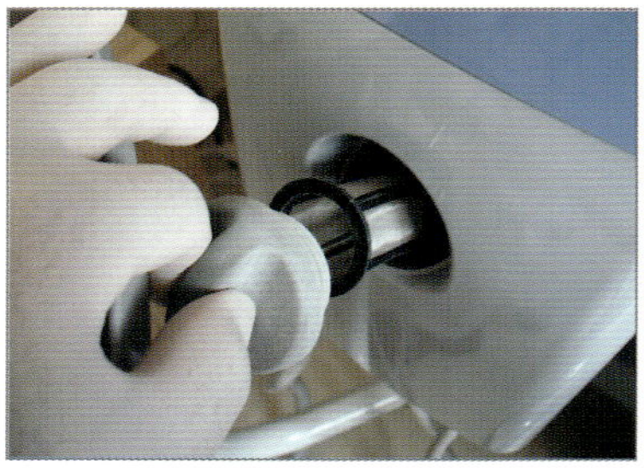
유니트 : 2080

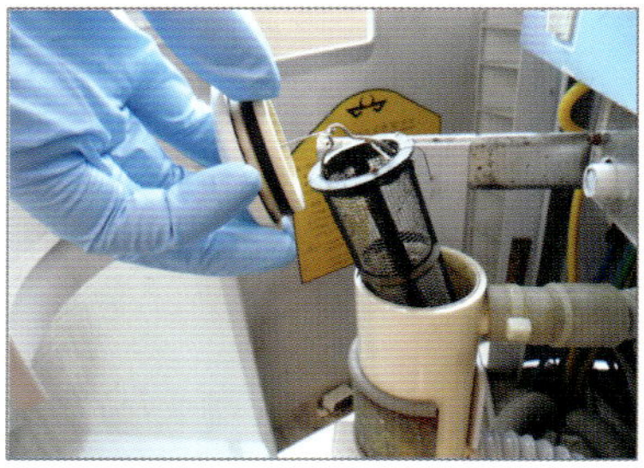
유니트 : 토러스

- 보조원측 시린지(각종 배큠 시린지, 3-웨이 시린지)멸균가능 함
- 타구(스피툰)내부 필터 세정
- 각종 석션튜빙류 관로 세정

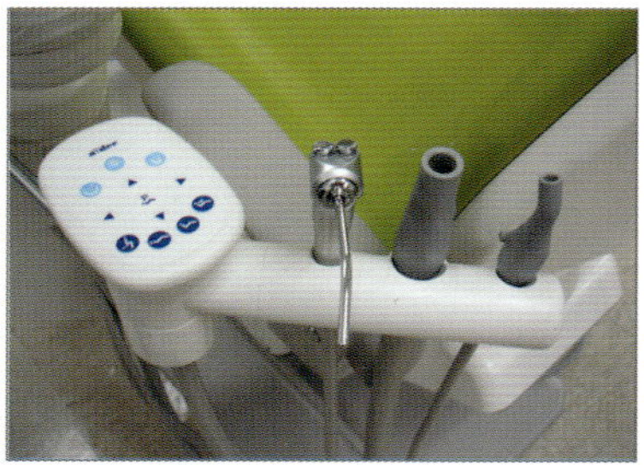
유니트 : 에이덱

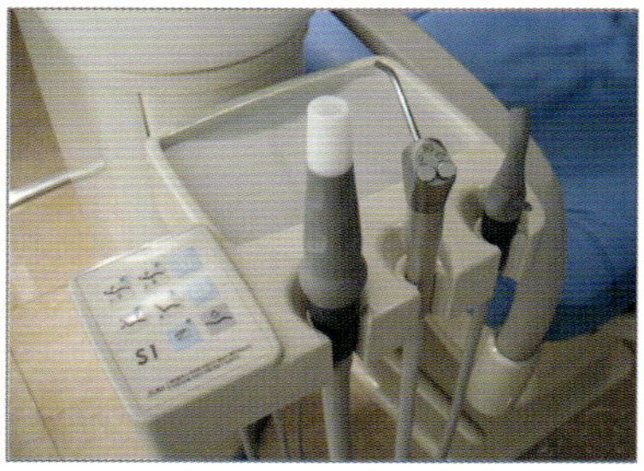
유니트 : s1

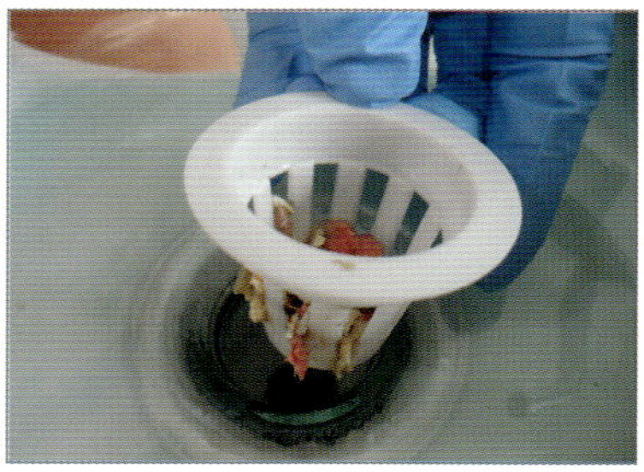
유니트 : 그라시아

1) 1일 1회 체크포인트

- Compressor 배기용 볼밸브 개, 폐 여부

⚠

기계실 내 환경이 비좁고 환기가 부적절할수록 상대습도가 높아 강제 흡입되는 공기는 포화습증기로 변질될 가능성이 높아져 compressor 탱크에 응축수가 발생하게 된다.

이러한 문제점을 해결하기 위해서는 다음사항을 준수 한다.

1. 기계실의 친환경 설계로 구축한다.
2. 개선되지 못하는 환경에서는 자주 응축수를 배출한다.
3. 점심시간에는 compressor 전원을 차단하여 휴식시간 중에는 기계의 과열을 식히고 기계적 피로감을 절감시키도록 한다.

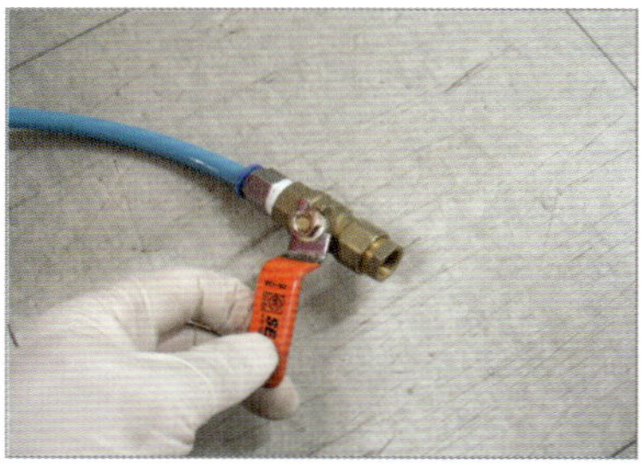
응축 수 밸브 개방 전

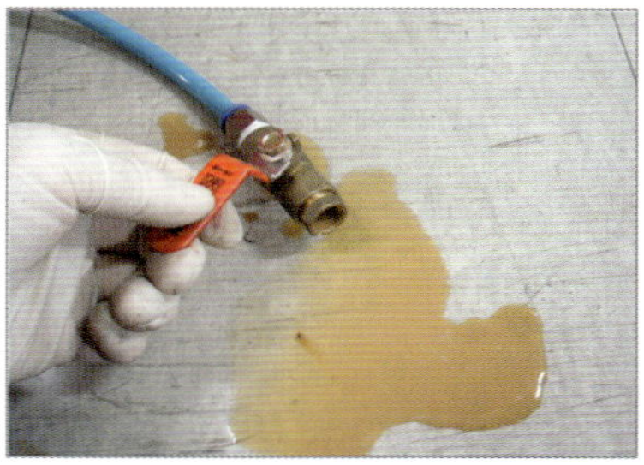
응축 수 밸브 개방 후 1

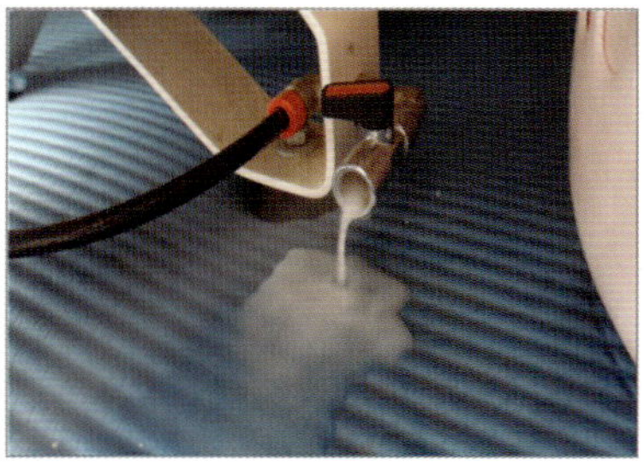
응축 수 밸브 개방 후 2

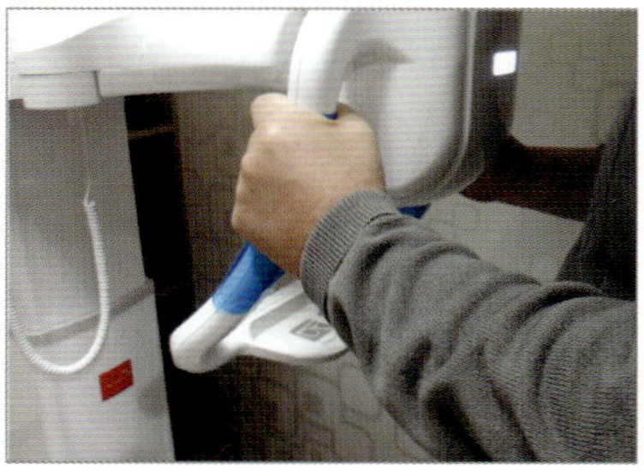
파노라마 손잡이

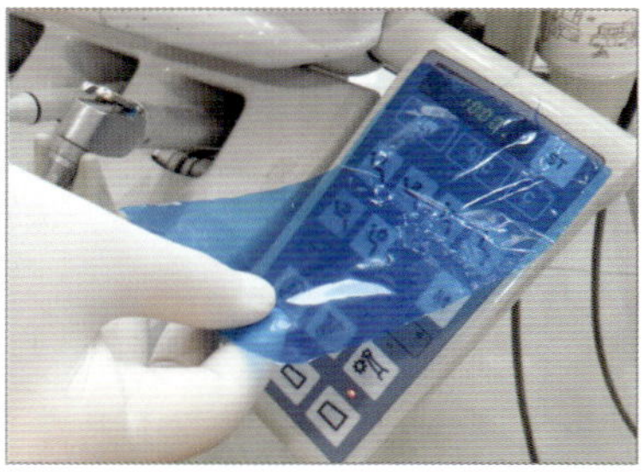
각종 패널스위치

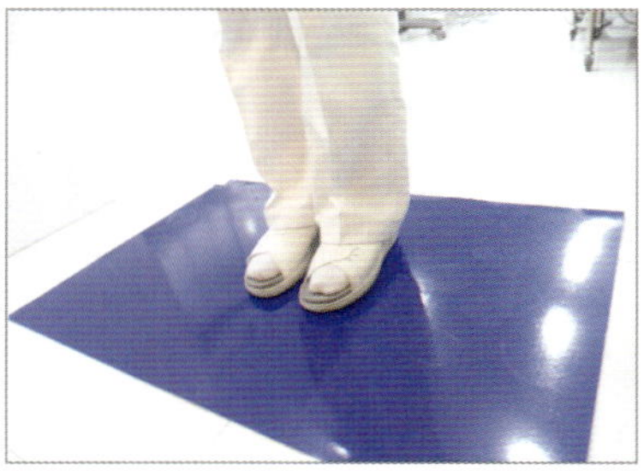
바닥접착 패드

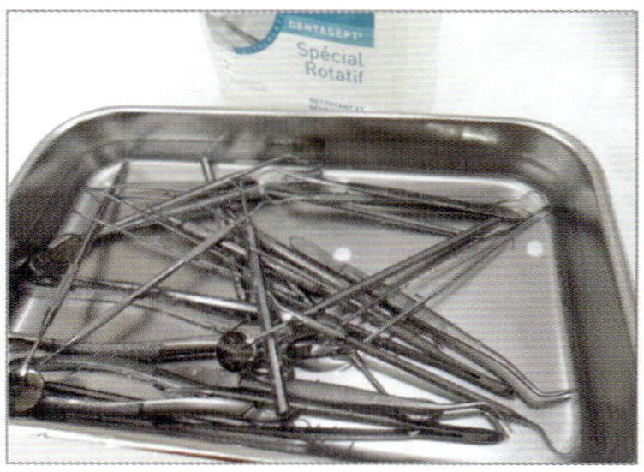

기구소독제 유효성 확인

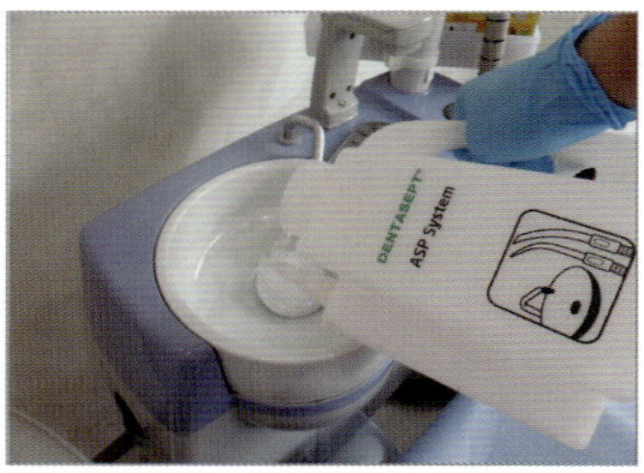

타구 클리너 유효성 확인

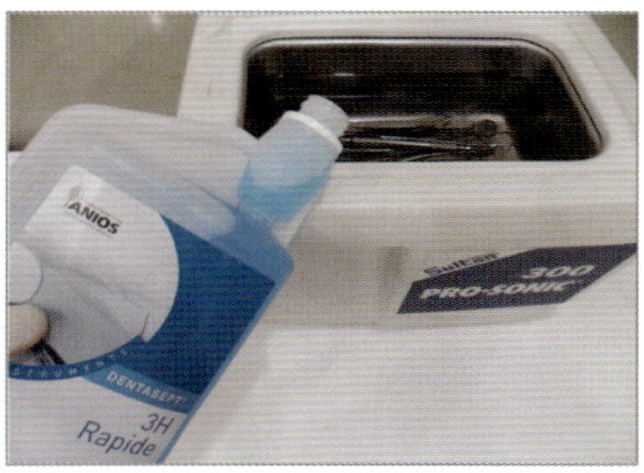

초음파 세정제 유효성 확인

- 정수기 급수 밸브 차단 여부(제조사 마다 다름)
- 기계실 환풍기 확인
- 선 진공 고압증기멸균기 보이딕 인디케이터 측정(Biological indicator포함)
- 일반 고압증기 멸균기 보이딕 인디케이터 측정(Chemical indicator포함)
- E. O 가스용 멸균기 보이딕 인디케이터 측정(Chemical indicator포함)
- 멸균기 배양 보고서 및 문서작성 확인(전산처리등록)

⚠

보이딕 검사는 반드시 B Class(선 진공 후 진공)멸균기에만 적용되며 멸균검사 시간은 4분을 초과하면 보이딕 인디케이터의 색상변화가 민감하게 반응한다.

가능한 3.5분을 권장하며 설정시간이 부득이 어려울 경우는 4분을 허용할 수 있다.

보이딕 제품을 선택을 선택할 때는 취급성과 대중성을 고려하여야 한다.

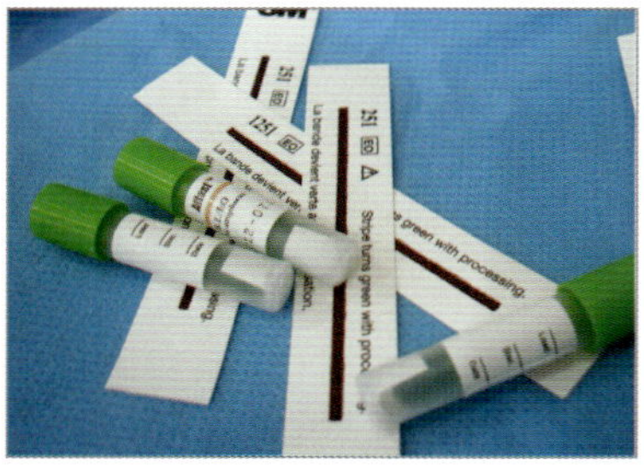

E. O 가스 생물학적 지시제

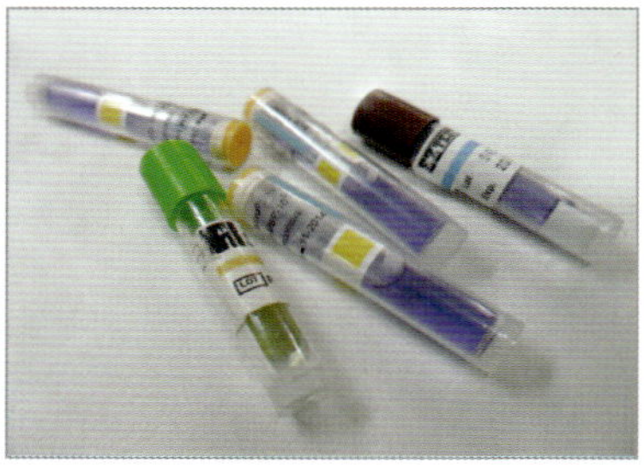

스팀 생물학적 지시제

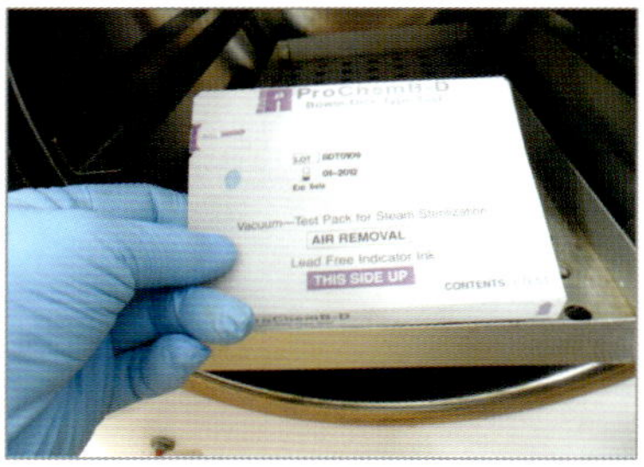

보이딕

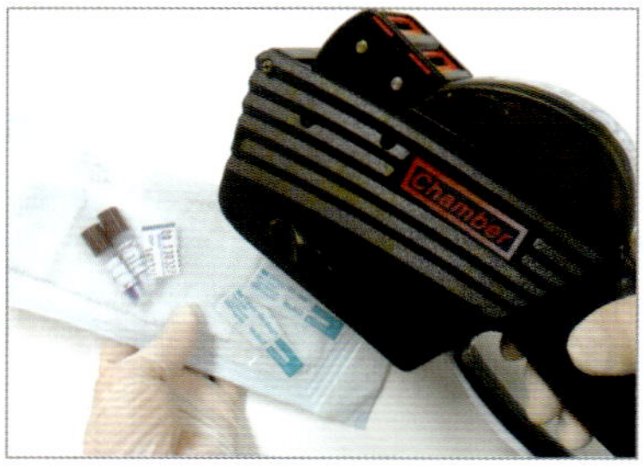

멸균 유효기간 라벨부착

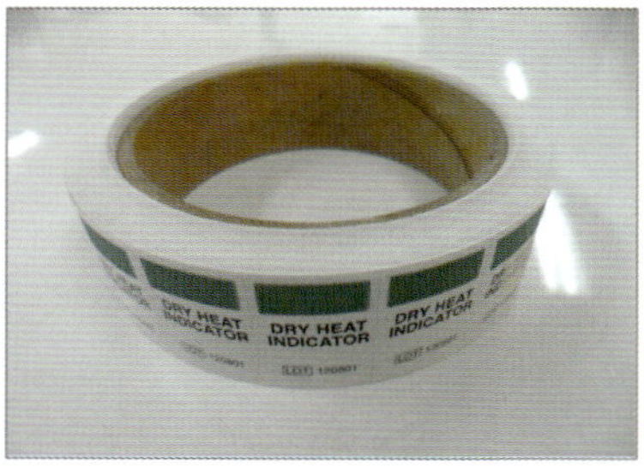

건열멸균 유효기간 라벨

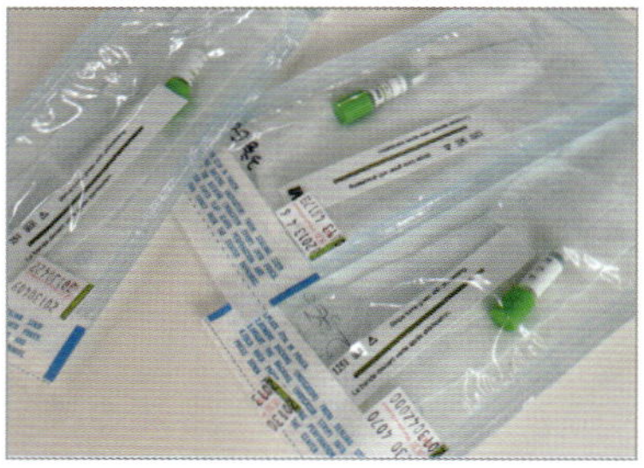

E. O 멸균 화학적 반응검사

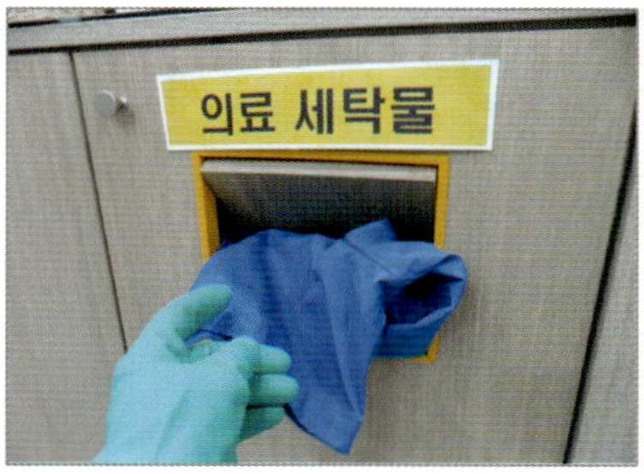

의료세탁물 관리

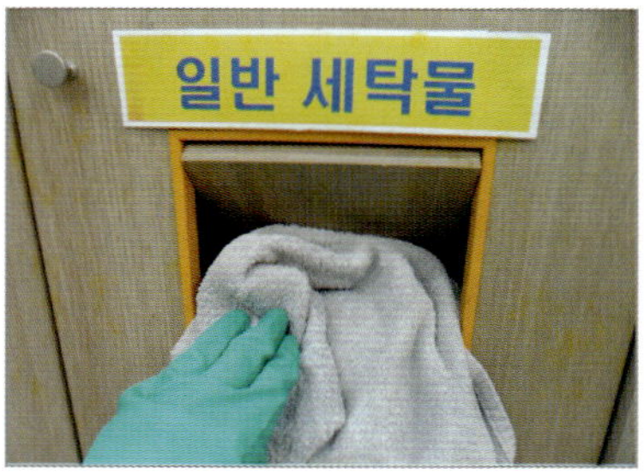

일반세탁물 관리

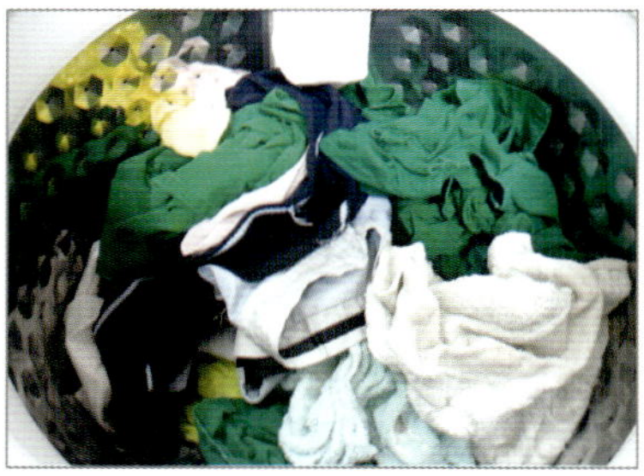

의료용과 일반세탁물 혼합세탁 금지

- 파우치 포장기 상태확인

4. 1일 14회 이상 체크포인트

- 냉, 난방기 실내 환기(진료실, 대기실 / CDC규정 14회 실시)

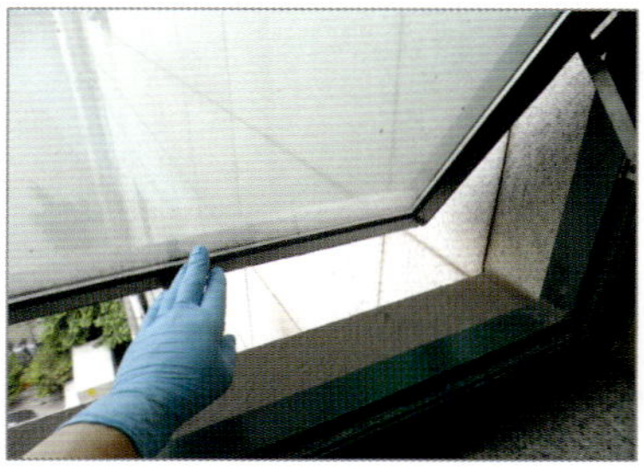

옥외 환기

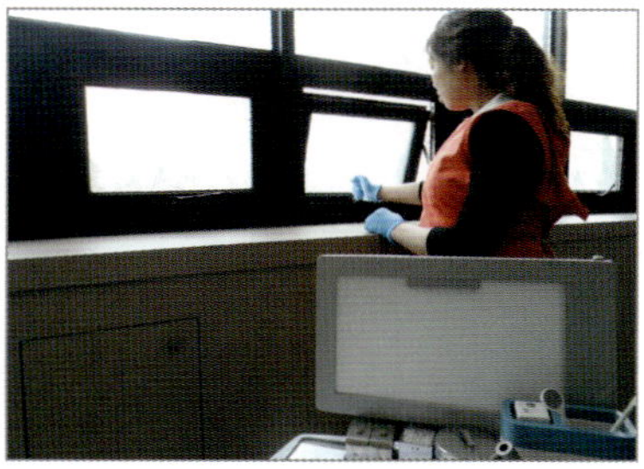

진료실 환기

1) 주 1회 세정품

- 각종 핸드피스 튜빙 알코올 세정 후 파운데이션 처리
  핸드피스 홀더에서 튜빙(호스)를 인출 할 때 주변 마찰에 의해 잘 나오지 않거나 제자리로 들어가지 않는 현상을 예방할 수 있다.
- 배큠모터측 필터케이스
  진료의 신속성과 효과를 극대화를 위해 석션은 필수 요소이며, 구강 내 오물과 물고임의 불쾌감을 가능한 저하시키기 위해서는 무엇보다도 배큠 시린지의 핸들링이 중요하다.
  허나, 기계실 내 설치 한 석션모터에 부착 된 필터의 청소가 수행되지 않으면 석션의 효율은 절반 이상으로 저한 된다.
  육안으로 보기에는 케이스가 투명하거나 혈흔과 함께 액체가 거품현상을 일으키며 작동을 하지만 내부에 스테인리스 재질의 거름망에는 진료실에서부터 여과되지 못한 이물질과 재료 조각들로 막혀 있는 경우가 많다.

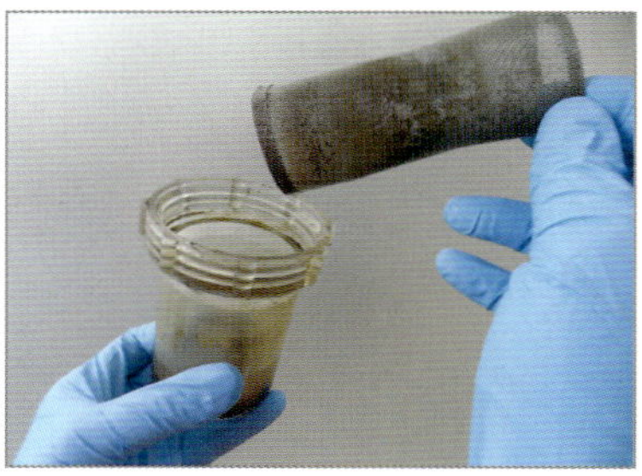

습식 필터 케이스

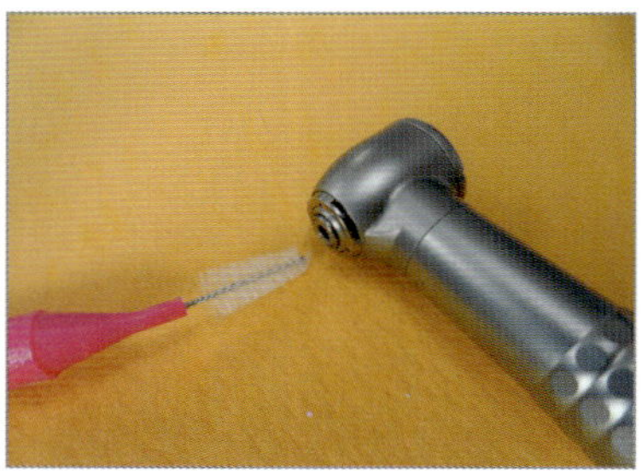

브러시 삽입 및 세정

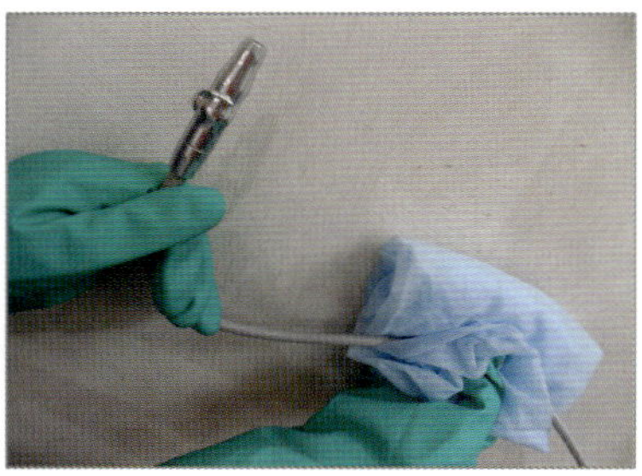

핸드피스 튜빙 세정

- 시트류 암레스트 세정(치과 장비감염 관리자 재량에 따름)
- 핸드피스측 bur 삽입 구멍 브러시 세정

Bur삽입구멍은 오일 스프레이 세척과 무관한 구간이므로 별도의 세정을 하여야 하며, 특히 버스탠드에 흡착 된 이물질이 Bur에 흡착되어 오염을 전파하고 Bur삽입과정에서 빽빽하게 되는 현상을 지적할 수 있다.

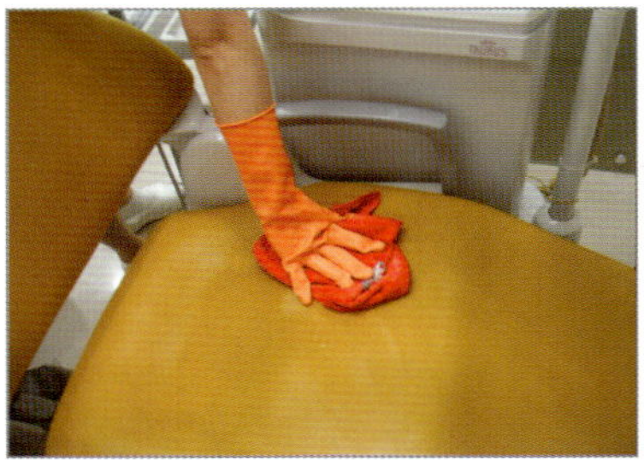
등받이 및 시트 세정

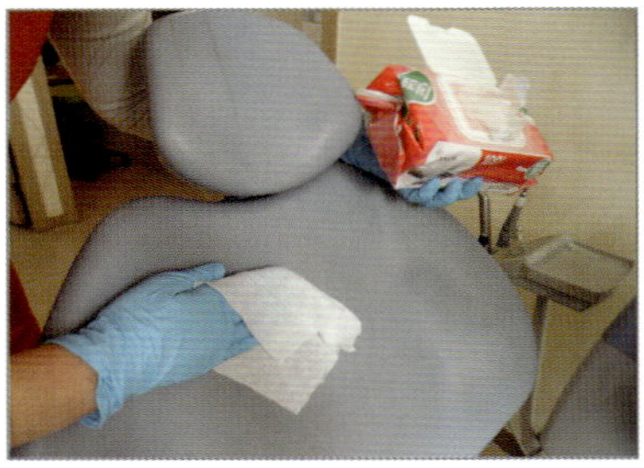
시트 표면 세정

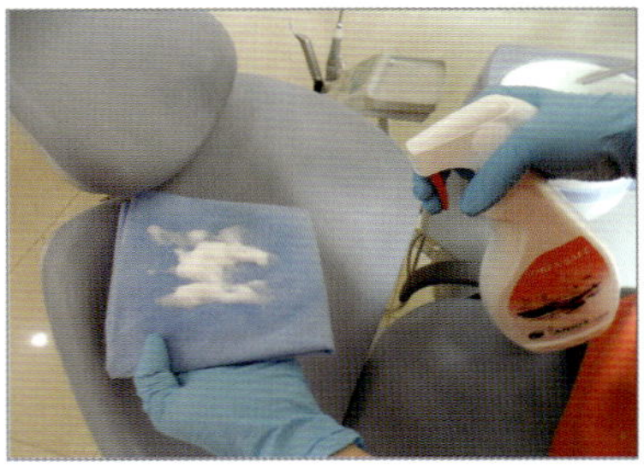
거품 소독제 세정

2) 주 1회 교체품

- 멸균기 저수통의 증류수 교체

멸균기 의존도가 높아짐에 따라 순환된 증류수는 정기적으로 보충 및 교환하여 수질의 신뢰성을 높여야 한다.

특히 기구 물을 포장하지 않고 금속표면이 노출 된 상태로 멸균될 경우 밀 입자의 오염된 이물질들이 증류수에 혼류되어 탁도가 높아지게 되고 순수 증기과정에 방해요인으로 작용하게 된다.

3) 주 1회 멸균기 신뢰성 검사

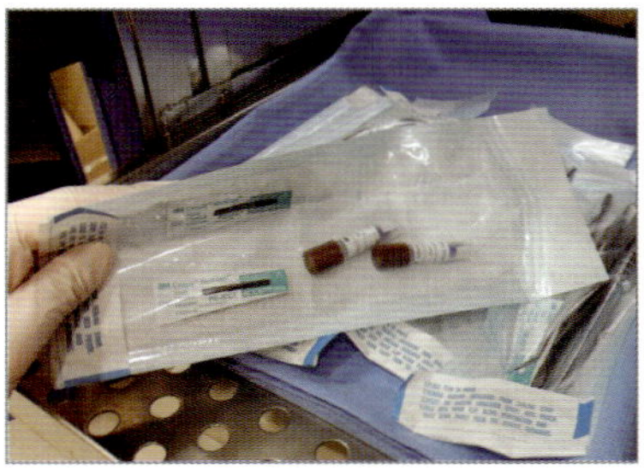
생물학적, 화학적 지시제

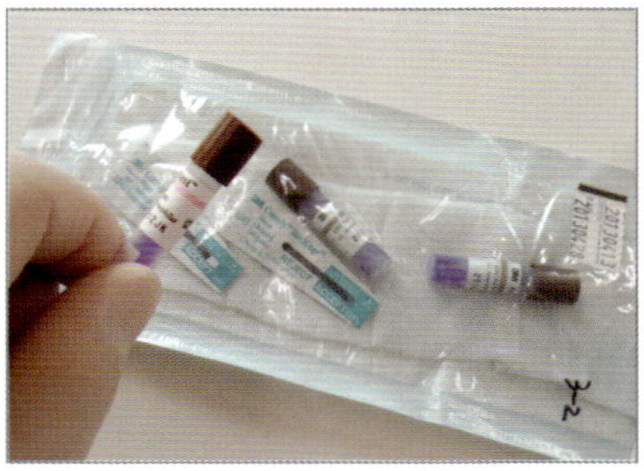
비교 대조균 준비

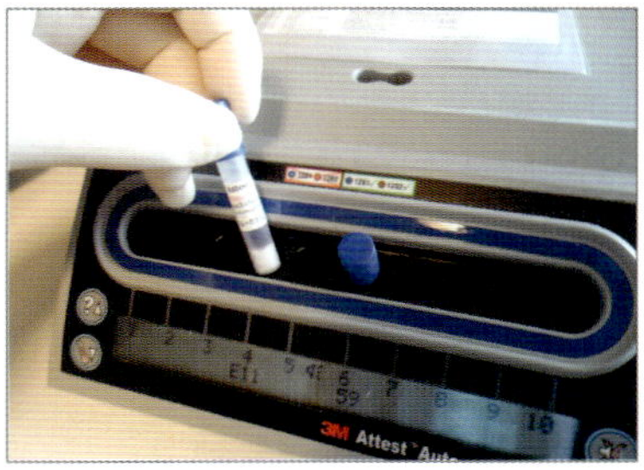
배양하기

4) 1개월 1회 세정품

- 멸균기 쳄버 내부 세정(트레이 및 레일제거 필수)
  드레인필터를 분리하여 같이 세정하도록 한다. 멸균 사이클에 반복적인 순환으로 드레인 쪽으로 사용되었던 증류수가 귀가하는 경로이며 이곳에 이물질이 고일 우려가 높다.
- 마이크로모터 노즐에 터빈오일 세정
  감염관리가 엄격한 선진국에서는 공압식 및 전기식 마이크로모터를 멸균한다.
  국내 실정에서는 아직까지 접근하는 데는 한계가 있다.
  앤도 및 일반 스트레이트와 콘트라앵글의 반복적인 탈착(삽입, 끼움)으로 노즐 주변이 이물질로 쉽게 오염되어 여타 콘트라앵글을 삽입할 때 빽빽하고 잘 들어가지 않는 문제를 예방할 수 있다.

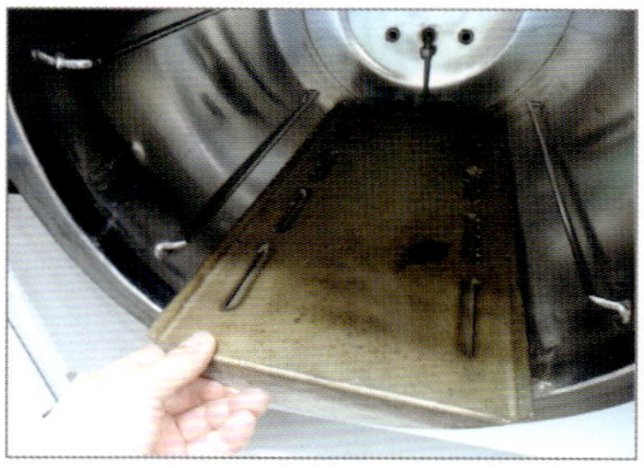
쳄버 내부 트레이 제거
(중성세제 또는 쇄 수세미 사용금지)

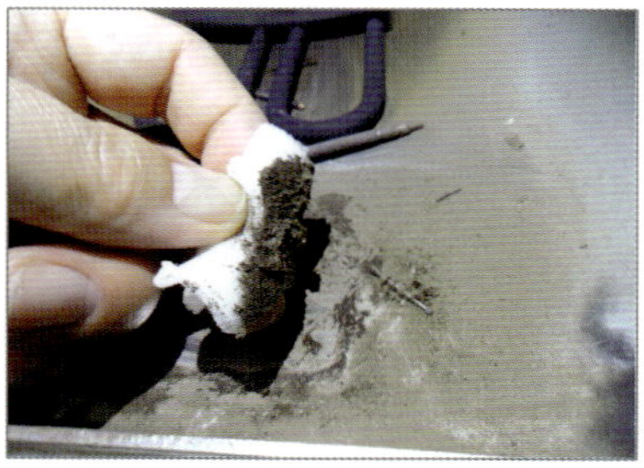
쳄버 내부 세정

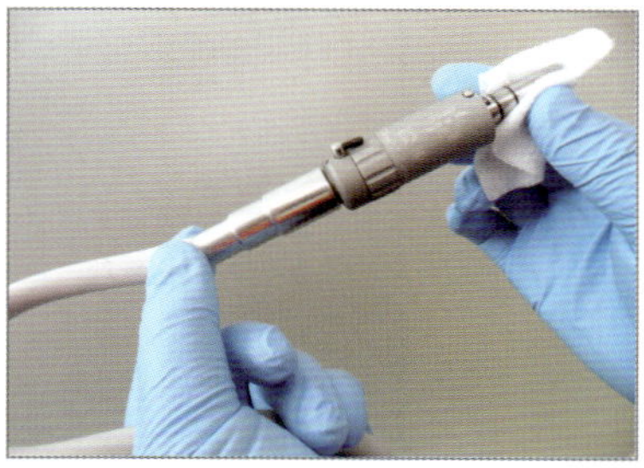
터빈오일 도포

- 라이트램프측 리트렉터(반사경) 램프(전구) 세정

⚠ 각별한 주의요망 : 완전히 식은 후 실시, 글러브, 보안경 착용

- 라이트는 진료 중 가장 많이 사용되는 기능으로 각 굴절부위의 풀림이나 먼지흡착 등을 관찰하여 파손을 사전에 예방하여야 한다.
- 라이트 헤드의 광원과 환자 구강까지의 거리는 각 제조사마다 다르나 평균 60~100cm 이내의 거리에서 사용하면 최적의 조도와 조사범위를 얻을 수 있다.
- 반사경의 청소관리는 반사경 앞과 뒤를 건조한 에어로 불어 주고 거즈로 세정한다.
- 얼룩이나 더러워진 곳은 에틸렌 알코올 또는 증류수를 적셔 세정 한다.

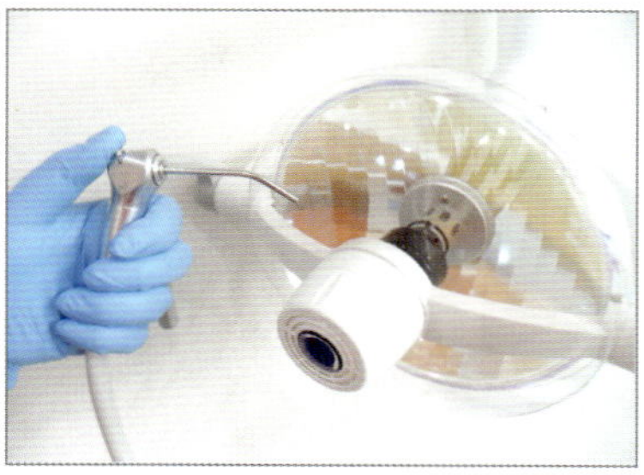
3-웨이 에어로 먼지불기

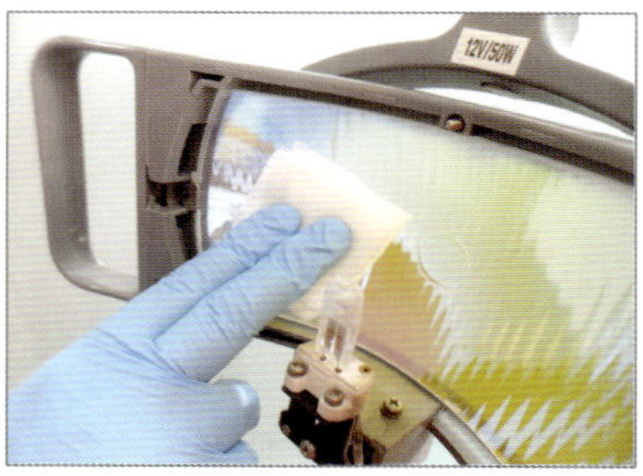
반사경 세정

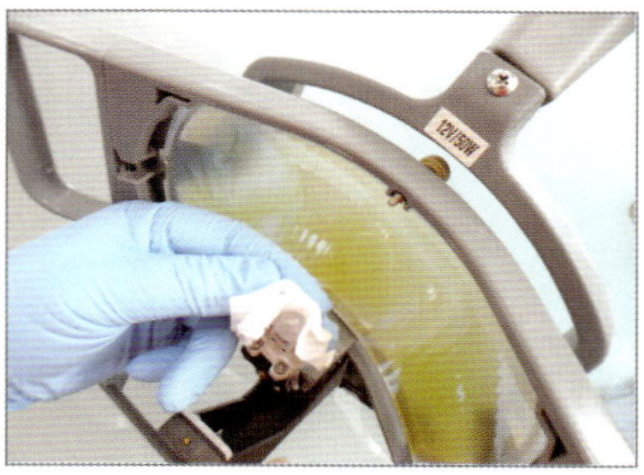
램프 세정(주의)

5) 1개월 1회 오일 세척

- 콘트라앵글 "로터샤프트" 세척(터빈오일 사용, 메탈 브러시 사용금지)
- 핸드피스 카트리지 내부이물질 확인여부 및 세정(일부 카트리지의 경우)
- 콘트라 앵글 카트리지 내부이물질 확인여부 및 세정(일부 카트리지의 경우)
- 3-웨이 시린지헤드 세척(버튼부분 포함)

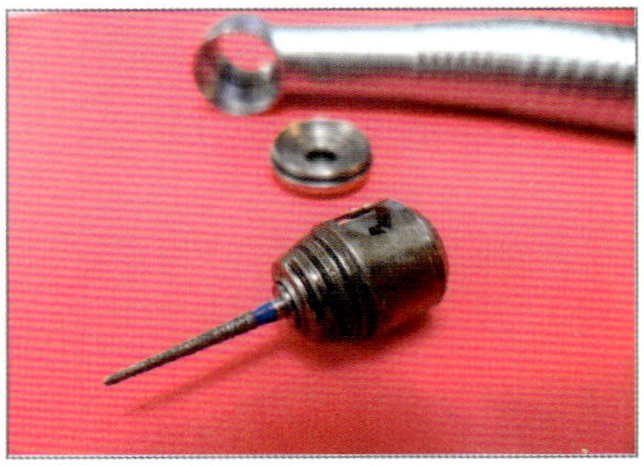

고속용 카트리지 분해

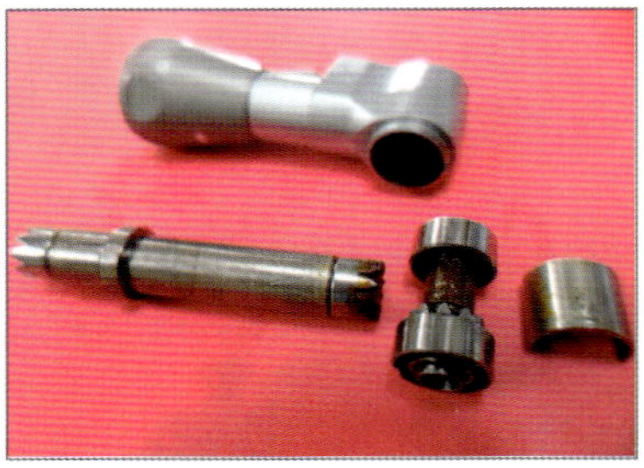

저속용 카트리지 분해

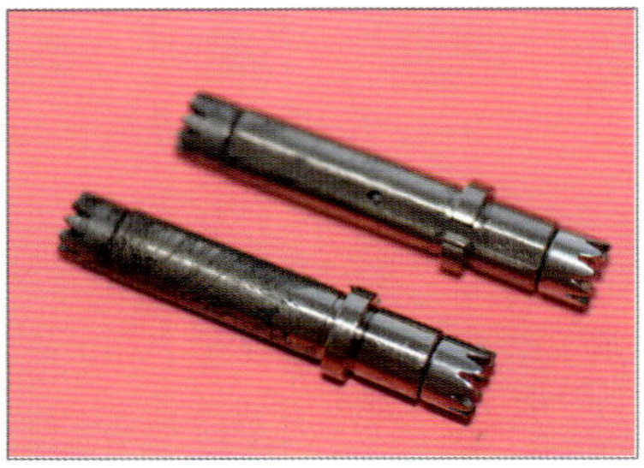

로터샤프트 세정

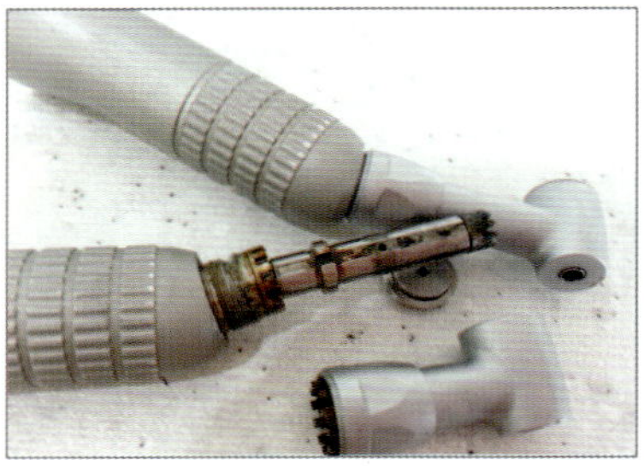

저속핸드피스 분해관리

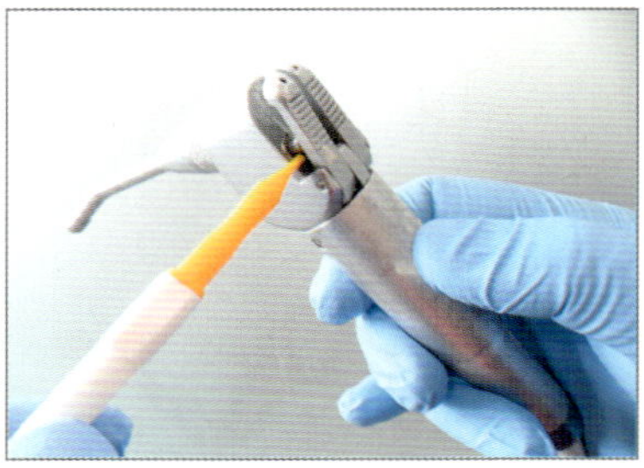

3-웨이 시린지

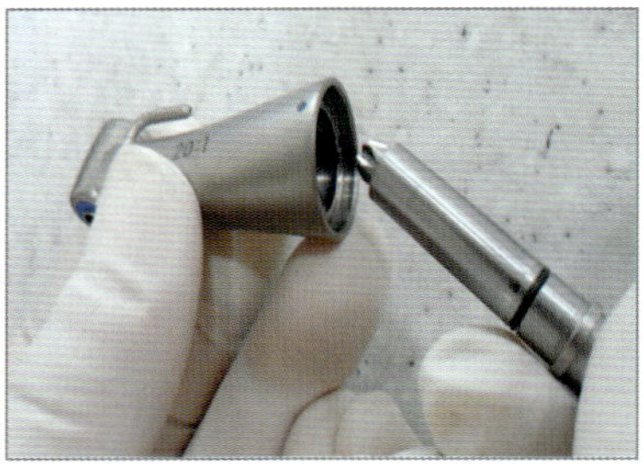

임플란트 헤드 분해

⚠ 오일링 하는 이유

진료에 사용된 모든 핸드피스는 오염으로 간주하며 헤드 내부로 흡입되어 역류된(음압이 발생하여 회전체 중심으로 비산되는 물질들이 배출된 구멍으로 흡입되는 현상)미생물을 오일캔의 압력으로 방출하기 위해 사용된다.

일부는 오일링을 내부소독 및 멸균과정으로 해결될 수 있다는 의미로 오인하는 사례가 많으니 주의하여야 한다. 그 어떤 오염물이라도 중력방식 인 멸균(E. O 가스 또는 플라즈마)과정을 거쳐야 한다.

6) 1개월 1회 체크포인트

- 테이블측 공기압력(손실수두 차)점검(게이지 압력 3~3.5 Kgf/cm^2 이내)
- 정비구(Chair)측 공기 감압기 압력 점검(게이지 압력 5~5.5Kgf/cm^2 이내)
  Compressor측에서 첫 번째와 두 번째로 공급되는 유니트 압력은 평균 4.0~5.5Kgf/cm^2 으로 보정하여 유체와 공기 손실수두 편차를 진료실의 유니트 전체로 공평하게 나누도록 분배하여야 한다.
  이러한 편차를 계산하지 못하면 Compressor와 먼 쪽의 유니트는 진료실 내 모든 유니트가 동시에 에어를 소모할 경우 공기부족으로 고속 핸드피스의 회전수(RPM)에 적지 않은 악영향을 미치게 된다.
- Compressor 토출 공기압력 점검(게이지 적정압력 8 Kgf/cm^2 이내)

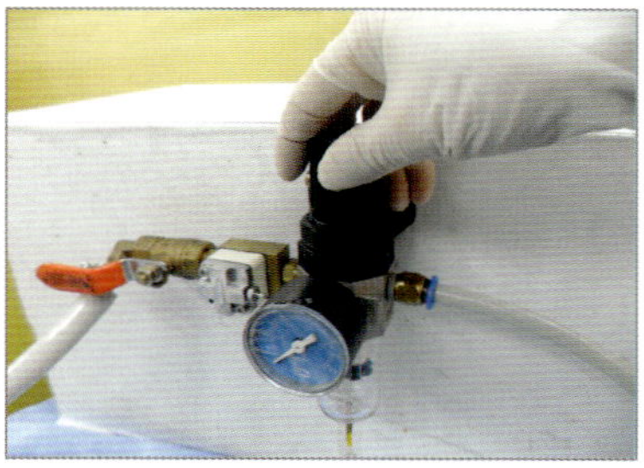
정비구 압력게이지 확인 (5~5.5kgf/cm^2)

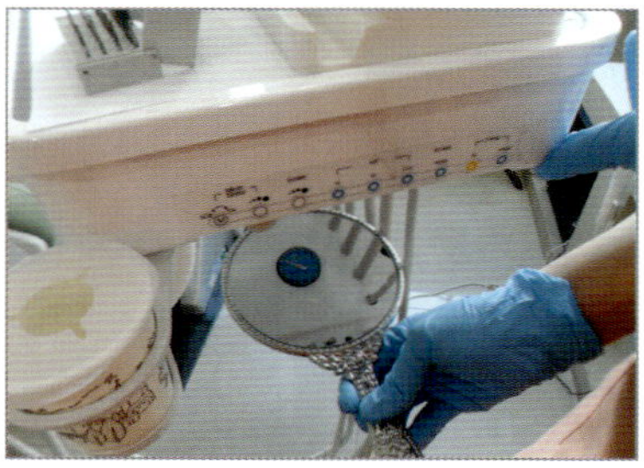
테이블 압력게이지 확인 1 (3~3.5kgf/cm^2)

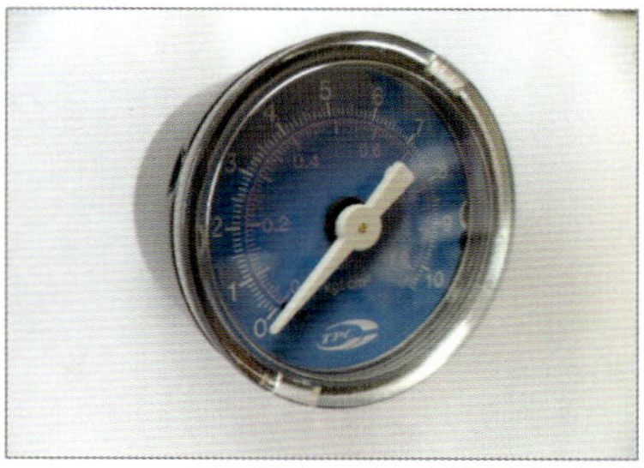
테이블 압력게이지 확인 2

- 유니트바디측 트랩 청소 여부(제조사 마다 다름)

⚠ 진료 중 타구에 오물을 뺏을 때 구강 내 잔존해 있는 재료들의 조각들이나 또는 "아말감조각, 인레이 조각, 의치 금속조각" 등이 탈락되어 타구를 통해 하수구로 바로 유입되는 것을 방지하는 목적이며, 중금속의 유입으로 토양과 수질오염을 억제하기 위한 목적이다.

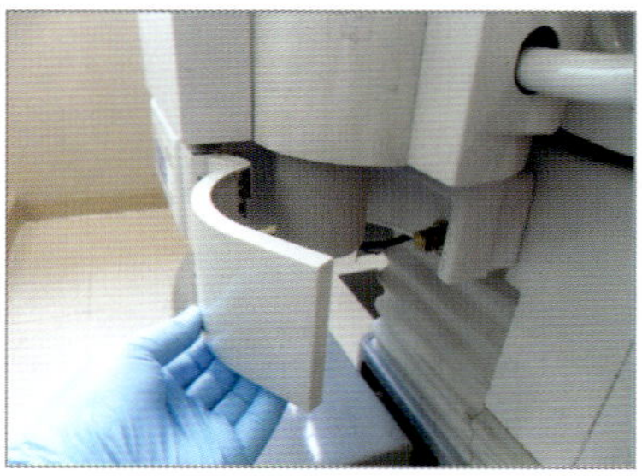
트랩커버 개방

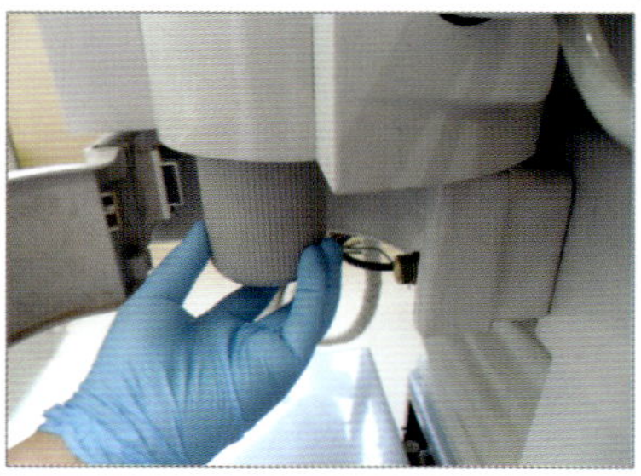
트랩 본체 분리 중

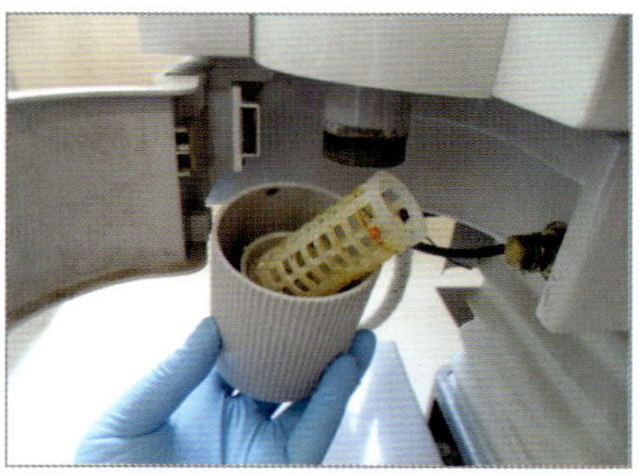
트랩본체 분리 및 청소

- Compressor 각 접속부 공기누기 점검
- 초음파 세정기 첌버내부 오염상태 점검
- 핸드피스 어댑터와 커플링 사이 세정

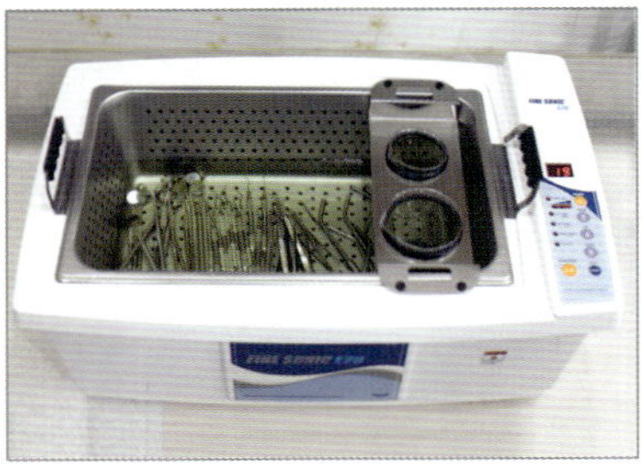
초음파 세척기 쳄버

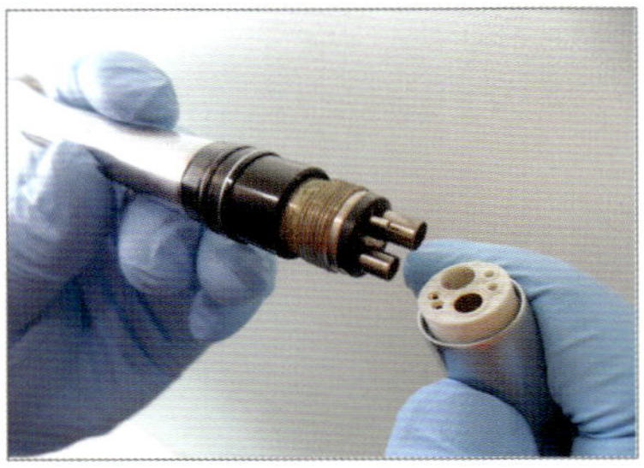
어댑터와 커플링 분리

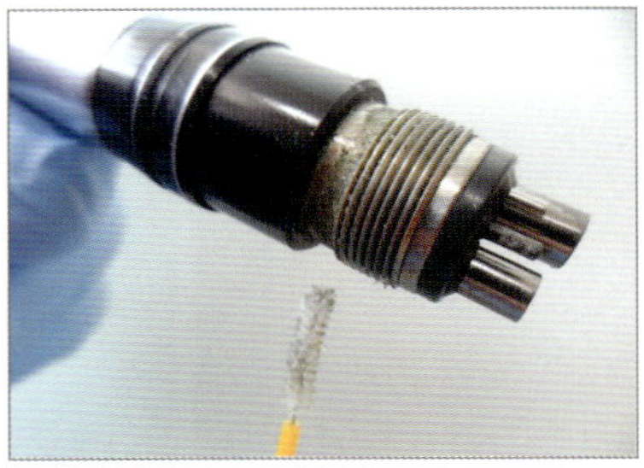
※ 커플링 분리

※ 커플링 접속부분은 특별한 경우가 아니면 분리하지 않으며, 개원이래 오랜시간 접속부분을 세정하지 않아 각종 오염물질이 고착되어 있다.

- 냉 난방기 청소 및 환경관리(하, 동절기)

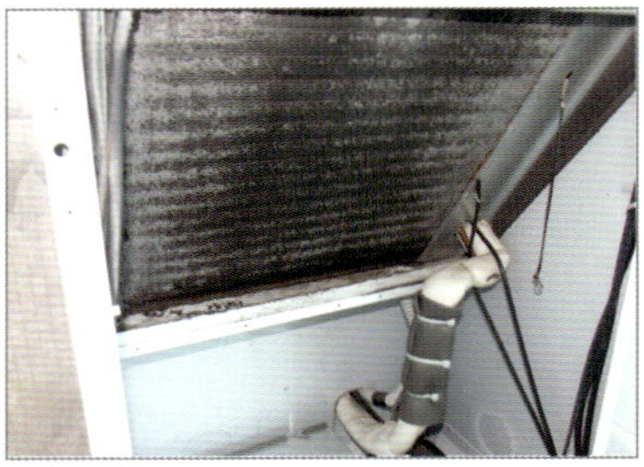
온풍기 내부 필터(오염)

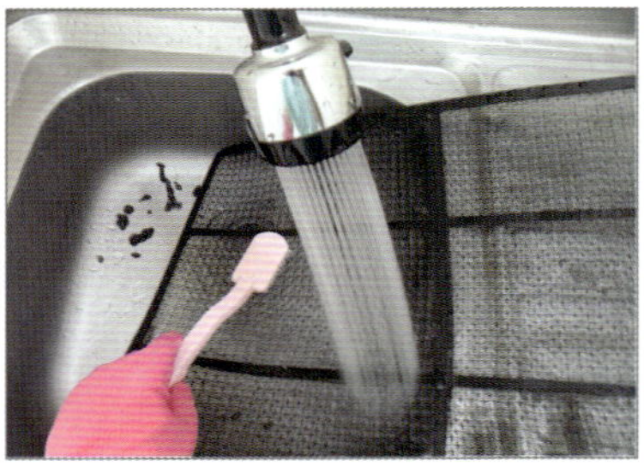
벽걸이용 냉, 난방기(오염)

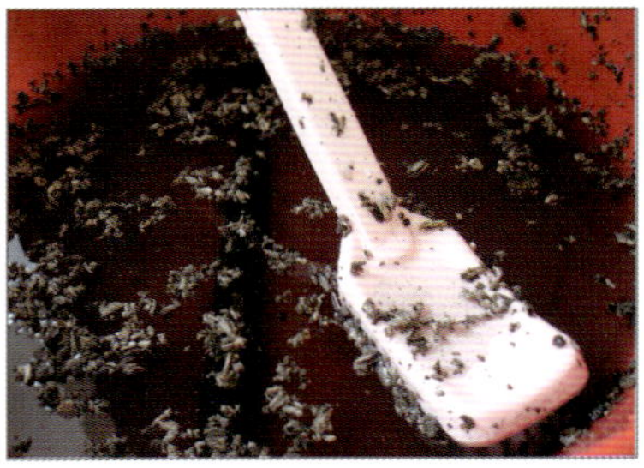
부유물질

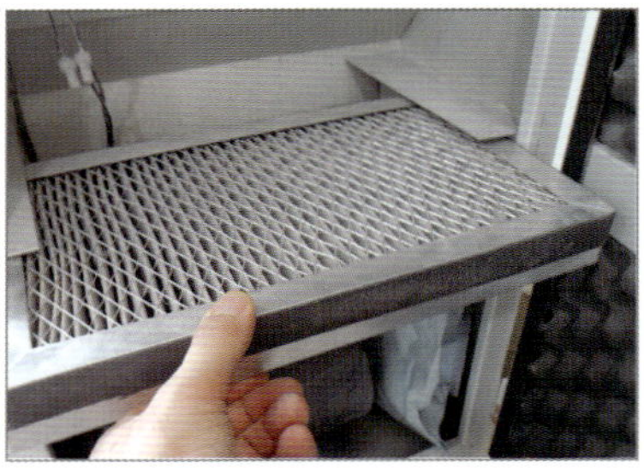
집진기 해파필터 오염상태

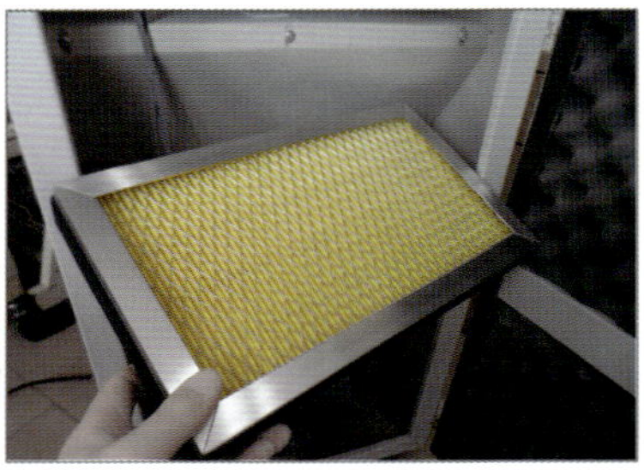
해파필터 교환

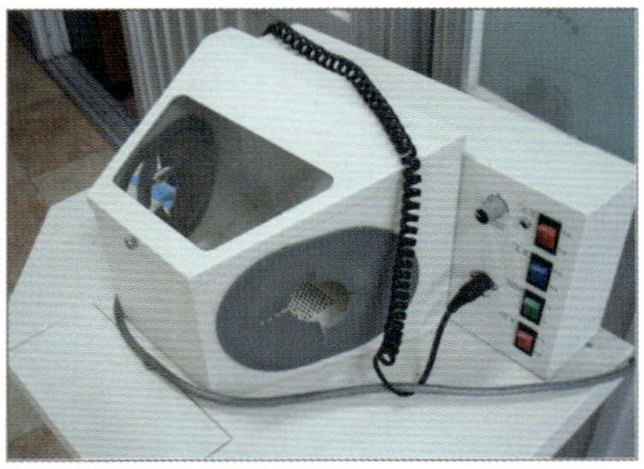
집진기

⚠

임시치아 및 의치 제작은 수차례의 교합과 유격조절을 통해 반복적인 삭제가 불가피하다.

이 과정에서 아크릴 조각들과 미세분진들이 대기 중에 비산되는 것을 방지하기 위해 집진기를 사용한다.

일반적으로 내부 포집기(종이 포집기) 내부에는 큰 아크릴의 조작들이 포집되며 이 외의 미세한 분진들은 중앙 해파필터에서 정밀하게 거쳐진다.

포집기는 정기적으로 교환하며 중앙 해파필터는 평균 6개월에 1회 교환하여 진공도 효율을 유지하도록 권장한다.

7) 대표적인 세균검출(냉각 에어컨의 수분 성분)

① Pseudomonas Aeruginosa (녹농균) : 항생제 내성이 강한 균으로 기회성 감염과 폐렴을 일으킬 수 있다.

② Legionella Pneumophillia(레지오넬라균) : 3군 법정 전염병인 레지오넬라증을 일으킨다(냉, 난방기에서도 발생 함).

③ Mycobacterium : 호흡기 질환과 상처를 통한 기회성 감염을 일으킨다.

④ Endotoxin : 치과용수에서 발견되는 세균이 대부분 gram(-) bacteria이고 그 세포벽에 있는 Lipopolysaccharide가 Endotoxin으로 작용하여 천식을 유발할 수 있다고 한다.

8) 각종 소독제 유효기간 및 표면덮개, 멸균 팩 재고확인

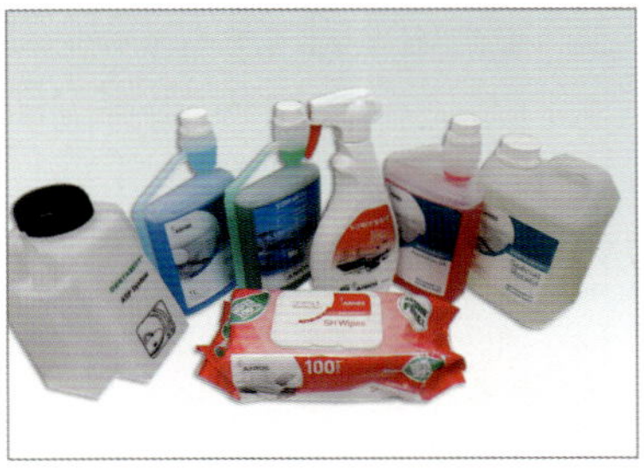

각종 소독 및 세정제 재고

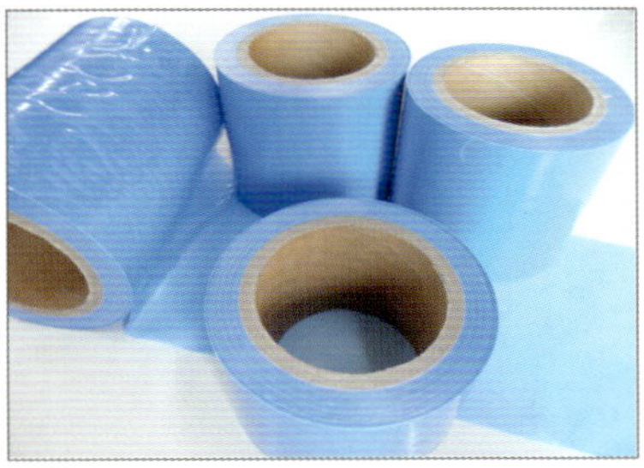

표면덮개 규격 별 재고

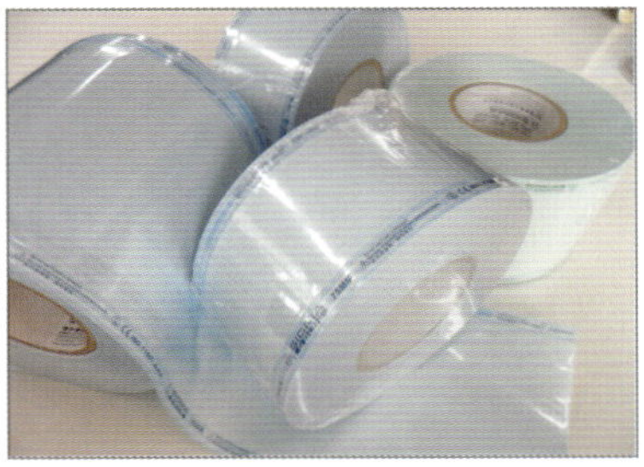

멸균 팩 규격 별 재고

9) 2개월 1회 세정품

• U V 건조기 내부

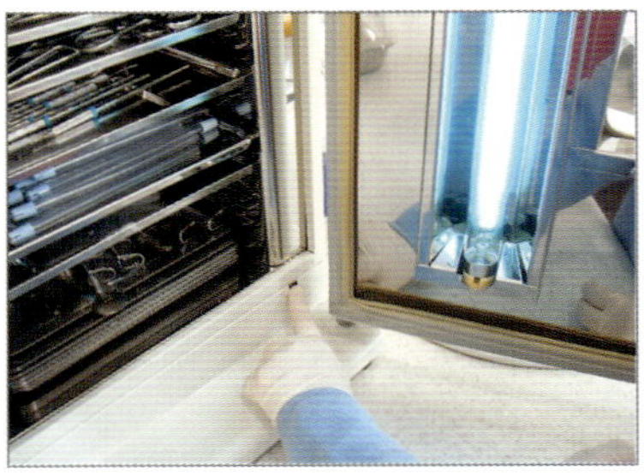

U. V 건조기 스위치 확인

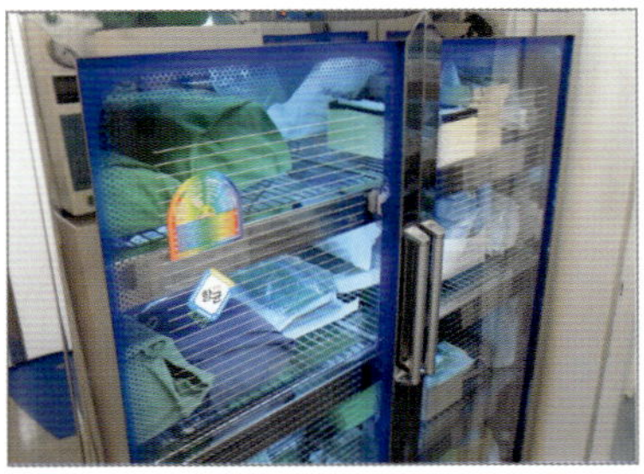

외부 점등확인

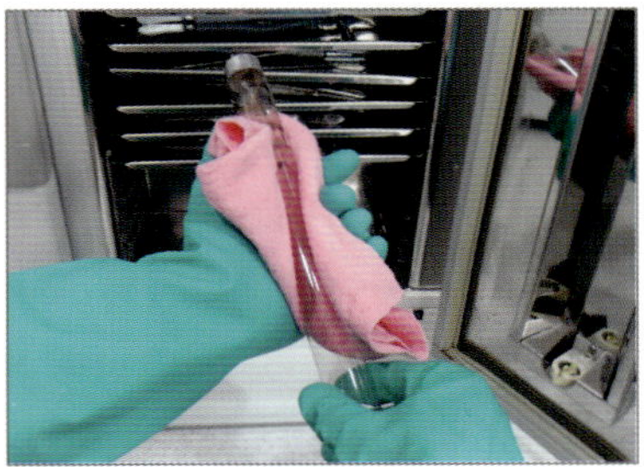

램프 세정

⚠ 주의사항

UV 건조기 사용 중 문을 열 때는 반드시 램프가 점멸(꺼짐)되어야 하나 의외로 내부고장으로 UV 램프가 점등되어 종사자가 기구물 장재과정에서 빛에 노출되어 직접적으로 산업재해에 노출되므로 각별한 주의가 필요하다.

UV 빛은 유리, 투명비닐, 투명플라스틱, 종이의 재질을 투과할 수 없기에 건조기 문 중앙에는 빛의 점등상태를 확인할 수 있다.

⚠ 종사자 중 안경 및 콘택트렌즈 등을 착용하지 않은 경우는 빛에 수 분간 노출되면 안구화상을 입을 수 있다.

10) 2개월 1회 Check point

- Compressor cut in, cut off게이지 육안점검(무 부하상태, 부하상태)
  cut in : 탱크 내부에 공기가 비오 있고 설정압력까지 도달하는 압력 (8kgf/cm² 이내)
  cut off : 탱크에 공기가 꽉 차있는 동안(이때 모터는 작동하지 않는다)
  공기를 소모하는 과정에서 압력이 내려가고 부족한 공기를 보충할 때의 압력(평균 5~5, 5Kgf/cm²에서 정지 된 모터가 재 작동한다.)
- 기계실 누전 점검(외부전문가 의뢰)
- 큐링라이트 램프 조도 점검
- 핸드피스 에어압력 검사하기 (외부전문가 의뢰)
  핸드피스 헤드 쪽으로 공급되는 압력을 검사한다.
  핸드피스 제조사마다 각기 작동 압력이 다르르 수 있으나 평균 표준 핸드피스는 2.5kgf/cm²이며 미니 핸드피스는 2.0~2.2kgf/cm²로 확인하여 카트리지에 제공되는 피로를 줄일 수 있으며 취급자의 손목 피로를 예방할 수 있다.
- 마이크로모터(공압식) 공기배기구 파이프에 터빈오일 급유(미량)

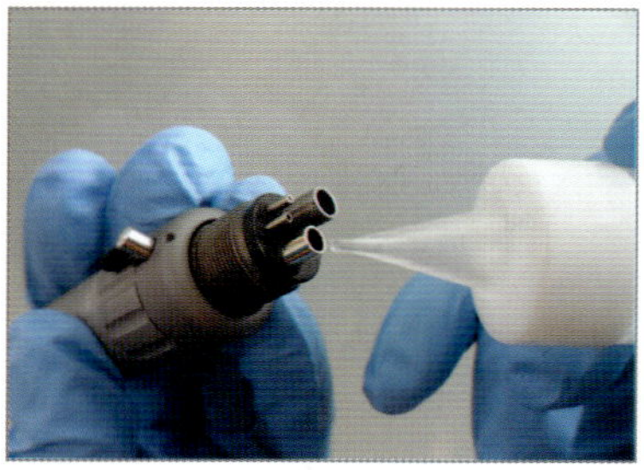

터빈오일로 미량 주입(2.3방울)

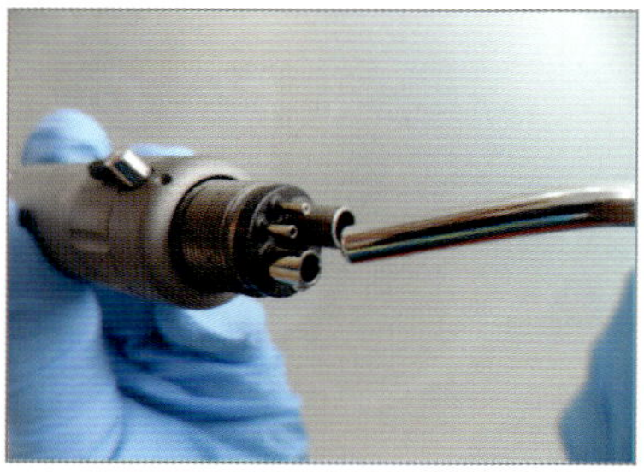

3-웨이 에어로 분사

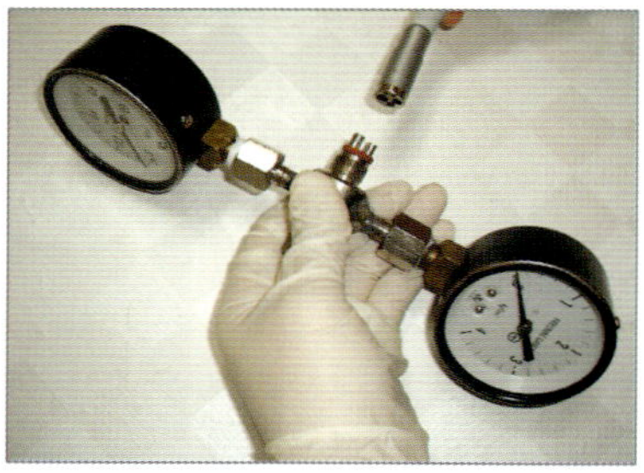

핸드피스 에어 압력 보정(전문가 의뢰)

11) 3개월 1회 세척품

- 싱크대 내부 트랩 세척

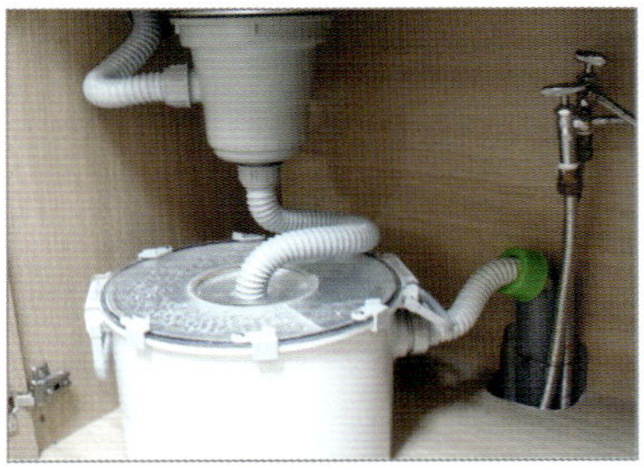
트랩본체

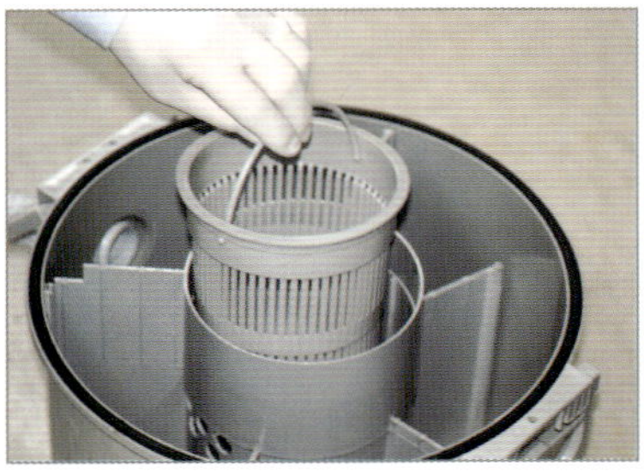
트랩필터 분리

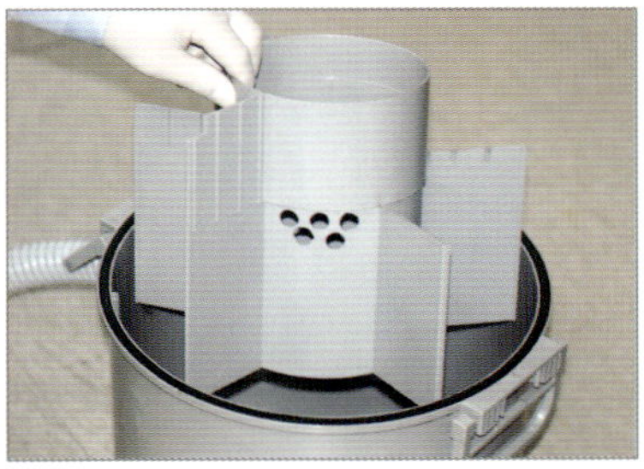
트랩가이드 분리

12) 3개월 1회 체크포인트

- 유니트라이트 램프 조도측정
- 로닥 플레이트 일반세균(TPC)집락검사
- 핸드체커 일반세균(TPC)집락검사
- 정수기 워터필터류 교체시기 가늠(제조사 및 지역 수질에 따라 다름)

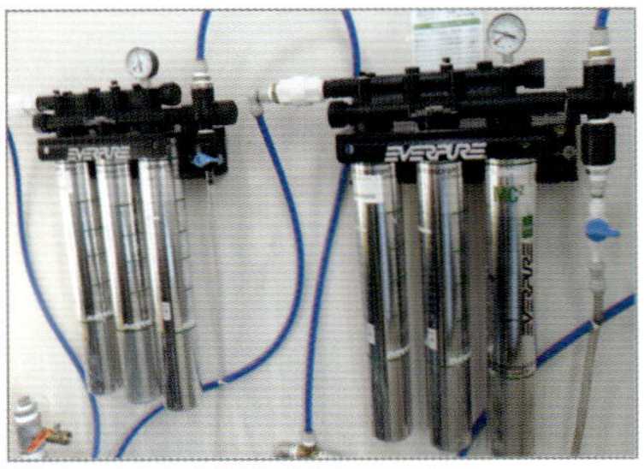
역삼투압방식 정수필터

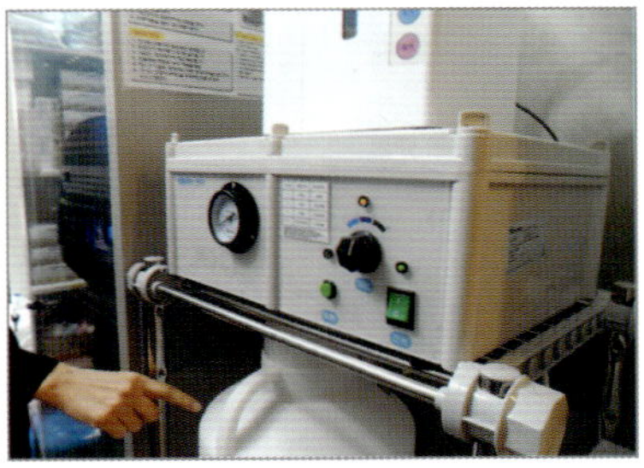
염소산수 투입기

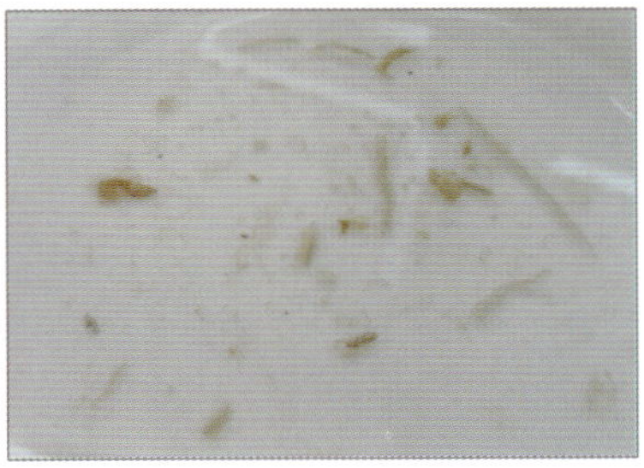
바이오필름

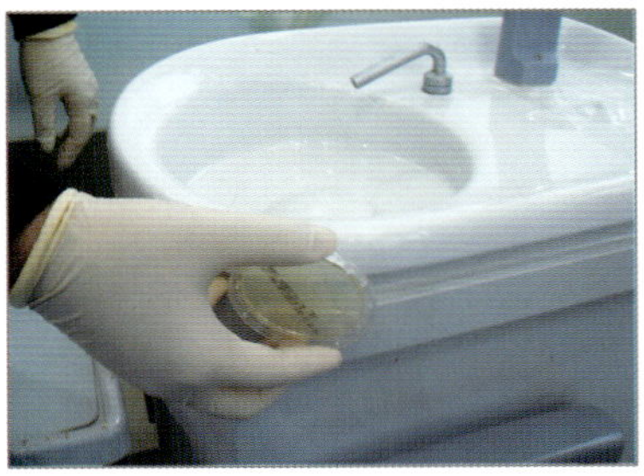
타구 로닥 플레이트 체득

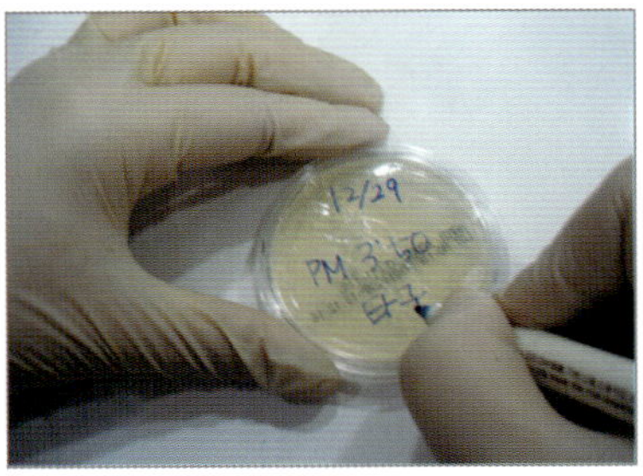
표본체득 후 기입

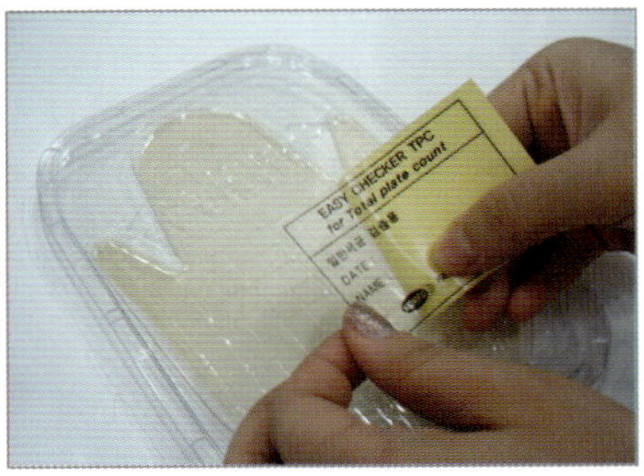
핸드체커 라벨부착

제조사의 기능과 지역 수질 및 수압에 따라 교환주기는 다를 수 있으며, 환자가 이용하는 급수용 물맛을 정기적으로 검토하여 교환주기를 가늠하는 것을 권장한다.

수질검사판정은 환경부가 지정한 곳(시 · 도별 보건환경 연구원)에서만 수질오염 공정시험법 소독제 및 소독부산물질에 관한기준과 심미적 영양물질에 관한 기준 등 46개 항목을 검사하여 판정한다.

사설기관에서의 수질 인증평가 및 검사방법에 관한 결과는 잘못될 수 있으므로 가능한 공인된 기관에서 검사 맞기를 권장한다.

(구체적인 내용은 부록 "먹는 물의 수질기준" 참고)

- Compressor 드라이시스템 기능 점검(전문가 의뢰)
- 각종 멸균기 비정기 검사(Bi, Ci, 보이딕 지시제)

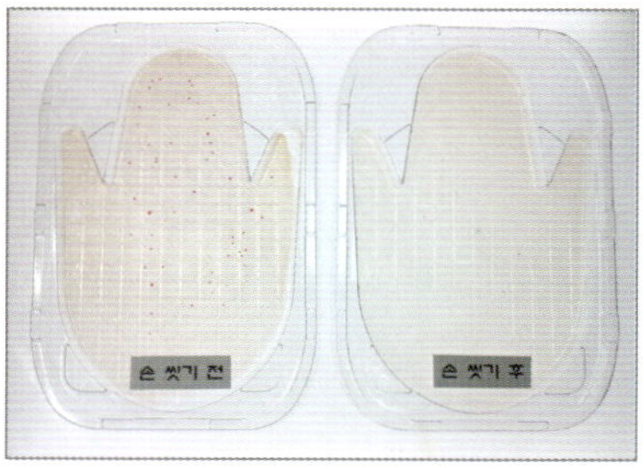

핸드체커 일반세균 검사

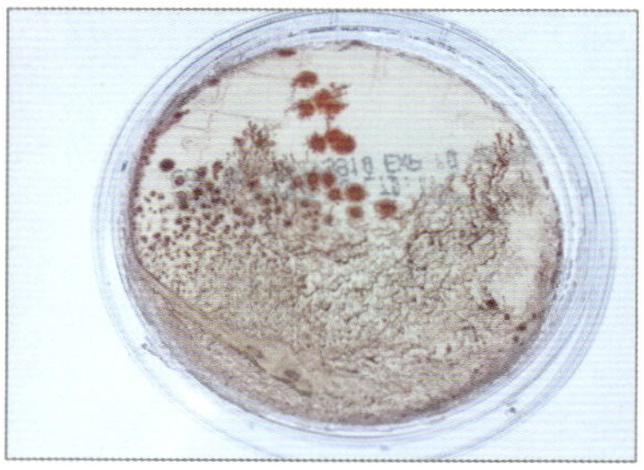
로닥 플레이트 검사

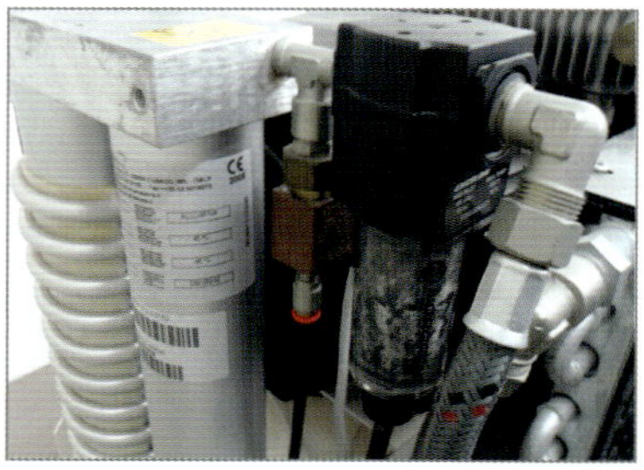
드라이 시스템 본체

- 병원 방역(병원 재량에 따라 다름. 전문 업체의뢰)

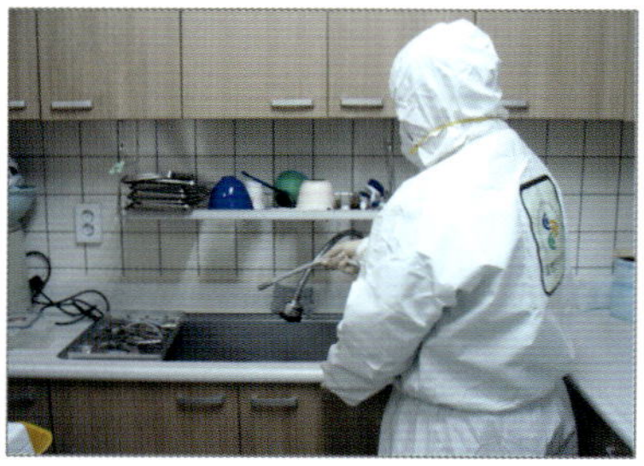
소독실 방역A

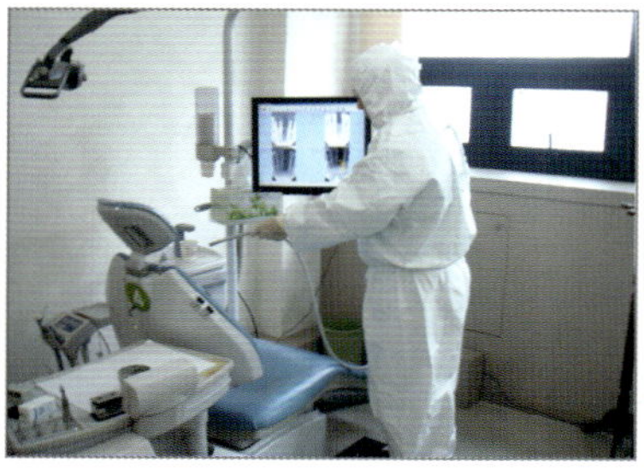
진료실, 대기실 방역

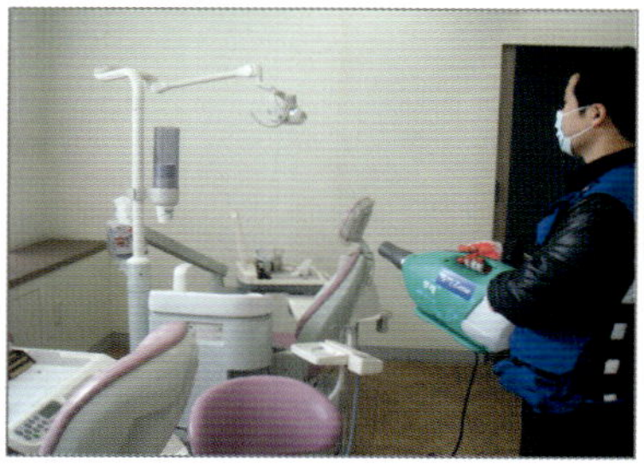
진료실 방역 B

연면적 2천 제곱미터 이상의 사무실용 건물 등 다수인이 거주 또는 이용하는 건물의 관리운영자는 전염병예방에 필요한 소독을 실시해야 한다.

건물의 소독

연면적 2천 제곱미터 이상의 사무실용 건물 등 다수인이 거주 · 이용하는 건물 또는 시설의 관리 · 운영자는 전염병예방에 필요한 소독을 실시해야 합니다. 이 경우 소독은 소독업 신고를 한 자로 하여금 대행하게 해야 한다(전염병예방법」 제40조제2항 및 「전염병예방법 시행령」 제11조의2).

13) 6개월 1회 체크포인트

- 병, 의원 내 수질감시 수행
- Compressor 헤드부 필터 관능검사 또는 교체
- 석션모터 진공게이지 관능검사(게이지 바늘 확인, 40mmHg)

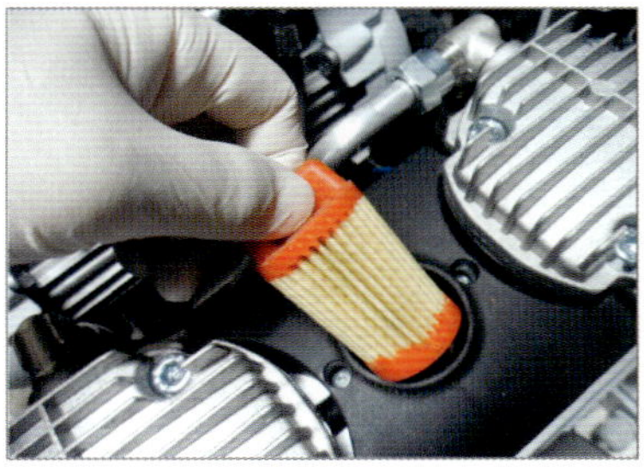

필터 검사 1

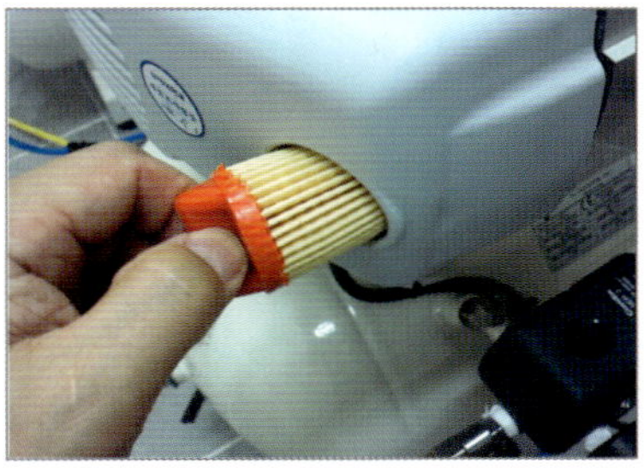

필터 검사 2

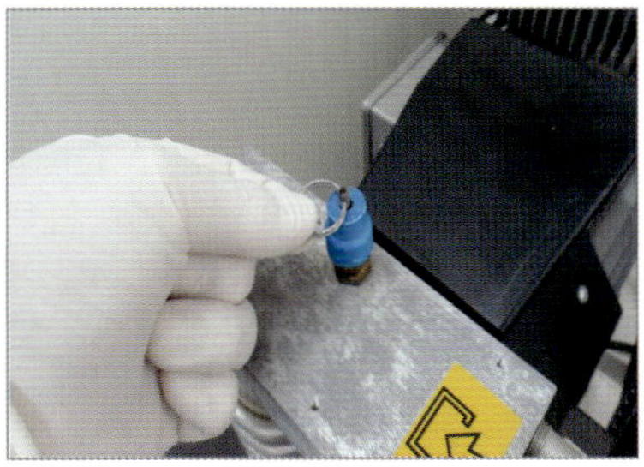

안전밸브 검사

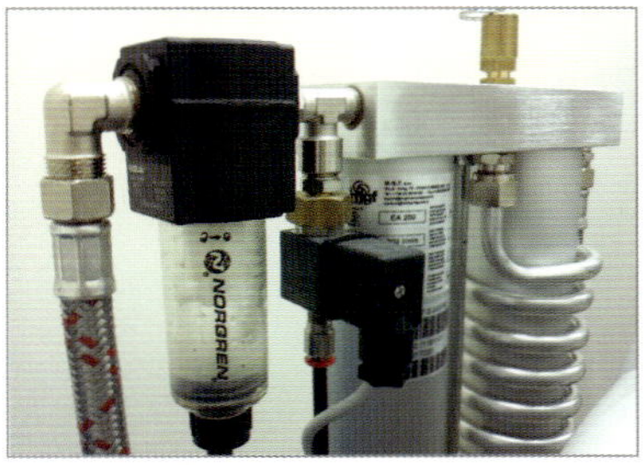

에어필터 관능검사

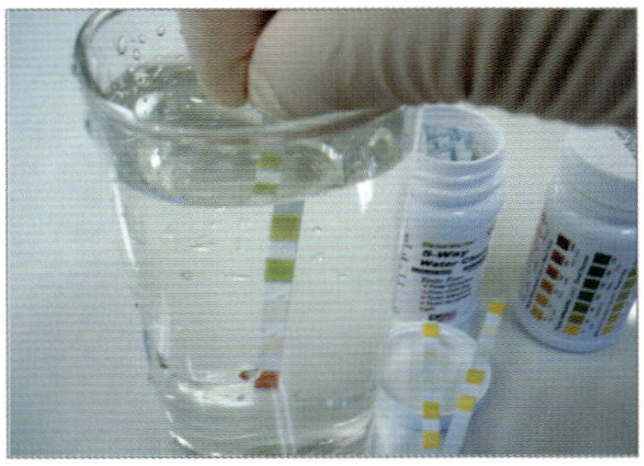

수질 탁도 검사

※ 4. 치과병원 인증과 문서작성방법 중 “수질감시 항목 설명” 참고

- 테이블측 공기배기용 필터 육안검사 및 교체 또는 세정(제조사 마다 다름)

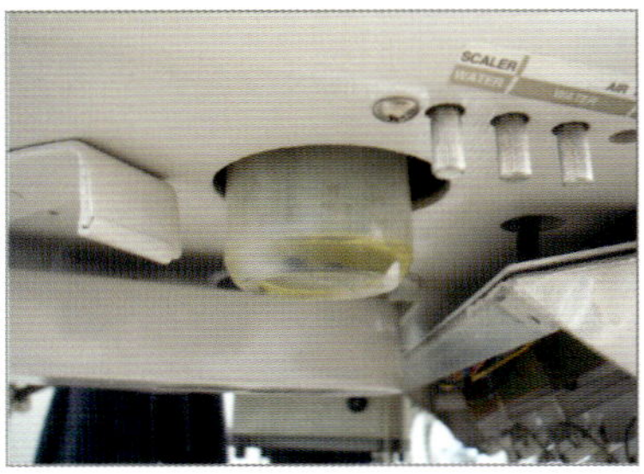

자연배기 필터(오일 통)

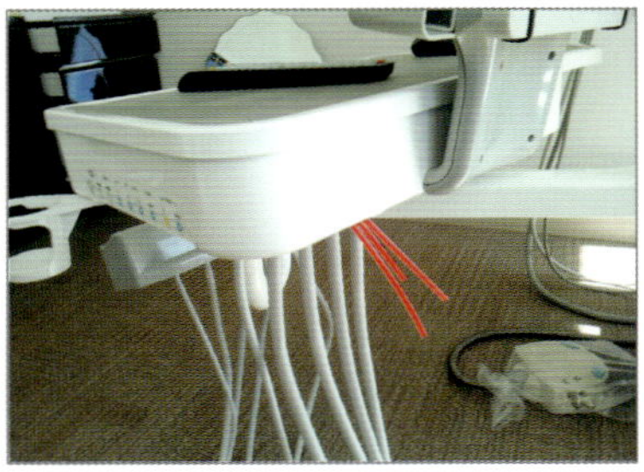

자연배기(환경오염)

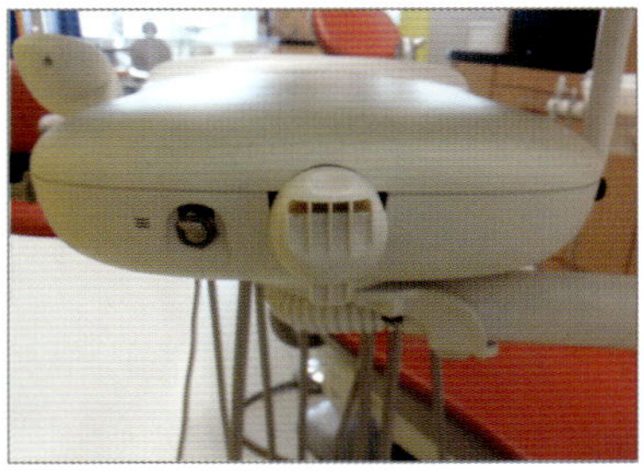

자연배기 필터

⚠ 오염 된 공기로 멸균 된 핸드피스 카트리지를 회전시키며 공기의 유체흐름이 시작된다. 그 공기는 튜빙을 통해 다시 테이블 프레임 밑으로 자연 배출되어 진료실 내 공기와 혼합되어 오염공기 전파의 주범이 될 가능성이 있다.

14) 1년 1회 교체 가능품목

- 체어 내부 유압모터용 오일 교체여부 확인(관능검사, 증발확인, 전문가의뢰)

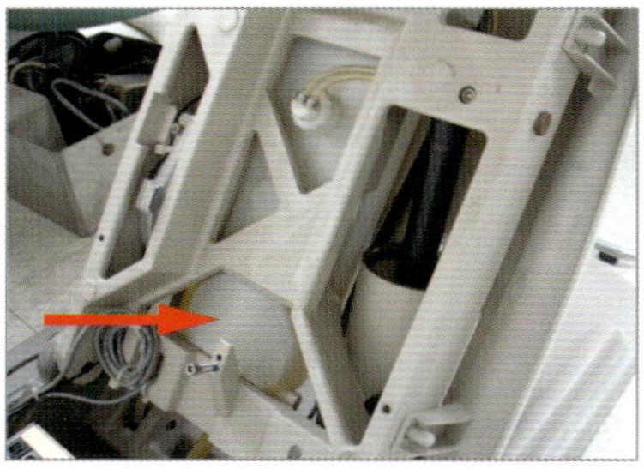

에이덱 500

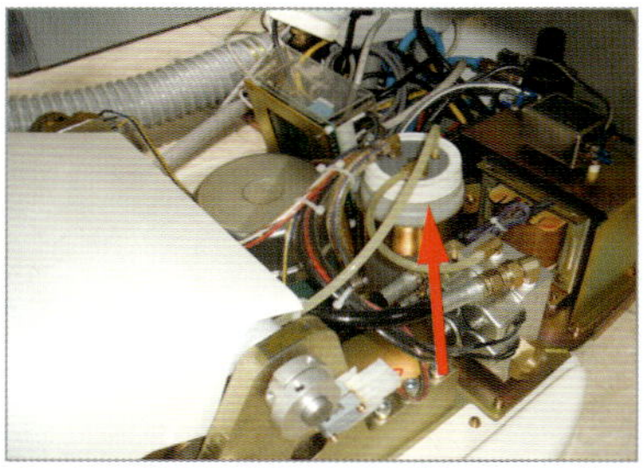

S1

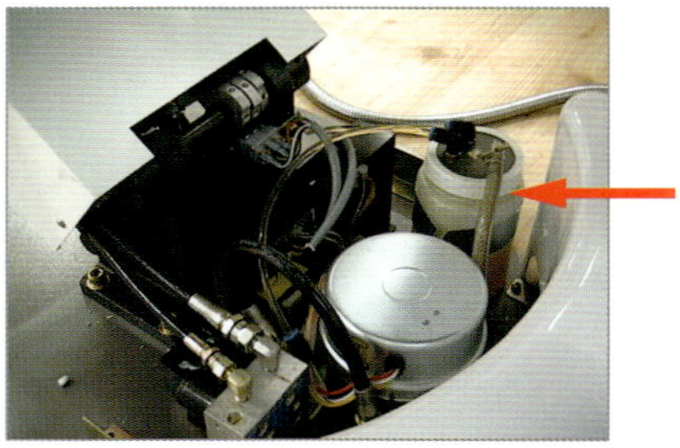

그라스아

진료용 의자 기능에서 등판 작동은 진료 중 자주 반복되며 제조사의 품질에 따라 오일증발이 있을 수 있고 점성과 점도, 온도에 따라 증발량의 차이가 있다.

유니트 상승 또는 등판 상승할 때 괴음이 나는 경우는 오일이 부족하여 발생하는 경우다.

- 체어 정비구 내부 에어필터측 앨레멘트의 오염여부 및 교체판단
  (Compressor 기능과 기계실 환경에 따라 달라짐)

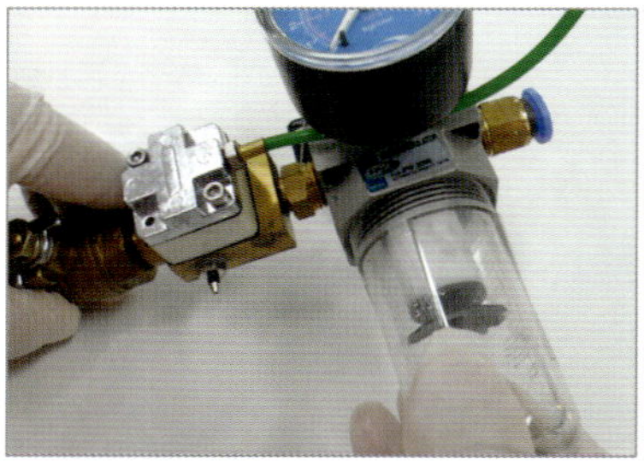

케이스 분리

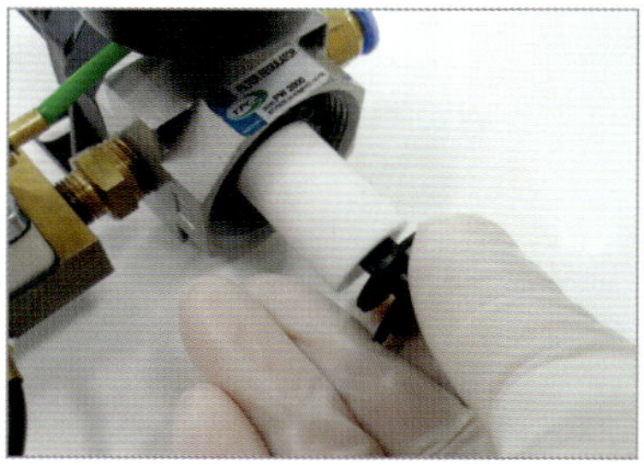

엘레멘트 분해

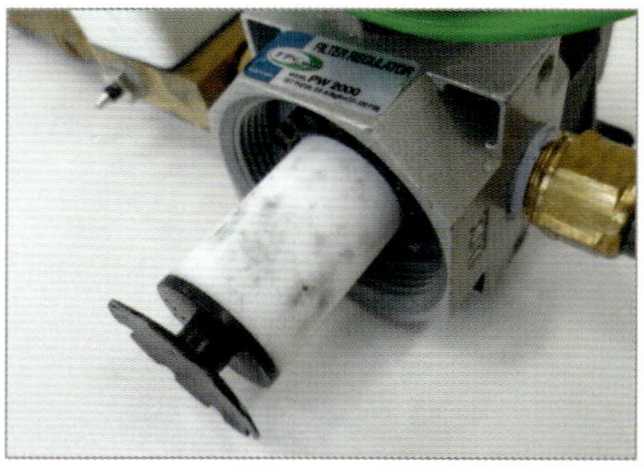

엘레멘트

Compressor에서 공급되는 에어에는 완전하게 건조한 에어로 간주할 수 없으며, 과정에서 발생할 수 있는 이물질 및 박테리아의 미생물을 유니트에 전달되기 전에 에어필터 내부에 앨레멘트에서 여과해 주는 장치이다.

앨레멘트의 오염은 여과기능을 상실한 것으로 간주하여 중요 원인은 오염된 수분고임과 이물질로 인해 기능을 상실 한다.

- 타구(스피툰)내부 액세서리(방진기)교체여부

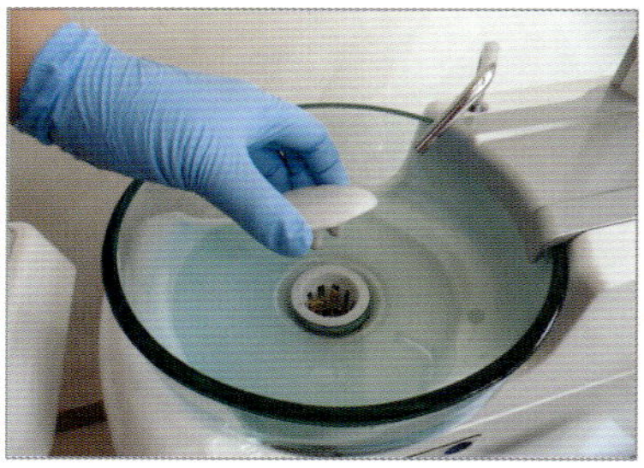
오염된 방진 기

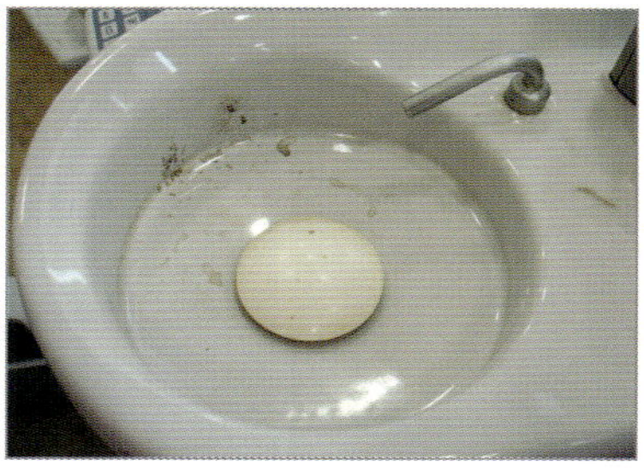
타구 방진 기

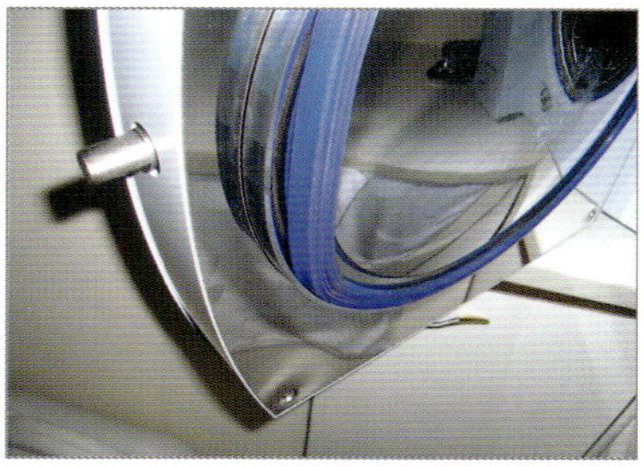
가스 킷 2

- 멸균기 가스 킷 마모 및 교체여부 확인

멸균기의 사용횟수 즉 열고 닫는 횟수가 증가하는 만큼 가스 킷의 마찰과 열전달 및 피로에 의해 스팀 누기 될 가능성이 있다.

기간이나 시간 측정으로 교체시기를 가늠하기 보다는 평균 500회~1,000회에서 멸균 효율을 돕기 위해 교체하는 것을 권장 한다.

15) 1년 1회 체크포인트

- 병원 워터배관 세척(정수기 출력에서부터 유니트 출력부분까지/전문가 의뢰)
- 공조 시스템 환경관리

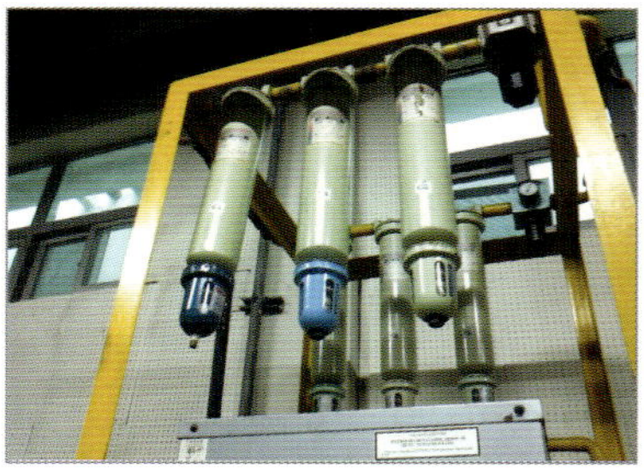
공조 드라이시스템 1

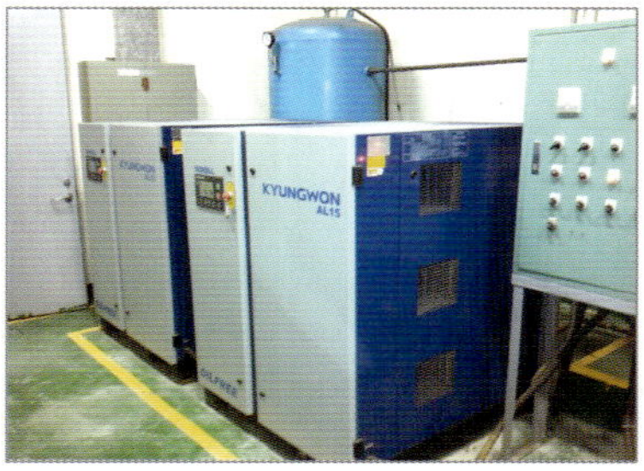
Compressor

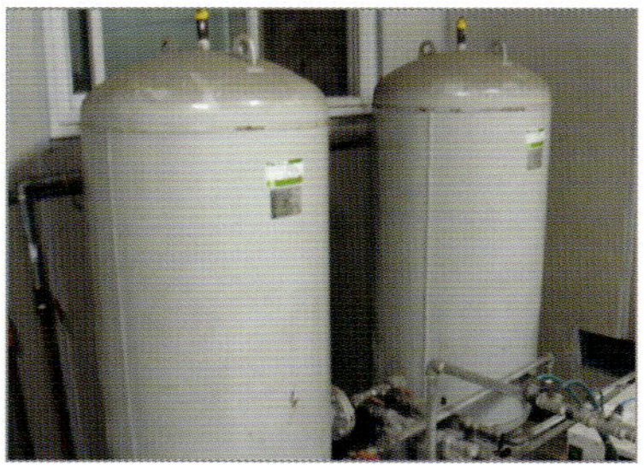
공조 탱크

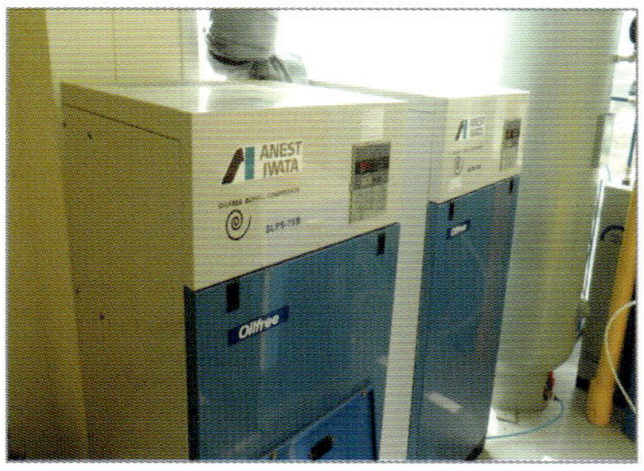
공조 드라이시스템 2

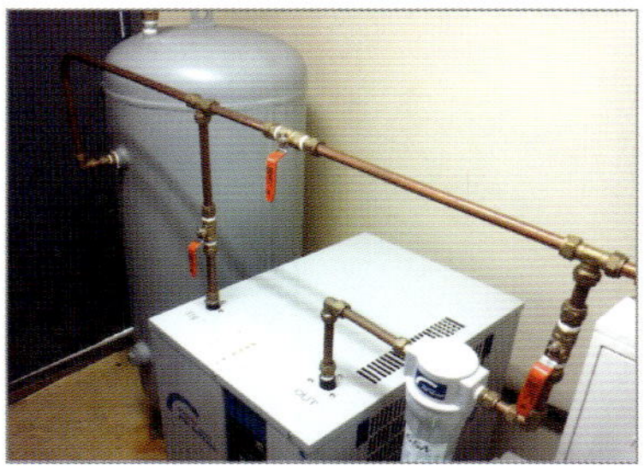
공조 드라이시스템 3

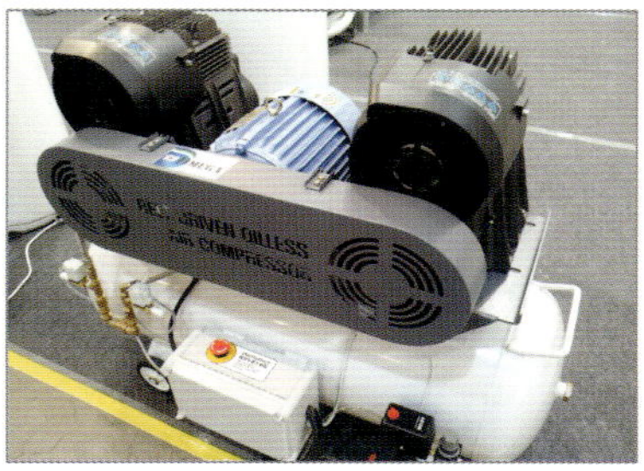
대용량 Compressor

공조 드라이시스템이 설치 된 장소는 밀폐(지하실)될 가능성이 있으므로 가능한 일정한 외부공기의 공급이 매우 중요하며 압축 생성 된 공기는 매우 뜨겁고 수분 함수율이 높아 다음 단계 인 건열 건조기를 통해 수분을 말려준다. 이때 걸러진 응축 수는 자동으로 배수할 수 있도록 하여야 한다.

또한 최종적인 공기 출구 쪽에는 고밀도 필터를 3단계로 설치하는 것이 바람직하다.

필터 교환은 주기적으로 교환하도록 하고 지하실에 설치 될 경우는 더욱 자주 교체하여야 한다.

16) 3, 4년 1회 교체품

- Compressor 드라이시스템 내부의 수분 흡수재 교체여부 점검(제조사마다 다름, 옵션사항)

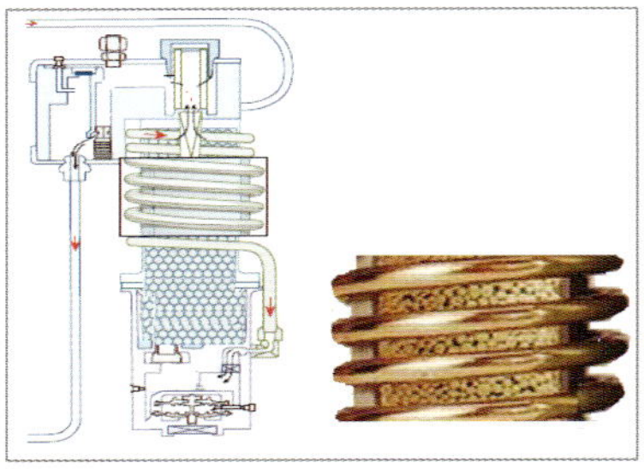

드라이시스템 단면도

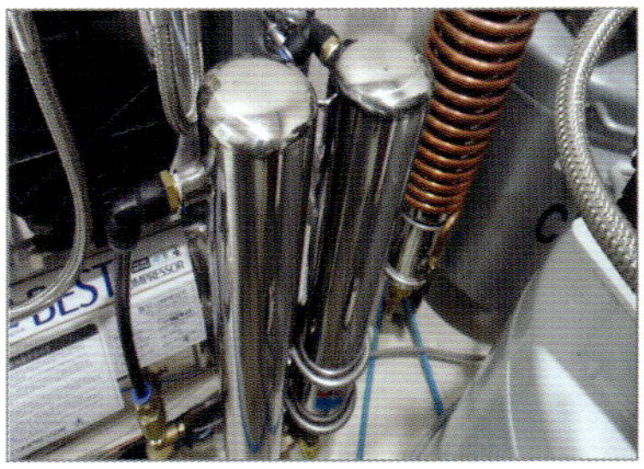

드라이시스템

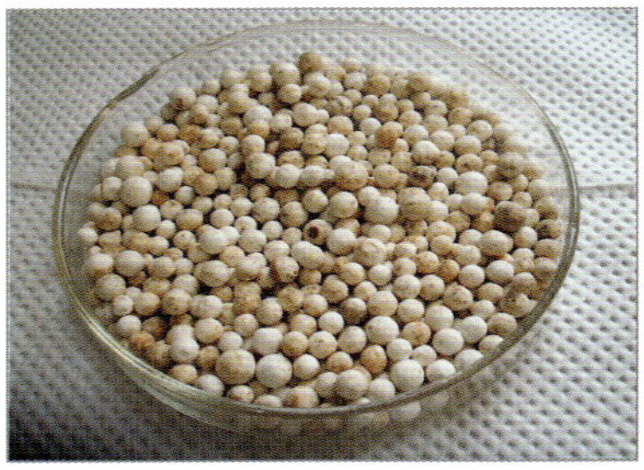

수분 흡수재(알루미나겔)

일반 Compressor 드라이시스템 내부에는 수분흡수재 성분 인 "실리카겔 또는 알루미나겔"이 들어가 있는데 장비의 환경과 설치 된 장소가 밀폐 경우에 따라 그 외형과 성능은 현저하게 저하될 수 있다.

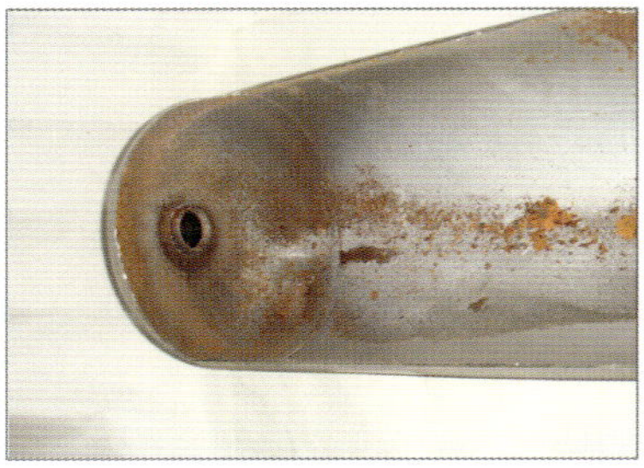

내부 부식상태 A

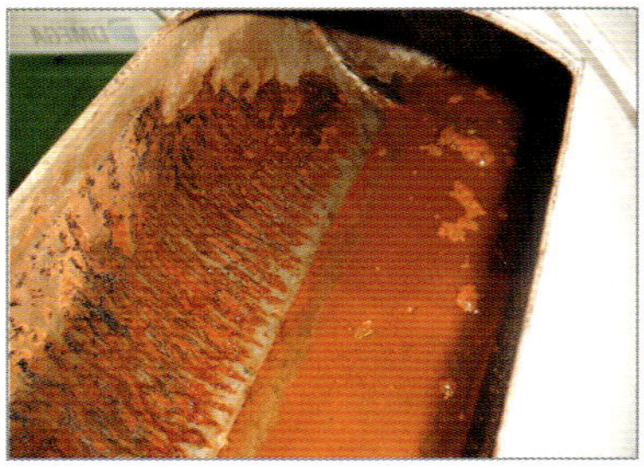

내부 부식상태 B

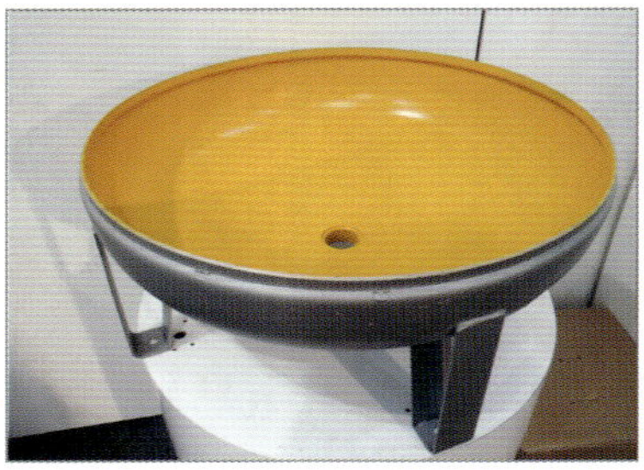

이상적인 내부코팅상태

또 하나의 원인으로는 수분흡수재를 담고 있는 파이프의 재질이 일반 금속으로 내부의 부식을 초래하여 악 영향을 미치는 경우도 있다.

5. 상시 감시 및 감지

- 누수, 누기, 누전, 소음, 괴음, 불안전 상태를 관능적으로 감지하여 사전 예방관리 한다.

6. 필수적인 관리교육 및 대상물

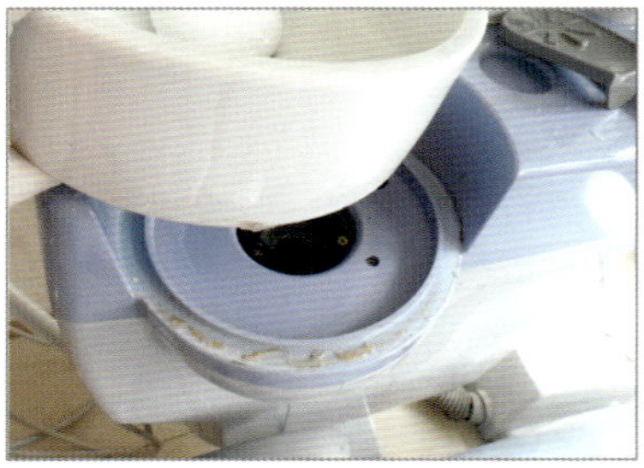
정기적인 분리세정

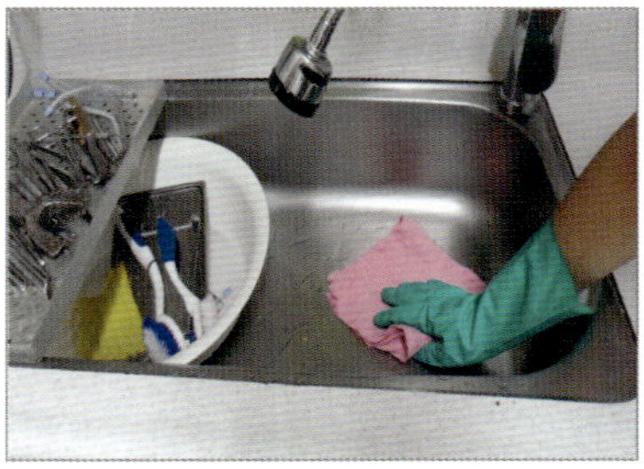
퇴근 후 물기 제거

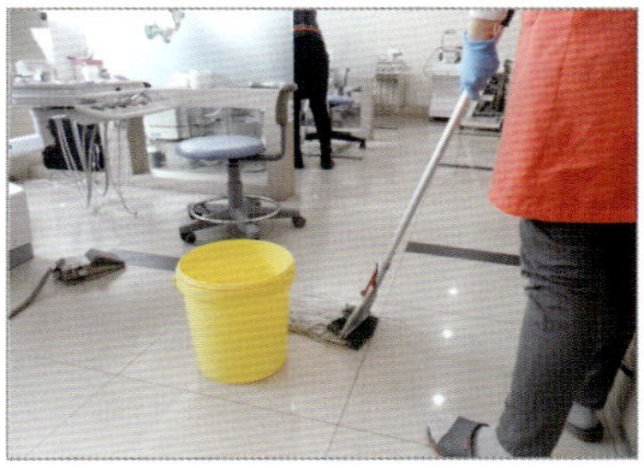
정기적인 바닥세정

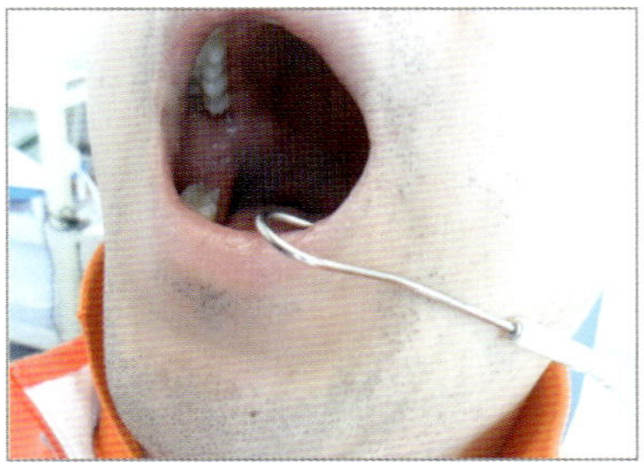
접지행거 멸균필수

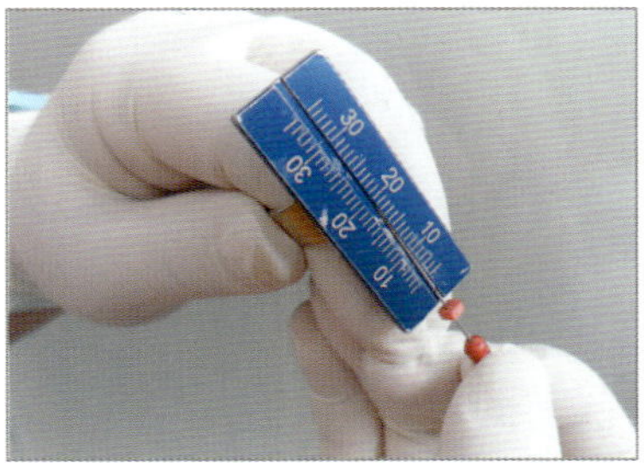
룰러 멸균필수

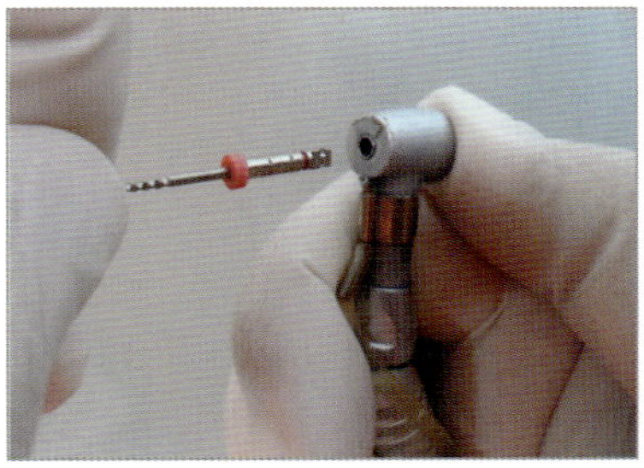
장갑 착용 후 취급 금지

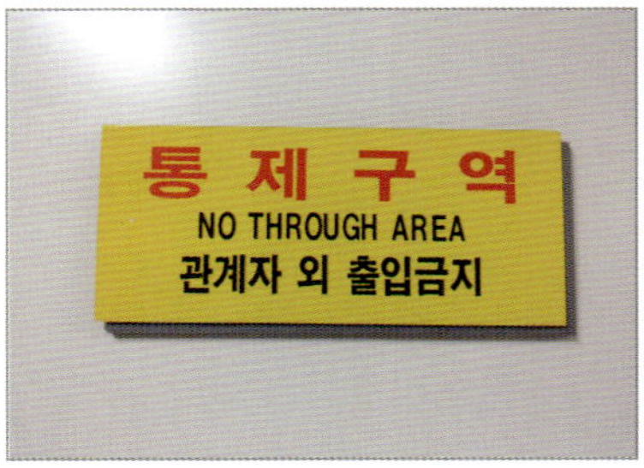

수술실 관리

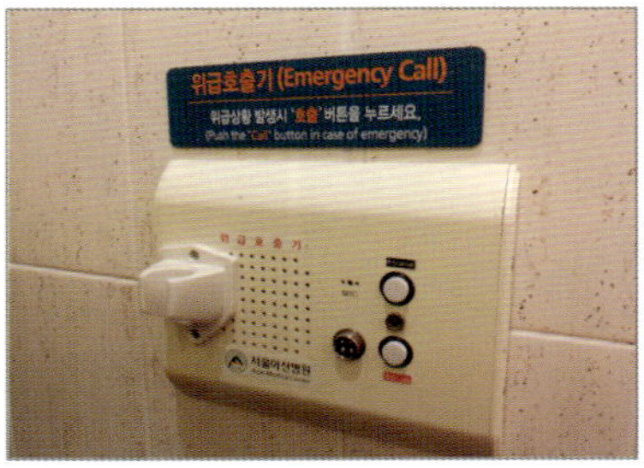

응급 호출기 및 설비관리

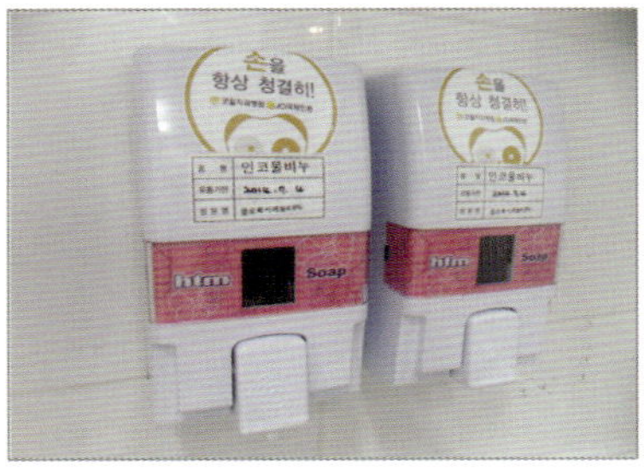
손 소독제

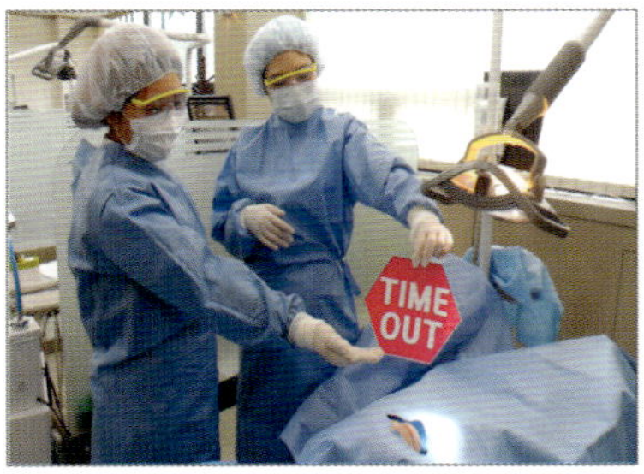

수술실 타임아웃

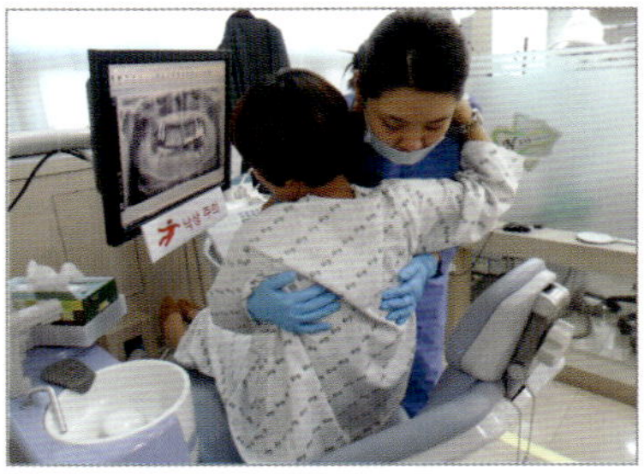
낙상주의 및 환자이송

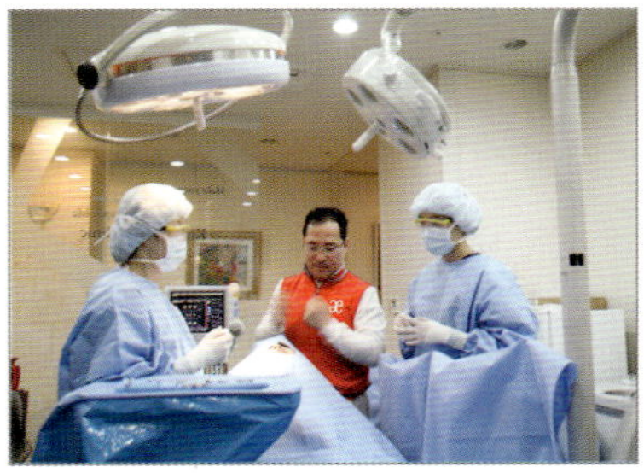
수술실 전 직원 교육

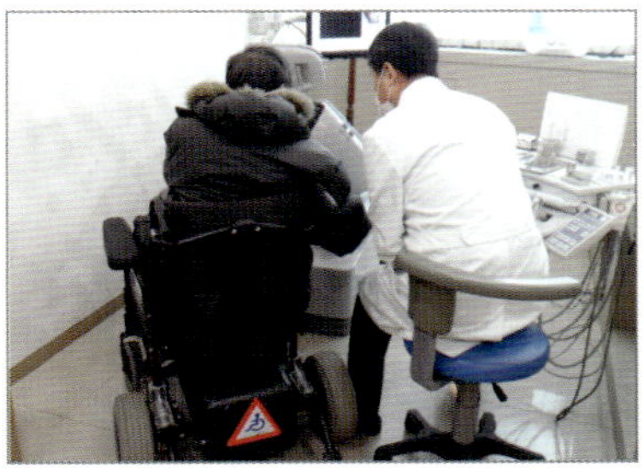
지체장애우 진료대응체계

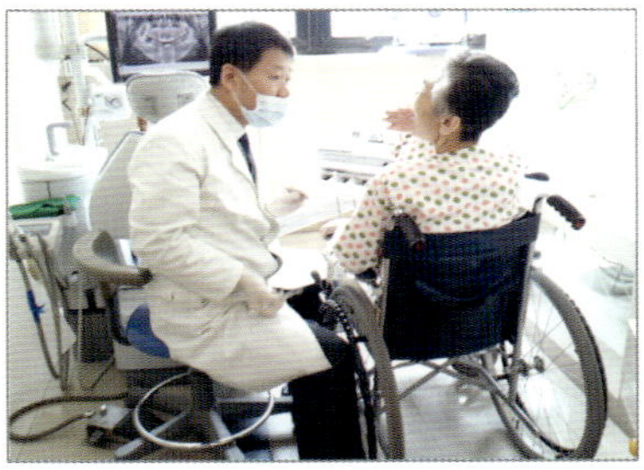
고령 환자 대응

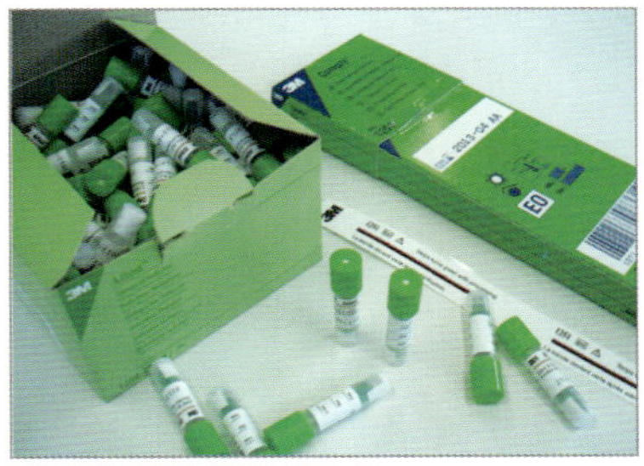
각종 지시제 취급성 확인

7. 금지 사항 및 개선

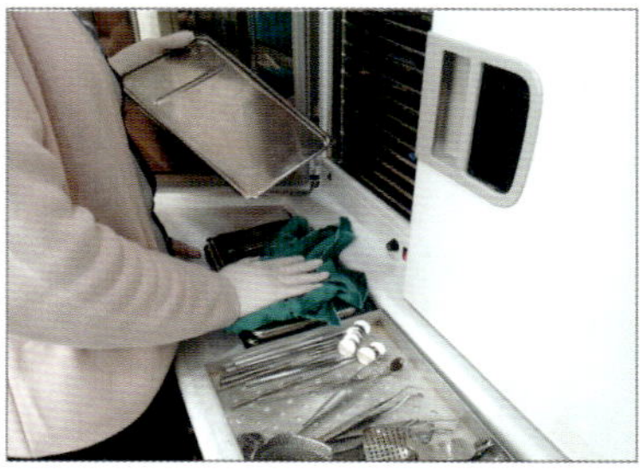

2차 오염으로 간주

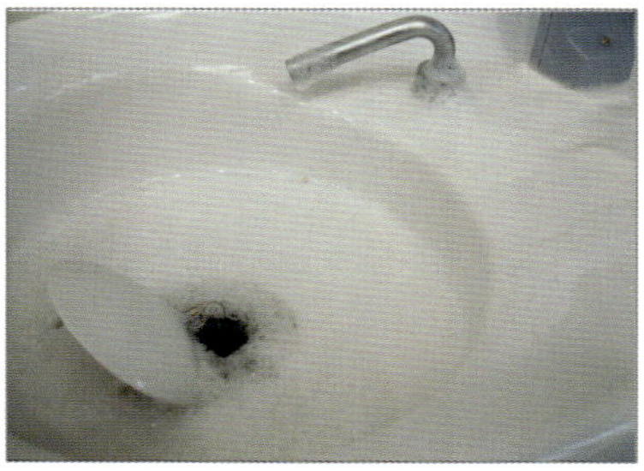

계면활성제 세정금지

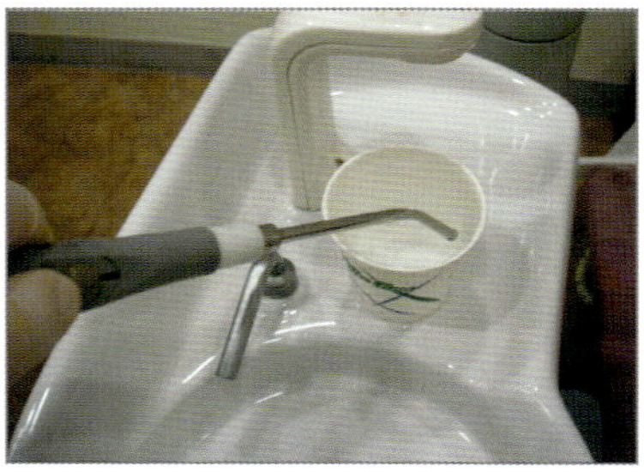

사용 중인 컵에 팁 침입 금지

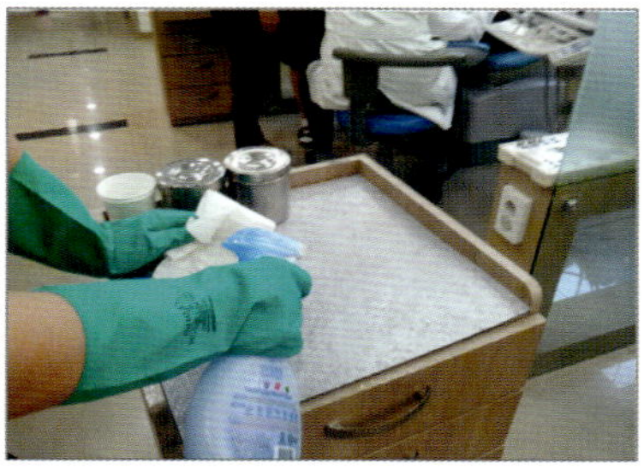

진료 중 알코올 스프레이 금지

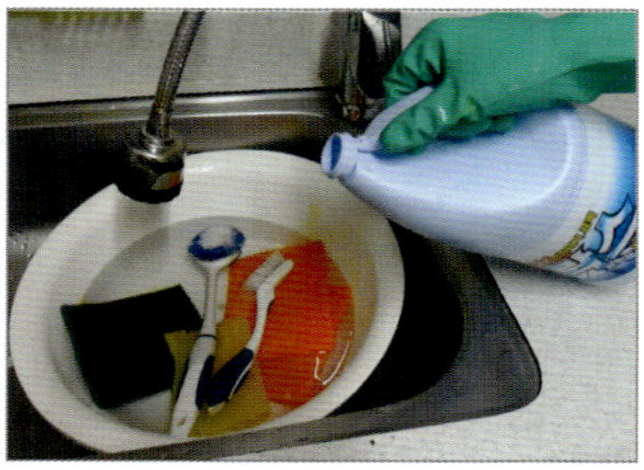

불량희석 금지

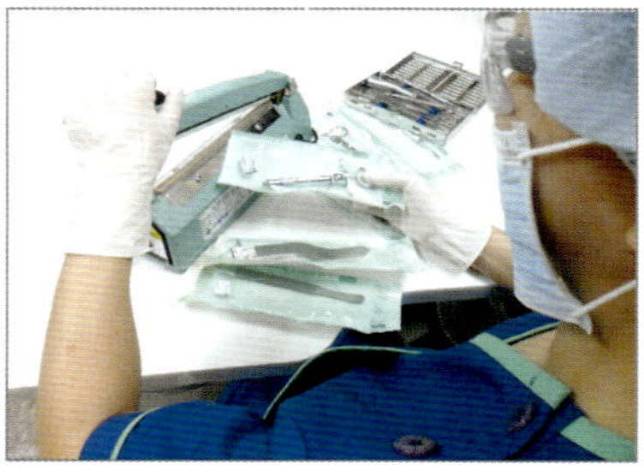

팩 압착 최소 2회 이상

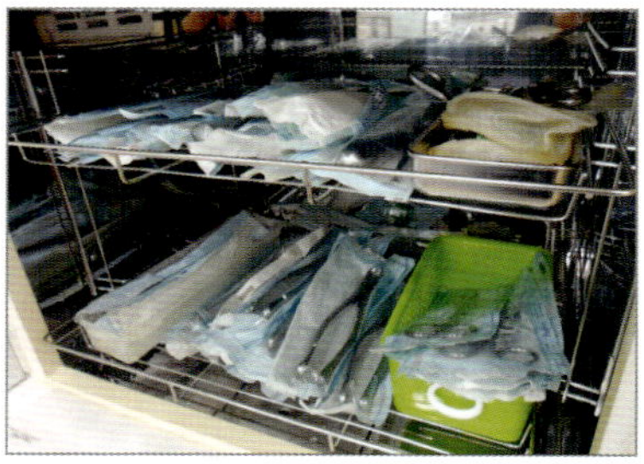

멸균 팩 보관금지

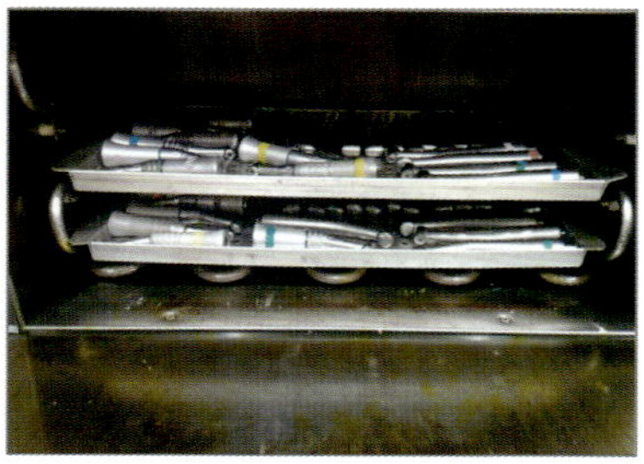

핸드피스 건열멸균 금지

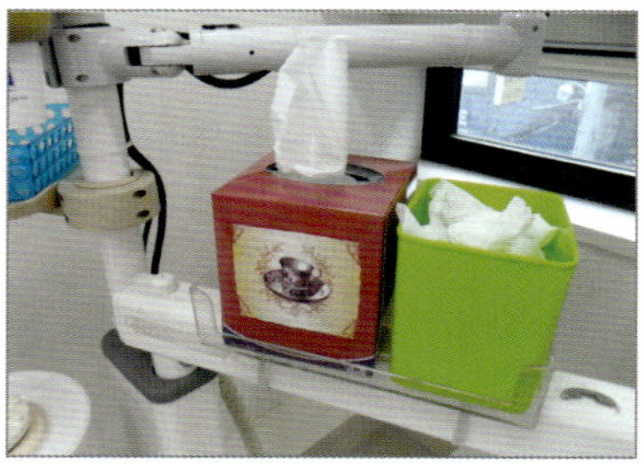

휴지통 및 티슈노출 금지

- 기타 세부적인 사항은 치과병원의 기초품질과 의료기관 가치평가와 감염관리 지침에 의해 규정 될 수 있으며 병원 재량에 따라 달라질 수 있다.
- 상기 내용은 각 제조사의 제품 품질 향상과 계량에 따라 기능이나 특성이 예고 없이 변경될 수 있다.
- 여타 추가 항목은 본 감염관리 지침서 내용에 따르며, 각 병원 재량에 따른다.
- 감염관리자 및 장비감염 관리자(치과위생사)는 치과 재량에 수행방법은 다르나 상기 매뉴얼을 바탕으로 장비보존 연장과 돌발적인 장비고장으로 인한 경비상승 절감 및 억제하는데 노력하고, 친 환경 교차 감염예방에 노력하여 차별화 된 병원을 만들도록 선행하여야 한다.
  또한 관리자로써의 근로의 정년 연장측면을 고려하고, 지역의 대민 의료서비스에 건설적인 사명으로 이바지 하여야 한다.
- 감염관리의 수혜자는 내원하는 고객과 환자 또한 내부 의료 종사자임을 명심해야 한다.
  감염관리는 차등과 차별이 없으며 공평하고 반복적인 습관화로 일상화 하여야 한다.

2장. 5S 이노베이션과 활용

지속적인 자기개발과 역량을 충전하여 병원에 도움을 주고 변화 속에 에너지를 얻는 자세가 중요하다.

변화를 주다 보면 의견대립이나 마찰, 일시적인 실패를 할 수도 있고, 손해를 보는 경우도 있다.

이런 것을 감내하고 혁신적인 사고의 시선과 실천을 관대하게 놔둘 구성체는 거의 없을 것이다.

타성과 근시안정적인 지배구조 속에서 오히려 성가시고 귀찮은 일쯤으로 여겨져 좋은 빛을 보기도 전에 시스템을 스스로 파괴시키거나 부동적인 관리자로 변질되고 만다.

이런 만성적인 문제점을 해결하기 위해서는 병원장의 철학과 한 방향성 목표의식이 철저하게 전달되고 관리자는 이를 이해하고 자신의 것으로 소화할 수 있어야하고, 변화를 주지 않으면 안 되는 절박함을 인식해야 한다. 또한 모든 변화 중심에는 고객을 중시하는 문화 체험 마케팅과 5S 이노베이션이 자리를 잡아야 하고 팁 어프러치 정신, 모두가 참가하는 선행이 요구되도록 관리자는 인내와 지도력으로 안내하는 자세가 요구된다.

수년전 미국의 100기업 GM의 몰락이 주는 교훈은 우리와 체질이 다른 제조업의 형태로만 보고 흘려버리기에는 우리치과병원의 모습에 시사하는 바가 매우 크다.

시장 패러다임의 위기의식을 피부로 느끼지 못하고 "개구리 삶기" 정서에 빠져 대응하지 못했기 때문이며, 주도적이고 혁신적인 조직문화의 실패가 가장 큰 원인으로 지적할 수 있다.

세계 1위라는 자만심과 위기의식의 결여, 내부 성과 지향적인 조직문화의 부동적 대립이 회생을 불가능하게 만들었다고 판단한다.

최고의 치과 병(의)원은 지금도 유연한 변화에 자연스럽게 진화하고 준비하고 있다.

1990년대 중반 호텔과 항공사 서비스를 벤치마킹하여 병원문화에 새로이 접목하여 오늘에 훌륭한 서비스 밑거름이 되어주었고 그 노력덕분에 오늘의 눈부신 경제발전과 의료의 질적 향상을 얻을 수 있었다.

서비스의 한 부분만 벤치마킹하여 이미 그 한계점은 정체와 고갈의 정점에서 CRM과 MOT에만 역량을 집중한 원인이기도 하다.

기업형 생산방식과 기업 경영기법 및 전략적 품질관리 부분이 병원 내 외부의 공정관리와 매우 유사한 점이 많으며 이를 또 다른 각도로 조명하여 벤치마킹하여 새로운 병원의 전략적 기법으로 제공하고자 한다.

늦었을 때가 빠른 법이다.

혁신적인 사고전환과 변화가 병원장과 관리자에게 전달되기를 바란다.

기업형 생산방식에서 가장 쉽게 병원에 적용할 수 있는 바로 "5S" 운동이며 이를 기초로 병원 전체의 체질을 동시에 다변화 근로 지식화의 흐름으로 주도하고 구축하는데 노력하여야 한다.

지금껏 병원 헤드나 관리자들이 응용할 수 있는 팁이나 운영매뉴얼이 대등소위 하여 저마다의 특색을 강조하지만 경영기법에서의 검증단계에서는 그 한계가 있고 장기적인 롤 모델이 부재한 것이 사실이었다.

그저 심리적인 감동이나 상투적인 고객관리, 매출지향적인 성과분석에만 집중하고 있어 인간이 갖고 있는 감성적 인간미가 배제된 시스템에 단조로움과 근시 안목적인 운영으로 부실관리를 할 수밖에 없는 현실이다.

1997년 전후 국내 기업들이 IMF의 혹독한 환경을 격고 나서 미국식 경영기법 따라 하기 바람과 함께, 미국(BPR, TOP, GE의 6 시그마)배우기 열풍이 불었다.

특히 삼성, LG, 현대자동차를 중심으로 모토롤라 및 GE 벤치마킹을 위해 미국 방문이 붐을 이뤘다.

국내 컨설팅회사들이 기법을 익히기도 전에 기업이 나서서 직접 미국에서 기법을 도입하여 적용하는 현상이 발생하였다. 그러나 2002년부터 국내 기업들이 다시 토요다 배우기로 관심을 집중하고 있다.

최근 세계적인 자동차 기업, 미국의 100년 기업인 GM을 몰락시키고, 세계적 경쟁구도에서 당당히 최고의 자리를 차지하는 경이로운 승자는 바로 일본의 도요타였다.

도요타는 수년 전 급발진 사고차량이란 죄목으로 불명예스럽게 기업 총수가 공개사과를 하고, 후쿠시마 원전사고로 부품제조의 20%를 차지하는 공단지역이 폐쇄되어 기간부속업체의 조달이 어려움에도 당당히 미국시장과 세계시장에서 1위를 차지하게 된다.

도요타는 73년, 78년 오일쇼크가 왔을 때에도 이익이 줄지 않고 일본 전체 기업 중 이익순위 1위였으며 80년 이후부터 24년간 연속 이익순위 1위를 유지하였다.

그리고 무 차입 경영과 철저한 낭비제거 실천으로 이익실현의 세계적인 대표회사가 되었다.

호황일 때 이익을 내는 것은 어느 병원이나 쉽다. 너나 나나 소로 잘 되기 때문에.

그러나 불황일 때 준비된 강한 병원만이 이익을 남길 수 있다.

필자는 이러한 점에서 21세기 한국 치과 병(의)원의 새로운 벤치마킹의 도요타 경영기법을 소개하고, 중요한 메시지를 던져주는 혁신모델이 되길 바란다.

완전한 기업형 노하우와 기법을 답습할 수 는 없으나, 최소한 큰 비용을 안 드리고 좋은 점만을 우리 치과병원 문화에 응용하고 접목 시킨다면 앞으로 요구되는 사회적 환경적 요인(법제화)들을 준비, 대응할 수 있으며 병원의 질적 차별화와 마케팅, 인재육성 등 경쟁력 역량강화의 측면에 매우 효과적인 솔루션이라 할 수 있다.

이를 위해서는 제일 먼저 "5S운동과 3정 3불 추방운동"을 전개하고 우리병원의 보편적 환경을 비교하며 겹쳐서 봐라보아야 한다.

5S정의는 정리, 정돈, 청소, 청결, 습관화(마음가짐)이며 의례 고급스럽고 대단한 기법이 소개 될듯 하

지만 우리들 치과병원 속에서 이미 일부분 혼류되어 사용되고 있다.

그러나 이들 단어들 속에는 우리가 몰랐던 의미들이 숨어 있으며 산업현장에 있어 중심이며 근본이 되는 매우 유치한 단어지만 중요한 의미를 갖는다.

모든 업무와 진료과장에서 표준화의 기초가 된다.

1. 5S 운동의 정의

일본산업 현장 속에서부터 유래된 언어로 정리(せぃり 세이리), 정돈(せぃとん 세이돈), 청소(そうじ 쏘우지), 청결(せぃけつ 세이께쯔), 습관화(しゅうかんは 슈깐화)로 일본어의 다섯 개 단어와 첫 발음인 "S" 자를 합성한 표기에서 유래되기 시작되었고, 전 세계 모든 산업현장에서 기초적으로 응용되고 있다.

정 리	필요한 것과 불필요한 것을 구분하여 불필요한 것을 버리는 것
정 돈	필요한 것을 누구라도 항상 꺼낼 수 있도록 하는 것
청 소	눈으로 보거나 만져 보아도 항상 깨끗하게 유지하는 것
청 결	정리, 정돈, 청소 상태를 계속 유지 개선하는 것
습관화	결정되어 진 규정, 규칙을 지속적으로 실시하는 것

5S 운동의 정의

5S운동은 하나의 철학이다.

예를 들어 정리하자면 무조건 묵은 것을 버리는 것으로 착각하는 것이라든가, 보기 좋게 정렬하기 위해 시간과 돈을 낭비하면서 마지못해 하라니까 하는 경우가 많다.

스탭바이스탭으로 차분하게 하지 않고 급하게 대청소하듯이 부서선 떨며 어지럽게 진행하려 한다거나 하는 등 5S는 잘못 이해하고 추진하는 경우가 많으니 각별한 주의가 필요하다.

5S로 인식하되, oh! yes로 긍정적으로 하기 위해서는 마음가짐과 그에 따르는 적절한 보람과 가치를 찾아 적용하여야 한다.

5S는 지식을 지혜의 그릇에 담는 것이다.
5S는 지속적인 생활화하는 것이다.
5S는 경제적인 돈이 되어야 하는 것이다.
5S는 있는 물건을 제대로 쓸 줄 아는 검소한 자세이다.
5S는 보기 좋게 정렬하는 것이 아니라 쉽게 빼고 넣는 의미이다.
5S는 누구나 쉽게 활용할 수 있어야하며 실천하고 생각하는 자세의 의미이다.
5S는 나를 낮추어야 한다. 나는 잘하고 있다고 착각하지 말아야 한다.
5S는 눈으로 보는 것이 아니라 마음으로 보는 것이어야 한다.
5S는 남을 배려할 줄 아는 다소의 희생과 겸손을 요구한다.
5S는 남으로부터 듣고 보고 느끼며 넓은 관계를 요구한다.

기업형 5S 문화라고 하는 조직의 질적 측면을 무시하고는 조직의 모든 활동을 활성화시키기 어렵고 구성원들이 조직에 대한 일체감을 높이는 것과 구성원들이 자부심을 느끼면서 근로에 임하는 조직 생활을 기대할 수 없는 것이다.

따라서 조직은 지리적(인력조달 및 인재부재)문제점으로 인한 양적 성장의 허상을 탈피하고 조직의 질적 측면과의 균형을 이루면서 선행, 연구 평가하여야만 개인과 병원, 조직 모두 VIP(vitality identity pride)가 되어 환자와 고객, 지역사회에서의 성장할 수 있는 것이다.

조직도 생명이 있는 유기체와 마찬가지로 환경에 적응하면서 끊임없는 변화와 진화를 하고 자기진화를 하면서 기업형 5S문화는 질적인 변화와 혁신경영의 요체인 것이다.

기업형 5S의 문화를 어떻게 응용하고 적용할 것인가에 대한 문제는 먼저 그 병원의 현상을 파악하고 현재가 어떠한 모습으로 움직이는지 제 3자의 눈높이로 객관적으로 평가 하여야 한다.

그 병원의 장점, 단점, 문제점을 분석한 다음, 기업문화의 이상(sollen)으로서 바람직한 기업형 제도를 설계, 구축하고 나아갈 방향과 중장기적 목표를 설정하는 것이다.

기업형 5S문화를 설계하는데 미치는 요소로는 4가지가 있다.

1) 당위적인 요인(should do factors)

미래의 어떤 이상적인 조직을 만들어 나가기 위해서는 먼저 조직을 둘러싼 외부의 환경에 적응해야 한다.

환경(원가절감)과(비 보험 수가정책, 인증평가, 의치 보험화),규제(감염관리, 유행성 인플루엔자)등 여러 가지로 등장하는 주제에 대해 요구되는 기회와 위험인자들을 적극적으로 활용해야 만 할 것이다.

2) 기대적 요인(want to do factors)

조직내부의 구성원이 무엇을 요구하며 생각하는지 우리병원이 어떠한 병원으로 성장하기 원하는지 파악하여야 한다.

조직에 가장 큰 영향을 미치는 병원장의 의지와 구성원 전체의 의사를 존중하고 인격체를 강조하여야 한다.

3) 능력 요인(can do factors)

당위적 요인이 환경에서는 조직이 나야가야 할 방향을 제시하고 있고, 기대요인으로는 조직의 구성원들이 이렇게 나가고 싶어 한다고 하는 희망이 제시된다.

문제는 과연 그러한 방향에서 표류하지 말고 나아갈 수 있는 만큼, 양보할 수 있는 만큼 지도력과 추진력이 그 병원에 있는지 간파하여야 한다.

실천 할 능력과 추진력이 있느냐 없느냐에 따라 나아갈 방향과 다음 과제 등 목표는 달라 진다.

4) 공동의 요인(unit do factors)

각자의 경험과 개성으로 진료적 테크닉과 패턴, 임상적 견해가 다를 수 있으므로 모든 업무의 순서는 표준화와 임상지수 수평화에 코드를 맞추고 문서화하여 병원 내 데이터 구축 및 인력재원을 폭 넓게 축척해야 한다.

2. 실천 과제

최근 이슈되고 있는 감염관리 측면을 세부적으로 진단하자면 변칙적이고 수동적인 모드로 일관해 왔으며 초보 직원이 업무분장을 맡아 처리하는 경우가 많으며 절차와 방식이 병원마다 재 각각이기에 이를 표준화 시켜야 한다.

Tip **간판관리** : TPS기법에서 가장 많이 응용되고 있으며 눈으로 보는 관리, 감독, 감시, 발견하는 관리기법이다.
매달 의원의 경우는 준비실 또는 소독실 관리를 당번제로 순환하여 맡도록 하고 로드(부하)가 걸릴 경우 데스크에서 지원하는 방식으로 전 직원의 수평적 임상 세정지수를 맞추는데 목적이 있으며 책임의식 및 책임전가의 문제점을 사전에 발견하기 위한 방법이다.

근시 안정적인 요인으로 당연하고 익숙하고 환경에 길들여진 요소를 파악하여 환경을 개선하고 진료적 생산성과 작업효율을 높이며 5S운동의 정형적인 모습이다.

1) 정리

- 정리해! 라고하면 흩어져 있는"bur"나 기구류을 다시 진열하고 "예, 다했습니다."라고 한다.
- 정리는 다시 진열하거나 다시 쌓는 것이 아니다. 그것은 정리가 아니라 "정렬 '이다.
- 정리란 필요한 것과 불필요한 것을 구분하여 필요하지 않은 것을 버리는 것이다.
- 말로는 유치하고 간단한 것 같지만 실제로 해보면 매우 어렵다.
- 이는 병원장의 전폭적인 지원과 권한 부여를 받은 관리자가 임상과 경험을 통해 집행해야 한다.
- 특히 행사장에서 얻은 각종 샘플재료(레진, bur, 파일, 기타)나 부속재료는 과감하게 정리대상으로 포함시키고 냉장고에 묻은 세멘이나 카트 서랍장에 박혀있는 재료들도 정리해야 하고 이에 미련이나 집착은 오히려 5S운동에 장애와 걸림돌이 된다.
- 특히 탈의실 내부의 비품과 옷걸이 및 각 사물함 내부에 굴러다니는 각종 수첩이나 볼펜류는 최우선 대상이다.

정리되지 않아서 발생하는 문제점으로는

- 불필요한 재고는 여분의 재고비용을 가중 시킨다.
- 불필요한 자료나 서류는 여분의 캐비닛이나 서류장이 필요하게 된다.
- 불필요한 재료는 창고나 선반 등이 필요하고 그것을 담기위해 box로 보관되어 내용물 확인은 아무도 모르게 된다.

- 불필요한 재료는 귀중한 선반이나 공간을 차지하게 된다.
- 불필요한 재고나 설비는 진료에 장애를 초래한다.
- 불필요한 재고는 원내 자산 가치(재물조사)에 파악이 어렵다.
- 진료의 일원화에 어려움이 따른다.

  정리는 버리는 기술이 아니라 활용의 기술이다.

2) 정돈

- 정돈도 매우 유치하게 자주 듣는 말이지만, 그 정의대로 잘 실천되지 못한다.
- 정돈은 겉으로 보기엔 깨끗하게 물건을 나열하는 것이 아니다. 이것은"진열"이라고 부른다.
  또한 정돈은 반드시"정리"라는 수식어와 함께 가능한 같이 붙어 다녀야 한다.
- 정리를 함으로써 자기 주변에는 필요한 것만 남는다.
  이 필요한 것을 혼자만 쓰는 것이 아니라 누구라도 바로 알 수 있게 하고 사용하기 쉽게되어 있어야 한다.
  이런 의미로 정돈이란"물건을 놓는 방법에 대한 표준화"라고 말할 수 있다.
- 즉 정돈이란 "필요한 것을 사용하기 쉽게 제자리에 놓아 누구나 알 수 있도록 명시하는 것"이다.
- 가장 대표적인 것이 진료실 유니트부 테이블에 놓여져 있는 "버 스텐드"의 경우다.
  bur를 교체하기 위해 이리저리 뒤적거리다 보면 어느새 보기 좋게 나열한 bur들이 기울거나 자빠지는 경우가 허다하며, 진료가 끝나면 이를 직원이 똑바로 예쁘게 세워놓는 게 일수다.
  과연 정돈이라 말할 수 있을까?이는 "진열"이라 하며 비위생적인 상태로 오히려 오염된 물질에 새로운 bur를 오염시키는 우범 지역이다.
- 가능한 멸균된 개별 멸균 팩에 포장되거나 진료 케이스에 맞게 세트 포장된 bur kit를 준비하는 것이 감염관리이다.
- 특정직원만 수술실에서 핸들링 할 수 있도록 하는 것 또한 전 직원의 인재육성 인프라 활용에 잘못된 사례다.
  인재육성에 배반되는 내용으로 오히려 여러 객체의 지원을 통해 제안, 제도를 보안할 수 있고 팀 어프러치의 활용에 유용하게 작용한다.
  물론 사전 훈련이 요구되며 일정 기간이 필요하다.
- 요령 많은 직원이 특정업무에만 매달려 기타 주변 진료실 업무를 게을리 하고 구성원에 비협조적인 태도가 불염화음을 일으키고 담당직원의 부재의 경우 수술실 장비 및 재고 등이 공개되지 않아 숨겨져 있는 재료나 자재, 혼자만 알 수 있는 자재관리 등 재공관리의 헛점이 들어나는 것이다.

Tip **재공관리:** 진료실 서랍이나 특정 공간 및 미 순환(대기)하는 자원이 등록되지 않고 떠다니는 재료나 자재들을 의미한다.

3) 청소

- 청소대상과 청소담당을 결정하고 정기적으로 순환할 수 있도록 한다.
- 청소방법을 결정한 후 청소도구를 결정해 시행하게 된다.
- 직원이 순환하면서 청소구역을 제 3의 눈으로 청소하다 보면 침습적인 오염부위나 먼지로 숨겨진 공간발견 또는 장비의 결함과 장애등을 발견하게 되고 진료적 서비스의 장애요인을 사전에 발견 예방하게 되는 효과가 있다.
- 청소를 빈틈없이 실천하는 방법은 진료적 품질과 청결을 유지하고 쾌적한 환경을 만들게 한다.
- 청소는 치과병원의 의료품질과 진료적 생산성과의 밀접한 물리적 관계를 맺고 있다.
- 청소도 4단계의 등급을 부여한다.

(1) 일반적 단계의 청소

바닥을 비로 쓸고 유니트, 체어의 각 부분을 구석구석 닦는 것이 가장 보편적인 단계이며 부족한 컵을 보충하고 모니터를 정렬한다.

(2) 점검단계의 청소

이 단계에서는 장비의 계관적 작동결함이나 괴음, 소음, 에어누기, 누수 등 잠재적인 결함을 관능적으로 감시하고 예방 조치하는 단계다. 즉, 청소하는 점검으로 의미를 부여하고 생각하고 보전활동의 1일 점검업무와 연결하는것이 바람직하다.

Tip

1일 점검업무 : 관능검사로써 청소하며 감각적으로 "소리"를 듣고 장애요소를 발견하고 진료 전 단계에서 응급조취 또는 AS를 요청하는 단계와 체크리스트에 세부사항을 기입하는 업무

정기점검 업무 : 가능한 경험적, 기술적 이론과 외부 기술 전문가에게 "아웃소싱" 형태의 중심으로 병원 장비를 관리하며 학습하고 상호 신뢰와 품질향상에 기여하는 업무

첫 번째 단계가 끝나면 청소하기 불합리한 잠재적 객체를 발견하여 개선하고 청소하기 쉽고 먼지가 쌓이지 않게 하는 방법을 학습한다.

이는 직원으로서 학습하는 자세로 기업과 병원발전에 기여하려는 의지를 시험하고 평가할 수 있는 단계로 해석한다.

(3) 개선하는 청소단계

해당 유니트, 체어의 상태는 담당직원이 가장 잘 알고 있는 사항이다.

자주검사와 청소를 통해 사전 문제점이 돌발적으로 발생하였다면 응급조취를 할 수 있으나, 보고 또는 방치된 문제점이라면 "경고"를 주고 보전방법을 개선하고 청소의 접근성 방법을 모색해야 한다.

문제점을 근본적으로 개선하는 단계이다.

외면하기 쉬운 곳일수록 침습적인 오염인자가 존재하기 때문에 개선활동을 통해 누구나 쉽게 접근하게

하여야 한다.

예를 들어 타구의 급수구 주변의 물기, 체어와 유니트가 결합된 부위에 녹슨 흔적이나 콘트롤이나 GP cone, 교합지, 치실, 라이터 등은 거의 제거하지 못하는 공간 또는 멸균기 챔퍼 내부에 기구류나 bur등이 고여 있는 경우이다.

또한 진료의 집중력을 높이기 위해 병원 내 위생미화원이나 가사 도우미를 상주하여 기구 세척과 소독 및 세탁물, 주변청소를 담당하게 하는데 복장에는 신경을 쓰지 않는 게 문제다.

겨우 앞치마를 두르고 병원 전체를 휘젔고 다닌다. 특히 여름철에는 해변에서나 볼 벗한 구멍 송성 뚫린 샌달 신고 정돈되지 못한 헤어스타일에 T-셔츠 차림으로 빗자루를 들고 다닌다.

이 또한 병원의 내부 고객이며 움직이는 홍보물이므로 가능한 단정하고 청결한 의복을 병원 이미지에 맞추어 제공하기를 바란다.

(4) 평가의 청소단계

청소, 청결 구간을 병원체질에 맞게 개선되고 지속적인 평가가 필요하다.

4) 청결

먼지. 쓰레기, 이물질 등 더러움이 없이 깨끗하고 환경상의 문제점(결함)이 발견되었을 때 한눈에 발견할 수 있는 상태를 유지하는 것이다.

즉, 병원 전체의 가동률 100%를 정상인지 비정상인지를 한눈에 파악할 수 있도록 한 것이다.

관리자는 전체가동률을 100% 이상으로 유지하여야 하고, 병원의 전체 설비와 장비, 기타 소장비류, 핸드피스류까지 가동률 대상으로 포함하여야 하며 결국은 병원의 1일 원가분석에 영향을 미치게 된다는 점 깊이 고려하여야 한다.

예를 들어 3번 체어에 스케일러가 작동이 않되고 1개의 핸드피스 카트리지에 문제가 발생하여 진료에 활용할 수 없을 때는 전체 가동률 분에 몇%의 결손과 장애, 그로인해 경비 및 원가상승과 노동의 강도와 서비스 공급의 차질, AS지연 등 여러 가지 경영적 손실을 냉정하게 도출시켜야 한다.

일반적으로 가동률이란 하루 병원 진료시간(8시간)중에서 병원의 모든 장비 사용률을 비율로 나타낸 것을 말한다.

예를 들어 체어를 4시간밖에 사용하지 않았다면 그 장비는 8시간 중 절반인 50% 밖에 움직이지 않아 생산량이 50%라는 뜻이다.

병원의 가동률은 3가지로 분리할 수 있다.

(1) 첫 째

출근하여 기계실 전원과 모니터 및 각종 전원과 서버작동 등 유니트, 체어, 병원전체의 조명점등 난방 가동 등 전원공급을 하여 단순히 전기적 신호를 주어 당연히 움직이겠지 하는 생각으로 계산되는 가동률을 말한다.

(2) 둘 째

직원이 장비를 다루면서 100% 사용에 아무런 문제가 없으며 진료적 생산 서비스 목적과 효과가 생산 가동 비율로 나타나는 것을 가동률이라 한다.

예를 들어 1번 체어에 환자를 앉혔는데 결정적으로 라이트가 점등이 되지 않아 불편하게 진료를 했다면 50%의 가동률로 환자에게는 50%밖에 서비스를 제공하지 못한 것으로 해석한다, 또는 임플란트용 핸드피스가 드릴링하는데 소음이 발생하고 열이 나며 멈추었거나 잠시 다른 것으로 대체되어 많은 시간을 허비하고 대기하거나 하는 등의 문제점으로 평상시 자주관리와 청소, 청결의 문제점으로 해석하면 더욱 이해하기 쉽다.

(3) 셋 째

고장 나지 않고 언제나 항상 정상적으로 움직여주는 상태의 가동률을 말한다.

"청결"이란 정리, 정돈과도 관계되지만 특히 청소와는 대단히 깊은 관계가 있다.

또한 먼지로 더러워지지 않도록 쓸고 닦는 것이 일반적인 청소라면, 이 깨끗한 상태를 지속적으로 자주관리를 통해"보존"하는 것이 일반적인 청결의 의미이다.

청결한 상태를 유지하기 위해서는 3S,즉 정리, 정돈, 청소에 대한 책임분담을 관리자는 전 직원의 청소구역 순환(feed back)을 통해 고질적 발생요소(청소 불편구역)를 통계하여 개선하고 청소방법을 개선, 청소도구를 개량하여 효율적인 업무개선을 노력, 관찰하여야 한다.

누가 어느 부분을 어떤 방법으로 업무를 수행하고 있는지 명확하게 전달하고, 진료실룸, 유니트의 배치도를 구축, 반드시 1개월 단위로 순환할 수 있도록 한다.

▶ 일반사항 ◀

- 모든 구역은 1개월 단위로 순환시스템
- 모든 구역은 간판관리를 적용한다.
- 5S적용, 매월25일까지 청결상태를 유지한다.
- 26~30일까지는 구역별 실사평가 적용(인사고가 적용)

이 이유는 담당구역이 한 직원에게 정체될 경우 파손 및 보존상태의 관리와 게으름으로 차기 담당직원에게 전가될 수 있기 때문에 그 시비를 가리기 위해서다.

기업의 경우 일일 업무일지를 작성하여 보존유무와 자주관리를 서면으로 모니터링을 한다.

또한 지속적인 제안과 특기사항 내용을 기입할 수 있게 되어있어 자동적으로 계속 관리가 이루어질 수밖에 없다.

병원이 순환방식을 통해 각 구역별 배치를 통해 제안과 개선 및 아이디어 제공자의 경영 기여도를 가늠할 수 있는 기회로 삼아야 한다. 이러한 제도를 통해 긍정적인 발전을 제안하는 직원에게는 적절한 보상과 경려가 요구되며 단계적으로는 책임 있는 직책을 부여함으로써 병원의 애착, 애원심, 책임감, 직업의식의 전문성을 고취할 수 있게 된다.

5) 습관화

인사. 가운의 착용상태, 명찰, 신발, 액세서리 등 병원에서의 규범과 규칙, 또한 청결과 안전, 일하는 보람 등을 높이기 위해 지켜야할 룰이 있다.

의료 품질관리 중 대표적인 것이 오염기구의 회수와 병원 절차에 따른 공정 별 세정과 세정액 침전, 건조, 포장, 멸균 및 멸균기 신뢰성 검사 등 다양한 절차와 규정이 이루어지고 있다.

이것이 자연스럽게 지속되는 병원은 4S도 철저하게 지켜지게 되어, 진료적 생산성과 품질도 향상된다.

습관화란 4S만이 아니라 병원운영의 요점이라고 할 수 있다.

습관화란 "결정된 것을 항상 바르게 지키는 습관을 지니는 것"이다.

직원과 상사, 관리자의 5S에 대한 관심과 의지가 병원전체의 습관화를 만든다.

코튼 펠렛이나 교합지 조각이 떨어져도 누구도 주우려고 하지 않아 진료실에서는 5S가 정착되기 힘들다.

이때 부스러기를 떨어뜨린 직원을 찾고 꾸짖는 것이 아니라 떨어진 부수러기가 그대로 있어도 아무런 문제의식을 못 갖는 관리자가 문제이므로 관리자를 꾸짖어야 한다.

꾸짖기란 화내는 것과는 다르다.

상대를 더욱 좋게 성장시키기 위한 이성적 행위이며, 꾸짖기에는 세 가지 핵심이 적용된다.

(1) 첫 째, 자신의 병원과 진료실, 소독실이 자기 자신의 관리 잘못이라고 생각하고 아래 직원이 애정을 갖고 꾸짖는 것이다.

(2) 둘 째, 무엇이 나쁜지 알 수 있도록 그 장소에서 바로 꾸짖어야 한다.
(사항에 따라 환자가 있을 경우 또는 진료 중에는 다른 장소에서 꾸짖기를 한다.)

(3) 셋 째, 형제가 싸우면 형을 나무라듯이 경력자 직원을 호출하여 꾸짖고 스스로 고치게 하여 실수한 직원이 보게 해야 그 이후에는 5S된 병원이 되도록 한다.
습관화(마음가짐)란 병원의 규율이나 규칙, 진료방법과 절차 등을 무의식 상태에서 반사적으로 지킬 수 있도록 몸에 익히는 것이다.

▶ 5S운동에는 정리, 정돈하는 습관화에는 효과적인 장점들이 있다. ◀

1. 기억력과 집중력을 높여 준다.
2. 자립심과 책임감을 고취시킨다.
3. 다른 사람을 배려하는 인간미와 사회성을 길러 준다.

3. 5S 매너리즘 탈출 방법

5S는 누구나 할 수 있는 것처럼 보이지만 또한 생각되지만 막상 실천하다 보면 만만치 않음을 알 수 있는데 이는 당연하다고 생각되는 것을 계속해서 실행하는 것이 어렵다는 것을 보여 주는 것이다.

때문에 매너리즘에 빠지기 쉬운데 여기서 탈출하는 방법은 다음과 같은 정착 포인트를 악해서 현장 관리 · 감독자가 중심이 되어 대응하는 것이 중요하다.

▶ 5S 정착 포인트 ◀

1) 병원 전 직원이 5S의 필요성과 효과에 대하여 철저하게 학습한다.
2) 병원 혁신의 기본은 5S라는 신념을 갖는다.
3) 전 부문, 전원 참가로 5S가 큰 성과를 내도록 한다.
4) '집요함과 인내'가 5S 성공의 기본임을 늘 환기시키도록 한다.
5) 5S 실천 방법을 표준화하여 도구, 담당자, 시간 등을 명확히 한다.
6) 5S 추진 계획을 만들어 계획적으로 추진한다.
7) 고객과 환자 만족을 유발하는 5S의 마음가짐으로 실시한다.
8) 5S에 의해 수익을 올리는 병원 체질을 조성한다.
9) 5S는 병원 관리 바로미터이다.
10) 5S는 매일 매일이 승부라는 사실을 명심한다.

4. 5S 이노베이션의 조건 10가지

5S관리를 임상에 도입하여 전원 참가로 즐겁게 유지하기 위해서는 관리 · 감독자가 5S의 요점을 잘 파악하고 있어야 한다.

5S관리를 성공하려면 다음 10가지 조건을 분명하게 이해하고 실천해야 한다.

1) 5S는 즐겁게 계속한다.

5S는 재미있게 하지 않으면 계속할 수 없다.

아무리 비장함을 가지고 시작해도 임상에 쉽게 정착되지 않는다. 즐겁게 계속할 수 있는 아이디어를 궁리한다.

2) 5S를 업무의 일부로 한다.

5S는 원래 업무의 일부이다. 5S를 업무의 일환으로 생각하면 직원의 의식도 바뀐다.

3) 5S를 진료실 개선의 계기로 삼는다.

임상에서 5S를 진료실 개선의 계기로 삼기 위해서는 5S 성공 체험을 주기적으로 발표하도록 한다.

4) 5S는 구호만으로는 안 된다.

고정 관념에 지배되어 업무에 쫓기는 진료실 직원은 5S를 추진하라는 현장이나 감독자의 구호로는 움직이지 않는다.

관리 · 감독자가 솔선수범하는 모범을 보여야 한다.

5) 5S의 핵심 추진자는 관리 · 감독자

5S를 성공시키기 위해서는 현장의 관리 · 감독자가 추진자가 되어 즐겁게 5S를 실천한다.

6) 5S의 본래 목적은 직원의 의식변화

병원 간 경쟁이 치열해 지고 있는 오늘날 병원 환경에서는 직원이 매우 중요한 역할을 담당하므로 탄력적이고 유연한 체질로 직원을 개선해야 한다. 따라서 이를 위한 가장 기본적인 수단이 5S이다.

7) 5S를 통한 인재 육성

5S를 추진하기 위해서는 각 진료실마다 리더십을 지닌 직원이 필요함으로 현재 없다고 해도 5S를 추진하면서 리더를 육성한다.

8) 5S는 진료실 개선의 핵심

5S는 진료실 개선의 핵심으로 업무를 즐겁게 추진하고 진료실의 성과 향상, 병원개혁을 위한 중요한 기본 사항임을 병원 직원이 알고 있어야 한다.

아울러 자신의 소중한 업무임을 인식해야 한다.

9) 5S는 낭비 제거로 인한 원가 절감

병원 진료실에서 원가 절감의 기본 5S에 있다.

산재해 있는 잠재적 낭비가 누적됨에 따라 많은 비용 낭비가 발생한다. 5S를 철저히 실시하여 낭비를 배제하고 원가 절감을 추진한다.

10) 5S의 기본은 낭비 발견부터.

우선 진료실 현장 주위의 낭비를 찾아내 불필요한 것부터 버린다.

낭비를 발견하여 필요한 것과 필요 없는 것을 구별하는 것이 기본이다.

병원은 5S를 추진하는데 가장 좋은 장소이다.

5. 5S의 필요성

5S가 잘 되지 않는 병원은 보통 활기가 없고 문제가 쌓여 해결이 잘되지 않는 경향이 있다.

이러한 병원이나 조직은 다양한 기대가치 충족에 변화하는 시대에 존경받는 병원으로 존재하기는 어렵다.

그 이유는 다음과 같다.

1) 병원에 낭비가 발생한다.

병원의 최대 적은 낭비 발생인데 대표적인 예가 찾는 시간 낭비로 5S가 철저하지 못하면 진료실은 업무 준비에 불필요한 시간과 일손이 든다. 이런 식으로는 병원의 낭비가 없어지지 않는다.

2) 비용 절감(cost down)이 안 된다.

가격 파괴 시대에 비용 절감은 최대 과제이다. 그러나 정리 · 정돈이 되지 않은 병원에서는 비용 절감을 기대할 수 없다.

가치를 창출하지 않는 업무는 쓸데없는 비용을 발생시킬 뿐이다.

3) 의료품질 저하를 가져온다.

진료실이 혼란하여 기계 설비 점검, 확인 등이 되지 않는 병원에선 의료의 질적 향상을 얻을 수 없다.

정해진 규칙에 따라 진료하는 습관이 체질화되어 있지 않은 병원에서 의료의 질적 기대감은 떨어진다.

즉 품질 저하를 가져온다.

4) 장래성이 없어 젊은 층이 병원을 떠난다.

5S가 철저하지 않은 병원은 활기와 긴장감이 없다.

적절한 활기와 긴장감 속에서 적당한 스트레스가 생기고 그것은 일할 의욕과 밝은 직장 분위기를 만들게 된다. 활기가 없는 병원에서 젊은 층은 미래를 설계할 수 없으므로 병원을 떠나게 된다.

5) 고객과 환자의 기대에 부응할 수 없다.

환자 기대에 부응하지 못하는 것은 결정적인 문제이다.

환자의 다양한 요구에 부응하기 위해서는 5S 정비는 필수이다.

3장. 핸드피스 분해 관리방법

1. 핸드피스 분해 관리와 이론

치과에서의 돌발적인 장비파손과 결함으로 인해 진료가 지연되고 정체되는 여러 사례 중 가장 빈번하면서 1회 고장으로 큰 비용이 지출되는 고속, 저속 핸드피스의 카트리지 교체비용을 들 수 있다.

또한 진료 중 헤드내부로 유입되는 각종 미생물질의 잠재적 오염과 침습을 억제하고 예방하기 위해 정기적인 핸드피스의 분해청소와 엄격한 관리를 통해 무결점 감염관리를 실현할 수 있다.

이를 위해서는 핸드피스 카트리지의 경제적 가치를 파악하고 교차 감염의 경로임을 인식할 수 있어야 한다.

정기적인 분해청소와 관리방법을 성인학습에 입각한 체계적인 교육이 요구될 수 있어야 한다.

분해관리 방법의 주기는 평균 2~3개월에 1회 실시하며 완벽한 관리가 선행되고 고장률이 발생하지 않으면 주기를 연장할 수 있다.

1) 분리 순서

① 튜빙에서 핸드피스를 제거 한다.

② 핸들키를 이용하여 핸드피스 캡을 분리한다.

(핸들 키를 핸드피스 캡의 홈에 맞추어 안착시킨 뒤 시계반대방향으로 회전시킨다. 이때 캡이 회전하기 시작하면 손으로 돌리기 시작한다.)

주의사항

모든 종류의 기구분해는 반드시 테이블에서 두 팔은 높이 들지 말아야 한다.
핸드피스의 부속품은 작고 가늘어 분리 과정에서 바닥에 떨어트리는 경우가 있는데
이때 찾기 어렵고 굴러가는 과정에 잡으려다 오히려 안전사고가 발생할 수 있으므로 주의하여야 한다.

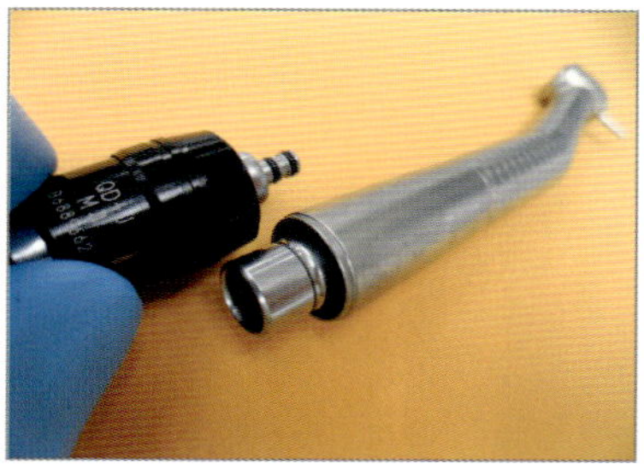
튜빙에서 핸드피스 분해

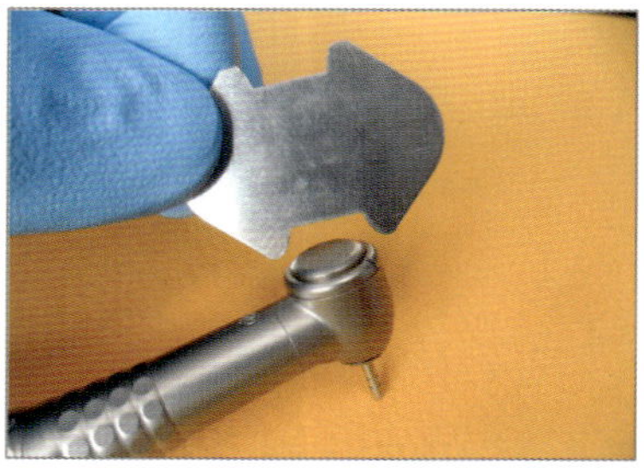
핸들 키로 캡 분리

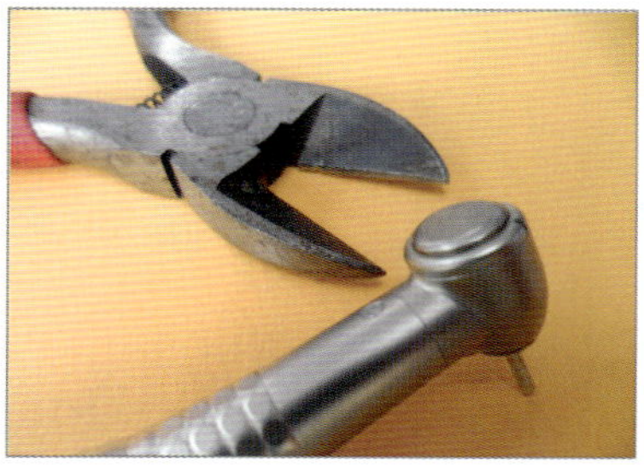
연장 사용금지

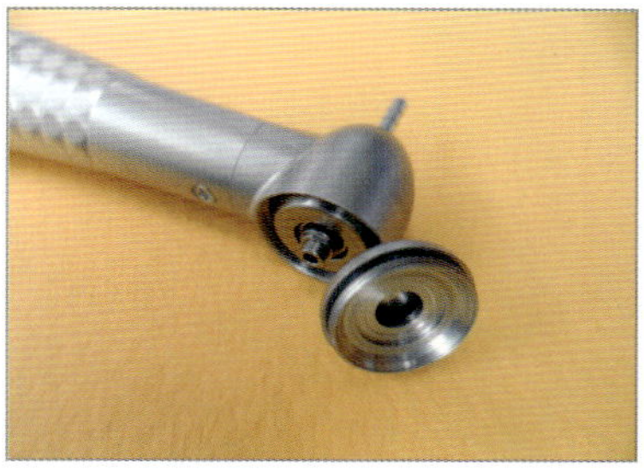
분리된 캡

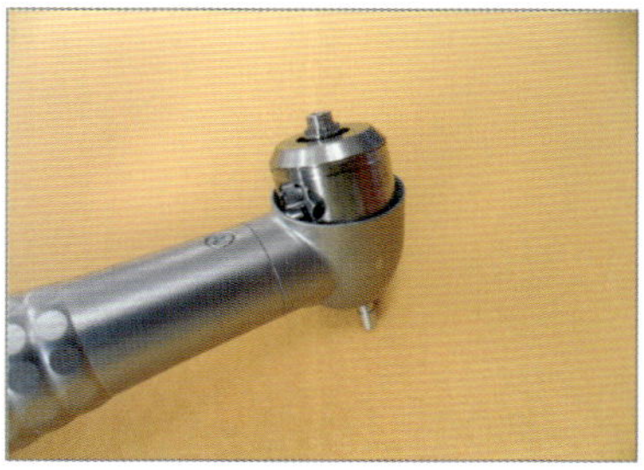
카트리지 분리과정

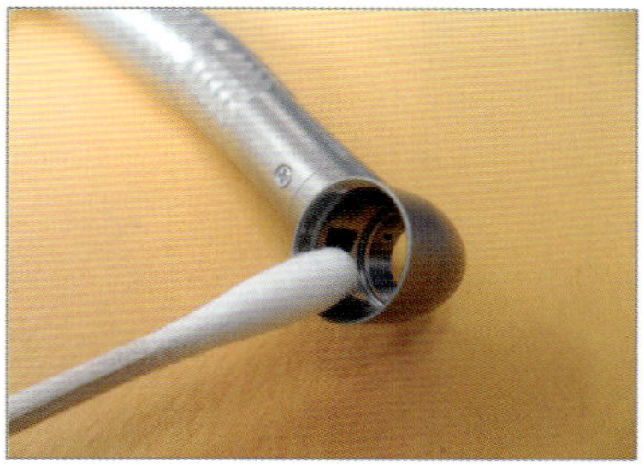
헤드내부 세정

③ 캡이 분리되면 카트리지(bur가 삽입된 상태)를 바닥에 데고 눌러서 돌출 시키도록 한다.

④ 면봉을 이용하여 캡 내측과 카트리지가 들어 있던 핸드피스 헤드 내부를 세정하도록 한다. 이때 면봉에 오일 스프레이하여 흡착 시키도록 한다.

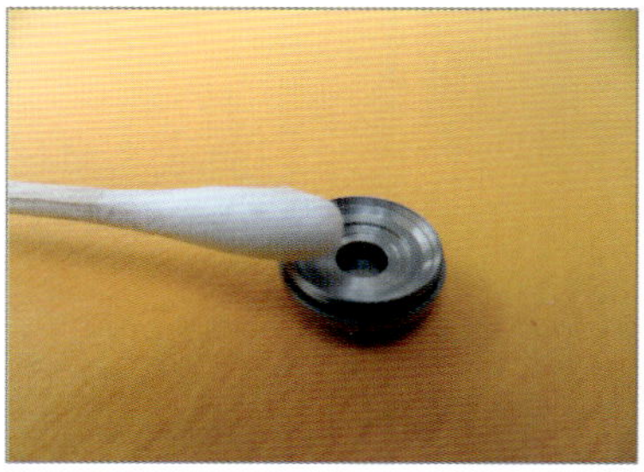
캡 내측 세정

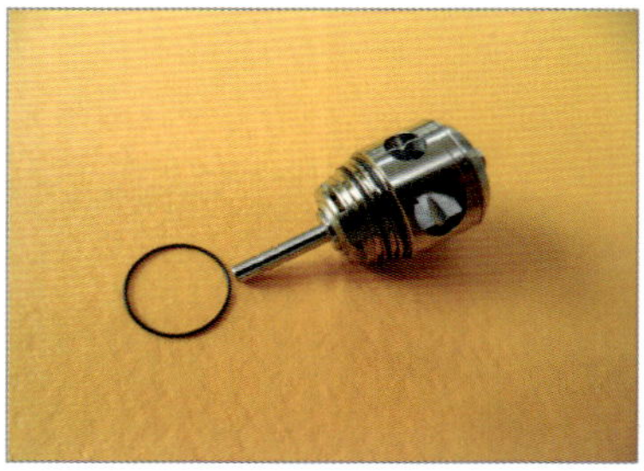
O-Ring 이탈 주의

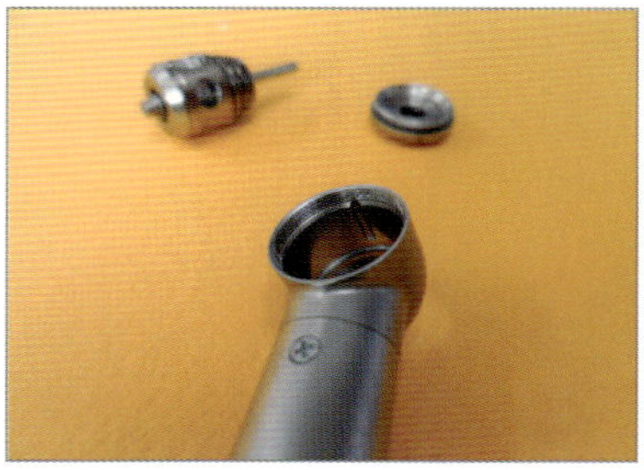
헤드내부 "레일" 확인

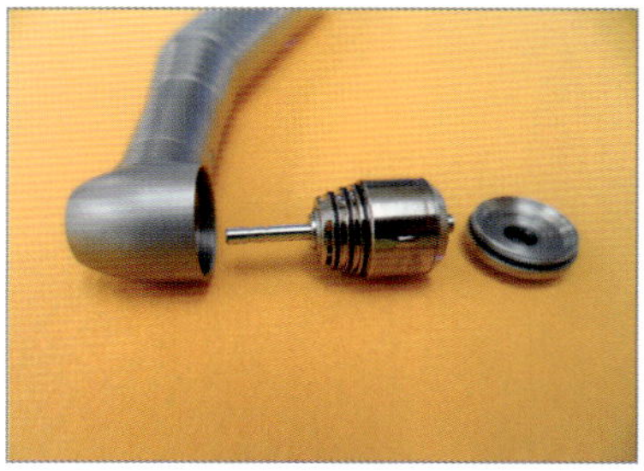
카트리지 삽입방향

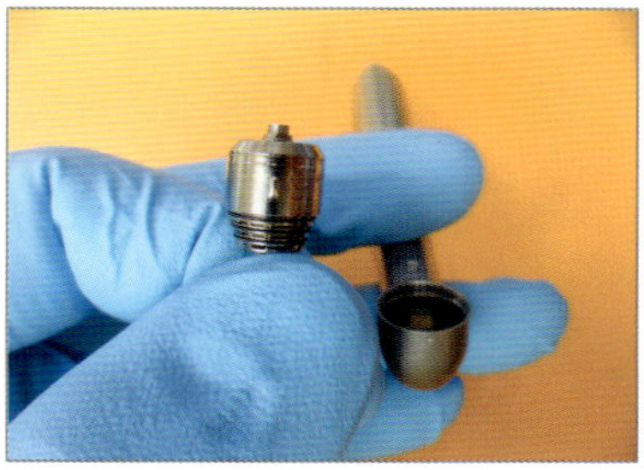
카트리지 돌기 확인

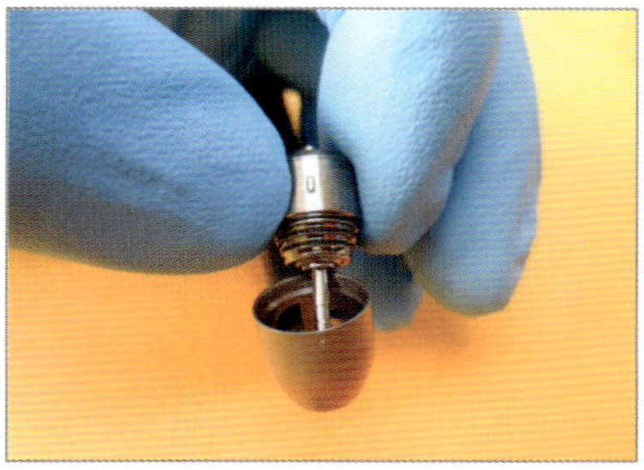
헤드 상단의 "홈" 확인

⑤ 분리 된 카트리지 날개(인팰러)의 상태를 파악하고 변색되었거나 내부 오염상태를 검사하여야 하며, 내부에 오염물질이 있을 경우 3-웨이에어로 제거하거나 치간 칫솔로 제거한다.

⑥ 핸드피스에 카트리지를 넣을 때는 몸통에 돌기를 확인하여야 한다.

⑦ 카트리지 삽입을 안전하게 넣을 수 있도록 핸드피스 헤드 상당에 미세한 "홈"과 카트리지 돌기를 맞추어 수직방향으로 일치하도록 한다.
또한 핸드피스 헤드 안쪽에 카트리지의 돌기가 안착될 수 있도록 "레일"에 일치하도록 되어 있다.

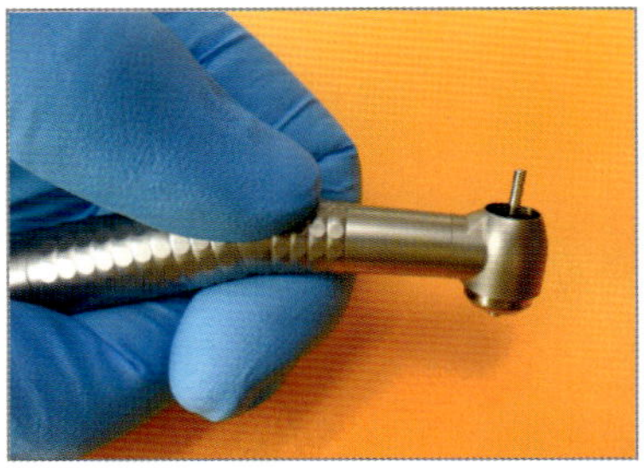
카트리지 삽입

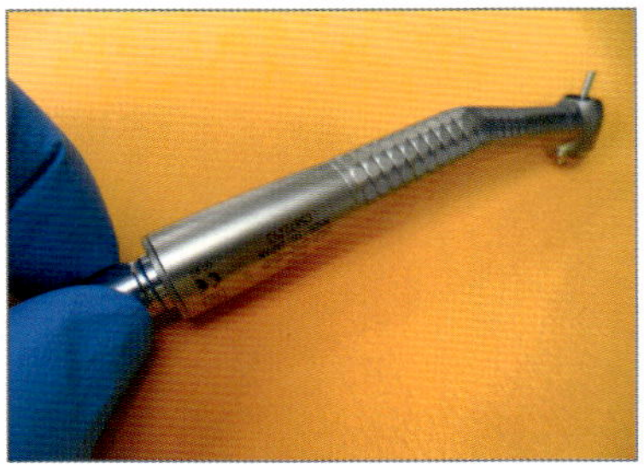
조립 시 주의사항

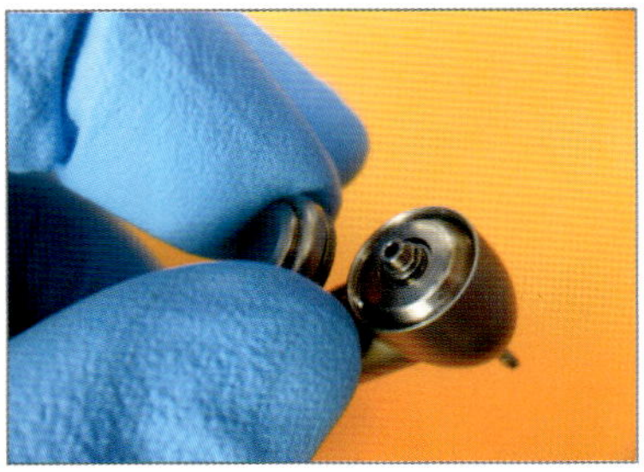
캡 안착 및 체결

⑧ 카트리지를 넣을 때는 다소 억지끼움으로 헤드 상단에 반 정도 걸쳐 있으며 이때 강제로 압력을 가하여 밀어 넣지 말아야 한다.
이상적인 방법은 카트리지가 반 정도 끼워진 상태에서 핸드피스 전체를 뒤집어서 카트리지(bur가 하늘을 향하고 있는 상태)를 눌러 헤드 안쪽으로 들어가도록 유도한다.

⑨ 카트리지가 헤드 안쪽으로 완전히 삽입된 상태가 파악되면 캡을 안착시켜 손으로 체결하도록 한다.

주의사항

캡을 안착시키고 체결하는 과정에서 처음부터 회전하는 느슨한 느낌으로 든다면 정상이지만, 처음부터 체결이 강제로 회전한다는 느낌이 든다면 즉각, 체결을 멈추어야 한다.
이를 무시하고 처음부터 강제로 체결하게 되면 계속 나사(screw)산이 억 갈려 불량상태로 체결하게 되고 정상적으로 조립될 수 없다.
이로 인한 문제는 bur를 끼고 빼는 과정에서 불안전한 상태로 삽입되어 안전사고가 발생 할 수 있다.

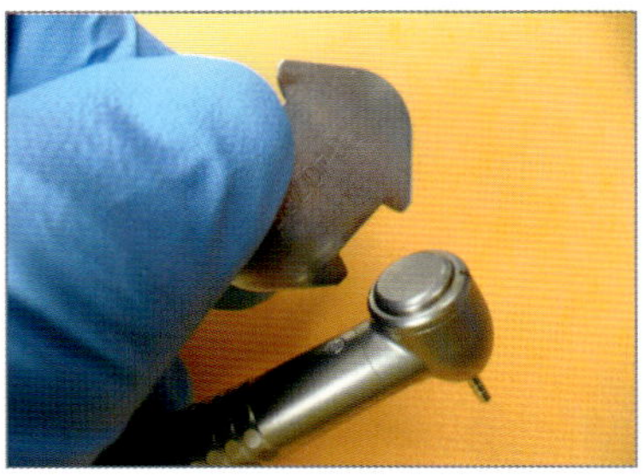
핸들 키 사용

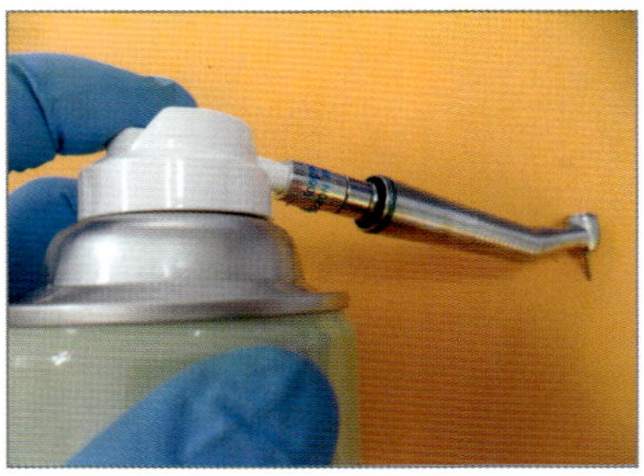
핸드피스 오일링

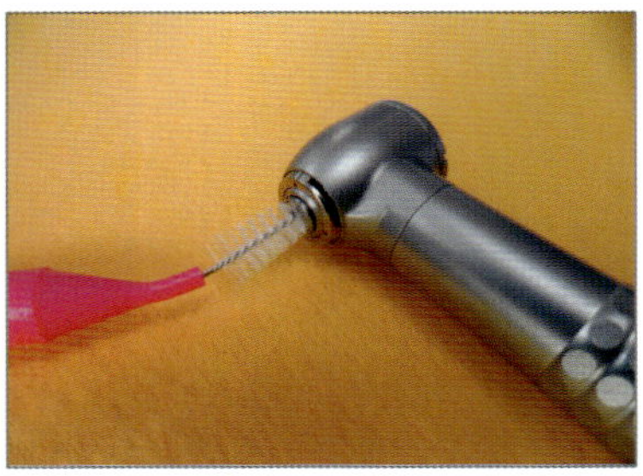
치간 칫솔 삽입

⑩ 캡을 손으로 돌려 더 이상 돌아가지 않을 때 마지막으로 핸들 키로 강하게 체결한다.

⑪ 모든 과정이 끝나면 오일 캔 스프레이를 수행한다.
반드시 bur를 삽입한 채 오일링을 수차례 분사를 하여 핸드피스 표면이 다소 차가운 느낌을 얻을 때까지 수행한다. 핸드피스를 잡고 오일링을 할 때는 헤드 쪽을 잡지 않도록 한다.
오일 배기가 되지 않아 효과적인 오일링 청소가 되지않으므로 오일 오댑터와 핸드피스 결합부분을 잡아야 한다.

⑫ 오일링을 하면 언제나 핸드피스 내부에는 잔량의 오일이 남으며 이를 제거하기위해선 핸드피스의 헤드가 하늘을 향하도록 하여 세워 놓는다.
이 과정에 자연배기 시간이 많이 걸리면 물리적으로 설비를 갖추어 핸드피스 공급압력 2~2.5kgf/cm^2로 오일배기를 할 수 있다.

⑬ Bur삽입 구멍의 내부는 치간 칫솔을 이용하여 세정 하도록 한다. 이때 캡 부분의 푸쉬 부분을 누른 상태에서 세정하도록 한다.

⑭ 표면을 린넨이나 거즈로 세정을 하고 멸균 팩에 포장하여 멸균하도록 한다.

2. 콘트라앵글의 관리방법과 이론

1) 여러 용도로 사용되는 저속 핸드피스(콘트라앵글)

내부오염물질 : 구강 내에서 사용되는 퍼미스 입자와 분사된 물과 혼합된 오염물질은 비산되거나 콘트라앵글 헤드 내부로 역류하여 로터샤프트 기아부분과 표면으로 흡착된다.
이는 곧 장시간 방치되면 고착되어 오염물질은 변질되거나 고착되며 작동 중 미세한 진동에 의해 고착된 이물질이 헤드 밖으로 튀어나오는 경우가 발생한다.

2) 분해과정

① 면봉으로 포인트 삽입구에 결합한다.

주의사항

캡을 분리하기 위해 지정공구가 아닌 니들홀더(모스키토 등)또는 연장(공구)을 이용하여 캡을 잡고 돌리지 않도록 특별히 권고한다.
캡의 살(두께)이 매우 얇고 정밀하여 니들홀더를 잡는 조이는 순간부터 캡 내부의 나사(screw)에 무리한 압력이 가해져 더욱 분리되지 않는다.
이러한 문제점을 인식하지 못하면 무리한 압력(힘)을 가하여 결국 캡 외형이 파손되거나 깨지게 된다.

② 핸들 툴을 이용하여 캡을 안전하게 고정 한 후 시계 반대방향으로 돌린다.
③ 캡이 회전하기 시작하면 핸들 툴을 제거하고 손으로 천천히 풀도록 한다.
④ 캡이 풀리면 면봉 헤드 쪽으로 걸치게 늘어트린다.(이탈되지 않는 최고의 방법)
⑤ 헤드상단에 조립된 레치(레버)를 엄지손으로 밀어 놓도록 한다.

주의사항

레치를 밀어놓지 않고 너클을 회전시키면 레치가 너클을 고정하게 되므로 완전하게 회전되지 않아 표면에 상처를 남기게 된다.

⑥ 콘트라앵글 본체와 헤드 중간의 너클을 잡고 시계 반대방향으로 돌린다.

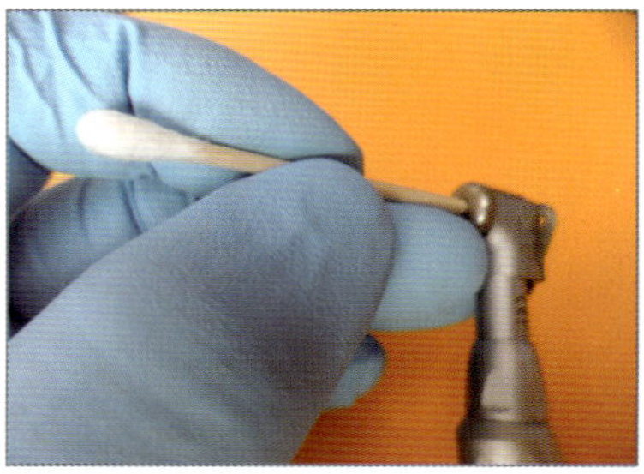

면봉 삽입

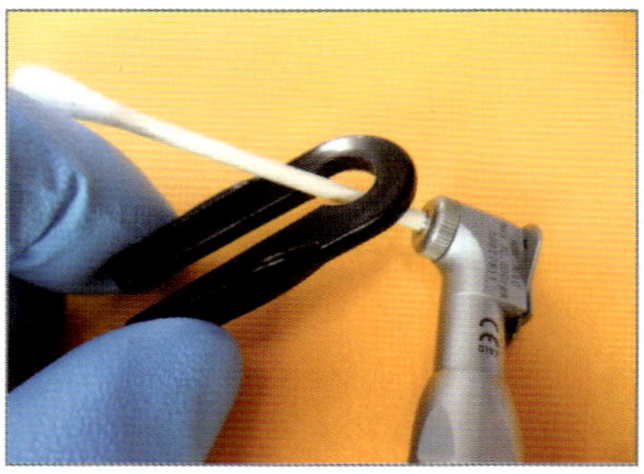

핸들 툴 고정

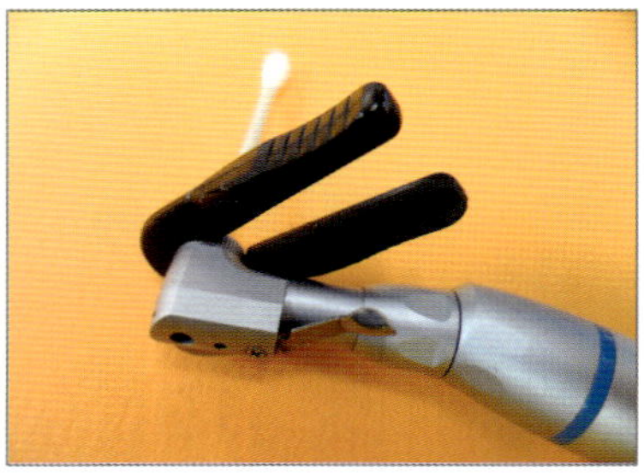

캡 고정 후 회전

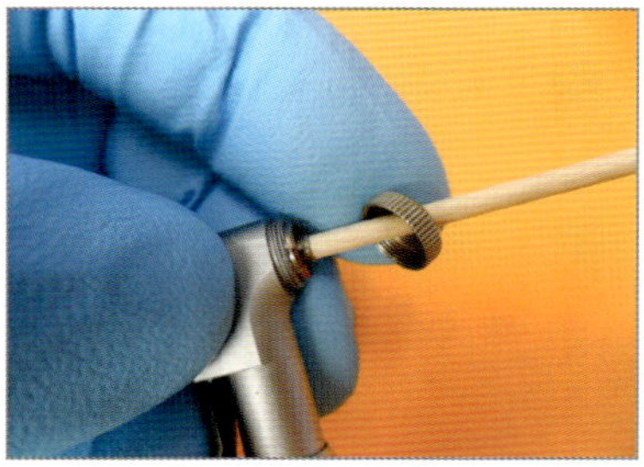
캡 분리

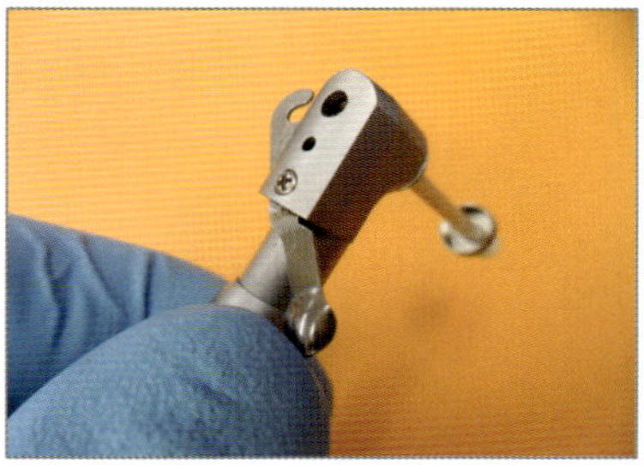
캡 이탈방지

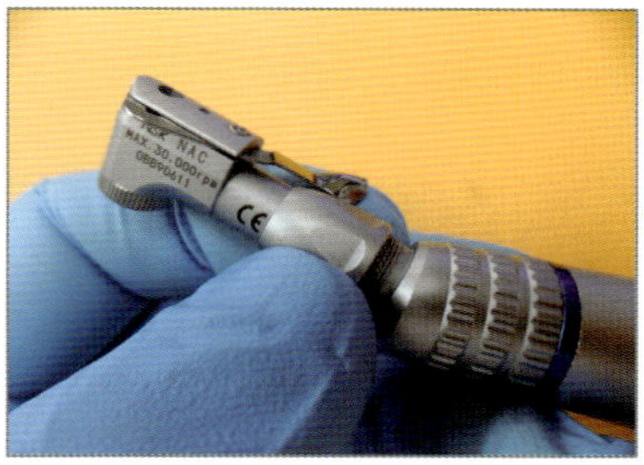
너클 풀기

⑦ 오랜 기간 오일링 및 분해청소를 하지 않은 경우는 대부분 카트리지는 밖으로 쉽게 빠져나오지 않는다. 이때는 면봉의 단면을 이용하여 콘트라앵글의 상단에 큰 구멍(배기구멍)으로 넣어 카트리지를 강제로 밀도록 한다.

주의사항

금속형 막대기 등으로 밀어 넣을 경우 카트리지 및 헤드 안쪽에 상처를 주어 고장의 원인이 될 수 있다.

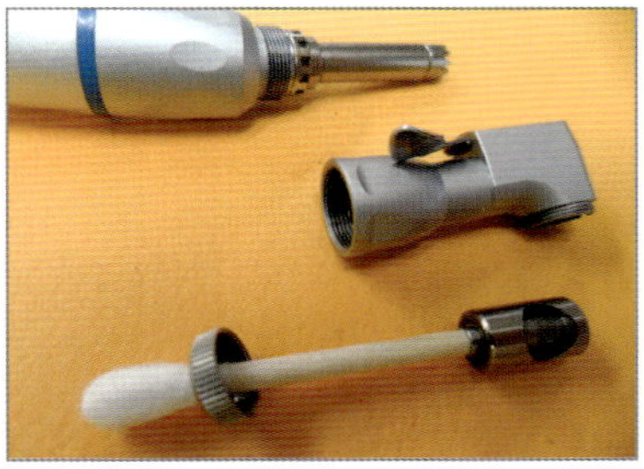
헤드 및 카트리지 분리

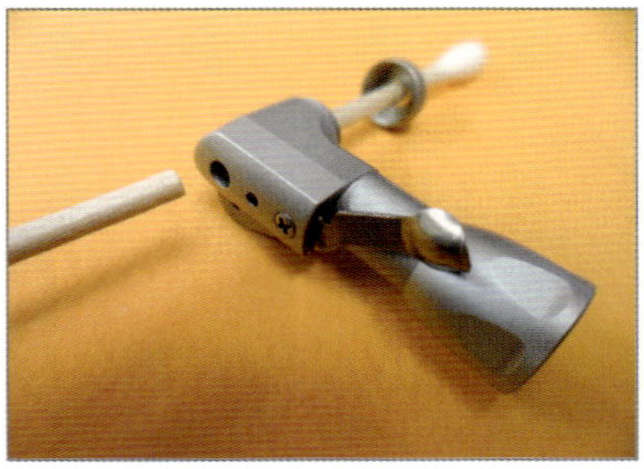
면봉으로 카트리지 밀기

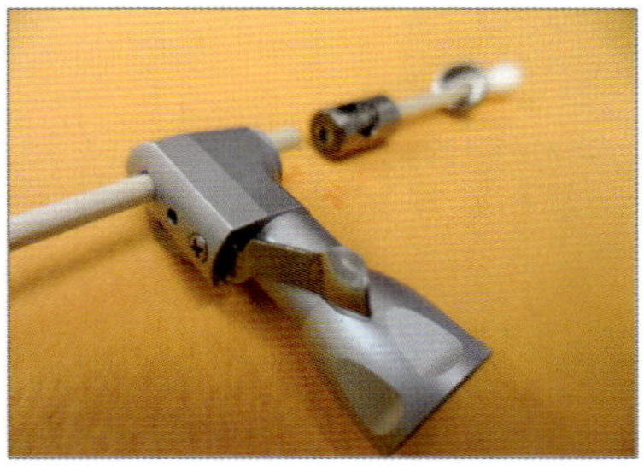
이탈 된 카트리지

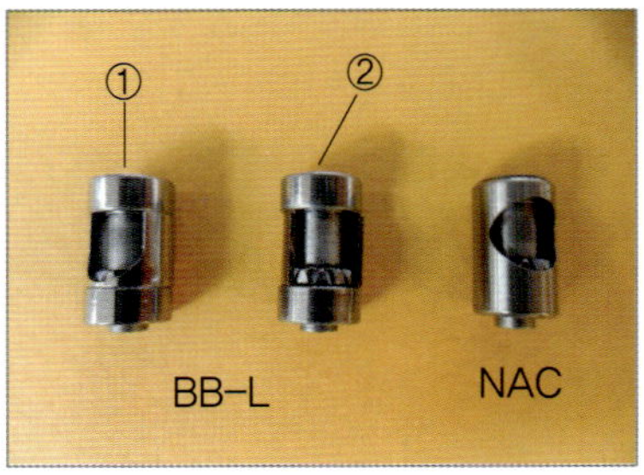

종류별 카트리지

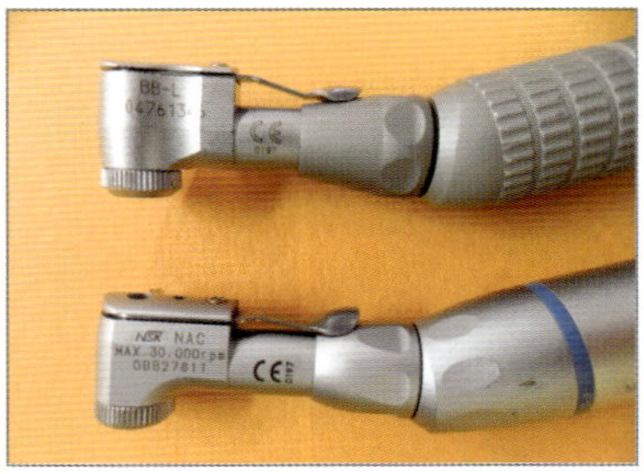
NAC와BB-L 외형

① BB-L(신형) 일체형, ② BB-L(구형) 분리형, NAC 일체형

⑧ 헤드 측면에는 콘트라앵글의 기종이 마킹되어 있으며 NAC는 카트리지가 원통형으로 내부를 분해할 수 없으며 비교적 파손율이 적은 편이다. 또 다른 모델 BB-L은 카트리지가 분리형이 있으며 중간에 C-type 커버가 쉽게 분리되어 내부를 쉽게 청소할 수 있도록 되어있다.
최근에는 C-type 커버의 분실로 작동에 문제점을 야기할 수 있어 원통형으로 제작된다.

주의사항

BB-L 모델은 신흥 unit를 비롯한 모든 제조사에 호환이 가능하나, NAC모델은 신흥 유니트에는 결합하여 사용할 경우 고장의 원인이 될 수 있다.
BB-L 콘트라앵글 : 회전수(RPM) 40,000min 이내
NAC 콘트라앵글 : 회전수(RPM) 30,000min 이내

특기사항 : BB-L 콘트라앵글과 결합되는 마이크로모터는 전기식으로 DC12~24V 범위에서 정속회전과 300(RPM)에서 강력하고 안전한 토크를 유지하며 최대 30,000(RPM)의 회전수를 유지한다.
NAC 콘트라앵글과 결합되는 마이크로모터는 공기제어식으로 평균2.5~3.5kgf/cm^2(유량40~70l/min)이내로 공기압력에서 회전되며 최대 20,000(RPM)의 회전수를 유지하나 공기압력이 부족할 경우 회전 비 보다는 토크가 약할 수 있다.

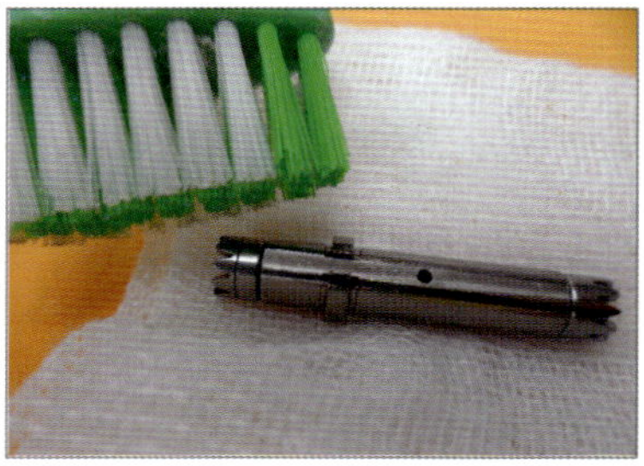
로터샤프트 표면세정

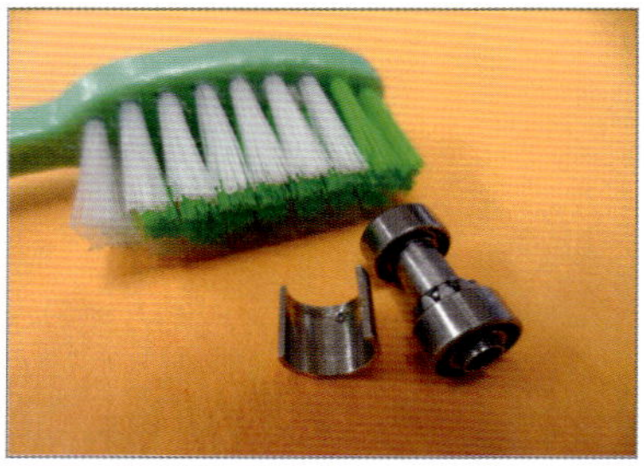
브러시로 카트리지 세정(BB-L)

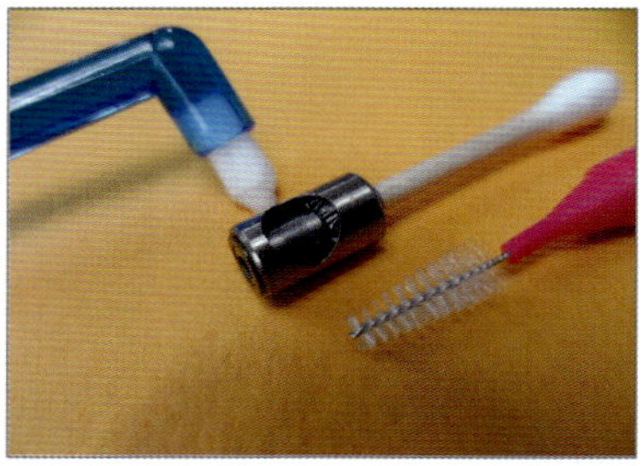
엔드터프로 카트리지 세정(NAC)

⑨ 로터 샤프트 표면은 브러시를 이용하여 기어부분(톱니모양)을 세정하고 거즈에 오일을 흡착하여 세정할 수 있다.

⑩ BB-L 카트리지(분리형)는 브러시로 세정을 하고 베어링부분은 3-웨이에어 또는 오일 스프레이로 분사하여 고여 있는 이물질을 제거한다.

⑪ NAC 카트리지(일체형)는 기어부분이 노출되지 않으므로 치간 칫솔, 앤드 터프, 3-웨이에어 또는 오일 스프레이로 분사하여 고여 있는 이물질을 제거한다.

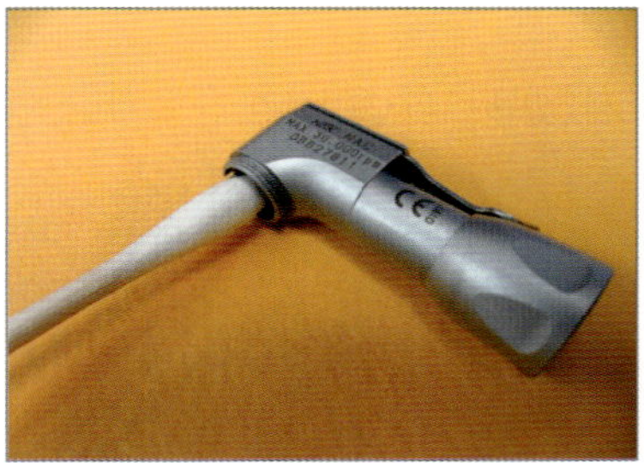

면봉으로 세정A

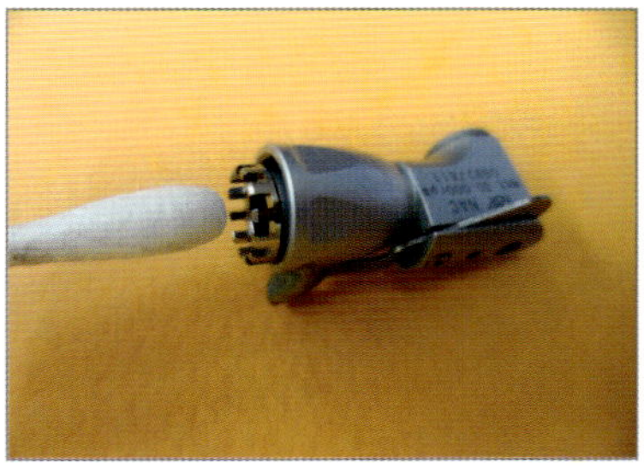

면봉으로 세정B

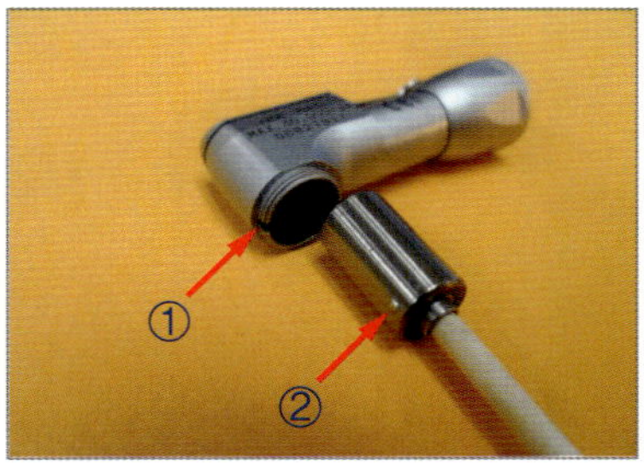

"홈" ①과 돌기 ② 맞추어 삽입

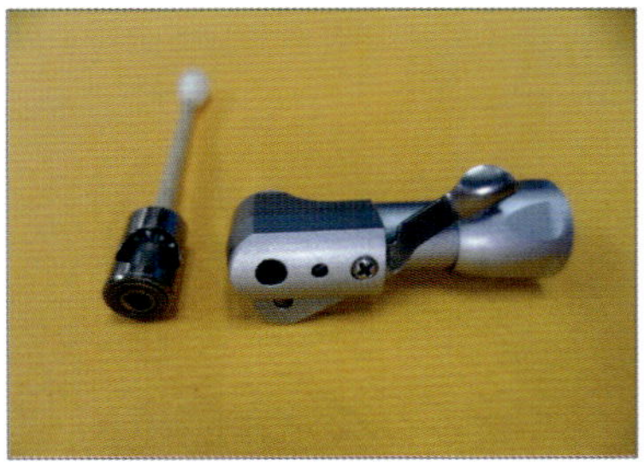

카트리지 상당 모습

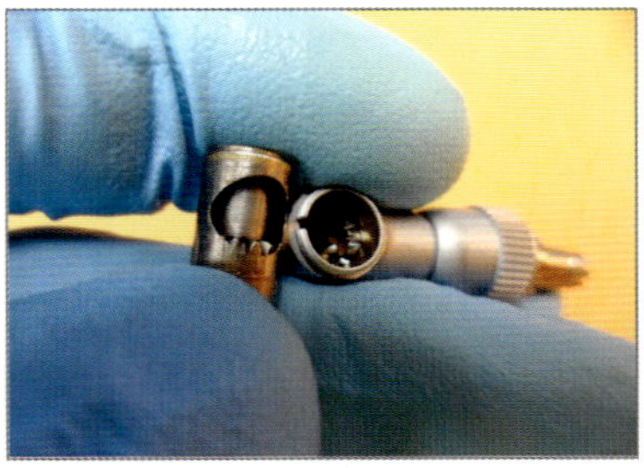

로터샤프트의 돌출형태

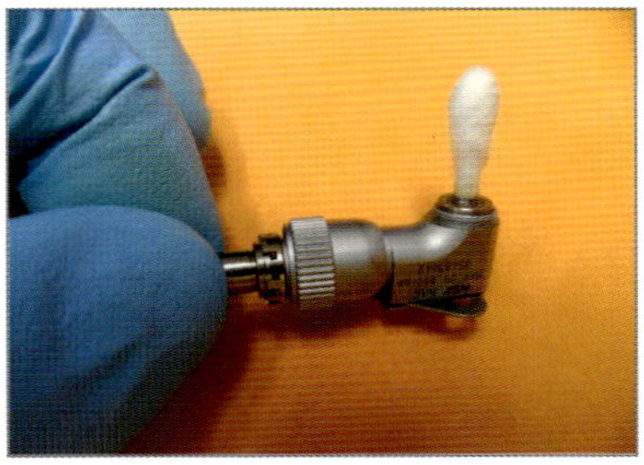

포인트 회전확인

⑫ 면봉을 이용하여 카트리지 안착부분과 로터샤프트 안착부분을 세정하고 경우에 따라서는 오일을 흡착하여 세정 할 수 있다.

주의사항

콘트라앵글 본체와 헤드는 초음파 세정기에 넣을 수 없다.
표면에 코팅부분이 탈피되거나 심할 경우 표면에 흠집이 발생할 수 있다.
단, 내부에서 분리 된 로터샤프트는 초음파세정을 할 수 있다.

⑬ 모든 분해청소와 정비가 끝나면 역순으로 카트리지를 헤드에 삽입한다.

주의사항

헤드의 나사부분에"홈"부분과 카트리지 몸통의 포인트 삽입부 아래쪽에 "돌기"를 맞추어 같은 방향으로 향하도록 한 후 에 삽입하도록 한다.

⑭ 카트리지 상단 구멍에 각이 있는 부분이 콘트라앵글 헤드 배기구멍과 맞도록 한다.

주의사항

각이 있는 부분을 헤드 아래쪽으로 향하여 삽입할 경우 포인트가 삽입되지 않으며 무리하게 조립할 경우 본체와 너클 사이가 벌어진다.

⑮ 헤드에 로터샤프트를 먼저 끼우면 카트리지는 삽입되지 않는다.

⑯ 이상적으로 정비와 조립이 완전히 끝나면 캡을 체결하기 전에 반드시 로터샤프트를 회전시켜 포인트가 회전하는 지 확인 한 다음 캡을 체결하는 것을 권장한다.

⑰ 핸드피스를 잡고 오일링을 할 때는 헤드 쪽을 잡지 않도록 한다.
오일 배기가 되지 않아 효과적인 오일링 청소가 되지않으므로 오일 오댑터와 핸드피스 결합부분을 잡아야 한다.

⑱ 오일링을 하면 언제나 콘트라앵글 내부에는 잔량의 오일이 남으며 이를 제거하기위해선 핸드피스의 헤드가 하늘을 향하도록 하여 세워 놓는다.
이 과정에 자연배기 시간이 많이 걸리면 물리적으로 설비를 갖추어 핸드피스 공급압력 2~2.5kgf /cm^{2}로 오일배기를 할 수 있다.

⑲ bur삽입 구멍의 내부는 치간 칫솔을 이용하여 세정 하도록 한다.

⑳ 표면을 린넨이나 거즈로 세정을 하고 멸균 팩에 포장하여 멸균하도록 한다.

3) 본체와 클러치 세정방법

콘트라앵글 내부에는 3단의 기어결합 구조로 되어있어 동력을 전달하여 카트리지가 회전하는 방식이다.

일부러 클러치를 분리 할 필요는 없으며 가능한 자연스럽게 분리되는 것만 세정하는 것을 권장한다.

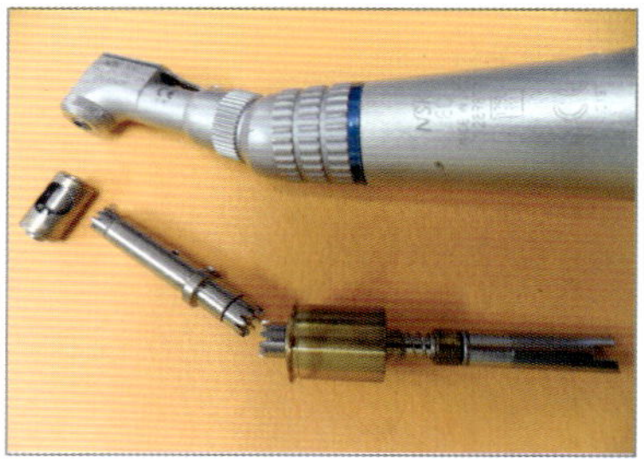
콘트라앵글 결합구조

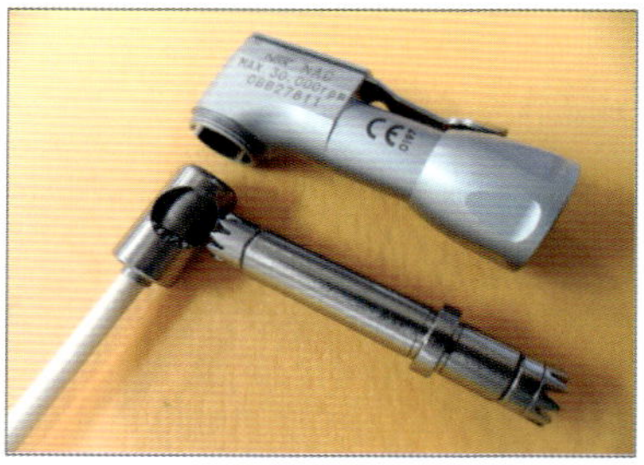
로터샤프트 결합구조

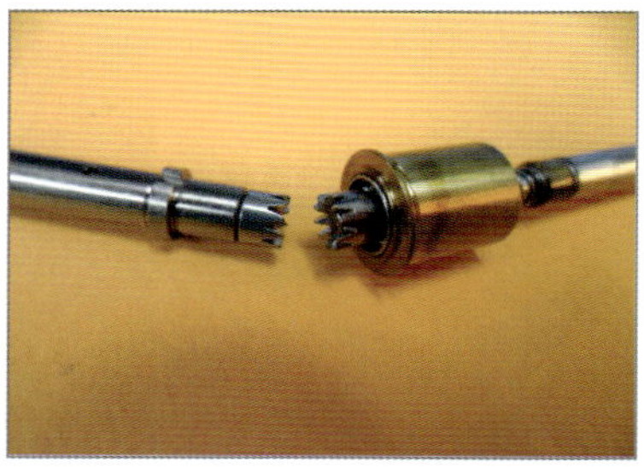
클러치 결합구조

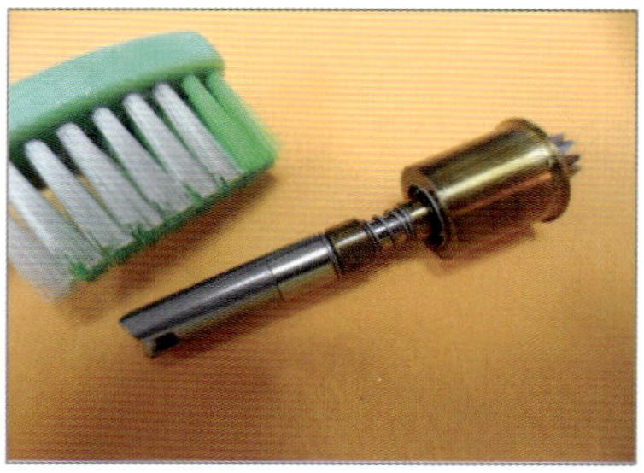
클러치 표면세정

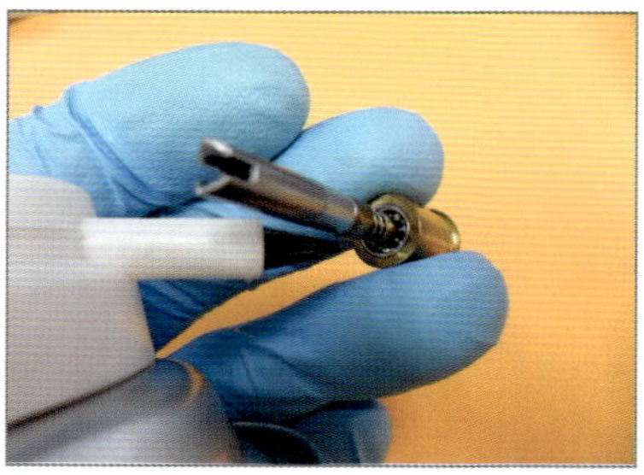
클러치 오일링

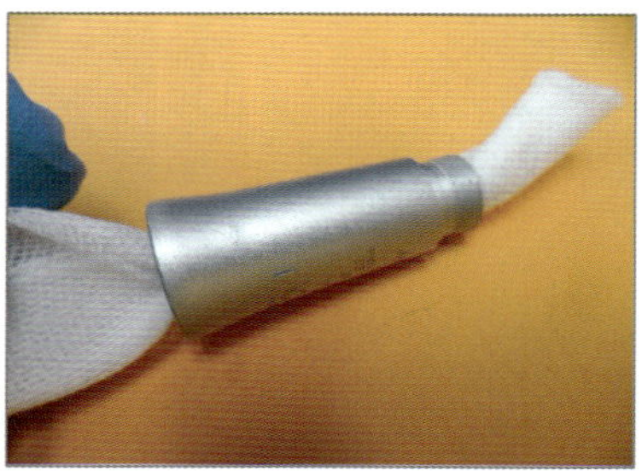
본체내부 세정

정기적으로 오일 링을 수행 한 콘트라앵글은 내부 오염의 침습 가능성은 희박하다.

단, 정기적이지 못하고 방치된 콘트라앵글은 내부에 오염물질이 침전되어 있으며 특히 클러치의 베어링부분에 많은 량이 고여 있다.

일반적으로 세정이 어려울 경우 초음파 세정을 할 수 있다.

표면을 브러시로 세정하고 본체 내부는 거즈를 이용하여 세정하도록 한다.

주의사항

본체는 초음파 세정을 할 수 없다.

4장. 치과병원 인증과 문서작성방법

치과병원 인증평가의 조사항목 해석 I

I. 기본가치체계

(1) 안전보장활동

<table>
<tr><td rowspan="20">환자안전</td><td colspan="4">1.1.1 환자안전을 위해 정확하게 환자를 확인한다(Standard).</td></tr>
<tr><td>1</td><td>정확한 환자확인에 대한 규정이 있다.(Structure)</td><td>공통</td><td>정규-필수</td></tr>
<tr><td>2</td><td>진료 전에 환자를 정확하게 확인한다.(Process)</td><td>공통</td><td>정규-필수</td></tr>
<tr><td>3</td><td>검사 시행 전에 환자를 정확하게 확인한다(P)</td><td>공통</td><td>정규-필수</td></tr>
<tr><td>4</td><td>약물 투여 전에 환자를 정확하게 확인한다.(P)</td><td>입원</td><td>정규-필수</td></tr>
<tr><td>5</td><td>혈액 및 혈액제제 투여 전에 환자를 정확하게 확인한다.(P)</td><td>입원</td><td>정규-필수</td></tr>
<tr><td colspan="4">1.1.2 수술/시술 전 환자안전을 위해 정확하게 확인한다.</td></tr>
<tr><td>1</td><td>정확한 수술/고위험 시술 명, 정확한 환자 확인,
정확한 수술/ 고위험 시술 부위 확인을 위한 규정이 있다.(S)</td><td>공통</td><td>정규-필수</td></tr>
<tr><td>2</td><td>환자참여 하에 수술/ 고위험 시술 부위를 표시한다.(P)</td><td>공통</td><td>정규-필수</td></tr>
<tr><td>3</td><td>수술/ 고위험시술 시작 직전/수술/ 고위험시술팀원 간에
정확한 환자, 부위, 수술/ 고위험시술 확인 절차를 수행한다.(P)</td><td>공통</td><td>정규-필수</td></tr>
<tr><td colspan="4">1.1.3 환자안전을 위해 낙상 예방활동을 수행한다.</td></tr>
<tr><td>1</td><td>낙상 예방을 위한 규정이 있다.(S)</td><td>공통</td><td>정규-필수</td></tr>
<tr><td>2</td><td>낙상 위험도 평가도구를 이용하여 환자평가를 수행한다.(P)</td><td>입원</td><td>정규-필수</td></tr>
<tr><td>3</td><td>낙상 예방활동을 수행한다.(P)</td><td>공통</td><td>정규-필수</td></tr>
<tr><td>4</td><td>낙상 예방활동에 대한 평가를 주기적으로 시행한다.(P)</td><td>공통</td><td>시범</td></tr>
<tr><td colspan="4">1.1.4 의료관련 감염을 예방하기 위해 손 위생을 철저히 수행한다.</td></tr>
<tr><td>1</td><td>손 위생 수행을 위한 규정이 있다.(S)</td><td>공통</td><td>정규-필수</td></tr>
<tr><td>2</td><td>규정에 따라 올바른 손 위생을 수행한다.(P)</td><td>공통</td><td>정규-필수</td></tr>
<tr><td>3</td><td>손 위생 수행을 돕기 위한 자원을 지원한다.(P)</td><td>공통</td><td>정규-필수</td></tr>
<tr><td>4</td><td>손 위생을 증진하기 위한 활동을 수행한다.(P)</td><td>공통</td><td>정규-필수</td></tr>
<tr><td rowspan="2">직원안전</td><td colspan="4">1.2 직원건강과 의료관련 감염을 예방할 수 있는 직원안전 관리활동을 설계하고 수행한다.</td></tr>
<tr><td>1</td><td>직원건강과 직원안전 관리활동에 대한 규정이 있다.(S)</td><td>공통</td><td>정규-필수</td></tr>
</table>

	2	직원건강과 직원안전 관리활동 계획을 수립한다.(P)	공통	정규-필수
	3	계획에 따라 직원의 건강과 직원안전 관리활동을 수행한다.(P)	공통	정규-필수
	4	직원의 업무 중 감염노출 시 보고 체계가 있다.(S)	공통	정규-필수
	5	직원감염노출발생 및 처리결과를 경영진에게 보고한다.(P)	공통	정규-필수
환경안전	1.3.1 화재의 위험으로부터 환자, 직원 및 방문객을 보호할 수 있는 화재 안전관리 활동을 설계하고 수행한다.			
	1	화재 안전관리활동 계획을 수립한다.(P)	공통	정규
	2	활동계획에 따라 화재 예방점검활동을 수행한다.(P)	공통	정규
	3	직원은 소방안전에 대해 교육을 받고 그 내용을 이해한다.(P)	공통	정규
	4	금연에 대한 규정이 있다.(S)	공통	정규
	5	금연 규정을 준수한다.(P)	공통	정규
	1.3.2 의료기기의 예방점검과 유지관리 활동에 대한 계획을 설계하고 수행한다.			
	1	의료기기의 안전관리 규정이 있다.(S)	공통	정규
	2	의료기기의 예방점검, 유지관리 활동계획을 수립한다.(P)	공통	정규
	3	활동 계획에 따라 의료기기를 예방점검, 유지관리를 한다.(P)	공통	정규

(2) 지속적인 질 향상

질 향상 운영체계	2.1 치과병원 차원의 질 향상과 환자안전 운영체계가 있다.			
	1	치과병원 차원의 질 향상과 환자안전 활동을 기획, 통합, 조정, 지원하기위한 회의체가 있다.(S)	공통	정규
	2	치과병원 차원의 질 향상과 환자안전 활동을 계획한다.(P)	공통	정규
	3	경영진은 치과병원 차원의 질 향상과 환자안전 활동계획 수립에 참여한다.(P)	공통	정규
	4	경영진은 질 향상과 환자안전 활동을 위해 필요한 자원을 지원한다.(P)	공통	정규
	5	경영진에게 질 향상과 환자안전 활동계획을 지속적으로 보고한다.(P)	공통	정규
환자안전 활동	2.2 환자안전 보고체계에 따라 환자안전 활동을 수행한다.			
	1	치과병원은 환자안전 보고체계가 있다.(S)	공통	정규
	2	직원은 환자안전 보고체계 절차를 이해한다.(P)	공통	정규
	3	환자 안전사고 발생 원인을 분석하고 개선한다.(P)	공통	정규
만족도 조사	2.3 환자 만족도 조사를 시행하고 관리한다.(P)			
	1	환자 만족도 조사를 정기적으로 시행한다.(P)	공통	정규
	2	환자 만족도 조사결과를 분석하고 개선한다.(P)	공통	정규
	3	환자만족도 분석결과를 보고한다.(P)	공통	정규
	4	환자만족도 분석결과를 공유한다.(P)	공통	정규

치과병원 인증평가의 조사항목 해석 II

II. 환자진료체계

(3) 진료전달체계와 평가

<table>
<tr><td rowspan="20">진료전달
체계</td><td colspan="4">3.1.1 외래환자 등록 규정 및 야간/휴일환자 진료절차가 있다.(Standard)</td></tr>
<tr><td>1</td><td>외래환자 등록 관련규정이 있다.(S)</td><td>공통</td><td>정규</td></tr>
<tr><td>2</td><td>외래환자 등록규정을 준수한다.(P)</td><td>공통</td><td>정규</td></tr>
<tr><td>3</td><td>외래환자 등록 시 환자에게 정보를 제공한다.(P)</td><td>공통</td><td>정규</td></tr>
<tr><td>4</td><td>외래환자에게 진료에 대한 정보를 제공한다.(P)</td><td>공통</td><td>정규</td></tr>
<tr><td>5</td><td>야간 및 휴일환자 진료관련 절차가 있다.(S)</td><td>공통</td><td>정규</td></tr>
<tr><td>6</td><td>야간 및 휴일환자 진료절차를 준수한다.(P)</td><td>공통</td><td>정규</td></tr>
<tr><td colspan="4">3.2.1 입원수속 규정이 있다.</td></tr>
<tr><td>1</td><td>입원수속 관련규정이 있다.(S)</td><td>입원</td><td>정규</td></tr>
<tr><td>2</td><td>입원수속 관련규정이 있다.(P)</td><td>입원</td><td>정규</td></tr>
<tr><td>3</td><td>입원순서 배정절차에 따라 입실관리를 한다.(P)</td><td>입원</td><td>정규</td></tr>
<tr><td>4</td><td>입원이 지연되는 환자관리 절차를 준수한다.(P)</td><td>입원</td><td>정규</td></tr>
<tr><td>5</td><td>입원 시 환자에게 입원생활안내와 진료비용에 대한 내용을 설명한다.(P)</td><td>공통</td><td>정규</td></tr>
<tr><td colspan="4">3.1.3 진료의 연속성을 위해 진료의뢰 규정이 있다.</td></tr>
<tr><td>1</td><td>진료의뢰 관련규정이 있다.(S)</td><td>공통</td><td>정규</td></tr>
<tr><td>2</td><td>규정에 따라 진료의뢰를 준수한다.(P)</td><td>공통</td><td>정규</td></tr>
<tr><td>3</td><td>타 의료기관에서 의뢰 된 경우, 진료관련 정보를 확 인한다.(P)</td><td>공통</td><td>정규</td></tr>
<tr><td colspan="4">3.1.4 퇴원 규정에 따라 퇴원한다.</td></tr>
<tr><td>1</td><td>퇴원관련 규정이 있다.(S)</td><td>입원</td><td>정규</td></tr>
<tr><td>2</td><td>퇴원 결정과장에 환자가 참여한다.(P)</td><td>입원</td><td>정규</td></tr>
<tr><td rowspan="8">환자평가</td><td colspan="4">3.2.1 적절한 진료서비스를 제공하기 위해 외래환자의 요구를 확인하고 초기평가를 수행하며 필요시 구강건강교육을 수행한다.</td></tr>
<tr><td>1</td><td>외래환자 초기평가 규정이 있다.(P)</td><td>공통</td><td>정규</td></tr>
<tr><td>2</td><td>규정에 따라 치과의사는 초진기록을 작성한다.(P)</td><td>공통</td><td>정규</td></tr>
<tr><td>3</td><td>구강건강교육을 위한 규정이 있다.(S)</td><td>공통</td><td>정규</td></tr>
<tr><td>4</td><td>규정에 따라 구강건강교육을 제공한다.(P)</td><td>공통</td><td>정규</td></tr>
<tr><td colspan="4">3.2.2. 적절한 진료서비스를 제공하기 위해 입원환자의 요구를 확인하고, 초기평가를 수행한다.</td></tr>
<tr><td>1</td><td>입원환자 초기평가 규정이 있다.(S)</td><td>입원</td><td>정규</td></tr>
<tr><td>2</td><td>의학적 초기평가를 24시간 이내 수행하고 기록한다.(P)</td><td>입원</td><td>정규</td></tr>
</table>

	3	간호(구강위생) 초기평가를 24시간 이내 수행하고 기록한다.(P)	입원	정규
	4	환자의 초기평가 기록을 환자진료를 담당하는 직원들과 공유한다.(P)	입원	정규
검사체계		3.3.1 정확한 영상검사를 적시에 제공하기 위한 검사과정을 검사한다.		
	1	영상검사 운영규정이 있다.(S)	공통	정규
	2	안전하고 정확한 영상검사를 위하여 검사 전 준비 사항을 확인한다. (P)	공통	정규
	3	정확한 영상검사를 위해 사전정보를 확인한다.(P)	공통	정규
	4	적시에 정확한 결과보고서를 수행한다.(P)	공통	정규
	5	정도관리 프로그램을 수행한다.(P)	공통	정규
		3.3.2 정확한 검체검사를 적시에 제공하기 위한 검사과정을 관리한다.		
	1	검체검사 운영규정이 있다.(S)	공통	정규
	2	검사외부 의뢰체계를 적정하게 활용한다.(P)	공통	정규
	3	적시에 정확한 결과보고를 수행한다.(P)	공통	정규
		3.3.3 검사실 안전관리 규정을 확립하고, 이를 준수한다.		
	1	검사실 안전관리 관련 규정이 있다.(S)	공통	정규
	2	직원은 안전관리 보고체계를 알고 있다.(P)	공통	정규
	3	직원은 안전관리 절차를 준수한다.(P)	공통	정규
기공관리 체계		3.4 기공 물 및 기공실을 안전하게 관리한다.		
	1	기공 물 관리 규정이 있다.(S)	공통	정규
	2	기공 물 제작의뢰 절차를 준수한다.(P)	공통	정규
	3	기공실 안전관리 규정이 있다.(S)	공통	정규
	4	기공실 환경을 관리한다.(P)	공통	정규
	5	기공실 안전관리 절차를 준수한다.(P)	공통	정규

(4) 환자 진료

입원환자 진료체계	4.1.1 환자진료가 적정하게 이루어질 수 있도록 적시에 치료계획(care plan)을 수립하고, 이를 수행한다.			
	1	치과의사는 환자의 입원치료계획(care plan)을 수립한다.(P)	입원	정규
	2	치과의사는 환자의 경과를 기록하고 상태변화에 따라 치료계획을 재수립한다.(P)	입원	정규
	3	간호사(치과위생사)는 환자의 주요 상태변화에 따라 간호(진료) 과정을 기록한다.(P)	입원	정규
	4	환자진료를 담당하는 직원(치과위생사)은 치료계획을 공유한다.(P)	입원	정규
	5	환자 및 보호자에게 치료계획에 대한 설명을 제공한다.(P)	입원	정규
	4.1.2 환자의 정신적, 신체적 안녕을 위하여 적정한 통증관리를 적시에 수행한다.			
	1	통증관리를 위한 규정이 있다.(S)	입원	정규
	2	통증 초기평가를 수행한다.(P)	입원	정규
	3	통증평가 결과에 따라 적절한 중재를 수행한다.(P)	입원	정규
	4	통증 재평가를 수행한다.(P)	입원	정규
응급환자 진료체계	4.2 응급상황 발생 시 대응체계를 갖추고 있다.			
	1	응급상황 발생 시 대응체계가 있다.(S)	공통	정규
	2	응급상황 발생 시 대응체계를 직원들이 알고 있다.(P)	공통	정규
	3	직원은 심폐소생술(CPR)교육을 받고 수행할 수 있다.(P)	공통	정규
	4	적시에 제세동기를 사용할 수 있다.(P)	공통	정규

(5) 수술 및 마취진정 관리

<table>
<tr><td rowspan="10">수술 관리</td><td colspan="4">5.1.1 환자평가의 결과에 따라 적절한 수술진료 및 수술 후 진료를 계획하고 시행하며, 이를 기록한다.</td></tr>
<tr><td>1</td><td>수술 전 진단명은 수술 전에 기록한다.(P)</td><td>입원</td><td>정규</td></tr>
<tr><td>2</td><td>수술 치료계획은 수술 전에 기록한다.(P)</td><td>입원</td><td>정규</td></tr>
<tr><td>3</td><td>회복실 퇴실 전 수술명과 수술 중 특이사항을 기록 한다.(P)</td><td>입원</td><td>정규</td></tr>
<tr><td>4</td><td>경과기록에 수술 후 환자상태를 기록한다.(P)</td><td>입원</td><td>정규</td></tr>
<tr><td colspan="4">5.1.2 수술 중 수술기구 및 기타계수를 정확히 파악 및 수행한다.</td></tr>
<tr><td>1</td><td>수술 전, 후 수술기구 및 기타계수(counts)를 파악하고, 기록한다.(P)</td><td>입원</td><td>정규</td></tr>
<tr><td>2</td><td>수술기구 및 기타계수 불일치 시 대처하는 절차가 있다.(S)</td><td>입원</td><td>정규</td></tr>
<tr><td>3</td><td>수술기구 및 기타계수 불일치하는 경우 절차를 준수한다.(P)</td><td>입원</td><td>정규</td></tr>
<tr><td colspan="4" style="display:none"></td></tr>
<tr><td rowspan="11">마취진정 관리</td><td colspan="4">5.2.1 마취 전 환자상태를 적절하게 평가하고, 양질의 마취진료를 제공한다.</td></tr>
<tr><td>1</td><td>마취진료 규정이 있다.(S)</td><td>입원</td><td>정규</td></tr>
<tr><td>2</td><td>마취 전 평가를 수행한다.(P)</td><td>입원</td><td>정규</td></tr>
<tr><td>3</td><td>환자의 마취진료 계획을 기록한다.(P)</td><td>입원</td><td>정규</td></tr>
<tr><td>4</td><td>적절한 자가 마취서비스를 제공한다.(P)</td><td>입원</td><td>정규</td></tr>
<tr><td>5</td><td>정규시간 이외에도 동일한 마취서비스를 제공한다.(P)</td><td>입원</td><td>정규</td></tr>
<tr><td colspan="4">5.2.2 진정진료를 안전하게 수행한다.</td></tr>
<tr><td>1</td><td>진정치료 규정이 있다.(S)</td><td>공통</td><td>정규</td></tr>
<tr><td>2</td><td>규정에 따라 진정 전 평가를 수행한다.(P)</td><td>공통</td><td>정규</td></tr>
<tr><td>3</td><td>규정에 따라 진정진료중인 환자를 모니터링한다.(P)</td><td>공통</td><td>정규</td></tr>
<tr><td>4</td><td>퇴실(또는 귀가)기준을 준수한다.(P)</td><td>공통</td><td>정규</td></tr>
</table>

(6) 약물 관리

구매선정 및 보관	6.1 필요한 약물을 적절하게 선정하고, 안전하게 보관한다.			
	1	약물선정 및 보관규정이 있다.(S)	공통	정규
	2	규정에 따라 의약품을 선정한다.(P)	공통	정규
	3	약물에 관한 정보를 제공한다.(P)	공통	정규
	4	모든 약물은 규정에 따라 라벨링(명찰)하여 보관한다.(P)	공통	정규
	5	규정에 따라 주의를 요하는 약물을 보관한다.(P)	공통	정규
안전한 처방	6.2 환자안전을 위해 의료진끼리 정확하게 의사소통을 한다.			
	1	안전한 처방을 위한 규정이 있다.(S)	입원	정규
	2	규정에 따라 구두처방을 수행한다.(P)	입원	정규
	3	규정에 따른 필요시 처방(p.r.n)의 의미를 관련 직원이 동일하게 이해한다.(P)	입원	정규
	4	혼동하기 쉬운 부정확한 처방을 관리하기 위한 절차를 관련 직원이 이해한다.(P)	입원	정규
조제	6.3 안전하고 청결한 조제에 대한 규정이 있고, 이를 준수한다.			
	1	안전하고 청결한 약물준비 및 조제관련 규정이 있다.(S)	입원	정규
	2	약물조제 전에 처방전 검사를 시행한다.(P)	입원	정규
	3	상시적으로 약물조제를 수행한다.(P)	입원	정규
	4	안전하고 청결하게 약물을 조제한다.(P)	입원	정규
투약	6.4 안전한 약물투여에 대한 규정이 있고, 이를 준수한다.			
	1	약물투여관련 규정이 있다.(S)	입원	정규
	2	약물투여 시 환자, 약물 명, 투여경로, 용량, 투여 시간을 확인한다.(P)	입원	정규
	3	고위험약물 투여 시 주의사항 및 부작용 발생 시 대처방안을 직원이 알고 있다.(P)	입원	정규
	4	규정에 따른 투약설명을 수행한다.(P)	입원	정규

(7) 환자권리존중 및 보호

구분	번호	내용	대상	구분
환자권리 존중		7.1.1 환자의 권리와 의무를 존중하고 사생활을 보호한다.		
	1	환자의 권리와 의무에 대한 규정이 있다.(S)	공통	정규
	2	환자의 권리와 의무를 직원들이 알고 있다.(P)	공통	정규
	3	환자에게 환자의 권리와 의무에 대한 내용을 고지한다.(P)	공통	정규
	4	진료과정에 환자가 참여한다.(P)	공통	정규
	5	사생활보호를 위한 환자의 요구를 확인한다.(P)	입원	정규
	6	환자의 개인 및 진료정보를 보호한다.(P)	공통	정규
		7.1.2 취약환자의 권리를 보호하기위한 규정이 있다.		
	1	취약환자의 권리를 보호하기 위한 규정이 있다.(S)	공통	정규
	2	의사소통이 어려운 환자를 위한 지원체계를 직원들이 알고 있다.(P)	공통	정규
	3	장애환자의 편의를 위한 지원체계를 직원들이 알고 있다.(P)	공통	정규
불만고충 처리		7.2 환자 및 보호자의 고충사항을 처리할 수 있는 체계가 있으며, 이를 적절하게 운영한다.		
	1	환자 및 보호자의 불만 및 고충처리에 대한 규정이 있다.(S)	공통	정규
	2	환자 및 보호자에게 불만 및 고충처리 절차를 안내 한다.(P)	공통	정규
	3	환자 및 보호자의 불만 및 고충사항을 처리한다.(P)	공통	정규
	4	환자 및 보호자의 불만 및 고충유형을 분석하여 보고한다.(P)	공통	정규
동의서		7.3 환자 및 보호자에게 진료 혹은 연구목적으로 동의서를 받는 체계가 있으며, 이를 적절하게 운영한다.		
	1	진료관련 동의서에 대한 규정이 있다.(S)	공통	정규
	2	규정에 따라 진료관련 동의서를 받는다.(P)	공통	정규
	3	임상연구 동의서에 대한 규정이 있다.(S)	공통	정규
	4	규정에 따라 임상연구 동의서를 받는다.(P)	공통	정규

치과병원 인증평가의 조사항목 해석 III

III. 행정관리체계

(8) 경영 및 조직운영

구분	번호	조사항목	구분	구분
조직 운영	8.1	치과병원의 최고책임자는 조직의 미션을 승인하고 공표함으로써 기관의 운영방향을 공유한다.		
	1	조직의 미션(사명, 원훈)이 있다.(S)	공통	정규
	2	조직의 미션을 이행하기 위한 활동을 수행한다.(P)	공통	정규
	3	조직의 미션을 공지한다.(P)	공통	정규
	4	직원들은 조직의 미션을 이해하고 있다.(P)	공통	정규
경영 관리	8.2	최고책임자는 합리적인 의사결정을 하고, 체계적인 계획 하에 치과병원을 운영한다.		
	1	전반적인 치과병원 운영에 관한 규정이 있다.(S)	공통	정규
	2	운영규정은 규정의 검토 및 승인에 관한 절차를 포함한다.(P)	공통	정규
	3	의사결정 조직을 구성하고, 정기적으로 운영한다.(P)	공통	정규
	4	규정에 따라 윤리적 갈등사항을 조정한다.(P)	공통	정규
의료윤리 경영	8.3	의료사회봉지체계를 통해 의료서비스에 대한 요구 도를 충족시키고, 이를 지원한다.		
	1	의료사회 복지체계가 있다.(S)	공통	시범
	2	대상자 선정 절차가 있고 이를 수행한다.(P)	공통	시범
	3	지원이 필요한 경우 이를 지원한다.(P)	공통	시범

(9) 인적 자원 관리

구분	번호	조사항목	구분	구분
인적 자원 관리	9.1	환자안전과 질 향상을 위하여 인사관리 규정을 확보하고 합리적인 인력관리가 이루어질 수 있도록 인사관리체계를 갖추고 적절히 운영한다.		
	1	인사관리를 위한 규정이 있다.(S)	공통	정규
	2	인사계획을 정기적으로 수행한다.(P)	공통	정규
	3	수립한 인사계획에 따라 인력을 관리한다.(P)	공통	정규
	4	효율적인 인력관리를 위해 자격정보를 관리한다.(P)	공통	정규
직원 교육	9.2	치과병원은 직원의 직무능력과 지식을 발전시키기 위해 지속적인 훈련을 제공한다.		
	1	신규직원 교육체계를 구축한다.(S)	공통	정규
	2	모든 신규직원에게 적절한 신규교육을 제공한다.(P)	공통	정규
	3	직원교육 체계를 구축한다.(S)	공통	정규
	4	직원의 직무수행에 필요한 교육을 제공한다.(P)	공통	정규

(10) 감염 관리

<table>
<tr><td rowspan="4">감염관리 체계</td><td colspan="4">10.1 의료관련 감염발생의 위험요소를 감소시키기 위한 효율적인 감염예방 및 관리활동을 수행한다.</td></tr>
<tr><td>1</td><td>감염예방 및 관리를 지원하기 위해 논의하는 회의체가 있다.(S)</td><td>공통</td><td>정규</td></tr>
<tr><td>2</td><td>치과병원의 감염예방 및 관리계획을 수립한다.(P)</td><td>공통</td><td>정규</td></tr>
<tr><td>3</td><td>계획에 따라 감염예방 및 관리활동을 수행한다.(P)</td><td>공통</td><td>정규</td></tr>
<tr><td rowspan="5">수관 및 표면관리</td><td colspan="4">10.2 치과진료 관련 감염발생의 위험을 예방하기 위해 수관 및 표면관리 활동을 수행한다.</td></tr>
<tr><td>1</td><td>수관관리를 위한 규정이 있다.(S)</td><td>공통</td><td>정규</td></tr>
<tr><td>2</td><td>규정에 따라 수관관리를 한다.(P)</td><td>공통</td><td>정규</td></tr>
<tr><td>3</td><td>표면관리를 위한 규정이 있다.(S)</td><td>공통</td><td>정규</td></tr>
<tr><td>4</td><td>규정에 따라 표면관리를 한다.(P)</td><td>공통</td><td>정규</td></tr>
<tr><td rowspan="19">부서 감염관리</td><td colspan="4">10.3.1 적절한 기구의 세척, 소독, 멸균 및 세탁물관리를 통해 의료관련 감염발생의 위험을 감소시키기 위해 노력한다.</td></tr>
<tr><td>1</td><td>기구세척, 소독, 멸균 및 세탁물관리에 대한 감염 관리 관련 규정이 있다.(S)</td><td>공통</td><td>정규</td></tr>
<tr><td>2</td><td>규정에 따라 사용한 기구의 세척 및 소독, 멸균을 수행한다.(P)</td><td>공통</td><td>정규</td></tr>
<tr><td>3</td><td>규정에 따라 멸균기를 정기적으로 관리한다.(P)</td><td>공통</td><td>정규</td></tr>
<tr><td>4</td><td>규정에 따라 멸균 및 소독물품을 관리한다.(P)</td><td>공통</td><td>정규</td></tr>
<tr><td>5</td><td>규정에 따라 세척직원은 보호구를 착용한다.(P)</td><td>공통</td><td>정규</td></tr>
<tr><td>6</td><td>규정에 따라 오염세탁물을 적절하게 관리한다.(P)</td><td>공통</td><td>정규</td></tr>
<tr><td colspan="4">10.3.2 수술환자의 의료관련 감염발생의 위험을 예방하기 위해 적절한 감염관리 활동을 수행한다.</td></tr>
<tr><td>1</td><td>수술실(장)감염관리 규정이 있다.(S)</td><td>입원</td><td>정규</td></tr>
<tr><td>2</td><td>규정에 따라 수술기구의 멸균과 소독을 관리한다.(P)</td><td>입원</td><td>정규</td></tr>
<tr><td>3</td><td>규정에 따라 수술실(장)의 환경을 관리한다.(P)</td><td>입원</td><td>정규</td></tr>
<tr><td>4</td><td>규정에 따라 수술실(장) 인력의 마스크, 보안경, 복장의 착용을 관리한다.(P)</td><td>입원</td><td>정규</td></tr>
<tr><td colspan="4">10.3.3 적절한 조리장 관리를 통해 의료관련 감염발생의 위험을 감소시키기 위해 노력한다.</td></tr>
<tr><td>1</td><td>조리장(주방)의 감염관리 규정이 있다.(S)</td><td>입원</td><td>정규</td></tr>
<tr><td>2</td><td>규정에 따라 음식관리를 관리한다.(P)</td><td>입원</td><td>정규</td></tr>
<tr><td>3</td><td>규정에 따라 조리장(주방)기구 및 환경을 관리한다.(P)</td><td>입원</td><td>정규</td></tr>
</table>

(11) 안전한 시설관리

시설안전 관리체계	11.1 안전관리 관련 법규, 검사요건을 준수하며, 물리적, 화학적 환경의 위험으로부터 환자, 직원 및 방문객을 보호한다.			
	1	시설의 안전관리 규정이 있다.(S)	공통	정규
	2	시설의 안전관리 규정은 부서 및 담당자의 업무책임을 포함한다.(S)	공통	정규
	3	시설의 안전과 관련하여 직원을 교육한다.(P)	공통	정규
시설안전 관리	11.2.1 설비를 안전하게 관리한다.			
	1	설비 안전관리 계획을 수립한다.(P)	공통	
	2	계획에 따라 전기설비 안전관리를 수행한다.(P)	공통	시범
	3	계획에 따라 물 공급 및 수관관리를 수행한다.(P)	공통	시범
	4	계획에 따라 의료가스 및 진공설비 안전관리를 수행한다.(P)	공통	시범
	5	계획에 따라 실내 공기 질 관리를 수행한다.(P)	공통	시범
	11.2.2 보안을 유지하고 관리한다.			
	1	보안관리 계획을 수립한다.(P)	공통	정규
	2	계획에 따라 보안관리를 수립한다.(P)	공통	정규
	11.2.3 위험물질을 안전하게 관리한다.			
	1	위험물질 안전관리 계획을 수립한다.(P)	공통	정규
	2	계획에 따라 위험물 안전관리를 수행한다.(P)	공통	정규

(12) 의료 정보 관리

의료정보 관리체계	12.1 의료정보/의무기록에 대한 규정이 있고 규정에 따라 업무를 수행한다.			
	1	의료정보/ 의무기록 관리 규정이 있다.(S)	공통	정규
	2	규정에 따라 의무기록의 형식과 내용을 관리한다.(P)	입원	시범
	3	규정에 따라 의료정보/의무기록의 접근을 제안하고 관리한다.(P)	공통	정규
	4	규정에 다라 의무기록 사본발급을 관리한다.(P)	공통	정규
	5	규정에 따라 의무기록 대출, 열람, 반납을 관리한 다.(P)	공통	정규
의무기록 완결도 관리	12.2 환자의 의무기록을 충실하게 완결한다.			
	1	규정에 따라 의무기록을 작성한다.(P)	공통	정규
	2	규정에 따라 표준화 된 약어 및 기호를 관리한다.(P)	공통	정규

문서 번호	014-A-0204	위원회 회의			
회의 항목	A, E				
회의 대상	각 분과위원				
작 성 일	2014년 02월 00일		작성자	운영위원	대표원장
위원회 항목	A : 감염관리회의 B : 인사회의 C : TQC회의 D : 경영회의 E : 질 관리회의				

토의 안건	
안건 담당 및 진행	
이월 업무수행 진척도	
특기 사항	

961120-DD30-A A4(297mm×210mm)

감염관리 위원회 업무 범위

문서 번호	961120-W02	제정 일자	2014년 02월	담당 범위	공 통

감염관리 위원회 활동내역 대 분류	활동내역 소 분류
감염관리에 대한 자체규정의 제정 및 개정에 관한 사항	
병원 감염관리에 대한 대책, 연간 계획수립 및 수행	감염관리 부서별 역할 설정 감염발생감시 활동계획 심의
전염병 예방법 제2조의 규정에 의한 전염병 감염환자의 처리	법정 전염병 발생현황 파악 감염환자 발생 시 격리 등의 대책수립
감염관리 실적 분석 및 평가	감염발생 감시 실적분석 결과 파악 감염발생 감시 분석결과에 따른 조치
직원 감염관리 교육	신규 및 재직 직원 교육계획 심의 직원교육 실적 분석평가
감염관리 관련 직원건강 관리	특수부서 직원 건강관리에 대한 사항 직원 예방접종계획. 평가 직원감염 예방지침에 대한 사항

의료법 시행규칙 제32조(감염관리 대책위원회 설치 및 기능) 법 제37조의 3제1항의 규정에 따라 감염대책위원회(이하 "위원회"라 한다)를 설치. 운영하여야 한다.

위원회는 다음 각호의 업무를 심의 한다.

1. 병원감염에 대한 대책, 연간 감염예방계획의 수립 및 시행에 관한 사항
2. 감염관리요원의 선정 및 배치에 관한 사항
3. 전염병 예방법 제2조의 규정에 의한 전염병 감염환자의 처리에 관한 사항
4. 병원의 전반적인 위생관리에 관한 사항
5. 병원감염관리에 관한 자체규정의 제정 및 개정에 관한 사항
6. 병원감염관리실적의 분석 및 평가에 관한 사항
7. 직원의 감염관리교육에 관한 사항
8. 감염과 관련 된 직원의 건강관리에 관한 사항
9. 그 밖에 병원감염관리에 관한 중요한 사항

감염관리 위원회 업무 범위 평가서

문서 번호	961120-W002-W1	작 성 자	감염관리자	대표원장
검사 날짜	2014년 02월 10일~ 일			
총 검사 품목	15개 품목			
기준 검사 품목	15개 품목(2차 의료기관)			

NO	수행 항목 대상	상	중	하	결과
1	년간 감염관리 위원회 개최 횟수(소 위원회 포함)	4회	3회	2회	1회
2	감염관리 위원회 의 설치 및 기능 항목을 준수하는가	6개 항목	5개 항목	4개 항목	3개 항목
3	감염관리부서 설치 여부	있다			무
4	감염관리 전담인력 배치 여부	있다	질 향상 업무겸임	기타 겸임	
5	감염관리 실무담당자 장기교육 이수 여부				
6	감염관리 실무담당자 1년간 단기교육 이수 여부	2일 이상	1일 이상	4시간	
7	감염관리 지침서 구비 및 배포 정도는	구비			
8	감염발생 감시 연간계획서 수립은	구비			
9	감염발생 감시 활동범위 (감염발생 비율 %)				
10	감염관리 전담인력 조사 수행여부(발생 자 감시)	전담인력		겸임인력	
11	감염발생률 계산방법을 적용하는가 감염발생감시 조사대상 수 대비 위험보정발생률 산출 조사수행 수의 비율	100%	60%	50%	
12	감염발생감시 자료분석 및 해석의 수행	100%	60%	50%	
13	감염발생 감시결과 보고 및 결재 승인 몇 명인가 병원장, 부서 장, 감염대책 위원회 등 결재 및 보고 승인	3개 부서	2개 부서	1개 부서	
14	감염관리 방법수행 감염발생감시 조사대상 수 대비 감염관리방법 제시 조사수행 수의 비율	100%	60%	50%	
15	감염발생 감시 효과평가는 감염발생감시 조사대상 수 대비 효과평가 조사수행 수의 비율	100%	60%	50%	50%
				총 점	
특기사항	1. 감염관리 위원회 의 설치 및 기능 항목을 준수하는가 는 항목 중 6개를 충족하는 것을 말한다. (법 제37조의 3제1항의 규정) 2. 감염관리 위원회 업무범위 참고 (문서번호 : 961120- W002-W02				

961120-W002-W1 A4(297mm×210mm)

감염관리 교육내용 구성체계

문서 번호	961120-W002-W	작 성 자	감염관리자	대표원장
검사 날짜	2014년 02월 10일~ 일			
총 검사 품목	14개 품목			
기준 검사 품목	10개 품목(2차 의료기관)			

NO	수행 항목 대상	상	중	하	결과
1	감염관리 교육내용 구성도 4개 항목을 갖추었나 1. 감염관리 지침서, 2. 직원감염 노출 시 관리, 3. 손 씻기, 4.무균 술	3개 항목	2개 항목	1개 항목	미 포함
2	감염관리 교육 실시 중 1인 연간 이수 정도	8시간 이상	6시간 이상	4시간 이하	
3	정기건강검진 기록의 유지관리(보존기간 2년) (결핵, B형 간염 등 기타)	구비			미 구비
4	직무관련 질병의 정보제공 지침서	구비			미 구비
5	직원예방접종 지침서 및 실시 여부 (병원이 비용을 부담 한 경우에 만 해당)	구비 부담			미 구비
6	인플루엔자 예방접종 계획수립 (병원이 비용을 부담 한 경우에 만 해당)	구비 부담			미 구비
7	B형 간염 예방접종 계획수립 (병원이 비용을 부담 한 경우에 만 해당)	구비 부담			미 구비
8	감염노출 관리 중 세탁직원 보호구 착용은 참여직원 수 대비 보호구 착용 직원 수 비율 100% 기준 (방수가운, 마스크, 장갑, 보안경 등)	100 %	50%이상	50%이하	
9	감염노출 관리 중 세척직원 보호구 착용은 참여직원 수 대비 보호구 착용 직원 수 비율 100% 기준 (방수앞치마, 마스크, 장갑,보안경 등)	100 %	50%이상	50%이하	
10	주사침 찔림 사고 직원관리 중 노출현황 보고서는	100 %			50%미만
11	노출원인 제공자 상태에 대한 보고서는	100 %			50%미만
12	노출자의 처치내용에 대한 보고서는	100 %			50%미만
13	노출 자 검사결과 확인서	100 %			50%미만
14	병원비용 부담 사례는	100 %	50 %	개인부담	

특기사항	주사침 찔림 사고 직원관리 중 노출현황 보고서는(#11, 12, 13, 14, 공통해당 항목) 조사대상 전 년도 1년간 작성 된 감염노출보고서에서 추적 관리를 받은 직원 5명을 임의로 선정 비율을 100% 선정한다.

961120-W002-W A4(297mm×210mm)

감염관리체계의 적절성

문서 번호	961120-W02	제정 일자	2014년 02월	담당 범위	공 통

평가 목적

병원감염 관리활동을 위한 효율적인 지원체계를 갖추어 병원감염의 발생을 예방하고 의료의 질적 향상을 도모한다.

평가 기준

평가 기준	조사 항목(Item)		평균 점수(%)			
	NO	주요 내용	상	중	하	0
감염관리 체계구비	1	감염관리 대책위원회 업무범위				
	2	감염관리부서 설치 및 전담인력 배치				
감염발생감시	3	감염관리 지침서 구비 및 배포 정도				
	1	감염발생 감시 연간계획서 수립				
	2	감염발생 감시 활동범위				
	3	감염관리 전담인력의 조사 수행여부				
	4	감염발생률 계산방법을 적용하는가				
	5	감염발생감시 자료분석 및 해석의 수행				
	6	감염발생 감시결과 보고 및 결재 승인 몇 명인가				
	7	감염관리 방법 수행				
	8	감염발생 감시 효과평가는				
역학 조사 (시범사업)	1	역학조사 적합성 평가				

961120-Q-007 A4(297mm×210mm)

<table>
<tr><td colspan="5">세탁물 감염관리 1</td></tr>
<tr><td>문서 번호</td><td>961120-W002-W</td><td>작 성 자</td><td>감염관리자</td><td>대표원장</td></tr>
<tr><td>검사 날짜</td><td>2014년 02월 10일~ 일</td><td rowspan="3"></td><td rowspan="3"></td><td rowspan="3"></td></tr>
<tr><td>총 검사 품목</td><td>4개 품목</td></tr>
<tr><td>기준 검사 품목</td><td>4개 품목(3차 의료기관)</td></tr>
</table>

NO	수행 항목 대상	상	중	하
1	세탁물 수집방식 적정성 4개 항목 1. 세탁물 수집장소의 별도 구획여부 2. 기타 세탁물과 오염세탁물의 분리수집 여부 3. 오염 세탁물 수집용기의 적합성, 4. 기타 세탁물과 오염 세탁물 분류 방법의 게시여부			
2	병동 세탁물 운반 적정성 여부 (구분 운반, 입구 밀봉 운반)			
3	세탁물 관리방식 적정성 오염세탁물의 세탁 전 분리보관, 사용 후 세탁물의 세탁 전 수거장소, 사용 전 세탁물의 보관장소 구분, 사용 후 세탁물의 수거용 운반 차 사용 전 세탁물의 운반 차 구분여부			
4	세탁방법 적정성(외주 처리 미 해당) 71° 이상이고 25분 이상, 혹은 70° 미만이나 소독제 사용			

특기사항	

961120-W002-W A4(297mm×210mm)

세탁물 감염관리 2

문서 번호	961120-Y03-01	제정 일자	2014년 02월	담당 범위	공 통

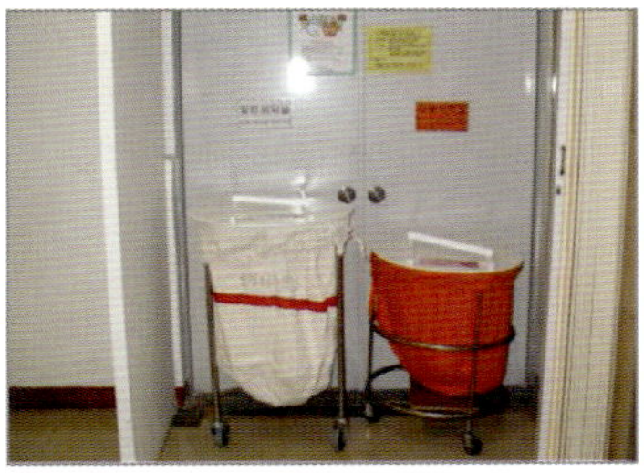

세탁물 수집장소 구역

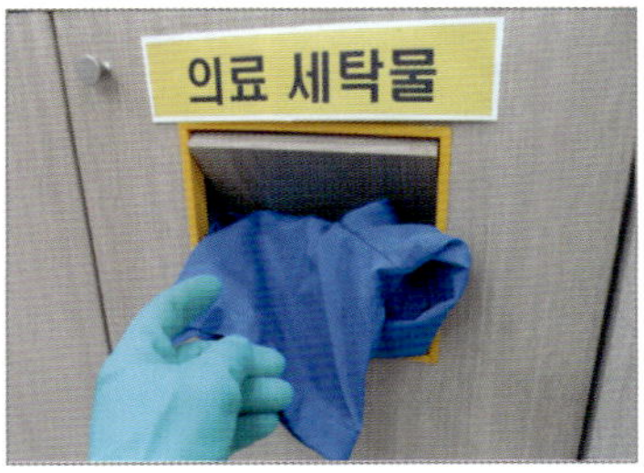

오염 된 세탁물 세탁 전 보관

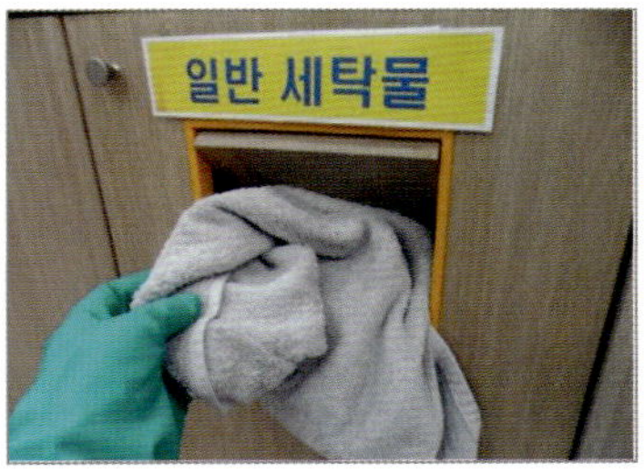

일반 세탁물 세탁 전 보관

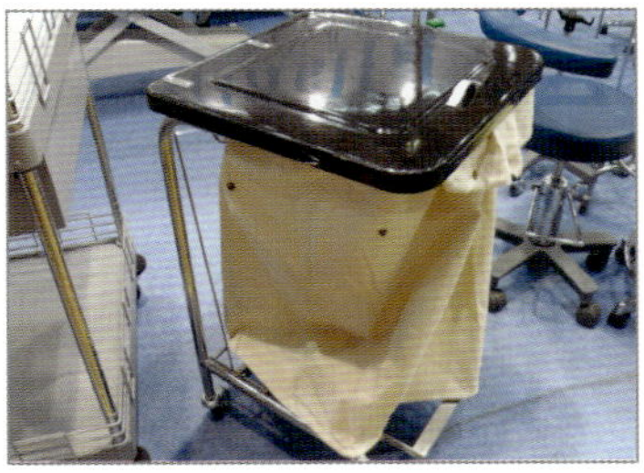

세탁물 용기 A(햄퍼)

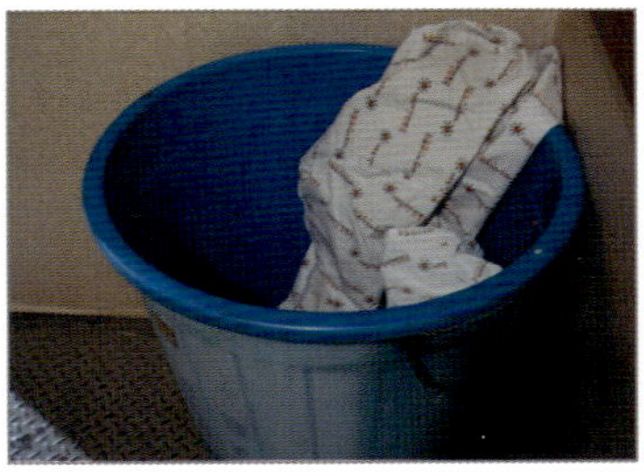

세탁물 용기 B

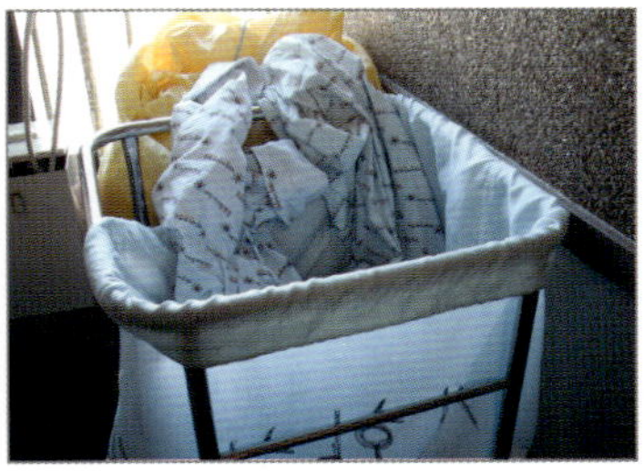

햄퍼 분리 구역

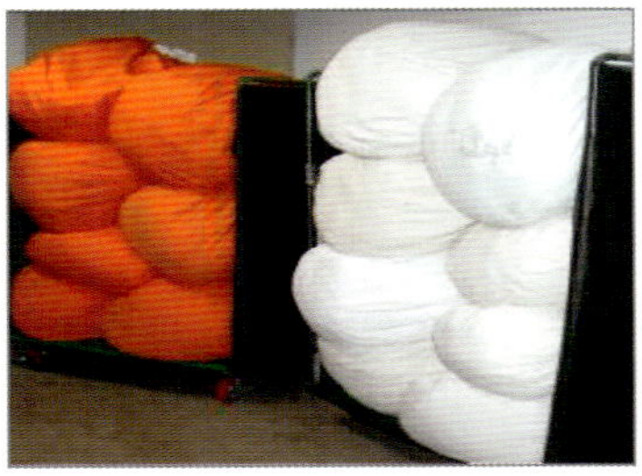

햄퍼 분리

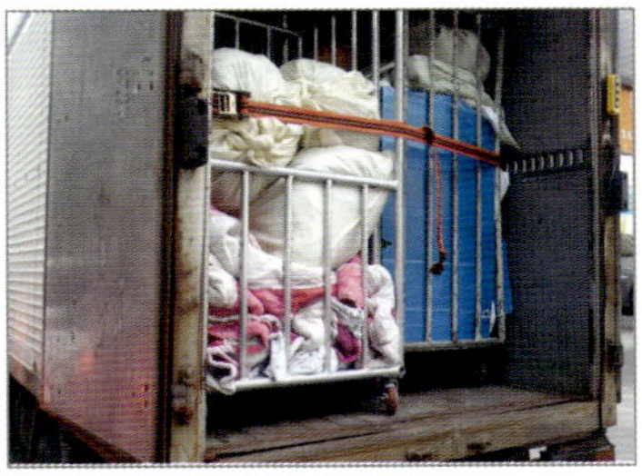

세탁물 외주처리

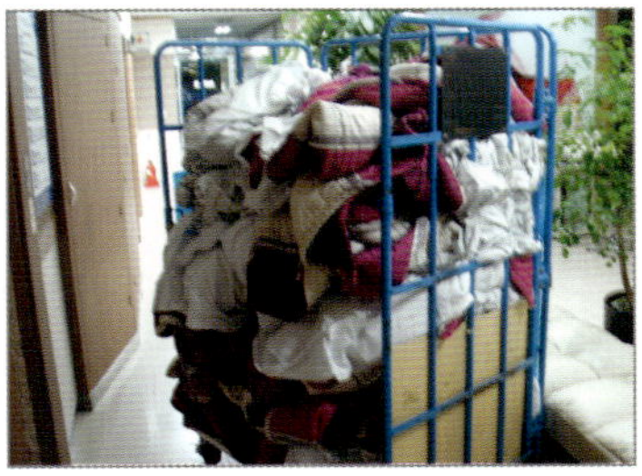

세탁물 외주운반

특기사항	

수술실 의료폐기물(오염 세탁물)규정

문서 번호	961120-Y03-01	제정 일자	2014년 02월	담당 범위	수술실. 공통

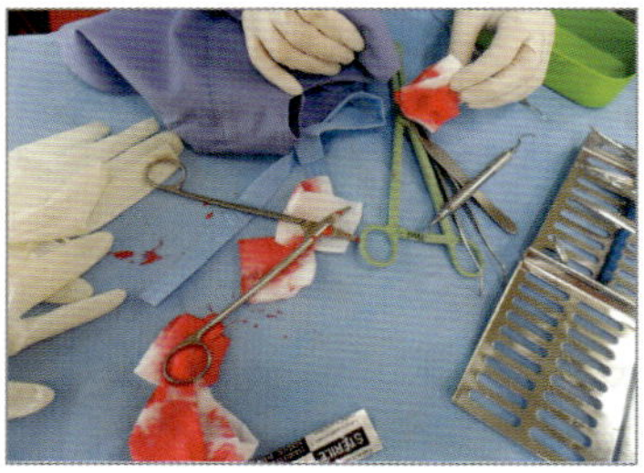

오염물질 구분 및 정리

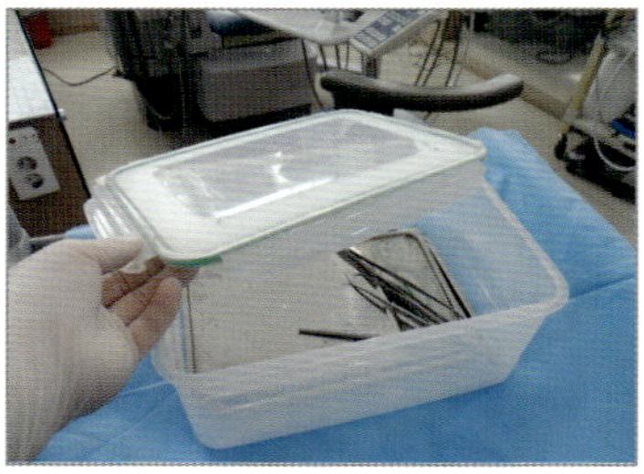

용기 담기

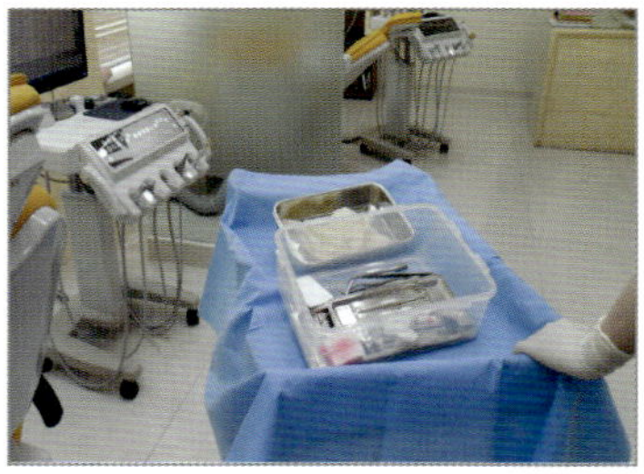

오염물질 밀폐용기로 이동

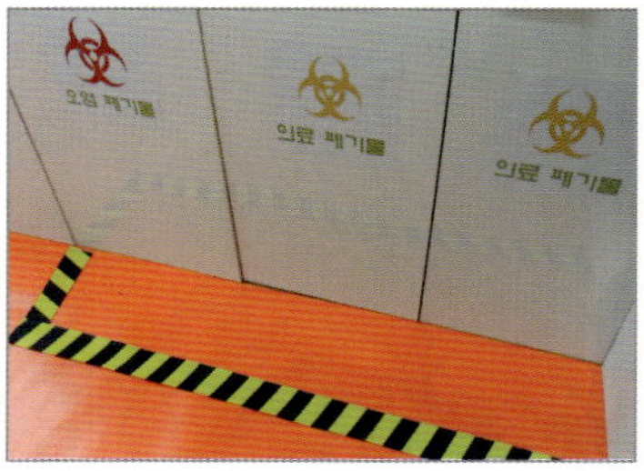

폐기물 안전지대 구분하기

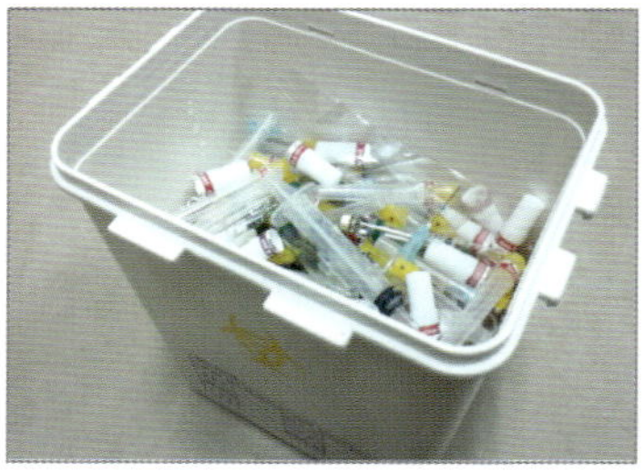

손상성 의료폐기물 구분

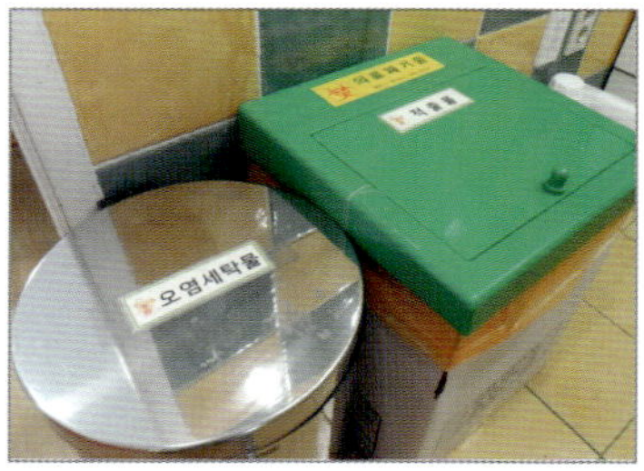

의료폐기물 구분

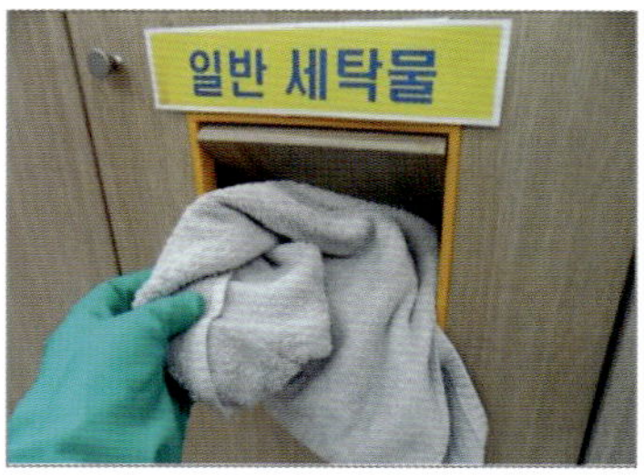

일반 세탁물 구분

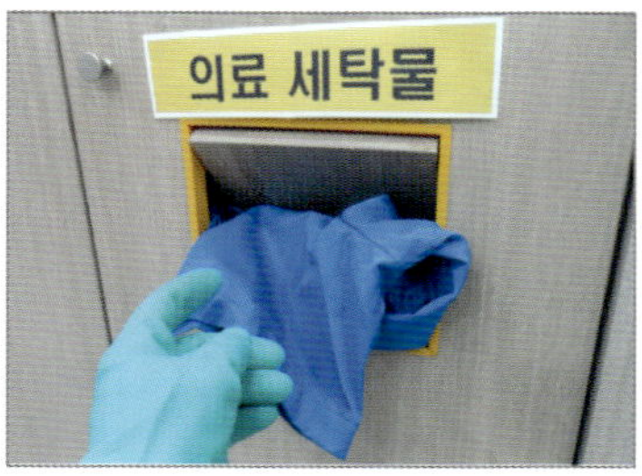

의료, 오염세탁물 구분

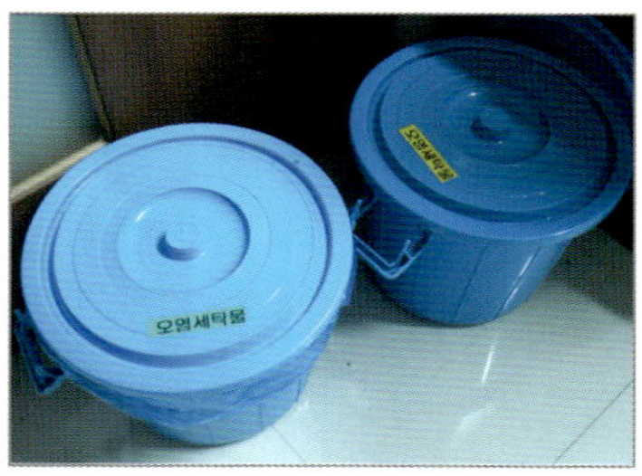

용기 구분 또는 햄퍼 구분

특기사항	

수술실 환경관리 일반규정

문서 번호	961120-Y03-01	제정 일자	2014년 02월	담당 범위	일반 관리

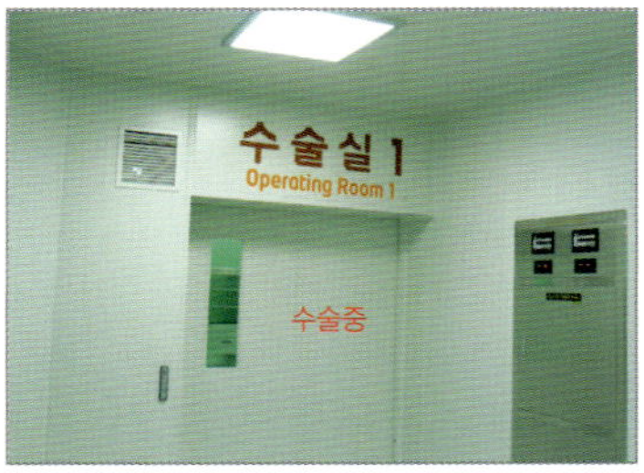

수술 중 표지고지

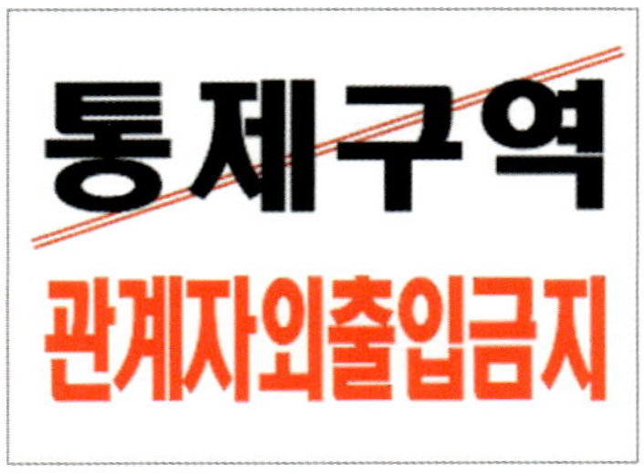

통제구역 표지고지

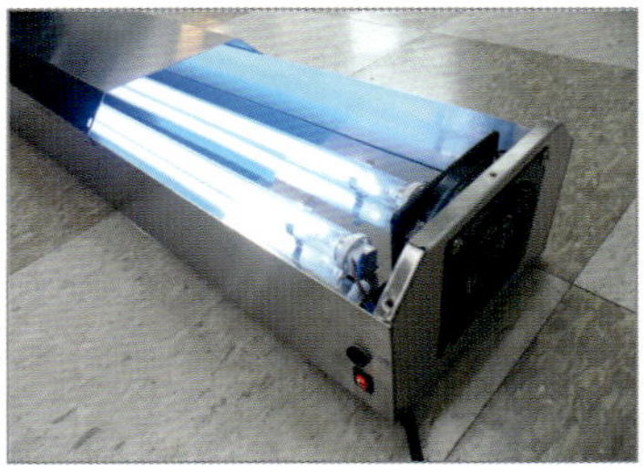

수술실 내 공기 살균등

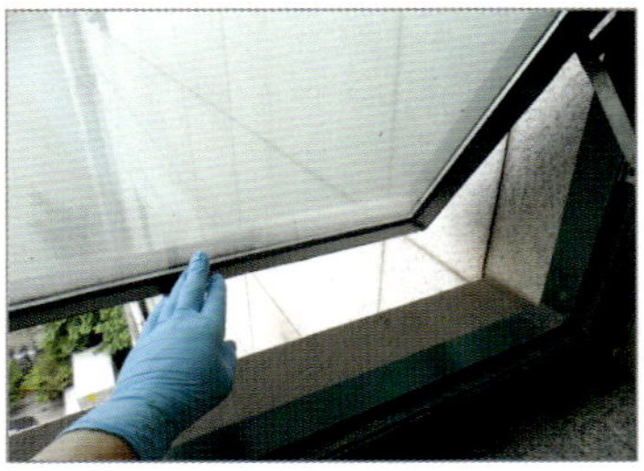

또는 창문환기

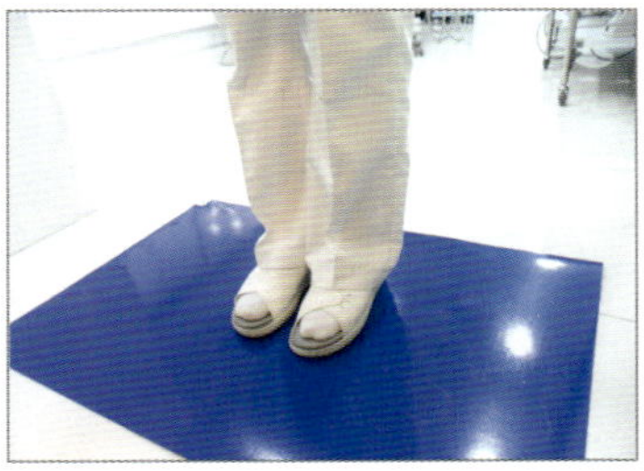

바닥 접착패드부착

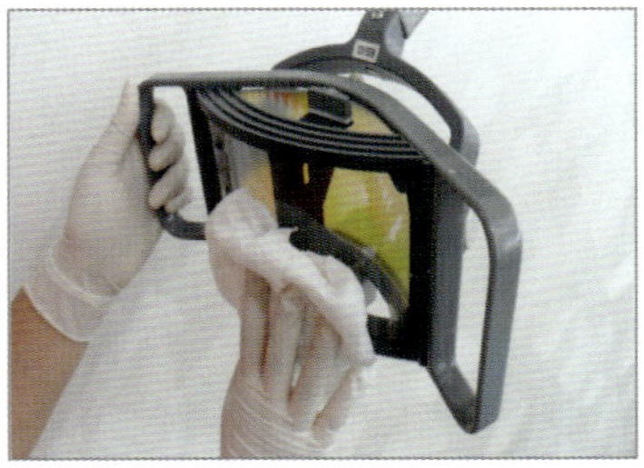

수술실 내 장비청소관리

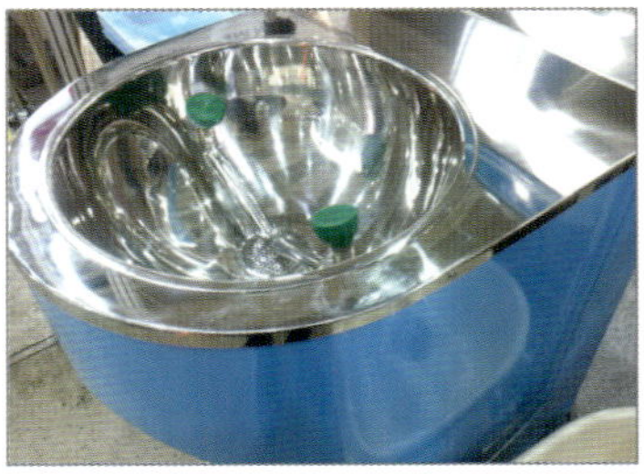

응급 대응장비 청소관리(안구 세척용)

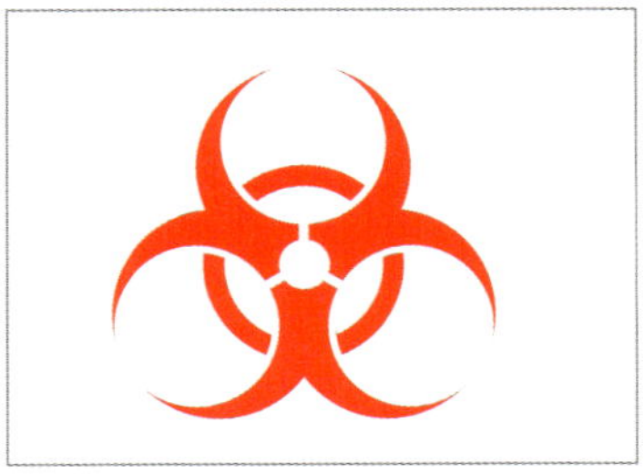

의료폐기물 관리

1. 수술실 내 환기관리 및 청소방법은 병원 체질과 생리에 따라 다를 수 있다.
2. 공기정화시설 규정은 의료법 시행규칙 제34조 참고

특기사항	

961120-Q-007 A4(297mm×210mm)

멸균 물품 감염관리

문서 번호	961120-W002-W	작 성 자	감염관리자	대표원장
검사 날짜	2014년 02월 10일~ 일			
총 검사 품목	9개 품목			
기준 검사 품목	7개 품목(2차 의료기관)			

NO	수행 항목 대상	상	중	하	0점
1	멸균 물품의 반납 / 불출 창구가 있는가				
2	생물학적 지시제의 효과측정 기간은	7일 이내	14일 이내	21일 이내	0
3	화학적 지시제 외부용을 100% 부착하는가	100%	50% 이상	50% 이하	50%미만
4	화학적 지시제 내부용을 100% 삽입하는가	100%			
5	멸균 번호를 기재하는가	100%			
6	멸균 유효 기간을 기재 하는가	100%			
7	멸균 유효 기간을 준수 하는가	100%			
8	소독 및 멸균 물품 보관상태 적정성 평가는	100%			
9	멸균물품의 운반 및 이송의 적절성				
10					
11					
12					
13					
14					
15					
16					
17					
18					
19					
20					
			총점	100	

채점 방법	
특기사항	

961120-W002-W A4(297mm×210mm)

<table>
<tr><td colspan="2">수술실 감염 관리</td><td colspan="3"></td></tr>
<tr><td>문서 번호</td><td>961120-W002-W</td><td>작 성 자</td><td>감염관리자</td><td>대표원장</td></tr>
<tr><td>검사 날짜</td><td>2014년 02월 10일~ 일</td><td rowspan="3"></td><td rowspan="3"></td><td rowspan="3"></td></tr>
<tr><td>총 검사 품목</td><td>10개 품목</td></tr>
<tr><td>기준 검사 품목</td><td>8개 품목(2차 의료기관)</td></tr>
</table>

NO	수행 항목 대상	상	중	하	결과
1	수술실 제한구역을 준수 하는가	100%	50% 이상	50% 이하	
2	수술실 환경관리 중 청결 상태는	100%			
3	수술실 환경관리 중 UV 램프 설치 여부	100%			
4	수술진행 안내 표지판이 부착되었는지	100%			
5	수술진행 중 문이 닫혀 있는지 여부	100%			
6	수술진행 중 안내 표지판이 작동되는지 여부	100%			
7	수술 준비공간 내 치과위생사의 복장 의 적절성은 (헤어 캡, 마스크, 글러브, 보안경, 덧신)	100% 100%			
8	수술 참여인력의 복장의 적절성은 (헤어 캡, 마스크, 글러브, 보안경, 덧신)	100% 100%			
9	수술실 외부인력 복장의 유효 적절성은 (헤어 캡, 마스크, 글러브, 덧신)				
10	수술실 바닥의 오염예방관리여부				
11					
12					
13					
14					
15					
16					
17					
18					
19					
20					
				총점	

채점 방법	
특기사항	

961120-W002-W A4(297mm×210mm)

멸균기 기종 또는 No			멸균 작업 일지 스팀용	작 성 자	멸균 감독자	원 장
1	3041VD	◎				
2						
3			문서번호;D03-S1	5월 25일	5월 25일	월 일

Pre-Vacuum Steam	일반 Steam	E. O Gas	Plasma	건 열	Formalin
◎					

멸균작업 날짜	2014년 05월 25일 화요일	장 소	소독실

N O	멸균 시작 시간	멸균 완료 시간	대표적 멸균 품목(2종류 이상기입)	Ci 색상변화	
				비정상	정상
1	오전:09시18분	오전:10시05분	검사용 Bi & Ci 각 2개		
	니들류, 카테터, 석션팁				✓

Chemical indicator 라벨 부착
Biological indicator 라벨 부착

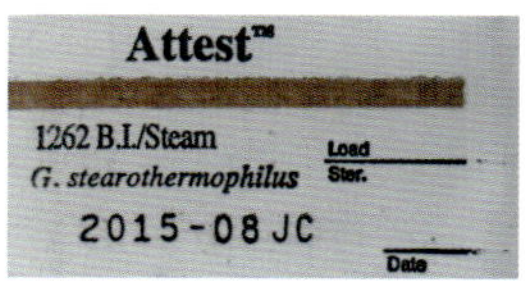

Chemical indicator 라벨 부착
Biological indicator 라벨 부착

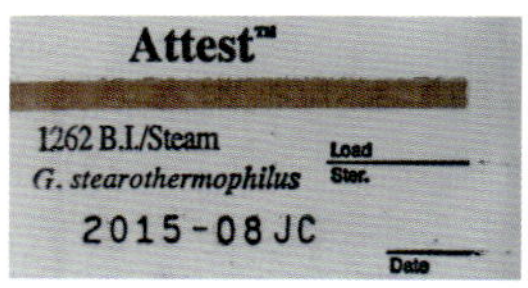

대조균 부착구역
Chemical indicator 라벨 부착
Biological indicator 라벨 부착

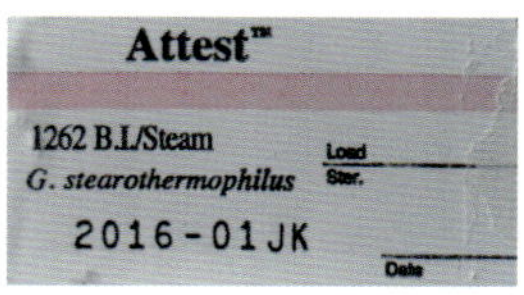

특기시항
보이딕 시트는 뒷면에 부착 됨

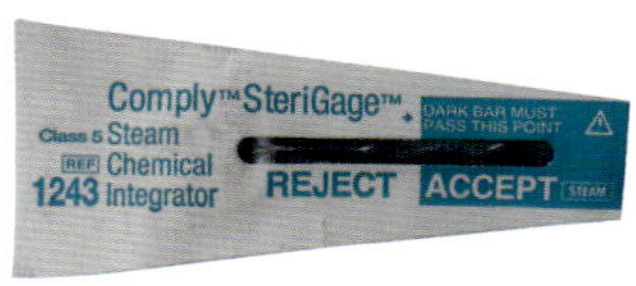

Bi 색상변화	
비정상	정상
	✓

보이딕 변화		
월	비정상	정상
화		
수		
목		
금		
토		
일		

Doi-01-009-01A A4(297mm×210mm)

멸균기 기종 또는 No			멸균 작업 일지 E.O Gas 용	작 성 자	멸균 감독자	원 장
1	3241EO	◎				
2						
3			문서번호;D03-E1	월 일	월 일	월 일

Pre-Vacuum Steam	일반 Steam	E. O Gas	Plasma	건 열	Formalin
		◎			

멸균작업 날짜	2014년 05월 25일 화요일	장 소	소독실

N O	멸균 시작 시간	멸균 완료 시간	대표적 멸균 품목(2종류 이상기입)	Ci 색상변화	
1	오후:18시00분	명일 오후: 시	검사용 Bi & Ci 각 2개	비정상	정상
	멸균시간:60분~180분+(정화시간7시간),총 소요시간:약 9시간~10시간 소요				✔
	니들류, 카테터, 린넨류				

Biological indicator 라벨 부착

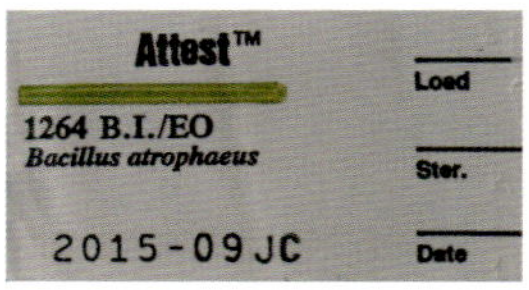

Biological indicator 라벨 부착

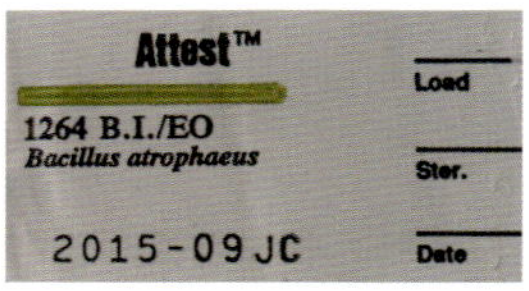

대조균 부착구역
Biological indicator 라벨

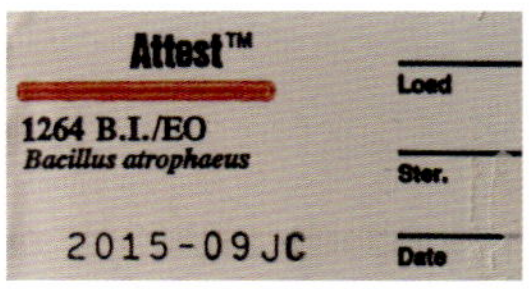

특기시항
Chemical indicator 라벨 부착
보이딕 시트는 뒷면에 부착 됨

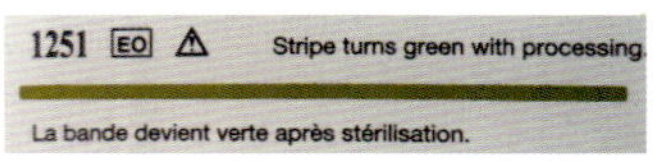

Bi 색상변화	
비정상	정상
	✔

보이딕 변화		
월	비정상	정상
화		
수		
목		
금		
토		
일		

Doi-01-008-06A A4(297mm×210mm)

생물학적 검사 외주 발주. 입고서 (   )

문서 번호	961120-G012	생물학적. 화학적. 신뢰성검사는 주 1회 실천한다.		
멸균기 기종	HS-3041V-02	택배 기사	감염관리자	대표원장
멸균기 위치	3층 중앙 공급 실-02			
멸균기 특징	B-Class.선 진공방식			
Indicatot NO	2015-09 KK			

발 주	멸균 완료 날짜	2014년 5월 25일	택배 전달 날짜	2014년 5월 25일
	멸균 완료 시간	오전 : 11시 30분	택배 전달 시간	오후 : 16시 30분
	의뢰 Indicatot 수량	2 개	택배 송장번호	9611202200221
	대조 균 Indicatot 수량	1 개	택배 연락처	010-5484-7933
입 고	FAX 접수 날짜	2012년 2월 14일	FAX 접수 날짜	

생물학적 검사 외주 발주. 입고서 (   )

문서 번호	961120-G006	생물학적. 화학적. 신뢰성검사는 주 1회 실천한다.		
멸균기 기종	HS-3041E-01	택배 기사	감염관리자	대표원장
멸균기 위치	2층 중앙 공급 실-03			
멸균기 특징	E O Gas용			
Indicatot NO	2012-07 KKG			

발 주	멸균 완료 날짜	2014년 5월 25일	택배 전달 날짜	2014년 5월 25일
	멸균 완료 시간	오전 : 11시 30분	택배 전달 시간	오후 : 16시 30분
	의뢰 Indicatot 수량	2 개	택배 송장번호	9611202200221
	대조 균 Indicatot 수량	1 개	택배 연락처	010-7666-1972
입 고	FAX 접수 날짜	2014년 5월 25일	FAX 접수 번호	
특기 사항				

수술기구의 멸균 및 소독관리(수술 준비)규정 1

문서 번호	961120-Y03-01	제정 일자	2014년 02월	담당 범위	수술실. 공 통

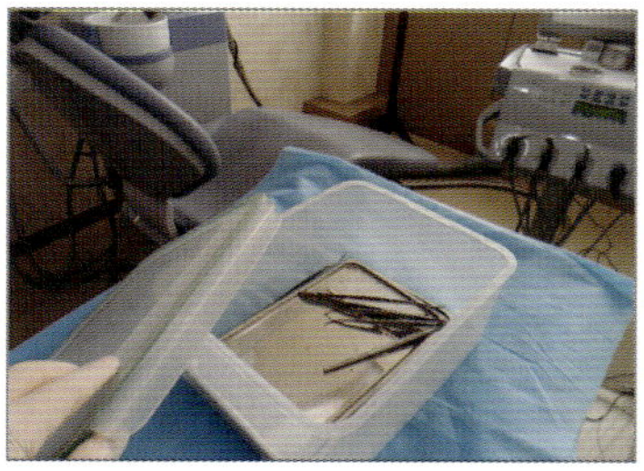

오염기구 용기 담기 및 이송

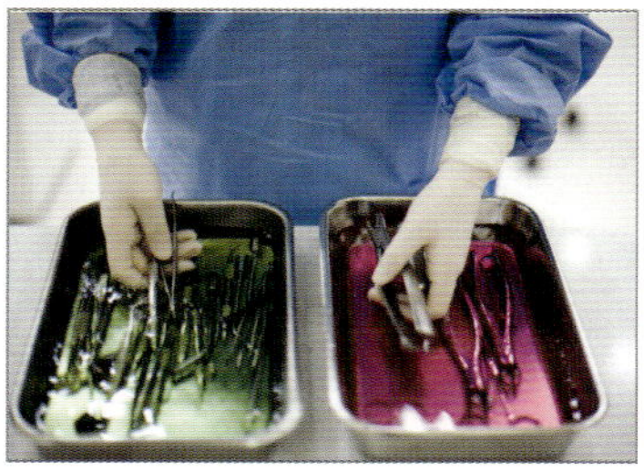

고, 준 위험 기구 별 약제 침전

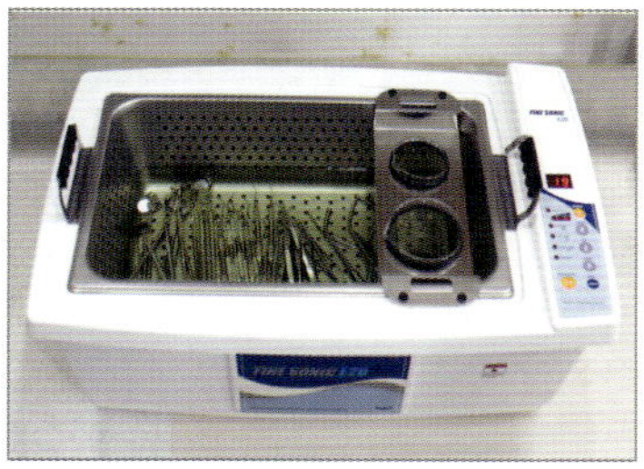

초음파 세정

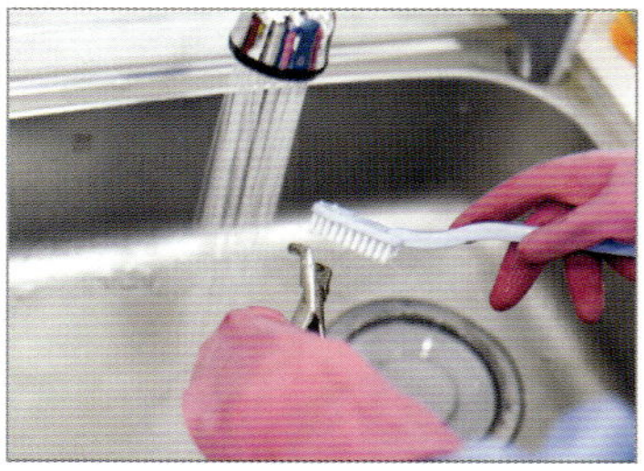

1차, (2차) 세척

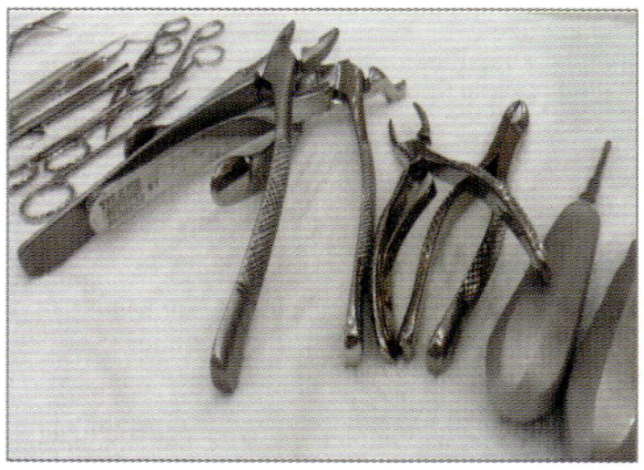

기구 건조

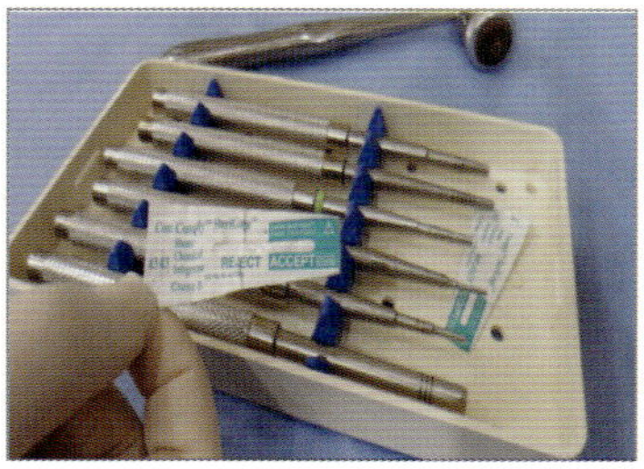

CI (화학적 지시 제) 삽입

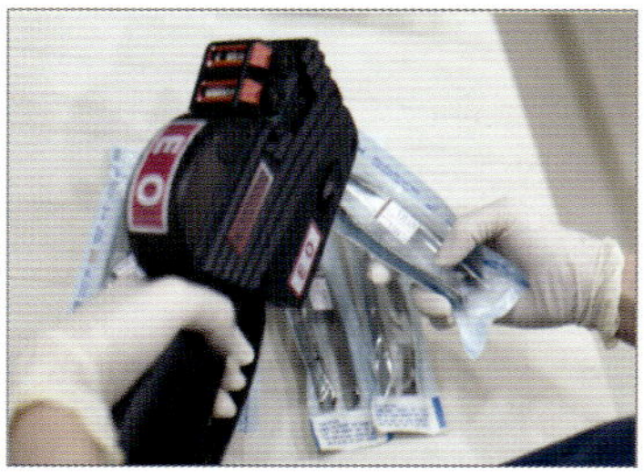

멸균 유효라벨 부착

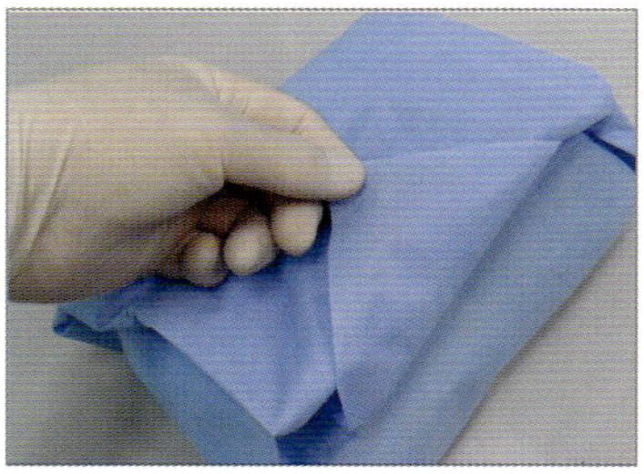

포장 및 CI (화학적 지시 제) 삽입

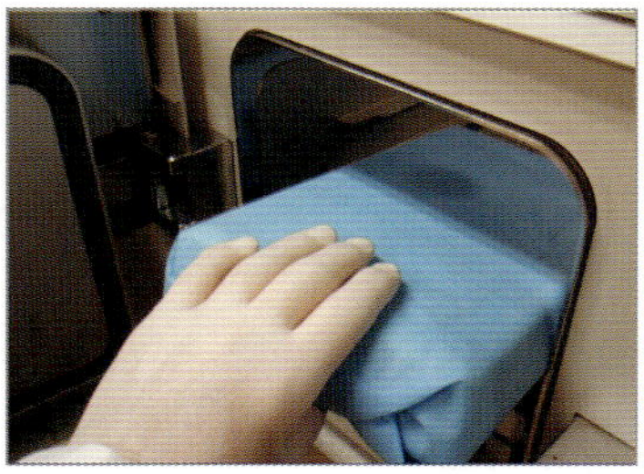

멸균기 작동

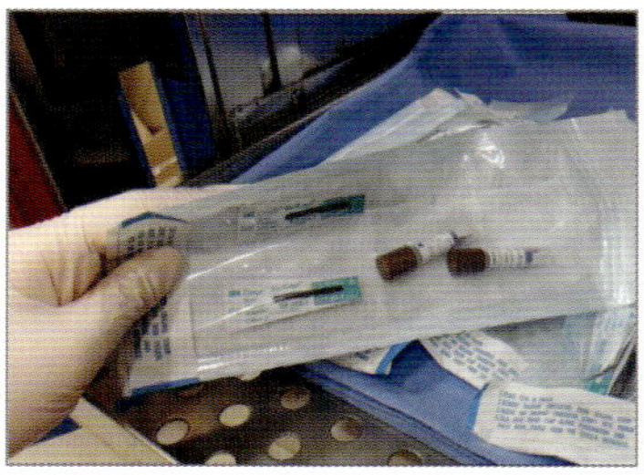

BI (생물학적 지시 제) 검사

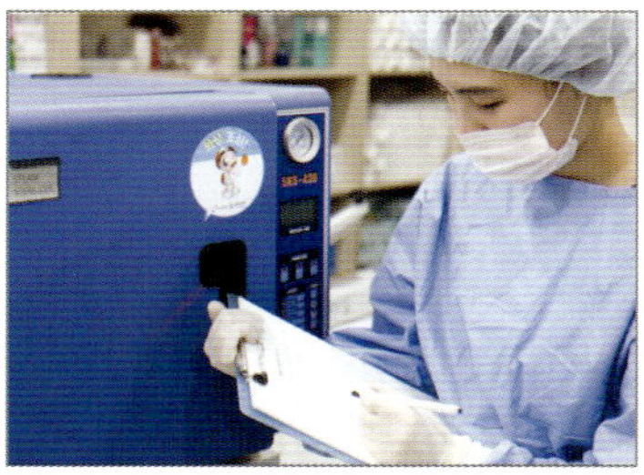

멸균기 물리적(기계적)검사 실시

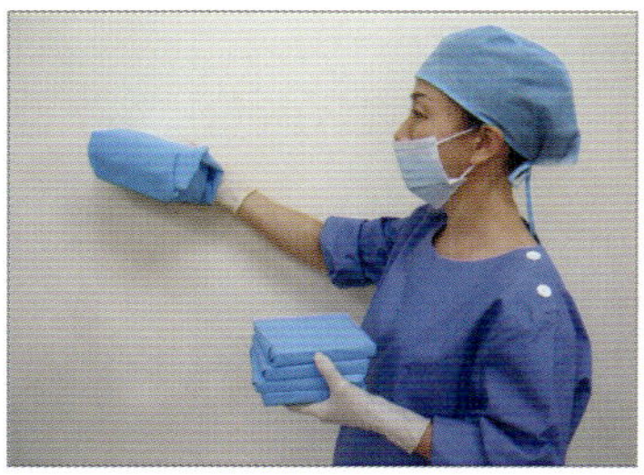

검사 완료 후 건조 및 보관

특기사항	

961120-Q-007 A4(297mm×210mm)

수술실 출입자(수술실)복장규정

문서 번호	961120-Y03-01	제정 일자	2014년 02월	담당 범위	수술실. 공 통

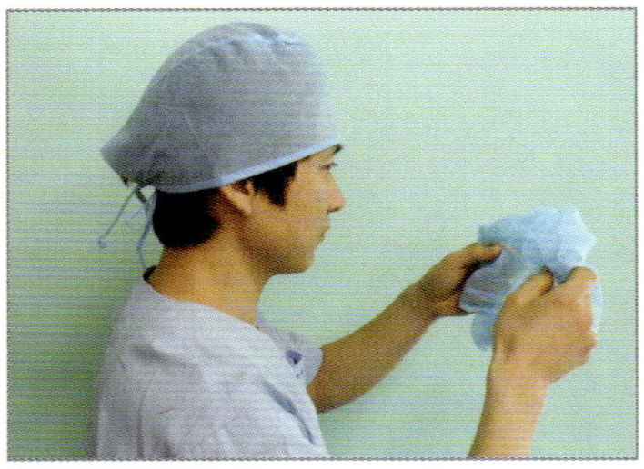

1차 헤어 캡 착용

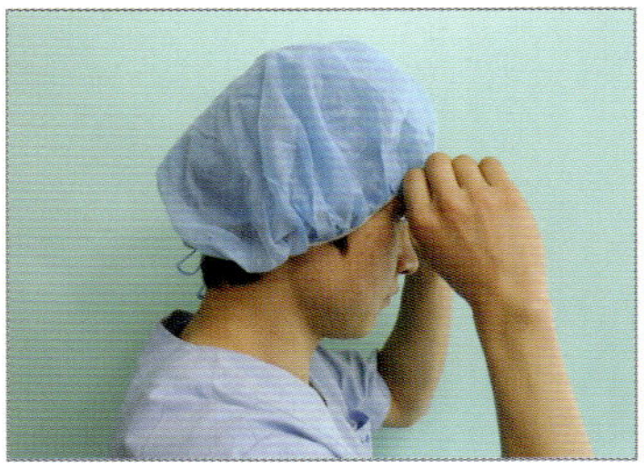

2차 헤어 캡 착용

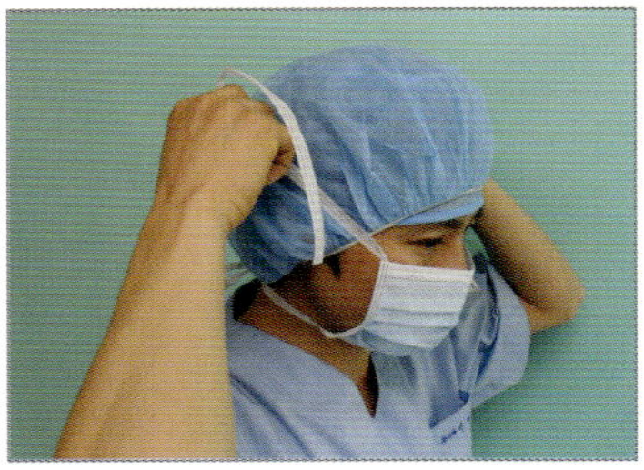

끈 마스크 착용

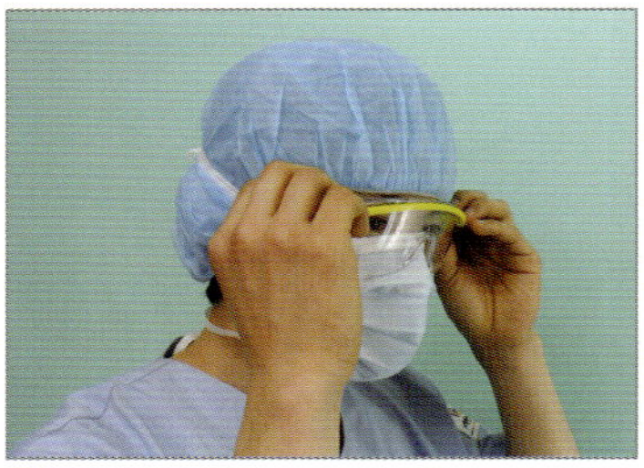

보안경 착용

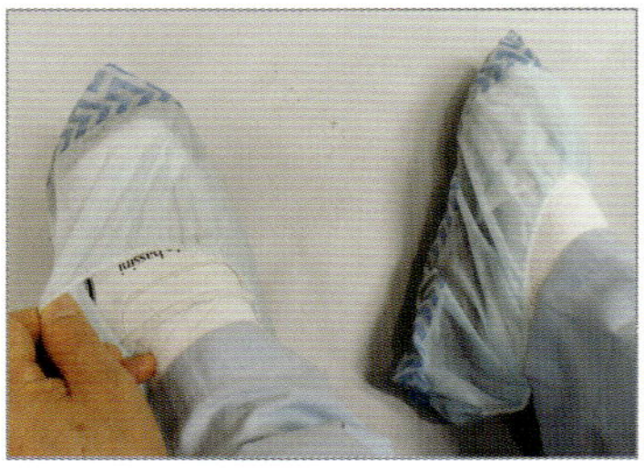

덧신 착용

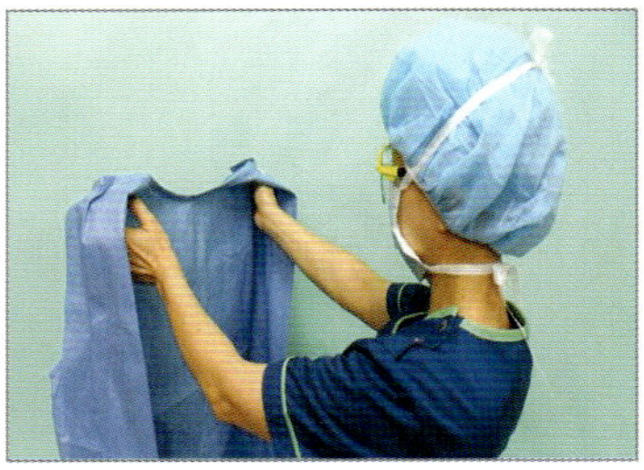

멸균 가운 착용 준비

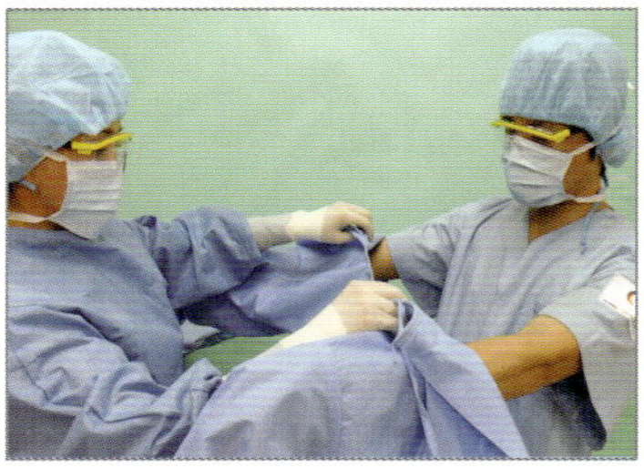

멸균 가운 착용

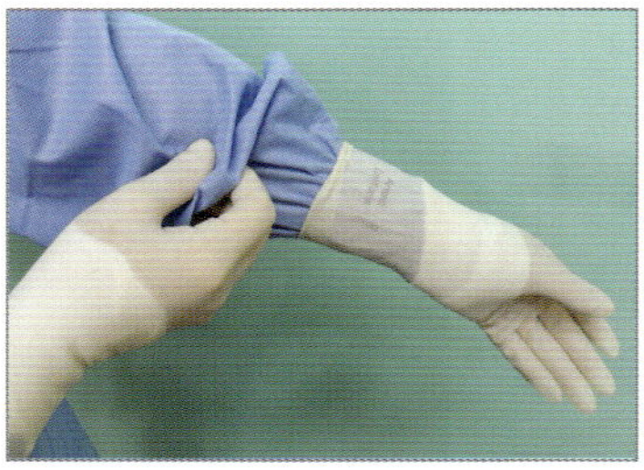

멸균 장갑 착용

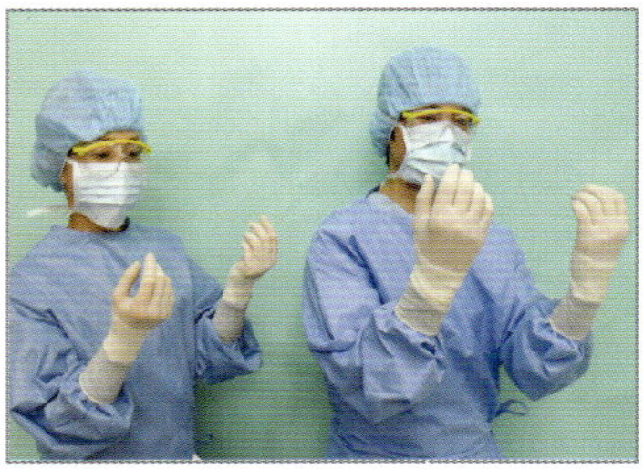

수술준비 완료상태

헤어 캡 착용 1차, 2차 단계는 병원 사정에 따라 선택을 할 수 있다.

덧신 착용과 선택은 병원 사정에 따라 선택할 수 있다.

특기사항	

961120-Q-007 A4(297mm×210mm)

세척직원 복장(중앙 공급실)규정

문서 번호	961120-Y03-01	제정 일자	2014년 02월	담당 범위	공 통

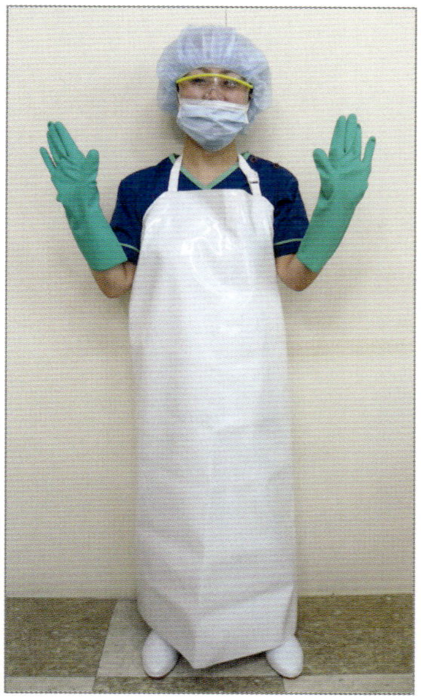
표준 복장 및 방수 앞치마

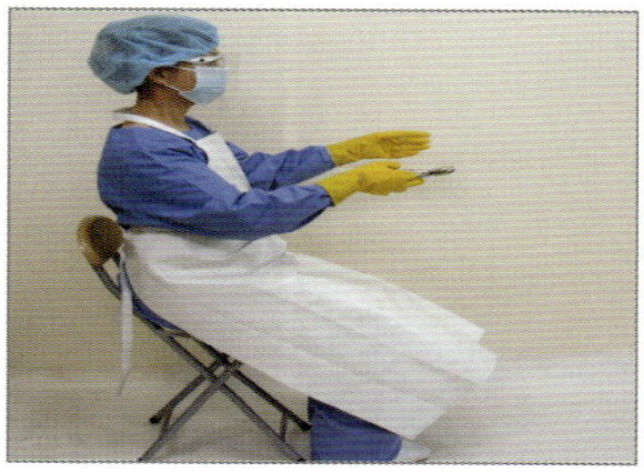
앉은 자세

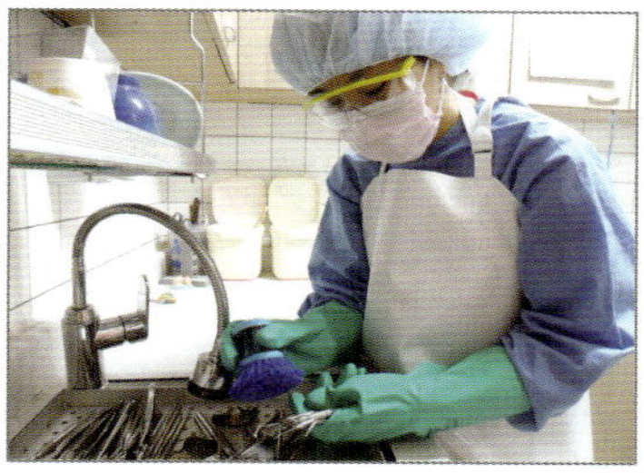
세척 자세

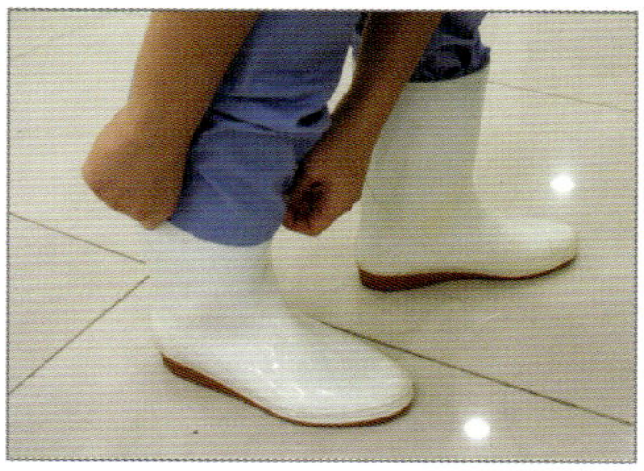
방수용 장화착용

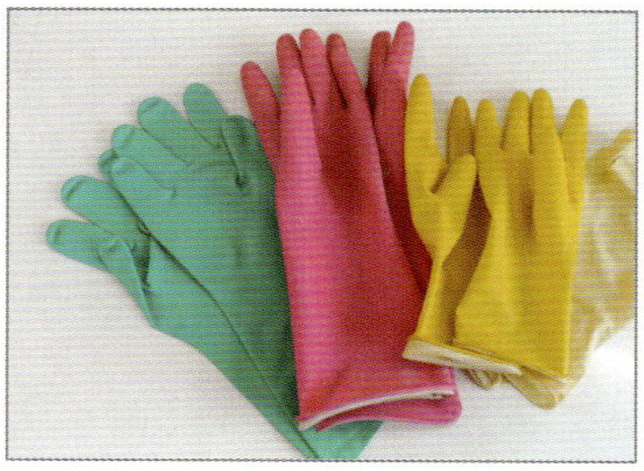
의료용 세척장갑

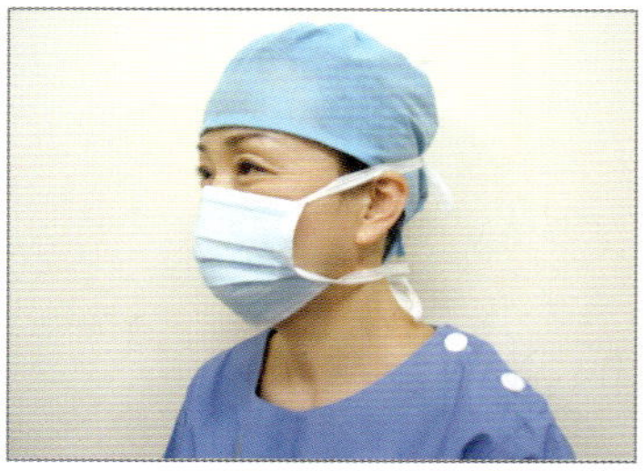
마스크 착용

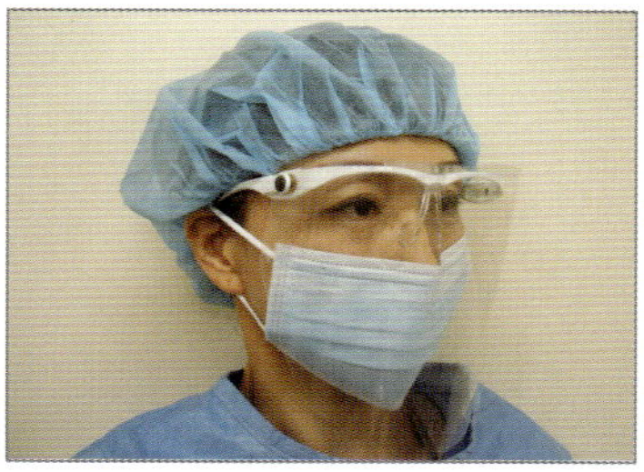
보안경 착용

기본 복장 : 헤어캡, 고글(보안경), 마스크, 방수 앞치마(투명 앞치마), 장화

특기사항	병원의 환경에 따라 복장 조건은 다를 수 있다.

멸균물품 관리방법(유효기간 라벨부착)

문서 번호	961120-Y03-01	제정 일자	2014년 02월	담당 범위	공 통

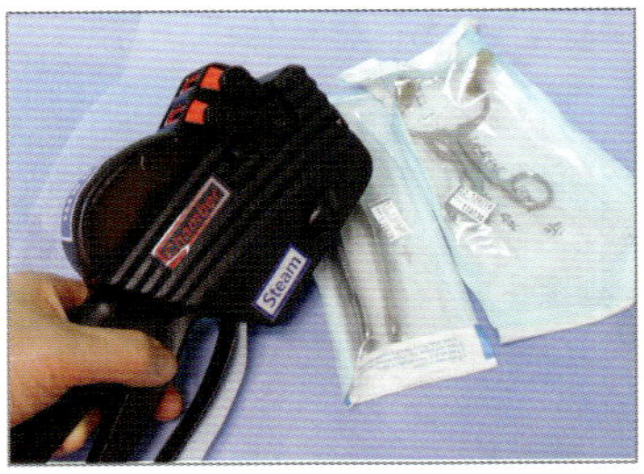

스팀 멸균기 유효기간

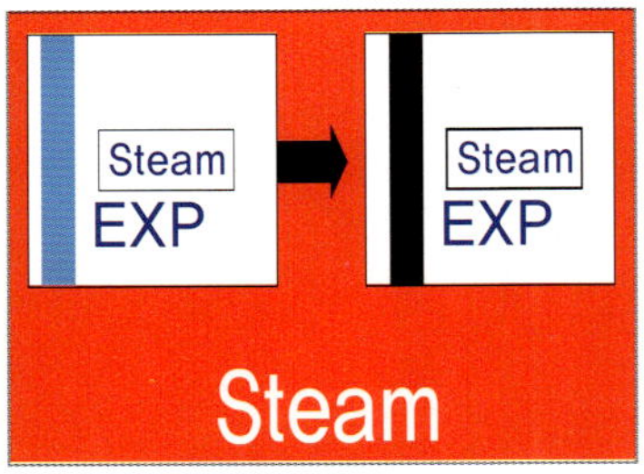

라벨 색상변화

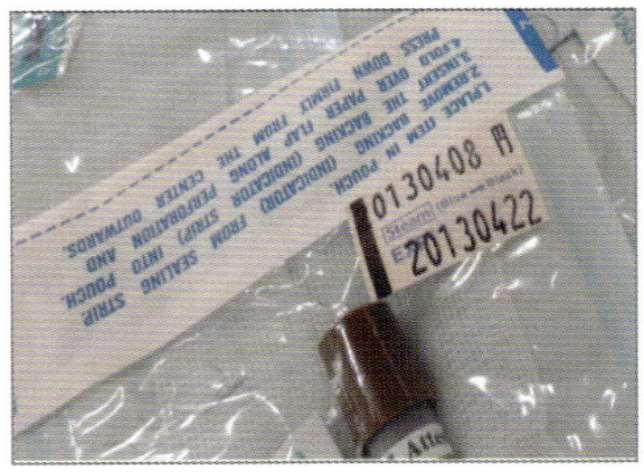

파우치 표면 부착(스팀)

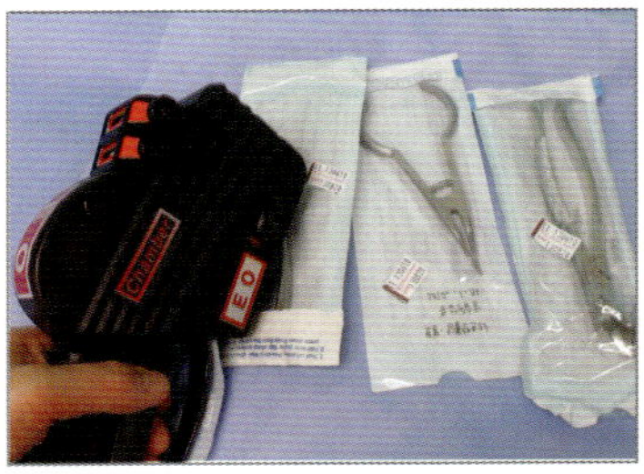

EO 가스 멸균기 유효기간

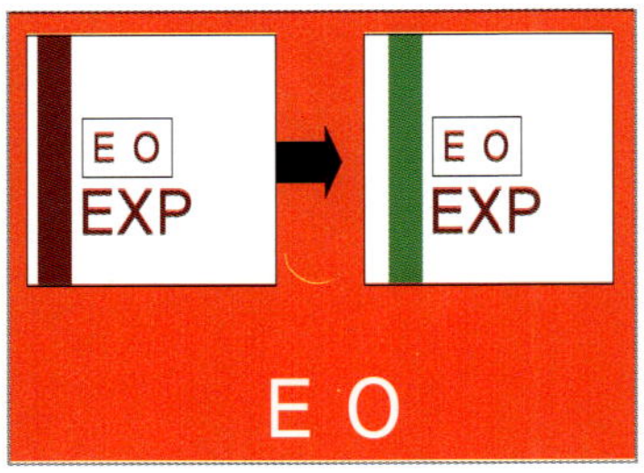

라벨 색상변화

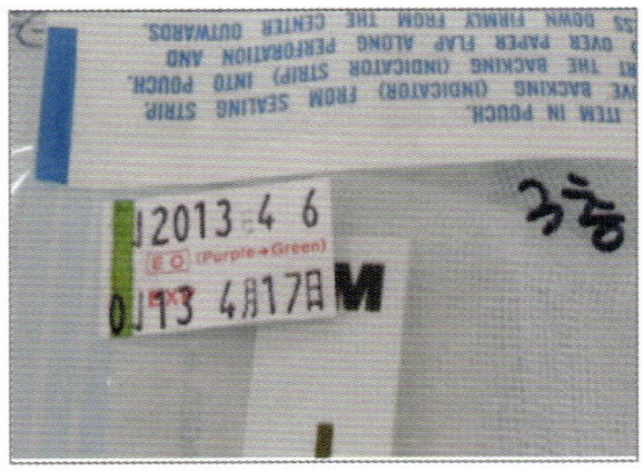

파우치 표면 부착(E. O)

특기사항	

월간 멸균품목 수행도 평가서

문서 번호	961120-E001	작 성 자	감염관리자	의료기관장
검사 날짜	2014년 05월 25일~ 일			
총 검사 품목	15개 품목			
기준 검사 품목	15개 품목(1차의료기관)			

NO	대상 품목	1 주	2주	3 주	4 주	평 점
1	고속 핸드피스	☐	☐	☐	☐	3.4
2	저속 핸드피스	☐	☐	☐	☐	3.4
3	근관 진료용 파일	☐	☐	☐	☐	3.4
4	외과, 포셉, 루트피커 외	☐	☐	☐	☐	3.4
5	스케일러 팁	☐	☐	☐	☐	3.4
6	기본기구,핀셋, 미러, 외	☐	☐	☐	☐	3.4
7	메탈 석션 팁	☐	☐	☐	☐	3.4
8	프로브 기구	☐	☐	☐	☐	3.4
9	코드 패커	☐	☐	☐	☐	3.4
10	임플란트 기본기구류	☐	☐	☐	☐	3.4
11	Drill Kit	☐	☐	☐	☐	3.4
12	오스테오톰 Kit	☐	☐	☐	☐	3.4
13	외과용 기구 A	☐	☐	☐	☐	3.4
14	Bone collector	☐	☐	☐	☐	3.4
15	임플란트용 저속 핸드피스	☐	☐	☐	☐	3.4
16		☐	☐	☐	☐	
17		☐	☐	☐	☐	
18		☐	☐	☐	☐	
19		☐	☐	☐	☐	
20		☐	☐	☐	☐	
소독대상 품목은 의료기관의 재량에 따라 변경, 추가 될 수 있다.					총 점	50
채점 방법	1주 동안의 수행평점이 100% 지켰다면 : 0.85 점 4주 동안의 수행평점이 100% 지켰다면 : 3.4 점 X 15 품목 = 50 점					
특기사항	1차기관의 검사 품목 : 15개 선정, 2차기관 : 22개(점) 선정, 3차기관 : 28개(점) 선정					

961120-E001-A01 A4(297mm×210mm)

표면관리 소독대상 체크리스트 표준서 1

문서 번호	961120-E001-4	작 성 자	감염관리자	의료기관장
검사 날짜	2014년 02월 10일~ 일			
진료실 위치	2층 보존진료실 -02			
검사 방식	전수 검사			

구 분	멸균 품 명칭	월		화		수		목		금		토	
		Yes	No	Yes	No	Yes	No	Yes	No	Yes	No	Yes	No
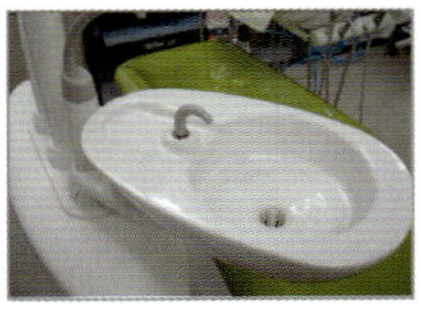	1. 타 구(스피툰)	□	□	□	□	□	□	□	□	□	□	□	□
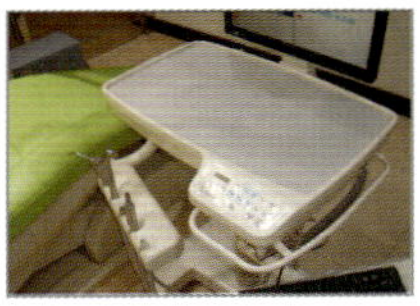	2. 테이블프레임	□	□	□	□	□	□	□	□	□	□	□	□
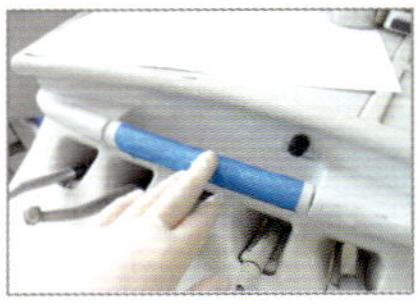	3.테이블 손잡이	□	□	□	□	□	□	□	□	□	□	□	□
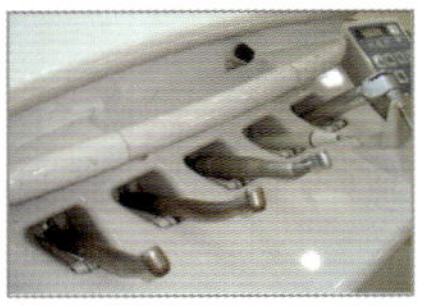	4.핸드피스 홀더	□	□	□	□	□	□	□	□	□	□	□	□
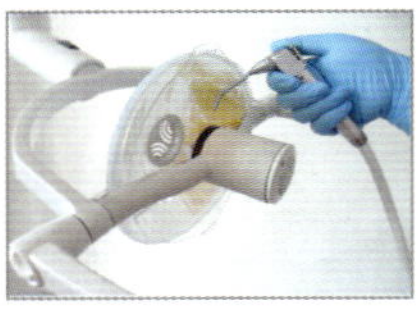	5.라이트 헤드	□	□	□	□	□	□	□	□	□	□	□	□
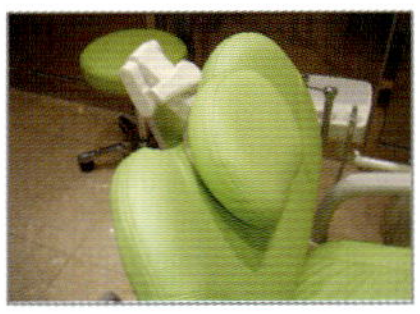	6.헤드레스트	□	□	□	□	□	□	□	□	□	□	□	□
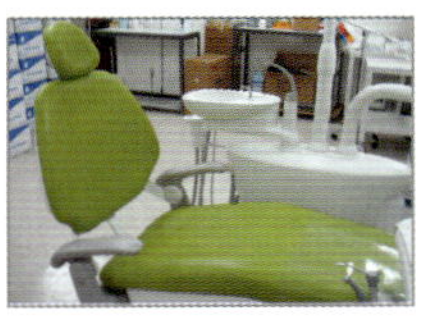	7.시이트 프레임	□	□	□	□	□	□	□	□	□	□	□	□
특기사항	처리 방법	□ 거품 젤 소독 □ 소독 티슈 □ 기타 소독제											

961120-E001-A01 A4(297mm×210mm)

월간 표면관리 (소독) 수행도 평가서

문서 번호	961120-Y002-01	작 성 자	감염관리자	의료기관장
검사 날짜	2014년 02월 10일~ 일			
총 검사 품목	33 개 품목			
기준 검사 품목	20 개 품목(2차 의료기관)			

NO	소독 대상 품목	1 주	2주	3 주	4 주	평 점
1	타 구(스피툰)	☐ 0.63	☐ 0.63	☐ 0.63	☐ 0.63	2.5
2	테이블프레임	☐	☐	☐	☐	2.5
3	테이블 손잡이	☐	☐	☐	☐	2.5
4	핸드피스 홀더	☐	☐	☐	☐	2.5
5	라이트 헤드	☐	☐	☐	☐	2.5
6	헤드 레스트	☐	☐	☐	☐	2.5
7	각종 팬널 스위치	☐	☐	☐	☐	2.5
8	Auto Cup 주변	☐	☐	☐	☐	2.5
9	파노라마 손잡이	☐	☐	☐	☐	2.5
10	파노라마 프로텍터	☐	☐	☐	☐	2.5
11	진열장 및 서랍장	☐	☐	☐	☐	2.5
12	광 중합기 건	☐	☐	☐	☐	2.5
13	스케일러 핸드피스	☐	☐	☐	☐	2.5
14	인프레션 모델	☐	☐	☐	☐	2.5
15	배큠 시린지& S. E시린지	☐	☐	☐	☐	2.5
16	교합지 홀더&인레이 세터	☐	☐	☐	☐	2.5
17	아말감 리테이너	☐	☐	☐	☐	2.5
18	레진 충전 기구류	☐	☐	☐	☐	2.5
19	인젝션 시린지	☐	☐	☐	☐	2.5
20	크라운그립&크라운리무버	☐	☐	☐	☐	2.5
소독대상 품목은 의료기관의 재량에 따라 변경, 추가 될 수 있다.					총 점	50

채점 방법	1주 동안의 수행평점이 100% 지켰다면 : 0.63 점 4주 동안의 수행평점이 100% 지켰다면 : 2.5 점 X 20 품목 = 50 점
특기사항	1차기관의 검사 품목 : 20개 선정, 2차기관 : 25개(점) 선정, 3차기관 : 33개(점) 선정

961120-Y002-01 A4(297mm×210mm)

표면관리 덮개대상 체크리스트 표준서 2 (Unit)

문서 번호	961120-M002-11	작 성 자	감염관리자	의료기관장
검사 날짜	2014년 02월 10일~ 일			
진료실 위치	3층 보철진료실 -03			
검사 방식	전수 검사			

구 분	멸균 품 명칭	월	화	수	목	금	토
		Yes No	Yes No	Yes No	Yes No	Yes No	Yes No
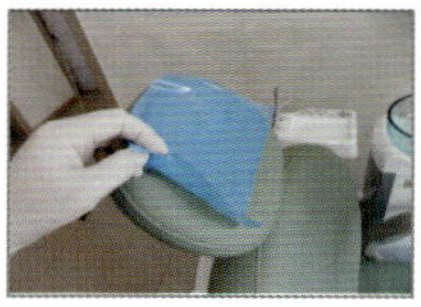	1. 헤드레스트 커버	☐ ☐	☐ ☐	☐ ☐	☐ ☐	☐ ☐	☐ ☐
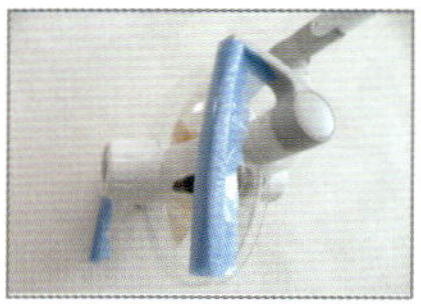	2.라이트 손잡이	☐ ☐	☐ ☐	☐ ☐	☐ ☐	☐ ☐	☐ ☐
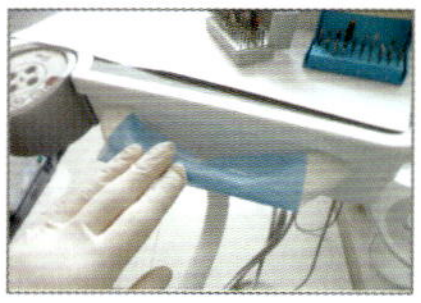	3.테이블 손잡이	☐ ☐	☐ ☐	☐ ☐	☐ ☐	☐ ☐	☐ ☐
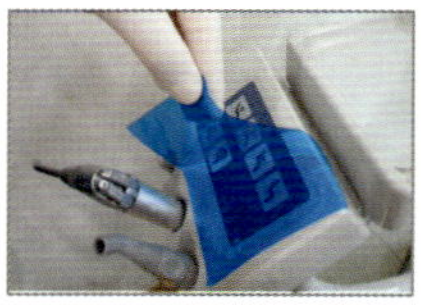	4.팬널 스위치	☐ ☐	☐ ☐	☐ ☐	☐ ☐	☐ ☐	☐ ☐
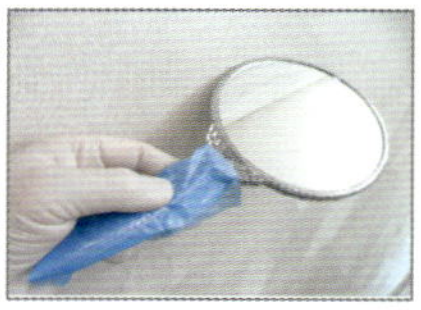	5. 손거울 핸들	☐ ☐	☐ ☐	☐ ☐	☐ ☐	☐ ☐	☐ ☐
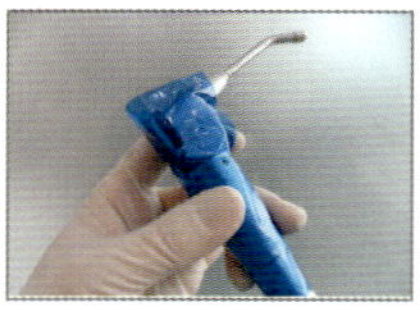	6. 3-웨이 시린지	☐ ☐	☐ ☐	☐ ☐	☐ ☐	☐ ☐	☐ ☐
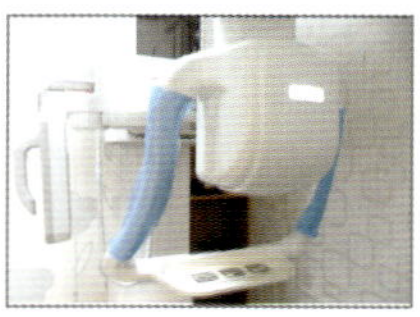	7. 파노라마 손잡이	☐ ☐	☐ ☐	☐ ☐	☐ ☐	☐ ☐	☐ ☐
특기사항	처리 방법	☐ 1회용 비닐 패드 ☐ 멸균처리용 린넨 ☐ 1회용 부직포					

961120-M002-11

A4(297mm×210mm)

월간 표면관리 (덮개) 수행도 평가서

문서 번호	961120-Y003-01	작 성 자	감염관리자	의료기관장
검사 날짜	2014년 02월 10일~ 일			
총 검사 품목	22 개 품목			
기준 검사 품목	10 개 품목(2차 의료기관)			

NO	소독 대상 품목	1 주	2주	3 주	4 주	평 점
1	헤드 레스트	☐	☐	☐	☐	5
2	라이트 손잡이	☐	☐	☐	☐	5
3	테이블 프레임 손잡이	☐	☐	☐	☐	5
4	각종 패널 스위치	☐	☐	☐	☐	5
5	손 거울 핸들	☐	☐	☐	☐	5
6	3-웨이 시린지	☐	☐	☐	☐	5
7	파노라마 손잡이	☐	☐	☐	☐	5
8	바이트 블럭	☐	☐	☐	☐	5
9	구강 센서	☐	☐	☐	☐	5
10	PC 마우스	☐	☐	☐	☐	5
11	X-Ray 관구 및 외형	☐	☐	☐	☐	0
12	수도꼭지	☐	☐	☐	☐	0
13	멸균기 손잡이	☐	☐	☐	☐	0
14	멸균기 팬널 스위치	☐	☐	☐	☐	0
15	각종 서랍 손잡이	☐	☐	☐	☐	0
16		☐	☐	☐	☐	0
17		☐	☐	☐	☐	0
18		☐	☐	☐	☐	0
19		☐	☐	☐	☐	0
20		☐	☐	☐	☐	0
소독대상 품목은 의료기관의 재량에 따라 변경, 추가 될 수 있다.					총 점	50

채점 방법	1주 동안의 수행평점이 100% 지켰다면 : 1.25점 4주 동안의 수행평점이 100% 지켰다면 : 5 점 X 10 품목 = 50 점
특기사항	1차기관의 검사 품목 : 10개 선정, 2차기관 : 16개(점) 선정, 3차기관 : 22개(점) 선정

961120-Y003-01 A4(297mm×210mm)

수관관리 일상 체크리스트 표준서(유니트)

문서 번호	961120-W001-W	작 성 자	감염관리자	의료기관장
검사 날짜	2014년 02월 10일~ 일			
진료실 위치	2F 보존실 -02			
검사 방식	전수 검사			

구 분	멸균 품 명칭	월	화	수	목	금	토
		Yes No	Yes No	Yes No	Yes No	Yes No	Yes No
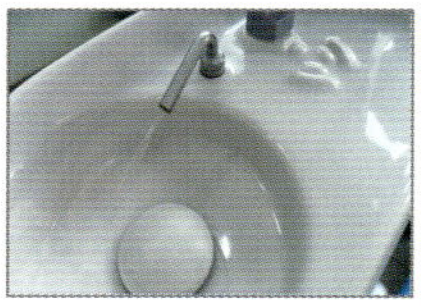	1. 타구 급수 파이프에서 물을 배출한다.	☐ ☐	☐ ☐	☐ ☐	☐ ☐	☐ ☐	☐ ☐
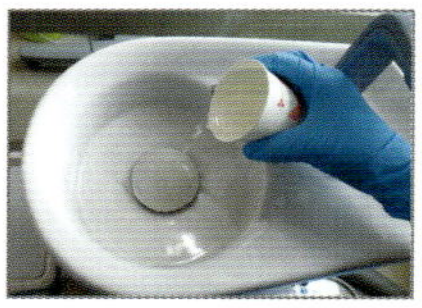	2. 오토 컵 주수구에서 물을 배출한다.	☐ ☐	☐ ☐	☐ ☐	☐ ☐	☐ ☐	☐ ☐
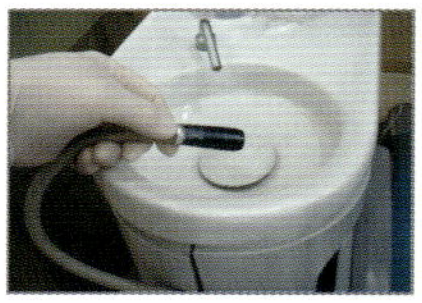	3. 핸드피스 조립 전 수초 간 분사한다.	☐ ☐	☐ ☐	☐ ☐	☐ ☐	☐ ☐	☐ ☐
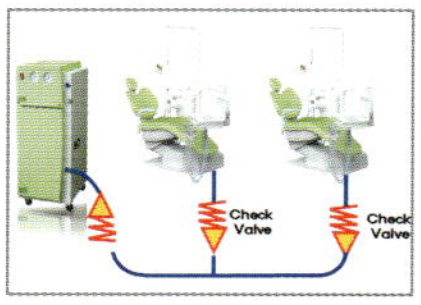	4. 역류 방지 시스템을 설치한다. (체크밸브)	☐ ☐	☐ ☐	☐ ☐	☐ ☐	☐ ☐	☐ ☐
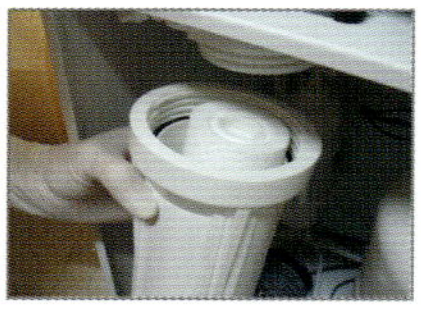	5. 정수기 필터를 정기적으로 교체한다.	☐ ☐	☐ ☐	☐ ☐	☐ ☐	☐ ☐	☐ ☐
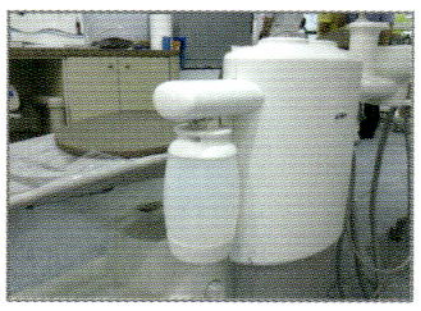	6. 증류수 전용 공급수 방식을 적용한다. Separate water system	☐ ☐	☐ ☐	☐ ☐	☐ ☐	☐ ☐	☐ ☐

특기사항	1번과 2번 중 1 개를 선택하여도 오염 수를 배출 할 수 있다.	
	☐ 1차 의료기관	수행 항목 최소 3개 이상
	☐ 2차 의료기관	수행 항목 최소 3개 이상
	☐ 3차 의료기관	수행 항목 최소 4개 이상

961120-W001-W A4(297mm×210mm)

수관관리 월간 수행도 평가서 1

문서 번호	961120-W002-W	작 성 자	감염관리자	의료기관장
검사 날짜	2014년 02월 10일~ 일			
총 검사 품목	7 개 품목			
기준 검사 품목	3 개 품목(2차 의료기관)			

NO	소독 대상 품목	1 주	2주	3 주	4 주	평 점
1	타구쪽 급수구 배출	☐	☐	☐	☐	25
2	오토 컵 주수구 배출	☐	☐	☐	☐	0
3	핸드피스 커플링쪽 배출	☐	☐	☐	☐	25
4	역류방지 시스템	☐	☐	☐	☐	0
5	정수기 필터 교체	☐	☐	☐	☐	50
6	증류수 전용 공급수 적용	☐	☐	☐	☐	0
7	정수기 - 워터 배관청소	☐	☐	☐	☐	0
8		☐	☐	☐	☐	0
9		☐	☐	☐	☐	0
10		☐	☐	☐	☐	0
11		☐	☐	☐	☐	0
12		☐	☐	☐	☐	0
13		☐	☐	☐	☐	0
14		☐	☐	☐	☐	0
15		☐	☐	☐	☐	0
16		☐	☐	☐	☐	0
17		☐	☐	☐	☐	0
18		☐	☐	☐	☐	0
19		☐	☐	☐	☐	0
20		☐	☐	☐	☐	0
정수기 필터는 지역 수질과 제조사 권장사항에 따라 교환 주기가 다를 수 있다.					총 점	

채점 방법	
특기사항	1차기관의 검사 품목 : 3개 선정, 2차기관 : 3개(점) 선정, 3차기관 : 4개(점) 선정

961120-W002-W A4(297mm×210mm)

수질 감시 항목 설명

문서 번호	961120-W02	제정 일자	2014년 02월	담당 범위	공 통

소독제 및 소독부산물질에 관한 기준

1) 잔류염소(유리잔류염소를 말한다)는 4.0㎎/ℓ를 넘지 아니할 것

심미적 영향물질에 관한 기준

1) 수소이온 농도는 pH 5.8 이상 pH 8.5 이하이어야 할 것.
   샘물, 먹는샘물 및 먹는물공동시설의 물의 경우에는 pH 4.5 이상 pH 9.5 이하이어야 한다.

2) 경도(硬度)는 1,000㎎/ℓ(수돗물의 경우 300㎎/ℓ, 먹는 염 지하수 및 먹는 해양심층수의 경우 1,200㎎/ℓ)를 넘지 아니할 것.
   다만, 샘물 및 염 지하수의 경우에는 적용하지 아니한다.

3) 탁도는 1NTU(Nephelometric Turbidity Unit)를 넘지 아니할 것.
   수돗물의 경우에는 0.5NTU를 넘지 아니하여야 한다.

4) 총 알카리 수

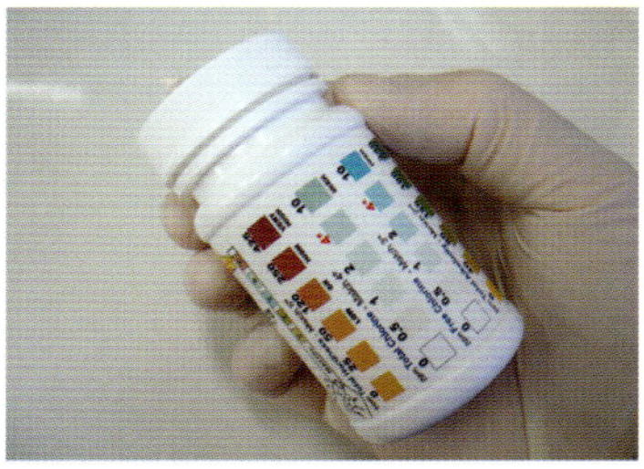

워터체크

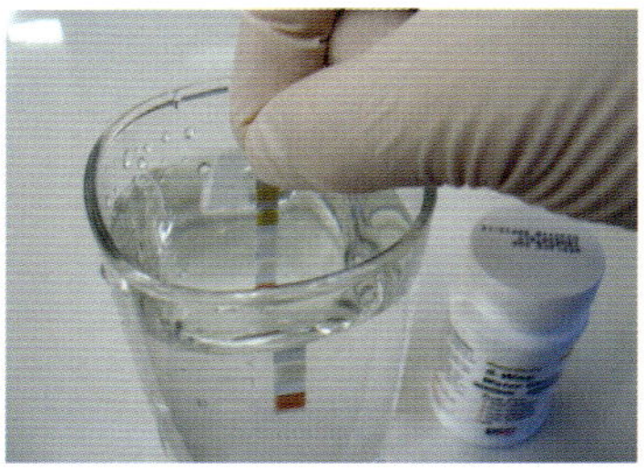

수질감시

PH	Range	6.2, 6.8, 7.2, 7.8, 8.4 PH
Total Alkalinity	Range	0, 50, 120, 180, 240 ppm
Free Chlorine	Range	0, 0.5, 1.0, 2.0, 4.0, 10 ppm
Total Chlorine	Range	0, 0.5, 1.0, 2.0, 4.0, 10 ppm
Total Hardness	Range	0, 50, 125, 180, 250, 425 ppm

상기 내용은 수질의 감시 항목 일 뿐 수질검사 판정으로 쓰일 수 없다.
수질검사판정은 환경부가 지정한 곳(시 도 별 보건환경 연구원)에서
수질오염 공정시험 법 46개 항목을 검사하여 판정 한다.

특기사항	

법정 전염병 및 감염환자 대응 진료 표준서 1

문서 번호	961120-G012	작 성 자	감염관리자	의료기관장
진료 과목	구강 외과			
진료실 위치	3층 임플란트실-03			
병명 특징	H I V			

진료 순서	핵심 내용	진료 할 때 조치 사항
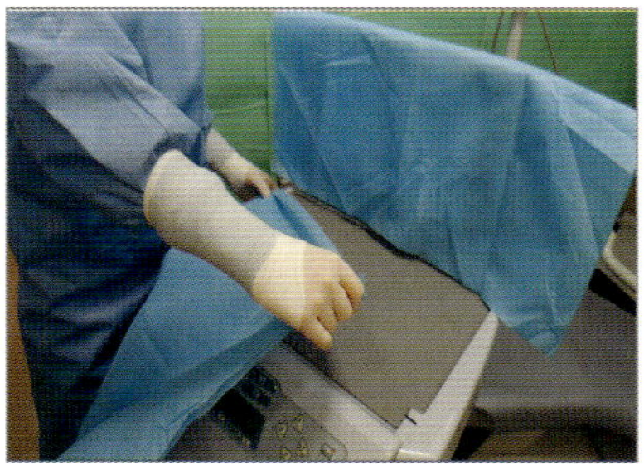	1. 감염환자용 챠트 준비 2. 병력정보 획득 3. 익명의 진료원칙	1. 문진을 하여 유행성 감기, 간염, 결핵 에이즈 등 법정 전염병 환자의 병력 정보를 획득한다. 2. 의료기관장에게 보고 및 시스템 준비 3. 지정된 룸에 환자를 격리 한다. 4. 테이블 및 시트 전체에 덮개 마감한다.
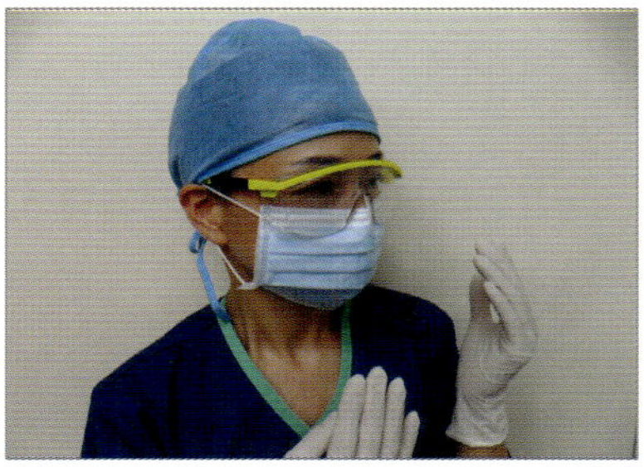	1. 개인 별 보호구 착용	1. 마스크, 글러브, 보안경 또는 안면 보호대를 착용한다. 2. 병력정보의 정도에 따라 헤어 캡 및 위생 까운을 착용 한다.
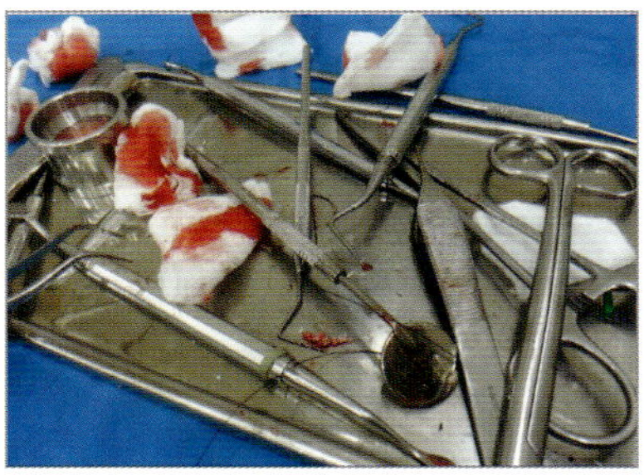	1. 진료 종료 후 모든 기구는 가능한 한꺼번에 포장하여 이동	1. 진료 종료 후 기구를 분산시키지 말고 한번에 이동 시킨다. 2. 적출 물 및 의료 폐기물 관리와 수거는 별도 관리 처리하도록 한다.
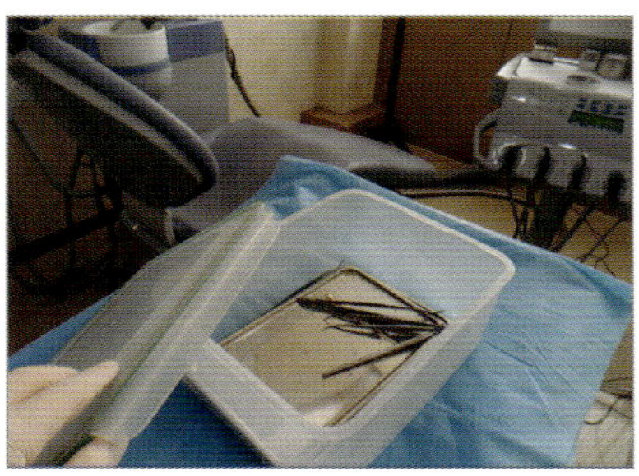	1. 진료 종료 후 모든 기구는 가능한 한꺼번에 밀봉하여 이동	1. 유텐설(Utensil)에 준위험 소독제 또는 요오드 화합물에 침전시켜 이동 할 수 있다.

A4(297mm×210mm)

법정 전염병 및 감염환자 대응 진료 표준서 2

문서 번호	961120-G013	작 성 자	감염관리자	의료기관장
진료 목	구강 외과			
진료실 위치	3층 임플란트실 -03			
병명 특징	H I V			

진료 순서	핵심 내용	진료 할 때 조치 사항
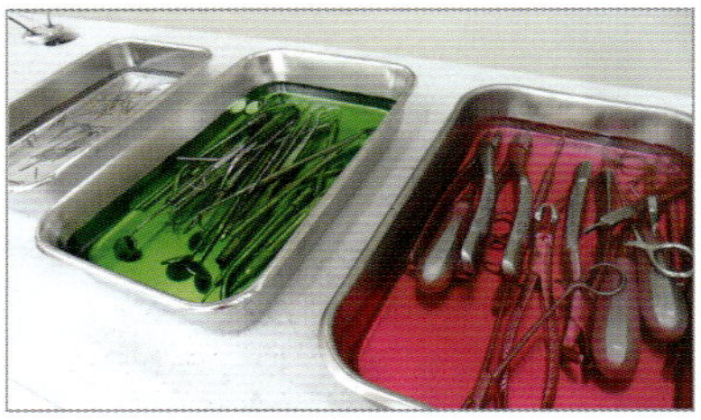	1. 고준위 소독제 침전 1. 준위험 소독제 침전	1. 준위험 소독제 기본 성분 Polyhexamethylene biguanide hydrochloride, N, N-didecyl-N-methylpoly(oxyethyl)
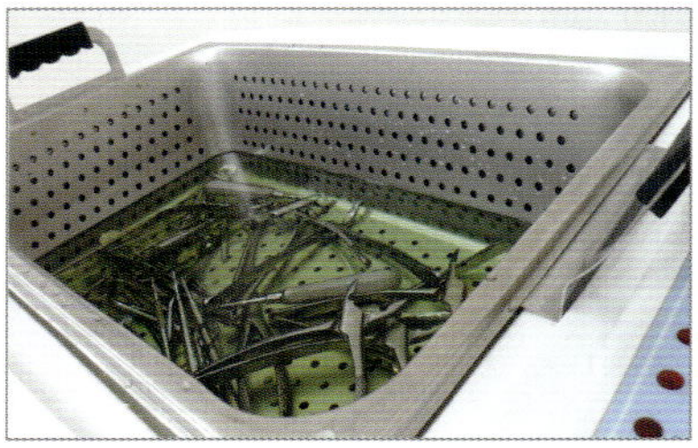	1. 초음파 세정	1. 초음파 세정기 내부에는 국제적으로 검증된 초음파 세정액을 침전 시킨다. 2. 침전 온도와 공인된 초음파 용액의 유효기간을 준수한다. 3. 복합효소 성분이 5가지 이상 첨가된 세정액을 권장한다. 4. 세정 후 자연 건조한다.
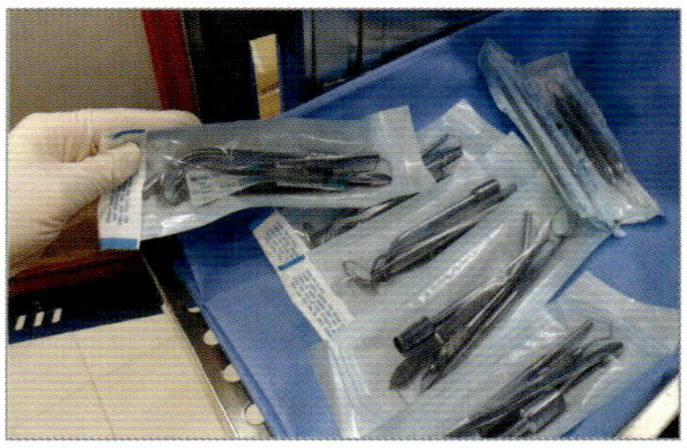	1. 파우치에 밀봉하여 멸균처리 2. 유텐설에 개방하여 멸균처리	1. 1차 멸균 완료 후 안전을 위해 2차 멸균을 진행 한다. 2. 생물학적 지시제 검사를 한다. 3. 외부용 화학적 지시제를 부착 한다. 4. 기구는 개방(Open), 이완(Unlock), 분해(Disassemble)하여 모든 표면에 스팀이 접촉하도록 한다.
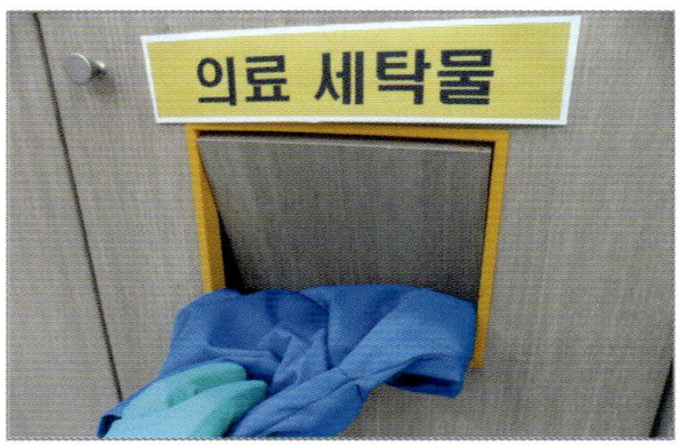	1. 의복 세탁	1. 진료용 가운은 세탁 하도록 한다. 2. 진료용 신발, 슬리퍼는 소독티슈로 세정하도록 한다.
특기사항	고준위 소독제는 공인된 전문의약품(KFDA)을 사용한다.	

Doi-01-009-01A A4(297mm×210mm)

5장. 의료세탁물과 의료폐기물 관리

1. 의료기관 세탁물 관리규칙

의료기관내 감염성 전파를 예방하기 위해 미국 질병관리센터에서는 1970년대에 근대적 의미로 격리지침을 제시한 이래 질환별 격리(disease specific isolation),혈액매개질환에 대한 경각심이 높아지면서 혈액, 체액뿐 아니라 대소변, 침, 타액, 분비물, 객담 등 모든 침습 물질은 감염성으로 간주하고 이에 대한 조치가 요구되는 체액격리(body substance isolation)의 개념이 확립되어 표준주의(standard precautions)개념을 제시하게 되었다.

다중시설인 의료기관의 세탁물은 교차 감염원의 대상이며, 객체별 분리를 통해 처리되어야 한다.

가능한 리넨류는 오염가능성이 적은 방법으로 보관 및 이동하여야 하고, 건조한 곳, 또는 Clean Zone에 보관되어야 한다.

2. 의료기관세탁물 관리규정과 목적

의료법 제16조제2항 및 제3항에 따라 의료기관(병상을 갖춘 의료기관)에서 발생하는 세탁물의 처리방법, 의료기관세탁물 처리업의 신고 및 세탁물의 관리에 관하여 필요한 사항을 규정한다.

3. 의료세탁물의 종류

1) 의료기관 세탁물

의료기관에서 종사하는 자 및 진료 받는 환자에게 시용되는 것으로서 세탁과정을 거쳐 재사용하는 세탁물

① 침구류 : 이불, 담요, 시트, 베개, 베개포 등
② 의　류 : 환자복, 신생아복, 수술복, 가운 등
③ 리넨류 : 수술포, 기구포, 구멍포, 마스크, 모자, 기저귀, 기타 리넨류(1회용 제외)
④ 기타류 : 케텐, 씌우개류(베게 덮개), 수거자루 등

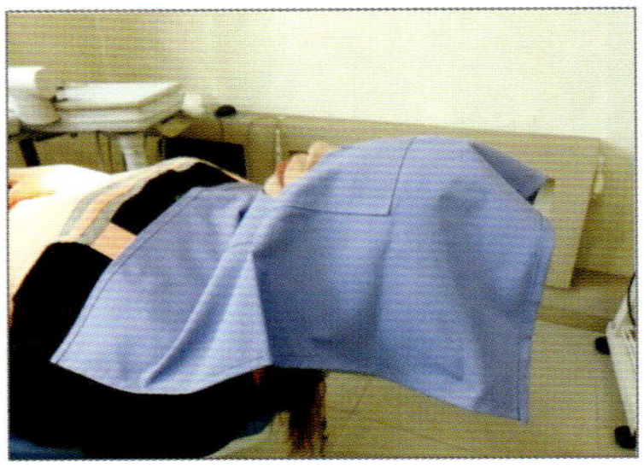

린넨(구경포)

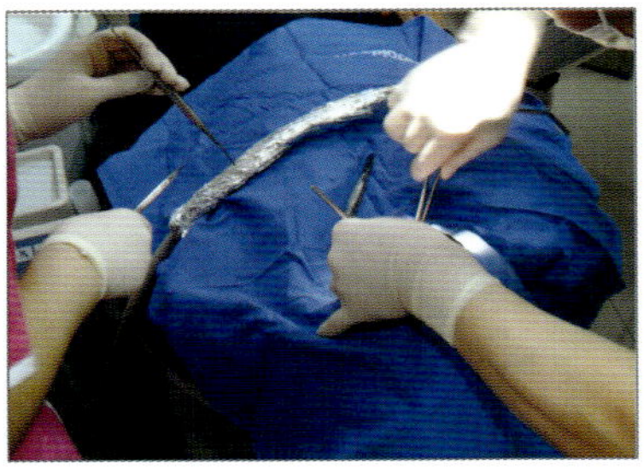

수술용 린넨(구멍포)

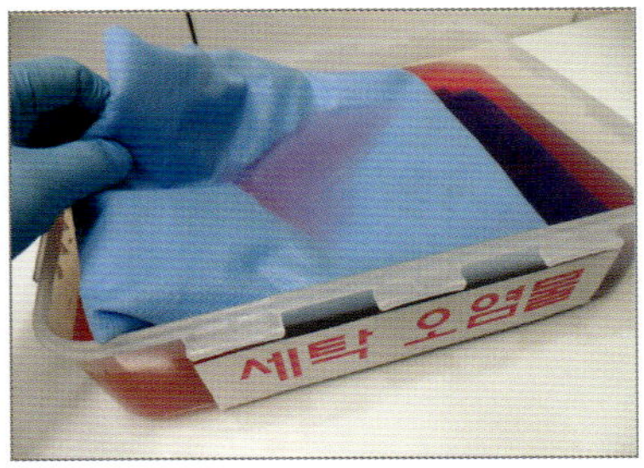

오염물 약제침전

2) 오염 세탁물

의료기관 세탁물 중 전염성 물질에 오염되거나 오염의 우려가 있는 세탁물

① 전염병 예방법에 의한 전염병 환자가 사용한 세탁물과 같은 병원균의 오염이 우려되는 세탁물

② 환자의 피, 고름, 배설물, 분비물 등에 오염된 세탁물

③ 동물시험을 할 때 감염증에 걸린 동물의 배설물 또는 분비물에 오염된 세탁물

④ 기타 전염성 병균에 오염된 세탁물

3) 기타 세탁물

① 의료기관 세탁물 중 오염세탁물 외의 세탁물

4) 일반 세탁물

① 의료기관 세탁물 외의 세탁물(직원 가운)

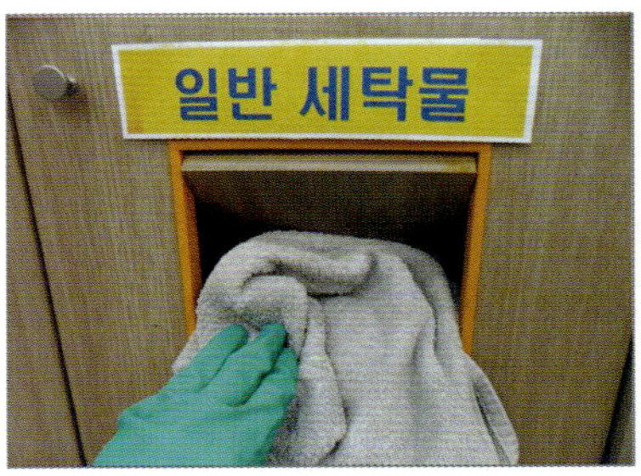

일반세탁물 분리

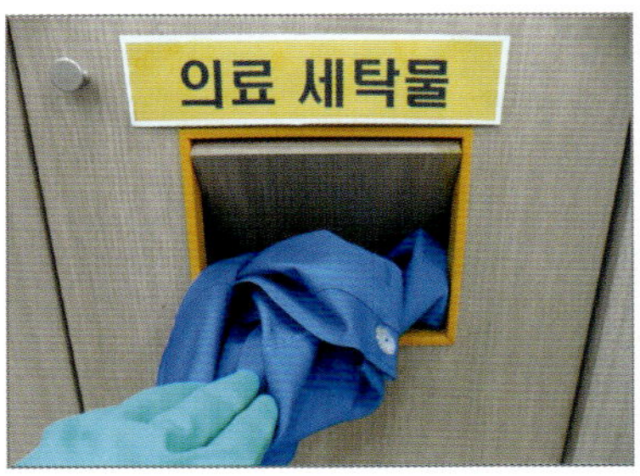

의료세탁물 분리

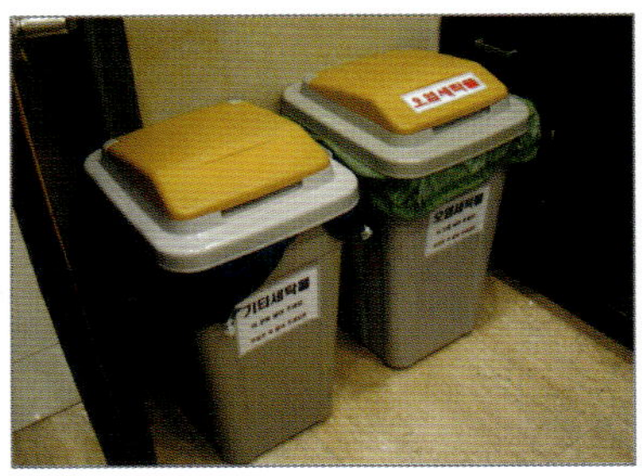

오염물 분리 햄퍼

4. 세탁물의 처리방법

1) 일반세탁물

① 유색 햄퍼(Hamper)에 넣어서 세탁대기 및 위탁 처리한다.
② 일반 리넨과 일반 세탁물을 혼용하여 세탁하지 않는다.

2) 오염세탁물

① 격리환자는 침상 옆에 별도의 수거용 오염세탁물 통을 준비하여 리넨을 수집한다.
② 오염세탁물질이 통 밖으로 새지 않도록 한다.
③ 오염세탁물 통 위에 "오염세탁물" 표기를 한다.
④ 오염 세탁물은 수집 후 즉시 약제침전과 세탁을 수행한다.
⑤ 약제침전 시간은 최대 30분간 침전하며 경우에 따라 제조사의 권장시간은 평균 15분 이내 이다.
⑥ 살균소독제는 평균적으로 폴리헥사메틸렌비구아니드(PHMB), 4급암모늄 외 기타성분이 첨가되어야 한다.

※ 의료기관과 세탁물 처리업자는 오염세탁물을"전염병예방법 시행규칙"에 따라 증기소독, 끓는 물 소독, 또는 약물소독 방법으로 소독 후 세탁하여야 한다.

5. 세탁금지 세탁물

피, 고름이 묻은 붕대, 거즈(외과용 패드 제외), 마스크, 수술포 등 1회용 제품류는 재사용의 목적으로 세탁할 수 없으며, 전문업체가 소각처리 하여야 한다.

1) 바이러스성 출혈열신증후군(유행성출혈열)출혈열, 황열, 뎅기열, 마버그열, 에볼라열 및 라싸열의 경우에 해당되어 환자의 혈액이 나 체액으로 오염된 세탁물.
2) 크로이츠펠트-야콥병(CJD) 및 변종 크로이츠펠트-야콥병(vCJD)확진 또는 의심환자의 중추신경계 조직으로 오염된 세탁물.

6. 세탁물의 운반

1) 오염된 세탁물이 들어있는 세탁물 수거자루는 누르거나 던지지 않도록 한다.
2) 젖어 있는 수거자루를 만질 때에는 고무장갑을 착용하고 만지도록 한다.
3) 사용한 세탁물을 운반한 운반차는 소독제로 닦은 후 세탁된 세탁물을 운반하는데 사용한다.

4) 운반과정에서 오염되지 않도록 사용한 세탁물의 운반은 쓰레기 운반용 엘리베이터를 사용하는 것이 원칙이나 특별히 구분된 엘리베이터가 없을 경우 최소환 환자용 엘리베이터는 사용하지 않도록 한다.
5) 병원급 의료기관은 세탁실의 출입구와 세탁물의 출구는 각각 달라야 한다.

7. 의료기관의 세탁물관리 기본준수사항

1) 일반 세탁물과 오염세탁물로 분리하여 구획되고, 위생적이어야 한다.
2) 세탁물의 관리책임자를 선임한다.
3) 위탁 처리할 경우 세탁물은 수집자루(백색, 주황색)또는 밀폐된 용기에 넣어서 관리하며 "오염 세탁물"이라고 표시된 용기를 사용한다.
4) 세탁처리 구역은 항상 청결을 유지하고, 주 2회 이상 소독을 한다.
5) 위탁처리업자 외의 자에게 세탁물의 처리를 위탁하지 않는다.
6) 보관 장소 외의 장소에서 세탁물을 분리하거나 내용물을 헤치는 작업을 하지 않는다.
7) 사용한 리넨은 1일 이상 수거하여야 한다.
8) 세탁물 수집 장소에는 누구나 쉽게 구분할 수 있도록 세탁물의 분류방법 등을 게시한다.
9) 오염 세탁물은 식당, 휴게실, 및 환자나 종사자의 왕래가 빈번한 장소 등과 멀리 떨어진 공간에 설치 보관한다.

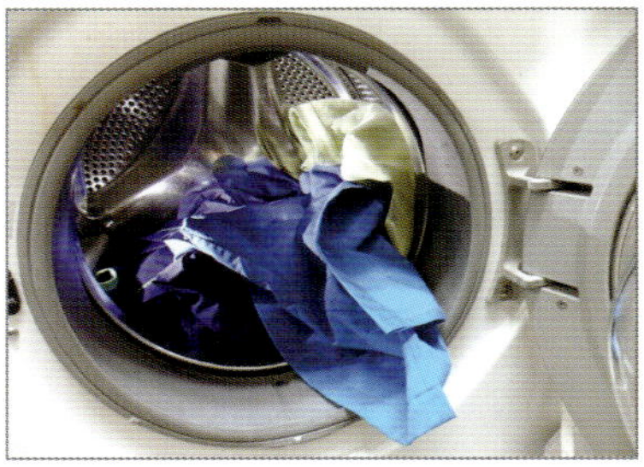

의료용 세탁물

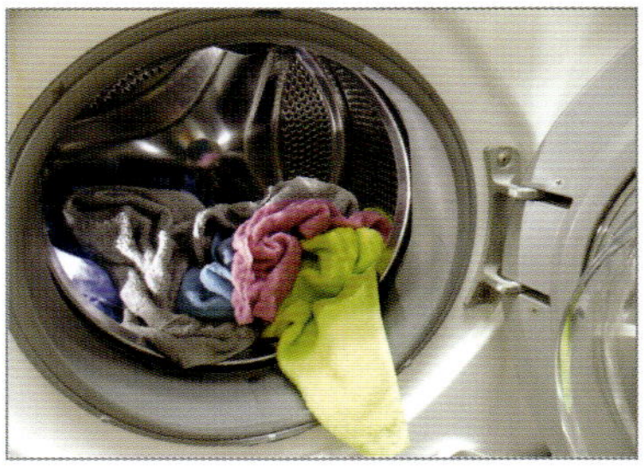

일반세탁물

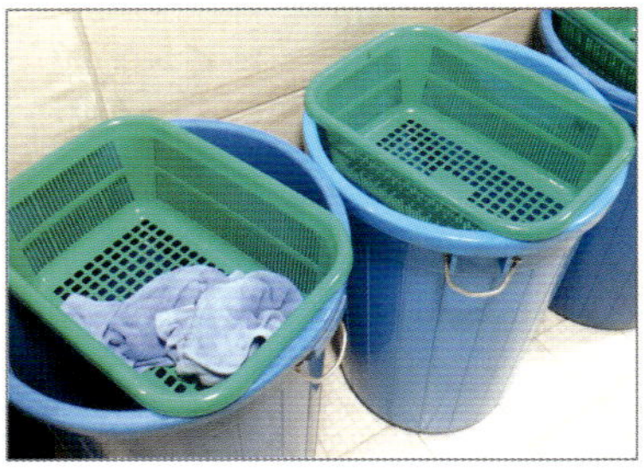

세탁 후 건조대기

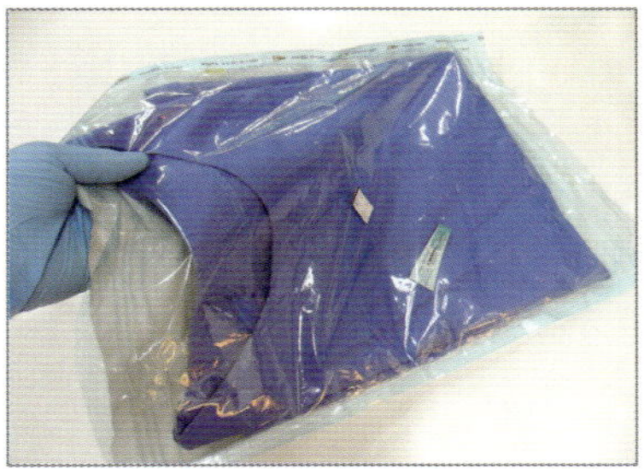

리넨용 멸균팩 포장

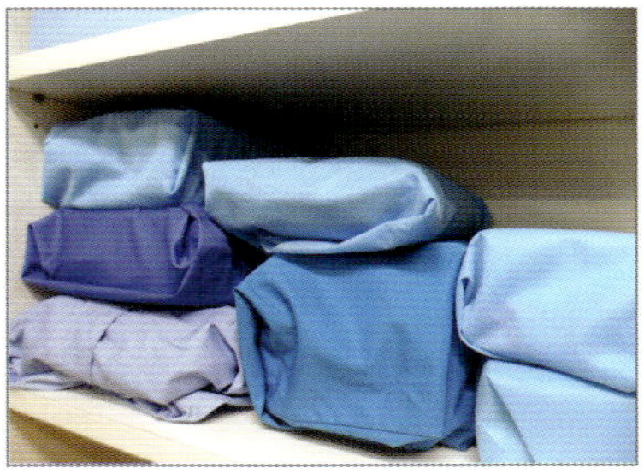

수술용 리넨 진열

8. 일반적인 리넨 처리방법

1) 사용한 모든 리넨은 공기오염이나 취급자에게 피해가 없도록 먼지가 날리지 않도록 주의 한다.
2) 모든 리넨은 세탁물 대기함 또는 헴퍼에 분리수거 한다.
   ① 혈액이나 체액이 흡착되었을 경우 비닐 백에 넣어서 묶은 다음 헴퍼에 수거 한다.
3) 세탁물 종류에 따른 헴퍼의 종류

헴퍼 색상	구 분	세탁물 내용
백색	일반 세탁물	오염되지 않은 세탁물
주황색	오염 세탁물	- 환자의 피, 고름, 배설물, 분비물에 오염되었거나 오염의 우려가 있는 세탁물
	감염 세탁물	- 전염병 예방법에 규정된 법정전염병 환자가 사용하였던 세탁물

9. 감염방지 및 신변안전 보호 실시

병원 세탁물 취급으로 인한 감염원의 전파를 최대한 억제하기 위해 정기적인 교육을 진행한다.

1) 감염예방교육 실시 : 년 1회 이상, 4시간 이상
2) 세탁물 수거직원 신체검사 및 예방접종 : 년 1회 이상, 건강검진
3) 세탁물 수거 및 분리 시: 작업복, 덧 가운, 모자, 마스크, 고무장갑 착용
4) 직원의 건강보호를 위해 위생용품 착용 및 오염이 심할 경우 실행업무 종류 후 샤워를 하도록 권장 한다.

10. 의료세탁물의 처리 공정도

1) 일반세탁물

- 린넨 소독 : 연막소독
- 차 량 : 연막소독
- 종류별 분류 및 수량파악
- 먼지 및 오물제거
- 소요시간 : 10분 이상
- 소요시간 : 35분 이상(삶음 소독 10분)
- 세제: 주세제, 농축 첨가제, 중화제, 산소계 살균표백제
- 온도 : 80~100˚C
- 방법 : 삶음, 헹굼, 탈수가 반복적으로 3회 이상 실시

- 표준온도 : 100~150°C스팀 건조방식(건조 시 까지 또는 자외선 소독)
- 시트, 환의, 베개닛, 카바류 기타
- 린넨의 종류별로 분리 및 정리
- 재 세탁은 2일 이내 완성 및 납품

2) 오염세탁물

- 린넨소독 : 연막소독
- 차 량 : 연막소독
- 종류별 분류 및 수령파악 및 세척
- 먼지 및 오물제거
- 소요시간 : 15분 이상
- 소요시간 : 40분 이상(삶음 소독 10분)
- 세제 : 주세제, 농축 첨가제, 중화제, 산소계 살균소독제
- 온도 : 80~100°C
- 방법 : 삶음, 헹굼, 탈수가 반복적으로 3회 이상 실시
- 표준온도 : 100~150°C스팀 건조방식(건조 시 까지 또는 자외선 소독)
- 시트, 환의, 베개닛, 카바류 기타
- 린넨의 종류별로 분리 및 정리
- 재 세탁은 2일 이내 완성 및 납품

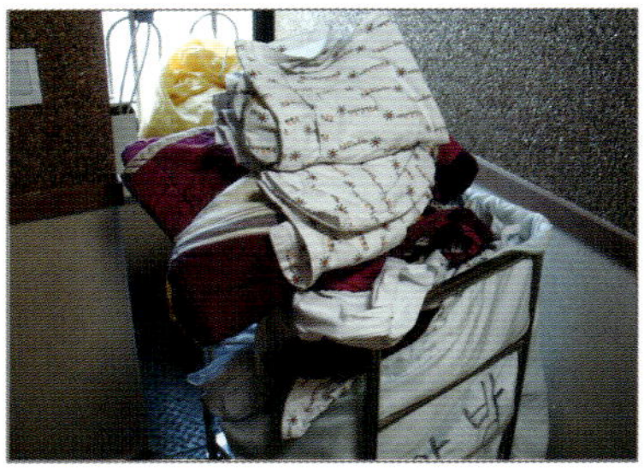

의료세탁물 햄퍼 분리

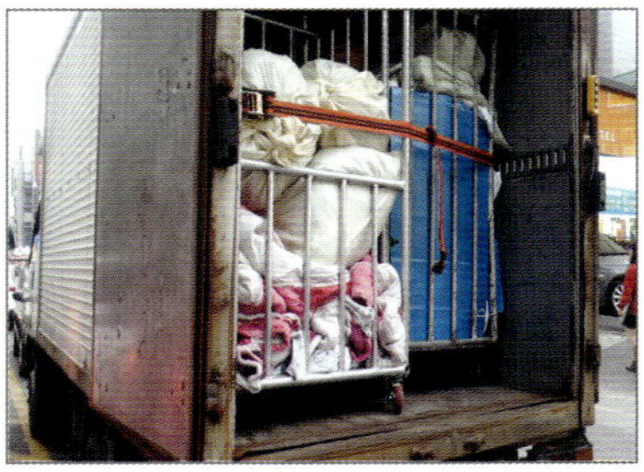

외주용 의료세탁물

11. 의료기관의 세탁실 설치기준

1) 위치는 입원실, 환자와 외래인의 통행이 적고, 필요한 시설과 다수인 모이는 장소와 떨어진 곳으로 한다.
2) 내벽은 내수성 자재로 표면이 매끄럽고, 밝은색 페인트로 마감 처리한다.
3) 물을 사용하는 바닥은 타일, 콘트리트 및 인조석 갈기로 마무리하고, 배수가 잘 되어야 한다.
4) 물을 사용하지 않는 바닥은 타일, 인조석갈기 및 리놀륨 등의 재질로 마무리 한다.
5) 충분한 조명 및 환기시설 설치
6)설치류나 해충이 서식할 수 없도록 한다.

12. 의료폐기물의 관리

1) 의료폐기물의 관리는 환경보전을 위한 필수요건

전국에서 발생하는 의료폐기물이 부적절하게 처리될 경우 수질 및 토양오염, 생태계 파괴 등 2차 환경오염을 유발할 수 있다.

특히 인체에 직접 감염 위해를 줄 우려가 있는 심각한 의료폐기물의 경우 오염 또는 유출시 생물학전에 비유할 만큼 국민건강 및 주변 동식물,

생태계에 미치는 영향이 치명적이므로 이에 보관, 운반, 유통, 처리가 보다 엄격한 법적마련과 관리가 요구되어 진다.

2) 의료폐기물이란?

보건, 의료기관, 동물병원, 시험 및 검사기관 등에서 배출되는 폐기물 중 인체조직 등 적출물 또는 동물의 사체 등 공중보건과 환경보호에 특별한 관리가 필요하다고 인정되는 폐기물로써 대통령령으로 정하는 폐기물(환경부, 폐기물 관리법 제2조제5호 참고)

※ 의료폐기물은 지정폐기물의 하나임

(지정폐기물이란 : 사업장 폐기물 중 폐유, 폐수 등 주변 환경을 오염시킬 수 있거나 의료 폐기물 등 인체에 위해를 줄 수 있는 유해한 물질)

13. 의료폐기물의 종류와 해석

의료폐기물은 폐기물관리법 제4조 관련 시행령에 의해 “격리의료폐기물, 위해의료폐기물, 일반 의료폐기물”의 세 가지로 구분한다.

1) 격리의료폐기물

전염병관리법 제2조제1항에 의한 전염병으로부터 타인을 보호하기위하여 격리된 사람에 대한 의료행위에서 발생한 일체의 폐기물

2) 위해의료폐기물

① 조직물류 폐기물

인체 또는 동물의 조직, 장기, 기관, 신체의 일부, 동물의 사체,혈액, 고름 및 혈핵생성물(혈청, 혈장, 혈액제제)

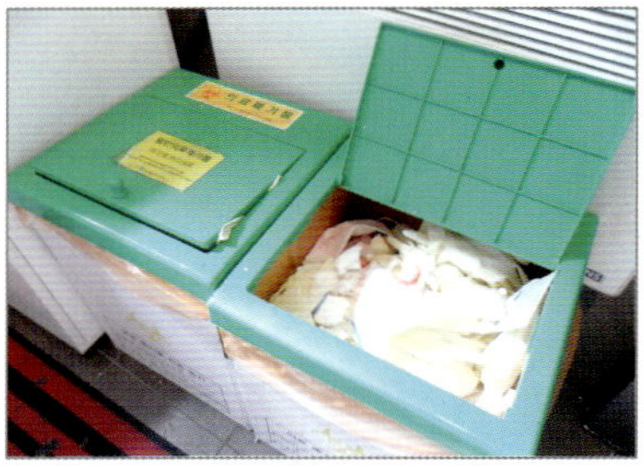

의료폐기물

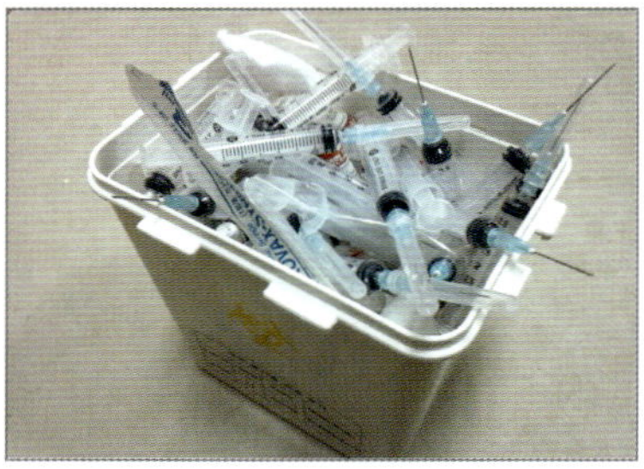

손상성 폐기물1

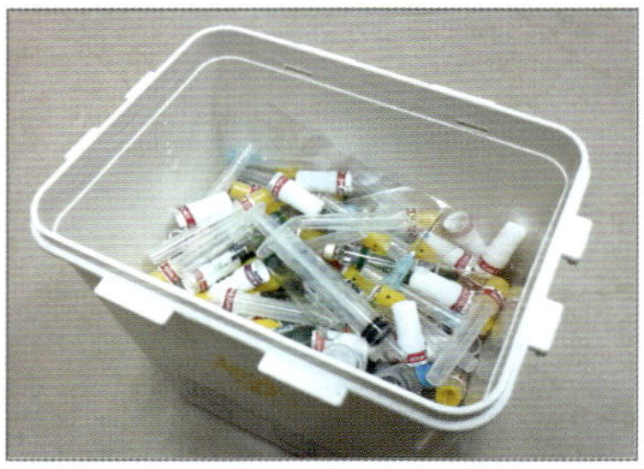

손상성 폐기물2

② 병리계 폐기물

시험, 검사 등에 사용된 배양액, 배양요기, 보관균주, 폐시험관, 슬라이드, 커버글라스, 폐배지, 폐장갑

③ 손상성 폐기물

주사바늘, 봉합바늘, 수술용 칼날, 한방침, 치과용침(File류)파손된 유리재질의 시험기구 치과용 주사침(30G-Long) 각종 H,K파일류

④ 생물, 화학폐기물

폐백신, 폐항암제, 폐화학 치료제

⑤ 혈액오염폐기물

폐혈액백, 혈액투석 시 사용된 폐기물, 그 밖에 혈액이 유출될 정도로 포함되어 있어 특별한 관리가 필요한 폐기물

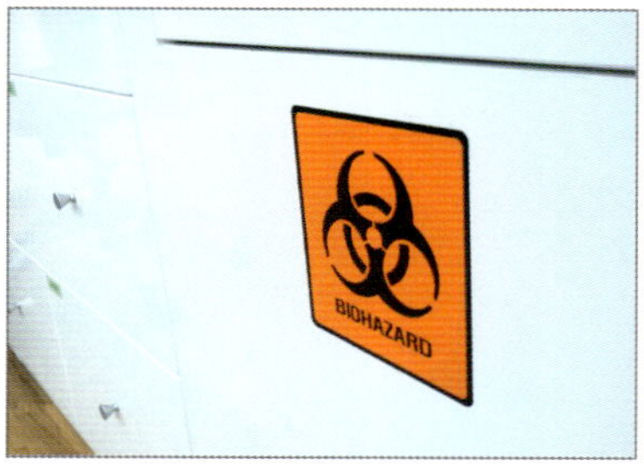

일반의료 폐기물1

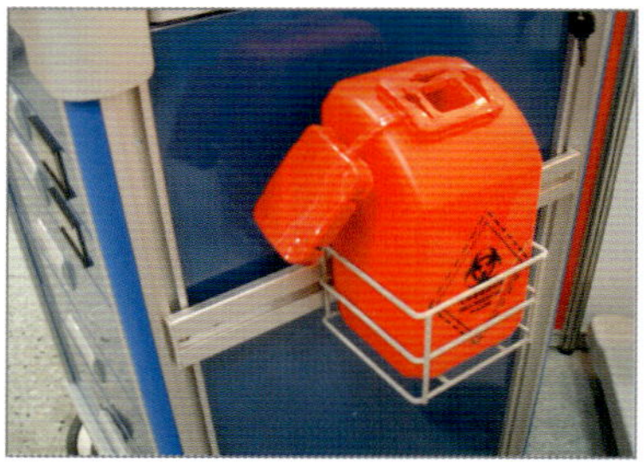
혈액오염 폐기물

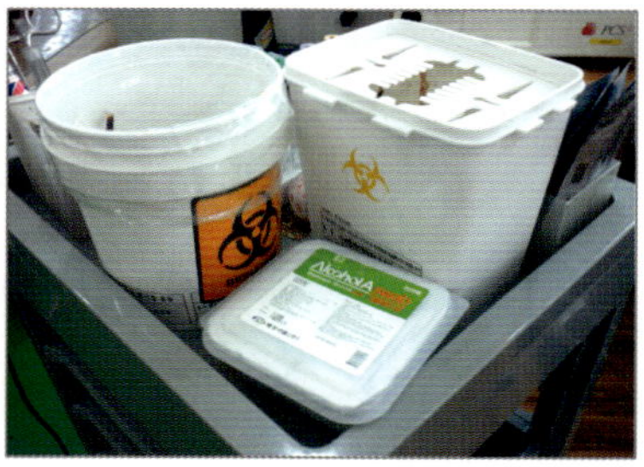
일반의료 폐기물 2

3) 일반의료폐기물

혈액, 체액, 분비물, 배설물이 함유되어 있는 탈지면, 붕대, 거즈, 일회용 기저귀, 생리대, 일회용 주사기, 수액세트

참고설명

① 생물학적 지시제는 생물학적 지시제로 균주성장반응을 판독한 후 멸균기에 사멸한 후 폐기물처리 하도록 한다.

② 의료폐기물이 아닌 폐기물로서 의료폐기물과 혼합되거나 접촉된 폐기물은 의료폐기물과 같은 폐기물로 간주한다.

14. 의료폐기물 보관기준 및 기간

폐기물종류		전용용기(도형색상)	보관시설	보관기간
격리의료폐기물		상자형 합성수지류(붉은색)	성상이 조직물류일 경우 : 전용보관시설(4℃이하) 조직물류 외 : 전용보관시설(4℃이하) 또는 전용의 보관창고	7일
위해의료폐기물	조직물류 폐기물	상자형 합성수지류(노란색)	전용보관시설(4℃이하)	15일(치아는 60일)
	(재활용하는 태반)	상자형 합성수지류(녹색)	전용보관시설(4℃이하)	15일
	손상성 폐기물	상자형 합성수지류(노란색)	전용보관시설(4℃이하) 또는 전용의 보관창고	30일
	병리계 폐기물	합성수지류, 골판지류(노란색)	전용보관시설(4℃이하) 또는 전용의 보관창고	15일
	생물화학 폐기물	합성수지류, 골판지류(노란색)	전용보관시설(4℃이하) 또는 전용의 보관창고	15일
	혈액오염 폐기물	합성수지류, 골판지류(노란색)	전용보관시설(4℃이하) 또는 전용의 보관창고	15일
일반의료폐기물		합성수지류, 골판지류(검은색)	전용보관시설(4℃이하) 또는 전용의 보관창고	15일

15. 의료폐기물 개정내용

폐기물분류 (분류번호)		의료폐기물 내용
격리의료폐기물 (10-11-00)		전염병으로부터 타인을 보호하기 위하여 격리된 사람에게 대한 의료행위에서 발생한 일체의 폐기물
위해 의료 폐기물 (10-12-00)	조직물류 폐기물 (10-12-01)	인체 또는 동물의 조직 · 장기 · 기관 · 신체일부, 동물의 사체, 혈액 · 고름 및 혈액생성물(혈청, 혈장, 혈액제제)
		인체 조직물류 중 태반(재활용하는 경우)
	병리계 폐기물 (10-12-02)	시험 · 검사 등에 사용된 배양액, 배양용기, 보관균주, 폐시험관, 슬라이드, 커버글라스, 폐배지, 폐장갑
	손상성 폐기물 (10-12- 03)	주사바늘, 봉합바늘, 수술용칼날, 한방침, 치과용침, 파손된 유리재질의 시험기구
	생물화학 폐기물 (10-12-04)	폐백신, 폐항암제, 폐화학치료제
	혈액오염 폐기물 (10-12-05)	폐혈액백, 혈액투석시 사용된 폐기물, 기타 혈액이 유출될 정도로 포함되어 특별한 관리가 필요한 폐기물
일반의료폐기물 (10-13-00)		혈액 · 체액 · 분비물 · 배설물이 함유되어 있는 탈지면, 붕대, 거즈, 일회용기저귀, 생리대, 일회용주사기, 수액세트

16. 의료폐기물의 수집과정 및 처리단계

의료폐기물의 배출, 인수, 운반, 소각 등 모든 진행과정을 전자태그 및 전자태그 리더기(Reader)의 입력된 정보를 한국환경자원공사에 중앙전산시스템으로 실시간 전송하는 시스템

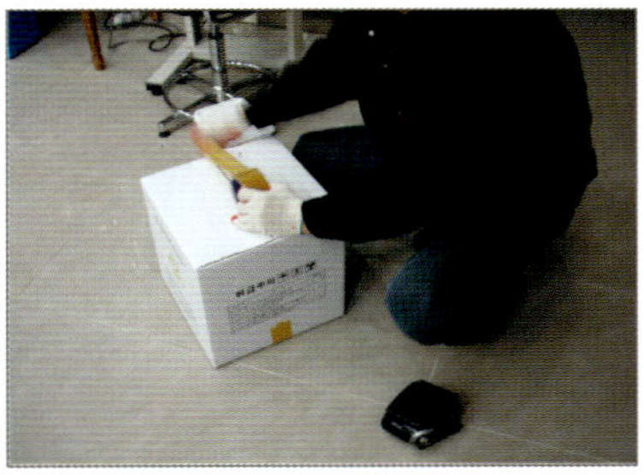

배출자 : 기초정보기입

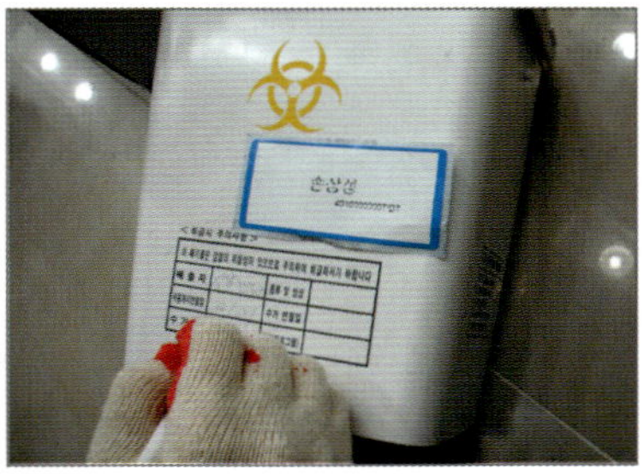

해당태그 부착1

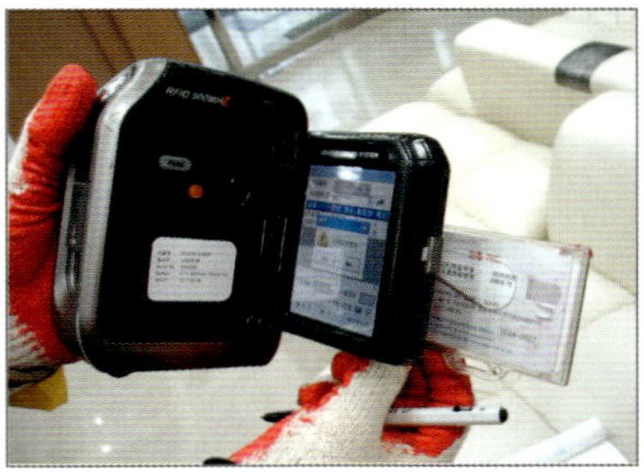

전산 리더기 입력

1) 대형 병원급(종합병원); 고정형 리더기 설치

① 전자태그를 구매한 후 태그발행기에 의해 태그를 발행하여 의료폐기물별, 성상별 분리한다.

② 의료폐기물 배출용기 또는 종이박스에 기초자료 기입

〈취급 시 주의사항〉

이 폐기물은 감염의 위험성이 있으므로 주의하여 취급하시기 바랍니다.			
배출자		종류 및 성질과 상태	
사용개시 연월일		수거 연월일	
수거자		중량(킬로그램)	

〈도형 및 색상〉

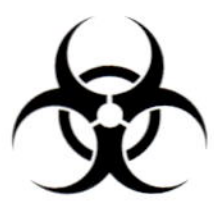	재활용 태반	격리	위해	일반
	녹색	붉은색	노란색	검은색

③ 의료폐기물 배출용기 또는 종이박스에 전자태그 부착

④ 의료폐기물 보관창고에 입고

- 고정형 리더기와 연결된 전자저울에 중량을 계근한다.

⑤ 의료폐기물 보관창고에서 출고

- 고정형 리더기 통과 후 운반자 카드를 리더기에 접촉 및 인증확인

2) 소형 병, 의원급

① 의료폐기물별, 성상별 발매된 전자태그 구매

② 의료폐기물 배출용기 또는 종이박스에 기초자료 기입

③ 의료폐기물 배출용기 또는 종이박스에 전자태그 부착

④ 의료폐기물 운반자는 휴대용리더기를 이용하여 RFID 진행 및 인증

⑤ 의료폐기물 배출자(병, 의원)는 진행여부 확인 후 인식카드로 인증

3) 전용용기별 혼합 가능한 의료폐기물

① 봉투형 용기 : 고상 분리(병리계, 생물, 화확, 혈액오염, 일반의료 폐기물)

② 골판지류 용기 : 고상 분리(병리계, 생물, 화확, 혈액오염, 일반의료 폐기물)

③ 합성수지류 용기 : 액상 분리

합성수지류 용기에 보관하는 격리, 조직물류, 손상성, 액상폐기물은 서로 혼합을 금지한다(상호 보관기관 및 처리방법이 다르다).

- 단 수술실과 같이 조직물류, 손상성류(수술용 칼, 주사바늘 등) 일반의료(탈지면, 거즈류)등이 함께 발생할 경우는 혼합보관을 허용한다.

4) 의료폐기물 배출에 대한 규정

- 동물병원에서 발생한 동물 사체나 동물의 피, 고름은 조직물류에 해당된다.
- 배양용기, 시험관, 슬라이드, 커버글라스, 수술용 칼날, 한방 침, 치과용 침(파일)은 1회용 이외에는 자체소독 멸균 등을 거쳐 재사용은 가능하나, 최종적으로 버릴 경우 의료 폐기물로 처리한다.
- 의료기관 세탁물 관리규정을 적용 받는 의료기관 세탁물(침구류, 의류, 리넨류 등)과 오염된 세탁물(수술용 장갑 등)을 재사용하기 위해 세탁하는 세탁물은 의료폐기물은 아니며, 사용 중 찢어지거나 훼손되어 재사용이 불가능한 세탁물은 일반 의료폐기물로 처리한다.
- 치과 병, 의원에서 발생되는 치아는 조직물류, 석션용 1회용 튜브는 폐합성수지류, 치과용 아말감은 일반 의료폐기물로 처리한다.
- 의료행위에 따라 발생된 액상의 피, 고름, 분비물은 의료폐기물 처리시설에서 처리하여야하나(수질 및 수상태계 보전에 관한 법률)제2조제12호에 의한 수질오염 방지시설에 유입 처리하는 경우로서 배출 시설의 설치 허가권자 등이 인정하는 경우는 예외로 처리방법으로 인정한다.
- 재택 환자로부터 발생되는 탈지면류, 폐합성수지류 및 손상성 폐기물 등은 생활폐기물에 해당한다.
- 치아 교정용 보철물 및 피, 고름, 분비물이 묻어 있지 아니한 인상제(알지네이트 등)등은 의료폐기물에 해당되지 않는다.
- 치아 치료 후 환자의 치아를 세척하는 과정에서 발생되는 세척수 나 의료기기 등을 세척한 세척수는 의료폐기물에 해당되지 않는다.
- 동물병원이 아닌 장소에서 발생되는 동물사체는 발생량에 따라 생활 또는 사업장 폐기물로 분류한다.
  - 전염병 등에 의한 폐사동물은 가축전염병 예방법에 적용한다.
- 동물병원에서 발생되는 것이라도 미용을 위해 깍은 동물의 털, 발톱이나 건강한 동물의 배설물 제거용으로 사용된 일회용 기저귀, 패드, 휴지 등은 의료폐기물에 해당되지 않는다.
- 임상 병리실에서 발생하는 의료폐기물(조직물류 등)과 혼합되어 발생하는 포르말린은 의료폐기물로 분리한다.
- X-RAY 촬영과정에서 발생되는 액체류는(현상, 정착액)폐수에 해당되어 의료폐기물에 해당하지 않는다.

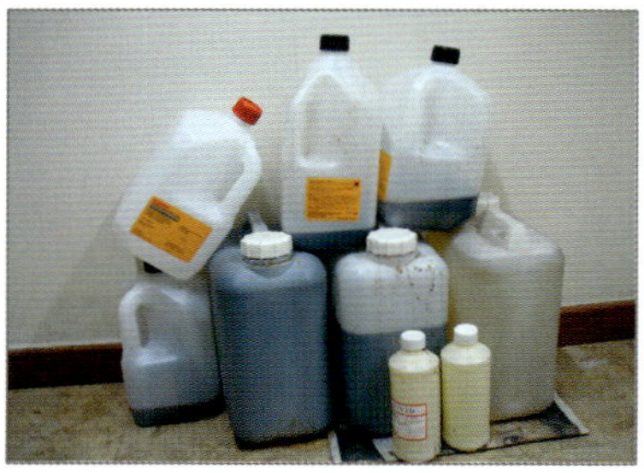

현상액, 정착액수집

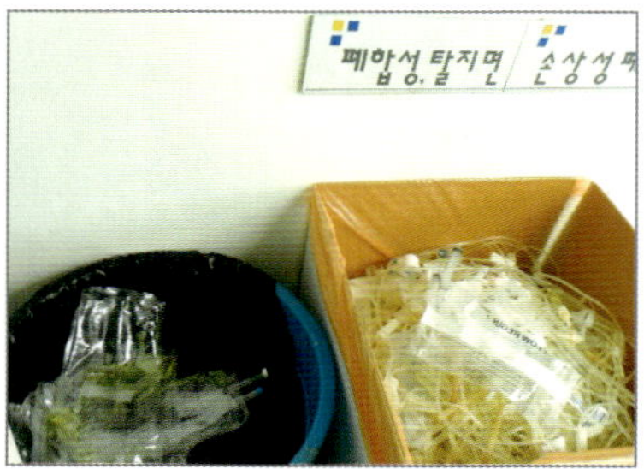

손상성 폐기물

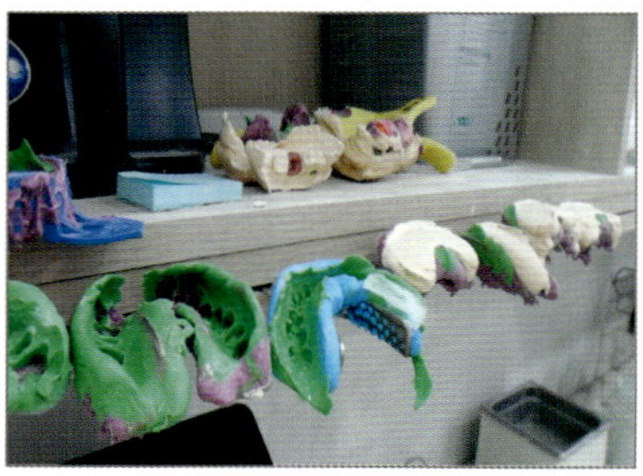

알지네이트 모델

6장. 병원 내 감염병 이론

1. 병원 내 감염 병(Nosocomial infection)

2009년도의 신종인플루엔자 A(H1N1)의 대유행과 다제 내성균의 출현에서와 같이 최근의 감염 병은 새롭게 진화해가면서 우리사회 전반에 걸쳐 큰 파장을 일으키고 있다.

특히, 질병의 발생 양상이 과거의 수인성 매개 질환에서 바이러스성 질환으로, 국내발생에서 국외유입으로 바뀌고 있으며, 특히 과거에 없던 신종전염병과 사라졌던 전염병들이 재출현하여 보건안전을 위협하고 있습니다.

이러한 감염 병 발생양상의 변화와 대규모 유행은 감염 병의 예방 · 관리에 대한 중요성을 한층 높이고 있으며, 이에 정부는 감염병과 관련한 법령을 「전염병예방법」에서 「감염 병의 예방 및 관리에 관한 법률」로 확대 · 개편하여 시행할 만큼 국가적 보건예방 시스템으로 전환되었다.

허나, 우리 치과계의 감염 병 이론의 학습인식과 진료체계의 예방관리는 매우 미흡하여 극히 제한적인 소극적 범위 내에서 예방에 전염하고 있기에 시대적으로 요구되고 있는 전염병 예방법과 관리에 관한 이해를 제한적이나마 집필을 통해 전파하며 꾸준히 학문에 경주하여 치과계 나름의 연구학문으로 발전시킬 계획이다.

이를 위해서는 비전공 분야의 학문을 다양한 각도로 조명하기보다는 시대적 이슈의 기초적 이론을 알리고 이해를 돕고자 한다.

2.병원 내 감염 대책

병원 내 감염(Nosocomial infection)은 환자, 병원 관계자 및 의료종사자가 병원 내에서 감염되는 것으로 입원 후 48시간(또는 72시간)이후에 발명하는 감염을 말한다.

입원 전에 감염되어 잠복기간 중에 입원하여 발병한 것은 지역사회 감염으로 판단한다.

병원내 감염의 원인은 저항력이 약한 병원체가 저항력 저하자에 감염되는 교차 감염으로 발생한다.

병원 내에서 많이 사용하는 항균제나 소독약 등의 약물에 내성이 가지는 병원체의 감염이 많고 난치성인 경우가 많다.

병원 내 감염의 주요 병원체들은 세균(그람양성균, 그람 음성균), 진균(곰팡이), 바이러스 등으로 있다.

특히 주사바늘에 찔림으로 의료종사자가 B형 간염바이러스(HBV), C형 간염바이러스(HCV) 후천성면역결핍바이러스(HIV) 등에 감염되는 경우가 있다.

환자, 병원체 보유자와의 접촉에 의한 다른 환자나 의료종사자가 결핵, 중증급성중증흡기 증후군(SARS) 등 감염력이 강한 감염증에 교차 감염되는 경우가 있다.

감염증 환자와 접촉하는 의료종사자가 병원체를 매개할 고위험성도 있으며, 환자에 접척하여 오염된 기구, 린낸, 일반 및 의료폐기물, 타액, 혈흔 등에 의한 매개물에 의한 교차 감염이 발생할 가능성이 매우 높다.

이렇듯 잠재적인 병원체 군락의 경로를 파악하고 진단하여 대책을 수립하고 감염관리 대책을 수행하여야 한다.

3. 감염증 대책

1) 감염증 감시

감염증 감시는 감염원, 감염경로, 감수성 숙주의 세 가지 전염병 발생요인을 감시하는 것을 말한다.

사람 간에 전파되는 전염병에 대한 대책은 병에 걸리면 해당 의료기관에서 진료를 받으면 된다는 개인적 수준의 대책만으로는 불충분하며, 정부차원의 행정적 지원이 제공되어야 한다.

감염증 대책은 감염증의 예방 및 제어를 원칙으로 감염원의 침습적 제거(진료환경), 감염 경로의 진단과 차단, 감수성 숙주의 감염방어능력 강화에 집중하여야 한다.

이러한 대책을 수행하기 위해선 의료기관의 인식전환과 장비감염관리 환경의 침습적 경로의 체계적인 진단과 접근 및 전문성 교육이 필요하며, 누구나 쉽게 다루어질 수 있는 감염 관리 지침사가 시급히 제작되어야 한다.

또한 정기적인 전문가 교육과 계속관리 및 정보를 수집하고 그 동향을 파악하는 발생 동행을 조사하여야 한다.

4. 법정 감염 병 분류 기준 및 종류

- 제1군 감염병 : 마시는 물 또는 식품을 매개로 발생하고 집단 발생의 우려가 커서 발생 또는 유행 즉시 방역대책을 수립하여야 하는 감염 병
- 제2군 감염병 : 예방접종을 통하여 예방 및 관리가 가능하여 국가 예방접종사업의 대상이 되는 감염 병
- 제3군 감염병 : 간헐적으로 유행할 가능성이 있어 계속 그 발생을 감시하고 방역대책의 수립이 필요한 감염 병
- 제4군 감염병 : 국내에서 새롭게 발생하였거나 발생할 우려가 있는 감염병 또는 국내 유입이 우려되는 해외 유행 감염 병으로서 보건복지부령으로 정하는 감염 병
- 제5군 감염병 : 기생충에 감염되어 발생하는 감염 병으로서 정기적인 조사를 통한 감시가 필요하

여 보건복지부령으로 정하는 감염 병

- **지정 감염병** : 제1군감염병부터 제5군감염병까지의 감염 병 외에 유행여부를 조사하기 위하여 감시활동이 필요하여 보건복지부장관이 지정하는 감염 병

1) 감염 병의 종류

구 분	신고 주기	정 의	질 환
제1군 감염병	즉시	• 물 또는 식품 매개 발생 (유행 즉시 방역대책 수립)	• 콜레라, 장티푸스, 파라티푸스, 세균성이질, 장출혈성대장균감염증, A형 간염
제2군 감염병	즉시	• 국가예방접종사업대상	• 디프테리아, 백일해, 파상풍, 홍역, 유행성이하선염, 풍진, 폴리오, B형간염, 일본뇌염, 수두
제3군 감염병	즉시	• 간헐적으로 유행할 가능성이 있어 지속적으로 그 발생을 감시하고 방역대책의 수립이 필요한 질환	• 말라리아, 결핵, 한센병, 성홍열, 수막구균성수막염, 레지오넬라증, 비브리로패혈증, 발진티푸스, 발진열, 쯔쯔가무시증, 렙토스피라증, 브루셀라증, 탄저, 공수병, 신증후군출혈열(유행성출혈열), 인플루엔자, 후천성면역결핍증(AIDS), 매독, 크로이츠펠트-야콥병(CJD) 및 변종크로이츠펠트-야콥병(vCJD)
제4군 감염병	즉시	• 국내에서 새로 발생한 감염병 또는 국내 유입이 우려되는 해외유행감염병	• 황열, 뎅기열, 바이러스성출혈열(마버그열, 에볼라열, 라싸열 등), 두창, 보툴리누스중독증, 중증급성호흡기증후군(SARS), 조류인플 루엔자 인체감염증, 야토병, 큐열, 신종감염병 증후군, 라임병, 진드기매개뇌염, 유비저, 치쿤구니야열, 페스트, 웨스트나일열, 신종인플루엔자
제5군 감염병	7일 이내	• 기생충감염증 정기적 조사	• 회충증, 편충증, 간흡충증, 폐흡충증, 장흡충증, 요충증
지정 전염병	7일 이내	• 유행여부 조사 및 감시	• C형간염, 반코마이신내성황색포도상구균(VRSA)감염증, 수족구병, 반코마이신내성장알균(VRE)감염증, 메티실린내성황색포도알균(MRSA)감염증, 다제내성녹농균(MRPA)감염증, 임질, 클라미디아감염증, 연성하감, 성기단순포진, 첨규콘딜롬, 해외유입기생충감염증, 다제내성아시네토박터바우마니굼(MRAB)감염증, 카바페넴내성장내 세균속종(CRE)감염증, 엔테로바이르스 감염증

2) 지정 전염병의 종류와 이론

(1) 임상적 특징

- 전파경로 : 보균자 또는 환자로부터 비말 전파

  국내 및 국제적으로 새로운 법정전염병 바이러스가 출현하여 감수성이 예민한 노약자와 자기방어능력이 약한 아동은 바이러스 접촉의 확률이 높아짐에 따라 상급병동 및 일반 의료기관에서의 각별한 주의를 요하고 있다(2010년에 전면 개정된「감염 병의 예방 및 관리에 관한 법률」시행(12월 30일)을 통해 의료관련 감염 병 을 법정 감염 병 중 지정 감염 병으로 지정하였고, 2011년 1월부터 44개 상급종합병원을 표본감시기관으로 지정하여 의료관련 감염 병 표본감시체계를 구축운영하고 있다).

이들 바이러스성 다재내성균 6종은 다음과 같다.

1. VRSA(반코마이신내성 황색포도알균 ; Vancomycin Resistant Staphylococcus Aureus) 감염증
2. VRE(반코마이신내성 장알균 ; Vancomycin Resistant Enterococcus) 감염증
3. MRSA(메티실린내성 황색포도알균 ; Methicillin-Resistant Staphylococcus Aureus)감염증
4. MRPA(다제내성 녹농균 ; Multi-Resistant Pseudomonas Aureus) 감염증
5. MRAB(다제내성 아시네토박터바우마니균 ; Multidrug Resistant Acinetobacter Baumannii) 감염증
6. CRE(카바페넴내성 장내세균속균종 ; Cabapenem-Resistant Enterococcus) 감염증

3) 지정 전염병의 이론과 임상적 특징

(1) VRSA(Vancomycin Resistant Staphylococcus Aureus) 반코마이신내성 황색포도상구균(VRSA) 감염증

(1.1) 정의

반코마이신 내성 황색포도알균 감염증은 반코마이신에 대한 감수성이 저하된 황색 포도알균 감염증으로 반코마이신 중등도내성인 VISA(Vancomycin Intermediate Staphylococcus Aureus)와 반코마이신에 내성인 VRSA(Vancomycin Resistant Staphylococcus Aureus)로 분류된다.

VISA와 VRSA에 의한 감염증은 반코마이신을 투여하는데도 불구하고 지속적으로 황색포도알균이 분리되는 등 치료효과가 저하되거나 반응을 보이지 않는 것으로 정의하고 있다.

VRSA 감염증은 대부분 당뇨나 신장질환 등의 기저질환이 있거나 이전에 MRSA(Methicillin Resistant Staphylococcus Aureus)에 감염된 환자, 삽입기구(중심정맥관 등) 사용환자, 그리고 반코마이신 투여환자에서 발생위험이 높은 것으로 알려져 있다.

우리나라 종합병원급 이상에서 분리되는 황색 포도알균의 70% 이상이 메티실린 내성이며, 이들 감염증 치료에 반코마이신 사용빈도가 증가하면서 반코마이신 내성균주의 출현 가능성이 높을 것으로 추정하였는데 우리나라에서도 반코마이신에 대한 감수성이 저하된 균주에 감염되어 사망한 사례가 1건 보고되면서, 2000년 VRSA가 표본감시전염병으로 지정되어 표본감시를 실시하고 있다.

(1.2) 질병특성

병원체 VISA와 VRSA는 반코마이신에 대한 내성을 제외하고는 황색 포도알균과 동일한 특성을 갖는다.

황색 포도알균은 그람 양성 구균 (직경 0.5 ~ 1.5㎛)으로 단일, 쌍, 또는 불규칙적인 포도 모양의 배열을 하고 있으며 비운동성이다.

포자를 형성하지 않으며 일반적으로 catalase를 생성하고 협막을 형성하지 않는다.

황색 포도알균은 건조에 대한 저항력이 강하여 건조된 물질에서도 수개월간 생존할 수 있다.

① 반코마이신 중등도 내성 황색 포도알균(VISA) 감염증 : 반코마이신의 최소억제농도가 4㎍/㎖에서 8㎍/㎖인 황색 포도알균에 의한 감염증을 보이는 자

② 반코마이신 내성 황색 포도알균(VRSA) 감염증 : 반코마이신의 최소억제농도가 16㎍/㎖ 이상인 황색 포도알균에 의한 감염증을 보이는 자

병원체보유자 : 감염증은 없으나 검체에서 반코마이신의 최소억제농도가 4㎍/㎖ 이상인 황색포도알균이 분리 동정된 자

성장 가능한 온도는 6.5~46℃이나 최적온도는 30~37℃이고, 최적 pH는 7.0~7.5이나 pH 4.2~9.3에서도 성장이 가능하며 일부 황색 포도알균은 외층에 협막모양의 점액층을 가지고 있어 균력을 증가시키기도 한다.

세포내 성분인 protein A는 황색 포도알균이 특징적으로 갖는 group 특이 항원으로서 보체 활성화작용, 국소 팽진과 발작 등의 작용을 한다.

세포외 분비 물질로는 coagulase, hemolysin, leucocidine, enterotoxin, exfolialin, staphylokinase 등이 있다.

이중 coagulase는 혈장중의 protrombin과 결합하여 혈장을 응고시키는 강력한 독성을 나타내는 것으로 황색 포도알균을 동정하는데 매우 중요하다.

임상에서 분리되는 황색 포도알균의 약 1/3정도는 사람에게 설사와 구토를 유발하는 외독소를 분비하며 이외 독소는 exfoliative toxin에 의한 피부열상증후군과 Toxic shock syndrome toxin에 의한 독소성 쇼크증후군을 일으킨다.

(1.3) 역학적 특징

황색 포도알균은 건강인의 20~30%가 비강에 보유하고 있으며 대부분 손을 매개로 한 접촉감염 혹은 자가 감염 등으로 감염되는 것으로 보고되어 있다.

황색 포도알균 감염증은 전 세계적으로 발생하며 주요 병원감염 균으로 신생아실, 중환자실, 수술실, 암 화학요법 치료실 등에서 문제가 되고 있다.

대부분이 기저질환 등으로 인해 장기간 반코마이신, 테이코플라닌 등의 glycopeptide계 항균제를 투여 받은 환자들에서 발생하고 있으나 반코마이신 투여력 없이 VISA나 VRSA 검출이 보고되기도 하였다.

- 환자관리 환자가 입원한 병원의 병원감염 관리지침에 따라 관리하고 병원 내 감염관리지침이 없는 경우에는 보건복지부에서 발간한 병원감염관리지침을 따른다.

※ VRSA의 감염관리는 반코마이신 내성장알균(VRE) 감염관리 수준으로 시행

- 접촉자관리 전염병 예방시설이나 시장, 군수, 구청장이 지정한 의료기관의 1인실(세면대와 화장실을 갖춘)에 입원시키는 것이 원칙이나, 곤란한 경우 같은 질환을 앓는자 나 재감염의 우려가 적은 환자와 공동격리 해야 한다.
- 예방 감염환자의 분비물과 체액을 다루는 의료인은 접촉 전후에 반드시 장갑을 착용하고 감염환자와 직접 접촉한 사람은 손 씻기와 손 소독을 철저히 해야 한다.

(1.4) 임상적 특징

황색 포도알균은 사람에게 기회감염 균으로 알려져 있고 또한 병원감염 균으로서 이환율과 사망률이 높은 것으로 보고되었다.

황색 포도알균 감염은 때론 급성과 화농성으로 나타나 치료하지 않을 경우 전이부위를 통하여 주위 조직이나 혈류로 확산되기도 한다.

황색 포도알균에 의한 감염은 모낭염, 화상, 봉소염, 농가진, 수술후 상처감염 등의 피부 감염과, 혈류감염, 폐렴, 관절염, 급성심내막염, 심근염, 뇌염, 수막염, 화농성, 비뇨생식기, 신경계, 복부기관의 농양 등의 중증감염이 있다.

(1.5) 발생현황

VISA는 1996년 일본에서 최초로 보고되었으며 이후 홍콩, 태국, 프랑스, 스페인, 그리스, 독일, 이탈리아, 영국, 호주, 브라질 등지에서도 다수의 VISA 감염증이 보고되었다. VRSA는 2002년 미국에서 처음 분리되어 2002년 2례, 2004년 1례, 2005년 3례, 2006년 1례, 2007년 2례 등 모두 9례가 보고되었다. 그 밖에 인도에서 2002년~2005년 총 4례의 VRSA 감염증이, 이란에서 2005년 2례의 VRSA 감염증이 보고되었다.

국내에서는 현재까지 VRSA는 보고되지 않았으나 1999년 서울지역 종합병원에서 VISA 1례가 처음 검출되었고 2006년 진단기준 변경 이후 2006년 1건, 2007년 6건, 2008년 15건, 2009년 7건이 보고되었다.

(2) VRE (Vancomycin Resistant Enterococcus)

Vancomycin resistant enterococcus는 현재까지 모든 항생제에 대하여 내성이 보이고, VRE에 의한 감염발생 시 이를 효율적으로 치료할 수 있는 항생제의 개발이 이루어지고 있지 않으며, VRE에 있는 vancomycin-resistant gene이 staphylococcus aureus와 같은 다른G(+)균으로 전이될 가능성 때문에 VRE에 의한

① 혈액에서 반코마이신의 최소억제농도가 32㎍/㎖이상 혹은 원판 확산법에서 억제환이 14 mm 이하인 장알균이 분리된 자

② 혈액에서 vanA 혹은 vanB 유전자가 검출된 장알균이 분리된 자

(2.1) 환자 및 접촉자관리

- 환자 처치 전후 손 씻기, 1회용 장갑사용 등의 접촉 주의를 실시함. 환자가 사용한 의료기기의 멸균 및 병실의 정기적인 소독을 실시한다.

(2.2) 역학적 특징

- 세계현황
  - E. faecalis는 반코마이신 내성률 1% 미만임. E. faecium에서 반코마이신 내성률은 독일, 그리스, 아일랜드, 이스라엘, 슬로베니아, 영국 등에서는 2-6%로 보고되고 있고 미국은 2007년 35%로 보고되고 있다.
- 국내현황
  - 국내 대학병원 및 종합병원에서 E. faecium의 반코마이신 내성률은 2007년에는 26%에서 2009년에는 37%로 매년 증가추세를 나타내고 있으며 E. faecalis는 반코마이신 내성률은 1% 미만이며, 특히 2009년 중환자실 병원감염 감시결과 E. faecium의 반코마이신 내성률은 약 42%로 보고되었다.
- 전파경로 : 사람간 접촉, 오염 표면 또는 환경 노출

(2.3) 임상적 소견

- 장알균은 위장관과 비뇨생식계에 상재하고 정상인에서는 쉽게 발병하지 않으나 노인, 면역저하 환자, 만성 기저질환자 또는 병원에 입원중인 환자에서 요로감염, 창상감염, 균혈증 등의 각종 기회감염증을 유발시킨다.

(2.4) 진단검사의학 소견

- 진단
  - 혈액에서 반코마이신의 최소억제농도가 32㎍/㎖이상 혹은 원판 확산법에서 억제환이 14mm 이하인 장알균이 분리된 자
  - 혈액에서 vanA 혹은 vanB 유전자가 검출된 장알균이 분리된 자

(2.5) 치료

- 감염증 치료시 경험에 의한 치료보다는 항생제 감수성 시험에 근거하여 감수성 있는 항생제로 치료하여야 한다.

(2.6) 예방

- 반코마이신에 내성 장알균의 감염 또는 보균자에 대하여는 환자격리를 실시한다.
- 전파방지를 위한 병원내 환경의 청결, 의료진의 손씻기와 장갑 착용 등을 주지시키고 중환자실 등 병원환경에 대한 정기적인 감시 등 이 필요하다.

(3) MRSA(Methicillin Resistant Staphylococcus Aureus)

(3.1) 정의

Methicillin resistant staphylococcus aureus란 staphylococcus aureus 중에서 oxacillin(methicillin), nafcillin, cephalosporin, imipenem, other B-lactams계 항생제에 내성을 나타내는 것으로 대부분 여러 가지 항생제에 내성을 갖고 있다.

MRSA는 내성이 전이되며 전파력이 강하고 토착화되기 쉬우며, 한번 토착화되면 관리가 매우 어려우므로 보건의료관련 감염관리의 중요한 대상이다.

MRSA 감염치료에 사용이 가능한 항생제는 제한이 되어 있어 치료가 어렵다.

① 혈액에서 옥사실린의 최소억제농도가 4㎍/㎖이상 혹은 원판확산법에서 억제환이 1mm 이하는 세포시틴의 최소억제농도가 8㎍/㎖이상 혹은 원판확산법에서 억제환이 21mm 이하인 황색포도알균이 분리된 자

② 혈액에서 mecA 유전자가 검출된 황색포도알균이 분리된 자

(3.2) 환자 및 접촉자관리

- 환자 처치 전후 손 씻기, 1회용 장갑사용 등의 접촉 주의를 실시함. 환자가 사용한 의료기기의 멸균 및 병실의 정기적인 소독을 실시하여야 한다.

(3.3) 역학적 특징

- 세계현황
  - 2008년 유럽 EARSS 보고에 따르면 MRSA율은 스웨덴 0.7%로 매우 낮은 반면 영국은 31%, 프랑스 25%로 보고되고 있다.
  - 2006~2007년 미국 중환자실 병원감염감시 결과 MRSA율은 56.8%이다.
- 국내현황
  - 국내 대학병원 및 종합병원 MRSA율은 약 70%로 나타났으며 특히 2009년 중환자실 병원감염 감시결과 89%로 보고되고 있다.
- 전파경로 : 사람 간 접촉

(3.4) 임상적 소견

- 임상증상
  - 사람의 피부나 구강인후점막의 상재균인 포도알균 중 메티실린 내성을 나타내는 균으로 화농성 염증, 식중독, 패혈증 등 다양한 감염증을 유발시키다.
  - 주요 병원 감염균으로 신생아실, 중환자실, 수술실 등에서 문제가 되고 있다.

(3.5) 진단검사의학 소견

- 진단
  - 혈액에서 옥사실린의 최소억제농도가 4㎍/㎖이상 혹은 원판확산법에서 억제환이 10mm 이하 또는 세포시틴의 최소억제농도가 8㎍/㎖이상 혹은 원판확산법에서 억제환이 2mm 이하인 황색포도알균이 분리된 자
  - 혈액에서 mecA 유전자가 검출된 황색포도알균이 분리된 자

(3.6) 치료

- 감염증 치료 시 경험에 의한 치료보다는 항생제 감수성 시험에 근거하여 감수성 있는 항생제로 치료한다.

(3.7) 예방

- 감염된 환자, 감염원과 접촉한 의료인의 손 또는 오염된 의료기구 등을 통해서 전파되므로 접촉주의가 요구된다.
- 의료기구 사용 시 무균적 시행이 반드시 필요하고 병실의 정기적인 소독이 요구된다.

(4) MRPA(Multidrug-Resistant Pseudomonas Aeruginosa)

카바페넴계, 아미노글리코사이드계, 플로로퀴놀론계 항생제에 모두 내성인 다제내성녹농균(Multidrug-Resistant Pseudomonas Aeruginosa)에 의한 감염 질환

카바페넴계	아미노글리코사이드계	플로로퀴놀론계
이미페넴 또는 메로페넴	아미카신 또는 젠타마이신 또는 토브라마이신	시프로삭신 또는 레보프로삭신

※ 내성기준은 CLSI (M100-S20, 2010) 지침에 근거

(4.1) 환자 및 접촉자관리

- 환자 처치 전후 손 씻기, 1회용 장갑사용 등의 접촉 주의를 실시함. 환자가 사용한 의료기기의 멸균 및 병실의 정기적인 소독을 실시하여야 한다.

(4.2) 역학적 특징

- 세계현황
  - 3가지 계열이상의 항생제에 내성을 갖는 다제내성녹농균은 전세계적으로 증가하는 추세이고 미국의 중환자실감시에서 1993년 4%에서 2002년 14%로 증가하였고(4개계열중 3개 이상에 내성), 유럽의 EARSS 보고에서는 2007년 17.2%로 나타남(5개계열중 3개이상에 내성)
- 국내현황
  - 중소병원에서 다제내성률이 23.1%(2006)로 보고되고 있으며 종합병원급에서의 카바페넴 내성률

은 29%(2006)로 보고된 이래 증가 추세이다.

- 전파경로 : P. aeruginosa는 상재균으로 자가 감염이 될 수 있으나 다제내성균은 흔히 병원에서 병원감염의 형태로 나타난다. 오염된 의료기구, 의료인의 손등을 통해 전파된다.

(4.3) 임상적 소견

- 임상증상
  - 피부감염, 욕창, 각막염, 중이염, 심내막염, 폐렴, 균혈증, 패혈증, 수막염과 뇌종양 등이 유발하고 주요 병원감염 원인으로 흔히 요로감염과 인공호흡기관련 폐렴 등이 발생되고 있다.

(4.4) 진단검사의학 소견

- 진단 : Pseudomonas aeruginosa로 동정된 균주가 항생제 감수성시험에서 카바페넴계, 아미노글리코사이드계, 플로로퀴놀론계 항생제에 모두 내성

카바페넴계	아미노글리코사이드계	플로로퀴놀론계
이미페넴 또는 메로페넴	아미카신 또는 젠타마이신 또는 토브라마이신	시프로삭신 또는 레보프로삭신

※ 내성기준은 CLSI (M100-S20, 2010) 지침에 근거

(4.5) 치료

- 녹농균은 항생제 내성 획득이 빠르므로, 감염증 치료 시 경험에 의한 치료보다는 항생제 감수성 시험에 근거하여 감수성 있는 항생제로 치료하여야 한다.

(4.6) 예방

- 감염된 환자, 감염원과 접촉한 의료인의 손 또는 오염된 의료기구 등을 통해서 전파되므로 접촉주의가 요구된다.
- 의료기구 사용 시 무균적 시행이 반드시 필요하고 병실의 정기적인 소독이 필요하다.

(5) MRAB(Multidrug-Resistant Acinetobacter Baumannii)

카바페넴계, 아미노글리코사이드계, 플로로퀴놀론계 3개 계열 항생제 내성 다제내성아시네토박터바우마니균(Multidrug-Resistant Acinetobacter Baumannii)에 의한 감염 질환

카바페넴계	아미노글리코사이드계	플로로퀴놀론계
이미페넴 또는 메로페넴	아미카신 또는 젠타마이신 또는 토브라마이신	시프로삭신 또는 레보프로삭신

※ 내성기준은 CLSI (M100-S20, 2010) 지침에 근거

(5.1) 환자 및 접촉자관리

- 환자 처치 전후 손씻기, 1회용 장갑사용 등의 접촉 주의를 실시함. 환자가 사용한 의료기기의 멸균 및 병실의 정기적인 소독을 실시한다.

(5.2) 역학적 특징

- 세계현황
  - 3가지 계열이상의 항생제에 내성을 갖는 다제내성아시네토박터바우마니는 전세계적으로 증가하는 추세이고 영국 중환자실 혈류감염균의 카바페넴 내성률은 1998년 0%에서 2006년 55%로 증가하였고 2006~2007년 미국 중환자실 병원감염감시 결과 카바페넴 내성률은 29.2%였다.
- 국내현황
  - 종합병원에서 분리되는 Acinetobacter baumannii의 내성률은 해마다 증가하는 경향이 있으며 2009년 imipenem 내성률은 51%였고 amikacin, ciprofloxacin과 ceftazidime 내성률은 각각 47%, 71%, 70%였다.
  - 2008년 6월~2009년 7월 동안 국내 중환자실 병원감염감시 결과 카바페넴 내성률은 68.9%였다.
- 전파경로 : 사람간 접촉, 오염 표면 또는 환경 노출

(5.3) 임상적 소견

- 임상증상
  - 건강인은 감염위험이 매우 적으나 면역저하자, 만성폐질환자, 당뇨환자는 감염에 보다 취약함. 입원환자, 특히 인공호흡기구 착용자, 장기간 입원환자는 감염 위험성이 높다.
  - 폐렴, 혈류감염, 창상감염을 유발하여 감염에 따라 다양한 증상을 나타내며 폐렴의 전형적인 증상은 발열, 오한, 기침등이 유발된다.

(5.4) 진단검사의학 소견

- 진단 : 카바페넴계, 아미노글리코사이드계, 플로로퀴놀론계 3개 계열 항생제에 모두 내성을 나타내는 아시네토박터바우마니균이 분리된 자

카바페넴계	아미노글리코사이드계	플로로퀴놀론계
이미페넴 또는 메로페넴	아미카신 또는 젠타마이신 또는 토브라마이신	시프로삭신 또는 레보프로삭신

※ 내성기준은 CLSI(M100-S20, 2010) 지침에 근거

(5.5) 치료

- 감염증 치료시 경험에 의한 치료보다는 항생제 감수성 시험에 근거하여 감수성있는 항생제로 치료하여야 한다.

(5.6) 예방

- 감염된 환자, 감염원과 접촉한 의료인의 손 또는 오염된 의료기구 등을 통해서 전파되므로 접촉주의가 요구된다.
- 의료기구 사용 시 무균적 시행이 반드시 필요하고 병실의 정기적인 소독이 필요하다.

(6) CRE(Carbapenem-Resistant Enterobacteriaceae)

카바페넴계 항생제 내성 장내세균속 균종(Carbapenem-Resistant Enterobacteriaceae)에 의한 감염 질환

카바페넴계 항생제에 내성을 나타내는 장내세균속균종이 분리된 자

– NDM-1 등의 카바페넴 분해효소 생성이 확인된 자는 별도 신고

※ 내성기준은 CLSI (M100-S20-U, 2010) 지침에 근거

(6.1) 환자 및 접촉자관리

- 환자관리 : NDM-1, KPC 등의 카바페넴분해효소를 생성하는 CRE로 진단된 경우 격리가 필요함. 환자의 접촉 전, 후에 반드시 손씻기를 하고 환자의 체액에 노출될 수 있는 작업 중에는 장갑, 가운, 마스크 등을 착용하여야 한다.
- 접촉자관리 : NDM-1, KPC 등의 카바페넴분해효소를 생성하는 CRE로 진단된 경우에 한하여, 환자와 접촉한 병원인력, 보호자, 동일병실 입원환자에 대해서는 검체를 채취하여 검사를 의뢰하여야 한다.

(6.2) 역학적 특징

- 세계현황
  - 전 세계적으로 카바페넴내성 장내세균속균종 중 VIM, IMP형 카바페넴 분해효소를 생성하는 균종에 의한 환자 발생은 산발적으로 보고되어 왔고, KPC(Klebsiella pneumoniae carbapenemase) 생성균주는 2001년 미국에서 처음 보고된 이후 미국 내 발생이 증가하고 있으며 남미, 중국, 프랑스, 이태리, 이스라엘 등 세계 각지에서 보고되고 있다.
  - NDM-1(New Delhi metallo beta lactamase)을 생산하는 CRE(Carbapenem-Resistant Enterobacteriaceae)는 2009년 처음 보고되었고 인도, 파키스탄, 방글라데시, 영국, 미국, 캐나다, 호주 등에서 발생되며, 주로 유행지역(인도, 파키스탄 등) 여행자와 유행지역에서 의료서비스를 받은 사람들이 감염된 것으로 보고되고 있다.
- 국내현황
  - 카바페넴 내성 장내세균의 분리율은 1% 미만으로 보고되고 있으나 2010년 CLSI guideline의 변경으로 분리율이 늘어날 것으로 예상된다.
  - 우리나라에서는 2003~2004년 카바페넴분해효소(VIM-2)를 생산하는 Serratia marcescens, Klebsiella pneumoniae, Enterobacter cloacae, Providencia rettgeri가 보고된 바 있으며 2010

년에는 KPC-2를 생산하는 Klebsiella pneumoniae가 처음 보고되었으나, NDM-1 생성 카바페넴내성 장내세균속균종에 의한 감염증은 아직까지 보고된 바 없다.

- 전파경로 : 카바페넴 분해효소를 생성하는 카바페넴내성 장내세균은 주로 의료기관내에서 전파되는 것으로 보고되고 있다.

(6.3) 임상적 소견

- 임상증상
  - 장내세균속은 임상검체에서 분리되는 전체균주의 1/3, 그람음성간균의 80%를 차지하며 주로 요로감염을 일으킴. 그 외 위장관염, 폐렴 및 패혈증 등 다양한 감염증을 유발시키다.
  - 카바페넴 내성을 나타내는 경우 여러 계열 항생제에 다제내성을 나타내는 경우가 많아 치료가 어렵다.

(6.4) 진단검사의학 소견

- 진단
  - 환자 : 임상검체에서 분리된 장내세균속 균종중, 항생제 감수성시험에서 카바페넴계 항생제 중 하나라도 내성인 경우

※ NDM-1 등의 카바페넴 분해효소 유전자를 확인한 경우에는 별도로 신고 및 보고하여야 한다.

※ 내성기준은 CLSI (M100-S20-U, 2010) 지침에 근거

(6.5) 치료

- 환자에게서 분리된 카바페넴내성 장내세균의 항생제 감수성을 파악하여 감수성 및 환자의 상태에 따라 적절한 항생제 사용한다.

(6.6) 예방

- 환자와의 접촉을 통한 감염, 의료기구에 의한 전파를 예방하기 위해서는 손씻기 등 개인위생 관리를 철저히 하여야 한다.
- KPC, NDM-1을 생성하는 CRE는 주로 의료기관내에서 전파되는 것으로 보고되고 있어 의료기관에서는 카바페넴 내성 장내세균이 분리되는지 감시하고, 분리되는 경우에는 환자접촉주의, 철저한 개인보호 장구 사용, 접촉자 검사 등 감염관리를 통해 확산을 방지해야 한다.

(7) 조류인플루엔자 인체감염증(Avian influenza Infection in humans)

조류 인플루엔자 (2010년 5월 현재 H5N1형) 바이러스의 인체 감염에 의한 급성호흡기감염병

■ 신고범위 : 환자, 의사환자

■ 신고시기 : 즉시 신고

■ 신고를 위한 진단기준

- 환자 : 의심 또는 추정환자의 기준에 부합되면서 질병관리본부 국립보건연구원에서 다음 검사방법 등에 의해 조류 인플루엔자 바이러스 병원체 감염이 확인된 경우이다.
  - H5N1 바이러스 분리
  - 두 가지 서로 다른 PCR target(예, 인플루엔자 A와 H5 HA)을 이용한 H5 PCR 양성
  - 증상 발현 후 7일 이내 채취한 급성기 혈청과 회복기 혈청에 대한 H5N1 중화시험 결과 중화항체가의 4배 이상의 상승. 단, 회복기 혈청의 중화항체가는 1:80 이상이어야 함
  - 증상발현 14일 이후에 채취한 단일 혈청에서 H5N1 마이크로중화 항체가가 1:80 이상이며 다른 혈청검사 양성 결과(예, 말(馬) 혈구를 이용한 혈구응집억제시험 항체가 1:160 이상 또는 H5 특이 웨스턴블롯 양성)
- 의심환자 :

① 의심환자 : 38℃ 이상의 발열을 동반한 기침, 숨가쁨(shortness of breath), 호흡곤란 등 급성 하부호흡기감염 증상을 보이면서 증상 발현 10일 이내에 다음 역학적 특성 중 하나 이상의 경우에 해당된다.

- 의심환자, 추정환자 또는 환자와 1미터 내에서 긴밀한 접촉(예, 간병, 대화, 만지기 등)이 있다.
- 동물이나 사람에서 조류 인플루엔자가 발생한 지역에서 가금류 또는 야생조류 또는 그들의 몸체 일부 또는 그 사체(死體)에 대한 노출, 또는 그들의 분변에 오염된 환경에 의한 노출(운반 등 각종 취급, 살처분, 털뽑기, 도축, 조리 및 조리 준비 과정 등)이 있다.
- 동물이나 사람에서 조류 인플루엔자가 발생한 지역의 가금류를 생으로 또는 덜 익혀 먹은 적이 있다.
- 가금류나 야생조류가 아니더라도 조류 인플루엔자 바이러스에 감염된 것으로 확인된 동물(예, 고양이나 돼지 등)과 긴밀한 접촉이 있다.
- 실험실이나 기타 환경에서, 조류 인플루엔자 바이러스를 함유하고 있을 것으로 의심되는 동물이나 사람의 검체를 취급한 적이 있다.

② 추정환자

- 의심환자 기준을 만족하면서 다음 중 하나 이상의 조건을 만족하는 경우이다.
  - · 흉부 엑스선 상 급성 폐렴 소견을 보이면서 호흡부전(저산소증, 심한 빈호흡)이 있다.
  - · 인플루엔자 A 감염에 대해서 실험실적으로 양성 판정을 받았으나 조류 인플루엔자 바이러스 감염에 대한 실험실적 근거가 충분하지 않다.
- 원인 미상의 급성 호흡기 질환으로 사망한 사람으로서, 추정환자 또는 환자와 시간, 공간 및 노출력과 관련하여 역학적 연관성이 있다고 간주되는 경우이다.

※ 다만, WHO 유행기준에 의거하여 Phase 4 이상의 상황이 선언되었을 시, 의심환자는 역학적 연관성 없이 임상적 특징만으로도 진단이 가능하며, 이 경우 의심환자 기준은 보건복지부 장관이 별도로 정한다.

(7.1) 환자 및 접촉자 관리

- 환자관리
  - 의심환자, 추정환자, 환자 모두 격리
  - 항바이러스제를 치료 용량으로 투여
  - 환자 상태에 따른 대증 치료
- 접촉자 관리
  - 환자의 가족, 환자가 방문한 의료기관 종사자 등의 접촉자에게는 항바이러스제를 예방적으로 투여한다.
  - 5일, 10일 능동 감시를 통하여 증상 발생 여부를 확인한다.
  - 의심증상 발생 시 즉시 검체를 채취하고 격리하여 치료한다.
  - 대유행 인플루엔자 유행 단계에 따라 변경 가능하다.

(7.2) 역학적 특징

- 세계현황
  - 조류 인플루엔자는 정상적으로는 조류에서 유행하는 질병이나 인간에서도 조류 인플루엔자의 감염이 일어났고 특히 1997년 홍콩과 2003년 이후 태국과 베트남, 캄보디아, 중국, 인도네시아 등의 아시아 국가와 유럽국가 (아제르바이젠), 아프리카(지부티, 이집트)에서 H5N1 인플루엔자에 의한 인체감염 사례가 발생하고 있다.
  - 2008년 12월 16일 현재 전세계 15개국에서 391명이 발생하여 247명이 사망하였다.
- 국내현황 : 국내에서는 환자 발생 없었다.
- 전파경로

  대부분의 인체감염사례는 조류 인플루엔자 바이러스에 감염된 가금류(닭, 오리, 칠면조 등)와의 접촉 또는 감염된 조류의 배설?분비물에 오염된 사물과의 접촉을 통해 발생하며, 2006년 8월말 현재 매우 드물게 사람간의 전파가 보고되고 있으나 향후 바이러스의 변이 등을 통해 사람간의 전파가 용이해질 가능성이 있다.

(7.3) 임상적 소견

- 잠복기 : 7일 (3 내지 10일)
- 임상증상 : 발열, 기침, 근육통 등 전형적인 인플루엔자 유사증상(Influenza-like illness)부터 안구감염, 폐렴, 급성호흡기부전 등 중증 호흡기 질환까지 다양하다.
- 사망률 : 60%

(7.4) 진단검사의학 소견

- 검체종류 및 채취시기

<table>
<tr><th>검사
방법</th><th>검체
종류</th><th colspan="2">종류</th><th>용량</th><th>채취시기</th><th>비고</th></tr>
<tr><td rowspan="2">항체검사</td><td rowspan="2">혈액</td><td>급성기
(1차)</td><td rowspan="2">Plain 튜브</td><td rowspan="2">3~5
ml 이상</td><td>증상발현 후
7일 이내</td><td rowspan="2">역학조사 또는 연구를 위하여
필요한 경우 Plain 및 EDTA
tube에 채취</td></tr>
<tr><td>회복기
(2차)</td><td>1차 채취
2주 후</td></tr>
<tr><td rowspan="2">바이러스
분리/
유전자
검사</td><td rowspan="2">호흡기
검체</td><td colspan="2">하기도
(비인후흡입물, 폐포세척액,
폐조직 등)</td><td rowspan="2">바이러스
수송배지/
무균용기
(~3ml)
1~2개</td><td rowspan="2">증상발현 후
3일 이내</td><td>환자가 삽관을
하고 있는 경우</td></tr>
<tr><td colspan="2">상기도
(인후도찰물, 비인후도찰물,
비강도찰물 등)</td><td></td></tr>
</table>

※ 단일혈액만 채취할 경우 증상발현 14일 후에 채취한다.

※ 호흡기 검체의 경우 필요시 호흡기 (다른 일자) 및 기타 검체 (대변, 척수액 등) 가능하다.

- AI 인체감염 실험실 진단기준
  - 다음의 4가지 방법 중 한 가지 이상이 양성인 경우
    1. H5N1 바이러스 분리
    2. 두 가지 서로 다른 PCR target (예, 인플루엔자 A와 H5 HA)을 이용한 H5 PCR 양성
    3. 발증 후 7일 이내 채취한 급성기 혈청과 회복기 혈청에 대한 H5N1 중화시험 결과 중화항체가의 4배 이상의 상승. 회복기 혈청의 중화항체가는 1:80 이상이어야 한다.
    4. 발증 14일 이후에 채취한 단일 혈청에서 H5N1 마이크로중화 항체가가 1:80 이상이며 다른 혈청검사 양성 결과(예, 말 혈구를 이용한 혈구응집억제시험 항체가 1:160 이상 또는 H5 특이 웨스턴블롯 양성)

    ※ 참고문헌 : 세계보건기구 인플루엔자(H5N1) 인체감염증 사례 정의 (WHO case definitions for human infections with influenza A (H5N1) virus, WHO 2006.8)

(7.5) 치료

- 의심 환자가 발생하게 되는 경우 항바이러스제를 조기에 투약
- 환자의 증상 및 경과에 따라 치료

(7.6) 예방

- 최대한 감염된 조류나 조류 분변에 노출되지 않도록 주의

- 손 씻기 등의 개인위생 강화
- 감염된 조류나 조류 분변에 노출이 불가피한 경우
  - 제시된 기준에 따른 적절한 개인보호구 착용
  - 적절한 항바이러스제의 예방적 투여
  - 위험 요소에 노출된 뒤 스스로 인플루엔자 유사증상 발생 시 조기에 의료기관 방문하여 조류인플루엔자 인체감염증 여부를 확인

(8) 효과적인 감염관리 전략

결과를 '관리' 하려면 원인을 찾는 것이 필수적이다.

다제내성균의 온상은 병원, 요양원 등 의료시설이며, 의료관련감염을 없앤다면 대부분의 다제내성균은 출현하지도 않고, 또 사라질 것이다. 따라서 의료관련 병원균의 획득과 감염이 다제내성균이 출현하고 확산되는 일차적인 원인 이라고할 수 있다.

반대로, 다제내성균이 의료관련감염의 주요 병원균이라고 해도 다제내성균을 박멸한다고 해서 의료관련감염을 제거할 수는 없다.

현재 다제내성균 관리가 의료관련감염의 가장 중요한 요소로 감염관리의 자원이 집중되고 있지만, 그 효과는 여전히 논란이 많다.

5. 결론

우리나라는 의료환경에서 이미 다제내성균 비율이 아주 높거나 증가하고 있다.

다제내성균 문제를 해결하는 것은 국가 보건의 중요한 문제로 대두되고 있다. 감염관리전문가가 리더쉽을 가지고 감염관리 지침을 적용하고 평가하는 것,

다제내성균에 대한 교육, 적절한 항균제 사용, 다제내성균의 감시, 다제내성균 전파를 예방하는 접촉주의 준수, 환경관리, 탈 집락화 등의 요소를 의료기관들이 자체적으로 적용하는 것 외에 국가적인 차원의 적용과 지원이 필요하다.

7장. HIV 환자의 오염물 관리

1. 정의

후천성면역결핍증후군(Acquired immune deficiency syndrome, AIDS)을 일으키는 원인균으로 분비액 및 혈액 등에 의해 감염되며 신체의 세포면역 기능을 현저히 떨어트려 감염과 악성종앙을 일으킨다.

2011년 12월말 질병관리본부의 통계에 의하면 국내 HIV감염보균자의 숫자는 888명이며 누적 감염인원수는 8,544명으로 집계 발표하였다.

감염인에 대한 의료현장에서의 편견과 차별적 낙인을 없애고 감염인의 인권적, 윤리적 차원에서 치료접근권을 보장하며, 다중복합 의료시설에서의 전염성 전파행위를 방지하기 위하여 최대한의 방어체계를 가동하여 감염위험계층의 2차 위험전파를 억제하는데 있다.

2. 환자 진료

- 문진을 하여 법정전염병(제1군~제5군), 지정전염병, 유행성 감기, 간염, 결핵 등의 환자의 병력정보를 익명으로 획득한다.
- 의료기관장에게 보고 및 감염방지 시스템 가동을 준비한다.
- 지정된 룸 또는 구역에 환자를 암묵적으로 경리한다.
- 체어 및 테이블, 시트 등 전파가능범위는 표면덮개처리를 한다.

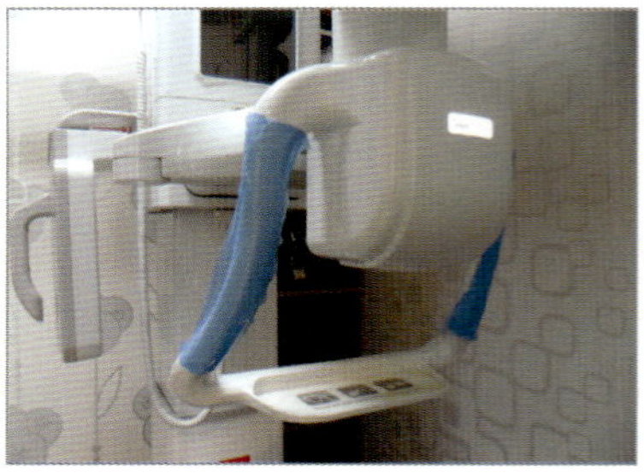
표면덮개

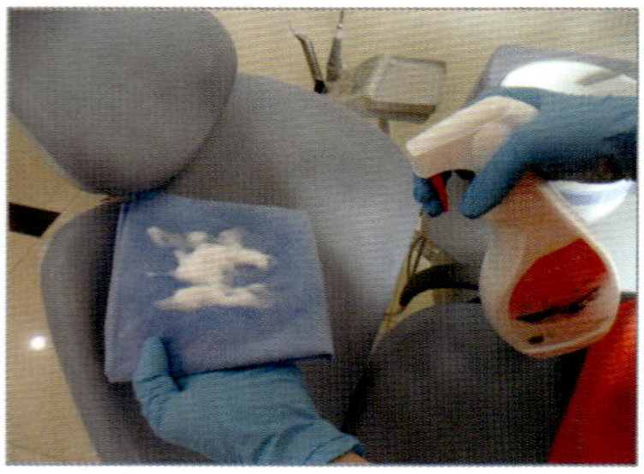
표면소독(거품 소독제)

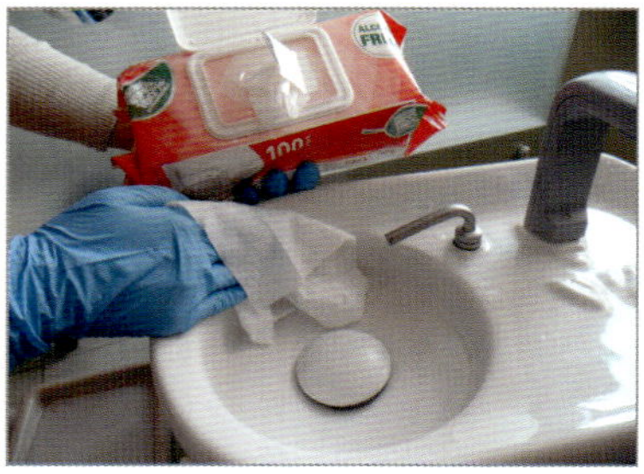
타구 소독(티슈 소독제)

3. 의료장비 및 물품준비

- **의료장비**

  유니트, 체어의 헤드레스트, 시트, 타구, 각종표면은 티슈타입 소독제로 세정을 하고 바닥 및 체어 모니터, x-ray 접촉부위(손잡이)를 진료 후 세척하도록 한다.

- **물품준비**

  법정전염병 보균자에게 사용되는 기본적인 재료는 전용 케이스를 별도로 관리 보관하여 최소한의 치료에 대응할 수 있도록 한다(기본 bur, 기본파일, 애칭, 브러시, 레진 기타).

- **기본 보호용 물품(일반 사항)**

  보안경, 마스크, 장갑, 에이프런(끈 포함), 종이컵, 멸균 팩(종류 별), 핀셋, 테이블커버용 종이패드, 종이 트레이(별도제작), 표면비닐, 석션 클리너, 티슈 소독제, 구멍포(종이류), 이동용 바스켓, HIV 표시용 스티커

4. 오염물 처리 관리

(1) 혈흔이 베인 기구 관리

사용된 기구는 준비한 오염되지 않은 핀셋으로 오염물을 잡고 멸균 팩에 밀봉 포장되어 소독실로 이동 조치한다.

규정된 소독 액에 유효침전에 맞게 침전한 후 초음파세정을 거쳐 건조하도록 한다.

오염된 기구는 개방(0pen), 이완(unlock), 분해(disaassemble)하여 모근표면에 스팀이 접촉하도록 한다.

멸균 팩에 포장하여 멸균(134°C)하며 기구는 다른 환자에게 사용하여도 무방하다.

※ 인젝션 시린지에 니들을 분리하지 않고 니들부분을 구부린 채 멸균 팩에 담아 멸균처리 후 손상성 폐기물 처리한다.

(2) 혈흔이 베인 의료폐기물

혈흔이 베인 거즈 및 코튼 롤, 교합지, 치실 등은 준비한 오염되지 않은 핀셋으로 오염물을 잡고 멸균 팩에 담아 밀봉 포장되어 소독실로 이동 조치한다.

압착기를 이용하여 최대 3회 실링하여 멸균 처리 후 의료 폐기물 처리한다.

(3) 혈흔이 베인 일반폐기물

사용된 장갑, 마스크 등은 진료가 끝나면 그 자리에서 탈의하여 준비된 멸균 팩에 포장하여 소독실로 이동시키고, 압착기를 이용하여 최대 3회 실링하여 멸균 처리 후 의료 폐기물 처리한다.

이상적인 방법은 오염 폐기물 처리하여 소각을 원칙으로 하나, 일반 의원의 경우는 오염물이 공기로 혼류되는 확산을 차단하기위해 오염물 전체를 멸균 팩에 포장, 멸균 처리하여 의료폐기물로 보관하는 것을 권장한다.

※ 오염물이 담긴 멸균 팩 표면에는 HIV표시 스티커를 부착하여 이동 또는 잠시대기 과정에서도 오염 전파의 경각심을 알리도록 한다.

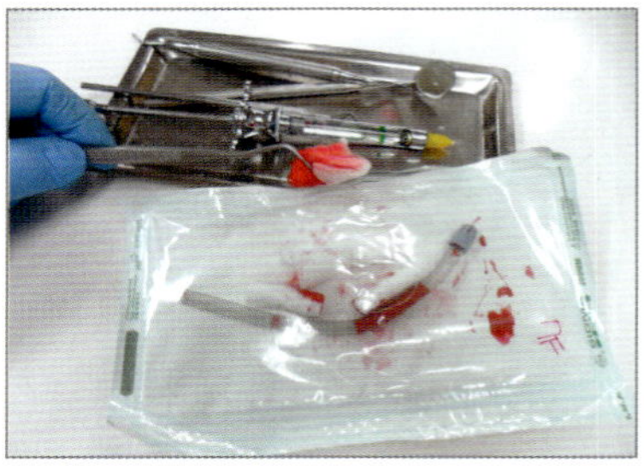
의료폐기물 경리

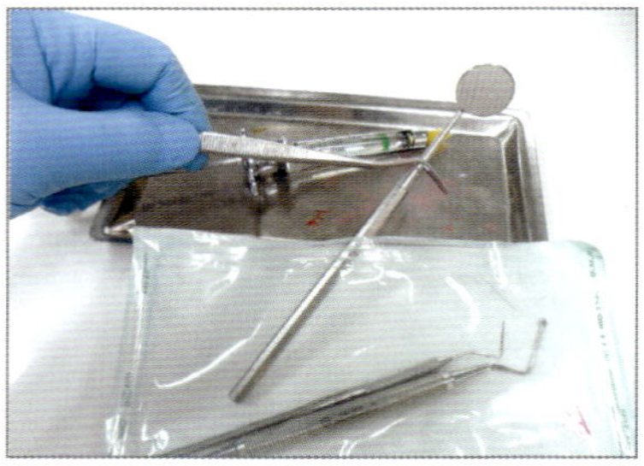
오염기구 경리

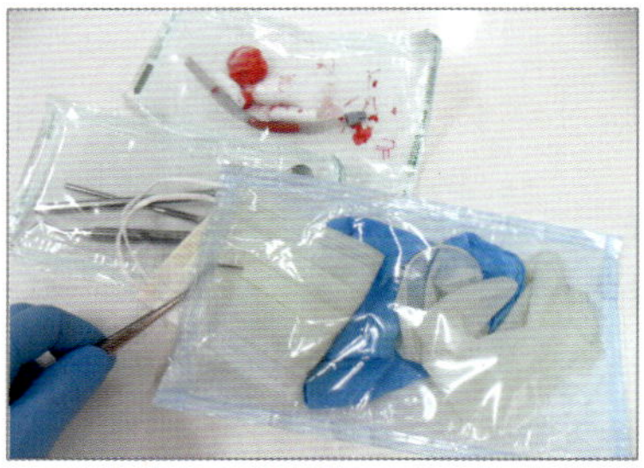
일반 의료폐기물 경리

(4) 혈액이 베인 오염 폐기물

혈액이 베인 발거 한 치아 도는 적출물 인체조직은 멸균 팩에 담아 압착기를 이용하여 최대 3회 실링하여 멸균 처리 후 의료 폐기물 처리한다.

또는 외부에 의뢰하여 소각, 오염폐기물로 처리할 수 있다.

※ 오염물이 담긴 멸균 팩 표면에는 HIV표시 스티커를 부착하여 이동 또는 잠시대기 과정에서도 오염 전파의 경각심을 알리도록 한다.

(5) 혈액 및 체액 관리

HIV환자가 진료과정에서 타구에 뱉는 혈흔이 유니트바디 주변으로 흘러있거나 바닥으로 튀어 고여 있을 경우 종이나 티슈에 염소화합물 원액(락스)을 흡착시켜 혈액이나 체액을 빨아들이고 10분간 노출 시킨다.

경과 후 오염된 바닥과 장비표면은 티슈 소독제를 이용하여 세척하고 오염된 티슈나 종이는 멸균 팩에 포장하여 멸균처리 후 의료폐기물로 처리할 수 있다.

(6) HIV 환자의 오염물이 담긴 바스켓은 맨 손으로 잡고 이동하여도 무방하며, 내부는 표면 소독액으로 세정한다.

5. 직원의 진료보조 관리

심한 상처나 수포성 피부염을 가진 직원은 HIV양성 환자를 진료보조하지 않는다.

임플란트 수술의 경우는 무균술을 엄격하게 준수하고 수술이 끝나면 수술실에 나오기 전에 모든 그레이프 및 헤어캡, 마스크, 장갑, 덧신은 멸균 팩에 포장과 멸균처리 후 의료 폐기물 처리한다(보안경은 CDC가 권장하는 소독제 거품타입을 이용하여 표면세정을 한다).

만약 세탁용 린넨(구멍포, 수술 가운)의 경우는 소독용액이 침전된 유텐설(멸균용)에 담긴 채로 소독실로 이동한다.

소독용액의 유효침전시간을 맞추어 건조와 세탁을 거친 후 멸균처리 한다.

린넨이 환자의 혈액으로 심하게 오염되었을 경우 소독액 침전 및 세탁을 금지하고 바로 멸균 팩에 최대 3회 실링한 후 멸균 처리하여 의료폐기물에 처리한다.

또는 소각 및 오염 폐기물 처리하도록 외부에 의뢰하도록 한다.

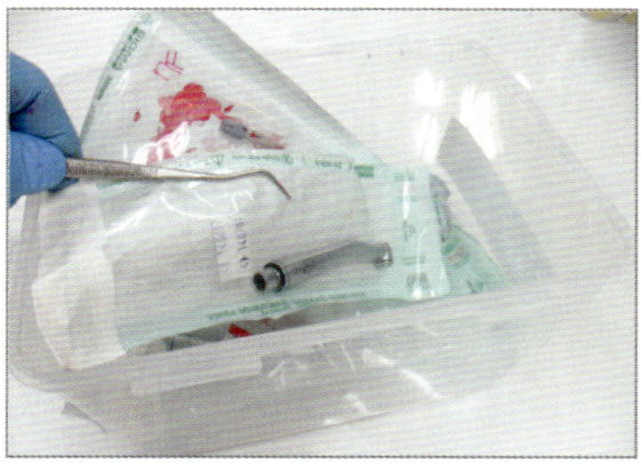

바스켓 경리

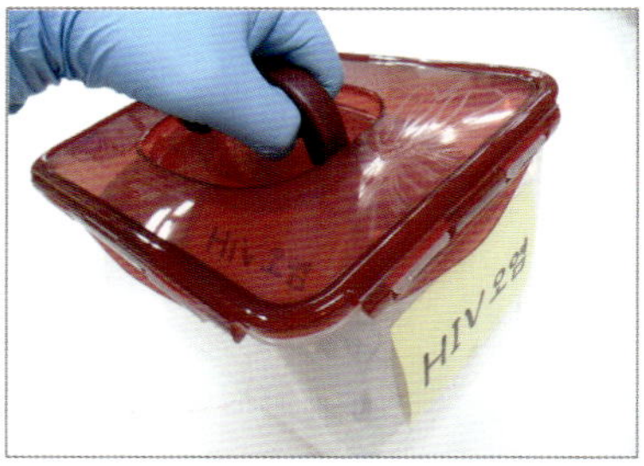

바스켓 이동

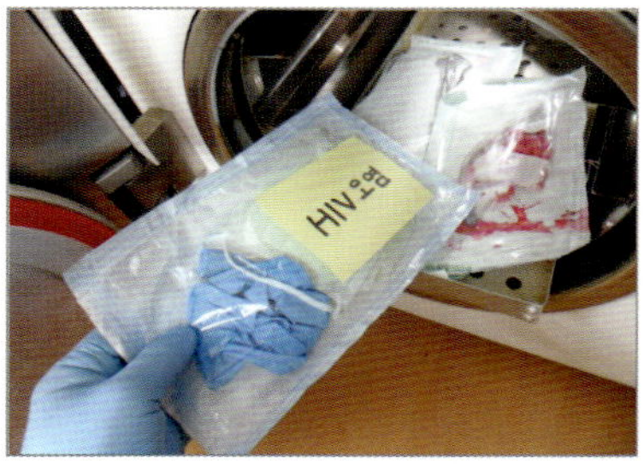

멸균 처리

6. 일반 주의사항

- 손 씻기는 반드시 CDC가 권장하는 손 소독제 (알코올 70%) 를 사용하도록 한다(세척수 및 핸드 타월 사용금지).
- HIV 양성 환자를 진료하는 무든 의료인은 가운, 마스크, 보안경을 착용한다.
- HIV 양성 환자 처치 전 후에 알코올 70%용액에 손 씻기를 수행한다.
- HIV 양성 환자의 혈액이나 체액이 피부에 묻었을 경우 즉시 알코올 70% 용액에 세척하도록 한다.
- HIV 양성 환자의 혈액이나 체액이 눈, 코, 또는 점막에 묻었을 경우 깨끗한 물이나 생리식염수로 헹군다.
- HIV 양성 환자 처치 시 주사바늘, 스케일러 텁, 파일, bur, 메스 및 예리한 날카로운 기구를 사용할 때는 도구에 찔리지 않도록 각별히 주의하며 장갑을 착용 한다.
- HIV 양성 환자의 혈액에 노출(찔림, 베임)되었을 때는 즉시 의료기관장과 감염관리자에게 보고한다.

7. HIV 노출 시 응급조치사항

① 찔린 경우 즉각 상처부위를 짜고 비눗물로 세정하고 베타딘, 히비탄, 알코올 등의 소독제로 소독한다. 노출 후 투약은 가능한 빨리 시작해야하고 노출 후 1~2시간 이내에 시작하는 것을 권장 한다.

② 안구 및 점막에 튄 경우 노출된 부위를 즉각 생리식염수로 세정한다.

③ 의료기관장이나 감염관리자는“직무 중 감염노출 사고 보고서”를 작성한다.

④ 치료는 항 HIV 치료제인 뉴클레오타이드계열의 역전사효소 zidovudine(ZDV)을 하루에 1.000~1.200mg 용량으로 4~6주간 복용한다.

또는 lamivudine (3TC), 단백질억제제인 indinavir (IDV)가 대표적 HIV 감염원에 직업적으로 노출된 의료종사자는 exposure code (EC), HIV status code (HIV SC)를 사용하여 HIV 예방치료 단계를 결정 한다.

⑤ HIV 감염증상이 나타나는지 관찰하고 HIV 항체 검사를 노출 후 즉시 6주, 3개월, 6개월에 실시한다.

⑥ 노출 후 검사 기간 중에는 가능한 헌혈이나 성 관계는 피한다.

⑦ 의료기관장은 직원(근로자)이 감염인 이라는 이유로 근로관계에 있어서 차별대우를 해서는 안되며, 근로자에게 후천성면역결핍증에 관한“검진결과서”를 제출하도록 요구할 수 없다(후천성면역결핍증 예방법 제3조 제5항).

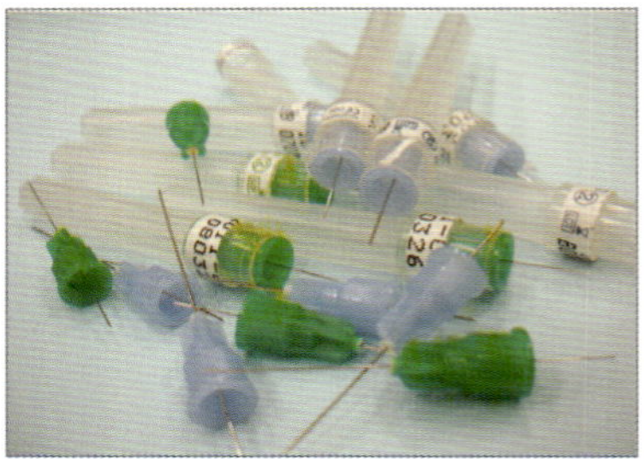

날카로운 기구(바늘)

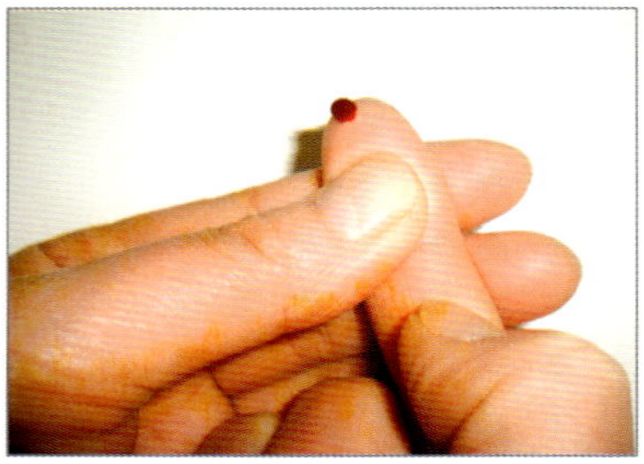

바늘에 찔림

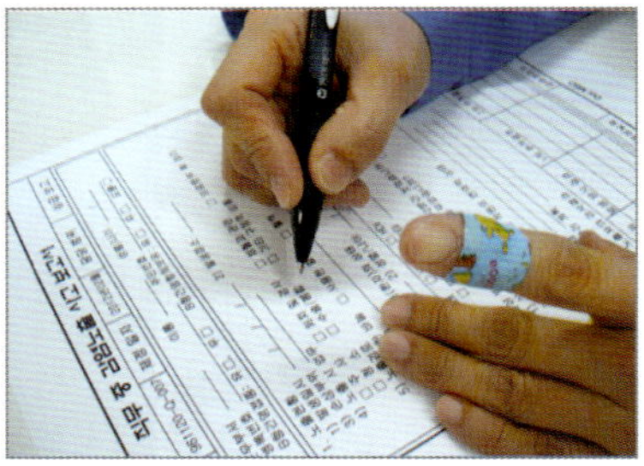

감염노출 보고서

8. HIV 예방치료지침 - Basic regimen

① EC 1/HIV SC 2 또는 EC 2/HIV SC 1에 직업적으로 노출된 의료종사자에게 실시한다.

② 상처부위는 물과 비누를 이용해 닦고 점막은 흐르는 물로 씻으며 상처에 세제나 소독제를 바르는 것은 권장하지 않는다.

③ HIV 치료제 복용은 노출 후 1~2시간 내에 즉시 실시한다.

④ HIV 치료제 복용은 일반적으로 4주 동안 실시한다.

⑤ HIV에 노출된 의료종사자는 상담 및 HIV 항체검사를 노출 후 적어도 6개월 동안 받도록 한다(노출된 때, 6주, 12주, 6개월).

⑥ HIV 예방치료를 받는 의료종사자는 HIV 감염원에 노출된 때와 HIV 예방치료 후 2주되는 때에 혈액검사, 신장검사와 간 기능 검사를 실시하여 약독성 여부를 판정한다.

⑦ 만약 부작용이 관찰되면 복용량을 줄이든지 다른 약으로 대처하도록 전문의와 상의

※ 환자나 환자의 HIV상태를 알 수 없을 경우 HIV 감염의 노출 위험도인 EC가 2 또는 3일 경우 basic regimen을 실시한다.

9. HIV 예방치료지침 - Expanded regimen

① EC 2와 HIV SC 2 또는 EC 3과 HIV SC 1 또는 2에 직업적으로 노출된 의료종사자에게 실시한다.

② 경피 노출의 경우 흐르는 물에 씻고 소독제로 소독한다.

③ 복용하는 HIV치료제는 ZDV와 3TC 이외에 IDV를 추가로 투여한다.ZDV는 4시간마다 100mg씩 또는 하루에 200mg씩 세 번 또는 하루에 300mg씩 두 번 중 한가지 방법을 선택하여 하루에 총 600mg을 복용하도록 한다.3TC는 하루에 150mg씩 두 번 복용한다.IDV는 공복상태로 매 8시간마다 800mg씩 (하루에 3번) 복용한다.

④ 이후 HIV 예방치료는 basic regimen의 ④~⑦을 따르도록 한다.

10. HIV PEP단계 결정 과정

1) The Exposure Code (EC) 결정

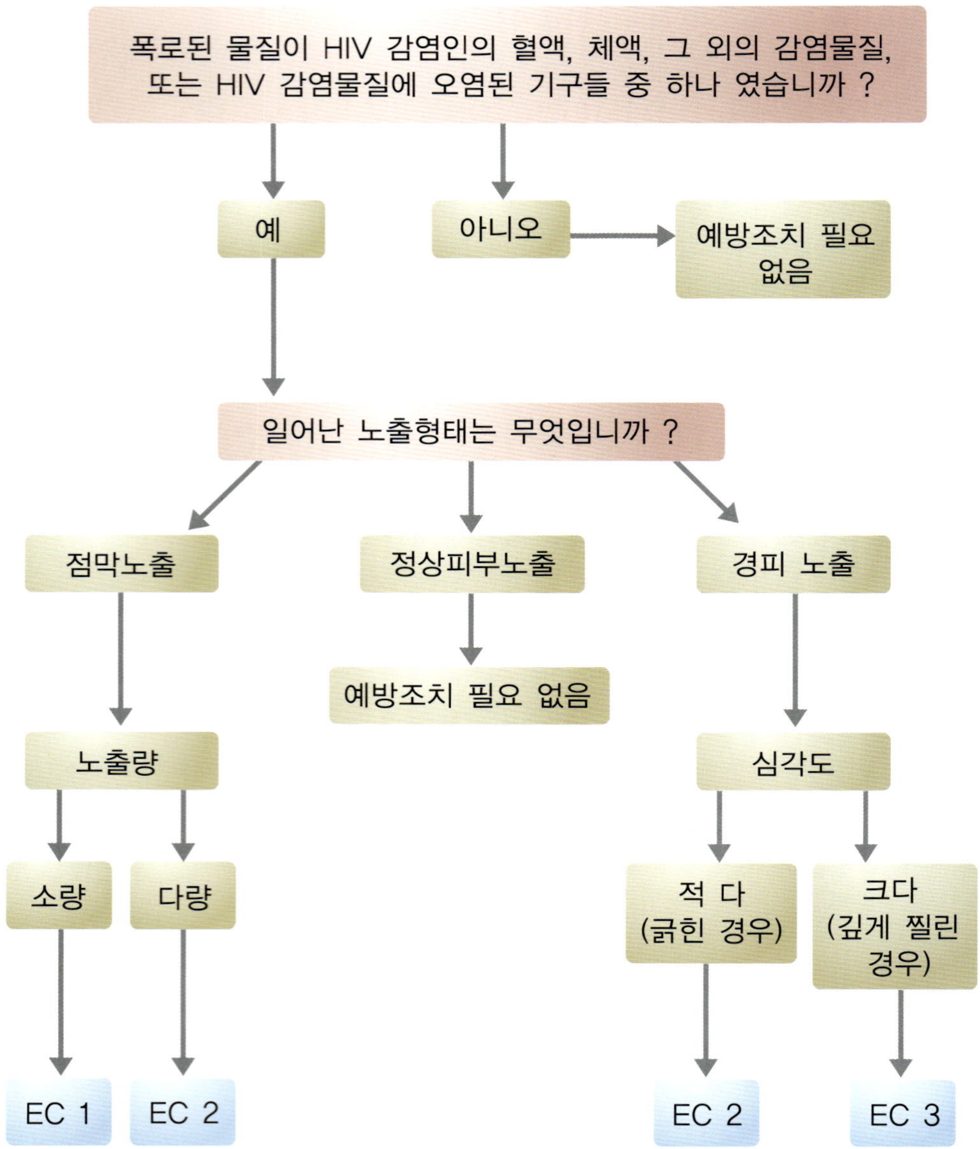

2) The HIV Status Code (SC) 결정

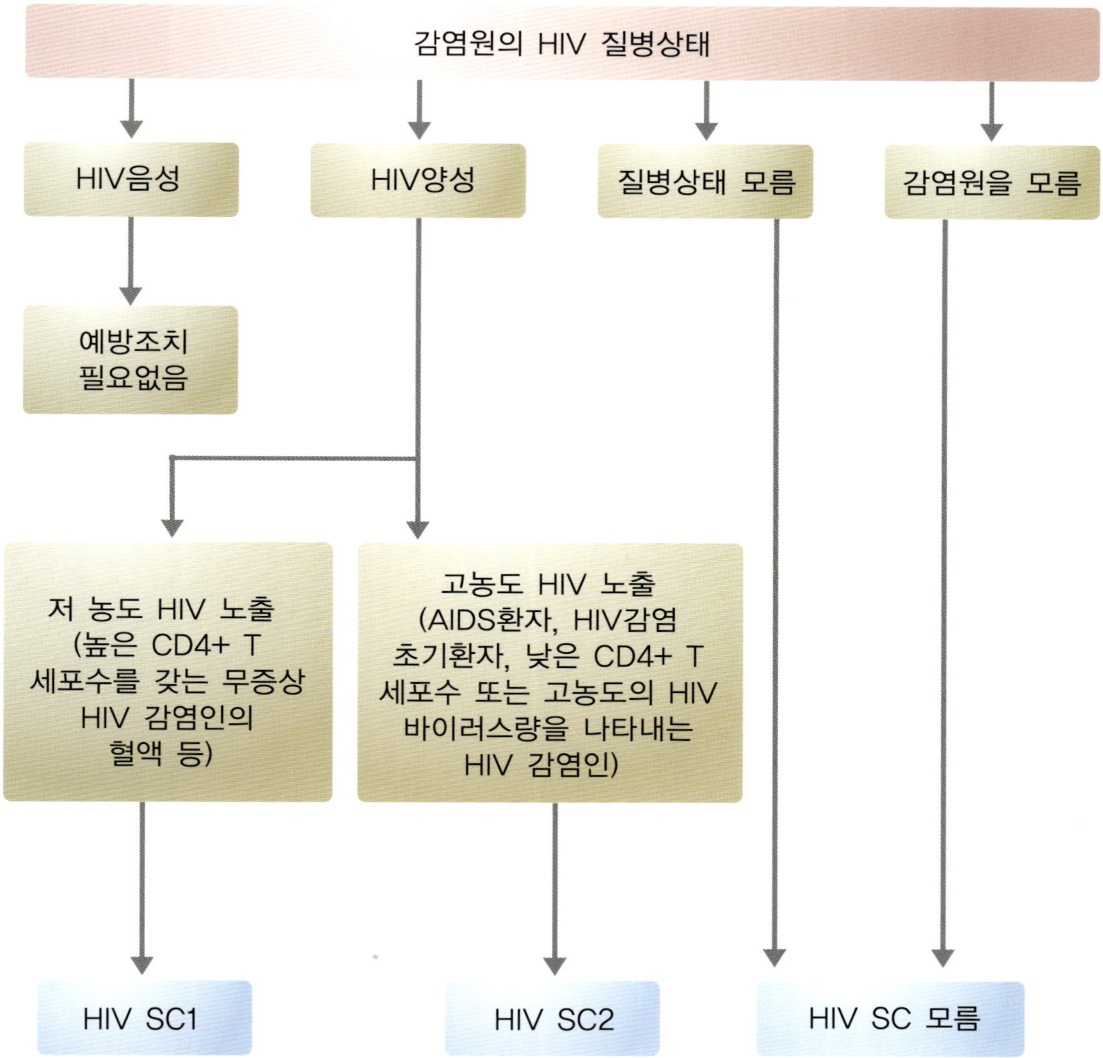

3) HIV PEP 단계결정

EC	HIV SC	HIV PEP 단계
1	1 2	HIV 예방조치 필요 없음 Basic regimen 고려
2	1 2	Basic regimen 권고 Expanded regimen 권고
3	1 or 2	Expanded regimen 권고
2 or 3	Unknown	Basic regimen 권고

PART 4
부록

[별표 1] 〈개정 2011.12.30〉

먹는물의 수질기준(제2조 관련)

1. 미생물에 관한 기준

가. 일반세균은 1mL 중 100CFU(Colony Forming Unit)를 넘지 아니할 것. 다만, 샘물 및 염지하수의 경우에는 저온일반세균은 20CFU/mL, 중온일반세균은 5CFU/mL를 넘지 아니하여야 하며, 먹는샘물, 먹는염지하수 및 먹는해양심층수의 경우에는 병에 넣은 후 4℃를 유지한 상태에서 12시간 이내에 검사하여 저온일반세균은 100CFU/mL, 중온일반세균은 20CFU/mL를 넘지 아니할 것

나. 총 대장균군은 100mL(샘물 · 먹는샘물, 염지하수 · 먹는염지하수 및 먹는해양심층수의 경우에는 250mL)에서 검출되지 아니할 것. 다만, 제4조제1항제1호나목 및 다목에 따라 매월 또는 매 분기 실시하는 총 대장균군의 수질검사 시료(試料) 수가 20개 이상인 정수시설의 경우에는 검출된 시료 수가 5퍼센트를 초과하지 아니하여야 한다.

다. 대장균 · 분원성 대장균군은 100mL에서 검출되지 아니할 것. 다만, 샘물 · 먹는샘물, 염지하수 · 먹는염지하수 및 먹는해양심층수의 경우에는 적용하지 아니한다.

라. 분원성 연쇄상구균 · 녹농균 · 살모넬라 및 쉬겔라는 250mL에서 검출되지 아니할 것(샘물 · 먹는샘물, 염지하수 · 먹는염지하수 및 먹는해양심층수의 경우에만 적용한다)

마. 아황산환원혐기성포자형성균은 50mL에서 검출되지 아니할 것(샘물 · 먹는샘물, 염지하수 · 먹는염지하수 및 먹는해양심층수의 경우에만 적용한다)

바. 여시니아균은 2L에서 검출되지 아니할 것(먹는물공동시설의 물의 경우에만 적용한다)

2. 건강상 유해영향 무기물질에 관한 기준

가. 납은 0.01mg/L를 넘지 아니할 것

나. 불소는 1.5mg/L(샘물 · 먹는샘물 및 염지하수 · 먹는염지하수의 경우에는 2.0mg/L)를 넘지 아니할 것

다. 비소는 0.01mg/L(샘물 · 염지하수의 경우에는 0.05mg/L)를 넘지 아니할 것

라. 셀레늄은 0.01mg/L(염지하수의 경우에는 0.05mg/L)를 넘지 아니할 것

마. 수은은 0.001mg/L를 넘지 아니할 것

바. 시안은 0.01mg/L를 넘지 아니할 것

사. 크롬은 0.05mg/L를 넘지 아니할 것

아. 암모니아성 질소는 0.5mg/L를 넘지 아니할 것

자. 질산성 질소는 10mg/L를 넘지 아니할 것

차. 카드뮴은 0.005mg/L를 넘지 아니할 것

카. 보론은 1.0mg/L를 넘지 아니할 것(염지하수의 경우에는 적용하지 아니한다)

타. 브롬산염은 0.01mg/L를 넘지 아니할 것(먹는샘물, 염지하수 · 먹는염지하수, 먹는해양심층수 및 오존으로 살균 · 소독 또는 세척 등을 하여 음용수로 이용하는 지하수만 적용한다)

파. 스트론튬은 4mg/L를 넘지 아니할 것(먹는염지하수 및 먹는해양심층수의 경우에만 적용한다)

3. 건강상 유해영향 유기물질에 관한 기준

가. 페놀은 0.005mg/L를 넘지 아니할 것
나. 다이아지논은 0.02mg/L를 넘지 아니할 것
다. 파라티온은 0.06mg/L를 넘지 아니할 것
라. 페니트로티온은 0.04mg/L를 넘지 아니할 것
마. 카바릴은 0.07mg/L를 넘지 아니할 것
바. 1,1,1-트리클로로에탄은 0.1mg/L를 넘지 아니할 것
사. 테트라클로로에틸렌은 0.01mg/L를 넘지 아니할 것
아. 트리클로로에틸렌은 0.03mg/L를 넘지 아니할 것
자. 디클로로메탄은 0.02mg/L를 넘지 아니할 것
차. 벤젠은 0.01mg/L를 넘지 아니할 것
카. 톨루엔은 0.7mg/L를 넘지 아니할 것
타. 에틸벤젠은 0.3mg/L를 넘지 아니할 것
파. 크실렌은 0.5mg/L를 넘지 아니할 것
하. 1,1-디클로로에틸렌은 0.03mg/L를 넘지 아니할 것
거. 사염화탄소는 0.002mg/L를 넘지 아니할 것
너. 1,2-디브로모-3-클로로프로판은 0.003mg/L를 넘지 아니할 것
더. 1,4-다이옥산은 0.05mg/L를 넘지 아니할 것

4. 소독제 및 소독부산물질에 관한 기준(샘물 · 먹는샘물 · 염지하수 · 먹는염지하수 · 먹는해양심층수 및 먹는물공동시설의 물의 경우에는 적용하지 아니한다)

가. 잔류염소(유리잔류염소를 말한다)는 4.0mg/L를 넘지 아니할 것
나. 총트리할로메탄은 0.1mg/L를 넘지 아니할 것
다. 클로로포름은 0.08mg/L를 넘지 아니할 것
라. 브로모디클로로메탄은 0.03mg/L를 넘지 아니할 것
마. 디브로모클로로메탄은 0.1mg/L를 넘지 아니할 것
바. 클로랄하이드레이트는 0.03mg/L를 넘지 아니할 것
사. 디브로모아세토니트릴은 0.1mg/L를 넘지 아니할 것
아. 디클로로아세토니트릴은 0.09mg/L를 넘지 아니할 것
자. 트리클로로아세토니트릴은 0.004mg/L를 넘지 아니할 것
차. 할로아세틱에시드(디클로로아세틱에시드, 트리클로로아세틱에시드 및 디브로모아세틱에시드의 합으로 한다)는 0.1mg/L를 넘지 아니할 것
카. 포름알데히드는 0.5mg/L를 넘지 아니할 것

5. 심미적 영향물질에 관한 기준

가. 경도(硬度)는 1,000mg/L(수돗물의 경우 300mg/L, 먹는염지하수 및 먹는해양심층수의 경우 1,200 mg/L)를 넘지 아니할 것. 다만, 샘물 및 염지하수의 경우에는 적용하지 아니한다.

나. 과망간산칼륨 소비량은 10mg/L를 넘지 아니할 것

다. 냄새와 맛은 소독으로 인한 냄새와 맛 이외의 냄새와 맛이 있어서는 아니될 것. 다만, 맛의 경우는 샘물, 염지하수, 먹는샘물 및 먹는물공동시설의 물에는 적용하지 아니한다.

라. 동은 1mg/L를 넘지 아니할 것

마. 색도는 5도를 넘지 아니할 것

바. 세제(음이온 계면활성제)는 0.5mg/L를 넘지 아니할 것. 다만, 샘물 · 먹는샘물, 염지하수 · 먹는염지하수 및 먹는해양심층수의 경우에는 검출되지 아니하여야 한다.

사. 수소이온 농도는 pH 5.8 이상 pH 8.5 이하이어야 할 것. 다만, 샘물, 먹는샘물 및 먹는물공동시설의 물의 경우에는 pH 4.5 이상 pH 9.5 이하이어야 한다.

아. 아연은 3mg/L를 넘지 아니할 것

자. 염소이온은 250mg/L를 넘지 아니할 것(염지하수의 경우에는 적용하지 아니한다)

차. 증발잔류물은 수돗물의 경우에는 500mg/L, 먹는염지하수 및 먹는해양심층수의 경우에는 미네랄 등 무해성분을 제외한 증발잔류물이 500mg/L를 넘지 아니할 것

카. 철은 0.3mg/L를 넘지 아니할 것. 다만, 샘물 및 염지하수의 경우에는 적용하지 아니한다.

타. 망간은 0.3mg/L(수돗물의 경우 0.05mg/L)를 넘지 아니할 것. 다만, 샘물 및 염지하수의 경우에는 적용하지 아니한다.

파. 탁도는 1NTU(Nephelometric Turbidity Unit)를 넘지 아니할 것. 다만, 지하수를 원수로 사용하는 마을상수도, 소규모급수시설 및 전용상수도를 제외한 수돗물의 경우에는 0.5NTU를 넘지 아니하여야 한다.

하. 황산이온은 200mg/L를 넘지 아니할 것. 다만, 샘물, 먹는샘물 및 먹는물공동시설의 물은 250mg/L를 넘지 아니하여야 하며, 염지하수의 경우에는 적용하지 아니한다.

거. 알루미늄은 0.2mg/L를 넘지 아니할 것

6. 방사능에 관한 기준(염지하수의 경우에만 적용한다)

가. 세슘(Cs-137)은 4.0mBq/L를 넘지 아니할 것

나. 스트론튬(Sr-90)은 3.0mBq/L를 넘지 아니할 것

다. 삼중수소는 6.0Bq/L를 넘지 아니할 것

환경부 고시 제2008-45호

정수기의 기준 · 규격 및 검사기관 지정 고시(환경부 고시 제2006-144호, 2006.9.15.)를 다음과 같이 개정 · 고시합니다.

2008년 3월 12일

환 경 부 장 관

정수기의 기준 · 규격 및 검사기관 지정 고시 일부개정

상위 법령 생략

나. 검사 기준

검사는 환경분야 시험 · 검사 등에 관한 법률 제6조제1항제6호에 따른 환경오염공정시험기준(이하 "공정시험방법"이라 한다)에 따르되, 동 시험방법에서 규정하고 있는 이외의 항목을 검사하고자 하는 경우에는 같은 법 제6조제1항제5호에 따른 환경오염공정시험기준, KS규격상의 시험방법에 따르고 이러한 방법도 사용할 수 없을 때에는 국제적으로 공인된 시험방법을 적용할 수 있으며, 품질검사기관이 지정한 성능검사기관에 위탁하여 시험하여야 한다.

다. 검사 조건

1) 역삼투압식의 경우 : 수압 3kgf/㎠
2) 자연여과식의 경우 : 자연상태의 중력에 의한다.
3) 1)항 및 2)항 이외의 경우 : 수압 1~2kgf/㎠

라. 유입수 조제

1) 일반사항

가) 조제원수는 수돗물을 사용한다.

나) 유입수는 원칙적으로 공정시험방법에 준하여 조제한다. 다만, 유리잔류염소는 차아염소산나트륨을 사용하며 공정시험방법에 규정되어 있지 않는 항목에 대한 시험을 위하여 유입수를 조제하고자 하는 경우에는 품질심의위원회에서 조제방법 등을 결정한다.

다) 각 물질의 유입수 농도는 별표2 및 별표3에 규정한 바와 같이 조제한다. 다만, 이 규정을 적용하기가 어려운 경우에는 별표에서 정한 유입수 농도의 90~120%가 되도록 조제하여도 판정에 영향을 주지 않는 경우에는 가능하다.

2) 일반정수성능 시험용 유입수

일반정수성능 항목에 대한 시험용 유입수의 농도는 별표2의 "유입수농도"가 되도록 조제한다.

3) 특수정수성능 시험용 유입수

일반정수성능이외의 물질로서 정수성능을 시험하고자 하는 물질을 다음의 【수질검사 물질군별분류】에 따른 군별로 구분하여 별표3의 "유입수농도"가 되도록 조제한다. 다만, 정수성능평가에 화학적 반응등 영향을 주지 않는다고 인정될 경우에는 그 물질의 군을 변경할 수 있다.

【수질검사 물질군별분류】

군 별	검 사 항 목	
	대표항목	기타 먹는물 수질기준 항목
Ⅰ군 유기화학물질	톨루엔, 세 제	1.1.1-트리클로로에탄, 트리클로로에틸렌, 테트라클로로에틸렌, 디클로로메탄, 벤젠, 에틸벤젠, 크실렌, 1.1디클로로에틸렌, 사염화탄소, 페놀, 총트리할로메탄, 과망간산칼륨소비량, 클로랄하이드레이트, 디브로모아세토니트릴, 디클로로아세토니트릴, 트리클로로아세토니트릴, 할로아세틱에시드(디클로로아세틱에시드, 트리클로로아세틱에시드)
Ⅱ군 농약류	카바릴	다이아지논, 파라티온, 페니트로티온, 1, 2-디브로모-3-클로로프로판
Ⅲ군 무기성양이온	경 도	암모니아성질소
Ⅳ군 유해중금속	납, 비소	수은, 6가크롬, 카드뮴, 세레늄, 망간, 철, 알루미늄, 아연, 동
Ⅴ군 무기성음이온	염소이온, 질산성질소	황산이온, 시안, 불소, 보론
Ⅵ군 미생물	총대장균군,	대장균, 분원성대장균군, 일반세균
Ⅶ군 일반정수항목	냄새, 맛, 색도, 탁도	증발잔류물
Ⅷ군 기 타		수소이온농도, 잔류염소

마. 유입수 통과방법

정수성능 시험장치에 정수기를 연결하고 아래의 순서로 유입수를 통과시킨다. 다만, 자연여과식과 역삼투압식 정수기는 유입수를 계속 통과시킨다.

① 유입수를 3시간 통과시킨다.

② 1시간 정지시킨다.

③ 유입수를 3시간 통과시킨다.

④ 17시간 정지시킨다.

⑤ 위 ① ~ ④를 반복한다.

바. 시험(시료채취) 시점

유입수 100ℓ (간이정수기는 50ℓ)가 정수기를 통과한 후의 유출수를 채수한다.

사. 수질검사방법

1) 수질검사방법은 공정시험방법에 따른다. 다만, 공정시험방법에 규정되어 있지 않으나 그 검사방법이 위의 시험방법과 동일한 측정결과를 나타낸다고 인정될 경우에는 그 검사방법으로 검사할 수 있다.

2) 일반정수성능검사는 기본 5항목을, 특수정수성능검사는 제품에 표시하고자 하는 항목에 대하여 유입수를 조제하여 유출수중의 제거율을 확인하며, 먹는물수질기준중 위에서 열거한 항목을 제외한 기타 항목에 대하여는 수돗물을 그대로 정수기에 통과하기전과 통과시킨 후 유출수의 수질을 검사한다.

아. 판정

1) 일반정수성능(의무항목)

일반정수성능에서 규정된 물질로 유입수를 조제하여 정수기를 통과시킨 후 유출수중 오염물질의 제거율이 별표2의 제거율이상이어야 한다.

2) 특수정수성능 (선택항목)

일반정수항목외에 정수성능이 있는 항목에 대하여는 해당물질별로 유입수를 별표3과 같이 조제하여 정수기를 통과시킨 후 유출수중의 조제물질의 함량을 검사하여 유입수와 유출수간의 제거율이 별표3의 제거율이상이어야 한다.

3) 기타항목

일반정수성능과 특수정수성능으로 인정된 항목이외의 항목 중 먹는물관리법 제5조 및 먹는물 수질 기준 및 검사 등에 관한 규칙 제2조 별표1 먹는물의 수질기준 중 건강상 유해영향 무기물질, 건강상 유해영향 유기물질, 소독제 및 소독부산물질(잔류염소 제외)은 수돗물 유입수의 수질농도이내여야 하며 이외의 항목은 유출수가 먹는물수질기준에 적합하여야 한다. 다만, 유효정수량이 500ℓ 이하인 정수기는 수돗물을 그대로 정수기에 통과시킨 후 유출수가 먹는물 수질기준에 적합하여야 한다.

자. 기타

정수기의 품질기준 및 정수기 검사방법에 대하여 환경부장관이 정하지 아니하였거나 판단이 어려울 경우에는 품질심의위원회에서 협의 · 결정한다.

3. 유효정수량검사

가. 검사 대상

유효정수량 시험은 제품에 내장되어 있는 필터등 오염물질 제거장치들의 수명을 파악하여 유효정수량을 결정하기 위한 것으로 모든 정수기에 대해서 실시한다.

나. 검사 기준

검사는 이 고시에서 정한 방법에 의하여 실시하고, 성능검사기관에 위탁하여 시험을 할 수 있다.

다. 유입수

유입수는 수돗물을 사용하되, 클로로포름 25mg/L(역삼투압식 정수기의 경우에는 경도 600mg/L, 질산성질소 30mg/L 포함)로 조제한다

라. 검사 방법

1) 제조자가 신청서에 기재한 내용을 기초로 하여 유효정수량을 추정한다.
2) 시험수를 정수기에 통과시킨다.
3) 통수량이 추정유효정수량의 80%에 도달했을 때부터 매 10%가 증가할 때마다 처리수를 채취하여 분석한다.
4) 처리수 분석결과 별표2의 제거율을 만족시키지 못하는 경우에는 시험을 중단한다.

마. 판정

클로로포름(역삼투압식 정수기인 경우에는 경도, 질산성질소 포함)의 정수성능이 별표2의 일반정수성능 시험항목별 제거율 기준중의 "제거율"기준에 적합한 최고 시료채취시점의 %를 추정 유효정수량에 곱하여 유효정수량을 산정한다.

4. 용출검사

가. 목 적

이 시험은 먹는물과 접촉하는 재료중 제5조제2항에서 규정하는 이외의 재질을 정수기에 사용한 경우에 재질로부터 독성물질, 냄새, 맛, 색도 등의 용출이 없다는 사실을 입증하기 위하여 실시한다.

1) 시험내용

가) 처리수에 함유될 수 있는 독성물질의 파악

나) 제품으로부터 용출될 수 있는 물질 및 농도 파악

다) 유출수에 함유되는 물질의 농도에 대한 독성평가

나. 화학물질 관련자료

1) 시험기관은 먹는물과 접촉하는 모든 재료(제조과정에서 용제의 사용여부, 유리나 섬유, 직물등에 대한 아교처리나 기타 표면처리의 사용여부에 관한 자료등)에 관한 자료를 확보한다.

2) 확보한 자료를 통하여 사용된 재료가 먹는물과 접촉하기에 적합한 것인지를 결정하고, 오염물질이 먹는물에 함유될 가능성을 평가하기 위하여 검토한다.

3) 제조자는 가급적 용제를 사용하지 않는 제조기술을 적용하여야 한다. 용제가 필연적으로 사용되어야 하는 공정에서는 발암성으로 분류되지 않은 용제만을 사용하여야 하며 적절한 제조방법을 적용하여야 한다.

4) 화학물질에 관한 자료를 검토하여 용출가능물질을 시험하며 화학물질에 관한 자료가 없는 경우에는 품질심의위원회에서 사용재료를 평가하여 용출가능물질을 정한다. 또한 제11조제3항의 규정에 의한 외국의 공인검사기관과 먹는물관리법 제43조의 규정에 의한 성능검사기관(이하 "공인기관"이라 한다)에서 실시한 용출검사 성적서를 제출하는 경우에는 용출시험을 생략할 수 있다.

다. 분석방법

식품위생법 제12조의 규정에 의한 "식품공전"상의 기구 및 용기 · 포장의 기준 · 규격상의 시험방법에 따른다.

5. 필터 재질검사

가. 검사대상

활성탄 필터에 사용된 분말 또는 입상활성탄에 대하여 검사를 실시한다. 다만, 분말 또는 입상활성탄 이외에 섬유상활성탄, 압축(블록)활성탄, 기타 첨가물 등이 혼합된 활성탄 필터는 재질검사를 생략할 수 있다.

나. 검사방법

검사방법은 먹는물관리법 제36조 규정에 의한 수처리제 검사방법에 의한다.

6. 표시사항 검사

가. 검사 방법

품질심의위원회에서 제품에 부착된 표시사항 및 카탈로그 등의 내용에 대하여 검토한다.

나. 검사 내용

1) 실제 정수성능 및 사실기능과 다른 내용을 표시하지는 않았는가?
2) 신고한 사항과 다른 내용을 표시하지는 않았는가?
3) 수돗물을 불신하게 하거나 소비자를 현혹시킬 수 있는 내용을 표시하지는 않았는가?
4) 경쟁사의 제품을 허위 · 과장 또는 비교, 비방하는 내용을 표시하지는 않았는가?
5) "최고", "특수"등의 표현이나, "특수제법"등의 모호한 표현으로 소비자를 현혹시킬 우려가 있는 내용을 표시하지는 않았는가?
6) 치료용제품이나 의료용품으로 혼동할 우려가 있는 내용을 표시하지는 않았는가?
7) 저수조가 부착된 제품의 경우 위생적인 관리방법에 대하여 카탈로그 또는 설명서 등에 별도의 설명을 하고 있는가?
8) 정수기에 부착된 필터의 경우 필터의 종류, 원산지, 제조원, 교환시기 등이 알 수 있도록 표시되어 있는가?

7. 사후관리 계획서 검토

가. 검토 방법

품질심의위원회에서 제출된 사후관리계획서를 검토한다.

나. 검사 내용

1) 판매된 제품에 대한 사후관리 방법을 수립하고 있는가?
2) 불량제품에 대한 반품 및 교환방법 및 장소등을 명시하고 있는가?
3) 필터의 공급방법을 제시하고 있는가?
4) 제조업체 또는 수입판매업체의 모델교체 등으로 당해 제품의 생산 · 수입 · 판매를 중단하는 경우에 판매된 제품의 사후관리를 위한 교환부품 공급계획을 수립 · 시행하고 있는가?
5) 필터등 주요부품의 표준화 계획을 수립 · 시행하고 있는가?
6) 자가품질검사 실시계획은 타당한가? (정수기 제조업체에 한함)
7) 사후 서비스(A/S)와 관련하여 안내하고 있는가?
8) 교환되는 필터의 경우 교환주기를 산정하여 소비자가 그 교환시기를 알 수 있도록 표시하고 있는가?
9) 사후관리에 대한 이행각서의 내용은 충실한가?

[별표 2]

일반정수성능 시험항목별 제거율 기준(제7조제1항 관련)

항 목	유입수농도	제거율	
		500L초과	500L이하
유리잔류염소	2.0㎎/L	90%	80%
색도	15도	80%	70%
탁도	5NTU	90%	80%
	2.5NTU	80%	−
클로로포름	0.25㎎/L	80%	80%
경도	600㎎/L	70%	−
질산성질소	30㎎/L	70%	−

비고 1. 제거율란의 500L 초과, 500L 이하는 유효정수량을 말한다.
2. 경도, 질산성질소 항목은 역삼투압식 정수기에 한하여 적용한다.

[별표 3]

특수정수성능 시험항목별 제거율 기준(제7조제2항 관련)

항 목	유입수 농도	제거율 기준
총트리할로메탄	0.3㎎/L	90%
1.1.1-트리클로로에탄	0.3㎎/L	90%
트리클로로에틸렌	0.3㎎/L	90%
테트라클로로에틸렌	0.1㎎/L	90%
디클로로메탄	0.2㎎/L	90%
벤젠	0.1㎎/L	90%
톨루엔	2.0㎎/L	80%
에틸벤젠	0.9㎎/L	90%
크실렌	1.5㎎/L	80%
다이아지논	0.06㎎/L	70%
파라티온	0.18㎎/L	70%
페니트로티온	0.12㎎/L	70%
카바릴	0.21㎎/L	70%
페놀	0.05㎎/L	90%

세제	1.5mg/L	80%
수은	0.01mg/L	90%
납	0.5mg/L	90%
6 가크롬	0.5mg/L	90%
비소	0.5mg/L	90%
카드뮴	0.05mg/L	90%
보론	3mg/L	90%
세레늄	0.1mg/L	90%
망간	0.9mg/L	80%
철	0.9mg/L	80%
알루미늄	0.6mg/L	80%
아연	9mg/L	70%
동	3.0mg/L	70%
암모니아성질소	1.5mg/L	80%
시안	0.5mg/L	90%
불소	4.5mg/L	70%
질산성질소	30mg/L	70%
염소이온	300mg/L	70%
황산이온	400mg/L	70%
경도	600mg/L	70%
총대장균군(대장균,분원성대장균군)	20-1000MPN	불검출
1.1 디클로로에틸렌	0.3mg/L	90%
사염화탄소	0.02mg/L	90%
1, 2-디브로모-3-클로로프로판	0.01mg/L	70%
클로랄하이드레이트	0.09mg/L	90%
디브로모아세토 니트릴	0.3mg/L	90%
디클로로아세토 니트릴	0.27mg/L	90%
트리클로로아세토니트릴	0.04mg/L	90%
할로아세틱에시드 (디클로로아세틱에시드 + 트리클로로아세틱에시드)	0.3 (각각0.15 + 0.15)	90%

[별표 3] 〈개정 2010.1.29〉

의료기관의 종류별 시설기준(제34조 관련)

시설	종합병원 병원 요양병원	치과병원	한방병원	의원	치과 의원	한의원	조산원
1. 입원실	입원환자 100명 이상(병원 · 요양병원의 경우는 30명 이상)을 수용할 수 있는 입원실		입원환자 30명 이상을 수용할 수 있는 입원실	입원실을 두는 경우 입원환자 29명 이하를 수용할 수 있는 입원실	의원과 같음	의원과 같음	1 (분만실 겸용)
2. 중환자실	1 (병상이 300개 이상인 종합병원만 해당한다)						
3. 수술실	1 (외과계 진료과목이 있는 종합병원이나 병원인 경우에만 갖춘다)	1 (외과계 진료과목이 있는 경우에만 갖춘다)	1 (외과계 진료과목이 있는 경우에만 갖춘다)				
4. 응급실	1 (병원 · 요양병원의 경우는 「응급의료에 관한 법률」에 따라 지정받은 경우에만 갖춘다)						
5. 임상 검사실	1 (요양병원의 경우 관련 치과 진료과목이 있는 경우에만 갖춘다)	1	1 (관련 의과 또는 치과 진료 과목이 있는 경우에만 갖춘다)				
6. 방사선 장치	1 (요양병원의 경우 관련 치과 진료과목이 있는 경우에만 갖춘다)	1	1 (관련 의과 또는 치과 진료 과목이 있는 경우에만 갖춘다)				
7. 회복실	1 (수술실이 설치되어 있는 경우에만 갖춘다)	1 (수술실이 설치되어 있는 경우에만 갖춘다)	1 (수술실이 설치되어 있는 경우에만 갖춘다)				

시설	종합병원 병원 요양병원	치과병원	한방병원	의원	치과 의원	한의원	조산원
8. 물리 치료실	1 (종합병원에만 갖춘다)						
9. 한방 요법실	1 (관련 한의과 진료과목이 있는 경우에만 갖춘다)	1 (관련 한의과 진료과목이 있는 경우에만 갖춘다)	1				
10. 병리 해부실	1 (종합병원에만 갖춘다)						
11. 조제실	1 (조제실을 두는 경우에만 갖춘다)	1 (조제실을 두는 경우에만 갖춘다)	1 (조제실을 두는 경우에만 갖춘다)	1 (조제실을 두는 경우에만 갖춘다)	1 (조제실을 두는 경우에만 갖춘다)	1 (조제실을 두는 경우에만 갖춘다)	1 (조제실을 두는 경우에만 갖춘다)
11의2. 탕전실	1 (관련 한의과 진료과목을 두고 탕전을 하는 경우에만 갖춘다)	1 (관련 한의과 진료과목을 두고 탕전을 하는 경우에만 갖춘다)	1 (탕전을 하는 경우에만 갖춘다)			1 (탕전을 하는 경우에만 갖춘다)	
12. 의무 기록실	1	1	1				
13. 소독시설	1	1	1	1 (외래환자를 진료하지 아니하는 의원은 제외한다)	1	1	1
14. 급식시설	1 (외부 용역업체에 급식을 맡기는 경우에는 적용되지 아니한다)	11 (외부 용역업체에 급식을 맡기는 경우에는 적용되지 아니한다)	1 (외부 용역업체에 급식을 맡기는 경우에는 적용되지 아니한다)				

시설	종합병원 병원 요양병원	치과병원	한방병원	의원	치과 의원	한의원	조산원
15. 세탁물 처리시설	1 (세탁물 전량을 위탁처리하는 경우에는 갖추지 아니하여도 된다)	1 (세탁물 전량을 위탁처리하는 경우에는 갖추지 아니하여도 된다)	1 (세탁물 전량을 위탁처리하는 경우에는 갖추지 아니하여도 된다)				
16. 시체실	1 (종합병원만 갖춘다)						
17. 적출물 처리시설	1 (적출물전량을 위탁처리 하는 경우에는 해당하지 아니한다)	1 (적출물전량을 위탁처리 하는 경우에는 해당하지 아니한다)	1 (적출물전량을 위탁처리 하는 경우에는 해당하지 아니한다)				
18. 자가발전 시설	1	1	1				
19. 구급 자동차	1 (요양병원은 제외한다)						
20. 그 밖의 시설	가. 탕전실, 의무기록실, 급식시설, 세탁처리시설 및 적출물소각시설은 의료기관이 공동으로 사용할 수 있다. 나. 요양병원은 거동이 불편한 환자가 장기간 입원에 불편함이 없도록 식당, 휴게실, 욕실 및 화장실 등 편의시설을 갖추어야 한다. 다. 탕전실은 의료기관에서 분리하여 따로 설치할 수 있다. 라. 종합병원, 병원, 한방병원, 요양병원은 해당 병원에서 사망하는 사람 등의 장사 관련 편의를 위하여 「장사 등에 관한 법률」 제29조에 따른 장례식장을 설치할 수 있다.						

[별표 4] 〈개정 2010.1.29〉

의료기관의 시설규격(제34조 관련)

1. 입원실

가. 입원실은 3층 이상 또는 「건축법」 제2조제1항제5호에 따른 지하층에는 설치할 수 없다. 다만, 「건축법 시행령」 제56조에 따른 내화구조(耐火構造)인 경우에는 3층 이상에 설치할 수 있다.

나. 입원실의 면적은 환자 1명을 수용하는 곳인 경우에는 6.3제곱미터 이상이어야 하고(면적의 측정 방법은 「건축법 시행령」 제119조의 산정 방법에 따른다. 이하 같다) 환자 2명 이상을 수용하는 곳인 경우에는 환자 1명에 대하여 4.3제곱미터 이상으로 하여야 한다.

다. 소아만을 수용하는 입원실의 면적은 위 "나"의 입원실 면적의 3분의 2 이상으로 할 수 있다. 다만, 입원실 한 개의 면적은 6.3제곱미터 이상이어야 한다.

라. 산모가 있는 입원실에는 입원 중인 산모가 신생아에게 모유를 먹일 수 있도록 산모와 신생아가 함께 있을 수 있는 시설을 설치하도록 노력하여야 한다.

마. 전염성 질환자의 입원실은 다른 사람이나 외부에 대하여 전염예방을 위한 차단 등 필요한 조치를 하여야 한다.

2. 중환자실

가. 병상이 300개 이상인 종합병원은 입원실 병상 수의 100분의 5 이상을 중환자실 병상으로 만들어야 한다.

나. 중환자실은 출입을 통제할 수 있는 별도의 단위로 독립되어야 하며, 무정전(無停電) 시스템을 갖추어야 한다.

다. 중환자실의 의사당직실은 중환자실 내 또는 중환자실과 가까운 곳에 있어야 한다.

라. 병상 1개당 면적은 10제곱미터 이상으로 하되, 신생아만을 전담하는 중환자실(이하 "신생아중환자실"이라 한다)의 병상 1개당 면적은 5제곱미터 이상으로 한다. 이 경우 "병상 1개당 면적"은 중환자실 내 간호사실, 당직실, 청소실, 기기창고, 청결실, 오물실, 린넨보관실을 제외한 환자 점유 공간[중환자실 내에 있는 간호사 스테이션(station)과 복도는 병상 면적에 포함한다]을 병상 수로 나눈 면적을 말한다.

마. 병상마다 중앙공급식 의료가스시설, 심전도모니터, 맥박산소계측기, 지속적수액주입기를 갖추고, 병상 수의 10퍼센트 이상 개수의 침습적 동맥혈압모니터, 병상 수의 30퍼센트 이상 개수의 인공호흡기, 병상 수의 70퍼센트 이상 개수의 보육기(신생아중환자실에만 해당한다)를 갖추어야 한다.

바. 중환자실 1개 단위(Unit)당 후두경, 앰부백(마스크 포함), 심전도기록기, 제세동기를 갖추어야 한다. 다만, 신생아중환자실의 경우에는 제세동기 대신 광선기와 집중치료기를 갖추어야 한다.

사. 중환자실에는 전담의사를 둘 수 있다. 다만, 신생아중환자실에는 전담전문의를 두어야 한다.

아. 전담간호사를 두되, 간호사 1명당 연평균 1일 입원환자수는 1.2명(신생아 중환자실의 경우에는 1.5명)을 초과하여서는 아니 된다.

3. 수술실

수술실은 환자의 감염을 방지하기 위하여 먼지와 세균 등이 제거된 청정한 공기를 공급할 수 있는 공기정화설비를 갖추고, 내부 벽면은 불침투질로 하여야 하며, 적당한 난방, 조명, 멸균수세(滅菌水洗), 수술용 피복, 붕대재료, 기계기구, 의료가스, 소독 및 배수 등 필요한 시설을 갖추어야 하고, 바닥은 접지가 되도록 하여야 하며, 콘센트의 높이는 1미터 이상을 유지하게 하고, 호흡장치의 안전관리시설을 갖추어야 한다.

4. 응급실

외부로부터 교통이 편리한 곳에 위치하고 산실(産室)이나 수술실로부터 격리되어야 하며, 구급용 시설을 갖추어야 한다.

5. 임상검사실

임상검사실은 자체적으로 검사에 필요한 시설 · 장비를 갖추어야 한다.

6. 방사선 장치

가. 방사선 촬영투시 및 치료를 하는 데에 지장이 없는 면적이어야 하며, 방사선 위해(危害) 방호시설(防護施設)을 갖추어야 한다.

나. 방사선 사진필름을 현상 · 건조하는 데에 지장이 없는 면적과 이에 필요한 시설을 갖춘 건조실을 갖추어야 한다.

다. 방사선 사진필름을 판독하는 데에 지장이 없는 면적과 이에 필요한 설비가 있는 판독실을 갖추어야 한다.

7. 회복실

수술 후 환자의 회복과 사후 처리를 하는 데에 지장이 없는 면적이어야 하며, 이에 필요한 시설을 갖추어야 한다.

8. 물리치료실

물리요법을 시술하는 데에 지장이 없는 면적과 기능회복, 재활훈련, 환자의 안전관리 등에 필요한 시설을 갖추어야 한다.

9. 한방요법실

경락자극요법시설 등 한방요법시설과 특수생약을 증기, 탕요법에 의하여 치료하는 시설을 갖추어야 한다.

10. 병리해부실

병리 · 병원에 관한 세포학검사 · 생검 및 해부를 할 수 있는 시설과 기구를 갖추어 두어야 한다.

11. 조제실

약품의 소분(小分) · 혼합조제 및 생약의 보관, 혼합약제에 필요한 조제대 등 필요한 시설을 갖추어야 한다.

11의2. 탕전실

가. 탕전실에는 조제실, 한약재 보관시설, 작업실, 그 밖에 탕전에 필요한 시설을 갖추어야 한다. 다만, 의료기관 내에 조제실 및 한약재 보관시설을 구비하고 있는 경우에는 이를 충족한 것으로 본다.

나. 조제실에는 개봉된 한약재를 보관할 수 있는 한약장 또는 기계 · 장치와 한약을 조제할 수 있는 시설을 두어야 한다.

다. 한약재 보관시설에는 쥐 · 해충 · 먼지 등을 막을 수 있는 시설과 한약재의 변질을 예방할 수 있는 시설을 갖추어야 한다.

라. 작업실에는 수돗물이나 「먹는물관리법」 제5조에 따른 먹는 물의 수질기준에 적합한 지하수 등을 공급할 수 있는 시설, 한약의 탕전 등에 필요한 안전하고 위생적인 장비 및 기구, 환기 및 배수에 필요한 시설, 탈의실 및 세척시설 등을 갖추어야 한다.

마. 작업실의 시설 및 기구는 항상 청결을 유지하여야 하며 종사자는 위생복을 착용하여야 한다.

바. 의료기관에서 분리하여 따로 설치한 탕전실에는 한의사 또는 한약사를 배치하여야 한다.

사. 의료기관에서 분리하여 따로 설치한 탕전실에서 한약을 조제하는 경우 조제를 의뢰한 한의사의 처방전, 조제 작업일지, 한약재의 입출고 내역, 조제한 한약의 배송일지 등 관련 서류를 작성 · 보관하여야 한다.

12. 의무기록실

의무기록(외래 · 입원 · 응급 환자 등의 기록)을 보존기간에 따라 비치하여 기록 · 관리 및 보관할 수 있는 서가 등 필요한 시설을 설치하여야 한다.

13. 소독시설

증기 · 가스장치 및 소독약품 등의 자재와 소독용 기계기구를 갖추어 두고, 위생재료 · 붕대 등을 집중 공급하는 데에 적합한 시설을 갖추어야 한다.

14. 급식시설

가. 조리실은 식품의 운반과 배식이 편리한 곳에 위치하고, 조리, 보관, 식기 세정, 소독 등 식품을 위

생적으로 처리할 수 있는 설비와 공간을 갖추어야 한다.

나. 식품저장실은 환기와 통풍이 잘 되는 곳에 두되, 식품과 식품재료를 위생적으로 보관할 수 있는 시설을 갖추어야 한다.

다. 급식 관련 종사자가 이용하기 편리한 준비실 · 탈의실 및 옷장을 갖추어야 한다.

15. 세탁물 처리시설

「의료기관세탁물관리규칙」에서 정하는 적합한 시설과 규모를 갖추어야 한다.

16. 시체실

시체의 부패 방지를 위한 냉장시설과 소독시설을 갖추어야 한다.

17. 적출물 처리시설

「폐기물관리법 시행규칙」 제14조에 따른 시설과 규모를 갖추어야 한다.

18. 자가발전시설

공공전기시설을 사용하지 아니하더라도 해당 의료기관의 필요한 곳에 전기를 공급할 수 있는 자가발전시설을 갖추어야 한다.

19. 구급자동차

보건복지가족부장관이 정하는 산소통 · 산소호흡기와 그 밖에 필요한 장비를 갖추고 환자를 실어 나를 수 있어야 한다.

20. 장례식장

종합병원 · 병원 · 요양병원 및 한방병원의 장례식장 바닥면적은 해당 의료기관 연면적의 5분의 1을 초과하지 못한다.

[별표 5] 〈개정 2010.1.29〉

의료기관에 두는 의료인의 정원(제38조 관련)

구분	종합병원	병원	치과병원	한방병원	요양병원	의원	치과의원	한의원
의사	연평균 1일 입원환자를 20명으로 나눈 수(이 경우 소수점은 올림). 외래환자 3명은 입원환자 1명으로 환산함	종합병원과 같음	추가하는 진료과목당 1명(법 제43조제2항에 따라 의과 진료과목을 설치하는 경우)	추가하는 진료과목당 1명(법 제43조제2항에 따라 의과 진료과목을 설치하는 경우)	연평균 1일 입원환자 40명마다 1명을 기준으로 함(한의사를 포함하여 환산함). 외래환자 3명은 입원환자 1명으로 환산함	종합병원과 같음		
치과의사	의사의 경우와 같음	추가하는 진료과목당 1명(법 제43조제3항에 따라 치과 진료과목을 설치하는 경우)	종합병원과 같음	추가하는 진료과목당 1명(법 제43조제3항에 따라 치과 진료과목을 설치하는 경우)	추가하는 진료과목당 1명(법 제43조제3항에 따라 치과 진료과목을 설치하는 경우)		종합병원과 같음	
한의사	추가하는 진료과목당 1명(법 제43조제1항에 따라 한의과 진료과목을 설치하는 경우)	추가하는 진료과목당 1명(법 제43조제1항에 따라 한의과 진료과목을 설치하는 경우)	추가하는 진료과목당 1명(법 제43조제1항에 따라 한의과 진료과목을 설치하는 경우)	연평균 1일 입원환자를 20명으로 나눈 수(이 경우 소수점은 올림). 외래환자 3명은 입원환자 1명으로 환산함	연평균 1일 입원환자 40명마다 1명을 기준으로 함(의사를 포함하여 환산함). 외래환자 3명은 입원환자 1명으로 환산함			한방병원과 같음
조산사	산부인과에 배정된 간호사 정원의 3분의 1 이상	종합병원과 같음(산부인과가 있는 경우에만 둠)		종합병원과 같음(법 제43조제2항에 따라 산부인과를 설치하는 경우)		병원과 같음		
간호사(치과의료기관의 경우에는 치과위생사 또는 간호사)	연평균 1일 입원환자를 2.5명으로 나눈 수(이 경우 소수점은 올림). 외래환자 12명은 입원환자 1명으로 환산함	종합병원과 같음	종합병원과 같음	연평균 1일 입원환자를 5명으로 나눈 수(이 경우 소수점은 올림). 외래환자 12명은 입원환자 1명으로 환산함	연평균 1일 입원환자 6명마다 1명을 기준으로 함(다만, 간호조무사는 간호사 정원의 3분의 2 범위 내에서 둘 수 있음). 외래환자 12명은 입원환자 1명으로 환산함	종합병원과 같음	종합병원과 같음	한방병원과 같음

감염병발생 신고(변경신고 · 보고)

※ 뒤쪽의 작성방법 및 신고방법 안내를 읽고 작성하여 주시기 바라며, [ ]에는 해당되는 곳에 √ 표를 합니다. (앞 쪽)

감염병 환자 등 사망자	성명 (만 19세 이하인 경우 보호자성명)		주민등록번호
	전화번호		직업 / 성별 [ ]남 [ ]여
	주소	우편번호	
	[ ] 거주지불명	[ ] 신원미상	
감염병명	제1군	[ ] 콜레라 [ ] 장티푸스 [ ] 파라티푸스 [ ] 세균성이질 [ ] 장출혈성대장균감염증 [ ] A형간염	
	제2군	[ ] 디프테리아 [ ] 백일해 [ ] 파상풍 [ ] 홍역 [ ] 유행성이하선염 [ ] 풍진 [ ] 폴리오 [ ] 일본뇌염 [ ] 수두 [ ] B형간염 ([ ]급성 [ ] 산모 [ ] 주산기)	
	제3군	[ ] 말라리아 [ ] 한센병 [ ] 성홍열 [ ] 수막구균성수막염 [ ] 레지오넬라증 [ ] 비브리오패혈증 [ ] 발진티푸스 [ ] 발진열 [ ] 쯔쯔가무시증 [ ] 렙토스피라증 [ ] 브루셀라증 [ ] 탄저 [ ] 공수병 [ ] 신증후군출혈열 [ ] 매독 ([ ] 1기 [ ] 2기 [ ] 선천성) [ ] 크로이츠펠트-야콥병(CJD) 및 변종 크로이츠펠트-야콥병(vCJD)	
발병일	제4군	[ ] 페스트 [ ] 황열 [ ] 뎅기열 [ ] 두창 [ ] 보툴리눔독소증 [ ] 중증급성호흡기증후군 [ ] 조류인플루엔자 인체감염증 [ ] 신종인플루엔자 [ ] 야토병 [ ] 큐열 [ ] 웨스트나일열 [ ] 라임병 [ ] 진드기매개뇌염 [ ] 바이러스성출혈열 [ ] 유비저 [ ] 치쿤구니아열	
		[ ] 신종감염병증후군(증상 및 징후)	
발병일	년 월 일	진단일	년 월 일
확진검사 결과	[ ] 양성 [ ] 음성 [ ] 검사진행중 [ ] 검사미실시		
환자 등 분류	[ ] 환자 [ ] 의사환자 [ ] 병원체보유자	입원여부	[ ] 외래 [ ] 입원 [ ] 기타
추정감염 경로	[ ] 집단감염환자와 접촉 [ ] 개별감염환자와 접촉 [ ] 불확실함 [ ] 접촉없었음	추정감염 지역	[ ] 국내 [ ] 국외(국명 :) (체류기간 :)
사망여부	[ ] 생존 [ ] 사망 – 사망원인(원사인기준) :		
해당사항이 있는 경우 기록	비고(특이사항)		
	요양기관지정번호		
	진단(한)의사 성명	(서명 또는 날인)	면허번호
신고기관명		신고기관장	

210mm×297mm[일반용지 60g/㎡(재활용품)]

□□□□-□□□□□□□-□□□□□

예방처치비 지급청구서

(B형 간염 1차 예방접종 및 면역글로불린 접종)

수 신 : 보건소장

★ 산모 정보

<table>
<tr><td>성 명</td><td colspan="2"></td><td colspan="2">주민등록번호</td><td colspan="2"></td></tr>
<tr><td rowspan="2">주 소</td><td colspan="6">주민등록상 주소 :</td></tr>
<tr><td colspan="6">실제거주지 주소 :</td></tr>
<tr><td>주민등록번호</td><td colspan="6">–</td></tr>
<tr><td>연락처</td><td colspan="3">Tel :
H.P. :</td><td>SMS동의 여부</td><td colspan="2">□ 동의
□ 비동의</td></tr>
<tr><td rowspan="2">예방접종력</td><td rowspan="2">□ 완전접종
□ 없음
□ 불완전접종
□ 모름</td><td rowspan="2">진단 일자</td><td rowspan="2"></td><td rowspan="2">검사 결과</td><td colspan="2">HBsAg □ 양성 □ 음성</td></tr>
<tr><td colspan="2">HBeAg □ 양성 □ 음성</td></tr>
</table>

* 신생아 정보

<table>
<tr><td>출생일</td><td></td><td>출산방법</td><td>□ 자연분만
□ 제왕절개</td><td>임신주수 (재태주령)</td><td></td></tr>
<tr><td>출생체중(g)</td><td></td><td>성 별</td><td>□ 남
□ 여</td><td>쌍둥이 구분</td><td>□ 단태아
□ 쌍태아(1) □쌍태아 (2)</td></tr>
<tr><td>접종일</td><td></td><td>접종자</td><td colspan="3"></td></tr>
<tr><td rowspan="2">접종내역
* 표기방법 뒷면참고</td><td colspan="2">B형 간염 면역글로불린 ml
(Lot번호 :)</td><td>접종시간 (출산후)</td><td colspan="2">□ 12시간이내 □ 24시간이내
□ 7일 이내 □ 8일 이후</td></tr>
<tr><td colspan="2">B형 간염 백신 ml
(Lot번호 :)</td><td>접종시간 (출산후)</td><td colspan="2">□ 12시간이내 □ 24시간이내
□ 7일 이내 □ 8일 이후</td></tr>
</table>

* 청구 계좌 내역 청구일 : 년 월 일

<table>
<tr><td>은행명</td><td></td><td>예금주</td><td></td></tr>
<tr><td>계좌번호</td><td colspan="3"></td></tr>
</table>

의료기관명 : 요양기관지정번호 :

주 소 :

전 화 번 호 :

책임의사 성명 : 면허번호 :

인플루엔자 및 급성호흡기감염증 실험실감시 결과신고

수 신 :

표본감시기간 : 년 월 일 ~ 년 월 일

검사번호 (ID)		생년월일/성별	년 월 일 (남, 여)
발병일		검체 채취일	
추정진단	☐ 인플루엔자(Influenza like illness, ILI) 38℃이상의 갑작스러운 발열과 더불어 기침 또는 인후통을 보이는 경우 ☐ 인플루엔자(ILI) 아닌 급성호흡기 질환		
임상증상	☐ 발열(38℃이상) ☐ 기침(2~3일 지속) ☐ 인후통 ☐ 오한 ☐ 두통 ☐ 근육통 ☐ 콧물 ☐ 코막힘 ☐ 쉰목소리 ☐ 청명음 ☐ 호흡곤란 ☐ 가래 ☐ 흉곽함몰 ☐ 구토 ☐ 설사 ☐ 식욕감퇴 ☐ 기타		
과거력 또는 기저질환	☐ 천식 ☐ 만성폐질환 ☐ 고혈압 ☐ 당뇨 ☐ 혈액질환 ☐ 면역질환 ☐ 장기이식 ☐ 암 ☐ 결핵 ☐ 기타		
인플루엔자 관련 사항	인플루엔자 백신접종력 (당해년도)	☐ 접종 ☐ 미접종 ☐ 모름	
	신종인플루엔자 백신접종력 (당해년도)	☐ 접종 ☐ 미접종 ☐ 모름	
	항바이러스제처방	☐ 처방(기간 :) ☐ 처방안함 ☐ Tamiflu ☐ Relenza ☐ Amantadine ☐ Rimantadine ☐ 기타	
	인플루엔자 신속항원진단(RAT)	☐ 검사안함 ☐ 양성(☐ A ☐ B) ☐ 음성 * 제조회사(☐ Quidel ☐ SD ☐ Bioland ☐ 기타)	

신고일 : 년 월 일

표본감시기관명 :

요양기관지정번호 :

주 소 : 전화번호 : (– –)

※ 작성요령 :

① 컴퓨터 통신 이용 시에는 서명 (인)을 생략합니다.

210mm× 297mm(일반용지 60g/㎡(재활용품))

C형 간염 표본감시 결과신고

수 신 : 질병관리본부장

참 조 : 해당지역 보건소장, 시 · 도 지사(보건담당과)

표본감시기간 : 년 월 일 ~ 년 월 일

성 명	주민등록번호	성 별	진단일	비고
		□남 □여		
		□남 □여		
		□남 □여		
		□남 □여		
		□남 □여		
		□남 □여		
		□남 □여		
		□남 □여		
		□남 □여		

신고일 : 년 월 일

진단의사 성명 : (서명 또는 날인)

면허번호 : 전문과목 :

표본감시기관명 : 표본감시기관장 :

요양기관지정번호 :

주 소 : 전화번호: (– –)

※ 작성요령 :

① 컴퓨터 통신 이용 시에는 서명 (인)을 생략합니다.

210mm× 297mm(일반용지 60g/㎡(재활용품))

NDM-1 등의 카바페넴 분해효소 생성 카바페넴내성장내세균속균종(CRE) 감염증 표본감시결과 신고

수　　　신 : 질병관리본부장

표본감시기간 : 　년　월　일 ~ 　년　월　일

환자성명		성 별	□ 남　□ 여
생년월일	년　월　일	보호자 성명 (만19세미만인 경우)	
주소 및 전화번호	우편번호 □□□ - □□□　전화번호(　-　-　)		
	주소 :		
입원일	년　월　일		
환자구분	□ 확진환자		
균분리 검체종류	□ 혈액 □ 소변 □ 농양 □ 객담 □ 대변 □ 기타	검체채취일	년　월　일
		균분리일	년　월　일
분리 균명	□ *E. coli* □ *K. pneumoniae* □ *Enterobacter spp.* □ 기타 ______		
카바페넴 분해효소	□ NDM-1 □ KPC □ VIM □ IMP □ 기타 ______		

항생제 감수성 검사 결과	원판 확산법		MIC (E-test, 배지희석법, 기기)	
	Imipenem □ S □ I □ R ____ mm		Imipenem ____ μg/mℓ	
	Meropenem □ S □ I □ R ____ mm		Meropenem ____ μg/mℓ	
	Ertapenem □ S □ I □ R ____ mm		Ertapenem ____ μg/mℓ	
	(　　) □ S □ I □ R ____ mm		(　　) ____ μg/mℓ	

신고일 : 　년　월　일

진단의사 성명 : 　(서명 또는 날인)

면허번호 : 　전문진료과목 :

표본감시기관명 : 　표본감시기관장 :

요양기관지정번호 :

주　　소 : 　전화번호 : (　-　-　)

※ 작성요령 : 컴퓨터 통신 이용 시에는 서명 또는 날인을 생략합니다.

210mm× 297mm(일반용지 60g/㎡(재활용품))

[별지 제1호서식] 〈개정 2008.9.5〉

(기 관 명)

우 - 주소 / 전화( ) - / 팩스( ) -

(①부서명) (②부서장 직위 및 이름) (담당자 이름)

문서번호 :

시행일자 :

수 신 :

제 목 : **인체면역결핍바이러스 감염인/후천성면역결핍증 환자 발견(사망) 신고 · 보고**

신고 구분	□ 인체면역바이러스 감염인		□ 후천성면역결핍증환자		
성 별	□ 남 □ 여	생년월일	년 월 일	가검물번호③	
최초진단일	년 월 일	확인검사기관	□ ( )보건환경연구원		
확인진단일	년 월 일		□ 질병관리본부(국립보건연구원)		
검사소견	□ 면역기능(CD4 T세포수) ________ (cells/mℓ) □ 바이러스 양(Viral load) ________ (copies/mℓ) □ 검사안함	추 정 감염경로	□ 이성과의 성접촉 □ 동성과의 성접촉 □ 마약주사기 공동사용 □ 수혈 □ 수직감염 □ 모름 □ 기타 ( )		
사망여부	□ 사망 □ 생존	사망자 성명		사망자주민등록번호	
주요사망원인 (진단명)		주소			
사망일	년 월 일	사망과 후천성면역결핍증과의 관련성		□ 유 □ 무	

후천성면역결핍증환자 관련 임상증상 (사망전 주요증상 포함)		
	□ 기관지, 기도, 또는 폐 칸디다증	□ 카포지 육종
	□ 식도 칸디다증	□ 버키트 림프종
	□ 침습성 자궁경부암	□ 원발성 뇌 림프종
	□ 파종성 또는 폐외 콕시디오이데스진균증	□ 파종성 또는 폐외 결핵
	□ 폐외 크립토코쿠스증(cryptococcosis)	□ Mycobacterium avium complex, M. kansasii에 의한 폐 또는 폐외 감염증
	□ 만성(1개월 이상) 장 크립토스포로디움증	□ 그 밖에 균종의 Mycobacterium에 의한 폐외감염증
	□ 간, 비장, 림프절 이외의 거대세포 바이러스 감염증	□ 주폐포자충 폐렴
	□ 거대세포 바이러스 망막염	□ 반복되는 폐렴
	□ HIV관련 뇌증	□ 진행성 다발성 백질뇌증
	□ 단순 포진 바이러스 감염에 의한 만성 궤양(1개월 이상), 기관지염, 폐렴, 또는 식도염	□ 반복성 살모넬라 패혈증
	□ 파종성 또는 폐외 히스토플라스마증	□ 뇌 톡소플라즈마증
	□ 만성(1개월 이상) 장 이소스포라증	□ HIV에 의한 소모증후군
		□ 기타 ( )

④요양기관지정번호:

⑤진단(한)의사 성명: 면허번호: (⑥서명 또는 날인)

작성요령: ①, ②란은 해당 사항이 있는 경우에만 기록합니다.

③란은 가검물번호는 "연도-지역번호-보건소(병원)월별-검체번호"순으로 기록합니다.

(예: 2008년, 서울, 중구보건소 1월, 검체번호 1인 경우 08-01-중구01-01)

④, ⑤란은 해당 사항을 정확히 기록합니다.

⑥란은 컴퓨터통신 이용 시에는 생략합니다.

참고문헌

1. 감염관리 멘토링. 군자출판사. 김영복, 2012년
2. 핸드피스와 장비감염방지매뉴얼. 군자출판사. 김영복, 2010년
3. 감염학. 군자출판사. 김영복 외 공저. 2011년
4. 치과진료의 이해. 참윤퍼플리싱. 김영복 외 공저. 2006년
5. 멸균기술지침서. 한신메디컬. 한신부설연구소. 2008년
6. Indicator멸균관리한국표준. 임상간호사회 중앙 공급실 분회. 2000년
7. 일본. (주)모리다. Dental magazine
8. 제2판 치과감염관리학. 대한나래출판사. 강은주 외14명. 2009년
9. 구강미생물학. 군자출판사. 유윤정 외. 2007년
10. 의료기기 멸균 밸리데이션 가이드라인. 식품의약품안전청. 2007년
11. 의료용품의 멸균 화학적지시제. 지식경제부. 기술표준원. 2009년
12. 의료기기 위험관리 품목별 가이드라인. 식품의약품안전청 의료기기품질과. 2009년
13. 의료용 소형 산화에틸랜 가스멸균기 KSP6116. 지식경제부 기술표준원. 2009년
14. ISO5-1, Photography-Density measurements-Part1
15. ISO/CIE 10526:2009. CIE standard illuminants for colorimetry
16. KS P ISO 17665-1. 보건, 의료멸균. 제1부: 이료기기의 멸균과정 개발 확인 및 일상관리
17. KS Q ISO 9001. 품질경영시스템: 요구사항
18. 멸균원리와 실재. 현문사. 파킹스J.J.1983년
19. 치과용 기기와 신기술. 나래출판사. 양흥서 외3명. 1999년
20. 벨리데이션 규격집 EN867-1. EN 13060:2004
21. 수술실 감염관리. 군자출판사. 백승완 외2명. 2004년
22. 감염방지와 무균술식. 고문사. 김광수 외. 2007년
23. 감염관리와 예방지침. 군자출판사. 서울아산병원 감염진료실. 2009년
24. 감염방지 및안전기준, 고문사, 김경미외, 2007년
25. 구강미생물학. 군자출판사. 유윤정 외. 2001년
26. KS P ISO17665-1. 보건의료멸균-습열제1부 : 멸균과정개발과. 확인 및 일상관리
27. 치과위생학개론. 유봉현저. 연세대학교출판부. 2007년
28. 병원감염관리학. 김영권 외. 2011년. 고려의학
29. 감염학. 대한감염학회. 2009년. 군자출판사
30. 간호사를 위한 감염 이야기. 임상의학 연구회. 2010년. 의학서원
31. 구강 악안면 감염학. 지성출판. 김경욱 외. 2007년
32. 간호미생물학. 2011, 2판. 고자경 외. 한미의학
33. 병원미생물학. 2011년, 3판. 권필승 외. 고려의학
34. 종합미생물학, 2008년, 3판. 미생물면역분과위원회저, 신일북스
35. 과연 나사 풀림은 심각한 문제인가. 테마리뷰66. 박휘웅. 월간 치과계(KJCD). 2013년 11월

참고문헌(의료폐기물 및 세탁물 관리)

1. 유해폐기물 기 문봉저. 신광문화사. 2008년
2. 보건의료기관의 의료폐기물처리 관련검토, 국회입법조사처. 2008년
3. 의료폐기물관리 제도안내. 환경부 산업폐기물과. 2008년
4. 의료폐기물 관리실무. 영산강유역환경청 환경관리과. 2008년
5. 폐기물관리. 환경부 환경보전협회. 2007년
6. 공중보건학. 김미혜, 전미순저. 백산출판사. 2007년
7. 생활계 유해폐기물이 환경에미치는 영향. 한국자원재생공사. 1998년
8. 폐기물의 수집, 운반, 보관, 처리에관한 구체적기준및방법. 환경부. 의료폐기물 14조법령, 2010년 10월18일
9. 의료폐기물발생의료기관및시험,검사기관등. 환경부. 의료폐기물제2조3항법령. 2008년 8월 4일
10. 폐기물인계, 인수내용의 입력방법및 절차, 제20조2항관련. 환경부. 의료폐기물14조 법령. 2010년 10월 18일
11. 폐기물관리법 시행규칙. 환경부 자원순환정책과. 환경부령 제382호. 2008년
12. 감염성폐기물 관리요령. 환경부 산업폐기물과. 2005년
13. 의료폐기물관리 제도 안내. 환경부 산업폐기물과. 2008년
14. 폐기물관리법. 환경부. 2008년
15. 의료폐기물전용용기의검사기관및검사기준 고시. 환경부. 2009년
16. 감염성폐기물관련제도의 실태 및 사)개선방안연구, 시민환경연구소. 2005년
17. 치과위생학개론. 유봉현저. 연세대학교출판부. 2007년

참고문헌 (수술실)

1. 이상적인 수술실 디자인 III. 한국병원경영연구원. 김경혜
2. 병원 실내공기질 관리현황 및 실내청정도 검사. 한국필터시험원. 강선행
3. 수술실 간호사의 간호업무 분석. 간호행정학회지 제14권 제1호. 2008년. 권성북 외
4. 클린룸 공기청정도 규정. 미국. FED-STD-2009
5. 클린룸 내 존재하는 부유입자의 분포도와 입자발생원리, Sem, TSI. 1987
6. 부유입자의 크기에 따른 필터의 효율. Liu et al., 1985:Lee. 1992
7. 성인간호학. 현문사., 김조자 외. 2002년
8. 수술실 간호사의 간호활동 분석. 김숙경. 연세대학교 교육대학원 석사논문. 2005년
9. Mcgarvey, H. E., chambers, M. G., & boore, J R.(2000)Development and definition of the role of the operating bepartment nurse: A review. J Abv Nurs,32(5).
10. Association of operating room nurses(AORN)1969,. Definition and objective for clinical practice of professional operating room nursing. AORN J.
11. 병원 수술실 설계 및 시공에 관한 연구. 정 을규 외. 한국건축시공학회 논문집 제3권 2호. 2003

12. 바이오 클린룸의 성능시험 방법. 공기청정기술 Vol.16 No.4. 2003년
13. 실내공기 질 관리 관리대책 연구. 한양대학교 산업의학연구소. 환경부. 2004년
14. 수술실 간호사 업무수행평가 도고개발. 임상간호사연구 제14권 제1호, 박성애 외. 2008년 4월
15. 미래형 의료 수술용 로보틱 시스템. 한국과학기술정보연구원. 심영일.2007년
16. 제약분야에 있어 청정실의 유지관리와 청정도 평가, 공기청정기술. 이병국. 1992년
17. 바이오하자드(Biohazard)성능평가 방법. 공기청정기술, 김유신. 2000년
18. 감염관리와 예방지침, 서울아산병원 감염관리실. 군자출판사. 2009년
19. 실내공기질 관리제도 발전방안에 관한연구. 한국경정책평가연구원. 공성용 외. 2004년,
20. 수술실 간호사의 병원 감염관리 수행도에 영향을 미치는 요인. 고신대학교 보건대학원. 신현숙. 2010년
21. 수술부위 감염감시 현황 및 특성분석. 이화여대 의학전문대학원 감염내과. 1995년
22. 수술실 감염관리. 백승완, 전성숙, 박순미저. 군자출판사. 2004년
23. 치과위생사를위한 감염방지와 무균술식. 김광수외 공역. 고문사. 2010년
24. 병원감염관리학. 김영권 외24명, 고려의학. 2005년
25. 병원감염관리. 대한병원감염관리학회. 한미의학. 2006년
26. 치과감염관리학. 강은주 외14명. 대한나래출판사. 2009년
27. 병원감염관리. 제18권 부록1호. 우준희. 대한병원감염관리학회. 2013년 5월
28. 병원감염관리. 제18권 제1호. 이경원. 대한병원감염관리학회. 2013년 6월
29. 병원감염관리. 제18권 제2호. 이경원. 대한병원감염관리학회. 2013년 12월

참고문헌 (건축학)

1. 신기술 주방과학배수 시스템 SDS,
2. 공기조화용 덕트 및 부품. 한국설비기술협회규칙. 신현준 외. KARSE B 0013-1998년
3. 대학병원 수술실 공사 제안서. (주)창공ENC, 2005년
4. 공간계획과 인간공학. 황세옥. 태학원. 2009년
5. 인간공학 및 주거계획. 김영수 외. 성안당. 2007년.2판
6. 인간공학. 이관석. 형설출판사. 2011년
7. 놀이시설 안전관리 이론과 실무. 송창영. 기문당. 2012년
8. 실내건축조명. 최산호 외. 기문당. 2011년
9. 실내환경심리 형태론. 이연숙 . 연세대학교 출판부. 2012년
10. 건축시공. 최병선 외. 서우. 2011년
11. 대기공학설계. 서정민저. 동화기술. 2007년
12. 환경보건학. 박종안저. 동화기술교역. 2004년
13. 환경학개론. 최금란저. 동화기술. 2009년

참고문헌 (인증)

1. 협진병원 관리안내. 복건복지가족부. 2010년 2월
2. 수술실 의료진의 환자안전문화 인식수준 및 관련요인. 임상간호사연구 제16권 제2호. 김숙현 외. 2010년8월
3. 의료기기의 안정성시험 기준. 식품의약안전처. 제2013-72호
4. 의료기관 내 전자파 환경. 영남의대학술지 제21권 제2호. 신세원 외. 2004년 2월
5. 외국인환자 의료사고 예방대책연구 최종보고서. 연세대학교 의료법윤리학연구원. 2009년
6. 의료기관평가제도의 인증제 도입 방안연구. 보건복지가족부. 2008년
7. 의료관광의 법적 쟁점 및 제도개선방안. 정용섭. 경희법학. 제47권 제1호.2012년
8. 병원인증 기준집. 제4차 개정판. 2011년1월.J,C,I,. 대한병원협회
9. Joint Commission International 인증의 의미. 이환모 외. 연세대학교 의과대학. 2012년
10. 요양병원 인증조사기준집(안). 의료기관평가인증원. 2013년
11. 치과병원 인준기준집. 의료기관평가인증원. 2013년
12. 한방병원 인준기준집. 의료기관평가인증원. 2013년
13. 의료기관 평가결과 분석 보고서. 2006년. 복지부
14. 의료기관 평가결과분석보고서. 보건복지부 한국보건산업진흥원. 2007년
15. 치과의료기관 감염관리프로그램. 대치협, 2007년

INDEX

ㅇ

ㅈ

ㅊ

ㅋ

ㅌ

T

U

V

Z

I 저자소개 I

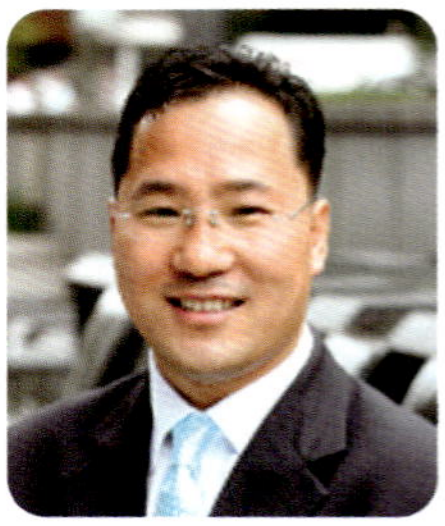

김영복 대표

I 약력

(주)신흥 11년 unit & Chair 설계담당
중국 길림성 백합구강병원 경영원장
대한치과 의료장비 관리자협회 회장
Doi MSO 치과컨설팅 대표
식약처 의료기기 정책전문위원
식약처 정부 의료기기 전문가 위원

I 대표 저서

- 핸드피스와 장비 감염방지 매뉴얼 (대표저자. 군자출판사.2010년)
- 감염학 (공동집필. 군자출판사.2011년)
- 감염관리 멘토링 (대표저자. 군자출판사.2012년)
- 장비감염관리학 (대표저자. 명문출판사.2014년)

문　　의 : 010-7666-1972
e-mail : doimso@hanmail.net
블 로 그 : http://blog.daum.net/kimddoi(핸드피스)